동양학술총서 3

한의학 명사술어 사전

중의연구원 · 광동중의학원 편
한종률 · 소균 역

논장

일 러 두 기

1. 이 책에서는 중의상용 명사와 술어 도합 4285개(인명, 약물명, 방제명, 혈위명은 포함되지 않았다)를 분류별로 서술하였다.

2. 이 책에서는 도합 12개 류로 나누고 부록으로는 중의서적간명, 중의상용단자, 체표부위도, 고금도량형비교표 등을 서술하였다. 그리고 조선어와 한어 색인도 넣었다.

3. 이 책에서는 매개 술어를 간단하고 알기 쉽게 실제와 결부하여 해석하였으며 한개 술어가 두개 류거나 두개 이상의 류에 들어가는 경우에는 다른 류에서 중복하여 서술하지 않았다. 례하면 《풍온》, 《습열》 등 술어는 병인의 술어인 동시에 변증의 술어이지만 병인류에서만 서술하고 내과변증류에서는 서술하지 않았다.

4. 비교적 생소한 술어거나 인용문 등에는 모두 해당 출처책의 이름을 밝혔다. 몇개 책이거나 여러 편일 때에는 그중의 대표적인것만 밝혔다.

5. 매개 술어에 뜻이 여러개가 있을 때에는 ①, ②, ③…등으로 나누어 서술하였다. 그리고 목전 분기가 있는 술어에 대하여서는 간단하게 서술하였다.

6. 부록에서 중의상용단자는 도합 80자를 서술하였는데 한자의 단자에 중의학적인 뜻이 있는것만을 서술하고 또 여러개의 뜻이 있을 때에는 중의학적인 뜻이 있는것만 해석하였다.

차   례

제1류 음양5행

1. 음 양

음양(阴阳) 음양학설은 우리 나라 고대의 철학리론으로서 옛사람들이 자연계의 사물의 성질 및 그 발전변화법칙에 대하여 인식하는 범주에 속한다. 의학중의 음양학설은 고대의 소박한 유물론, 자연발생변증의 사상방법을 의학실천과 서로 결부시킨 산물이다. 즉 음양의 대립과 통일, 소장(消长)과 전화의 관점으로 사람과 자연계의 관계를 설명하고 또 의학령역의 일련의 문제를 개괄한것이다. ①해부적면에서는 인체장부조직의 속성을 귀납하였다. 례를 들면 《령추·수요강유편(灵枢·寿夭刚柔篇)》에서는 《본래 내부에도 음양이 있고 외부에도 음양이 있는데 내부에서의 5장은 음이고 6부는 양이며 외부에서의 근골은 음이고 피부는 양이다》라고 하였다. ②생리적면에서는 인체의 생리적기능을 분석하였다. 례를 들면 《소문·생기통천론(素问·生气通天论)》에서는 《음은 정기를 저장하기 위하여 급해하고 양은 외부를 보위하기 위하여 견고하다》라고 하였다. 이것은 음은 물질의 저장을 대표하는것으로서 양기(阳气)에 공급하는 에네르기의 래원이며 양은 기능활동을 대표하는것으로서 외부를 보위하기 위하여 음정(阴精)을 고수하는 작용을 한다는것을 설명한다. ③병리적면에서는 병리변화의 기본법칙을 천명하였다. 례를 들면 《소문·음양응상대론(素问·阴阳应象大论)》에서는 《음이 성하면 양병이고 양이 성하면 음병이고 양이 성하면 열중이 나타나고 음이 성하면 한중이 나타난다》고 하였다. 또 례를 들면 《소문·조경론》에서는 《양이 허하면 외한(外寒)이 나타나고 음이 허하면 내열(内热)이 나타나며 양이 성하면 외열(外热)이 나타나고 음이 성하면 내한(内寒)이 나타난다》고 하는것 등이다. ④진단면에서는 병증에 대한 속성을 분류하는 총강령으로서 양증과 음증을 감별하는 총적기준으로 삼는다. 례를 들면 《소문·음양응상대론》에서는 《진단을 잘하자면 색갈을 관찰하고 진맥하며 먼저 음양을 감별하여야 한다》라고 하였다. ⑤치료면에서는 그의 여분(余分)은 사(泻)하고 그의 부족부분은 보(朴)하여 음양이 상대적으로 균형되게 조절되도록 원칙을 확정한다. 례를 들면 《소문·지진요대론(素问·至真要大论)》에서는 《한한것은 열하게 하고 열한것은 한하게 한다》라고 하였다. 또 례를 들면 《소문·음양응상대론》에서는 《양병은 음을 다스리고 음병은 양을 다스린다》라고 하였다. 이밖에 약물의 성질, 침구의 수법 등도 상응되는 음양속성이 있다. 림상에서는 증(证)에서의 음양과 치료에서의 음양 관계에 대하여 주의하여야 한다.

총적으로 말하면 음양은 기초리론의 중요한 구성부분일뿐만아니라 또 림상실천경험을 총화하는 수단이다. 그러나 이 학설은 직관적인 체험에 근거하여 사물내부의 모순에 대하여 대체적으로 설명하였다. 때문에 음양학설은 소박한 유물론적 관점에 지나지 않으므로 변증유물론과 력사유물론을 지도하여 그를 비판적으로 흡수하여야 한다.

양기(阳气) 양기는 《음기》와 상대되는것이다. 일반적으로 그것들이 대표하는 사물의 두개 대립면의 하나를 말한다. 례를 들면 기능과 물질을 놓고 말하면 양기는 기능을 가리킨다. 장부기능을 놓고 말하면 6부의 기는 양기이다. 영위(营卫)의 기를 놓고 말하면 위기(卫气)는 양기이고 운동의 방향과 성질을 놓고 말하면 밖으로 향하는것, 우로 향하는것, 항성(亢盛)하는것, 강화하는것, 가볍고 맑은것 등은 양기이다. 이와 같이 다른것도 생각할수 있다.

음기(阴气) 음기는 《양기》와 상대되는것이다. 일반적으로 그것들이 대표하는 사물의 두개 대립면의 하나를 말한다. 례를 들면 기능과 물질을 놓고 말하면 음기는 물질을 가리킨다. 장부기능을 놓고 말하면 5장의 기는 음기이다. 영위의 기를 놓고 말하면 영기(营气)는 음기이다. 운동의 방향과 성질을 놓고 말하면 속으로 향하는것, 아래로 향하는것, 억제하는것, 감약되는것, 심하게 혼탁한것 등은 음기이다. 이와 같이 다른것도 생각할수 있다.

양중의 양(阳中之阳) ①양의 사물중에서 또 양에 속하는 한 방면으로 나눌수 있는것을 가리킨다. 사물의 음양속성은 상대적인것으로서 그것들중의 어떠한 한 방면을 또 음양 두 방면으로 나눌수 있다. 례를 들면 위는 장부의 상대적관계에서 양에 속하나 위의 본신은 또 위양(胃阳)과 위음(胃阴)으로 나눌수 있다. 위양(위기)을 이러한 의의에서 보면 양중의 양이라고 할수 있다. ②음양속성이 부동한 관계에 의하여 상대적으로 변화할 때에는 어떤 사물의 두가지 속성이 모두 양에 속한다고 한다. 례를 들면 심(心)은 5장의 상대적위치에서 말하면 우에 있으므로 양에 속한다. 심은 화(火)를 주관하고 심기(心气)는 여름에 통하였으므로 역시 양에 속한다. 때문에 5장사이의 위치와 기능의 호상관계를 분별할 때에는 심은 양중의 양인것이다.

양중의 음(阳中之阴) ①양의 사물중에서 또 음에 속하는 한 방면으로 나눌수 있다. 례를 들면 위는 양에 속하므로 위음(胃阴)은 양중의 음이다. ②어떤 하나의 사물의 두가지 속성중에서 한가지는 양에 속하고 다른 한가지는 음에 속하는것을 말한다. 례를 들면 폐는 상부에 놓여있어 양에 속하고 폐기(肺气)는 하강을 주관하므로 음에 속한다. 때문에 양중의 음기라고 한다(《양중의 양》을 보라).

음중의 음(阴中之阴) ①음의 사물중에서 또 음에 속하는 한 방면으로 나눌수 있는것을 가리킨다. 례를 들면 배부면은 양이고 복부면은 음이다. 복부면중에서 가슴은 상부에 있어 양에 속하고 배는 아래에 있어 음에 속한다. 때문에 복부는 음중의 음에 속한다. ②어떤 하나의 사물의 두가지 속성이 모두 음에 속하는것을 가리킨다. 례를 들면 신(肾)은 하부에 놓여 있어 음에 속하고 또 신은 수장(水脏)으로서 주로 정기(精气)를 간직하고있어 음에 속한다. 때문에 음중의 음이라고 한다.

음중의 양(阴中之阳) ①음의 사물중에서 또 양에 속하는 한 방면으로 나눌수 있는것을 가리킨다. 례를 들면 배부면은 양이고 복부면은 음이다. 복부면중에서 가슴은 상부에 있어 양에 속하고 배는 아래에 있어 음에 속한다. 때문에 가슴은 음중의 양에 속한다. ②어떤 하나의 사물의 두가지 속성중에서 한가지는 음에 속하고 다른 한가지는 양에 속하는것을 가리킨다. 례를 들면 간(肝)은 배속에 놓여있어 음에 속하고 간기(肝气)는 상승을 주관하고 성질이 소설조달하여 양에 속한다. 때문에 음중의 양이라고 한다.

양생음장(阳生阴长) 양기의 생화(生化)가 정상적이여야 음기가 부단히 자생할수 있다. 이것으로 사물의 생장발전의 한면을 설명한다.

양은 살하고 음은 잠복시킨다(阳杀阴藏) 살(杀)이란 줄어들거나 사멸된다는 뜻이다. 양기가 줄어들면 음기도 잠복된다. 이것으로 사물의 수렴과 저장의 한 면을 설명한다.

음양호근(阴阳互根) 호근이란 호상 의존한다는 뜻이다. 음과 양은 모두 상대방이 존재함에 따라 존재한다. 그러므로 《고립적인 음과 양》은 생화하고 자생할수 없다. 동시에 음과 양은 일정한 조건하에서 서로 전화된다. 례를 들면 기능과 물질사이에는 바로 호상의존하는 관계가 있다. 그러나 음양학설중에서 비교적 흔히 쓰고있는 호상의존은 인체생리범위내에서의 변화를 표시한다.

음은 양에서 생긴다(阴生于阳) 음양이 호상의존한다는 도리에 근거하면 《음》은 《양》의 존재를 자기가 존재하는 전제로 삼는다. 인체를 놓고 말하면 음기가 대표하는 물질인 《음정(阴精)》의 화생은 반드시 양기가 대표하는 에네르기량에 의지하지 않으면 안된다. 때문에 음정은 양기의 활동을 통하여 섭취되고 산생된다고 한다.

양은 음에서 생긴다(阳生于阴) 음양이 호상의존한다는 도리에 근거하면 《양》은 《음》의 존재를 자기가 존재하는 전제로 삼는다. 인체를 놓고 말하면 양기가 대표하는 에네르기량의 산생은 반드시 음기가 대표하는 물질(음정)을 기초로 하는데 의지하지 않으면 안된다. 때문에 양기는 음정이 화생되여 온것이라고 한다.

음양소장(阴阳消长) 소장이란 음양 쌍방의 대립적인 일면을 설명한다. 그것들의 어느 일면은 모두 다른 일면에 대하여 제약하는 작용을 함으로써 사물의 상대적균형을 유지한다. 만일 일면이 지나치게 되면 다른 일면이 부족하게 될수 있고 일면이 부족되면 다른 일면이 지나치게 되여 이쪽이 성하고 저쪽이 쇠약해지거나 이쪽이 소멸되고 저쪽이 증장되는 동태적변화가 생기게 된다. 이런 관계는 거개 병리적변화를 설명하는데 비교적 많이 쓰인다. 례를 들면 《음허양항(阴虚阳亢)》, 《음성양쇠(阴盛阳衰)》 등이다.

음양전화(阴阳转化) 사물의 음양 두 방면은 일정한 조건하에서 호상 전화될수 있는데 음은 양으로 전화될수 있고 양은 음으로 전화될수 있다. 례를 들면 생리상에서 음이 양을 산생시키고 양이 음을 산생시키는것은 《음양호근》에서 표현된다. 병리상에서는 한이 심하면 열이 생기고 열이 심하면 한이 생기며 음증이 양증으로 전화되거나 양증이 음증으로 전화된다.

음평양비(阴平阳秘) 음기는 평순하고 양기는 고수한다. 이 량자가 서로 조절하면서 그의 상대적균형을 유지하는것은 정상적생명활동을 진행하는데 있어서 기본적조건으로 된다. 《소문·생기통천론》에서는 《음평양비하면 정신을 여전히 다스린다》라고 하였다.

음양괴려(阴阳乖庚) 괴려란 불화 혹은 실조되는것을 말한다. 음양이 불화되거나 실조되면 편쇠(偏衰)하고 편항(偏亢)이 생기거나 기혈이 역행되거나 장부기능이 실조되는 등 이상한 현상이 나타난다. 이것은 병리적변화의 기본적원리이다.

음은 양를 품지 않는다(阴不抱阳) 음의 병변으로 하여 양기의 정상적인 고수가 유지되지 못하여 병리상에서 《음이 허하고 양이 성하거나》 혹은 《음이 성하고 양이 막히우는》 병리적현상이 나타나는것을 말한다.

음양리결(阴阳离决) 즉 음양의 관계가 분리되고 결렬된것이다. 음양실조로 하여 소멸되고 증장되는것이 발전하여 다른 한면을 소멸하거나 혹은 한면의 소모가 지나치게 되여 다른 한면이 의지되는것을 잃어 음양의 량자가 능동적인 호상 관계를 다시 계속 보장할수 없는것을 가리킨다. 그러므로 이것을 사망의 병리로 표시한다. 례를 들면 《망음(亡阴)》, 《망양(亡阳)》 등이 더욱더 발전하면 음양리결의 심한 악과가 초래된다. 때문에 《소문·생기통천론》에서는 《음양리결이 생기면 정기(精气)가 여전히 끊어진다》고 하였다.

양이 기로 화하면 음은 형체를 이룬다(阳化气, 阴成形) 《소문·음양응상대론》을 보라). 기로 화되는것과 형체를 이루는것은 물질의 두가지가 서로 반대되면서도 서로 어울리는 운동형식인것이다. 장경악(张景岳)의 주해에 의하면 《양은 움직이면서 흩어지기때문에 기로 화하고 음은 정지되면서 굳어지기때문에 형태를 이룬다》라고 하였다. 때문에 여기에서의 양과 음은 물질의 운동과 정지, 기화와 응결, 분화와 합성 등의 상대적운동을 말하는것이고 나아가서 물질과 에네르기의 호상의존, 호상전화의 작용을 설명한것이다.

음이 성하면 양병이 생긴다(阴胜则阳病) 음이란 음한을 말하고 양이란 양기를 말한다. 외부로부터 한사(寒邪)를 감수하면 위분(卫分)외의 양기활동에 속박을 받고 음한(阴寒)이 속에 성하게 되면 장부의 양기가 허약하게 된다. 이것은 모두 음한이 성하여 양기에 영향주는 병증인것이다.

양이 성하면 음병이 생긴다(阳胜则阴病) 양이란 양열(阳热)을 말하고 음이란 음액(阴液)을 말한다. 양열이 너무 성하거나 허화(虚火)가 망동하게 되면 모두 음액을 소모할수 있다. 이것은 모두 양기가 성하고 음이 부족한 병증에 속한다.

음손급양(阴损及阳) 음정의 손상으로 하여 양기가 화생되는것이 부족하게 되는것은 《음허양항(阴虚阳亢)》의 병리와는 다르다. 원래 기침, 도한, 유정, 각혈 등 음휴(阴亏)의 증후가 있던것이 병변의 발전이 깊어져 다시 숨이 차고 땀이 절로 나며 물같은 설사를 하는 등 양허증후가 나타나게 되면 이것을 음손급양이라고 한다.

양손급음(阳损及阴) 양기가 허약하여 음정의 화생이 부족하게 되는것은 《양허음성(阳虚阴盛)》의 병리와는 다르다. 원래 수종이 오고 허리가 쏘며 무릎이 서늘한 등 신양(肾阳)이 허한 증후가 있던것이 병변의 발전이 깊어져 다시 번조하고 인두가 마르며 후두가 마르고 이몸에서 피가 나며 소변이 잦고 붉은 등 신음이 허한 증후가 나타나면 이것을 양손급음이라고 한다.

중양(重阳) 양의 성질에 속하는 두가지가 동시에 한개 사물에 나타나는것이다. 례를 들면 ①일주야에서 낮은 양이므로 한낮(점심때)은 양중의 양이다. 때문에 중양이라고 한다. ②몸에 열이 나고 맥이 홍대하면 증상이나 맥상은 모두 성한것인데 이를 중양이라고 한다. 중양은 양열(阳热)이 성하다는것을 설명한다. ③자연계의 기후를 사람의 병변과 련계시켰는데 여름철은 양에 속하고 서기(暑气)는 양사(阳邪)이므로 여름에 더위에 걸리면 이를 중양이라고 할수 있다.

중음(重阴) 음의 성질에 속하는 두가지가 동시에 한개 사물에 나타나는것이다. 례를 들면 ①일주야에서 밤은 음이므로 밤중은 음중의 음이다. 때문에 이를 중음이라고 한다. ②몸이 차고 맥이 약하여 끊어지려하면 증상이나 맥상은 모두 음이 성한것인데 이를 중음이라 한다. 중음은 음한(阴寒)이 성하다는것을 설명한다. ③자연계의 기후를 사람의 병변과 련계시켰는데 겨울철은 음에 속하고 한기(寒气)는 음사이므로 겨울에 한사(寒邪)를 감수하면 이를 중음이라고 할수 있다.

지음(至阴) ①지(至)란 이른다는 뜻

이다. 지음이란 음에 이른다는 뜻이다. 례를 들면 태음은 3음에서 시작한다. 태음을 지음이라고도 한다. 태음은 비(脾)에 속하므로 지음을 항상 비의 대명사로 쓴다. 《소문·금궤진언론(素问·金匱真言论)》에서는 《배는 음이고 음중의 지음은 비이다》라고 하였다. ②지란 제일 혹은 극심하다는 뜻이다. 지음이란 음에 속하는것이 제일 심하다는것이다. 《소문·수열혈론(素问·水热穴论)》에서는 《신(肾)은 지음이다. 지음은 물이 성하다……》라고 하였다. ③혈(穴)의 이름이다. 족태양방광경의 정혈(井穴)인데 새끼발가락의 발톱외측에서 1푼되는 곳에 있다.

중음은 필연코 양증으로 된다(重阴必阳) 질병의 성질은 본래 음기가 더 성한데 속하지만 음기의 왕성이 일정한 한도에 이르렀을 때에는 양증의 현상이 나타나거나 혹은 양증의 방향으로 전화될수 있다. 례를 들면 ①병리적변화중에서 《한이 극심하게 열을 산생》하면 음한이 성한 병증이 일정한 조건하에서 열성의 증상이 나타난다. ②겨울철에 한사(寒邪)를 감수하면 중음으로서 병은 본래 감모풍한에 속하지만 한사가 열로 화하여 속으로 들어가는데서 열병으로 전화될수 있다. 이런 병리상의 전변은 모두 일정한 조건이 있다. 그러나 필연코 이렇게 된다고 리해하여서는 안된다.

중양은 필연코 음증으로 된다(重阳必阴) 질병의 성질은 본래 양기가 더 성한데 속하지만 양기의 왕성이 일정한 한도에 이르렀을 때에는 음증의 현상이 나타나거나 음증의 방향으로 전화될수 있다. 례를 들면 ①병리적변화중에서 《열이 극심하게 한을 산생》하면 양열이 성한 병이 일정한 조건하에서 한성의 증상이 나타난다. ②여름철의 서기(暑气)는 중양이지만 서열(暑热)이 진액을 손상시킬뿐만아니라 양기를 소모분산시키고 정기를

부족하게 하는데서 허탈이 나타난다. 이런 병리상의 전변도 일정한 조건이 있다. 그러나 필연코 이렇게 리해하여서는 안된다.

양은 항상 여유가 있고 음은 항상 부족하다(阳常有余, 阴常不足) 원대의 주단계(朱丹溪)가 림상실천의 체험을 거쳐 제창한 리론이다. 그가 말하는 음이란 정혈(精血)을 가리키고 양이란 기화(气化)를 가리킨다. 즉 정혈의 결손에 의하여 생기는 허화(虚火)이다. 그는 정혈은 생명활동의 물질적기초로서 부단히 소모되고 쉽게 손상되나 회복되기 어렵기때문에 음이 항상 부족된다고 하였다. 만일 정혈을 주의하여 보양하지 않고 술을 즐겨 마셔 지나치게 손상시키면 양기가 쉽게 항진되고 허화가 망동하게 되기때문에 양이 항상 성하게 된다. 음이 허하고 양이 왕성하면 백병이 생긴다. 때문에 정혈을 잘 보호하여 신체의 음양의 상대적균형을 유지할것을 주장하였는데 이는 그가 림상에서 자음(滋阴)법을 편중하는 리론적근거인것이다.

양이 왕성하면 음기가 여전히 끊어진다(阳强不能密, 阴气乃绝)(《소문·생기통천론》을 보라.) 양기가 너무 왕성하면 밖을 고수하지 못하여 속에 있던 음기가 또 소모되거나 혹은 핍박으로 하여 밖으로 배설됨으로써 신음(真阴)의 결손이 초래된다.

음양승복(阴阳胜复) 승이란 승리하거나 왕성하다는 뜻이고 복이란 보복 혹은 반복한다는 뜻이다. 음양의 변화에서 음이 성하고 양이 쇠약하며 양이 왕성하고 음이 허한것은 그것들의 발전이 불균형적인 한 방면이며 음이 왕성하고 양이 반복하며 양이 왕성하고 음이 반복하는것은 불균형적인 반작용의 다른 한 일면이다. 그것들은 모두 변화과정의 전변과 회복에 영향을 준다. 옛사람들은 이런 도리로써

일부 기후변화와 림상병리를 해설하였다. ①기후방면: 례를 들면 어느해에 습기가 성하여 비가 많이 내리면 이듬해 조기(燥气)의 복기(复气)가 있어 가문 기후가 나타난다. 기후의 승복은 사람들의 발병정황에 영향주며 특히 계절성류행병과 관련된다. ②병리방면: 사기와 정기가 서로 항쟁하는 과정에서도 승복현상이 나타날수 있다. 례를 들면 《상한론》궐음병(厥阴病)에서 말한 음양승복에서의 음이란 한사를 말하고 양이란 정기를 말한것으로서 음양승복은 사기와 정기가 항쟁하는것을 표시한다. 례를 들면 궐음병으로 하여 설사하고 사지가 서늘한것은 허한증에 속하

는것으로서 정기가 회복될 때에는 몸에 열이 나면서 설사하고 손발이 서늘하게 되는것이 모두 없어진다. 사기가 승하면 체온이 내려가서 손발이 서늘하고 설사하는것이 다시 나타난다. 이런 정황이 교체적으로 나타나는것도 음양승복이라고 한다.

음양자화(阴阳自和) 《상한론》에 씌여있다. 병리상에서의 음양실조가 상대적으로 균형되는 추세가 생기는것을 가리키는것으로서 질병의 호전 혹은 치유를 표시한다. 례를 들면 회복기에 열이 내리고 맥이 완화되며 침이 충족하고 식욕이 점차 좋아지며 대소변이 잘 통하는것 등이다.

2. 5 행

5행(五行) 우리 나라 고대의 철학리론으로서 옛사람들이 물질에 대한 속성 및 그 호상 관계를 인식하는 범주에 속한다. 의학중의 5행학설은 고대의 소박한 유물론과 자연발생변증법의 사상방법을 의학실천과 서로 결부한 산물이다. 《5》란 목(木), 화(火), 토(土), 금(金), 수(水) 5가지의 사물을 말하고 《행》이란 운동을 말한다. 이 학설은 5행의 속성으로 인체의 장부기관을 련계하며 따라서 5장을 중심으로 《상생(相生)》, 《상극(相克)》, 《상승(相乘)》, 《상모(相侮)》의 리론을 운용하여 일부 생리적현상과 병리적변화를 설명한것인데 림상경험을 총화하는데 쓰인다. 기본내용은 다음과 같다. ①5행의 속성으로 장부기관의 특징을 분별한다. 례를 들면 간, 힘줄, 눈은 목(木)에 속하고 심, 맥, 혀는 화(火)에 속하고 비, 살, 입은 토(土)에 속하고 폐, 피모, 코는 금(金)에 속하고 신, 뼈, 귀는 수(水)에 속하는것 등이다. ②생극(生克)의 관계로 장부기관의 호상 자생, 제약의 생리적현상을 설명한다. 례를 들면 간은 비를 제약할수 있다(목극토). 그러나 비는 폐

를 자생(资生)할수 있고(토생금) 또 간을 제약할수 있는(금극목) 등등이다. 이와 같이 장부사이에 서로 련계되여있고 서로 협조하는 생리적활동관계를 설명한다. ③승모관계로 병리적변화와 치료방법을 천명한다. 례를 들면 간병이 비를 침범하는것은 목이 토보다 성하기때문인데 치료에서는 목을 억제하고 토를 돕는 법을 취한다. 폐기허약을 치료하는데는 비를 건전히 하고 폐를 보하는것을 채용하는데 이것을 배토생금(培土生金)법이라고 한다. 이로부터 5행학설이 의학의 각 방면에 관통되여있으며 또 옛사람들의 일부 보귀한 림상경험이 포함되여있으며 또한 기초리론의 구성부분이라는것을 알수 있다. 이는 사물사이의 호상의존과 또 호상제약하는 소박한 변증관점을 강조하였는데 고대의학의 발전에 일정한 작용을 하였다. 그러나 이 학설은 5행으로 모든 사물을 련계시켰다. 만약 생극과 상모로 사물의 변화발전을 전부 해설한다면 두리몽실하게 될뿐만아니라 유심론과 형이상학의 흙탕속에 빠지게 된다. 때문에 후세의 의학실천과정중에서 이런 견해에서 점

차 벗어났던것이다. 오늘 특히 변증유물론과 력사유물론의 지도하에서는 실천중에서 유익한 그 림상경험은 흡수하고 유심론과 형이상학의 성분은 비판하여야 한다.

5상(五常) 5행이 대표하는 5가지 사물의 정상적운동을 말한다. 《상한론》의 머리말에서는 《인품에는 5상이 있음으로써 5장이 있다》라고 하였다.

5음(五音) 고대음악중의 각(角), 미(微), 궁(宮), 상(商), 우(羽) 등 5가지 음계를 말한다. 5행학설은 5음을 5장에 배합시켰다. 환자의 말소리가 높거나 낮거나 심하게 탁한것 등이 나타나는것으로부터 5장의 병변을 추측한다. 즉 간음각(肝音角), 심음미(心音微), 비음궁(脾音宮), 폐음상(肺音商), 신음우(肾音羽)이다. 이것은 관계가 없는것을 억지로 끌어다 맞추어놓은것으로서 지금은 쓰지 않는다.

5성(五声) 사람의 정신활동과 관련되여 나는 부르짖음, 웃음, 노래, 울음, 신음 등 5가지 소리를 가리킨다. 장상학설(脏象学论)은 5행의 관점으로 사람이 내는 소리활동을 귀납하였다. 즉 간은 부르짖음을 주관하고(肝主呼) 심은 웃음을 주관하고(心主笑) 비는 노래를 주관하고(脾主歌) 폐는 울음을 주관하고(肺主哭) 신은 신음을 주관한다(肾主呻). 이렇게 귀납한것은 관계가 없는것을 억지로 끌어다 맞추어놓은것으로서 지금은 이미 적게 쓰인다.

상생(相生) 서로 자생하고 서로 촉진하며 서로 조장하는것을 말한다. 5행학설에서는 상생의 관계를 가지고 사물이 서로 협동하고있는 일면을 설명하였다. 구체적으로 말하면 목생화(木生火), 화생토(火生土), 토생금(土生金), 금생수(金生水), 수생목(水生木)이다.

상극(相克) 서로 제약하고 배척하든

가 혹은 극복하는것을 말한다. 5행학설에서는 상극의 관계를 가지고 사물이 서로 길항하는 일면을 설명하였다. 구체적으로 말하면 목극토(木克土), 토극수(土克水), 수극화(水克火), 화극금(火克金), 금극목(金克木)이다. 상극은 원래 정상적범위내의 제약에 속하지만 근래의 사람들은 습관상에서 상반되는 《상승》과 그를 혼동하고있다. 례하면 병리상에서의 목승토를 모두 《목극토》라고 한다.

상승(相乘) 승이란 허한 틈을 타서 습격한다는 뜻이다. 상승이란 상극(相克)이 지나쳐 정상적제약의 정도를 초과하여 사물사이의 관계가 정상적협조를 잃은 일종 표현을 말한다. 례를 들면 목기(木气)가 더 왕성하여 금(金)이 목(木)에 대하여 정상적제약을 하지 못할 때에는 지나치게 된 몸이 토를 습격하므로 간목항성(肝木亢盛)과 비토허약(脾土虚弱)의 병증이 나타난다. 5행학설중의 상승은 병리적변화의 범위에 속한다.

상모(相侮) 모란 강한자가 약한자를 억누른다는 뜻이다. 상모는 상극의 반항 즉 반극(反克)으로서 사물사이의 관계에서 정상적협조가 실조된 다른 일종의 표현인것이다. 례를 들면 정상적상극관계는 금극목이다. 만일 금기(金气)가 부족하거나 혹은 목기(木气)가 더 왕성하면 목은 노리여 금을 억누르므로 폐금허손(肺金虚损)이거나 간목항성(肝木亢盛)의 병증이 나타난다. 5행학설중의 상모는 병리적변화의 범위에 속한다.

제화(制化) 제란 억제이고 화란 화생(化生)이다. 5행학설은 화생과 억제는 호상 리용되는것으로서 사물이 자생하는중에 극이 있고 극중에 자생이 있어야만 상대적인 균형협조를 유지할수 있다고 인정한다. 이와 같이 화생과 억제가 서로 배합되여있는것을 제화라고 한다. 목은 토를 극제할수 있지만 토는 금을 화생하며 금은 목을 극제할수 있다. 이런 조절을 통하여 목은 토를 너무 극제하지 못하게 한다. 기타의것도 이와 같이 생각할수 있다.

항해승제(亢害承制) 《소문·6미지대론(素问·六微旨大论)》에서는 《항(亢)하면 해롭고 승(承)하면 여전히 제(制)한다. 제하면 화생된다……》라고 하였다. 여기에서의 항이란 항진과 왕성이다. 승이란 저항이란 뜻이다. 제란 억제 또는 절제한다는 뜻이다. 5행학설은 사물은 화생하는 일면이 있을뿐만아니라 극제하는 다른 일면도 있다고 인정한다. 만일 화생만 있고 극제가 없으면 필연코 항성이 지나치게 되여 해롭게 되기때문에 반드시 이런 항성의 기를 절제하여야만 사물의 정상적 생장과 발전을 유지할수 있다. 례를 들면 실열(实热)이 속에 맺힌 병은 속열이 극히 성하여 진액이 소모되는데서 대변이 굳어지고 또 화기(火气)가 우로 치미는데서 헛소리를 친다. 치료로는 승기탕으로 쓰고 찬것을 사하(泻下)시켜야만이 이런 항성의 열사를 저항할수 있다.

소승(所胜) 승(胜)이란 극(克)과 같다. 5행상극관계에서의 《아극(我克)》자는 소승이다. 례를 들면 《목극토》에서 목의 소승은 토라고도 한다.

소불승(所不胜) 승이란 극과 같다. 5행학설관계에서의 《극아(克我)》자는 소불승이다. 례를 들면 토가 목에 의하여 극제되면 토의 소불승은 목이다.

5승(五胜) ①일종 5장의 기가 상승(相胜)하는것을 치료의 방법과 원리로 삼는다. 례를 들면 폐(5행에서는 《금》에 속합)의 병증은 비위(5행에서는 《토》에 속합)를 조절하고 보하는 방법으로 치료한다. 이른바 《배토생금(培土生金)》이다. ②5행상극을 가리킨다.

자기(子气) 5행상생관계중에서의 《아생(我生)》자는 자기이다. 례를 들면 화는 목을 생하므로 화는 목의 자기이다.

모기(母气) 5행상생관계중에서의 《생아(生我)》자는 모기이다. 례를 들면 목이 화를 생하므로 목은 화의 모기이다.

승복(胜复) 승복이란 《5운6기(五运六气)》가 일년중에서 상승(相胜)하고 상제(相制)하는데 먼저 승하고 후에 복하는 호상관계를 말한다. 승이란 《승기(胜气)》이고 복이란 《복기《复气)》이다. 승은 능동적인것으로서 강한 항성이라는 뜻이고 복은 수동적인것으로서 보복한다는 뜻이다. 승복의 기는 일년중에서 만일 상반년에 지나친 승기가 있으면 하반년에 그와 반대되는 복기가 있게 된다. 례를 들면 상반년에 열기(热气)가 편성(偏盛)하게 되면 하반년에 한기(寒气)가 보복하게 된다. 또 례를 들면 목운불급(木运不及), 금기승목(金气胜木), 목울생화(木郁生火), 화능극금(火能克金) 등을 복(复)이라 한다. 승복의 일반적규칙은 먼저 승기가 있고 후에 보복이 있음으로써 그의 승을 항성시키는것이다. 그러나 승복의 기는 해마다 다 있는것이 아니다.

승기(胜气) 승복의 기는 사계절의 순서에 따라 규칙적으로 되여있는것으로 인정하고있다. 상반년에 만일 정상적인것을 초과한 기후가 발생하면 이를 승기라고 한다(《승복》조목을 참고하라).

복기(复气) 승복의 기는 사계절의 순서에 따라 규칙적으로 되여있는것으로 인정하고있다. 하반년에 발생한 기후가 상반년과 상반되면 이를 복기라고 한다(《승복》조목을 보라).

모병급자(母病及子) 5행설로 5장(五脏)사이의 상생의 모자관계를 설명하면 어머니의 병이 자식에게 미친다고 하여 모병급자라고 한다. 례를 들면 목생화(木生火)에서 간목(肝木)은 어머니이고 심화(心火)는 자식이다. 만일 간양이 우로 항진되는것이 발전되여 일정한 정도에 이르면 심화가 항성되여 병이 생길수 있다.

자도모기(子盗母气) 5행설로 5장사이의 상생의 모자관계를 설명하면 자식의 병은 어머니에게 미친다고 하여 자도모기라고 한다. 흔히 5장의 허손성질병이 호상 영향주는 병리를 천명하는데 많이 쓰인다. 례를 들면 토생금(土生金)에서 비토(脾土)는 어머니이고 폐금(肺金)은 자식이다. 만일 폐금허약이 발전하여 일정한 정도에 이르면 곧 비기운화(脾气运化)의 기능에 영향이 미칠수 있다.

목희조달(木喜条达) 목이란 간의 대명사이고 조달(条达)이란 조화시켜 잘 순통되게 하는것이다. 즉 나무가 성장하고 발육하는 현상을 간의 생리적특점에 비유한것이다. 간은 소통과 배설(疏泄)을 주관하는바 한면으로는 담즙을 소통시켜 비위의 소화를 돕고 다른 한면으로는 간담이 또 승발투설(升发透泄)하는 작용이 있어 전신의 기를 순통시킨다. 때문에 간기의 특점은 조화시켜 잘 순통되게 하는것을 좋아하는것이므로 너무 항성되지도 않고 울결되지도 않는것이다.

목극토(木克土) ① 5행설중의 5가지 상극관계의 하나이다. ② 5행학설의 관점에 의하면 상극은 본래 정상적법위내의 제약에 속하지만 근대 사람들이 습관적으로 목극토를 목승토(木乘土)와 뒤섞어 쓰고 있다. 그의 뜻은 《간기가 비를 침범하다(肝气犯脾)》, 《간기가 위를 침범하나(肝气犯胃)》와 비슷하다.

목울화화(木郁化火) 5행을 분류하는 가운데의 간은 목에 속하고 목울은 간기울결인것이다. 간기울결로 하여 간음휴손(肝阴亏损)이거나 평시에 내열이 생겨 간화증상이 나타나기때문에 목울화화라고 하였다. 림상에서는 머리가 아프고 어지러우며 얼굴이 붉어지고 토혈하며 각혈하고 지어는 발광하는 등 증상이 나타난다.

목화형금(木火刑金) 목화란 《간화》를 말하고 금이란 폐를 말한다. 간화가 지나치게 왕성하면 폐금(肺金)이 손상되여 폐병이 더 심하게 되여 마른 기침이 나고 가슴과 옆구리가 아프며 가슴이 답답해나고 입안이 쓰며 눈이 붉어지고 지어는 각혈하는 등 증상이 나타난다.

목울화풍(木郁化风) 5행을 귀납하는 중에서의 간은 풍을 주관하고 목에 속한다. 목울이란 간기울결을 말한다. 간기울결로 하여 간혈휴손이 초래되거나 혹은 평시에 인체의 혈액이 부족하여 간풍증상이 나타나기때문에 목울화풍이라고 한다. 림상에서는 현훈이 나고 혀가 마비되며 진전이 일어나고 경풍이 일어나는 등 증상이 나타난다.

화성염상(火性炎上) 불길이 우로 타올라가는 현상을 비유하여 화사(火邪)가 일으킨 병의 병변이 우로 올라가는 특징을 말한것이다. 화는 허화와 실화(实火)로 나눈다. 실화는 거개 외사양열(外邪阳热)에 속하는바 우로 올라가고 흩어지는것을 주관한다. 화열이 폐를 상하게 되면 천해, 각혈 혹은 비일혈 등 증상이 나타나고 화가 심신(心神)을 핍박하면 두통, 구토, 혼미, 섬망 등 증상이 나타난다. 허화는 거개 정혈(精血)이 소모되거나 음이 허하고 양이 항진되는것으로부터 시작하므로 번조하고 인두가 아프며 목이 쉬고 이몸에서 피가 나며 귀에서 소리가 나는 등 증상이 나타난다. 이것은 모두 화성염상의 병변에 속한다.

화성형금, 화왕형금(火盛刑金、火旺刑金) ①화란 간화를 가리키는바 《목화형금》과 의미가 같다. ②화란 심화(心火) 혹은 열사(热邪)를 말한다. 심화가 극성하면 폐음이 손상되므로 천해, 담혈(痰血)이 생기고 열사가 극성하면 폐가 손상되여 열해(热咳) 혹은 《담열조폐(痰热阻肺)》가 생긴다. 병세가 심하면 고열이 나고 호흡이 촉박하여 코날개가 팔딱거리고 지어는 해혈, 각혈 등 증상이 나타난다.

11

이것을 또 《화열박폐(火热迫肺)》라고도 한다.

화불생토(火不生土) 화란 신양(肾阳)을 가리킨다. 즉 명문지화(命门之火)이다. 토란 비위를 말한다. 신양이 허약하고 명문지화가 부족되면 비위가 양기(阳气)의 온열을 받지 못하므로 위기(胃气)의 수곡부숙과 비기의 영양정미(营养精微)를 운화하고 수습(水湿)을 운화하는 기능에 영향이 미쳐 신비양허의 종합적증상이 나타나는데 이는 모두 화불생토에 속한다. 림상에서는 허리가 쏘고 무릎이 차며 추위를 타고 음식물이 소화되지 않으며 소변이 잘 통하지 않고 부종이 생기거나 날이 밝기전에 설사를 하는 등 증상이 나타난다.

토생만물(土生万物) 비위는 토에 속한다. 자연계의 만물이 대지에서 자생하는 현상을 비위가 영양화생의 원천으로 되는 생리적특점에 비유하여 말한것이다. 위는 음식물을 용납하고 음식물을 소화시키는것을 주관하며 비는 영양정미를 흡수하고 운화하는것을 주관하는바 각 장부기관조직의 생장과 기능활동에 물질적기초를 제공한다.

토희온조(土喜温燥) 비의 생리적특점을 설명하는것이다. 토는 비를 대표한다. 수액대사의 생리적활동중에서 비는 수습(水湿)을 운화하는 기능을 가지고있으므로 비기가 온조(温燥)하면 운화기능이 건전하여 흡수가 정상적으로 진행된다. 만일 지나치게 생것, 찬 음식물을 먹으면 비양이 손상되여 비의 운화에 영향을 준다. 이와 반대로 비가 허하여 운화를 하지 못하면 습탁(湿浊)이 체내에 정체되여 소변불리, 수종과 담음(痰饮) 등 병증이 생긴다.

토불제수(土不制水) 토란 비를 가리키고 수란 수습을 가리킨다. 즉 비가 허하면 수습운화가 되지 못하여 습탁이 정

체되므로 희고 멀건 가래를 뱉고 소변이 불리하며 물같은 설사를 하거나 혹은 수종 등 병증이 나타난다.

금기숙강(金气肃降) 폐의 생리적특점을 설명하는것이다. 금은 폐를 대표하고 폐는 기의 활동을 주관한다. 폐기가 맑고 아래로 내려가야 기화의 활동이 순조롭고 3초의 수도(三焦水道)도 조절되여 잘 통한다. 이와 반대로 만일 폐기가 맑지 않고 아래로 내려가지 못하면 기가 상역하여 기침이 나고 숨이 차거나 혹은 소변이 불리한 등 병증이 생긴다.

금한수랭(金寒水冷) 폐와 신이 허한것을 가리킨다. 폐는 금에 속하고 신은 수(水)에 속한다. 폐금과 신수(肾水)는 생리상에서 서로 자생하고 병리상에서도 서로 영향준다. 폐기가 허할 때에는 신에 영향주거나 혹은 신양(肾阳)이 허할 때에는 폐에 영향주는바 모두 폐와 신의 허한(虚寒)증의 종합적증상이 나타난다. 림상에서는 기침이 나고 멀겋고 흰 가래를 뱉으며 숨이 차고 추위를 타며 허리와 무릎이 서늘하고 수종이 오는 등 증상이 나타난다.

수성류하(水性流下) 물이 아래로 흘러내려가는 현상을 수습사기(水湿邪气)가 일으킨 병의 병변이 아래로 내려가는 특점에 비유한것이다. 례를 들면 설사, 하지권태(下肢倦怠) 혹은 하지부종 등이다.

수불함목(水不涵木) 함(涵)이란 자윤(滋润)이란 뜻이다. 신은 수에 속하고 간은 목에 속한다. 신음이 허하여 간목을 자양하지 못하면 간음부족(肝阴不足), 허풍내동(虚风内动)이 초래되기때문에 수불함목이라고 한다. 림상에서는 저열, 현훈, 이명, 이롱, 요통, 유정, 구강과 인두건조, 수족연동 지어는 경련 등이 나타난다.

수휴화왕(水亏火旺) ①수란 신수(肾水)를 가리키고 화란 심화를 가리킨다. 신수가 부족하면 수가 화를 돕지 **못하**므

로 심화만 왕성하게 되여 가슴이 답답하고 잠이 오지 않거나 수면이 불안한 증후가 나타난다. ② 신음, 신양의 실조를 말한다. 수란 신수이고 화란 명문지화이다. 신수가 허손되면 명문지화가 편항되므로 성욕항진, 유정 등 증상이 나타난다.

수화불제(水火不済) 심은 화에 속하고 신은 수에 속한다. 수와 화가 호상 제약하고 호상 작용함으로써 생리적동태균형을 유지한다. 이것을 《수화상제(水火相済)》라고 한다. 만일 신수가 부족하여 심화를 돕지 못하거나 혹은 심화가 망동하여 아래로 신음을 상하면 이런 협조가 상실되는데서 가슴이 답답하고 잠이 오지 않으며 유정이 생기는 등 증상이 나타난다(《심신불교》조항을 참고하라).

시령(时令) ①매개 계절의 주요한 기후를 가리킨다. ②계절에 따라 제정한 농사, 의학사업에 관한 정령을 말한다.

4시(四时) 즉 봄, 여름, 가을, 겨울 4개 계절이다. 그중에서 여름철의 세번째 달(음력 6월)을 장하(长夏)라고도 한다.

절기(节气) 음력에서 1년 4계절을 추산하는 단위이다. 5일은 1후(一候)이고 3후는 한절기(一节气)이다. 때문에 한개 절기를 3후(三候)라고도 한다. 절기는 4계절의 기후가 변화하는 매개 단계를 표시한다. 1년에는 모두 《24절기》가 있는데 그 순서를 말하면 립춘, 우수, 경칩, 춘분, 청명, 곡우, 립하, 소만, 망종, 하지, 소서, 대서, 립추, 처서, 백로, 추분, 한로, 상강, 립동, 소설, 대설, 동지, 소한, 대한이다.

3복(三伏) ①초복, 중복, 말복을 가리킨다. 1년중에서 제일 무더운 계절이다. 하지후로부터 세번째 《경(庚)》일을 초복이라 하고 네번째 《경》일을 중복이라 하며 립추후의 초《경》을 말복이라고 한다. ②말복을 가리킨다. 즉 초복, 중복, 말복의 순서를 가리킨다.

12시(十二时) 즉자 시(子), 축시(丑), 인시(寅), 묘시(卯), 진시(辰), 사시(巳), 오시(午), 미시(未), 신시(申), 유시(酉), 술시)戌), 해시(亥) 등 12시진이다. 시진은고대에 시간을 계산하는 단위로서 한 시진은 두시간에 해당한다. 자시는 밤 11시부터 이튿날 1시까지에 해당하고 축시는 1~3시에 해당한다. 나머지것도 12시진의 순서에 따라 추산한다. 이의 자시를 《야반(夜半)》 혹은 《오야(午夜)》라 하고 축시를 《계명(鸡鸣)》이라 하며 인시를 《평단(平旦)》이라 하고 묘시를 《일출(日出)》이라 하며진시를 《식시(食时)》라 하고 사시를 《우중(隅中)》이라 하며 오시를 《일중(日中)》이라 하고 미시를 《일질(日昳)》이라 하며 신시를 《포시(晡时)》 혹은 《일포소(日晡所)》라 하고 유시를 《일입(日入)》이라 하며 술시를 《황혼(黄昏)》이라 하고 해시를 《인정(人定)》이라 하는것 등이다 이런 (《좌씨전》소공5년의 주해). 명명은 우리나라 고대 인민들의 생활습관과 관련되여있는데 이는 황하류역지구의 주야가 변화하는 특점에 부합된다.

쉬시(晬时) 쉬시란 일주야의 시간을 가리킨다. 하루의 어느 시간으로부터 이튿날 동일한 시각에까지 이른것을 가리킨다.

5운6기(五运六气) 략칭하여 《운기》라고 한다. 《운》이란 목, 화, 토, 금, 수 등 5개 계단의 호상 추이를 말하고 《기》란 풍, 화, 열, 습, 조, 한 등 6가지 기후의 전변을 말한다. 고대의 학자들은 갑, 을, 병, 정, 무, 기, 경, 신, 임, 계 등 10개의 간(干)을 《운(运)》으로 정하고 자, 축, 인, 묘, 진, 사, 오, 미, 신, 유, 술, 해 등 12개의 지(支)를 《기(气)》로 정하였다. 옛사람들은 이것을 5행생극리론에 결부하여 매년 기후변화와 질병과의 관계를 추측하여 판단하였다. 그러나 그중 적지 않은것은 억지로 긁어맞추어놓고 말한것인데 지금은 적게 쓰인다.

제 2 류 장   상

1. 신체의 장부조직

5장(五脏) 5장에는 심, 간, 비, 페, 신이 포괄되여있다. 장이란 일반적으로 흉복강(胸腹腔)내의 그런 내부조직의 충실 또는 저장과 분비, 정기(精气)를 제조하는 기능이 있는 장기를 말한다(이른바 《정기를 간직하고 밖으로 내보내지 않는다》고 한다).

5장에 대한 조국의학에서의 인식은 어떤것은 장기의 실질을 가리키고 어떤것은 주로 장기의 기능활동과 병리적변화의 여러가지를 반영하는것을 말한다. 때문에 현대의학에서의 동명의 장기라고 할지라도 많은 부동한 특점들이 있다. 비를 례로 들어 말하면 소화계통의 부분적기능에 해당하며 또 부분적대사기능 및 혈액계통과 관련되는 기능 등도 포괄되여있다. 또 심을 례로 들면 심장실질과 순환계통방면에 관한 생리적기능을 말하며 또 중추신경계통의 일부 활동(례를 들면 정신, 사유 등) 및 기타 면의 기능도 포괄되여있다. 조국의학은 내장의 생리적작용을 중시하는 한편 내장의 병리적변화의 반영 및 내장지간과 형체(形体)의 각 조직지간과의 련계도 중시한다. 6부와 서로 배합하기 위하여 5장에다 심포락(心包络)을 더 가하였는데 이것이 이른바 《6장》이다.

장과 부의 배합(또 서로 표리적관계인데 부는 표이고 장은 리이다)은 이러하다. 심은 소장과 배합하고 비는 위와 배합하며 간은 담과 배합하고 페는 대장과 배합하며 신은 방광과 배합하고 심포락은 3초(三焦)와 배합한다.

6장(六脏) ①일반적으로 심, 간, 비, 페, 신, 심포락을 가리킨다. ②《난경·36난(难经·三十六难)》에서는 5장중의 신을 좌우 두장으로 나누어 《왼쪽것을 신이라 하고 오른쪽것을 명문》이라 하여 《6장》이라고 불렀다(즉 심, 간, 비, 페, 신, 명문).

심(心) 5장의 하나로서 5장에서 가장 중요한 한개 장기이다. 즉 이른바 《군주지관(君主之官)》이라고 한다(봉건적명사이다. 《첫째로 가는 중요한 장》이라고 리해할수 있다). 《심은 혈액을 주관한다》고 하는데 혈액의 운행은 심기(心气)의 주동에 의지하여야 한다. 그러나 생리와 병리적각도로 볼 때에는 주로 중추신경계통의 일부 활동을 가리킨다. 이른바 《심은 신을 간직한다(心藏神)》고 하는 신(神)은 인체의 고급중추신경의 기능활동을 말하는데 이런 기능활동은 심에서부터 주관하고 체현된다고 인정한다. 심은 땀이 나는것과도 밀접한 관계를 가지고있다. 이른바 《땀은 심액이다(汗为心液)》라고 하는것은 림상에서 일부 자한(自汗) 혹은 도한(盗汗)의 병증은 심으로부터 믄치해야 한다는것이다. 이것은 식물성신경계통의 어떤 기능문란이 심과도 관계가 있다는것을 뚜렷이 보여준다. 이의 《심은 혀에 통하여있다(心开窍于舌)》, 《혀는 심의 싹이다(舌为心之苗)》라고 하는것은 심의 병증이 혀의 변화와 비교적 밀접한 관계가 있다는것을 말한다.

심포락(心包络) 《심포》라고도 하는데 심장의 외막으로서 기혈이 통하는 통로인 락맥이 붙어 있다. 심포락과 심은 모두 중추신경의 활동과 관계되여있다. 만일 외사(外邪)가 심장을 침범하면 먼저 심포가 영향을 받게 된다. 례하면 림상에서의 급성전염병 등 고열에 의하여 일어나는 정신문란, 섬어, 발광 등을 《열이 심포에 들어갔다(热入心包)》라고 한다. 치료에서는 《청심(清心)》을 주로 하는바 심포와 심은 변증의 각도로 볼 때 일치하다는것을 설명하고 다만 반영되는 병세의 심천, 경중, 정도가 다를뿐이다.

간(肝) 5장의 하나이다. 간은 혈액을 저장하는 장기이며 전신의 혈액분포에 대하여 조절하는 작용을 한다. 간의 성질은 나무와 같이 소설조달(조달이란 본래 나무가 제약없이 자라나고 나무가지가 름름하게 자라나는것을 형용한것이다. 인체와 련계하여 말한다면 간기조달은 기혈이 막힘없이 통한다는것이다. 조달되자면 반드시 간기의 소설작용에 의지하여야 한다. 간의 소설은 또 비위의 소화를 방조하고 비기의 정미가 수송되게 하는 등 작용을 방조한다)되는것이 주되고 울체되는것을 싫어한다. 만일 그렇지 않으면 간기울결의 병증이 쉽게 생길수 있다. 《간은 모려를 주관한다(肝主谋虑)》고 하는데 이는 간이 또 중추신경계통과의 활동과 관계되여있다는것을 설명한다. 간은 정지(情志)와 련계되여있어 《노여워(怒)》하는것을 주관한다고 한다. 정신자극을 받았을 때에는 성을 잘내고 머리가 무거워나는 능 증상이 쉽게 나타난다. 간은 또 그의 활동을 주관(이른바 《간은 근을 주관한다》는것이다)하기때문에 《파극지본(罢极之本)(사람으로 하여금 피로를 참을수 있게 한다)》이라고 한다. 《간은 눈에 개규되여있어(肝开窍于目)》 적지 않은 눈병은 간으로부터 론치한다.

비(脾) 5장의 하나이다. 주로 소화계통의 일부 기능을 가지고있으므로 이른바 《비는 운화를 주관한다(脾主运化)》고 한다. 인체의 생명활동의 유지는 주로 영양에 의거하는바 비가 음식물을 소화시켜 음식물의 정화를 전신에 운반하기때문에 비를 《후천의 근본(后天之本)》이라고 한다. 비는 또 전신의 혈액을 통섭(统摄)하고 혈액순환을 조절하며 정상적으로 운행하게 한다. 림상에서 소화기능의 실조 혹은 일부 만성출혈병증은 흔히 비병과 관련되여있다. 비기는 상승하는것을 주관하므로 음식물내의 정기, 진액을 우로 폐에 수송하고 연후에 기타 장부에 보내여 기혈(气血)로 화생시킨다. 보통 비가 기를 돕는 작용이 있다고 하는 《기(气)》는 바로 인체기능을 대표하는 동력이다. 기를 돕는 이런 작용의 산생은 비의 정상적운화능력을 발휘하는데 의지한다. 비는 수습을 운화할수 있고 조(燥)한것을 좋아하며 습한것을 싫어하는데 이는 비가 수액의 대사와 관련되여있다는것을 설명한다. 비가 허하면 수습이 쉽게 몰켜 일부 병증이 생긴다. 동시에 비는 또 사지, 근육 등과 관련되여있는바 비의 운화기능이 정상적이면 사지활동이 유력하고 근육이 풍만하고 견실해진다. 그렇지 않으면 이런 방면으로도 병적상태가 뚜렷하게 나타날수 있다.

폐(肺) 5장의 하나이다. 폐는 주로 호흡을 주관하는바 인체내외의 기체를 교환하는 주요한 기관이다. 폐는 탁기(浊气)를 내보내고 청기(清气)를 흡입한다. 청기는 또 음식물이 소화된후 생긴 《곡기(谷气)》와 서로 결합하여 인체의 장부기관의 각 부분에 수송되고 공급되며 따라서 전신의 기를 통관할수 있다. 폐는 또 체액을 조절하고 수도(水道)를 잘 통하게 조절하는 작용을 하는바 인체내의 수액운행은 폐기의 작용과 관련된다. 폐기는 맑고 아래로 내려가는것이 좋다(《폐는 숙강을 주관한다》). 만일 폐가 사기를 감수하였거나 혹은 폐기가 내려가지 못하면 여러가지 병증이 생기게 된다. 동시에 코는 폐의 문호(《폐는 코에 개규되였다》)로서 기체가 출입하는 통로이다. 페는 또 피부표면의 저항력과도 관계가 밀접하다(《페는 피모를 주관한다》). 페기가 허하면 왕왕 피부표면의 저항력에 영향이 미쳐 체표(体表)가 풍한(风寒)의 침습을 받게 되는데서 페의 증상을 빚어낼수 있다. 페는 또 중요한 작용이 있는데 그것은 심장이 주관하는 혈액의 운행을 협조하고 돕는것인바 심과 페사이에 밀접한 관계가 있다는것을 보여준다.

신(肾) 5장의 하나이다. 《신은 선천지본(肾为先天之本)》으로서 정을 저장하고있는 장기이다. 신이 저장하는 정(精)은 본 장의 정(즉 남녀 량성의 정기인데 선천지정《先天之精》이다)만 저장하는것이 아니라 또 수곡에서 화생된 5장6부의 정기(후천지정《后天之精》이다)를 저장하고있어 장부와 구간, 사지의 각 조직을 자양할수 있다. 신이 간직하는 정은 그 래원이 음식물에서 부단히 보충되는것으로서 인체의 생명과 생장발육을 유지하는데 있어서의 기본적물질이다.

신정은 뼈와 수(髓)를 자양한다. 《령추·해론(灵枢·海论)》에서는 《뇌는 수의 바다이다(脑为髓之海)》라고 하였다. 때문에 신은 직접 뇌, 수, 뼈의 생장, 발육 및 기능정황과 관련되여있어 신정(肾精)이 충족하면 인체는 자연적으로 정력이 충실하게 될수 있다. 이발의 건강과 머리카락의 생장, 탈락과 광택도 신기의 충실 여하와 관련된다. 신기는 《납기(纳气)》기능이 있기때문에 호흡계통과도 밀접한 관련이 있다. 일부 허리의 증상도 신과 관련된다(신은 허리부위에 있기때문에 이른바 《허리는 신의 부(府)이다》라고 한다). 신은 우로는 《귀에 개규되여있다》. 때문에 신기가 조화되면 청각이 좀 명민하다. 신은 아래로는 2음(二阴)에 개규되였다(전음은 뇨도 혹은 정관을 포괄하여 말하고 후음은 항문을 말한다). 그러

므로 귀의 생리 및 병리와 일부 대소변이 이상한것은 흔히 신의 방면으로부터 분석을 진행한다. 신은 수액을 주관한다. 수액은 신에 하행되는데 그 탁액은 신의 기화를 거쳐 방광으로부터 체외에로 배설되는데 탁액중의 맑은것은 신으로부터 체내에 보존된다. 때문에 신은 체액을 균일하게 조절하는 중요한 장기다. 신은 두개가 있다. 《난경·36난》에서는 왼쪽것은 신이고 오른쪽것은 명문이라 하였다. 신은 음을 주관하고 수(水)에 속한다. 명문은 양을 주관하고 화(火)에 속한다. 때문에 신을 《수화지장(水火之脏)》이라고도 한다. 보통 말하는 《진음(真阴)》은 신수(肾水)를 말하고 《진양(真阳)》은 신양을 말하거나 혹은 《명문지화》라고도 한다.

소심(小心) 《소문·자금론(素问·刺禁论)》에 씌여있다. 《7절의 옆의 한가운데 소심이 있다》라고 하였는데 력대의 주해를 가한 학자, 의학자들은 여기에 대한 관점이 같지 않았다. ①심포락을 가리킨다. 마시(马莳)의 주해에서는 《5추(심유)로부터 아래로 계산하면 포락은 제7절까지 드리워있고……개심(盖心)은…대심(大心)이고 포락은…소심이다》라고 하였다. ②명문을 가리킨다. 오학고(吴鹤皋)의 주해에서는 《하부의 제7절인데(미추로부터 우로 제7요추를 말한다) 그옆에 여전히 두개 신이 달려있는바 왼쪽의것은 신이고 오른쪽의것은 명문이며 명문상화가 군주를 대체하여 활동하기때문에 소심이라 한다》고 하였다. ③격유혈이다. 장지총의 주해에서는 《7절의 옆, 격유(膈俞)사이로서 가운데 소심이 있고 심기가 그사이로 나오는데 그는 극히 작고 극히 가늘다》라고 하였다.

6부(六腑) 6부에는 담, 위, 대장, 소장, 방광, 3초가 포괄되여있다. 부는 일반적으로 흉복강내에 속이 비고 강(腔)이 있는 그런 기관을 말하는바 그것들은 수곡

의 출납과 전송 및 전화의 기능을 가지고 있어 《화생된 물질을 전화하고 저장하지 않는다(传化物而不藏)》고 한다. 6부의 기능에 대한 중의와 서의의 론술은 대체로 같지만 같지 않은것도 있다. 례를 들면 3초는 중의의 장부학설에서 독특한것이다. 또 례를 들면 중의에서 말하는 6부는 장부학설과 경락학설에 련계되는바 그의 기능은 해부학상의 동명의 부와 완전히 같지 않다. 담을 례로 들면 담은 간엽(肝叶)의 아래에 붙어있으며 담즙을 저장하고있는데 기타 부의 수곡, 찌끼를 전화하는 기능과는 뚜렷하게 다르다. 담은 간과 표리적관계로서 《간은 모려를 주관하고》 《담은 결단성을 주관한다》. 이것은 간과 담은 모두 중추신경의 활동과 관련되여있다는것을 설명한다. 그러나 간과 담은 병리상에서 《화(火)》의 증상이 쉽게 생기는데 이것도 현대해부학상에서 말하는 담과 구별된다는것을 설명한다. 부와 장과의 배합(《서로 표리적관계에 놓여있다》고 한다. 부는 표이고 장은 리이다)은 이러하다. 담과 간이 배합하고 위와 비가 배합하며 대장과 폐가 배합하고 소장과 심이 배합하며 방광과 신이 배합하고 3초와 십포락이 배합한다.

대장(大肠) 6부의 하나로서 《회장(回肠)》이라고도 한다(회장에는 직장, 항문이 포괄되여있다고 말한다). 그의 주요한 기능은 소장에서 소화흡수한 다음 보낸 화생물질을 받아들여 그중에서 남은 수분과 양료를 흡수하여 대변을 이루어 항문을 통하여 체외에로 배설시키는것이다. 때문에 대장을 《전도지관(传导之官)》이라고도 한다. 이것은 주로 찌끼를 배설시키는것으로서 전체 소화의 마지막 단계이다. 대장에 병이 있으면 대변의 차수와 성상에 영향준다.

광장(广肠) 직장을 가리킨다.

소장(小肠) 6부의 하나이다. 그 주요 기능은 위를 거쳐 초보적으로 소화된 음식물을 더욱더 소화시켜 음식물중에서 정화된 양료를 흡수한 다음 비의 운화를 거쳐 전신을 자양하고 소화시킨후의 찌끼를 대장에 보내는것인데 그중의 수액은 기타 장부의 작용을 거쳐 방광에 스며들어간다. 때문에 소장은 전 소화과정에서 맑은것과 흐린것을 분별하는 매우 중요한 작용을 한다. 음식물의 정화와 찌끼는 주로 소장의 소화작용을 거쳐 분별된다. 다른 방면으로는 소장경은 심경과 서로 표리적관계에 있는바 심경에 열이 있으면 소장에 이행되므로 소변이 적고 붉은 등 증후가 나타난다.

담(胆) 6부의 하나이다. 담은 주로 담즙을 저장하고 또 담즙을 분비하여 소화를 돕는데 그는 외계와 직접 통하여있지 않고 수곡을 전화시키는데도 직접 참여하지 않으므로 위장의 기능과 차별이 있다. 그러므로 그를 《기항지부(奇恒之腑)》에 넣었다. 담내에 저장되고 간에서 분비되여 나온 담즙(왕숙화의 《맥경》에서는 《간의 여기는 담에 배설되고 거기에서 모아서 정기로 된다》라고 지적하였다)은 비교적 맑고 정기가 포함되여 있기때문에 《정즙(精汁)》이라고도 한다. 이는 장관과 방광내의 찌끼, 배설물과 다르므로 《중정지부(中精之腑)》, 《중청지부(中清之腑)》라고도 한다. 담은 또 간과 서로 표리적관계가 있다. 《간은 모려를 주관한다》, 《담은 결단성을 주관한다》. 간과 담의 이 두 방면의 작용이 서로 배합되여있는것은 담과 간이 부분적중추신경의 기능과 관련되여있다는것을 설명한다. 이외 담과 간내에는 상화(相火)(봉건적명사이다. 심의 《군화(君火)》와 상대하여 말하는것이다)가 있기때문에 병리상에서는 《화》의 증상이 쉽게 나타난다.

위(胃) 6부의 하나이다. 위는 수곡을 용납하고 부숙(즉 음식물을 소화시킨다)

17

시키는것을 주관한다. 위가 음식물을 용납하기때문에 《수곡지해(水谷之海)》, 《5곡지부(五谷之腑)》 혹은 《태창(太仓)》이라고도 한다. 위와 비는 표리적관계에 있다. 그것들의 분공으로부터 보면 위는 음식물을 용납하고 소화시키며 비는 음식물의 정미를 운화시키는것을 주관하기때문에 비와 위는 항상 함께 론하게 된다. 위의 기능은 일반적으로 《위기(胃气)》라고 한다. 위는 초보적으로 소화한 음식물을 소장에 보내기때문에 위기가 하강(下降)되는것이 순조롭다. 만일 위기가 하강되지 않으면 위의 기능에 심한 영향이 미쳐 여러가지 병증이 생긴다. 옛사람들은 《수곡을 용납하는자는 건전하고 수곡을 용납하지 못하는자는 죽고 위기가 있으면 살고 위기가 없으면 죽는다》고 하였는데 이는 위의 기능이 매우 중요하다는것을 설명한다. 위의 내강(内腔)을 위완(胃脘)》이라 하고 위강중부를 《중완(中脘)》이라 하며 위의 상부를 《상완(上脘)》이라 하고 그 하부를 《하완(下脘)》이라고 한다.

3초(三焦) 6부의 하나이다. 3초는 상초(上焦), 중초(中焦)와 하초(下焦)로 나눈다. 부위로부터 보면 상초는 일반적으로 횡격막이상의 부위를 가리키는바 거기에는 심, 폐가 포함되여있고 중초는 횡격막하부, 배꼽이상의 부위를 가리키는데 거기에는 비, 위 등 장부가 포괄되여있으며 하초는 배꼽이하의 부위를 가리키는데 거기에는 신, 방광, 소장, 대장(병리와 생리상의 각도로부터 보면 부위가 높은 간이 포괄되여있기때문에 하초라고 하면 왕왕 간, 신 등을 함께 론한다)이 포괄되여있다. 기능으로부터 보면 《령추·영위생회편(灵枢·营卫生会篇)》에서는 《상초는 안개와 같다(上焦如雾)(주로 심, 폐의 수송과 분포의 작용을 말한다)》라고 하였으며 《중초는 거품과 같다(中焦如沤)(비

위의 소화와 수송 작용을 말한다)》라고 하였고 《하초는 개울과 같다(신과 방광의 배뇨 작용을 말하는데 거기에는 장관의 배변작용도 포함되여있다)》라고 지적하였다. 이런 기능은 실제에 있어서 체내의 장부기화기능의 종합인것이다. 때문에 3초의 기능을 개괄하여 말하면 수곡을 용납하고 음식물을 소화시키며 기혈과 정미물질을 화생시키고 영양물질을 수송하며 로폐물을 배설하는것이다. 3초의 초(焦)자는 열이 있다는 뜻이 포함되여있는바 이런 열은 명문지화에서 오며 기화작용을 거쳐 체현된다.

3초의 실질은 해결하지 못한 쟁론문제이다. 《령추·영위생회편》에서는 《상초는 위의 상부로부터 시작하고 인두이상이며 횡격막을 지나 가슴에 분포되였다…. 중초는 위내에 있고 상초의 아래에서 시작한다…. 하초는 회장에서 시작하며 방광에 들어가 삼입되였다》라고 하였다. 《난경》에서는 3초는 《이름이 있고 모양이 없다》라고 인정한다. 장개빈의 《류경부익(类经附翼)》에는 《…서돈, 진무택은 3초의 형태를 창시하였는데 지막(脂膜)은 손바닥만큼 하고 바로 방광과 상대된다고 하였으며 두개의 백맥(白脉)은 그가운데로부터 시작하고 척추에 끼워서 우로 향하여 뇌에 관통되였다…》라고 씌여있다. 장씨자신은 《3초는 장부의 외위이다》, 《이른바 초(焦)란 화와 같고 색갈이 붉으며 양에 속하는것이다. 지금의 사람의 몸은 외부가 피모로부터 시작되고 내부는 장부로부터 시작되였는데 크지 않고 이름도 없으며 가늘지도 않고 수량도 없으며 복강주위의 상하 전체로서 그 모양이 큰 주머니와 같은자를 무엇이라고 말하겠는가? 그러나 그 내부의 한층은 색갈이 제일 붉은 6합과 같고 여러가지 양을 보호하는데 이것이 삼초가 아니고 무엇인가》라고 인정하였다.

《의학정전(医学正传)》에서는 《3초란 강자(腔子)를 가리킨다…. 이것을 총칭하여 3초라고 한다…. 그 체에는 지막이 강자의 내부에 있고 5장6부의 밖에 싸여있다》라고 인정한다. 왕청임의 《의림개착(医林改错)》에서는 《강유(冈油)가 3초이다》라고 하였다. 당용청의 《혈증론(血证论)》에서는 《3초는 옛적에 초(膲)라고 하였다. 즉 인체의 상하와 내외는 유막으로 서로 련결되었다》라고 하였다. 이상은 고대의학자들의 일부 론점인데 인체의 기화에서 3초의 종합적기능을 전면적으로 해석하지 못하였는바 참고하기 바란다.

방광(膀胱) 6부의 하나이다. 포(脬)라고도 하며 보통 뇨포(尿脬)라고 한다. 방광은 소변을 저장하고 배설하는 기관이다. 《난경》에서는 《주도지관(州都之官)》(주도의 뜻은 주제와 같은바 물가운데서 살수 있는 곳을 말한다. 여기에서는 방광을 수액이 모이는 곳이라는것을 형용한것이다)이라고 비유하였다. 방광은 신과 표리적관계가 있고 그중의 소변은 기화과정에서의 산물이며 땀과 같이 진액이 화생된것이다. 이른바 《기화하면 배설된다》고 한다. 《기화》란 기(气)로 변화되고 물이 통할수 있다는 뜻이다. 방광에 병이 있으면 소변이상과 배뇨곤난이 생길수 있다.

명문(命门) 생명의 문이라는 뜻이 포함되여있다. 이는 인체생명의 근본이고 생명을 유지하는 요소이다. 명문학설은 장부학설의 구성부분으로 된다. 5장내의 대다수는 한개의 장기이지만 신(肾)만 두개이다. 고대의학자들은 《난경》에서 《왼쪽의것은 신이고 오른쪽의것은 명문이다》라는것을 떠받들고 있었다. 그러나 실질에 있어서 두개 신은 외형으로부터 조직구성에 이르기까지 모두 차별이 없기때문에 우단의 《의학정전》에서는 이런 견해를 반대하면서 단독적으로 오른쪽의 신을 명문이라 하지 않고 두개 신을 《총체로 명문이다》라고 주장하였다. 어떤것은 명문혈(命门穴)이 제14척추에서 오목하게 들어간 부위에 있다는데 근거하여 명문은 두개 신사이에 있고 구체적으로 《신간동기(肾间动气)》(두개 신 사이에서 생기는 인체동력의 래원을 말한다)로 체현되는데 이것이 바로 명문지화이다》라고 하였다. 신은 《수장(水脏)》인데 이것은 물속의 화로서 여전히 선천의 진기(真气)이다. 이 기는 아래로부터 우로 올라가 후천의 위기와 서로 련접된다. 이와 같이 되였기때문에 생명은 멎지 않는다.

명문의 작용을 개괄하면 이러하다. ①명문은 원기의 근본으로서 인체가 열에네르기를 산생하는 발원지이다. ②3초의 기화를 도와준다. ③명문의 화는 비, 위를 따뜻하게 하고 음식물을 소화시키는 것을 돕는다. ④인체의 성기능, 생식계통과 밀접한 관련이 있는바 명문지화(상화에 속함)가 부족하거나 혹은 편항하면 모두 병적상태가 생긴다. ⑤ 납기작용이 있어 호흡계통의 기능과 밀접한 관련이 있다.

상해제1의학원 장상전문제목연구소조에서의 신에 관한 연구에 의하면 6가지 부동한 질병을 발견하였다. 무릇 신양이 허한자는 뇨17히드로코르티코스테로이드치가 감소되는 현상이 있었다. A.C.T.H를 채용하여 이틀간 정맥점적주입시험을 한후 신양이 허한 환자는 반수가 반응이 지연되였다. 이것은 신양이 허한 환자는 뇌하수체——신상체피질계통의 흥분성이 저하되였다는것을 제시한다. 이렇게 가설하고 다시 림상에 시용하였는바 신허증상이 명확하지 않은 신상체피질의 저비기능의 저하 및 장기적으로 호르몬제를 응용하여 끊을수 없는 천식(이런 류의 환자는 이미 뇌하수체——신상체피질계통의 흥분성이 저하되여 사용하기전에 호르몬제를 끊었다)환자에게 신을 보하는 치료를 채용하여 현저한 효과를 얻었다. 이 가설은 실천에서 초보적인 검증을 얻었다는것을 설명한다.

기항지부(奇恒之腑) 《뇌》, 《수》, 《골》, 《맥》, 《담》, 《녀자포》(즉 자궁이다) 등이 포괄되여 있다. 기항이란 평시와 다르다는 뜻이다. 기항지부의 형체는 부(腑)와 비슷하고 작용도 장(정기를 저장하는 작용이 있기때문이다)과 비슷하므로 장과 비슷하기도 하고 부와 비슷하기도 한데 인체에서는 일반적으로 장부의 작용과는 좀 다르다. 기항지부는 일반적으로 인체의 비교적 깊은 부위에 있고 인체의 중요한 구성부분이다. 그 특점은 기본상 기타 장부와 서로 배합하지 않으며 도 혼탁물을 저장하지 않는다. 그중에서 담은 간과 서로 배합되여있지만 담즙이 맑고 깨끗하기때문에 기항지부에 속한다. 그러나 기항지부도 고립적인것이 아니다. 례를 들면 뇌는 신, 심, 간의 작용과 서로 협조하면서 련계가 있고 수와 골의 생장은 신에 저장되여있는 정기의 영양공급에 의지하여야 한다. 맥은 심과 직접적관계가 있고(심은 혈맥을 주관한다) 자궁은 신기에 의지하여 생장발육한다. 녀자의 월경, 태아의 생장 등은 또 혈의 공급을 수요하기때문에 자궁은 심, 신 등 장과도 관련된다.

뇌(腦) 《령추·경맥론》에서는 사람이 생기기전에 먼저 정기가 이루어지고 정기가 이루어지면 뇌수가 생긴다라고 하였다. 이것은 뇌의 산생은 신과 밀접한 관계가 있다는것을 알수 있다. 신은 정기를 저장하는 장기이고 정(선천의 신정과 후천의 수곡화생으로 된 정기가 포괄되여있다)은 또 수(髓)를 산생한다. 수는 두개내에 모여서 뇌를 형성하기때문에 뇌를 《수해(髓海)》라고도 한다. 뇌는 사람의 고급중추신경기능활동을 주관한다. 뇌는

신정(腎精)에서 생기므로 신정이 충실하면 몸이 민첩하고 튼튼하게 될뿐만아니라 더욱 중요한것은 뇌의 기능이 잘 발휘될수 있다. 뇌의 일부 기능은 심, 간, 신 등 장부와 서로 관련되여있는데 이것은 그들사이의 밀접한 관계를 설명하는 동시에 뇌의 질병은 무엇때문에 치료상에서 심, 신 등 장으로부터 손을 대야 하는가 하는 원인을 설명하였다.

수(髓) 수란 주로 척수(脊髓)를 가리키는데 거기에는 골강(骨腔)내의 수질(髓质)도 포괄되여있다. 이는 신에 저장되여있는 정기가 변화되여 생긴것이다. 다시말하면 신은 수를 산생할수 있고 척수내의 수는 또 뇌와 서로 통하여 있기때문에 림상에서 수, 뇌, 골의 병증은 왕왕 신으로부터 론치한다.

골(骨) 뼈는 인체에서 몸을 지탱하는 중요한 작용을 논다. 뼈속에는 수가 저장되여있다. 수는 신에 저장되여있는 정기가 화생된것으로서 골격을 자양할수 있다. 때문에 골격의 생장과 기능 정황은 신기의 성쇠(盛衰)에 의하여 결정된다. 동시에 이발은 골의 여기(이른바 이발은 《뼈의 여기이다(齿为骨之余)》라고 한다. 실질은 신기의 일부분이다)에 의하여 생기기때문에 이발의 생장과 기능의 여하는 모두 신과 관련된다.

맥(脉) 맥관을 가리킨다. 맥관은 심과 서로 련계되여있고 혈액을 운행하는 통로이다. 맥관은 심장 및 기타 장부의 관계에서 주로 영양을 수송하고 기혈을 순환시키는 련계에서 표현된다.

종맥(宗脉) 종(宗)이란 《총화》라는 뜻이 포함되여있다. 종맥은 두가지 해석이 있다. ① 일반적으로 많은 경맥이 모이는 곳을 말한다. 례를 들면 《령추·구문편(灵枢, 口问篇)》에서는 《눈에는 종맥이 모여있다》라고 하였다. 5장6부의 정기는 종맥을 거쳐 눈에 가서 주입되여야 눈

이 그의 기능을 잘 발휘할수 있다. ② 폐경의 큰 경맥을 가리킨다. 례를 들면 장지총의 《령추경집주(灵枢经集注)》에서는 《폐는 백맥에 향하였는바 종맥이 나는자는 백맥이 총괄하므로 폐는 그것을 주관한다》라고 하였다.

녀자포(女子胞) 《포궁(胞宮), 《포장(胞脏)》 혹은 《자장(子脏)》이라고도 한다. 보통 자궁을 말한다. 그러나 녀자포의 실제기능을 말할 때는 전체 생식기(자궁, 란소와 수란관이 포괄된다)가 개괄된다. 그 주요한 기능은 월경을 잘 조절하고 임신하여 태아를 기르는것이다. 녀자포의 생리적기능은 5장중의 신, 간, 심, 비, 경맥중의 충맥 및 임맥과 밀접한 관련이 있다. 녀자들이 부동한 나이에 월경의 변화가 있는것은 신기의 성쇠와 직접적 관계가 있다. 간은 혈액을 저장하는 장기이고 심은 혈액운행을 주관하며 비는 혈액을 통섭(统摄)한다. 충맥은 《혈해(血海)》라 하고 임맥은 포태(胞胎)를 주관한다. 이 두 맥이 류통되면 월경이 제때에 오고 쉽게 임신할수 있다. 그러나 충맥, 임맥이 정상적기능을 발휘하자면 신에 의하여 결정된다. 때문에 신정과 신기의 왕성은 녀자포의 생리적기능과 매우 밀접한 관계를 가진다.

포문(胞门) 즉 자궁구(子宫口)이다.

포의(胞衣) 즉 태반이다. 태반에는 태줄(속에 제동맥, 제정맥이 있다)이 련계되여있어 태아는 이로부터 영양을 섭취하고 로페물을 배제한다.

음기(阴器) 외생식기를 가리킨다. 이는 족궐음간경이 경과하는 곳이고 그 기능과 발육 정황은 또 신기의 성쇠와 관련되여있다. 때문에 남녀외생식기의 일부 증상은 늘 간, 신으로부터 론치한다.

고(睾) 즉 고환이다. 《란(卵)》 혹은 《음란(阴卵)》이라고도 한다.

경(茎) 음경을 가리킨다. 《난경》에서

의 이른바 《경중통(茎中痛)》은 음경내의 동통을 가리킨다.

경수(茎垂) 즉 음경과 고환의 총칭이다.

음근(阴筋) 고환에 달린 계대를 가리킨다.

종근(宗筋) ① 3음3양의 경근(经筋) (경근은 12정경과 12경별외의 또 하나의 순환계통을 가리킨다. 그 특점은 체표에서 순환하며 사지말단의 손톱과 발톱에서부터 시작하여 사지의 팔목, 팔굽, 겨드랑이와 발목, 무릎, 엉덩이사이로 구불구불 돌아 근육사이에 관통되고 목에 이르러 머리와 얼굴에서 끝난다)이 전음부에 회합되는것을 종근이라고 한다. ② 남녀의 생식기를 가리킨다.

양사(阳事) 남자의 성생활 혹은 성기능을 가리킨다.

정공(廷孔) 녀자의 뇨도구를 가리키는데 독맥이 이곳을 련계한다.

5관(五官) ① 5장과 련계되여있는 감수기(感受器)를 가리킨다. 즉 코, 눈, 입술, 혀와 귀로서 이른바 《코는 폐의 관(官)이고 눈은 간의 관이며 입술은 비의 관이고 혀는 심의 관이며 귀는 신의 관이다》(《령추 · 5열5사편(灵枢 · 五阅五使篇)》). ② 진단의 의의로부터 보아 간은 푸른색을 주관하고 심은 붉은색을 주관하며 비는 누른색을 주관하고 폐는 흰색을 주관하며 신은 검은색을 주관한다는 리론에 근거하여 5장에 병이 있으면 망진하여 병색을 볼수 있고 동시에 상응되는 증후가 나타날수 있다고 하였다. 례를 들면 폐병에서는 흔히 코날개가 팔딱거리고 간병환자는 눈이 푸르고 비병환자는 입술이 누르고 심병환자는 혀가 말라들고 짜르며 뺨이 붉고 신병환자는 눈언저리가 검스레하거나 뺨과 얼굴이 모두 검푸른색이 나타난다. 또 례를 들면 《령추·5색편(灵枢·五色篇)》에서는 《검푸르면 아프고 누르고 붉그스레하면 열이 나고 희면 추워나는것은 이른바 5관이다》라고 하였다. 여기에서 《5관》의 뜻은 진단의 의의로부터 말한것이다.

묘규(苗窍) 코는 폐에 열려져있고 눈은 간에 열려져있으며 입술은 비에 열려져있고 혀는 심에 열려져있으며 귀는 신에 열려져있다는것을 가리킨다.

7규(七窍) 두면부의 7개 구멍을 말하는데 눈 둘, 귀 둘, 코구멍 둘, 입이다. 5장의 정기는 7개 구멍에 열려져있어 5장에 병이 있으면 7개 구멍의 변화로부터 일부 진단상의 인상을 얻을수 있다.

9규(九窍) ① 눈 둘, 귀 둘, 코구멍 둘, 입, 전음(뇨도)과 후음(항문)이다. ② 눈 둘, 귀 둘, 코구멍 둘, 입, 혀, 목구멍이다(《난경·37난》을 보라).

공규(空窍) 인체가 외계하고 서로 통하여있는 구멍을 가리킨다. 9규가 포괄되여 있다.

상규(上窍) 머리와 얼굴의 구멍을 말한다.

하규(下窍) 전음인 뇨도(또 하나의 말은 정규가 포괄되여있다고 한다)와 후음인 항문을 가리킨다.

눈(目) 5장의 정기는 우로 눈에 올라가야 눈정신이 나고 정상적시각기능을 충분히 발휘할수 있다. 《소문·5장생성편》에서는 《간이 피를 받아들이는데서 잘 보인다》라고 하였다. 《소문·금궤진언론(素问·金匮真言论)》에서는 《눈에 개규되여있고 간에 정기가 저장되여있다》고 하였는데 이는 눈의 생리적기능은 5장의 정기, 간혈의 조절과 밀접한 관계가 있다는것을 설명한다.

목계(目系) 눈알은 뇌의 맥락과 련접되여있고 수소음심경이 여기에 련계되여 있다.

귀(耳) 신기는 귀에 통하여있다. 신기가 조화되여야 귀가 정상적청각기능을 발휘할수 있다. 로년에 신기가 부족하고 허하면 왕왕 잘 듣지 못한다. 귀는 또 신장의 외후(外候)인바 어떤 외이(外耳)의 변화는 신과 관련된다. 귀 부위에는 수태양소장경, 수소양3초경, 족소양담경, 족양명위경, 족태양방광경 등 경맥이 여기에서 순환한다(그중에서 담, 위, 3초 세 경맥은 모두 귀안에 들어간다).

입, 입술, 이발, 이몸, 혀(口, 唇, 齿, 龈, 舌) 음식물은 입으로부터 들어가고 말은 입으로부터 나온다. 《비기가 입에 통하여있어(脾气通于口)》 비의 기능이 조화되면 음식맛을 알수 있다. 입밖에는 입술이 있는데 이것을 《비문(飞门)》이라고 한다. 비기가 《정기를 흩어지게 하는》작용에다가 비가 혈액을 통섭하고 《영기(营气)》를 전신에 수송할수 있기때문에 입술색갈의 선명여부는 비의 기능을 반영할수 있다. 입술안에는 이발이 있다. 이발을 《호문(户门)》이라고도 한다. 그의 생장정황과 견고한 정도는 신과 관련되여있다. 《신은 뼈를 주관하고》 《이발은 뼈의여기》이기때문에 이발의 작용은 주로 음식물을 씹고 부시고 보드랍게 하여 소화가 잘되게 한다. 입술과 이발은 발음과 말하는데도 매우 중요한 보조적작용을 논다. 이발뿌리를 싼 살을 치은(이몸)이라고 한다. 치은에는 족양명위경이 들어갔으며 이발과 치은의 일부 병증은 서로 영향준다. 혀는 입안에서 매우 중요한 작용을 노는바 5미(五味)를 감별할뿐만아니라 씹은 음식물을 인후부에 보내는것을 돕고 또한 《음성의 기(音声之机)》라고도 한다. 혀는 입안에서 움직이면서 발음과 말하는데 대하여 중요한 작용을 한다. 동시에 혀의 변화를 관찰(설체, 설태 등 방면이 포괄된다)하여 질병의 정황을 료해하는데 도움을 준다. 이는 망진중의 중요한 구성부분이다.

진아(真牙) 지치이다. 《소문·상

고천진론(素问·上古天真论)》에서는 《(女子)三七, 肾气平均, 故真牙生而长极》又《(男子)三八, 肾气平均, 筋骨劲强, 故真牙生而长极。》라고 하였다. 다시 말하면 녀자는 21세, 남자는 24세좌우에 신기의 발육이 이미 성인의 정도에 이르렀기때문에 지치가 자라나고 이발이 다 돋아나 가쯘하게 된다는 뜻이다.

설본(舌本) 즉 혀뿌리이다. 족태음비경이 혀뿌리에 잇닿아 있고 혀밑에 흩어져있다.

항상(頏颡) 목구멍 웃쪽의 상악동이 코와 서로 통하여있는 부위이다. 다시 말하면 연구개의 뒤부분이다. 이곳에는 족궐음간경이 통하여있다.

인(咽) 구강, 비강의 뒤, 식도상부의 빈 강 부위를 가리킨다. 정매간(郑梅涧)의 《중루옥약(重楼玉钥)》에서는 《인이란 넘기는것이다. 주로 수곡이 잘 통하고 위의 련결로서 위기의 통로이다》라고 하였다. 사람이 음식물을 넘길 때에는 음식물이 인두를 거쳐 식도로 내려간다.

인문(咽门) 후강내에 있고 삼켜들어가는 문이인바 음식물은 인문을 거쳐 식도에로 들어간다.

익(嗌) 즉 식도의 상구이다.

인후(咽喉) 설근뒤의 후두강에서 제일 넓은 곳을 가리키는데 구강과 기관, 식도사이의 통보이며 전신의 많은 경맥이 여기에서 순환되거나 혹은 여기에서 관통되여있다.

후(喉) 후두강내의 기관상단에 가까운 곳이 후이다. 정매간의 《중루옥약》에서는 《후란 속이 비고 주로 공기가 드나들며 폐와 련계되여있고 폐기의 통로이다》라고 하였다.

후핵(喉核) 즉 편도선이다. 후두강내의 인전주(설구개궁)와 인후주(인두구개궁)사이에 좌우로 각각 하나씩 있다.

후관(喉关) 후관은 편도선, 《현옹수》와 《설근》으로 구성되였다. 후관내측(례를 들면 인후벽, 회염 등이다)은 관내(关内)이고 후관외측(례를 들면 상악, 얼굴내측과 치은 등이다)은 관외(关外)이다.

회염(会厌) 《흡문(吸门)》이라고도 한다. 기관상구에 덮이여있고 발음할 때면 열리고《령추·유에무언편(灵枢·忧患无言篇)》에서는 《성음의 문이다》라고 하였다) 음식물을 삼킬때면 닫힌다.

폐계(肺系) ①후두의 기관을 가리킨다(승담계의 《14경발휘의 교정과 주해》). ②폐와 목구멍이 서로 련계되여있는 부분을 가리킨다(남경중의학원 주편《침구학강의》). ③폐의 부속기관이다. 례를 들면 기관, 후두, 코구멍 등이 련결되여있는 호흡도를 총칭하여 《폐계》라고 한다(광동중의학원 《중의학신편》).

현옹수(悬雍垂) 《현옹(悬雍)》, 《제정(帝丁)》, 《제종(帝钟)》이라고도 한다. 즉 입을 벌릴 때 연구개의 뒤쪽 후하방으로 경사지고 후연이 유리되고 정중에서 아래로 향하여 돌출된 부분이다. 이를 보통 《작은 혀(小舌头)》라고도 한다.

후롱(喉咙) ①일반적으로 목구멍을 가리킨다. ②후두의 뜻과 같다. 《령추·유에무언편》에서는 《후롱이란 기가 상하로 통하는 곳이다》라고 하였다. 이는 후두강내에 있으며 기관의 웃쪽부위로서 호흡하는 중요한 통로라는것을 설명한다.

후저(喉底) 인후벽을 가리킨다.

7충문(七冲门) 전 소화계통에서 7개 관문을 통과하는것을 가리킨다. 즉 《비문(飞门)》(입술), 《호문(户门)》(이발), 《흡문(吸门)》(회염), 《분문(贲门)》(위의 상구), 《유문(幽门)》(위의 하구), 《란문(阑门)》(대소장이 련접된 곳), 《백문(魄门)》(항문)을 총칭하여 7충문이라고 한다(《난경·44난》을 보라).

하극(下极) ①항문을 가리키는데 소화관의 제일 끝이기때문에 하극이라고 한다. ②회음을 말한다. 회음조항을 참고하라. ③얼굴을 망진하는 부위이며 좌우쪽 눈내자의 중간에 있다. 옛사람들은 이곳을 망진하여 심장병을 진찰할때 참고로 삼았다.

근막(筋膜) 근육의 근건(肌腱)부분인데 뼈에 붙어있는것을 《근(筋)》이라 하고 근건밖을 둘러싸고 있는것을 근막이라고 한다. 근과 근막의 생리적기능은 간에서 지지하고 간혈로부터 양분을 공급받기때문에 《간은 근을 주관한다》고 말한다.

곤(困) 근육이 륭기된 곳이다. 례를 들면 상박이두근, 하퇴의 배장근 등이다.

12절(十二节) 사지의 대관절을 가리키는데 여기에는 어깨, 팔꿈치, 팔뚝과 하지의 넙적다리, 무릎, 발목 등의 관절이 포괄되여있다.

대절(大节) ①인체의 대관절을 가리킨다. ②손가락과 발가락의 첫째뼈마디를 말한다.

피모(皮毛) 체표의 피부와 피부에 있는 솜털을 총칭하여 가리킨다. 《폐는 피모를 자양한다(肺生皮毛)》라고 한다. 피모의 윤택은 폐기의 기능이 조화되는가를 반영한다. 피모와 한선(汗腺)은 호흡을 조절하는 작용을 한다. 피모가 풍한 등 외사의 침습을 받으면 안으로 폐에 영향을 주기때문에 일부 호흡기계통의 병증이 생긴다.

호모(毫毛) ①피부에 난 솜털이다. ②눈섭에 있는 긴 털을 가리킨다.

주리(腠理) ①피부, 근육과 장부의 문리를 가리킨다. ②피부와 근육이 교접된 곳을 《피주(皮腠)》라고도 한다.

기(肌) ①육(肉)과 의미가 같다. ②체표에서 피부와 련결되여있는(피하조직도 포괄되여 있다) 근육을 말한다.

기주(肌腠) ①근육의 문리를 가리키는데 근육의 조직간극과 상당하다. 《육주(肉腠) 혹은 분리(分理)》라고도 한다.

②일반적으로 기표주리를 가리킨다.

분리(分理) ①외부에서 피부와 련결된 주리를 가리킨다. ②보통 근육의 문리를 가리킨다.

분육(分肉) ①근육을 가리킨다. 옛사람들은 근육외층을 흰살이라 하고 내층을 붉은살이라 하였으며 붉은살과 흰살이 서로 나뉘여져있거나 혹은 근육계선이 뚜렷한것을 분육이라고 하였다. ②피내에서 뼈에 가까운 살이 뼈와 서로 나뉘여져 있는것을 가리킨다. ③혈위의 이름이다. 즉 양보혈(阳辅穴)인데 족외과(足外踝)에서 우로 4촌, 보골(辅骨)의 앞, 절골(绝骨)단에서 3푼되는 곳에 있고 족소양담경에 속한다.

육분(肉分) 근육의 문리를 가리켜 말한다. 대퇴근과 상박근사이에 근육의 계선이 분명한것을 《대분(大分)》이라 하고 근육사이의 문리를 《소분(小分)》이라고 한다.

대육(大肉) 팔과 다리의 근육을 가리킨다.

현부(玄府) 《원부(元府)》와 같다. 체표의 땀구멍을 가리키는데 《기문(气门)》(땀은 폐기에서 나오기때문에 기문이라고 한다) 혹은 《귀문(鬼门)》(《鬼》는 고대에 《魄과 뜻이 같았다. 폐는 기를 저장하고 폐기는 피모에 통하여있으며 땀은 피부에서 나오므로 백한(魄汗)이라 한다. 땀구멍은 귀문이라고도 한다)이라고 한다.

격(膈) 즉 횡격막이다. 흉복강을 갈라놓았는바 심폐와 위장의 분계이다. 중의는 격의 작용은 위장이 음식물을 소화시켜 생긴 탁기를 막아 탁기가 우로 심폐를 거슬리지 못하게 하는것이라 한다. 보통 격은 호흡에 따라 승강운동을 한다. 12경맥중의 많은 경맥은 상하로 횡격막을 관통하고 있다.

황막(肓膜) ①명치끝 상부에 있는 지막을 가리킨다. ②장(肠)의의 지막(장간막)

을 가리킨다.

막원(募原、膜原) ①《소문·거통론(素问·举痛论)》에서는 《한기는 위장사이, 막원아래에 나그네다…》라고 하였다. 왕빙의 주해에서는 《막이란 횡격막사이의 막이고 원이란 격황의 원이다》라고 하였다. 이것은 흉막과 횡격막사이의 부위를 가리킨다. ②오우가(吴又可)는 《온역론》에서 《사기가 입과 코로부터 들어가면 나그네로 되는바 내부에는 장부가 없고 외부에는 경락이 없으며 복려(伏膂)내에 있어 표에서 멀지 않고 부근의 위에 있어 여전히 표리로 분계되므로 반표반리(半表半里)이다. …무릇 사기가 경에 있으면 표이고 위에 있으면 리이다. 지금 사기가 막원에 있으면 경과 위가 서로 교접된 곳에 있기때문에 반표반리이다》라고 지적하였다. 경일진(景日胗)의 《숭애존생서》에서는 《원이란 넓은 들이라는 뜻이다. 장부의 밖에서 위와 서로 접근되였다…》라고 인정하였다.

고황(膏肓) ①고란 명치끝부분이고 황이란 명치끝의 횡격막상부이다. 고황이란 주로 병부위가 깊이 잠복되여있다는것을 가리킨다. 옛사람들은 병부위가 깊이 잠복된것은 약물이나 침구로는 모두 작용이 얼마 없다고 하였다. 《병이 고황에 들어가면》 《불치증》 혹은 《난치증》이라는 뜻이 있다. ②족태양방광경의 혈위의 이름이다. 제4척추하방, 제5척추상방의 량옆에서 척추로부터 각각 3촌을 취한다.

맥도(脉度) 경맥의 길이의 장단이다. 다시말하면 옛사람들이 경맥의 길이를 측정하는 일종 수자의 기록이다.

골도(骨度) 골격의 길이와 크기의 장단이다. 옛사람들이 전신의 부위, 골격의 길이와 크기를 측정하는 표준수치이다. 이것으로 인체부위(주로 혈위이다)를 측정하는 중요한 참고의 의거로 삼는다.

12장(十二脏) 장부의 총칭이다. 《12관(十二官)》이라고도 한다. 심, 간, 비, 폐, 신, 심포락, 담, 위, 대장, 소장, 3초, 방광이 포괄되여있다(《소문·령란비전론(素问·灵兰秘典论)》을 보라).

9장(九脏) 심, 간, 비, 폐, 신, 위, 대장, 소장, 방광을 총칭하여 《9장》이라고 한다(《소문·3부9론》을 보라).

형장(形脏) 형장이란 유형지물을 저장하고있는 위, 소장, 대장, 방광 등 4개 장부를 가리킨다(《소문·3부9후론》을 보라).

신장(神脏) 신장은 5장의 신(神)을 저장하고있는 심, 간, 비, 폐, 신을 가리킨다. 례하면 심이 신을 저장하고 간이 넋을 저장하며 비가 뜻을 저장하고 폐가 기를 저장하며 신이 의지를 저장한다. 5장은 신기가 있는 곳이기때문에 신장이라고 한다(《소문·3부9후론》을 보라).

무장(牡脏) 5장중의 양에 속하는것을 무장이라고 한다. 심에는 《군화》가 있고 간에는 《상화》가 있는데 이것들은 모두 양에 속한다. 때문에 심, 간 두장은 무장이라고 한다(《령추·순기1일을 4시로 나눈 편(灵枢·顺气一日分为四时篇)》을 보라).

빈장(牝脏) 5장중의 음에 속하는것을 빈장이라고 하는데 이는 여전히 비, 폐, 신 3장을 가리킨다(《령추·순기1일을 4시로 나눈 편》을 보라).

음장(阴脏) ①음이 성한 환자의 체질을 말한다. 일반적으로 약은 강조(刚燥)제를 쓰는것이 좋다. ②빈장과 같은 뜻이다.

양장(阳脏) ①양이 성한 환자의 체질을 말한다. 일반적으로 약은 청자(清滋)제를 쓰는것이 좋다. ②무장과 같은 뜻이다.

5중(五中) 5장을 가리킨다(《소문·음양류론》을 보라).

고장(孤脏) 비장을 가리킨다. 《소문

•옥기진장론(素问·玉机真脏论)》에서는 《비맥자는 토이고 고장은 사방에 관주된다》라고 하였다. 그 듯은 비토(脾土)가 중심에 놓여있고 사계절 다 왕성하다는것이다. ②신장을 가리킨다. 례를 들면 《소문·역조론(素问·逆调论)》에서는 《간은 1양이고 심은 2양이며 신은 고장이다. 1수(一水)는 2화(二火)를 타승하지 못한다》고 하였는데 여기에서의 《1수》는 신수(肾水)를 가리키는바 한개 신수로서 간, 심의 두양의 화를 억제할수 없으므로 홀로 작전한다는 뜻이 포함되여있다. 때문에 고장이라고 한다.

고부(孤腑) 3초를 가리킨다. 6부중에서 3초만 5장과 서로 배합되여 있기때문에 고부라고 한다.

4해(四海) 《수해(髓海)》(뇌), 《혈해(血海)》(충맥), 《기해(气海)》(단중), 《수곡지해(水谷之海)(위)》를 가리킨다(《령추·해론(灵枢·海论)》을 보라).

기해(气海) ①부위의 명칭인데 상과 하로 나눈다. 단중은 상기해(上气海)로서 종기(宗气)가 모여있는 곳이다. 배꼽아래 《단전(丹田)》은 하기해로서 남녀의 정기가 모이는 곳이다. ②경혈(经穴)의 이름이다. 배꼽아래 1촌 5푼되는 곳에 있는데 임맥에 속한다.

혈해(血海) ①충맥을 가리킨다. 이는 12경맥이 모이는 곳이기때문에 혈해라고 한다. ②간장을 가리킨다. 간은 혈액을 저장하고 조절하는 기능이 있다. ③경혈(经穴)의 이름이다. 슬개골내측상부의 2촌 5푼되는 곳에 있는데 족태음비경에 속한다.

혈실(血室) ①자궁을 가리킨다. ②간장을 가리킨다. ③충맥을 가리킨다(《열이 혈실에 들어간다(热入血室)》를 참고하라).

단전(丹田) ①도가(道家)들은 인체의 배꼽아래 3촌되는 곳을 단전이라고 한다. 이 부위는 남자의 정실(精室), 녀자의 포궁(胞宫)이 있는 곳이라고 인정한다. ②기공료법에서 정신을 집중시키는 부위의 명사이다. 이 부위는 3개가 있다. 즉 배꼽아래에 있는것을 《하단전(下丹田)》이라 하고 심와부에 있는것을 《중단전(中丹田)이라 하며 두눈섭사이에 있는것을 《상단전(上丹田)》이라 한다.

혈지부(血之府) 혈맥을 가리킨다. 혈이 경맥내에 모여있기때문에 혈지부라고 한다.

근지부(筋之府) 무릎부위를 가리킨다. 기(筋)는 관절의 굴신을 주관한다. 무릎은 대관절의 하나로서 무릎주위에는 적지 않은 견고한 근건(힘줄)이 붙어있다. 무릎의 외측하부에 있는 《양릉천(阳陵泉》, (혈위의 이름이다)을 《근회(筋会)》라고도 하기때문에 근지부라고 한다(《소문·맥요정미론》을 보라).

신지부(肾之府) 허리부위를 가리킨다. 때문에 《허리는 신지부(腰为肾之府)이다》라고 한다. 림상에서 허리가 쏘는것은 허증에 속하는데 대부분은 신이 허한데서 생긴다(《소문·맥요정미론》을 보라).

수지부(髓之府) 뼈를 가리킨다. 뼈속에는 수가 저장되여있기때문에 수지부라고 한다(《소문·맥요정미론》을 보라).

정명지부(精明之府) 두부를 가리킨다. 5장6부의 정기(혹은 정화)는 모두 우로 두부와 얼굴에 모여있다. 그중에서 특히 사람의 눈에 모여있는데 외관에서의 눈의 정신상태와 눈의 광택은 장부의 기능정황을 제일 잘 반영한다. 때문에 정명지부라고 한다(《소문·맥요정미론》을 보라).

원신지부(元神之府) 《본초강목(本草纲目)》에 쎠여있는데 뇌를 가리킨다. 원(元)이란 으뜸이라는 뜻이고 원신이란 인체의 고급중추신경기능활동을 가리킨다. 《원신지부》란 뇌는 고급중추신경기능활동을 주관한다는것을 설명하는것이다.

흉중지부(胸中之府) 배부를 가리킨다. 여기에서 《흉중》은 5장을 가리킨다. 배부에 5장의 수혈(腧穴)이 있기때문에 흉중지부라고 한다(《소문·맥요정미론》을 보라).

종근지회(宗筋之会) ① 몇개의 근건이 모여있는 곳을 가리킨다. 즉 경락이 순행하는 과정중에서 음경과 양경은 장골관절, 슬관절 등 근건이 풍부한 대관절부위에 모인다. ② 남자의 생식기를 가리킨다.

제양지회(诸阳之会) 두부를 가리킨다. 인체의 12경맥 중에서 수삼양(手三阳)의 경맥은 손에서부터 머리로 올라가고 족삼양(足三阳)의 경맥은 머리에서부터 발에로 내려간다. 때문에 두부를 《제양지회》라고 한다.

백해(百骸) 일반적으로 인체에 있는 크고작은 뼈를 가리킨다(《장자·제물론(庄子·齐物论)》에 씌여있다).

형(形) 형체를 가리킨다. 일부 밖에 나타나서 의사가 형체변화를 진찰할수 있어 진단과 치료할 때에 참고할수 있다.

2. 장부기능 및 그 관계

장상(脏象) 《장》이란 즉 장부이고 《상》이란 인체장부의 정상적기능 및 병리적변화가 발생될 때 밖으로 반영되는 증상을 말한다. 다시말하면 인체조직과 증후 방면에서 일부 증상을 볼수 있거나 진찰할수 있는바 내재적장부기능(실제상에서는 영, 위, 기, 혈, 정, 신, 진액 등 내용이 포괄되여있다)의 변화를 반영한다. 이리하여 인체건강을 판단하고 질병을 진단하고 치료하는 의거로 삼는다.

장기(脏气) 즉 5장의 기로서 5장의 기능활동을 말한다. 각 조목에 상세히 씌여있다.

심기(心气) 주로 심장혈관계통의 일부 기능표현을 가리킨다. 이런 기능은 《심양(心阳)》과 불가불리한 련계가 있다. 그중에는 심장박동의 강약, 빈물, 물동, 심장전도, 기혈순환정황 등이 포괄되여있다. 동시에 심의 신지(神志)활동도 심기와 일정한 관계가 있다.

심양(心阳) 주로 심장혈관계통의 일부 기능표현을 가리킨다. 이런 기능은 심기와 불가분리적련계가 있다(《심기》조목을 참고하라). 심양은 심장혈관계통 등의 일부 기능활동이 표현되는의에 위외지양(卫外之阳)을 잘 통하게 한다.

심혈(心血) 인체의 혈액순환의 주요한 내용물이다. 심혈은 전신의 각 조직을 영양할뿐만아니라 심의 신지활동에 물질적기초를 제공한다. 때문에 심혈이 허한 표현에서는 심계항진, 건망, 수면장애, 꿈이 많은것과 일반적인 빈혈의 증후가 나타난다.

심음(心阴) 즉 심장의 음액으로서 영혈(营血)의 구성부분이다. 그 생리와 병리는 《심혈》과 밀접한 관계가 있고 폐음, 신음 등의 소장(消长), 증감과도 관련되여있다. 림상에서 적지 않은 음허내열의 병증은 심, 폐, 신 등 음액의 부족과 관련되여있다.

심은 혈을 주관한다(心主血) 심은 전신의 혈액을 주관한다는것을 가리킨다. 《소문·위론(素问·痿论)》에서는 《심은 인체의 혈액을 주관한다》고 하였고 《소문·6절장상론(素问·六节脏象论)》에서는 《심은…혈액을 충실하게 한다》고 지적하였는데 이는 심의 기능과 혈맥사이에는 불가분리적련계가 있다는것을 설명한다. 심은 혈액운행의 동력을 주관하고 맥관은 혈액운행의 통로이다. 심과 혈맥지간의 관계는 주로 영양수송과 혈액순환의 호상 련계되는 면에서 체현된다.

심은 신명을 주관한다(心主神明)《소문·령란비전론》에는 《심은 군주지관(君主之官)으로서 신명이 나온다》라고 씌여있다.《소문·조경론》에서는 《심은 신을 간직하고있다(心藏神)》라고 하였다.《군주(君主)》란 봉건명사로서 통수 혹은 무엇보다 높다는 뜻이다. 즉 심은 장부에서 가장 중요한 지위에 있다는 뜻이다.《신명(神明)》혹은 《신》이란 고급중추신경기능활동을 가리킨다. 이런 기능은 심에서 집행되고 체현되기때문에 《심은 신명을 주관한다》고 한다. 심에 대한 옛사람들의 리해는 중추신경계통의 기능까지 포괄되여있다는것을 설명한다. 인체의 장부, 기혈은 심의 이러한 중추신경계통의 영향하에서 통일적으로 협조되는 생리적 활동을 진행한다. 만일 심에 병변이 있으면 신명을 통솔하는 작용이 없어지므로 기타 장부의 생리적기능활동에도 영향을 끼치게 된다.

심은 혀에 개규되여있다(心开窍于舌) 그의 주요한 의의는 심의 생리와 병리적 정황이 혀의 변화에서 반영된다는것이다.《소문·음양응상대론(素问·阴阳应象大论)》에서는 《심》을 론술할 때 《색이 붉고…혀에 개규되여있다》라고 지적하였다. 옛사람들은 또 《혀는 심에서 나타난다(舌为心苗)》라고 하였다. 즉 심의 병증은 설상(舌象)에서 나타날수 있다는것이다(례를 들면 심경에 열이 있으면 혀끝이 붉다…). 이런 5관묘규(五官苗窍)의 변화로 장부의 병세를 추측할수 있는바 이것은 진단의 구체적내용의 하나이다.

심은 그 영화가 얼굴에 있다(心, 其华在面) 화(华)란 영화가 밖으로 나타난다는 뜻이다. 심은 전신의 혈액을 주관하고 혈액은 전신에 순행되므로 사람의 혈기의 충족여부는 얼굴빛을 망진하여 알아낼수 있다(《소문·6절장상론》을 보라).

심은 열을 싫어한다(心恶热) 심은 화장(火脏)으로서 혈맥을 주관한다. 열이 심하고 화(火)가 항진되면 심혈이 쉽게 상한다. 심은 신명을 주관하기때문에 고열환자에게는 혼미, 섬어, 광조(狂躁) 등 열이 신명을 상한 증후가 쉽게 생긴다 그래서 《심은 열을 싫어한다》고 말한다 (《소문·선명5기편(素问·宣明五气篇)》을 보라).

심은 말을 주관한다(心主言) 《난경》에서는 《심》을 론술할 때 《음성과 언어》에 관한것을 제기하였다. 정상적인 정황하에서 언어는 심(중추신경계통의 일부 기능이 개괄되여있다)의 주지와 통제를 받는다는것을 설명한다. 심 혹은 그의 《외위(外卫)》심포락이 열사의 침범을 받으면 증상의 하나로는 《섬어》가 나타난다.

심과 신은 서로 사귄다(心肾相交) 심은 상초에 있는데 화에 속한다. 신은 하초에 있는데 수에 속한다. 심내의 양은 아래로 신에 내려가 신양을 온양하고 신내의 음은 우로 심에 올라가 심을 자양한다. 정상적인 정황하에서 심화와 신수는 호상 승강하고 협조하며 호상 통하면서 통태적균형을 보장한다. 이것이 바로 《심과 신은 서로 사귄다》는것이다. 다시말하면 《수화가 서로 돕는다(水火相济)》는 표현인것이다. 만일 신음이 부족하고 허하거나 혹은 심화가 극성하면 신수와 심화가 균형을 잃게 되여 서로 돕지 못하므로 가슴이 답답하고 가슴이 두근거리면서 불안하고 수면장애가 생기는 등 심화가 극성(心火炽盛)한 증후가 나타난다. 림상에서는 이것을 《심과 신은 서로 사귀지 못한다(心肾不交)》라고 한다.

심은 소장과 배합한다(心合小肠) 심과 소장사이의 호상 관련과 영향을 가리킨다. 이런 상합(相合)은 장과 부와의 표리적(장은 음이므로 리에 속하고 부는 양이므로 표에 속한다)관계이다.《심과 소장은 호상 표리적관계가 있다(心与小肠

相表里)》는것은 주로 심과 소장경락지간 의 련계와 일부 생리적기능의 호상배합을 통하여 체현된다. 심 혹은 소장의 병증을 치료할 때에는 때로는 이런 《상합》, 《표 리적관계》를 통하여 서로 영향을 준다. 례를 들면 심의 열이 소장에 전이되면 소 변에 피가 나가는바 처방에는 심화를 제 거하는 약물을 넣어 써야 한다.

소장은 수성을 주관한다(小肠主受盛) 수성이란 받아들인다는 뜻이다. 《소문·령 란비전론》에서는 《소장이란 수성지관(受 盛之官)으로서 음식물을 화한다》라고 하 였다. 이것은 소장은 위에서 온것을 받아 들이고 위에서 초보적으로 소화시킨 음식 물을 더욱더 소화시킨다는것을 가리킨다.

청탁을 분별한다(泌别清浊) 소장이 위 내의 음식물을 받아들인후 소화시키고 청 탁을 분별하는 과정을 가리킨다. 이른바 《청(清)》이란 소장을 거쳐 더욱더 소화되 여 음식물의 정미(영양성분)가 소장에서 흡수된후 비로부터 신체의 각 부위에 전 송되는것을 가리키고 《탁(浊)》이란 소장을 거쳐 소화된후의 찌꺼기나 대장으로 내려 가거나 혹은 방광에 스며들어가서 대소변 으로 되여 체외로 배설되는것을 가리킨 다. 이런 소화와 청탁을 분별하는 과정을 《청탁을 분별한다》라고 한다.

간양(肝阳) 주로 간의 일부 기능활동 면의 변화정황을 가리킨다. 정상적정황 하에서 간양과 간음은 상대적균형을 보장 한다. 만일 간음이 허하여 양을 제약하지 못하면 《간양이 상항되여(肝阳上亢)》머 리가 아프고 현훈이 나며 성을 잘내고 귀 에서 소리가 나며 수면장애가 생기는 등 증상이 생긴다.

간기(肝气) ①간장자신의 정기를 가 리킨다. ②병증의 명칭이다. 흔히 보는 증상으로는 량옆구리가 찌뿌드드하고 가슴 이답답하며 따라서 일부 소화기능문란의 증상이 흔히 겸하여 나타난다.

간음(肝阴) 주로 간장의 음혈과 간장 자신의 음액을 가리킨다. 정상적정황하에 서 간음과 간양은 상대적균형을 보장한 다. 만일 간기가 지나쳐 간양편항(肝阳偏 亢)이 생기면 간음이 손상받을수 있다. 또 《간음부족》은 《간양상항》을 일으킬수 있다.

간혈(肝血) 간장이 저장하고있는 혈 액을 가리키는데 일반적으로 간음과 뚜렷 이 갈라놓을수 없다. 그러나 림상의 각도 로부터 볼 때 《간혈》의 일부 병증을 제기 하는것이고 늘 실혈의 정황과 서로 련계 되여있으나 음허양항(阴虚阳亢)의 표현이 꼭 있는것은 아니다.

간은 체음인데 양의 작용을 논한다(肝, 体阴而用阳) 《체(体)》란 일반적으로 실체 (实体) 혹은 실질을 가리키고 《용(用)》이 란 작용과 기능을 가리킨다. 간은 혈액을 저장하는 장기이고 혈액은 음이기때문에 간체는 음이다. 간은 소설을 주관한다. 내부에 상화(相火)가 있어 《풍목지장(风 木之脏)으로 된것은 쉽게 풍이 생기고 화 (火)로 변화한다. 간은 또 기(근건)의 활 동을 주관한다. 이런 기능, 작용과 병리 적정황은 음양의 관점으로부터 분석할 때 에는 움직이는데 더 치우치고 열에 더 치 우치며 양에 속한다. 때문에 간은 체음인 데 양의 작용을 논한다는 말이 있다.

간은 혈을 저장한다(肝藏血) 간은 혈 액을 저장하는 장기라는것을 가리킨다. 간은 혈액을 저장할뿐만아니라 혈액량을 조절한다. 사람이 휴식 혹은 수면상태에 있을 때 부분적혈액은 간에 들어가 저장 되여있다가 활동할 때 간혈이 다시 전신 으로 수송되여 각 조직의 수요를 공급한 다. 만일 갑자기 성을 내여 간을 상하면 혈액을 저장하는 기능에 영향이 미치며 지어는 출혈 혹은 출혈성병증의 발작을 일으킬수 있다.

간은 소설을 주관한다(肝主疏泄) 간

은 소산과 배설기능이 있다는것을 가리킨다. 이는 아래와 같은 방면에서 체현된다. ① 간은 정서와 관련된다. 간기는 잘 소설되고 조달되여야 한다. 만일 정서가 좋지 못하면 간기울결이 생길수 있다. 이는 간병의 표현에서 소설기능이 영향을 받는 가장 흔히 보는 병증이다. ②간은 소화기능과 관련된다. 비의 운화, 비기가 정기를 수송하는 작용과 담즙의 배설은 모두 간기의 소설작용에 의지한다. ③간은 어떤 아픈 증상과 관련된다. 《통하면 아프지 않다》. 간기울체는 기혈의 류동에 영향을 주기때문에 아파난다. 례를 들면 간병에서 옆구리가 아프고 간과 위에 기통(气痛)이 나는것 등이다. ④간은 녀성의 월경과 관련된다. 《간은 혈액을 저장》하고 《포궁》하며 또 경맥과 련계되여 있다. 만일 간의 소설이 실조되면 월경부조와 같은 증후가 생길수 있다.

간은 강장이다(肝为刚脏) 간은 소설의 조달을 즐기므로 억울을 싫어할뿐만 아니라 또 지나치게 항진되는것도 싫어한다. 간의 이른바 《강장(刚脏)》의 성질은 주로 《간기》방면에서 체현된다. 만일 정신적자극을 받으면 쉽게 조급하고 성을 잘내는데 이를 《간기가 너무 지나치다(肝气太过)》라고 한다. 이와 반대로 만일 간기가 부족하면 잘 놀라거나 두려워하는 증상이 생길수 있다. 간과 담은 호상 표리적관계가 있는바 간의 강장작용은 늘 담과 배합하여야 체현된다.

간은 승발을 주관한다(肝主升发) 이 것은 주로 간기의 어떤 작용으로부터 말하는것이다. 간은 혈액량을 조절하는 기능이 있는바 그의 경맥이 머리꼭대기의 뇌에 얽혀있어 간의 기능이 정상적일 때에는 마치 봄날에 나무가 조달이 순통한것과 같이 생기가 충만된다. 이는 《승발》의 현상을 체현한것이다. 그러나 승발이 지나치게 되면 도리여 머리가 아프고 현

훈이 나는 등 증후가 나타난다.

간은 모려를 주관한다(肝主谋虑) 《소문·령란비전론》에서는 《간은 장군지관(将军之官)으로서 모려를 주관한다》고 씌여있다. 옛사람들은 장군이 전쟁을 할 때에 깊은 모려를 쓰는것을 간의 작용에 비유한것이다. 다시말하면 간은 일부 고급신경의 기능과 관련되여있다는것이다. 간기는 순통의 조달을 즐기는데 만일 간기가 울체되거나 간기가 지나쳐 간양이 편항(偏亢)되면 쉽게 조급해나고 성을 잘내게 된다. 이와 반대로 만일 간기가 부족하면 쉽게 놀라거나 두려워하는 증상이 나타나는바 이것은 모두 《간이 모려를 주관하는》 작용에 영향준다.

간은 근을 주관한다(肝主筋) 《령추·9침론(灵枢·九针论)》에서는 《간은 근을 주관한다》고 하였고 《소문·6절장상론》에서는 《간은 근을 자양한다》라고 하였다. 이는 근(근건)의 영양래원이 간에서 온다는것을 설명한다. 근은 골절(骨节)에 붙어있고 근의 신축에 의하여 전신의 근육, 관절이 자유로 운동한다. 때문에 또 《간은 운동을 주관한다(肝主运动)》라고 말한다. 그러나 근은 반드시 충족한 영양공급을 받는 정황하에서만이 운동이 유력해진다. 《소문·상고천진론(素问·上古天真论)》에서는 《七八, 肝气衰, 筋不能动, …》이라 하였다. 다시말하면 남자가 일반적으로 59세가량 되면 운동이 령활하지 못하다. 이것은 《간기가 쇠퇴되여 근이 움직이지 못하는》 까닭이라는 뜻이다. 이는 간이 근과 운동지간에 밀접한 련계가 있다는것을 설명한다.

파극지본(罢极之本) 간장을 가리킨다. 파(罢)는 피(疲)와 뜻이 같고 전신의 기의 활동과 관련된다. 《파극지본》이란 간이 주관하는 기의 활동이 피로를 견디여낼 수 있어 운동기능의 근본이라는것을 설명한것이다.

간은 넋을 간직한다(肝藏魂) 《소문·선명5기편(素问·宣明五气篇)》에서는 《간은 넋을 간직한다》라고 하였다. 《넋은 정신활동에 속하는바 간기가 소설조달되고 정지(情志)가 정상적인것을 넋이 간직되여 있다》라고 한다. 간병에 의하여 무서운 꿈이 많고 신지(神志)가 불안한것은 《넋이 간직되여있지 않다(魂不藏)》라고 한다. 《간이 넋을 간직한다》는것은 정신활동이 내부장기와의 련계에서 체현된다. (《5장이 저장하는것》 조목을 참고하라).

간은 눈에 개규되였다(肝开窍于目) 《소문·금궤진언론(素问·金匮真言论)》에서는 《눈에 개규되였고 정기가 간에 저장되였다》라고 하였다. 《령추·맥도편(灵枢·脉度篇)》에서는 또 《간기가 눈에 통하여있어 간이 화하면 눈이 5색을 감별할수 있다》고 하였다. 이는 간장의 정기가 눈에 통하여있는바 시력의 강약은 간과 직접적관계가 있다는것을 설명한다. 동시에 《소문·5장생성편》에서는 《눈은 간혈을 받아야 볼수 있다(肝受血而能视)》고 하였다. 즉 시력은 간혈의 조절기능과 관련되여있다는것이다. 만일 간혈이 부족되여 눈의 자양을 잃게 되면 두눈이 마르고 깔깔하며 시력이 감퇴되거나 야맹증에 걸리고 간화가 우로 타오르면 흔히 눈이 붉고 눈곱이 많이 난다. 적지 않은 눈병은 거개 간과 관련되기때문에 치료에서는 간의 치료로부터 착수한다. 때문에 《간은 눈에 개규되였다》는 말이 있다.

간은 그 영화가 조갑에 있다(肝, 其华在爪) 《소문·6절장상론》에서는 《간은 …그 영화가 조갑에 있다》라고 쓰여있다. 《화(华)》란 영화가 밖에 나타나 있다는 뜻이다. 조(爪)란 손톱(발톱)을 가리킨다. 《조갑은 근의 여기이다(爪为筋之余)》(근은 간장의 정기에서 생하고 조갑의 영양래원은 근의 영양래원과 같다. 이른바 《조갑은 근의 여기이다》라고 하는것

은 조갑도 간장의 정기에서 생긴다는것을 설명한다). 근은 간이 주관하고 간과 근의 허와 실의 정황은 조갑의 변화에서 반영된다. 무릇 근의 힘이 건장하면 조갑이 딴딴하고 근이 쇠약하고 무력하면 조갑이 거개 엷고 연하다. 간이 혈액을 저장하는 기능이 정상적이고 혈의 공급이 충족하면 조갑이 불그스레하고 빛이 나며 간혈이 부족하면 조갑이 빛이 나지 않고 마른다. 때문에 조갑망진, 간과 근의 생리적, 병리적 변화를 판단하는데 일정한 참고적 가치가 있다.

간은 혈해를 주관한다(肝主血海) 혈해란 일반적으로 충맥(冲脉)을 가리킨다. 이른바 《충맥은 혈해이다(冲为血海)》라고 하지만 간은 혈액을 저장하고 조절하는 기능이 있기때문에 《혈해》라고 말한다.

머리카락은 혈의 여기이다(发为血之余) 주로 머리카락과 간혈지간의 밀접한 관계를 설명한다. 옛사람들은 머리카락의 영양은 혈에서 온다고 인정하였다. 때문에 젊고 혈기가 왕성할 때에는 머리카락이 무성하고 빽빽하게 자라며 검고 광택이 있으나 늙고 간혈이 부족하고 신기가 허하면 머리카락이 세여지고 잘 빠진다. 때문에 《머리카락은 혈의 여기이다》라고 말한다.

간은 풍을 싫어한다(肝恶风) 《소문·선명5기편》에서는 《5장이 싫어하는것이란 …간은 풍을 싫어한다》라고 하였다. 간은 《풍목지장(风木之脏)》이기때문에 로년중풍, 소아경풍, 모든 풍습, 마목, 소양, 경련, 전간 등 일부 병증은 그의 병인과 병리에서 늘 풍사 및 5장내의 간과 밀접한 관계가 있다. 간은 또 기의 활동을 주관하는바 풍이 성하면 근육에 경축이 생긴다. 동시에 간풍은 쉽게 열이나 화로 되기때문에 《간은 풍을 싫어한다》라고 한다.

간은 경을 주관한다(肝主惊) 경(惊)

이란 감촉(례하면 갑자기 큰소리를 들었거나 무서운 현상을 보았거나 혹은 갑자기 자극을 받은 등이다)되여 마음이 움직이는것을 말한다. 《소문·금궤진언론》에서는 간은 《경해가 발생된다(其病发惊骇)》라고 쒸여있다. 《경해》란 몹시 놀란다는 뜻이다. 간은 《풍목지장》인바 풍목(风木)이 혼히 진동되기때문에 간병은 쉽게 놀란다. 그러나 놀라게 되는것은 심기(心气)정황과 매우 관계가 있다. 심기가 허한 사람은 잘 놀란다. 만일 심기가 견고하면 일반적으로 놀라는 병증이 쉽게 생기지 않는다(《5지》조목을 참고하라).

간의 행기는 왼쪽에 있다(肝生于左)
《소문·자금론(素问·刺禁论)》에서는 《간의 행기는 왼쪽에 있다》라고 하였는데 여기에서 말하는 《왼쪽》은 주로 간의 행기 부위를 가리킨다. 간기는 주로 상승하고 행기는 왼쪽에 있다. 원대·활백인(滑伯仁)의 《14경발휘(十四经发挥)》에서는 《간이란 장은 왼쪽을 다스린다. 그 장은 오른쪽 옆구리와 오른쪽 신장의 앞에 있으며 따라서 척주의 제9척추에 있다》라고 하였다. 때문에 이른바 《간의 행기는 왼쪽에 있다》라고 하는것은 간이 있는 부위를 말하는것이 아니다.

간신동원(肝肾同源) ①간과 신은 서로 자양하는 관계가 있다(이른바 《간신상생(肝肾相生)》이다). 간의 소설조달과 혈액량을 조절하는 기능은 신음의 자양에 의지하여야 하고 신음의 재생은 또 간의 소설을 통하여 신에 들어가 저장되여야 한다. ②간은 혈을 저장하고 신은 정기를 저장하고있어 간, 신의 래원은 같다. 다시 말하면 정혈(精血)의 래원도 같다. ③간과 신은 모두 상화(相火)가 있다. 상화는 명문에서 오기때문에 간신동원이라고 한다.

간신동원은 《을계동원(乙癸同源)》이라고도 하는데 이것은 옛사람들이 장부를 천간(天干)과 서로 배합하여 말한것이다. 을(乙)은 목에 속하고 간에 속하며 계는 수(水)에 속하고 신에 속하기때문에 이름을 이렇게 부른다.

간은 담과 배합한다(肝合胆) 간과 담지간은 호상 관련되고 영향준다. 이런 상합은 장부의 호상 표리(장은 음이고 리에 속하며 부는 양이고 표에 속한다)적관계이다. 《간과 담이 서로 표리적관계(肝与胆相表里)》가 있는것은 주로 간과 담의 경락지간의 관계와 일부 생리적기능의 호상 배합을 통하여 체현된다. 간 혹은 담의 병증치료는 때로는 이런 《상합》, 《상표리》의 관계를 통하여 서로 영향준다. 례를 들면 담화(胆火)가 왕성하거나 혹은 간양이 편향되면 모두 조급하고 성을 잘 내는 증상이 쉽게 나타나는데 간을 평안히 하는 약물로 담화를 사(泻)할수 있다. 담화를 사하는 약물도 간을 평안히 할수 있다.

담은 결단성을 주관한다(胆主决断) 《소문·령란비전론》에서는 《담은 중정지관(中正之官)으로서 결단성이 나온다》라고 쒸여있다. 이른바 《중정》이란 어느쪽에도 치우침이 없이 바르다는 뜻이다. 여기에서는 주로 담의 작용의 하나는 중추신경의 일부 기능활동과 관련되여있다는것을 설명한다. 이외 《담은 결단성을 주관한다》는것은 일부 정신적자극(례를 들면 갑자기 놀라거나 두려워하는것 등이다)의 불량한 영향에 대하여 방어하고 해제하여 인체기혈의 정상적운행을 유지하고 통제하며 장부기능이 호상 협조되도록 촉진하는 중요한 작용을 논다는것을 말한다. 담기가 약한자는 늘 놀라 병에 걸리지만 담기가 진실한자는 뚜렷한 영향을 받지 않는다.

비양(脾阳) 비의 운화기능 및 운화과정에서 가지고있는 열에네르기를 가리킨다. 비양이 정상적작용을 발휘하려면 《명문지화(신양)》의 온양과 협조를 받아야 한다.

비기(脾气) 주로 비의 운화기능을 가리킨다. 여기에는 비의 승청(升清)과 전신혈액을 통섭(统摄)하는 기능도 포괄되여있다.

비음(脾阴) ①비장자신의 음정(阴精)을 가리킨다. ②위양(胃阳)과 상대하여 말한다. 비는 장에 속하므로 음이고 위는 부에 속하므로 양이다.

비는 운화를 주관한다(脾主运化) 비의 기능의 하나는 운수와 소화를 주관하는것이다. 다시말하면 음식물을 소화시키고 정미(영양성분)를 수송한다. 음식물으 위에 들어가면 위와 비는 합께 소화시켜 생긴 정미를 흡수한 다음 다시 비기의 도움으로 신체의 각 부분에 수송함으로써 전신의 조직기관을 자양한다. 동시에 비는 또 수액의 운화와 배설을 촉진함으로써 인체의 수액대사의 균형을 유지한다.

비는 혈액을 통섭한다(脾统血) 비가 혈액을 통섭하여 정상적으로 경맥내에서 운행하게 하는 기능이 있는것을 가리킨다. 비는 기를 도울수 있어 비기가 충족하면 혈액을 통섭하여 맥관내에서 정상적으로 운행하게 한다. 비기가 허하면 혈액을 통섭하는 이런 기능에 영향이 미쳐 혈액이 경맥밖으로 흐르게 되므로 각종 출혈성질환을 일으킬수 있다.

비는 영혈을 저장한다(脾藏营) 《령추·본신편(灵枢·本神篇)》에서는 《비는 영혈을 저장한다(脾藏营)》고 하였다. 이는 비가 영혈을 용납하고 저장하는 작용을 한다는것을 가리킨다. 《영》이란 경맥내에서 순행하는 정기——영양물을 가리킨다. 영은 또 혈액을 주관하므로 혈액을 화생할수 있다. 때문에 보통 영과 혈을 함께 말한다. 《난경·42난》에서는 《비는 리혈을 주관한다(脾…主裹血)》고 지적하였다. 《리》란 속에 저장하거나 속을 보

호한다는 뜻이다. 이는 장부에서 《간온 혈액을 저장》하고 《비는 혈액을 통섭》하지만 실제상에서 비도 영혈(营血)을 용납하고 저장하는 작용을 한다는것을 설명한다.

비는 기육을 주관한다(脾主肌肉) 기육의 영양은 비의 운행과 흡수에서 얻는다. 일반적으로 말하면 비기가 건전하게 운행되고 충족하면 기육이 풍만해진다. 때문에 《비는 기육을 주관한다》고 한다. 만일 비에 병이 있어 소화흡수에 장애가 생기면 점차 여위게 된다.

비는 사지를 주관한다(脾主四肢) 사지가 활동할수 있는것은 음식물에서 화생되여 온 양기(阳气)에 의지한다. 이런 양기는 비록 위내의 음식물이 화생된것이지만 반드시 비의 수송을 거쳐야 양기가 사지에 이를수 있다. 비기가 건전하게 운행되여야만이 전신이 충족한 영양공급을 받게 되고 사지의 활동이 유력하게 된다. 사지가 무력한것은 흔히 비기가 허약한 표현인것이다.

비는 위가 운행하는 진액을 주관한다 (脾主为胃行其津液) 《소문·궐론(素问·厥论)》에서는 《비는 위가 운행하는 진액을 주관한다》고 하였다. 이는 위가 음식물을 용납한후 비의 작용을 거쳐 풍부한 영양이 있는 진액을 기타 장부와 인체 각 부분에 수송한다는것을 말한다. 이것은 위는 영양을 공급하는 창고이고 《진액을 운행시키》는것은 주로 《비가 운화를 주관》하는 기능에 의지한다는것을 설명한다.

비는 후천을 주관한다(脾主后天) 사람은 출생후 주로 비위의 기능이 건전함에 의지하여야 생장, 발육의 수요를 보장할수 있는데 그중에서 더욱 중요한것은 비이다. 음식물의 정미가 비의 소화와 흡수 그리고 장부와 인체 각 부분에 수송되여야 영양을 얻는다. 때문에 《비는 후천을 주관한다》고 한다. 《후천》이란 비만 말

할수도 있고 또 비와 위를 함께 말할수도 있다. 그러므로 영양부족 혹은 발육불량은 거개 《후천실조》라고 한다.

비는 중주를 주관한다(脾主中州) 옛 사람들은 동, 서, 남, 북, 중심을 갈라서 5장과 서로 배합시켰다. 비는 《중심》에 배렬시키고 동시에 또 5행학설에 근거하여 비를 《토(土)》에 귀속시켰다. 때문에 《비는 중토를 주관한다(脾主中土)》 혹은 《비는 중주를 주관한다》고 한다. 토는 만물을 화생시키고 비는 운화를 주관하므로 소화, 흡수한 수곡정미를 기타 장부기관, 사지백해(百骸)에 수송하여 (이른바 《비는 중심에 위치하여 사방을 관계한다는것이다) 생장발육을 촉진하고 인체기능과 신진대사의 수요를 유지한다. 그러므로 자연적으로 비와 토를 만물을 생화하는 특성과 련계시켰기때문에 《비는 중주를 주관한다》고 말한다. 또 다른 하나의 각도로부터 말하면 비의 이런 작용을 《비는 생화의 원천이다(脾为生化之源)》라고 설명할수 있다.

비는 승청을 주관 한다(脾主升清) 승청이란 비의 수송전화기능에 근거하여 말하는것이다. 청(淸)이란 일반적으로 정미물질을 말한다. 비기가 음식물의 정미, 진액을 우로 폐에 보낸 다음 다시 기타 장부기관으로 수송하여 기혈로 화생시켜 전신을 영양한다. 이런 운화의 특점은 상승이 주되는바(이른바 《비기는 상승을 주관한다》는것이다) 상승되는것은 주로 정미물질이기때문에 《비는 승청을 주관한다》고 한다. 만일 비기가 상승하지 않거나 지어는 함요되면 설사 혹은 내장하수 등 증상을 일으킬수 있다.

비는 뜻을 저장한다(脾藏意) 《소문·선명5기론》에서는 《5장이 저장하는것은 …비는 뜻을 저장한다》고 하였다. 《뜻》이란 일종 사유(思維)활동이다(《령추·본신편》에서는 《심은 다소 기억력을 가지고

있다》라고 하였다). 옛사람들은 5행학설에 근거하여 정지(情志), 사유활동을 5장에 귀속시켰고 생각을 지나치게 하면 비를 상하며 따라서 일부 병증이 생기는것을 관찰하였다. 그리하여 비를 보하는 치료법으로 의료효과를 보았기 때문에 《비는 뜻을 저장한다》고 인정하였다. 이것은 관계가 없는것을 억지로 맞춘것이다(《5장이 저장하는것》 조목을 참고하라).

비는 입에 개규되였다(脾开窍于口) 《소문·금궤진언론》에서는 《정기는 비에 저장되여있고 입에 개규되여있다》고 하였고 《령추·맥도편》에서는 《비기는 입에 통하여있고 비기가 조화되면 입은 5곡의 맛을 안다(脾气通于口脾和则口能知五谷矣)》라고하였다. 이는 비의 정기가 입에 통하여있어 비기의 기능이 정상적이면 혀가맛을 감별할수 있다는것을 설명한다. 비에 병이 있으면 입맛에 영향준다. 례를 들면 비가 허하면 입안이 슴슴하면서 밥맛이 없고 비에 습열이 있으면 입에서 흔히단맛이 돈다…. 이러한것은 변증에 대하여 일정한 도움을 준다.

비는 그 영화가 순사백에 있다(脾, 其华在唇四白 《소문·6절장상론》에서는 《비, 위는…그 영화가 순사백에 있다》라고 하였다. 《화》란 영화가 밖에 나타난다는 뜻이다. 순사백이란 입술주위의 흰살을 가리킨다. 비는 살을 주관하고 운화를 주관하는데 그의 정기는 입술주위에서 나타난다. 《소문·5장생성편》에서는 《비기가 조화되면 살이 있고 그 영화는 입술에 나타난다》고 써여있다. 이것은 한면으로는 비의 《정기를 흩어지게》 하는 작용이 있고 다른 한면으로는 비가 영혈을 저장하는 작용이 있어 《영기(营气)》를 전신에 수송할수 있다는것이다. 비기가 건전하면 입술이 붉고 윤기나며 광택이 있다. 때문에 입술과 입술주위를 망진하는것은 비기능의 정황을 판단하는데 도움으로 된다.

비는 습을 싫어한다(脾惡濕) 《소문·선명5기편》에서는 5장이 싫어하는것은…비는 습을 싫어한다》고 하였다. 습이 성하면 비의 운화기능에 영향이 쉽게 미쳐 《비토가 습곤하게 된다(濕困脾土)》(흔히 보는 증상은 설사하고 머리와 몸이 무거우며 사지가 날씬하고 배가 그득하면서 답답하며 설태가 희고 기름기가 나는 등이다)는 증상이 생기고 또 《비가 근육을 주관》하므로 습이 숭하면 근육에 옹종이 생긴다. 때문에 비는 습을 싫어한다》고 하는 말이 있다.

창름지관(倉廩之官) 《창름》이란 알곡을 저장하는 창고라는것이다. 창름지관이란 비와 위를 가리킨다. 《소문·령란비전론》에서는 《비위는 창름지관으로서 5미가 난다》고 하였다. 《위는 수납을 주관하고》 《비는 운화를 주관》하는것이 5미(음식)가 화생되는 원천으로 된다는 뜻이며 또한 장부기관과 전신영양을 공급하는 《창고》라는것이다. 때문에 창름지관이라고 한다. 어떤 사람은 창름지관을 위만 가리켜 말하기도 한다.

비는 위와 상합된다(脾合胃) 비와 위 사이의 호상 관련과 영향을 가리킨다. 이런 상합은 장부의 호상 표리적(장은 음이고 리에 속하며 부는 양이고 표에 속한다) 관계이고 《비와 위의 상표리(脾与胃相表里)》는 비와 위경락지간의 련계와 생리석 기능의 상합을 거쳐 체현된다. 비 혹은 위의 병증을 치료할 때 때로는 이런 《상합》, 《상표리》적 관계를 통하여 서로 영향준다. 그러나 생리적기능에서 《위는 용납을 주관하고》 《비는 운화를 주관한다》. 때문에 어떤 증후에서는 그래도 제각기 소속이 있으므로 반드시 구별하여야 한다. 례를 들면 구토는 일반적으로 위의 치료를 주로 하고 설사는 보통 비의 치료를 주로 하는바 중점이 다소 다르다.

위양(胃阳) 위의 기능을 가리킨다.

위기(胃气) ①일반적으로 위장을 주로 하는 소화기능을 가리킨다. 위기가 하강을 주관한다는것은 주로 소화기능상에서 말하면 비기와의 호상 배합인것이다. 《령추·5미편》에서는 《5장6부는 모두 위에 품기(禀气)되였다》라고 지적하였다. 사람의 위기는 본이다. 이것은 소화기능이 일정한 정도에서 환자의 일반적항병능력을 대표한다는 뜻인바 위기는 인체에서 특히 중요하다는것을 설명한다. 때문에 병을 치료할 때 력대의 의학자들은 모두 《위기》를 보호하는것을 중시하였다. 이른바 《위기가 있으면 살고 위기가 없으면 죽는다》고 하였다. 그리하여 장위(肠胃)기능이 쇠약한 사람에 대해서는 처방을 쓸 때 될수 있는대로 고한사하제(苦寒泻下)거나 위기에 손상이 있는 약물을 쓰지 않도록 강조하였다. ②맥의 위기를 가리킨다. 맥은 위기가 본이다. 정상적인 사람의 맥상은 부(浮)하지도 않고 침(沉)하지도 않으며 급하지도 않고 완화하지도 않으며 률동이 고른데 이것을 《위기》가 있다고 한다.

위음(胃阴) 즉 위내의 진액을 가리킨다. 《위진(胃津)》 혹은 《위즙(胃汁)》이라고도 하는데 이는 수곡이 화생되여 생긴다. 림상에서 폐, 위에 열이 성하면 위음이 쉽게 소모되므로 열이 나고 입안이 마르며 인누가 건조하고 대변이 굳으며 혀가 붉고 설사가 적으며 맥이 세하고 삭한 등 증상이 나타난다. 때문에 어떤 의의로부터 말하면 위음은 실제상에서 체내의 기타 일부분 진액도 포함된다.

위는 수납을 주관한다(胃主受纳) 수납이란 수곡을 접수하는것과 용납하는것을 가리킨다. 전체 소화관에서 위강(胃腔)은 용량이 비교적 커서 《수곡지해(水谷之海)》라고 한다. 음식물을 수납하는것은 위의 주요한 기능이다.

위는 부숙을 주관한다(胃主腐熟) 위

의 주요한 기능의 하나이다. 위가 음식물을 소화시켜 식미로 되게 하는 과정을 가리킨다.

위는 강탁을 주관한다(胃主降浊) 비기는 상승을 주관하고 《위기는 하강을 주관한다(胃气主降)》. 음식물의 소화는 주로 비, 위가 맑은것을 우로 올라가게 하고 탁(浊)한것을 아래로 내려가게 협조하는 과정인것이다. 비는 음토(阴土)이고 위는 양토(阳土)이다. 위는 조하게 하고 비는 습하게 서로 협조하는데서 음식물을 소화시킬수 있다. 비는 맑은것이 올라가게 하는것을 주관하여 수곡의 정미를 우로 수송하고 생화시킨다. 위기가 아래로 내려가는것이 순조로와야 초보적으로 소화를 거친 음식물(음식물찌꺼도 포괄된다)을 계속 아래로 내려보낼수 있다. 이것을 《강탁》이라고 하는데 이는 비위《승청(升清)》작용과 반대되면서도 어울린다. 만일 위기가 하강하지 않으면 **구토**와 같은 증상이 나타날수 있다.

페기(肺气) 페의 기능활동을 가리키는데 호흡하는 기체도 포괄되여있다.

페음(肺阴) 페장을 자양하는 진액인데 《페진(肺津)》이라고도 한다. 페음은 수곡의 정기(精气)가 화생된것이며 페기와 서로 배합하여 리용되므로 페기능을 유지하는데 필요되는것이다. 림상에서는 페음이 부족하면 늘 마른 기침이 나고 설태가 엷고 희며 건조한것이 나타난다. 페음이 더욱더 소모되면 페가 조하고 화(火)가 성한 증후가 나타난다.

페는 기를 주관한다(肺主气) 기(气)는 인체가 생명활동을 유지하는데 있어서의 중요한 물질이다. 이른바 《페는 기를 주관한다》고 하는것은 인체의 기를 페가 주관한다는것을 가리킨다. 이것은 인체의 상하, 표리의 기는 모두 페에서 주관하기 때문이다. 그러므로 《소문·5장생성편》에서는 《모든 기는 모두 페에 속한다》라고 하였다.

페는 치절을 주관한다(肺主治节) 《소문·령란비전론》에서는 《페는 상전지관(相传之官)》으로서 치절이 나온다》고 써여있다. 《상전》이란 봉건적명사로서 이른바 《군주지관(君主之官)》으로서——심과 상대하여 말한다. 《상전》이란 《군주》를 보조한다는 뜻이다. 즉 장부활동의 중심인 페기능의 협조는 매우 중요한것으로서 인체장부기관이 일정한 규칙에 따라 활동함에 있어서 없어서는 안되는 요소라는 뜻이다. 《치절》이란 치리(治理), 조절인바 주로 페와 심의 기능이 호상 협조되여야 정상적인 생리적활동을 공동히 보장할수 있다는것을 가리킨다.

페에는 백맥이 모인다(肺朝百脉) 《소문·경맥별론》에서는 《맥기는 경맥에 흐르고 경기는 페에 들어가며 페에는 백맥이 모인다》라고 하였다. 조(朝)란 방향, 모인다는 뜻으로서 백맥이 페에 회합된다는것을 가리킨다. 즉 페가 호흡하는 과정에서 전신의 혈맥은 모두 페경, 페장에 흘러들어간다는것이다. 이것은 페는 백맥과 밀접한 관계가 있다는것을 설명한다.

페는 숙강을 주관한다(肺主肃降) 《숙(肃)》이란 맑다는 뜻이다. 《페는 숙강을 주관한다》는것은 페기가 맑아야 좋고 아래로 내려가야 좋다는것이다. 페가 흉부에 놓여있고 체내에서의 페의 작용에 의하여(례를 들면 호흡을 살피고 기를 주관하며 치절을 주관하고 수도가 잘 통하게 하는것 등이다) 페기가 맑고 아래로 내려가는 정황하에서만이 그 정상적기능활동을 보장할수 있다는것을 결정한다. 만일 페기가 아래로 내려가지 못하면 천식, 해수 혹은 소변불리 등 증상이 나타난다.

페는 수액운행을 주관한다(肺主行水) 사람의 수액대사는 비의 운화, 신의 기화와 관련되여있을뿐만아니라 페기의

36

숙강과도 밀접한 관계가 있다. 폐기의 숙강작용을 거쳐야 수액의 운행과 아래로 방광에 이르는것을 보장할수 있고 소변이 잘 통하게 될수 있다. 때문에 《폐는 수액 운행을 주관한다》, 《폐는 수도의 통과를 조절하는것을 주관한다(肺主通调水道)》고 한다. 다른 한면으로 《폐는 수액의 상원이다(肺为水之上源)》라고도 말한다.

폐는 피모를 자생한다(肺生皮毛) 《소문·음양응상대론》에서는 《폐는 피모를 자생한다》고 하였다. 즉 피모는 폐의 정기로부터 자생된다는것이다. 폐는 체표의 피모와 상합한다(이른바 《폐는 피모와 배합한다(肺合皮毛)》는 뜻이다)는것은 한개 장기가 조직과 서로 련계되여 있다는것이다. 폐는 호흡을 주관하며 피모와 땀구멍도 역시 호흡을 조절하는 작용이 있다(《소문·생기통천론》에서는 땀구멍을 《기문(气门)》이라고 하였으며 기를 흩어지게 하는 작용을 한다고 인정하였다. 당용천(唐容川)의 《중서회통의경정의(中西汇通医经精义)》에서는 피모는 《폐기》를 통하게 하는 작용이 있다라고 지적하였다). 폐는 양기가 흩어지게 하고 밖의 기표(肌表)》를 보위하는 기능이 있다. 때문에 《폐는 피모를 주관한다(肺主皮毛)》, 《폐는 인체의 표를 주관한다(肺主一身之表)》라고 한다. 만일 폐기가 허하고 기표가 견고하지 못하면 기계 땀이 저절로 나고 위분의 기가 부족하면 기표가 풍한의 침습을 쉽게 받거나 지어는 속에서 폐와 배합하여 기침과 같은 증상을 일으킨다.

폐는 교장이다(肺为娇脏) 교장이란 유연하고 쉽게 사기를 감수하는 장기라는 것을 형용한것이다. 폐는 열을 싫어할뿐만아니라 추위를 타며 밖으로 피모와 배합하여 호흡을 주관하고 공기와 직접 접촉한다. 외사는 입 혹은 코로부터 인체에 들어가거나 피부로부터 인체에 침습하는데 이는 모두 폐를 쉽게 침범하여 병을 일으킨다. 비록 상풍감기라 할지라도 늘 기침이 나는데 이는 폐가 유연한 장기라는것을 설명한다. 때문에 폐는 교장이라고 한다.

폐는 화개이다(肺为华盖) 《화개》란 본래 봉건제왕의 수레우에 씌우는 장식품 혹은 그림을 곱게 그린 우산을 가리킨다. 《령추·9침론》에서는 《폐는 5장6부의 덮개이다》라고 지적하였고 《난경집주·32난(难经集注·三十二难)》의 로저(虞庶)의 주해에서는 《폐는 화개인데 이는 횡격막에 놓여있다》라고 하였다. 폐는 체강(体腔)의 장부내에서 제일 높게 놓여있고 여러 장기를 덮어 보호하므로 외사를 막아내는 작용을 한다. 때문에 폐는 화개이다라고 한다.

폐는 넋을 저장한다(肺藏魄) 《소문·선명5기편》에서는 《5장이 저장하는것은 …폐는 넋을 저장한다》라고 하였다. 넋은 정신활동에 속하는 일부분이다. 《류경·장상류》(3권)에서는 《넋의 작용은 동작을 지배하고 아픔과 가려운감을 느끼게 하는것이다》라고 지적하였다. 이것은 인체의 일부 지각과 동작은 《넋》이 작용한 결과라는것을 설명한다(《5장이 저장하는것》의 조목을 보라).

폐는 코에 개규되였다(肺开窍于鼻) 《소문·금궤진언론》에서는 《폐기는 코에 통하고 정(精)이 폐에 저장되였다(肺气通于鼻, 藏精于肺)》라고 하였으며 《령추·맥도편》에서는 《폐기는 코에 통하여있는데 폐가 조하면코는 향기와 악취를 감별할수 있다》라고 지적하였다. 폐는 호흡을 주관하고 코는 숨을 쉬는 문호이기때문에 《코에 개규되였다》라고 말한다. 코가 정상적으로 기를 통하게 하고 냄새를 맡는 기능을 발휘하게 하려면 반드시 폐기가 조화되고 호흡이 순통되는데 의지하여야 한다. 만일 외감풍한이 폐를 침습하면 코가 막히고 코물이 흐르며 냄새를 맡는데 영향주고 폐에 조열이 있으면 코구멍이 마르고 사열이 폐를 막으면 숨이 차고 코날개가 팔딱거린다. 때문에 폐는 코구멍과 밀접한 관계가 있다는것을 알수 있다.

폐는 그 영화가 털에 있다(肺, 其华在毛) 《소문·6절장상론》에서는 《폐는 그 영화가 털에 있다》라고 하였다. 《화》란 영화가 밖에 나타난다는 뜻이다. 머리카락의 윤택과 마른것으로부터 폐 기능의 성쇠를 추측할수 있다. 이것은 폐가 《정기를 피모에 수송할수 있》기때문이다. 례를 들면 폐결핵 등 병이 심한 계단에 이르면 늘 피부색이 마르고 머리카락이 말라 부서지는 증상이 나타난다. 때문에 《폐는 그 영화가 털에 있다》라고 한다.

폐는 추위를 싫어한다(肺恶寒) 《소문·선명5기편》에서는 《5장이 싫어하는것은…폐는 추위를 싫어한다》고 하였다· 폐는 기를 주관하고 밖으로 피모와 배합한다. 한사는 직접 폐부를 침습할수 있을뿐만아니라 위분밖의 양(阳)을 쉽게 손상시킨다. 한사가 기표를 침습하면 속에서 폐와 쉽게 배합한다. 이외 비위의 허한도 폐의 청숙기능에 영향주므로 여러가지 병증을 일으킬수 있다. 때문에 《폐는 추위를 싫어한다》고 한다.

폐는 소리를 주관한다(肺主声) 소리는 폐기의 작용과 관련되여있기때문에 소리를 듣고 사람의 폐기정황을 대체적으로 료해할수 있다. 폐기가 충족한 사람은 소리가 우렁차고 폐기가 허한 사람은 소리가 낮다. 풍한에 외감되여 폐기가 막히면 목이 쉬거나 말소리가 나오지 않는다. 폐결핵병이 말기에 이르면 늘 말하기 힘들어하는감을 느끼고 목이 쉬는데 이것도 소리와 폐기지간의 밀접한 관계를 표시한다.

폐와 신은 상생한다(肺肾相生) 폐는 금(金)에 속하고 신은 수에 속하므로 《금수상생(金水相生)》이라고도 한다. 5행리론에 근거하면 폐금과 신수는 모자관계이다. 생리적기능면에서 폐와 신은 호상 배합되고 호상 영향주는데 이것을 《폐와 신은 상생한다》라고 한다. 병리적면에서 폐기가 허손되면 신기쇠약이 생길수 있는바 이것을 《모병급자(母病及子)》라고 한다. 이와 반대로 신기쇠약도 폐가 허한 것이 나타날수 있는데 이것을 《자병루모(子病累母)》라고 한다.

폐는 대장과 상합한다(肺合大肠) 폐와 대장지간의 호상 관련과 영향을 가리킨다. 이런 상합은 장부의 호상 표리적(장은 음이므로 리에 속하고 부는 양이므로 표에 속한다)관계이다. 《폐와 대장의 상표리(肺与大肠相表里)》관계는 폐와 대장의 경락지간의 련계와 일부 생리적기능의 상합을 통하여 체현된다. 폐 혹은 대장병중의 치료에서는 이런 《상합》, 《상표리》의 관계를 통하여 서로 영향줄수 있다. 례를 들면 폐의 숙강기능은 대장의 전도를 돕고 대장의 전도작용은 폐의 숙강을 돕는다. 또 례를 들면 가래가 막히고 천식이 있는것은 사하법(泻下法)을 써야 폐기가 잘 통하게 할수 있다. 일부 대변비결의 치료법은 폐기가 통하게 하는 치료법을 쓴다. 행인, 과루 등 화담지수약(化痰止嗽药)은 대장을 윤활시키는 작용이 있다. 이것들은 모두 비교적 뚜렷한 실례이다.

대장은 전도를 주관한다(大肠主传导) 《소문·령란비전론》에서는 《대장은 전도지관으로서 변화된것을 배출시킨다》라고 씌여있다. 대장의 주요기능은 소장으로부터 소화흡수된후 보내온 식물중에서 남은 수분과 양료를 흡수하고 대변으로 변화시켜 항문으로부터 체외에로 배설시키는것이다. 대장은 찌끼를 전송하는 통로이다. 때문에 《전도를 주관》하는 《전도지관(传导之官)》이라고 한다. 만일 여러가지 원인에 의하여 대장의 전도기능이 상실되면 늘 설사 혹은 변비 등 증상이 생길수 있다.

신양(肾阳) 《원양(元阳)》, 《진양(真阳)》, 《진화(真火)》, 《명문지화(命门之火)》, 《선천지화(先天之火)》 등이라는 이름이 있다. 신양은 명문내에 있고 선천의 《진화》로서 신장(肾脏)의 생리적기능의 동력일뿐만아니라 인체의 열에네르기의 원천이라고도 한다. 신이 저장하고 있는 정(선천과 후천의 정이 포괄된다)은 모두 명문지화의 온양을 받아야 체내의 각 부분의 조직기능을 자양하고 후대를 번식하는 작용을 발휘할수 있다. 특히 후천적인 비위의 화는 반드시 선천적인 명문지화의 온양을 받아야 비로소 소화, 운수의 작용을 더욱더 잘 발휘할수 있다.

신음(肾阴) 《원음(元阴)》, 《진음(真阴)》, 《신수(肾水)》, 《진수(真水)》 등 명칭이 있다. 신음은 신양과 상대적으로 말한것이다. 신음은 신장의 음액(신장이 간직하고있는 정이 포괄되여있다)을 가리키고 신양기능활동의 물질적기초인것이다. 만일 신음이 부족하고 신양이 항진되면 《상화망동(相火妄动)》의 병리적현상이 나타날수 있다.

신은 정을 저장한다(肾藏精) 정이란 생명의 기본적물질이다. 《신은 정을 저장한다》는것은 두가지 의미가 있다. ①5장 6부가 저장하는 수곡의 정(《후천의 정이다(后天之精)》)인데 이는 생명을 유지하고 인체의 각 조직기관을 자양하며 따라서 유기체의 생장발육을 촉진하는 기본적물질이다. ②신장자체가 저장하는 정(즉 《선천의 정이다(先天之精)》)이다. 다시말하면 남녀성교의 정기이다. 이것은 생육과 번식하는데 있어서 가장 기본적물질이다. 이 일부분의 정이 생성, 저장과 배설되는 것은 모두 신에서 주관한다. 신은 선천의 근본으로서 기타 장부의 정을 접수하여 저장한다. 5장의 정이 충족하고 왕성하면 신정의 생성, 저장과 배설이 정상적으로

보장될수 있다. 《신이 정을 저장한다》는것은 신의 중요한 기능인것이다. 《소문·6절장상론》에서는 신은 《봉장지본(封藏之本)》(《봉장》이란 폐장하거나 저장한다는 뜻이다)이라고 지적하였는데 이는 주로 신이 정기를 저장하는 작용에서 체현된다. 전신의 각종 기능에 영향주는것을 피면하기 위하여서는 정기를 지나치게 소모하지 말아야 한다.

신은 뼈를 주관한다(肾主骨) 《소문·선명5기편》에서는 《5장이 주관하는것이란 …신은 뼈를 주관한다》라고 하였다. 《신이 뼈를 주관한다》는데는 신이 골격을 자양하는것과 량자의 생리적기능면의 련속관계가 포괄되여있다. 《소문·6절장상론에서는 《신은…그 충실이 뼈에 있다》라고 하였다. 골격은 인체를 지탱하는 작용을 하는바 사람 몸의 지주이다. 뼈가 이러한 작용을 할수 있는것은 골수의 영양에 의지한다. 골수는 신정에서부터 화생된다. 《소문·음양상대론》에서는 《신은 골수를 생성한다(肾生骨髓)》고 지적하였다. 수는 골강속에 저장되여있고 골격을 자양하므로 이른바 《신이 충실하면 수도 충실하다(肾充则髓实)》라고 한다. 수의 생성은 《신이 뼈를 주관》하는데 물질적기초를 제공한다. 이외 이발은 뼈의 영양래원과 같은바 신장의 정기가 화생된것이다. 때문에 《이발은 뼈의 여기이나(齿为骨之余)》라고 말한다.

신은 수를 주관한다(肾主水) 《신은 수장이다(肾为水脏)》라고 하는데 이는 체내의 수액을 조절하여 균형시키는 면에서 극히 중요한 작용을 한다. 신이 체내의 수액을 저류하고 분포하며 배설시키는 것은 주로 신기의 《개(开)》와 《합(阖)》(신은 개합을 주관한다《肾主开阖》)(합이란 일정한 수액이 유기체내에 머물러 있게 하는것을 말한다)은 신음, 신양 기능의 협조에 의하여 결정된다. 정상적정황

39

하에서 사람의 신음, 신양은 상대적으로 규정되여있고 신기의 개합도 협조되여있기때문에 소변배설이 정상적인것이다. 만일 신에 병이 있어 《수액을 주관》하는 기능이 실조되면 체내의 수액대사의 균형을 유지하기 곤난하기때문에 수종 등 병증이 생길수 있다.

신은 납기를 주관한다(肾主纳气) 페는 비록 호흡을 주관하지만 신은 페기 즉 《납기》를 섭취하는 작용이 있다. 림상에서는 일반적으로 오랜 병의 천식 특히 로년에 신이 허한 환자에게 흔히 납기곤난이 생긴다. 천식의 특점은 내쉬는 숨이 많고 들이쉬는 숨이 적다. 례를 들면 로년에 만성기관염에 페기종이 합병하면 주로 숨을 들이쉬기 곤난한 표현이 나타나는데 림상에서는 《신이 납기하지 못한다(肾不纳气)》라고 말한다. 이는 신을 보하여 기를 용납하는(补肾纳气) 방법으로 치료하여야 한다.

신은 생식을 주관한다(肾主生殖) 신은 정을 저장하는 장기로서 인체의 생장발육과 후대를 번식하는데 대하여 중요한 작용을 한다. 남녀생식기관의 발육과 성숙 및 그의 생식능력은 모두 신기(신장자체의 정기)의 충실에 의거한다. 옛적에 일찍 녀자는 14세좌우에 월경이 오고 남자는 16세좌우에 정기가 충만되여 정액을 배설할수 있다고 인식하였다. 이것은 생식기능이 성숙하기 시작하였는바 남녀가 생식기능이 성숙한 정황하에서 성교하면 산아할수 있다는것을 설명한다. 녀자는 49세좌우, 남자는 64세좌우에 이르러 신기의 쇠약에 의하여 사람이 뚜렷하게 늙어질뿐만아니라 녀자는 갱년기(更年期)에 이름에 따라 페경이 오고 남자는 정이 적어지고 몸이 쇠약해지며 생식능력도 점차 상실된다. 정기의 생성, 저장과 배설은 신이 주관하기때문에 《신은 생식을 주관한다(肾主生殖)》라고 한다.

신은 기교를 주관한다(肾主伎巧) 《소문·령란비전론》에서는 《신은 작강지관(作强之官)으로서 기교를 주관한다》고 하였다. 《작강》에서의 《작》이란 동작 혹은 사업을 말하고 《강》이란 부하《负荷》능력으로 리해할수 있다. 《작강》이란 힘든 일에 견디여낼수 있고 동작이 가볍고도 유력하다는 뜻이다. 《기교(伎巧)》란 정교하고 령민하다는 뜻이다. 신이 이러한 작용이 있다는것은 신이 정을 저장하는것, 신이 뼈를 주관하는것, 신이 수를 자생하는 작용과 갈라놓을수 없다. 무릇 신기가 왕성하고 정기가 충족하며 수가 충실한자는 정신이 왕성하고 정교하며 령민할뿐만아니라 근골이 건전하고 동작이 유력해진다. 이와 반대로 신이 부족하고 정기가 허하며 수가 적은 사람은 늘 허리가 쏘고 뼈가 연약하며 정신이 위미하고 머리가 어지러우며 건망증이 있고 동작이 더디고 느리다.

신은 선천을 주관한다(肾主先天) 이 것은 신의 생리적기능으로부터 인체에 대한 중요성을 말하는것이다. 신은 정을 저장하고 뼈를 주관하며 수를 자생하고 각 기관의 열에네르기를 공급하는 중요한 기능이 있다. 뿐만아니라 신기의 성쇠는 또 사람의 생장, 발육, 로쇠, 생식능력과도 직접적관계가 있다. 옛사람들이 신은 《선천(先天)》 혹은 《신은 선천을 주관한다(肾主先天)》, 《신은 선천의 본이다(肾为先天之本)》라고 하는것은 신이 발육과 생식의 원천이라는것을 설명한다. 때문에 출생후 《5지(五迟)》(서는것, 걷는것, 머리카락, 이발, 말하는것이 정상적인 어린이보다 모두 더딘것을 말한다), 《5연(五软)》(머리꼭대기, 입, 手, 발, 근육이 모두 연약하고 힘이 없는것을 말한다), 《해로(解颅)》(머리봉렬이 붙지 않고 앞숫구멍이 크다) 등 증상이 나타나는데 이는 모두 신이 허하고 선천부족과 관련되여있다. 그러므로 치료방면에서는 늘 신을 보하는것을 주로 한다.

신은 지를 저장한다(肾藏志) 《소문·조경론》에서는 《신은 지(志)를 저장한다》고 하였다. 《지(志)》란 고대의 지《誌》와 뜻이 같다. 즉 기억력을 가리킨다. 뇌와 수는 모두 신정(肾精)이 화생된것이기때문에 신이 허한 환자는 건망증이 생긴다. 또 다른 방면으로 지(志)란 의지가 굳고 변함이 없다는 뜻을 말한다. 《5장이 저장하는것(五脏所藏)》의 조목을 참고하라.

신은 귀에 개규되였다(肾开窍于耳) 《소문·음양응상대론》에서는 《신은 귀에 개규되였다》고 제기하였고 《령추·맥도편》에서는 《신기는 귀에 통하였으며 신이 조화되면 귀는 5음을 들을수 있다》고 하였다. 귀는 신지관(肾之官)으로서 신정이 충족하면 청각이 령민하고 신정이 허하면 두 귀가 들리지 않는다. 그러므로 청각의 변화를 통하여 일반적으로 신기의 성쇠정황을 추측할수 있다.

신은 2음에 개규되였다(肾开窍于二阴) 전음(前阴)이란 뇨도(다른 면으로는 수정관도 포괄되여있다)를 가리키고 후음이란 항문을 가리키는데 이는 주로 신과 대소변의 관계를 말한다. 왜냐 하면 신은 수액을 주관하고 수액대사를 관리하기때문이다. 이런 기능의 산생은 또 명문 시화의 기화기능과 관련된다. 그렇기때문에 신기능의 정상적정황하에서만이 수액의 분포, 배설이 각각 자체의 통로로 흘려갈수 있다. 대소변의 순통여부는 신과도 밀접한 관계가 있다. 만일 신수가 부족하면 대변이 굳거나 혹은 소변량이 적으며 명문지화가 부족하면 설사 혹은 소변실금 등 병증을 일으킬수 있다.

신은 그 영화가 머리카락에 있다(肾, 其华在发) 《소문·6절장상론》에서는 《신은……그 영화가 머리카락에 있다》라고 하였다. 여기에서 《화》란 영화가 밖에 나타난다는 뜻이다. 머리카락의 영화래원은 비록 혈(이른바 《머리카락은 혈의 여기이다》)이라 하지만 머리카락의 생기(生机)의 근원은 신기에 있다. 체내의 신기의 외부표현은 머리카락에 나타나는바 청년, 장년 때 신기가 왕성한 사람은 머리카락이 빽빽하고 무성하며 빛갈이 나지만 로년에 체질이 약하고 신기가 허약한 사람은 늘 머리카락이 때마르고 쉽게 빠진다.

신은 조한것을 싫어한다(肾恶燥) 《소문·선명 5기편》에서는 《5장이 싫어하는것은……신은 조(燥)한것을 싫어한다》고 하였다. 신은 뼈를 주관하고 수를 자생하므로 조하면 음정(阴精)이 손상되고 신기가 소모되면 골수가 고갈되고 진액이 소모되기때문에 《신은 조한것을 싫어한다》고 말한다.

신은 두려움을 주관한다(肾主恐) 마음속으로 무서워 불안해하는것을 두려움이라고 한다. 《소문·음양상대론》에서는 《지(志)가 있어서 두려움으로 된다》고 하였다. 옛사람들은 5장의 정기(精气)가 신에 합병되여있어 신경의 경맥의 맥기가 부족하거나 혹은 신수가 부족하거나 간, 심, 위의 일부 병증들은 모두 《두려움》의 증후를 나타낸다고 하였다. 신수가 충족하면 간혈이 충족하고 담도 건실하지만 신수가 허하면 간혈이 부족하고 담도 약하여 쉽게 두려움을 탄다. 《두려우면 기(气)가 아래로 내려간다》. 두려움의 결과에는 정기를 상하고 신을 상하기때문에 《신은 두려움을 주관한다》고 말한다. 《5지(五志)》조목을 참고하라.

신은 위지관이다(肾者胃之关) 《관(关)》이란 수액이 출입하는 관문으로 리해할수 있다. 신은 하초에 있어 《지음지장(至阴之脏)》으로서 2음에 개규되고 방광과 상표리적관계가 있다. 신은 수액을 주관하는바 인체의 수액대사중에서 극히 중요한 작용을 논한다. 일반적정황하에서 수액은 위에 들어가 비에서부터 우로 폐에 수송된다. 페기가 숙강되면 수액이 아래로 흘러 신에 들어간다. 이것은 수액이 체외로부터 섭취된후에 체내에서 승강(升降)되는 대체적인 과정이다. 만일 신기가 화생되지 못하면 늘 대소변이 불리하게 된다. 대소변이 불리하면 중초가 비만(痞滿)되며 수액대사에 영향준다. 때문에 《소문·수열혈(素问·水热穴)》에서는 《신은 위지관으로서 관문이 불리하면 수액이 모이는데서 여러가지 병이 생긴다》라고 하였다. 수액배설이 장애되여 체내에 적취되면 부종이 형성되는데 이런 부종은 신의 《취수(聚水)》로부터 발전되여 생긴것이다.

신간동기(肾间动气) 원기(原气)라고도 한다. 두 신사이에서 생기는 일종 열에네르기와 동력인데 실질에 있어서는 명문지화의 작용이다. 인체장부와 경맥의 활동 및 3초의 기화 등은 모두 신간동기의 작용에 의지한다. 때문에 그는 생기(生气)의 원천이고 역시 생명의 근원이라고 말한다.

좌신우명(左肾右命) 《좌신우명》학설은 신의 다방면의 기능 및 인체에서의 주요성을 설명하는것이다. 《난경·36난》에서는 《신에는 두개가 있지만 모두 신이라고 하지 않는바 왼쪽것을 신이라 하고 오른쪽것을 명문이라 한다. 명문이란 여러가지 정기가 모이는 곳이고 원기가 있는 곳이기때문에 남자는 정기를 저장하고 녀자는 포(胞)를 간직한다. 때문에 신은 한개만 있다》고 한다. 이것은 중의학문헌에서 처음으로 《좌신우명》학설을 제기하였는바 후세의 의학자들은 모두 이 학설을 존경하고 순배하였다. 이 학설의 요점은 바로 명문의 작용을 돌출하게 한것이다. 명문은 정과 신을 저장하고 원기(原气)를 간직하는 등 중요한 생리적기능을 하기때문에 인체생명의 근본이라고 여기인다. 《좌신우

명》에 대하여서는 놓여있는 부위를 기계적으로 리해하여서는 안된다. 마땅히 음양의 의의에다 중점을 두고 분석하여야 한다. 《좌신우명》학설의 실질은 학자들이 신에는 《신음》과 《신양》 두개 방면의 기능이 있다는데 대하여 주의를 돌리도록 제시한것이다. 신음과 신양은 서로 협조(즉 명문지화와 신수는 서로 돕는다)되여야 한다. 만일 협조되지 않으면 여러가지 병증이 생길수 있다.

신은 방광과 상합한다(肾合膀胱) 신과 방광지간의 호상 관련과 영향을 말한다. 이러한 상합은 장부의 호상 표리적(장은 음이므로 리에 속하고 부는 양이므로 표에 속한다)관계이다. 《신과 방광의 상표리적관계(肾与膀胱相表里)》는 신과 방광경락지간의 련계와 일부 생리적기능의 호상 배합을 거쳐 체현된다. 례를 들면 방광의 배뇨는 신의 기화작용에 의지한다. 신과 방광 병증의 치료는 이런 《상합》, 《상표리》적관계를 통하여 호상 영향준다. 례를 들면 소변실금 혹은 소변불통을 치료할 때 때로는 신을 치료하는데로부터 시작하여야만 좋은 효과를 얻을수 있다.

방광은 진액을 저장하는것을 주관한다(膀胱主藏津液) 《소문·령란비전론》에서는 《방광은 주도지관(膀胱者, 州都之官)으로서 진액을 저장하는데 이는 기화되면 배설된다》라고 씌여 있다. 주(州)란 주(洲)를 말하고 도(都)란 도(渚)를 말한다. 주도란 본래 물가운데서 살수 있는 지방을 말하는바 여기에서는 방광이 3초의 수액을 모이는 곳이라는것을 말한다. 진액은 신의 기화작용을 거쳐 소변으로 되여 체외로 배출된다.

3초는 결독을 주관한다(三焦主决渎) 《결독》이란 수도(水道)가 잘 통한다는 뜻이다. 3초는 수도가 조화되여 잘 통하게 하고 수액을 운행시키는 작용을 한다.

때문에 《결독지관(決瀆之官)》이라고도 한다(《소문·령란비전론》을 보라). 3초의 결독기능은 많은 장기들을 련합시켜 그 작용을 발휘시키는것인데 그중에서 특히 신, 비, 폐 등과 관계가 더욱 밀접하다. 만일 이런 장기의 기능이 장애되면 3초가 잘 통하지 않고 기화가 실조되는데서 종창과 소변불리 등 증상이 나타난다.

상초는 안개와 같다(上焦如雾) 《령추·영위생회편》에서는 상초는 《안개와 같다》라고 씌여있다. 이것은 증발한 기가 마치 안개처럼 점차 흩어지는것을 형용한것이다. 《상초가 안개와 같다》고 하는것은 주로 심, 폐의 수송, 분포 작용을 말한다. 상초의 심, 폐는 중초에서 우로 보낸 수곡의 정기를 전신에 이르게 하여 피부, 관절을 온양하고 주리(腠理)를 잘 통하게 하여 체내의 각 조직기관의 기능활동에 공급한다. 이 작용이 마치 안개, 이슬과 같이 전신에 고루 흩어지므로 《상초는 안개와 같다》고 한다.

상초는 용납을 주관한다(上焦主纳) 《난경·31난》에서는 《상초는……용납을 주관하지만 배출하지 않는다》고 하였다. 용납이란 여기에서는 주로 호흡과 음식물의 영양분섭취를 가리킨다. 호흡과 음식물은 모두 상초를 통하여 섭취되기때문에 《상초는 용납을 주관한다》고 한다.

중초는 거품과 같다(中焦如沤) 《령추·영위생회편》에서는 《중초는 거품과 같다》라고 씌여있다. 거품이란 바로 중초가 음식물을 소화시키는 정황을 형용한것이다. 《중초는 거품과 같다》고 하는것은 비, 위의 소화와 수송 작용을 가리킨다. 중초의 비와 위는 주로 음식물을 소화시키고 정미를 흡수하며 진액을 기화시켜 영양물질이 폐맥의 수송과 분포를 거쳐 영기(营气)로 화생시킨다. 이 작용이 마치 거품과 같이 음식물을 변화시킨다하여 이렇게 말한다.

중초는 화생을 주관한다(中焦主化) 음식물은 주로 중초의 비와 위에서 소화되고 따라서 중초에서 화생되여 영혈(营血)로 되기때문에 중초는 화생을 주관한다고 한다.

하초는 개울과 같다(下焦如渎) 《령추·영위생회편》에서는 《하초는 개울과 같다》고 하였다. 개울이란 하초의 수액의 배출을 형용한것이다. 《하초는 개울과 같다》고 하는것은 주로 신과 방광의 배뇨작용을 가리킨다. 여기에는 장관의 배변작용도 포괄되여있다. 하초의 주요한 기능은 체내에서 소화된후의 잔여물질의 청탁을 더욱더 분별하여 찌끼를 대장에로 보내는것이다. 수액은 신의 기화를 거쳐 방광에 들어가는바 이 작용이 마치 물도랑이 잘 통하는것과 같다고 하여 이렇게 말한다.

하초는 배설을 주관한다(下焦主出) 《난경·31난》에서는 《하초는 …… 배설을 주관하지만 용납하지 않고 전도한다》고 하였다. 이것은 대소장, 방광 등 부(腑)의 기능을 가리켜 말하는데 그 주요한 기능은 수액을 삼투시키고 청탁을 분별하며 대소변을 배설시키는것이다. 때문에 《하초는 배설을 주관하지만 용납하지 않는다》고 한다.

군화(君火) 봉건명사로서 심화(心火)를 가리킨다. 심은 이른바 《군수지관(君主之官)》이다. 때문에 군화라고 한다.

상화(相火) 《군화》와 상대적으로 말하는것이다. 《군화》와 《상화》의 화(火)는 호상 배합하여 장부를 온양하고 기능활동을 추동한다. 일반적으로 명문, 간, 담, 3초내에는 모두 상화가 있는데 그 근원은 주로 명문에서 발생된다.

소화(少火) 《소문·음양응상대론》에서는 《소화의 기는 건장하다》고 하였다. 소화는 장화(壮火)와 상대적으로 말하는것이다. 이는 일종 정상적이고 생기가 있

43

서 인체의 정상적생리활동을 유지하는데 필요된다.

장화(壯火) 《소문·음양응상대론》에서는 《장화의 기는 쇠약하다》고 하였다. 장화는 소화와 상대적으로 말하는것이다. 이는 일종 항진된 병리의 화로서 정기를 소모하므로 인체의 정상적생리기능에 영향준다.

后天지화(后天之火) 비와 위는 《후천지본(后天之本)》이다. 후천지화는 비와 위의 화이다. 여기에서 화(火)는 음식물을 소화시키는데 수요되는 열에베르기로 리해할수 있다. 그러나 전체 소화과정에서는 또 선천지화(先天之火)(즉 《명문지화이다》)의 방조가 필요된다.

장과 부는 상합한다(臟腑相合) 장과 부지간의 호상 관련과 영향을 가리킨다. 인체장부의 배합은 음양표리가 상합하는 관계에서 체현된다. 장부표리의 상합은 주로 경맥련계와 생리적기능의 호상 배합을 거쳐 체현된다. 장부의 배합은 다음과 같다. 《심은 소장과 배합하고》, 《폐는 대장과 배합하며》, 《간은 담과 배합하고》, 《비는 위와 배합하며》, 《신은 방광과 배합하고》, 《심포락은 3초와 배합한다》는 것이다.

장은 기를 부에 행하게 한다(臟行气于腑) 장과 부에 관한 특점은 《소문·5장별론(素问·五脏别论)》에서는 장은 《정기를 저장하고 사하지 않으며》부는 《물질을 전화하고 저장하지 않는다》라고 지적하였다. 5장은 비록 정기를 저장하지만 5장의 《기》(활동하는 동력이라고 리해할수 있다)의 작용은 반드시 6부와 밀접한 련계가 있어야만 장과 부의 종합적기능을 체현할수 있다. 부(腑)에 대하여 《소문·5장별론》에서는 《여기에서는 5장탁기를 받아들이므로 이름을 전화지부(传化之府)라 하였는바 여기에는 오래 남겨두지 않고 배제시킨다》라고 하였다. 여기에서 말하는

《탁기》는 찌끼, 수분 등 음식물이 변화된 산물이다. 이러한 《기》는 장에서 온다. 때문에 《장은 기를 부에 행하게 한다》라고 한다. 구체적으로 장부의 기능배합에 대하여 말하면 담즙의 배설은 간기의 소설이 수요되고 방광의 배뇨는 신의 기화작용이 수요된다. 이런것은 모두 장의 행기 기능의 체현인것이다.

부는 정기를 장에 수송한다(腑输精于脏) 5장은 정기를 저장하는것을 주관하고 6부의 《물질을 전화》(음식물에 대한 소화, 흡수, 수송하는 작용을 말한다)한다. 동시에 6부는 또한 《창름지본(仓廪之本)》(수곡창고의 근본이다)이다. 5장6부는 반드시 위기의 영양공급에 의거하여야 하기 때문에 《령추·5미편》에서는 《5장6부는 품기(禀气)가 모두 위에 있다》고 하였다. 여기는 중초에서 오고 위는 정기를 수송하여 5장에 공급하고 소장은 음식물을 더욱더 소화시키고 청탁을 분별하여 수곡의 정미를 5장에 보내여 저장한다. 위와 소장의 이러한 기능은 부가 정기를 장에 수송하는 생리적작용에서 체현된다.

6부는 통하게 하는 작용을 한다(六腑以通为用) 6부는 《물질을 전화》하는 기관으로서 분공합작에 의지하여 음식물을 소화, 흡수, 전송(转送)과 배설을 공동히 완수한다. 례를 들면 위는 용납하고 소화시키며 식미(食糜)를 장관에 보내고 담은 담즙을 배설하고 소장은 용납, 흡수하고 청탁을 분별하며 대장은 수분을 흡수하고 대변을 배제하며 방광은 소변을 배설하는 등등이다. 3초는 각 부분의 기능을 련계하여 기화의 증발을 협조하는데 그는 또 수액의 승강과 배설의 중요한 통로로 된다. 6부가 5장과 다른 점이라면 그는 때로는 배출하고 때로는 용납하며 때로는 실(实)하고 때로는 허한것인바 출납, 소화와 전송의 《대집체》이다. 때문에 6부는 기능이 협조되고 막힘없이 통하게 하는것이

귀중하다. 그렇지 않으면 《물질의 정화》기능에 영향줄수 있다. 때문에 6부는 통하게 하는 작용을 한다》고 말한다.

5지(五志) 5가지 정지(情志)의 변화를 가리킨다. 《내경》에서는 정지의 변화는 5장의 기능과 관련된다고 하였다. 간지(肝志)는 노여워하게 하고 심지(心志)는 기쁘게 하고 비지(脾志)는 생각하게 하고 폐지(肺志)는 근심하게 하고 신지(腎志)는 두려워 하게 한다고 하였는바 이것을 총칭하여 《5지》라고 한다. 이렇게 사람의 정지의 변화를 5행에다 귀속시키는 방법으로 기계적으로 5장에 귀속시킨것은 실제와 매우 부합되지 않는다. 그리고 사람의 정지변화는 그의 계급성과 사회적영향을 받는다고 한다. 때문에 이러한 견해는 분석비판하면서 대해야 한다.

5장이 주관하는것(五脏所主) 략칭하여 《5주(五主)》라고 한다 (《소문·선명5기편》을 보라). 즉 《심은 맥을 주관하고 폐는 피부를 주관하며 간은 근을 주관하고 비는 살을 주관하며 신은 뼈를 주관한다》고 한다.

5장이 저장하는것(五脏所藏) 주로 정신, 사유 등 각종 중추신경활동을 5장과 호상 련계시킨것이다. 두가지 해석이 있다. ①《심은 신(神)을 저장하고 폐는 넋을 저장하고 간은 넋을 간직하고 비는 뜻을 저장하고 신은 지를 저장한다》고 한다 (《소문·선명5기편》을 보라). ②간은 넋을 간직하고 폐는 넋을 저장하며 심은 신을 저장하고 비는 뜻과 지혜를 저장하며 신은 정(精)과 지를 저장한다고 한다(《난경·34난》을 보라).

《5장이 저장하는것》의 리론은 옛사람들이 5행학설의 지배하에서 분류하여 귀납한것으로서 림상실제와 전혀 부합되지 않을뿐만아니라 사람의 사회성을 떠나 사람의 정신활동을 말할수 없다. 때문에 분석비판하면서 대해야 한다.

5장에서 진액을 화생한다(五脏化液) 《소문·선명5기편》에서는 다음과 같이 기재되여있다. 《5장에서 진액을 화생한다. 즉 심은 땀이 되고(心为汗), 폐는 코물이 되고(肺为涕), 간은 눈물이 되고(肝为泪), 비는 침이 되고(脾为涎), 신은 가래가 된다(肾为唾). 이것을 5액(五液)이라고 한다》. 5액의 유래에 대하여 청대의 장지총(张志聪)은 《5장은 수곡의 진(津)을 받아들여 외규(外窍)에 주입하고 화생시키는바 이것이 5액이 된다》라고 인정하였다(《소문·집주》). 땀, 눈물, 침, 코물, 가래 등 5액중에서 심은 혈을 주관하고 땀은 혈이 화생된것이기때문에 《땀은 심액이다(汗为心液)》라고 한다. 신경(肾经)의 한 락맥은 혀에 있는데 혀밑의 렴천(廉泉), 옥영(玉英) 두 혈(穴)과 통하고 거기에서 가래가 화생되기때문에 《가래는 신액이다(唾为肾液)》라고 한다. 간, 비, 폐는 각각 눈, 입, 코에 개규되여있는데 눈물이 눈으로부터 흘러나오고 침이 입으로부터 흘러나오며 코물이 코로부터 흘러나온다. 때문에 《눈물은 간액이다(泪为肝液)》라고 하고 《침은 비액이다(涎为脾液)》라고 하며 《코물은 폐액이다(涕为肺液)》라고 한다.

5장이 싫어하는것(五脏所恶) 략칭하여 《5오》라고 한다(《소문·선명5기편》을 보라). 오(恶)란 싫어한다는 뜻이다. 5장은 각각 그 성능과 기화에 따라 싫어하는것이 있다. 이른바 《5오》란 즉 《심은 열을 싫어하고》, 《폐는 추위를 싫어하고》, 《간은 풍을 싫어하고》, 《비는 습을 싫어하고》, 《신은 조(燥)를 싫어한다》고 한다.

5미가 들어가는것(五味所入) 략칭하여 《5입(五入)》이라 한다(《소문·선명5기편》을 보라). 5미가 위에 들어가면 각각 그가 좋아하는 장부가 있다. 즉 《신맛은 간에 들어가고(酸入肝)》, 《매운맛은 폐에 들어가고(辛入肺)》, 《쓴맛은 심에 들어가고(苦入心)》, 《짠맛은 신에 들어가고(咸入肾)》, 《단맛은 비에 들어간다(甘入脾)》고 한다. 《5미가 들어가는것》은 림상약물의 치료와 관련된다.

5미를 금지하는것(五味所禁) 략칭하여 《5금(五禁)》이라고 한다(《소문·선명5기편》을 보라). 《금》이란 피면하거나 금지한다는 뜻이다. 5미는 5장에 간다. 5미의 성질이 각각 편승하면 병이 쉽게 난다. 때문에 반드시 금지가 있어야 한다. 매운 맛은 기분(气分)에 잘가는데 그 성질이 주로 흩어지므로 많이 먹으면 기를 소모시킨다. 그러므로 기병(气病)에서는 매운것을 많이 먹는것이 좋지 않다. 짠맛은 혈분(血分)에 잘가는데 많이 먹으면 혈이 잘 통하지 않기때문에 혈병

에서는 짠것을 많이 먹는것이 좋지 않다. 쓴맛은 뼈에 잘 간다. 이는 심화를 도움으로 많이 먹으면 화가 왕성하여 신수(肾水)를 소모시킨다. 신은 뼈를 주관하고 골수를 자생하기때문에 뼈에 병이 있을 때에는 쓴것을 많이 먹는것이 좋지 않다. 단맛은 근육에 잘 가는데 그 성질이 머물러있어 많이 먹으면 근육이 막혀 확장되기 때문에 근육병(肉病)에서는 단것을 많이 먹는것이 좋지 않다. 신맛은 근(힘줄)에 잘 가는데 수렴작용이 있어 많이 먹으면 힘줄이 쉽게 줄어든다. 때문에 근병(筋病)에서는 신것을 많이 먹는것이 좋지 않다. 이것은 5미의 편승인바 많이 먹으면 병의 치료에 불리하기때문에 《5금》이라는 말이 있다.

3. 체 표 부 위

전(전정) (巅、颠顶) 즉 두정부이다.

두로골(로개)(头颅骨、颅盖) ①해부학에서의 두정골이다. ②머리의 뇌수를 둘러싸고있는 골격부분을 말하는데 략칭하여 두로(头颅)라고도 한다. 주로 좌우의 두정골(顶骨)과 정두골(额骨)의 일부분, 후두골(枕骨)의 일부분으로 구성되였다.

신(신문)(囟、囟门) 두정부의 앞쪽 정중에 놓여있는데 정두골의 좌우에서 두정골과 련계되여있는 곳이다. 영아와 유아의 두개골은 완전히 흉합되지 않아 숫구멍이 맞붙지 않았다. 때문에 이곳에서 혈관이 박동하는것을 손으로 만질수 있다.

액로(액)(额颅、额) 이마라고도 한다. 얼굴의 웃부위, 머리카락의 가장자리의 아래, 두눈섭상부의 부분이다.

발제(发际) 즉 머리피부에 난 머리카락의 가장자리부위이다. 그중에서 이마 웃쪽의 머리카락의 가장자리를 《전발제(前

发际)》라고 하고 목털미(후경)상방의 머리카락의 가장자리를 《후발제(后发际)》라고 한다.

액각(두각)(额角、头角) 즉 전발제의 좌, 우 두쪽 끝으로부터 아래로 구부려져 내려가서 각도가 이루어진 곳이다.

곡주(곡우)(曲周、曲隅) 액각의 하방, 귀의 전상방에서 발제가 구부려져내려가서 이룬 부분에 있다.

태발(예발)(兑发、锐发) 머리카락의 곡주(曲周)부에서 아래로 내려간 부분으로서 바로 귀의 앞부분이다. 보통 빈변(鬓边)이라고 한다.

침골(옥침골)(枕骨、玉枕骨) 해부상에서의 후두골과 같다. 두정부의 후방, 두개골의 후방에 위치하여있다.

완골(完骨) ①이개의 뒤면에 룽기된 뼈를 말한다. 즉 해부상에서의 측두골유양돌기가 있는 부분이다. ②혈위(穴位)의 이름이다. 측두골유양돌기의 첨단의 후방에 오목하게 들어간 곳에 있고 족소양담경에 속한다.

정(천정)(庭、天庭) 이마의 중심에 위치하여있고 망진시에 흔히 두면부질병을 진찰하는 부위로 삼는다.

안(顔) ①얼굴 앞면의 정중부분을 가리킨다. ②좌우쪽 눈섭과 눈사이의 부위를 말한다. ③이마의 중심부분을 말한다.

궐(궐중, 인당)(阙、阙中、印堂) 비근부의 웃쪽, 두눈섭사이의 부위이다. 옛사람들은 이 부위를 망진하여 폐부질병을 진찰하는데 참고로 삼았다.

산근(왕궁)(山根、王宫) 《안(頞)》, 《하극(下极)》이라고도 한다. 좌, 우쪽 안내자의 중간에 위치하여있다. 옛사람들은 이곳을 망진하여 심병을 진찰하는데 참고로 삼았다. 《왕궁》이란 봉건명사이다.

해(頦) 보통 아래턱이라고 한다. 승장《承浆》이하로부터 하악골하연까지의 부위를 가리킨다.

태양(太阳) ①즉 《섭유(颞颥)》이다. ②혈위의 이름이다. 미릉골끝과 안외각의 중심에서 뒤로 1횡지되는 곳에 위치하고 있다. 경외기혈(经外奇穴)에 속한다.

섭유(빈골, 태양)(颞颥、鬓骨、太阳) 안과(미릉골)의 외후방, 관골궁(颧骨弓) 상방의 부위에 있다.

관골(颧骨) 눈의 외하방, 얼굴이 룽기된 부분에 있다. 해부학상에서의 관골이다.

거분(巨分) 비익외연에서 입귀의 외측으로 뻗어나간 피부의 주름홈을 가리킨다(이른바 《입귀의 옆에 큰 주름이 있는 곳이다. 즉 비익구이다). 옛사람들은 이곳을 망진하여 넙적다리내측의 질병을 진찰하는데 참고로 삼았다.

사(腮) 사를 《감(顑)》이라고도 한다. 입부위의 외방, 협부의 전방, 턱부위의 상방에 있다. 구강점막의 외벽에 해당하다.

이(颐) 뺨의 외상방, 입귀의 외하방, 이하선부의 하방에 있다.

협(频) 귀의 전방, 관골외방의 일부분이다.

번(蕃) 협부의 후방, 귀뿌리의 앞부분을 번이라고 한다.

협거(频车) ①《하아상(下牙床)》, 《아상(牙床)》이라고도 한다. 즉 해부학상에서의 하악골이다. ②혈위의 이름이다. 하악각의 전상방에 위치하여 있는데 족양명위경에 속한다.

합(颌) 하악골(협거)을 가리키는데 바로 귀밑의 일부분에 해당하다.

백정(백안, 기륜)(白睛、白眼、气轮) 즉 눈알의 흰자위부분인데 눈의 구결막과 공막 부분에 해당하다.

흑정(흑안, 풍륜)(黑睛、黑眼、风轮) 즉 눈알의 검은자위부분인데 해부학상에서의 각막부분에 해당하다.

황인(점렴)(黄仁、睛帘) 각막후방의 홍채(虹膜)인데 역시 《풍륜》에 속하는 일부분이다.

동신(동자, 수륜, 동인)(瞳神、瞳子、水轮、瞳仁) 해부학상에서의 동공부위에 해당하다. 방수, 수정체, 초자체 등 조직을 포괄한 총칭이다.

내자(内眥) 《대자(大眥)》라고도 한다. 즉 내안각이다. 상하눈까풀이 코쪽과 련결되여있는 부위를 가리킨다.

외자(外眥) 《예자(锐眥)》라고도 한다. 즉 외안각이다. 상하눈까풀이 빰쪽과 련계되여있는 부위를 가리킨다.

혈륜(血轮) 눈의 내자와 외자를 총칭하여 가리킨다.

루규(루당)(泪窍、泪堂) 내자부에 위치하여있다. 상하눈까풀의 내방에 각각 자그마한 구멍이 하나가 있는데 이는 눈물을 배설하는 도관이다.

목광골(목광)(目眶骨、目眶) 안과주위의 뼈를 가리킨다. 그중에서 안과상방을 미릉골이라 하고 안과하방을 《출골(颛骨)》이라 한다.

미릉골(眉棱骨) 안과웃쪽뼈를 가리키는데 해부학상에서의 전두골로 구성된 안과부분에 해당하다.

출골(출)(顱骨、顱) 안과하연의 뼈를 가리키는데 해부학상에서의 상악골과 관골로 이루어진 안과부분에 해당하다.

첩(첩모)(睫、睫毛) 상하안검가장자리에 난 속눈섭을 가리키는데 이는 먼지와 강한 빛이 눈에 들어가는것을 방지하는 작용을 한다.

목현(안현, 목강)(目弦、眼弦、目纲) 즉 상하안검의 가장자리부분인데 이곳에 속눈섭이 난다. 《목상강(目上纲)》 및 《목하강(目下纲)》 혹은 《목상현(目上弦)》 및 《목하현(目下弦)》이라고도 한다.

(검포, 목포, 안포, 목과, 목과, 육륜)(胞脸、目胞、眼胞、目裹、目窠、肉轮) 즉 상하눈까풀이다. 《목상포(目上胞)》 및 《목하포(目下胞)》라고도 한다. 이외 또 상안검을 《포(胞)》라 하고 하안검을 《검(脸)》이라 한다.

약속(约束) ①즉 안검(안포)이다. ②현대의학에서 말하는 괄약근에 해당하다. 례를 들면 항문괄약근, 안륜근 등이다.

비주(鼻柱) ①코의 중심, 《하극(下极)》의 하방, 코끝의 사방에 있다. 《하극지하(下极之下)》, 비량(鼻梁)이라고도 한다. 옛사람들은 이곳을 망진하여 간병을 진찰하는데 참고로 삼았다. ②좌우코구멍사이의 비중격부분에 있는것을 가리킨다.

비준(준두, 면왕)(鼻准、准头、面王) 즉 코끝부분인데 보통 코끝이라고 한다. 옛사람들은 이곳을 망진하여 비병을 진찰하는데 참고로 삼았다.

명당(明堂) ①코의 별명이다. ②고대의 인체경맥공혈도(人体经脉孔穴图)를 《명당도(明堂图)》 혹은 《명당공혈도(明堂孔穴图)》라고 하였다. 명당은 봉건적학술용어이다.

축문(畜门) 즉 외비공(코구멍)이다.

비수(鼻隧) 코구멍안의 비전정(鼻前庭)부분 및 비강내의 통로를 가리킨다. 또는 외비공 혹은 비익부를 가리키기도 한다.

방상(方上) 코끝 량옆의 비익부를 가리킨다. 옛사람들은 이곳을 망진하여 위부질병을 진찰하는데 참고로 삼았다.

인중(수구)(人中、水沟) ①코아래, 입술 웃쪽의 피부에 흠이 난 부분(비순구)이다. 옛사람들은 이곳을 망진하여 방광과 자궁의 질병을 진찰하는데 참고로 삼았다. ②혈위의 이름이다. 비순구의 상1/3과 중 1/3의 교접되는 곳인데 독맥경에 속한다.

승장(承浆) ①하순중앙부의 하방에서 오목하게 들어간 곳이다. ②혈위의 이름이다. 즉 승장부의 정중에 있는데 임맥경에 속한다.

문(吻) 웃입술과 아래입술이 좌우쪽 입귀에서 회합된 부위를 가리킨다. 입술의 주위부분을 문이라고도 한다.

은(龈) 보통 이몸이라고 한다. 즉 이 발뿌리에 붙어있는 구강점막과 같은 조직이다.

이곽(이륜)(耳廓、耳轮) 외청도외의 모든 귀바퀴를 총칭하여 가리킨다.

폐(이문)(蔽、耳门) 현대의학에서 말하는 이병(耳屏)이다. 귀구멍앞에 작은 구술과 같이 돈아나온 부분에 해당하다.

이문(耳门) ①폐(蔽)조목을 참고하라. ②혈위의 이름이다. 귀의 전방에 위치하여있는데 이병(耳屏)앞의 오목한 부위에 해당하며 수소양3초경에 속한다.

승(绳) 귀바퀴뿌리의 전면, 측두부의 변연에 붙어있는것을 가리킨다.

함(颔) 목의 전상방에 있는데 턱의 아래, 결후의 상방에 연한 살이 있는 곳에 해당하다.

결후(結喉) 목의 전방정중에서 밖으로 도드라진 부분에 위치하여있는데 후두의 갑상연골이 있는 곳에 해당하다. 남성은 결후(후두륭기)가 도드라지고 녀성은 결후가 그리 뚜렷하지 않다.

경골(천주골)(颈骨、天柱骨) 즉 해부학상에서의 경추(颈椎)인데 도합 7개이다. 이는 후경부에 위치하여있는데 그의 웃쪽은 두개골과 련접되여있고 아래쪽은 흉추골과 련접되여있다.

흉응(胸膺) 전흉부이다.

응(응중, 억)(膺、膺中、臆) 앞가슴 량쪽에 근육이 륭기된 곳에 있는데 대흉근의 부위에 해당하다.

상횡골(上橫骨) 흉골상단의 흉골병(胸骨柄)절혼부분을 가리킨다. 그 외측은 쇄골과 련접되여있다.

결분(缺盆) ①량측전흉벽의 상방에 위치하여있는데 쇄골상연의 오목한 곳이다. ②혈위의 이름이다. 결분부의 정중에 위치하여있고 족양명위경에 속한다.

설(䯏) ①견부(肩部)의 내측, 쇄골의 외측끝부분을 가리킨다. ②흉골상방의 쇄골안쪽 끝부분을 가리킨다.

주골(쇄자골, 거골, 결분골)(柱骨、锁子骨、巨骨、缺盆骨) 전흉부의 상방에 위치하여있다. 현대의학에서 말하는 쇄골이다.

단중(膻中) ①앞가슴의 정중, 두 젖꼭지사이의 중간부위이다. ②혈위의 이름이다. 단중부위의 중심에 있고 임맥경에 속한다.

갈우(䯞骭) 우(䯞)와 우(骭)는 발음과 의미가 같다. ①《구미(鸠尾)》 혹은 《폐심골(蔽心骨)》을 가리킨다. 흉골체의 하방에 위치하여있는데 해부학상에서의 흉골검상돌기부분이다. ②앞가슴의 골격의 총칭이다.

복(腹) 흉부의 하방에 있는데 횡격막 이하의 부분에 해당하다. 그중에서 배꼽 이상의 부분을 대복(大腹)이라 하고 배꼽 이하의 부분을 소복(小腹) 혹은 소복(少

腹)이라 한다(배꼽의 량옆을 소복(少腹)이라고도 한다).

신궐(神阙) ①배꼽의 별명이다. ②혈위의 이름이다. 배꼽의 한가운데 있으며 임맥경에 속한다.

횡골(橫骨) ①《하횡골(下橫骨)》, 《개골(盖骨)》이라고도 한다. 즉 해부학상에서의 치골(耻骨)이다. ②설골(舌骨)을 가리키는데 설근부의 작은 뼈에 위치하여있다. ③혈위의 이름이다. 치골전결합상연부의 정중에서 좌우옆으로 5푼되는 곳에 위치하여있고 족소음신경에 속한다.

곡골(曲骨) ①《횡골(橫骨)》의 중심부 위에 위치하여있다. 치골전결합부에 해당하다. ②혈위의 이름이다. 치골전결합상면의 정중점에 위치하여있고 임맥경에 속한다.

회음(会阴) 《찬(篡)》, 《하극》, 《병예(屏翳)》라고도 한다. ①외생식기의 후방, 항문의 전방부위에 있다. ②혈위의 이름이다. 회음부의 정중에 위치하여있고 임맥경에 속한다.

모제(毛际) 남성 혹은 녀성의 외생식기의 상방에 음모가 있는 부위를 가리킨다.

기가(气街) ①《기충(气冲)》이라고도 한다. 즉 소복부하방, 고부(股部)상방이 교접되여있는 서혜부(鼠蹊部)(복고구부)이다. ②즉 인체내의 기가 운행하는 경로이다. 《령추·위기편》에서는 6부(《갑을경》에서는 6경이라 하였다), 두부, 흉부, 복부와 하지 등 곳에는 모두 기가가 있다고 하였다.

2음(二阴) 즉 전음과 후음의 총칭이다. 의생식기, 뇨도외구와 항문 등 부분이 포괄되여있다.

전음(前阴) 《하음(下阴)》이라고도 한다. 남녀의생식기 및 뇨도의 총칭을 가리킨다.

후음(后阴) 즉 항문부이다.

산문(产门) 너성의 질외구를 가리키는데 《음호(阴户)》라고도 한다.

자문(子门) 즉 자궁외구이다.

거(胠) 겨드랑이아래, 옆구리 웃쪽에 빈 연한 부분을 가리킨다.

협(胁) 즉 옆구리인데 겨드랑이의 아래로부터 12 륵골까지의 부분의 총칭이다.

계륵(계협, 연륵)(季肋、季胁、软肋) 《궐륵(橛肋)》이라고도 한다. 옆구리의 제11, 제12륵골부분에 해당하다.

소(䏚) 측복부에 위치하여있는데 제12 륵연골하방, 장골릉(髂崤)상방의 연부조직부분에 해당하다.

배(背) 동체부의 뒤면인데 뒤가슴, 허리 및 엉뎅이를 포괄한 총칭이다.

척(脊) 척추골을 가리켜 말한다. 중의서적에서 말하는 척은 거개 제1흉추극상돌기로부터 시작하여 아래로 제4천골극상돌기까지의 수호를 말하는데 도합 21개이다(흉추골 12개, 요추골 5개, 천골 4개가 포괄된다).

려골(膂骨) ①척추골의 총칭이다. ②제1흉추극상돌기를 가리킨다.

요(腰) 뒤가슴의 제12륵골이하와 장골릉이상의 연부조직부분을 가리킨다.

려(려근)(膂、膂筋) 잔등에서 척추골 좌우 량측의 잔등근육군을 가리킨다.

교골(交骨) 천미관절부를 가리킨다. 부녀들이 해산할 때 이 관절이 피동적으로 일정하게 활동하여 골반하구를 크게 한다. 만일 이 관절활동이 장애되면 해산에 영향주는바 산과에서는 이를 《교골이 열리지 않는다》고 말한다. 한마디로 말하면 부녀의 좌골이다.

미려(尾闾) 미저(尾骶), 저(骶), 저단(骶端), 궐골(橛骨), 궁골(穷骨)이라고도 한다. 척추골의 제일아래에 위치하여있는데 우로는 천골(骶骨)과 련접되고 아래끝이 유리되였고 항문의 뒤쪽에 있다.

고(尻) 천골아래로부터 미천골부분까지의 총칭이다.

고골(尻骨) 즉 해부학상에서의 천골이다. 웃쪽은 요추골과 련접되고 아래쪽은 미추골과 련접되였으며 좌우 량측면은 장골(옛날에는 《과골(髁骨)》이라 하였다)과 서로 련접되여있다.

견해(肩解) 즉 견관절부위를 가리킨다.

갑(胛) 견부의 후하방에 위치하여있는데 현대의학에서는 견갑부라고 한다.

박(膊) 즉 상지부의 상박과 전박을 포괄한 총칭이다. 비박(臂膊)이라고도 한다.

노(臑, 상박)(臑、肱、上膊) 현대의학에서는 상박부라고 한다. 어깨이하와 팔꿈치이상의 부분이다.

노골(臑骨) 해부학상에서의 전박골이다. 상박부에 위치하여있는데 아래에는 《정골(正骨)》과 《보골(辅骨)》이 련접되여 있다.

비(하박)(臂、下膊) 현대의학에서는 전박이라고 한다. 팔꿈치이하, 손목이상의 부분을 가리킨다.

정골(正骨) ①상박골중의 하나이다. 전박부에 위치하여있는데 해부학상에서의 척골이다. ②《정골수법(正骨手法)》의 략칭이다. 각 조목을 보라.

보골(辅骨) 전박골중의 하나이다. 전박부에 위치하여있는데 해부학상에서의 요골(桡骨)이다.

고골(高骨) 손목부위에서 엄지손가락에 가까운 한 측면에 약간 도드라진 부분인데 해부학상에서의 요골경돌기의 위치를 가리킨다.

예골(태골)(锐骨、 兑骨) 손목배부의 새끼손가락의 한쪽에서 뼈가 륭기된 부분을 가리키는데 해부학상에서의 척골경돌기이다.

과골(과골)(髁骨、骻骨) 오늘의 장골(髂骨)이다.

건골(坐板끌, 관)(健骨、 坐板骨、 髖**)** 녀성의 건골을 《교골(交骨)》이라고도 한다. 즉 현대의학에서의 좌골(비구와가 포괄되여있다)이다.

신(胂) ①장골부의 장골즐이하의 근육부분을 가리킨다. ②척추골 량측의 근육군을 가리킨다.

둔(臀) 허리의 하방, 천골부의 량측에 위치하여있는데 대둔근의 부위에 해당하다.

비추(髀枢) ①즉 대퇴골대전자의 부위인데 대퇴부외측의 최상방, 대퇴골이 밖으로 뚜렷이 돋아나온 부분에 있다. ②골반골외방중앙의 비구와의 부위를 말하는데 《기(机)》라고도 한다.

비(髀) ①대퇴부(고부)를 가리킨다. ②대퇴부의 상반부분을 가리킨다.

비관(髀关) 대퇴부의 전상방부분을 가리킨다.

고(股) 즉 대퇴부이다.

복토(伏兔) ①다리를 펼 때 대퇴부의 전면근육이 제일 높게 릉기되는 부위인데 마치 토끼가 엎드려있는것과 같다고 하여 복토라고 한다. 대퇴직근(股直肌)부에 해당하다. ②혈위의 이름이다. 대퇴부에 있고 슬개골(髌骨)상연의 상방에서 6촌 되는 곳에 있으며 족양명위경에 속한다.

비골(髀骨) 즉 해부학상에서의 대퇴골(股骨)이다.

괵(膕) 즉 무릎부위의 뒤쪽부위인데 무릎을 굽힐 때에 오목하게 들어간 곳이다. 보통 오금이라고 한다.

경(胫) ①하퇴부(무릎이하, 발이상)의 별명이다. ②경골(胫骨)의 략칭이다.

해(骸) ①보통 골격을 가리킨다. ②경골의 별명이다.

형골(骬骨) 《간골(骬骨)》이라고도 한다. 해부학상에서의 경골인데 하퇴부의 내측에 위치하여있다.

외보골(外辅骨) 즉 해부학상에서의 비골인데 하퇴부의 외층에 위치하여있다.

천(비장, 비천)(腨、 腓肠、 腓腨**)** 보통 장딴지라 하는데 하퇴부에서 릉기된 비장근부분에 해당하다.

슬해(膝解) 《해관(骸关)》이라고도 한다. 즉 슬관절부위이다.

련해(连骸) 슬개부의 내, 외 량측의 두개 뼈가 릉기된 부분이다. 해부학상에서의 대퇴골내상과와 외상과의 부위에 해당하다.

과(踝) 과관절의 내, 외 측에 뼈가 둥글게 도드라진 곳에 있다. 내측의것을 내과(内踝)라 하는데 이는 경골의 하단이고 외측의것을 외과(外踝)라 하는데 이는 비골(腓骨)의 하단이다.

부(跗) 《족부(足跗)》라고도 하는데 일반적으로 발등을 가리킨다.

근골(跟骨) 발뒤축의 작은 뼈에 위치하여있다.

종(踵) 발뒤축이 땅에 닿는 부분을 가리킨다.

경골(京骨) ①발외측의 제5척골저의 부분에 해당하다. ②혈위의 이름이다. 제5척골이 거칠게 돋아나온 전하방에 오목하게 들어간 곳에 위치하여있고 족태양경에 속한다.

연골(然骨) ①내과(内踝) 앞쪽, 주상골(舟状骨)부분에 위치하여있다. ②혈위의 이름이다. 즉 연골혈인바 족내과의 앞, 주골(舟骨)결절하방에 오목하게 들어간 곳에 있고 족소음경에 속한다.

속골(束骨) ①발외측의 제5척지관절부분이다. ②혈위의 이름이다. 제5척지관절후상방에 오목하게 들어간 곳에 있고 족태양경에 속한다.

핵골(核骨) 《핵골(覈骨)》이라고도 한다. 즉 엄지발가락의 제1지골과 척골관절후상방에 있는 원형의 종자골이다.

절골(绝骨) ①절골혈의 부위를 말하는데 비골의 하단, 내과상단의 부분에 해당하다. ②혈위의 이름이다. 《현종(悬钟)》이라고도 한다. 족외과에서 곧추 우로 3촌되는 곳에 있으며 족소양경에 속한다.

지(趾) 즉 족지골의 략칭이다.

3모(三毛) 엄지발가락발톱의 뒤쪽부분을 가리키는데 엄지발가락뼈의 두번째 마디부분에 해당하다.

취모(总毛) (聚毛、丛毛) 엄지발가락뼈의 첫마디의 뒤쪽피부에 가로주름이 생긴 부분에 위치하여있다(3모의 후방에 해당하다).

척(跖) ①즉 발바닥인데 서있을 때 발이 땅에 닿는 부분이다. ②즉 엄지발가락밑의 먼 부분인데 엄지발가락구부에 해당하다.

기(踞) 즉 엄지발가락하면의 가까운 부분이다.

판(板) 발바닥부의 엄지발가락에서 가까운 부분이다. 즉 기(踞)의 후방이다.

광명(广明) 《소문·음양리합론》에서는 《신체의 중심으로부터 상부를 광명이라 한다》고 하였다. 일반적으로 인체의 전면과 상면부를 가리켜 말한다.

렴(廉) 고대해부학에서의 술어이다. 즉 측(側) 혹은 면(面)이라는 뜻이다. 《상렴》이란 상측면(상면)이고 《내렴》이란 내측면(내면)이다. 례를 들면 상지의 내렴은 동체부분에 가까운 부분의 굴곡면을 가리킨다. 이외의것도 이렇게 추측할수 있다.

기골(歧骨) 두개뼈의 끝이 서로 교차되여있는 부분을 가리킨다. 례를 들면 손의 제1, 제2장골관절부의 전방이 갈라진(기골간) 부분을 《호구(虎口)》라고 하는데 여기에는 합골혈이 위치하여있다. 또 례를 들면 흉골체하단에서 좌, 우 륵연골이 갈라진(기골간) 부분은 《구미(鸠尾)》 부위이다.

백절(百节) 일반적으로 전신의 관절을 가리킨다.

4유(四维) 고대의학서적에서 사지의 별명으로 많이 썼다.

4극(四极) 즉 사지의 별명이다(《소문·탕액료례론》을 보라.)

4말(四末) 사지의 말초를 가리킨다. 즉 수부와 족부이다.

8계(八溪) ①상지부의 주관절, 완관절, 하지부의 슬관절, 과관절을 가리킨다. 좌우쪽에 도합 8개가 있는데 이것을 총칭하여 8계라고 한다(《소문·5장생성편》을 보라). ②상박과 대퇴부의 근육을 가리킨다.

4관(四关) ①상지부의 좌, 우측의 견관절(두 겨드랑이)과 주관절, 하지부의 장골관절(두비구)과 슬관절을 가리킨다. ②상지부의 량측 주관절과 하지부의 량측 슬관절을 가리킨다.

적백육제(赤白肉际) 사지의 내, 외측의 붉은 살과 흰살이 서로 련접되여있는 곳을 가리키는데 그중 상지부의 굴곡측(손바닥쪽)은 음면(阴面)으로서 피부가 비교적 희다. 때문에 《백육제(白肉际)》라고 한다. 신측(손등쪽)은 양면(阳面)으로서 피부색이 비교적 진하다. 때문에 《적육제(赤肉际)》라고 한다. 하퇴부에서 내측은 음면으로서 《백육제》라 하고 외측 및 후측은 양면으로서 《적육제》라고 한다.

본절(本节) 수부의 지장관절(혹은 족부의 척지관절)이 손등(혹은 발등부위)에서 외형상 룽기된 곳을 가리킨다. 손, 발에는 각각 10개의 본절이 있다.

어(鱼) 엄지손가락(혹은 엄지발가락) 뒤쪽 수장골(혹은 척골)이 있는 곳에 근육이 뚜렷하게 룽기된것이 마치 물고기배와 같은(손의 단모지신근과 발의 단모지굴근 부분에 해당하다) 부위를 가리킨다. 《어제(鱼际)》란 물고기의 변제(边际)를 가리키는데 손등 혹은 발등 부위에 진하고 연한 피부색이 련접되여있는 곳이다.

4. 정, 기, 신(精, 气, 神)

정(精) 인체를 구성하고 생명활동을 유지하는 기본적물질이다. 그중에서 인체를 구성하는 부분을 《생식지정(즉 선천지정)(生殖之精)》이라 하고 생명활동을 유지하는데 필수되는것을 《수곡지정(즉 후천지정)(水谷之精)》이라고 한다. 전자는 생식의 기본적물질로서 그 기능은 후대를 번식하는것이다. 후자는 부단히 섭취한 음식물이 화생된것으로서 생명활동을 유지하고 유기체의 신진대사에서 없어서는 안되는 물질이다. 평시에 장부의 정기가 충족하면 신에 저장되여있다가 생식기능이 발육성숙되였을 때 생식지정으로 변화할수 있다. 정기는 부단히 소모되며 또 수곡지정의 자생과 보충을 부단히 받는다.

정은 생명의 기초이다. 정이 충족하면 생명력이 강하여 외계환경의 변화에 적응할수 있어 병에 쉽게 걸리지 않는다. 정이 허하면 생명이 약하며 적응력과 항병력이 모두 감퇴된다.

정혈(精血) 혈의 생성은 선천지정에서 온다. 사람이 출생한후 혈액의 재생은 후천의 음식물에서 오고 중초인 비위의 기화에 의지하여 음식물내의 정미물질을 흡수하고 변화시키는데서 이루어진다. 정이 생성도 후천의 음식물의 화생에 의지한다. 때문에 《정혈동원(精血同源)》이라고 말한다. 정기는 장부기능활동의 물질적기초로서 정혈의 충족여부는 인체의 건강을 상징하는 중요한 표지이다. 신은 정을 저장하는것을 주관하고 간은 혈을 저장하는것을 주관하므로 림상에서 정혈이 부족한 병증은 늘 간을 보하고 신을 돕는 법으로 치료한다.

정기(精气) 일반적으로 후천지정을 가리켜 말하는데 역시 장부를 자양하는 정화(精华)이며(음식물이 화생된 《영위지기》가 포괄되여있다) 생명활동을 유지하는데 없어서는 안되는 물질이다. 그러나 신자체가 저장하고있는 정기(즉 남녀생식기의 정기)와 불가분리의 련계를 가지고있는바 장부의 정기가 충족하여야만 신자체의 정액도 충족할수 있다.

혈(血) 혈은 비위 등 기관으로부터 음식물을 소화시킨후에 정미부분과 진액을 결합하여 흡수하고 우로 심폐에 보내여 다시 폐의 《기화》작용을 거쳐 형성된다. 혈의 기능은 신체 각 조직을영양하는 외 또 눈으로 물건을 보는것, 발로 걷는것, 손과 손가락으로 쥐는 활동 및 피부의 감각 등 기능과 관련되여있다. 그러나 혈의 이러한 기능은 반드시 기(气)의 추동과 기혈(气血)이 심장혈관내에서 정상적으로 운행하는 조건하에서만이 충분히 발휘될수 있다.

영혈(营血) 생리적각도로부터 말하면 영혈이란 혈액을 가리킨다.

영(营) ①음식물이 화생된 정미물질을 가리킨다. 《소문·비론(素问·痹论)》에서는 《영이란 수곡의 정기이다》라고 하였는데 이런 물질은 비의 기화작용을 거쳐 우로 폐에 들어가 경맥내에서 운행되여 장부와 신체 기타 조직에 고루 분포된다. ②성맥의 맥관을 가리킨다. 《령추·경맥편》에서는 《맥은 영이다》라고 하였다. 여기에서의 《영》은 영사(营舍)의 뜻이다. 다시말하면 혈기가 있는 곳이다.

혈맥(血脉) 즉 《경맥》인바 략칭하여 맥이라고도 한다. 기혈이 운행하는 통로이다.

진액(津液) ①일반적으로 체내의 모든 수액을 가리킨다. ②음식물의 정미가 위, 비, 폐, 3초 등 장부의 공동한 작용을 거쳐 화생된 영양물질을 가리킨다. 진액이 경맥내에 있는것은 혈액을 구성하는

성분이고 경맥외에 있는것은 조직간극에 분포되여있다. 진과 액은 보통 함께 말하지만 량자는 성질, 분포부위 및 구체적기능방면에서 모두 부동한 점이 있다. 《진(津)》은 비교적맑고 묽으며 기부(肌肤)사이에 분포되여 기부를 덥히고 윤활시킨다. 《액(液)》은 비교적 걸고 혼탁하며 관절, 뇌수, 구멍 등에 분포되여있고 따라서 그를 적시고 기른다. 그러나 정체의 기능으로부터 말하면 진과 액은 호상 영향주고 호상 전화된다. 진액은 조직기관을 영양하고 윤활시키는외 체내의 정황과 외계기후에 따라 변화하며 또한 체내의 음양이 상대적균형과 관련된다. 례를 들면 무더운 여름에 땀이 많으면 소변이 적고 날씨가 추워 땀이 적으면 소변이 많다. ③땀 혹은 소변을 가리킨다. 례를 들면 《령추·결기편(灵枢·决气篇)》에서는 《주리에서 배설하면 땀이 많이 나는데 이것이 진이다》라고 하였다. 이 《진》은 바로 땀을 가리킨다. 또 례를 들면 《소문·령란비전론》에서는 《방광은 주도지관으로서 진액이 저장되여있다》라고 하였다. 여기에서의 《진액》은 소변을 말한다. 땀이 너무 많이 나거나 오줌을 너무 많이 누면(례를 들면 당뇨병, 뇨붕증 등) 모두 일정한 정도로 체내의 진액을 소모시킨다.

진기(津气) 이것은 진의 기능으로부터 말하는것이다. 진은 맑고 묽으며 양에 속한다. 진이 기부를 온양하는 기능은 거의 수송분포작용에 의지하여야 한다. 이는 진의 활동은 기를 떠날수 없다는것을 설명한다. 진의 이러한 기능활동의 구체적체현을 《진기》라고 한다.

음액(阴液) ①일반적으로 체내에서 영양이 풍부한 모든 액체를 말하거나 장부의 음정(阴精)을 말한다. ②액의 성질로부터 말하는데 액은 걸고 혼탁하며 음에 속한다. 때문에 음액이라고 한다.

백한(魄汗) 《페는 넋을 저장하고》 밖으로 피모(皮毛)와 서로 배합한다. 한액은 또 표피층에서 나오고 페기와 관련된다. 때문에 《백한》이라 한다. 땀구멍은 또 《백문(즉 귀문)》이라 한다. 한마디로 말하면 백(넋)은 음이고 땀은 음액이라고 한다. 때문에 백한이라 한다.

진혈동원(津血同源) 진액과 혈은 모두 음식물의 정기에서 오고 또 호상 자생(资生)하고 호상 작용한다. 진액이 소모되면 늘 기혈이 동시에 부족되고 허하게 될수 있으며 또 기혈이 부족되고 허하면 마찬가지로 진액이 부족될수 있다. 례를 들면 땀을 몹시 흘리고 몹시 토하며 몹시 설사하거나 온병(温病)에 의하여 진액이 소모되였을 때에는 늘 따라서 심계가 항진되고 숨이 차며 사지가 서늘하고 맥이 미약하고 세한 등 기혈이 부족하고 허한 증후가 나타난다. 피를 많이 흘린후에는 늘 입안이 마르고 갈증이 나며 혀가 마르고 침이 없으며 소변이 적고 변비가 생기는 등 진액부족의 현상이 나타난다. 때문에 《령추·영위생회편》에서는 《탈혈(夺血)한자는 땀이 없고 탈한(夺汗)한자는 혈이 없다》라고 하였고 또 《상한론》에서도 경상적으로 실혈하거나 출혈이 많은 환자(망혈가라고 한다)에 대하여서는 땀을 내서는 안된다고 하였다. 이런 견해와 경험은 모두 진과 혈지간에 밀접한 관계가 있다는것을 설명한다.

연타(涎唾) 연과 타는 모두 구강내의 타액이다. 《연》은 보통 《침(口水)》이라고 하는데 비교적 묽고 주로 구강을 윤활시키는 작용을 한다. 《타》는 비교적 걸고 주로 음식물을 소화시키는것을 돕는다. 《5장화액(五脏化液)》의 리론에 근거하면 연과 타는 각각 비와 신의 작용을 거쳐 화생된다. 때문에 《비에서 연이 생긴다》 《신에서 타가 생긴다》라고 하는 말이 있다(《소문·선명5기편》을 보라).

영위기혈(営卫气血) 영(営), 위(卫), 기(气), 혈(血)은 인체의 생명활동과정에서 필수되는 물질이며 동력의 기초이다. 기혈은 경맥중에서 부단히 순환운행하고있다. 영, 위는 수곡의 정기에서 오는데 이는 일렬의 장부기화활동을 거쳐 생성된다. 례를 들면 비위의 소화운수, 심비의 기화, 수송, 분포후에 인체 각 부분을 각기 영양한다. 때문에 《령추·영위생회편》에서는 《수곡이 위에 들어감으로써 폐에 전입되여 5장6부가 모두 기를 받아들이는데 그의 맑은것은 영이고 탁한것은 위이다》라고 말하였다. 여기에서 이른바 《맑은것》과 《탁한것》은 주로 기능상에서의 구별을 가리킨다. 《맑은것》이란 영기(営气)의 작용이 비교적 온화하다는 말이고 《탁한것》이란 위기(卫气)의 작용이 용맹하고 활리하여 이르지 않는 곳이 없다는것을 말한다.

《위(卫)는 기를 주관하고》, 《영(営)은 혈을 주관하며》 위(卫)는 양에 속하고 영은 음에 속하며 양은 밖을 주관하고 음은 속을 주관한다. 때문에 처하고있는 위치로부터 말하면 《영은 맥속에서 운행하고 위는 맥의 밖에서 운행한다》고 말한다. 이것이 비록 절대적인것은 아니지만 영과 위가 내적, 외적의 개념상에서 다르다는것을 설명한다. 작용방면으로부터 말하면 《위》는 밖을 방어하는 《보위》작용을 하고 《영》은 속에 충만되여있어 《영양》작용을 한다. 일반적으로 말하면 《영위》는 주로 기능적작용방면에서 체현되고 《기혈》은 주로 물질적기초방면에서 체현된다. 기혈의 운행을 거쳐야 영위의 작용이 발휘될수 있다. 때문에 《소문·음양응상대론》에서는 《음이 속에 있으면 양이 고수되고 양이 밖에 있으면 음이 운행된다》고 말하였다. 《음》이란 영혈을 말하고 《양》이란 위기(卫气)를 말한다. 이런 음양, 내외, 고수(내수), 운행(사) 등 배합적개념의

명사는 영위기혈지간의 호상 의존관계를 제시하는것이다.

청대의 엽천사(叶天士)의 《온열론》에서는 이 기초에서 온병의 전변을 위, 기, 영, 혈 4개 계단으로 나누어 림상에서 변증론치의 강령으로 삼았다. 《위기영혈의 변증》조목을 참고하라.

기(气) ①체내에서 류동하고있는 풍부한 영양적정미물질을 말한다. 례를 들면 수곡지기 등이다. ②장부조직의 활동능력을 가리킨다. 례를 들면 5장지기, 6부지기, 경맥지기 등등이다. ③림상에서 말하는 《기》는 대부분 장부기능이 실조되여 생기는 병증을 가리킨다. 례를 들면 《위기가 내려가지 않는다(胃气不降)》, 《간기가 위를 침범한다(肝气犯胃)》 등이다.

대기(大气) 우주에 있는 공기 혹은 가슴속에서 호흡하는 기를 가리킨다.

진기(真气) 《정기(正气)》라고도 한다. 《령추·자절진사편(灵枢·刺节真邪篇)》에서는 《진기란 선천에서 오는데 곡기와 합치여 몸을 자양한다》라고 말하였다. 《진기》는 선천지기(즉 선천에서 온 원기)와 후천지기(호흡, 음식물에서 얻는 것)가 서로 결합하여 이루어진것으로서 전신을 영양한다는것을 설명한다. 인체의 각종 기능활동과 항병능력은 모두 진기와 직접적관계가 있다. 때문에 진기는 인체의 생명활동의 동력이라고 한다.

원기(原气) 《원기(元气)》라고도 하는데 여기에는 원음지기(元阴之气)와 원양지기(元阳之气)가 포괄되여있다. 이것은 본래 선천의 정이 화생된것이고 후천에 의지하여 영양을 섭취하면서 부단히 자생된다. 《원기》는 신(《명문이 포괄되여있다》)에서 오는데 배꼽아래의 《단전(丹田)》에 저장되며 《3초》의 통로를 거쳐 전신에 분포되여 장부 등 인체의 조직기관의 활동을 추동한다. 그러므로 인체의 생화동력의 원천이라고 인식할수 있다.

종기(宗气) 이는 음식물의 수곡에서 화생된 영위(营卫)의 기와 흡수된 공기가 서로 결합하여 가슴속에 쌓인 기인것이다. 가슴속은 종기가 적취되여있는 곳일뿐만아니라 전신의 기가 수송, 분포되는 출발점이다. 그는 두개의 큰 기능이 있다. 첫째로 우로 목구멍으로 나가는데서 호흡이 진행되는바 그는 언어, 음향, 호흡의 강약과 관련된다. 둘째로 심맥에 주입되여 기혈을 순행시킨다. 무릇 기혈의 운행, 사지와 몸의 온한(温寒) 및 활동능력은 거개 종기와 관련된다.

영기(营气) 맥관속에서 운행되는 정기(精气)로서 수곡에서 화생되고 비위에서 발원되며 중초에서 나오는바 그 성질이 온순하고 혈액으로 화생되며 전신을 영양하는 작용을 한다. 《영기》의 운행은 중초에서 우로 수태음폐경에 들어간후 전신의 경맥을 통하여 부단히 순행되고 인체의 상하, 내외 각 부분을 영양한다. 때문에 생리적각도로부터 보면 영기는 혈액의 작용을 말한다.

위기(卫气) 《위기》는 인체의 양기의 일부분으로서 수곡에서 화생되고 비, 위에서 래원되며 상초에서 나오고 맥외에서 운행되는바 그 성질이 굳세고 경맥의 제한을 받지 않아 기의 운행이 신속하고도 활리하다. 그의 운행은 속으로는 장부에로, 밖으로는 기표주리에로 이르지 않는 곳이 없다. 위기는 장부를 온양할뿐만아니라 기부를 온양, 윤활시키고 《주리》를 자양하며 땀구멍을 열리고 닫히게 하는 등 중요한 기능이 있다. 이러한 기(气)는 기표를 보호하고 외사(外邪)를 방어하는 작용을 하는것이 특점이기때문에 《위기》라고 한다.

곡기(谷气) 《수곡지기》라고도 한다. 음식물의 정기를 말하는데 사람의 음식물은 5곡을 주로 하기때문에 곡기라고 한다.

청기(清气) ①수곡정미(水谷精微)의 기를 가리킨다. 또한 위로부터 폐에 들어간 다음 다시 장부조직에 흩어지는 영기이다. ②가을에 맑은 기를 가리키거나 폐에 흡입된 공기를 가리킨다. ③치료법에서는 기분의 열을 제거하는것을 말한다.

탁기(浊气) ①음식물의 정화의 농탁한 부분을 가리킨다. ②인체에서 내선 탁기와 배출된 시기(矢气) 등을 가리킨다.

탁기는 심에 들어간다(浊气归心) 수곡의 정기가 혈의 운행을 거쳐 심장에로 들어가는것을 가리킨다. 《소문·경맥별론》에서는 《식기는 위에 들어가고 탁기는 심에 들어가며 음정(淫精)은 맥에 들어간다……》라고 하였다. 여기에서 말하는 《탁기》는 음식물의 정화의 농탁한 부분을 가리키는바 그는 심에로 운행된 다음 심장으로부터 다시 경맥을 거쳐 영양분을 신체의 각 부분에 수송한다. 《탁기가 심에 들어간다》는것은 심이 이 과정중에서 영양을 수송하고 순환하는 《중추》의 작용을 한다는것을 설명한다.

중기(中气) 일반적으로 중초의 비위지기와 비위 등 장부가 음식물에 대한 소화, 운수, 승청, 강탁 등 생리적기능을 가리켜 말한다. 그러나 때로는 비기(脾气)만 말하기도 한다. 비기는 올라가는것을 주관하는바 림상에서 탈항, 자궁탈수 등 병증은 늘 비허하함(脾虚下陷)에 의하여 초래되는데 늘 보중익기의 치료방법을 사용한다. 이른바 《보중익기(补中益气)》란 비를 보하고 하함된 비기를 올리는것을 가리킨다.

기는 혈을 통솔한다(气为血帅) 기와 혈의 운행은 호상 대립되고 호상 의존되는 관계를 가지고있다. 기는 양이고 동력이며 혈은 음이고 물질적기초이다. 영혈이 경맥내에서 부단히 전신에 운행될수 있는것은 《기》를 그의 동력으로 삼아 의지하기때문이다. 기가 운행되면 혈도 운행되고 기가 정체되면 혈도 정체된다. 때문에 《기는 혈을 통솔한다》고 말한다. 그러나 《기》는 영혈에 의지하여야만 작용을 발휘할수 있다. 때문에 《혈은 기의 어머니다(血为气母)》라고도 한다. 그들간의 관계는 혈액이 조직기관을 영양하는데서 기능활동이 생기고 기능의 정상적활동은 혈액의 운행을 추동할수 있다. 기와 혈의 운행도 《음양호근(阴阳互根)》의 도리를 체현하였다.

기화(气化) ①광의적으로 말하면 인체내의 기기(气机)의 운행변화를 가리킨다. 례를 들면 장부의 기능작용, 기혈의 운수분포와 류주, 장부지기(脏腑之气)의 승강, 개합(开阖) 등은 모두 《기화》의 의미가 포함되여있다. ②협의적으로 말하면 3초지기(三焦之气)의 류행선화(流行宣化)이다. 례를 들면 3초가 수액을 운수, 분포하는 기능이다. 즉 기화의 작용이다.

생기(生气) ①봄날의 생장발육의 기를 가리키는데 이는 만물의 생장에서 필수된다. 옛사람들은 사람의 활동이 계절변화의 특점에 적응되여야 하지 그렇지 않으면 쉽게 병이 생긴다고 하였다. ②원기를 활발하게 하고 증강시키는 의미가 포함되여있다. 《소문·음양응상대론》에서는 《장화는 식기이고…소화는 생기이다(壮火食气, ……少火生气)》라고 하였다. 여기에서의 《소화(少火)》는 정상적인 양기 혹은 열에네르기를 가리킨다. 이런 양기 혹은 열에네르기는 《원기》를 활발하게 하고 증강시키는 작용을 한다.

기기(气机) 보통 기(气)의 기능활동을 가리킨다. 때로는 장부지기가 운행하는 통로를 가리킨다. 례를 들면 림상에서 담열(痰热)이 페에 옹체되면 페의 기기가 순통하지 못하는데서 천식증상이 생긴다.

청양, 탁음(清阳、浊阴) 《청양》이란 체내의 가볍고 맑으며 승발하는 기를 가리키고 《탁음》이란 체내의 비교적 무겁고 탁한 물질을 가리킨다. 《소문·음양응상대론》에서는 《청양은 웃구멍으로 나가고(清阳出上窍) 탁음은 아래구멍으로 나가며(浊阴出下窍) 청양은 주리에서 산발되고(清阳发腠理) 탁음은 5장으로 가며(浊阴走五脏) 청양은 사지를 충실하게 하고(清阳实四肢) 탁음은 6부에로 들어간다(浊阴归六腑)》라고 하였다. 그의 뜻은 다음과 같다. 양은 기를 주관하고 가볍고 맑으며 승발하기때문에 청양(주로 호흡의 기를 가리킨다)은 귀, 눈, 입, 코 등 웃구멍으로 나가며 음은 형체를 주관하고 무겁고 탁하며 아래로 내려가기때문에 탁음(주로 대소변을 가리킨다)은 전음, 후음 등 아래구멍으로 나간다. 또 양은 밖을 방어하는것을 주관하므로 청양(위기 《卫气》로 인식할수 있다)은 기표 《주리》에서 발생된다. 음은 속을 고수하는것을 주관하므로 탁음(수곡정미의 농탁한 부분이다)은 속으로 체내의 장부 등 조직기관에로 들어간다. 사지는 여러가지 양의 본이기때문에 청양(위분의 양기)은 사지를 충실하게 한다. 6부는 수곡을 전화시키기때문에 탁음(음식물의 수곡)은 6부에로 들어간다.

옛사람들은 《청양》, 《탁음》을 리용하여 구체적이고 비교적 보편적인 생리적현상을 상대적으로 천명하였고 또 이것으로 《음양호근(阴阳互根)》의 원리를 설명하였다. 때문에 《청양》과 《탁음》에 대한 리해는 비록 총체적인 개념이 있지만 실제정황에 결부하게 되면 때로는 그의 포함된 의미가 그다지 같지 않다.

신(神) 신은 정신상태, 지각(知觉), 운동 등 생명활동의 현상을 지배하는데 그는 물리적기초가 있고 선천지정으로부터 생기며 후천에는 음식물이 화생된 정기(精气)의 자양이 있어야 그의 기능을 유지하고 발휘시킬수 있다. 신은 인체에서 첫번째 지위를 차지하고 있다. 무릇 신기(神气)가 충족하면 신체가 건강하고 장부기관기능이 왕성하고도 협조된다. 신기가 흩어지면 일체 기능활동의 정상적현상이 모두 파괴된다. 옛사람들은 대뇌, 중추신경의 부분적기능을 심과 련계시켰기때문에 《심은 신을 저장한다》고 하였다.

《소문·선명5기편》에서는 《심은 신을 저장하고》, 《폐는 기를 저장하며》, 《간은 넋을 저장하고》, 《비는 뜻을 저장하며》, 《신은 지를 저장한다》고 하였는데 여기에서 말하는 신(神), 기, 넋, 뜻, 지(志) 등은 부동한 중추신경활동의 현상 및 내장에 대한 일부 병리상에서의 영향과 구별이 있을뿐이다. 실제에 있어서는 모두 심으로부터 주관한다(《5장이 저장하는것》조목을 참고하라).

신은 또 생명활동현상의 총칭으로서 내장기능의 반영이다. 만일 진단할 때 눈, 맥상 등 생리적기능이 정상적으로 반영되면 모두 《신》이 있다고 한다(《득신(得神)》조목을 참고하라).

신명(神明) 즉 《신》의 개념이다.

정신(精神) 즉 《신》의 개념이다. 이는 인체의 생명활동의 중요한 구성부분으로서 5장중의 《심》과 제일 밀접한 관계를 가지고 있다. 이것은 심은 《신을 저장하고》 있기때문이다. 《령추·사객편(灵枢·邪客篇)》에서는 《심은 5장6부의 대주(大主)이고 정신의 사(舍)이다》라고 하였

다. 《대주》는 장부중의 《심》의 통솔작용을 체현하였다. 《사(舍)》란 의탁한다는 뜻인데 정신은 《신》의 주요한 표현이라는 것을 말한다.

3보(三宝) 정(精), 기(气), 신(神)을 가리킨다. 《3기(三奇)》라고도 하는데 이 리론으로써 인체의 생리적활동을 설명한다. 《3보》는 생명현상의 산생과 그 변화의 근본이라고 인정한다. 이것은 옛사람들이 도가(道家)사상의 영향을 받아 술어를 빌어쓴것이기때문에 그의 표면적인 현상을 버려야 한다. 실제상에는 신의 활동은 물질적기초가 있고 정(精)은 기의 어머니(즉 기는 정에서 생긴다)이며 정의 화생은 기에 의지한다. 정기가 충족하면 신(神)도 왕성하고 정기(精气)가 허하면 신(神)도 쇠약하다. 때문에 정, 기, 신 3자의 관계는 매우 밀접한바 존재하면 다 존재하고 존재하지 않으면 다 존재하지 않는다. 정이 나간자는 죽고 신을 잃은자도 죽는다. 때문에 《정》, 《기》, 《신》은 생명존망의 관건이기때문에 《3보》라고 한다. 《정》, 《기》, 《신》 등 각 조목을 참고하라.

형체(形体) 몸의 형태와 체질을 가리킨다. 림상에서는 몸에 살이 있거나 여위거나 혹은 형태의 특징과 체질의 강약을 관찰하여 변증론치의 참고로 삼는다.

제3류 경락, 수혈

1. 경 락

경락(经络) 인체내의 경맥과 락맥의 총칭이다. 무릇 곧게 순행한 간선을 모두 경맥이라 하고 경맥에서 갈라져 신체의 각 부분을 련계하는 지맥을 락맥이라 한다. 경맥은 전신의 기혈을 운행하고 장부와 지절(肢节)을 련계하고 상하내외를 련계시키며 체내의 각 부분을 조절하는 통로이다. 경락계통의 련계를 거쳐 인체로 하여금 하나의 유기적정체를 이루게 한다. 현대의학관점으로 경락을 보면 신경, 혈관 및 내분비 등의 구조와 그의 일부 기능이 포괄되여있다. 그러나 신경, 혈관 등의 구조와 기능으로 경락학설의 전부 내용을 다 해석할수 없는바 앞으로 더욱더 탐색연구할바이다.

경맥(经脉) 체내의 기혈을 운행시키고 체내의 각 부분을 련계시키는 주요한 간선이다. 《정경(正经)》과 《기경(奇经)》으로 크게 나누는데 량자는 공동히 경맥계통을 구성하였다.

정경(12경맥, 12경)(正经、十二经脉、十二经) 인체경맥의 한개 류형인데 체내의 기혈이 운행하는 주요한 통로이다. 그중에는 수태음폐경, 수양명대장경, 족양명위경, 족태음비경, 수소음심경, 수태양소장경, 족태양방광경, 족소음신경, 수궐음심포경, 수소양3초경, 족소양담경, 족궐음간경 등 12경이 포괄되여있는바 이를 12경맥이라고 한다. 매개 경맥은 모두 체내의 일정한 장부와 직접 련계되여있고 각 경맥지간에는 또 표리적배합관계가 있다.

기경(奇经) 인체경맥의 한개 류형이다. 그중에는 임맥, 독맥, 충맥, 대맥, 양유맥, 음유맥, 양교맥, 음교맥) 등 모두 8개 경맥이 포괄되여있기때문에 《기경8맥(奇经八脉)》이라고 한다. 기경의 특점은 장부와 직접적인 련계가 없고 그들지간에 표리적배합도 없는것이다. 기경8맥은 기혈의 운행을 조절하는 일부 특수한 통로로서 기능상에서는 12경맥의 부족을 보충하는 작용을 한다.

14경(十四经) 즉 12경(정경)과 기경 8맥중의 임맥과 독맥의 총칭이다. 중의학의 고대서적에 기재된데 의하면 이 14개의 경맥중에는 모두 직접 련결된 경혈(经穴)이 있고 기경8맥중의 6개의 경맥에는 직접 련결된 경혈이 없다.

수3음경(手三阴经) 12경맥중의 3개의 경맥이다. 즉 수태음폐경, 수소음심경, 수궐음심포경이다. 그것들의 순행방향은 모두 흉부에서 시작하여 상지굴측을 거쳐 손에 이르는것이다.

수3양경(手三阳经) 12경맥중의 3개의 경맥이다. 즉 수양명대장경, 수태양소장경, 수소양3초경이다. 그것들의 순행방향은 모두 손에서 시작하여 상지신측을 거쳐 머리에 이르는것이다.

족3양경(足三阳经) 12경맥중의 3개의 경맥이다. 즉 족양명위경, 족태양방광경, 족소양담경이다. 그것들의 순행방향은 모두 머리에서 시작하여 동체, 하지외측을 거쳐 발에 이르는것이다.

족3음경(足三阴经) 12경맥중의 3개의 경맥이다. 즉 족태음비경, 족소음신경, 족궐음간경이다. 그것들의 순행방향은 모두 발에서 시작하여 하지내측, 복부를 거쳐 흉부에 이르는것이다.

6경(六经) 즉 태양경, 양명경, 소양경, 태음경, 소음경, 궐음경의 총칭이다. 고대의 림상에서는 거개 6경의 명칭 및 그가 표현되는 증후의 특점으로부터 질병부위의 깊이(표와 리), 질병발전의 계단을 설명하고 급성열병(넓은 의미로는 **상한**이다)을 진단하고 치료할 때의 병중론치의 강령으로 삼았다. 즉 《6경변증(六经辨证)》이다.

양맥(양경)(阳脉、阳经) 경맥중의 양경을 가리키는데 그중에는 수족3양경, 독맥, 양유맥, 양교맥 등이 포괄되여있다.

음맥(음경)(阴脉, 阴经) 경맥중의 음경을 가리키는데 그중에는 수족3음경, 임맥, 충맥, 음유맥, 음교맥 등이 포괄되여있다.

수태음폐경(手太阴肺经) 12경맥의 하나이다. 그의 순행로선은 다음과 같다. 체내에서는 폐에 속하는데 대장에 얽혀있고 위, 후두와 서로 련계되여있다. 체표에서는 흉부의 외상방으로부터 시작하여 상지의 굴측전면을 따라 아래에 내려가 엄지**손**가락끝에서 끝난다. 이 경에 병이 있을 때에는 주로 기침이 나고 해혈이 생기며 숨이 차고 목안이 마르며 번조하고 가슴이 그득하며 어깨와 잔등이 아프고 손바닥에 열감이 나며 감기에 걸리고 땀이 절로 나며 소변이 빈삭하고 누렇고 붉은 등 증상이 나타나고 또 이 경의 순행부위에 국부증상이 나타난다.

수양명대장경(手阳明大肠经) 12경맥의 하나이다. 그의 순행로선은 다음과 같다. 체내에서는 대장에 속하는데 폐에 얽혀있다. 체표에서는 식지끝으로부터 시작하여 상지신측전면, 견부, 경부, 협부 등을 거쳐 대측의 코구멍옆에서 끝난다. 이 경에 병이 있을 때에는 주로 설사, 리질, 장명, 오한, 전표가 생기고 눈이 누렇고 입안이 마르며 코피가 나고 코가 막히며 인후염이 생기고 이발이 아프며 목이 부어

나는 증상과 병중이 나타나고 또 이 경의 순행부위에 국부증상이 나타난다.

족양명위경(足阳明胃经) 12경맥의 하나이다. 그의 순행로선은 다음과 같다. 체내에서는 위에 속하는데 비에 얽혀있다. 체표에서는 코로부터 시작하여 측두부, 면부, 경부, 흉복부, 하지외측의 전면을 거쳐 두번째 발가락끝에서 끝난다. 이 경에 병이 있을 때에는 주로 위장염, 위통, 복창, 장명, 복수, 인후염, 비일혈, 구안와사, 구순표진, 경부종대, 오한전표가 나타나고 신음소리를 내고 불편해하며 얼굴이 검스레하고 정신을 잃으며 열이 나고 발광하는 등 증상과 병중이 나타나고 또 이 경의 순행부위에 국부증상이 나타난다.

족태음비경(足太阴脾经) 12경맥의 하나이다. 그의 순행로선은 다음과 같다. 체내에서는 비에 속하는데 위에 얽혀있고 심 및 설근과 련계되여있다. 체표에서는 엄지발가락으로부터 시작하여 하지내측을 따라(중부에서 앞부위로 돌아선다) 복부, 흉부를 거쳐 측흉부에서 끝난다. 이 경에 병이 있을 때에는 주로 위통, 구토, 대장염, 복창, 애기, 황달, 수종이 생기고 몸이 무거워 행동이 불편한감이 나고 반듯이 누울수 없으며 혀가 아프고 혀뿌리가 강직되며 소변이 통하지 못하는 등 증상과 병중이 나타나고 또 이 경의 순행부위에 국부증상이 나타난다.

수소음심경(手少阴心经) 12경맥의 하나이다. 그의 순행로선은 다음과 같다. 체내에서는 심에 속하는데 소장에 얽혀있고 인후부 및 눈과 련계되여있다. 체표에서는 겨드랑이아래로부터 시작하여 상지굴측후면으로부터 아래로 향하여 새끼손가락끝에서 끝난다. 이 경에 병이 있을 때에는 주로 가슴이 아프고 구갈이 생기며 목안이 마르고 눈이 누렇게 되며 옆구리가 아픈 등 증상과 병중이 나타나고 또 이 경의 순행부위에 국부증상이 나타난다.

수태양소장경(手太阳小肠经) 12경맥의 하나이다. 그의 순행로선은 다음과 같다. 체내에서는 소장에 속하는데 심에 얽혀있고 또 눈과 내이에 련계되여있다. 체표에서는 새끼손가락끝으로부터 시작하여 상지신측후면, 견갑부, 측경부, 안면부, 안부를 거쳐 귀에서 끝난다. 이 경에 병이 있을 때에는 주로 이롱이 생기고 눈이 누렇게 되며 뺨이 부어나고 아래턱부위가 부어 목을 돌릴수 없고 인후병이 생기는 등 증상과 병증이 나타나고 또 이 경의 순행부위에 국부증상이 나타난다.

족태양방광경(足太阳膀胱经) 12경맥의 하나이다. 그의 순행로선은 다음과 같다. 체내에서는 방광에 속하는데 신에 얽혀있고 뇌와 서로 련계되여있다. 체표에서는 눈으로부터 시작하여 머리꼭대기를 올라가 뒤로 가서 아래로 내려가 뒤통수, 잔등의 량측, 엉뎅이, 하지의 후면을 거쳐 새끼발가락끝에서 끝난다. 이 경에 병이 있을 때에는 주로 학질, 전광(癲狂)이 생기고 눈이 누렇고 눈물이 흐르며 코피가 나고 머리와 목이 뻣뻣해나면서 아프고 허리와 잔등이 아프며 치질이 생기고 오줌이 잦고 오줌을 눌 때 아프며 소변이 불리한 등 증상과 병증이 나타나고 또 이 경의 순행부위에 국부증상이 나타난다.

족소음신경(足少阴肾经) 12경맥의 하나이다. 그의 순행로선은 다음과 같다. 체내에서는 신에 속하는데 방광에 얽혀있고 또 척수, 간, 횡격막, 후두부, 설근, 폐장, 심장, 흉강 등과 서로 련계되여있다. 체표에서는 새끼발가락으로부터 시작하여 발바닥, 내과, 하지내측의 후면, 복부를 거쳐 가슴에서 끝난다. 이 경에 병이 있을 때에는 주로 입안이 열감이 나고 혀가 마르며 인후병이 생기고 배가 고프나 먹고싶지 않으며 여위고 해혈이 생기며 천식이 생기고 심계가 항진되며 가슴이 아프고 황달이 생기며 설사하고 얼굴이 검

스레해지며 물건이 잘 보이지 않고 정신이 회미하며 잠자기를 좋아하고 위궐(痿厥)이 생기는 등 증상과 병증이 나타나고 또 이 경의 순행부위에 국부증상이 나타난다.

수궐음심포경(手厥阴心包经) 12경맥의 하나이다. 그의 순행로선은 다음과같다. 체내에서는 심포락에 속하는데 3초에 얽혀있고 또 횡격막과 서로 련계되여있다. 체표에서는 흉부측면으로부터 시작하여 겨드랑이, 상지굴측정중선을 거쳐 가운데 손가락끝에서 끝난다. 이 경에 병이 있을 때에는 주로 가슴이 답답하고 아프며 심계가항진되고 정신병이 생기며 얼굴이 누렇고 눈이 붉은 등 증상과 병증이 나타나고 또 이 경의 순행부위에 국부증상이 나타난다.

수소양3초경(手少阳三焦经) 12경맥의 하나이다. 그의 순행로선은 다음과 같다. 체내에서는 3초에 속하는데 심포에 얽혀있고 또 귀, 눈과 서로 련계되여있다. 체표에서는 무명지끝으로부터 시작하여 상지신측정중선을 따라 견부, 측경부, 측두부, 귀 등 부위를 거쳐 눈에서 끝난다. 이 경에 병이 있을 때에는 주로 귀병, 인후병이 생기고 눈이 아프며 뺨이 부어나고 땀이 나는 등 증상과 병증이 나타나고 또 이 경의 순행부위에 국부증상이 나타난다.

족소양담경(足少阳胆经) 12경맥의 하나이다. 그의 순행로선은 다음과 같다. 체내에서는 담에 속하는데 간에 얽혀있다. 체표에서는 눈부위로부터 시작하여 측두부, 귀, 협부, 후경부, 견부, 측흉복부, 하지외측을 거쳐 네번째발가락끝에서 끝난다. 이 경에 병이 있을 때에는 주로 학질이 생기고 오한이 나며 땀이 나고 머리가 아프며 턱과 눈이 아프고 입안이 쓰며 쇄골부와 액와부가 부어나면서 아프고 흉부와 측흉부가 아파 몸을 돌리기 곤난하며 갑상선이 종대되고 림파결핵에 걸리는 등 증상과 병증이 나타나고 또 이 경의 순행

부위에 국부증상이 나타난다.

족궐음간경(足厥陰肝経) 12경맥의 하나이다. 그의 순행로선은 다음과 같다. 체내에서는 간에 속하는데 담과 얽혀있고 또 생식기, 위, 횡격막, 인후, 눈알과 서로 련계되여있다. 체표에서는 엄지발가락부터 시작하여 하지내측(앞으로부터 시작하여 가운데를 돌아간다), 외음부, 복부를 거쳐 측흉부에서 끝난다. 이 경에 병이 있을 때에는 가슴이 그득하고 구역이 나며 허리가 아프고 설사하며 산기(疝気)가 생기고 유뇨, 소변불통, 월경부조, 자궁출혈이 생기며 입안과 목안이 마르고 얼굴이 검스레한 등 증상과 병증이 나타나고 또 이 경의 순행부위에 국부증상이 나타난다.

독맥(督脉) 기경8맥의 하나이다. 회음부에서 시작하여 잔등의 척주정중선을 따라 우로 후경부를 거쳐 머리꼭대기를 넘어서 웃치은의 정중(이상은 모두 정중선을 따라 분포되여있다)에서 끝난다. 순환과정중에서는 척수, 뇌 및 각 양경(阳経)과 서로 련계되여있는데 양경경맥의 총강이다. 이 경에 병이 있을 때에는 주로 신지가 맑지 못하고 전광, 히스테리가 생기고 목과 등이 뻣뻣해나며 각궁반장, 인후건조, 소변불통, 치질, 유뇨, 탈항, 산기, 불임증, 체질쇠약 등 증상과 병증이 나타난다.

임맥(任脉) 기경8맥의 하나이다. 소복(포중)내에서 시작하여 척주골내부를 따라 우로 올라간다(≪령추·5음5미편(灵枢·五音五味篇)≫). 동시에 또 회음부에서 시작하여 우로 전음에 올라가 복부정중선을 따라 배꼽을 거쳐 우로 흉부, 경부(모두 정중선을 지나간다)를 올라가 아래입술중심에 이르고 여기에서 좌우 두 길로 갈라져 눈에서 끝난다(≪소문·골공론(素问·骨空论)≫). 순행과정중에서는 각 음경과 서로 련계되여있는데 음경경맥

의 총강이다. 이 경에 병이 있을 때에는 주로 산기가 생기고 적백대(赤白帯)가 흐르며 배속에 종물이 생기고 흉복부의 내장기능이 실조되며 원기가 허약한 등 증상과 병증이 나타난다.

충맥(冲脉) 기경8맥의 하나이다. 소복(포중)내에서 시작하여 척추골내부를 따라 우로 올라간다(≪령추·5음5미편≫). 동시에 음부의 량측 기충혈에서 시작하여 흉부에서 끝난다(≪소문·골공론≫). 이 경에 병이 있을 때에는 주로 천식, 복통, 장명, 월경부조, 불임증 등 증상과 병증이 나타난다.

대맥(帯脉) 기경8맥의 하나이다. 계륵부에서 사작하여 허리를 한바퀴 돌아간다. 이 경에 병이 있을 때에는 주로 배가 창만되고 허리에 힘이 없으며 하지가 연약하여 걸을수 없고 추위를 타며 월경불순이 생기고 적백대가 나타나는 등 증상과 병증이 나타난다.

양유맥(阳维脉) 기경8맥의 하나이다. 외복사뼈의 하방에서 시작하여 하지외측, 측복부, 측흉부, 견부, 후협부를 거쳐 머리꼭대기에서 끝난다. 이 경에 병이 있을 때에는 오한, 발열 등 증상이 나타난다.

음유맥(阴维脉) 기경8맥의 하나이다. 내복사뼈의 상방에서 시작하여 하지내측, 복부, 흉부, 인후를 거쳐 후경부에서 끝난다. 이 경에 병이 있을 때에는 심통증상이 나타난다.

양교맥(阳跷脉) 기경8맥의 하나이다. 발뒤축외측에서 시작하여 외복사뼈의 웃쪽을 따라 하지외측, 측복부, 측흉부, 견부, 협부를 거쳐 후경부에서 끝난다. 이 경에 병이 있을 때에는 주로 하지내측의 근육이 늘어나고 외측의 근육이 땅기우며 전광과 불면증이 생기는 등 증상과 병증이 나타난다.

음교맥(阴跷脉) 기경8맥의 하나이다. 발뒤축내측에서 시작하여 내복사뼈의

웃쪽을 따라 하지내측, 전음부, 복부, 흉부, 경부, 코의 량측을 거쳐 눈에서 끝난다. 이 경에 병이 있을 때에는 주로 하지외측의 근육이 늘어나고 외측의 근육이 땅기우며 후두통이 생기고 잠이 많은 등 증상이 나타난다.

3음(三阴) ①태음, 소음과 궐음3경의 총칭이다. 그중에는 수3음과 족3음이 포괄되여있는데 실제상에서는 6개의 경맥인 것이다. 6경변증에서는 3음병은 병사가 인체의 깊은 부위에 있거나 5장에 병이 있는것을 가리킨다. ②태음경의 별명이다(《소문·음양별론》왕빙의 주해). 상한병이 표로부터 리에 들어간다는 발병순서에 따르면 3음경중에서 태음경이 먼저 발병하기때문에 《3음》이라 하고 다음은 소음경이므로 《2음》이라 하며 그다음은 궐음경이므로 《1음》이라 한다. ③족태음비경의 별명이다(《소문·음양별론》 마시의 주해).

3양(三阳) ①태양, 양명과 소양3경의 총칭이다. 그중에는 수3양과 족3양이 포괄되여있는데 실제상에서는 6개의 경맥인 것이다. 6경변증에서는 3양병은 병사가 체표의 옅은 부위에 있거나 6부에 있는 병을 가리킨다. ②태양경의 별명이다(《소문·저지교론》 마시의 주해). 상한병이 표로부터 리에 들어간다는 발병순서에 따르면 3양경중에서 태양경이 제일 표층에 있어 먼저 병이 발생되기때문에 《3양》이라 하고 다음은 양명경이므로 《2양》이라 하며 그다음은 소양경이므로 《1양》이라 한다. ③족태양방광경의 별명이다(《소문·대기론》 마시의 주해).

태양(太阳) 경맥의 이름이다. 양기가 왕성하다는 뜻이다. 그는 신체의 제일 표층에 있으므로 외사를 감수하면 제일 먼저 병이 발생하는 경맥이다. 때문에 《태양은 열렸다(太阳为开)》고 말한다(《소문·음양리합론》).

소양(少阳) 경맥의 이름이다. 양기가 감약되였다는 뜻이다. 그는 반표, 반리에 있고 태양과 양명의 중간에 속한다. 때문에 《소양은 중심이다(少阳为枢)》(《소문·음양리합론》의 《개(开)》, 《합(合)》, 《추(枢)》를 참고하여 보라)라고 한다. 다시 말하면 이 경은 두개 양경사이에서 중심적작용을 논다.

양명(阳明) 경맥의 이름이다. 양기가 발전한 최후단계인데 역시 태양과 소양 두 경의 양기의 기초상에서의 계속이다. 이것은 《두 양은 합명되었다(两阳合明)》(《소문·지진요대론》)는데서 따온 의의이다. 그는 태양과 소양의 안쪽에 있다. 때문에 《양명은 닫혔다(阳明为合)》라고 한다. 《소문·음양리합론》을 보라.

태음(太阴) 경맥의 이름이다. 음기가 왕성하다는 뜻이다. 이는 3개의 음경이 제일 표층에 있기때문에 《태음은 열렸다(太阴为开)》(《소문·음양리합론》의 《개》, 《합》, 《추》를 참고하여 보라)라고 한다.

소음(少阴) 경맥의 이름이다. 음기가 감약되였다는 뜻이다. 그는 태음과 궐음의 중간에 있기때문에 《소음은 중심이다(少阴为枢)》(《소문·음양리합론》의 《개》, 《합》, 《추》를 참고하여 보라)라고 한다. 다시말하면 이 경은 두개 음경사이에서 중심적작용을 논다.

궐음(厥阴) 경맥의 이름이다. 음기가 발전한 최후단계로서 다시 양의 방향으로 전화되는 과정이 시작된다. 이것은 《량음교진(两阴交尽)》(《소문·지진요대론》)에서 따온 의의이다. 그는 태음과 소음의 안쪽에 있기때문에 《궐음은 닫혔다(厥阴为合)》(《소문·음양리합론》의 《개》, 《합》, 《추》를 참고하여 보라)라고도 말한다.

12경근(경근)(十二经筋、经筋) 12경맥순행부위에 분포되여있는 체표의 근육계통의 총칭이다. 또한 전신의 체표근육을 12경맥순행부위에 따라 분류하는 일종 방법이다. 때문에 12경근은 12경맥에 따라 이름을 지었다. 그중에는 매개 경근에 모두 동명경맥(同名经脉)순환부위의 약간의 근육군들이 포괄되여있다. 즉 족태양의 (경)근, 족소양의 (경)근 …등이다. 이 12개의 근육군은 주로 사지에 분포되여있고 그다음은 동체 및 머리부위에 분포되여 있다. 경근에 병이 있을 때에는 주로 비증(痹证)과 근육구급, 불수축 등 증상이 나타난다(《령추·경근편》).

12경별(경별)(十二经别、经别) 12경맥에서 따로 갈라져나가고 인체의 비교적 깊은 부위에서 순행하고있는 경맥간선이다. 전신에는 도합 12개(신체의 한측면을 말한다)의 경맥간선이 있다. 그 순행방식은 주로 정경경맥에서 갈라져 나온후 동체, 장부, 머리꼭대기와 뒤통수 등을 거쳐 나중에는 정경경맥내에서 회류된다. 순행과정중에서 6양경의 경별은 모두 원래의 양경으로 회류하는데 6음경의 경별도 그 표리적관계인 양경에 흘러들어간다. 때문에 12경별의 주요한 작용은 정경경맥의 순행을 보충하는 경로일뿐만아니라 서로 표리적관계에 있는 음경과 양경의 련계를 강화하는것이다. 12경별은 음양표리의 배합에 근거하여 모두 6가지로 나누는데 그것을 략칭하여 《6합(六合)》이라 한다(《령추·경별편》).

경수(经隧) 경맥이 순행하는 통로를 가리키는바 경맥의 일종 별명이다. 《수(隧)》란 두가지 뜻으로 해석한다. 하나는 부위가 몸의 심부에 있는 《수도(隧道)》의 뜻을 말한다. 례를 들면 《소문·조경론》에서는 《5장의 통로는 모두 경수에서 나옴으로써 기혈이 운행한다》고 하였다. 다른 하나는 5장6부와 서로 련계되여있는 《대락(大络)》의 뜻이다. 례를 들면 《령추·옥판편》에서는 《위에서 나오는 기혈은 경수이다. 경수란 5장6부의 대락이다》라고 하였다.

경기(经气) ①일반적으로 경맥내에서 운행하는 《기(气)》를 가리킨다. 또한 경맥의 주요한 기능을 말한다(례를 들면 《소문·음양별론》에서는 빠지면 유연하여 조화되지 않아 경기는 여전히 끊어진다》라고 씌어있다). ②인체내의 《진기(真气) 혹은 《정기(正气)》를 대표하는바 인체의 정상적생활능력과 질병의 방어능력을 가리킨다. 또한 병을 초래시키는 병원체인 《사기》와 상대되는 하나의 이름이다(례를 들면 《소문·리합진사론》에서는 《진기란 경기이다》라고 하였다).

외경(外经) 체표에 있는 경맥부분을 가리킨다. 일반적으로 체내(리)에 위치하고있는 장부와 상대하여 말한것이다(례를 들면 《령추·사기장부병형편(灵枢·邪气藏腑病形篇)》에서는 《영(荥), 수(俞)는 외경을 치료하고 합(合)은 내부(内腑)를 치료한다》라고 하였다.)

음맥지해(阴脉之海) 임맥의 별명이다. 3음경과 음유, 충맥은 모두 분지되여 직접 임맥과 회합하여 전신의 음기를 조절하는 작용을 하기때문에 음맥지해라고 한다.

양맥지해(阳脉之海) 독맥의 별명이다. 수, 즉 3양경은 모두 분지되여 직접 독맥과 회합하여 전신의 양기를 조절하는 작용을 하기때문에 양맥지해라고 한다.

12경지해(경맥지해)(十二经之海、经脉之海) 충맥의 별명이다(《령추·해론(灵枢·海论)》). 충맥의 순행은 족소음신경, 족양명위경과 련계가 가장 밀접하다. 신은 인체의 선천의 근본이고 위는 인체의 후천의 근본이다. 때문에 충맥에는 인체의 선천, 후천의 원기가 겸하여있다. 그리하여 《12경지해》라고 부른다.

태충맥(太冲脉) 즉 충맥의 별명이다. 녀자의 월경과 포태(胞胎)를 조양하기때문에 태충맥이라고 한다. 례를 들면 《소문·상고천진론(素问·上古天真论)》에서는 《녀자》는 14세에 월경이 생기고 임맥이 통하여 태충맥이 왕성하므로 월경이 주기적으로 온다. 때문에 임신할수 있다》라고 하였다.

복충(伏冲) 충맥이 순행하여 척추골내로 들어가는 부분을 가리킨다. 즉 충맥이 체내의 깊은 층에 있는 부분이다. 때문에 《복충》이라고 한다(《령추·백병시생편(灵枢·百病始生篇)》).

대경(大经) ①큰 경맥을 가리킨다(《소문·조경론》에서는 《속에는 대경이 없다》라고 씌여있다). ②본경의 경맥을 가리킨다(《령추·관침편(灵枢·官针篇)》에서는 《경을 찌르면 대경의 결락(结络)이 절려 경을 갈라놓는다》라고 하였다).

종맥(종맥이 모이는것)(宗脉、宗脉所聚) 눈, 귀 등 중요한 기관에 분포되여있고 많은 경맥이 모여 주맥 혹은 대맥을 이룬것을 가리킨다(《령추·구문편(灵枢·口问篇)》에서는 《눈에는 종맥이 모여있다》 또 《귀에는 종맥이 모여있다》라고 하였다).

심계(心系) 직접 심장과 련계되여있는 대혈관을 가리킨다. 거기에는 대동맥, 폐동맥, 폐정맥 및 상, 하 공정맥이 포괄되여있다(《령추·경맥편》을 보라). 또 《류경(类经)》권 7장의 주해에서는 《심에는 계(系)가 5개가 있는데 상계는 폐와 련계되고 폐하계는 심이다. 심아래에는 3계가 있어 비, 산, 신과 련계되여있다》라고 하였다.

12경동맥(十二经动脉) 12경맥이 순행하는 과정에서 맥박이 손에 닿는 동맥부위를 가리킨다. 다시말하면 인체의 열은 표층에 있는 일부 동맥혈관이다(《난경, 1난》). 체표국부에는 이러한 동맥이 아주 많이 있다. 례를 들면 수태음경의 동맥에는 중부(中府), 운문(云门), 천부(天府), 협백(侠白), 경거 등 혈위가 있는데 이는 모두 손으로 만질수 있다. 림상에서 진단할 때 제일 흔히 쓰는 동맥부위는 촌구부(寸口部)이다.

12피부(피부)(十二皮部、皮部) 12피부는 12경맥이 체표에서 일정한 피부부위의 반영구역이다. 피부와 경맥지간은 주로 락맥에 의하여 련계된다. 12피부의 구체적인 구역은 기본상 12경맥이 체표에서 순행하는 부위와 일치하다(《소문·피부론》).

3양은 머리에 있고 3음은 손에 있다 (三阳在头, 三阴在手) 3양이 머리에 있다는것은 족양명경이 머리와 목에 있는 인영동맥을 가리키고 3음이 손에 있다는것은 수태음경이 손목부에 있는 촌구동맥을 가리킨다(《소문·음양별론》). 이것은 3양의 기가 양명위기(阳明胃气)를 근본으로 하고 3음의 기는 태음비기(太阴脾气)를 근본으로 하는 원인이기때문이다(《난경》장씨의 주해)

개, 합, 추(开、合、枢) 이것은 경맥의 생리적작용의 세가지 특점을 가리켜 말한것이다. 양경방면에서는 태양경은 열리는것을 주관하고 양명경은 폐합하는것을 주관하며 소양경은 중심적역할을 하는것을 주관한다. 음경방면에서는 태음경은 열리는것을 주관하고 궐음경은 폐합하는것을 주관하며 소음경은 중심적역할을 하는것을 주관한다. 여기에서 《개(开)》는 태양경이 양경중에서(혹은 태음경이 음경중에서) 상대적으로 열은 표층에 위치하고있는데 외계와의 련계를 더욱 가까이 하면서 개방작용을 한다. 《합(合)》이란 경맥이 상대적으로 인체내부의 깊은 층에 위치하여있는데 폐합, 수렴(收敛)하는 작용을 한다는것을 가리킨다. 《추(枢)》란 상대적으로 표와 리의 사이에 위치하여 있는데 중심적역할을 한다는 뜻이다(《소문·음양리합론》).

락맥(락)(络脉、络) 락맥은 경맥에서 갈라져나와 그물처럼 이루어진 크고 작은 분지이다. 넓은 의미에서 말하면 락맥은 또 15락, 락맥과 손락(孙络) 3가지로 나눈다. 그중 전신에서 제일 큰 락맥은 도합 15개인데 이를 15락(十五络)이라 한다. 15락보다 비교적 작은 락맥은 전신의 각곳에 흩어져있고 수량이 아주 많다. 좁은 의미에서 말하면 《락맥》이라 한다. 락맥보다 아주 작고 극히 많이 분지된것을 《손맥(孙脉)》이라 한다. 또한 《손락(孙络)》이라고도 한다(《령추, 맥도편(灵枢, 脉度篇)》). 락맥의 주요한 작용은 경맥과 배합하여 전신조직을 련계시키고 영위의 기혈을 운행시키는것이다. 이외 락맥의 다른 의의로는 신체에서 열은 표층의 정맥혈관을 가리켜 말한다(《소문·조경론》에서는 《그 혈락은 보고 침을 놓아 피를 뽑는다》라고 하였다).

15락(十五络) 전신에서 제일 큰 락맥은 도합 15개이다. 즉 14경에는 각각 하나의 락맥이 있고 거기에다 《비지대락(脾之大络)》을 가하면 15락인것이다. 때문에 15락이라고 한다.

대락(大络) 즉 전신에서 제일 큰 락맥을 가리키는데 경수(经隧)라고도 한다. 그중 14경에 대락이 한개가 포함되고 거기에 비장에 있는 대락 하나(이상의것을 총칭하여 《15락》이라고 한다)와 위부에 있는 대락 하나(《위지대락(胃之大络)》이라고 한다)를 합한다. 《15락》, 《위지대락》을 참고하라.

비지대락(脾之大络) 비장에서 직접 갈라져나온 하나의 대락맥이다. 그 순행경로는 비에서 출발하여 측흉벽의 대포혈(大包穴)부위를 지나 흉협부에 분포되여있다. 비지대락은 전신의 15개 대락맥중의 하나이다(《령추·경맥편》).

위지대락(胃之大络) 《허리(虚里)》라고도 하는데 위부에서 직접 갈라져나온 대락맥이다. 그 순행경로는 위로부터 우로 올라가 횡격막을 뚫고지나 페장에서 련결된후에 밖으로 갈라져나와 왼쪽 젖

의 하방에 분포되여있다. 즉 심첨이 박동하는 부위(유근혈에 해당하다)이다(《소문·평인기상론(素问·平人气象论)》).

포맥(胞脉) 《포락(胞络)》이라고도 하는데 자궁(포궁)에 분포되여있는 맥락이다. 그중에는 충맥과 임맥이 포괄되여있다. 포맥의 주요한 작용은 녀자의 월경을 행하게 하고 포태(胞胎)를 자양하는것을 주관하는것이다. 례를 들면 《소문·열병론을 평함》에서는 《포맥이란 심에 속하고 포중(胞中)에 얽혀있다. 월경이 오지 않는자는 포맥이 막혔다》라고 하였다. 《령추·5음5미편》에서는 《충맥, 임맥은 모두 포중에서 시작한다》라고 하였다.

부락(浮络) 피하의 열은 표층에 있는 락맥을 가리킨다. 례를 들면 《소문·피부론》에서는 《피하의 열은 표층에서 부락이 보이는자는 모두 양명지란이다》라고 하였다.

어락(鱼络) 엄지손가락내측의 어제부(엄지손가락의 안쪽)에 있는 락맥(어제 아래의 양계혈과 렬결혈사이라고도 한다)을 가리킨다. 림상에서는 흔히 국부에 충혈된 현상을 관찰하여 양명경병변을 진단하는데 참고로 삼는다. 례를 들면 《령추·사기장부병형편》에서는 《어락이 충혈된자는 수양명병이다》라고 하였다.

음락(阴络) ①수, 족3음경에서 갈라져나온 락맥을 음락이라고 한다. ②아래로 순행하거나 혹은 위치가 비교적 깊은 락맥을 가리킨다. 례를 들면 《령추·백병시생편》에서는 《음락이 상하면 혈이 속으로 흐르고 혈이 속으로 흐르면 후혈(즉 변혈이다)이 발생된다》라고 하였다.

양락(阳络) ①무릇 수, 족3양경에서 갈라져 나온 락맥을 모두 양락이라고 한다. ②우로 순행하거나 혹은 위치가 비교적 열은 락맥을 가리킨다. 례를 들면 《령추·백병시생편》에서는 《양락이 상하면

혈이 밖으로 흐르고 혈이 밖으로 흐르면 일혈이 생긴다》라고 하였다. ③족양명위경의 락맥을 가리킨다. 례를 들면 《소문·조경론》에서는 《형체가 성하면 그 양경을 사하고 부족하면 그 양락을 보한다》라고 하였다. 왕빈의 주해에서는 《위의 경락이 합친다》라고 하였다.

2. 수혈(腧穴)

혈(혈위, 혈도, 기혈)（穴、穴位、穴道、气穴） 경락의 기혈이 신체표면에 모이거나 들어가거나 혹은 통과하는 중점부위이다. 그는 경락의 련계를 통하여 인체 내부의 장부의 생리적 혹은 병리적 변화에 대하여 일정한 반응을 산생하고 또 주위환경의 각종 자극(례를 들면 침, 뜸, 안마, 침, 전기침 등이다)을 받아 체내의 기능을 조절하는 목적에 도달함으로써 치료의 효과를 얻는다.

락혈(별락, 별)（络穴、别络、别） 전신의 15락맥에는 각각 하나의 혈위가 경맥과 서로 련계되여있다. 그중에서 14경맥으로부터 나온 14개 락맥의 혈위와 비장에서 갈라져나온 하나의 락맥의 혈위가 포괄되여있는데 도합 15개의 락혈이다. 즉 수태음락(수태음지별)——렬결혈, 수소음락(수소음지별)——통리혈, 수궐음락(수심주지별)——내관혈, 수태양락(수태양지별)——지정혈, 수양명락(수양명지별)——편력혈, 수소양락(수소양지별)——외관혈, 족태음락(족태음지별)공손혈, 족소음락(족소음지별)——대종혈, 족궐음락(족궐음지별)——려구혈, 족태양락(족태양지별)——비양혈, 족양명락(족양명지별)——풍륭혈, 족소양락(족소양지별)——광명혈, 임맥락(임맥지별)——미예혈(즉 구미혈), 독맥락(독맥지별)——장강혈, 비지대락——대포혈이다.

5수혈(五俞穴、五腧穴) 사지의 원단(상지에서는 팔꿈치이하, 하지에서는 무릎이하에 있다)에 위치하여있는 흔히 쓰는 혈위의 총칭이다. 그중에서 5장(5개의 음경)에 속하는 혈위는 각각 5개 수혈이 있다. 즉 정(井), 형(荥), 수유(俞), 경(经), 합(合) 등인데 도합 25개의 혈위이다. 좌우쪽을 모두 합치면 50개의 혈위이다. 이것을 《장수50혈(脏俞五十穴)》이라고 한다. 6부(6개의 양경)에 속하는 혈위는 각각 6개의 수혈이다. 즉 정, 형, 수, 경, 합 등 혈위외에 또 하나의 원혈(原穴)을 가하면 도합 36개의 혈위이다. 좌, 우쪽을 모두 합치면 도합 72개의 혈위이다. 이것을 《부수72혈(腑俞七十二穴)》이라고 한다. 이런 혈위는 림상에서 대부분 비교적 흔히 쓰고 효과가 있는 혈위이다(《령추·본수편(灵枢·本输篇)》 및 《소문·기혈론》).

정혈(井穴) ①5수혈중의 하나로서 모두 손가락 혹은 발가락 끝에 위치하여있다. 《령추·9침12원편(灵枢·九针十二原篇)》에서는 《흘려나오는것은 정혈이다》라고 하였다. 다시말하면 경맥이 흐르는 것이 마치 흐르기 시작한 샘의 원천과 같다는것을 가리킨다. 전신의 12경에는 각각 하나의 정혈이 있기때문에 《12정혈(十二井穴)》이라고도 한다. 그 이름은 다음과 같다.

페——소상		대장——상양	
심포——중충		3초——관충	
심——소충		소장——소택	
비——은백		위——려태	
각——대돈		담——(족)규음	
신——용천		방광——지음	

②손가락끝의소상, 상양, 중충, 관충, 소충, 소택 등 6개의 혈(좌, 우에 모두 12개의 혈이 있다)을 말한다. 중풍, 졸도를 구급하는 중요한 혈위이다.

형혈(滎穴) 5수혈중의 하나로서 모두 손, 발 부위의 원단에 위치하여있다. 《령추·9침12원편》에서는 《흘러나오는것은 형혈이다》라고 하였다. 다시말하면 경맥이 흐르는것이 마치 샘에서 방금 흘러나올 때의 가는 물과 같다는것을 가리킨다. 전신의 12경에는 각각 하나의 형혈이 있다. 그 이름은 다음과 같다.

폐——어제	간——행간
심포——로궁	신——연곡
심——소부	대장——이간
비——대도	3초——액문
소장——전곡	담——협계
위——내정	방광——통곡

수혈(腧穴) ①《유혈(俞穴)》 혹은 《수혈(輸穴)》이라고도 한다. 즉 일반적으로 혈위의 총칭을 가리킨다. 또 혈의 별명이다. ②5수혈중의 하나로서 모두 손 혹은 발 부위에 위치하여있다. 《령추·9침12원편》에서는 《흘러들어가는것은 수혈이다》라고 하였다. 다시말하면 경맥이 흐르는것이 마치 흐르는 물이 점차 모여들어 더욱 큰 도랑의 물이 되여 흐르는것과 같다는것을 가리킨다. 전신의 12경에는 각각 하나의 수혈이 있는데 이것을 《12수혈(十二俞穴)》이라고도 한다. 그 이름은 다음과 같다.

폐——태연	대장——삼간
심포——대릉	3초——중저
심——신문	소장——후계
비——태백	위——함곡
간——태충	담——(족)림읍
신——태계	방광——속골

경혈(经穴) ①경맥이 체표에서 순행하는 로선에 분포되여있는 혈위의 총칭을 가리킨다. 그중 12정경의 경혈과 기경중의 임맥과 독맥의 경혈(즉 《14경경혈(十四经经穴)》이다)이 포괄되여있다. 기경중의 기타 6맥에는 모두 전문적인 혈위가 없다. ②5수혈중의 하나인데 모두 완관절

과 과관절 부근에 있다. 《령추·9침12원편》에서는 《흘러가는것이 경혈이다》라고 하였다. 다시말하면 경맥이 흐르는것이 마치 비교적 큰 강물이 신속히 흘러가는것과 같다는것을 가리킨다. 전신의 12경에는 각각 하나의 경혈이 있다. 그 이름은 다음과 같다.

폐——경거	대장——양계
심포——간사	3초——지구
심——령도	소장——양곡
비——상구	위——해계
간——중봉	담——양보
신——복류	방광——곤륜

합혈(合穴) ①5수혈중의 하나로서 모두 주관절 혹은 슬관절의 부위에 있다. 《령추·9침12원편》에서는 《흘러들어가는것은 합혈이다》라고 하였다. 다시말하면 경맥이 흐르는것이 마치 여러곳의 강물이 회합하여 큰 바다로 흘러들어가는것과 같다는것을 가리킨다. 전신의 12경에는 각각 하나의 합혈이 있다. 그 이름은 다음과 같다.

폐——척택	대장——곡지
심포——곡택	3초——천정
심——소해	소장——소해
(少海)	(小海)
비——음릉천	위——족삼리
간——곡천	담——양릉천
신——음곡	방광——위중

②수족3양경합혈: 하합혈(下合穴)을 가리킨다 (《령추·사기장부병형편》에서는 《합혈은 내부(内府)를 다스린다》라고 하였다). 족3양경합혈은 5수혈(즉 태양——위중, 소양——양릉천, 양명——족삼리)과 같다. 수3양경혈은 5수혈과 같지 않은데 그 이름은 다음과 같다. 즉 수태양——하거허, 수소양——위양, 수양명——상거허이다.

원혈(原穴) 5수혈중의 하나이다. 그중 수, 족3양경은 매개 경마다 모두 하나의 원혈(모두 6개이다)이 있다. 그는 완관

절, 과판질 부근에 있다. 《침구취영(針灸聚英)》에서는 《지나치게 흐르는것은 원혈이다》라고 하였다. 다시말하면 경맥이 흐르는것이 마치 물도랑에서 흐르는 물이 끊임없이 흘려가는것과 같다는것을 가리킨다. 그러나 수, 족3음경에 있는 본경의 수혈을 원혈(모두 6개가 있는데 원혈이라고도 한다)로 대체하여 양경의 원혈과 합하여 《12원혈(十二原穴)》이라고 한다. 그 이름은 다음과 같다.

폐——태연, 심포——대릉, 심——신문
비——태백, 간——태충, 신 ——태계

(이상의 6개의 혈은 본래 6음경의 《수》혈인바 모두《원》혈로 대체할수 있다).

대장——합곡, 3초——양지, 소장——완골

위——충양, 담 ——구허, 방광——경골

8회혈(회혈)(八会穴、会穴) 옛사람들은 8개와 전신의 일부 생리적기능과 관련되는 중요한 혈위를 개괄하였는데 그의 부동한 작용에 근거하여 이름을 지었다. 그중에 포함되여있는것은 다음과 같다.

《기회(气会)》—단중혈, 《혈회(血会)》—격유혈, 《골회(骨会)》—대저혈, 《근회(筋会)》—양릉천혈, 《수회(髓会)》——절골혈(즉 현종혈), 《맥회(脉会)》—— 태연혈, 《장회(脏会)》 ——장문혈, 《부회(腑会)》——태창혈(즉 중완혈)이다.

요(교)(髎、窌) 뼈마디사이의 부위를 총칭하여 가리킨다. 일부 혈위의 명칭은 이런 해부특점에 근거하여 이름을 지었다.

회혈(会穴) ①두개 혹은 두개이상의 경맥이 서로 교차되여있는 부위이다. 경맥의 순행방향은 그렇게 곧지 않고 구불구불하게 교차되여있으므로 왕왕 경맥이 교차되여있거나 호상 련접되여있는 정황이 나타나는데 이런 교차와 련접부위를

회혈이라고 한다. 전신의 회혈은 기재된 통계에 의하면 약 100여개이다. 이런 회혈에는 동시에 많은 경맥이 분포되여있기 때문에 몇개 경의 질병을 겸하여 치료할수 있다. ②즉 8회혈의 략칭이다. 해당 조목을 참고하라.

계곡(溪谷) 《곡(谷)》과 《계(溪)》란 사지와 몸의 근육지간에 호상 접촉되여있는 빈틈이거나 오목하게 들어간 부위를 가리킨다. 그중 큰 빈틈이 있는 부위를 《곡(谷)》 혹은 《대곡(大谷)》이라 하는데 이는 12경맥이 순행하는 부위에 해당하다. 좀 오목하게 들어간 부위를 《계(溪)》 혹은 《소계(小溪)》라고 하는데 이는 전신의 365개의 경혈부위에 해당하다. 례를 들면 《소문·기혈론》에서는 《살이 많이 모인곳을 곡이라 하고 살이 적게 모인곳을 계라 한다》고 하였다. 또 《계와 곡에는 365개 혈위가 있다》고 하였다. 《소문·5장생성편》에서는 《사람에게는 대곡이 12개가 있고 소계가 354개가 있으며 수혈이 적어서 12개가 있다》고 하였다.

모혈(募穴) 흉복부의 표층에 위치하여 있는데 장부의 생리적, 병리적 반응과 밀접한 관계가 있는 일부 반응점(혈위)을 가리킨다. 그것들은 장부의 경기가 모여 있는 곳이다. 즉 다음과 같다.

폐모—중부혈, 심모—거궐혈, 간모—기문혈, 비모—장문혈, 신모—경문혈, 심포모—단중혈(천지라고도 한다), 담모—일월혈, 위모—중완혈, 대장모—천추혈, 소장모—관원혈, 3초모—석문혈, 방광모—중극혈

배유(背俞) 배부의 척주 량측의 체표에 위치하여있는데 5장6부의 생리적, 병리적 반응과 밀접한 관계가 있는 일부 반응점(혈위)을 가리킨다. 그것들은 모두 장부의 경기가 흘려들어가는 곳이다. 즉: 심유, 심포유, 폐유, 간유, 비유, 신유, 담유, 위유, 방광유, 3초유, 대장유, 소장

유이다.

아시혈(천웅혈, 부정혈)(阿是穴、天应穴、不定穴) 즉 《아픈곳에 혈위를 잡는것(以痛为俞)》으로서 혈위를 경락과 경혈의 위치에 따라 잡는것이 아니라 국부증상(동통 및 기타 이상한 정황)의 발생 혹은 발견된 부위에 따라 침구 등 치료를 실시한다. 례를 들면 어디에 병이 있어 아프면 거기에 혈위를 잡는다. 다시말하면 환병국부의 체표자극점이다.(《천금요방》29권을 보라).

극혈(郄穴) 극(郄)이란 구멍 혹은 빈틈이 있다는 뜻이다. 극혈은 체내의 기혈이 일부 빈틈새에 모여있는 중요한 혈위를 가리킨다. 그중 12정경외 기경중의 음교맥과 양교맥, 음유맥과 양유맥에는 모두 극혈이 있다. 일반적으로 거개 내장의 급성동통중에 쓰인다. 그 이름은 다음과 같다.

간——중도		소장——양로
심——음극		대장——오류
비——지기		방광——금문
페——공최		3초——회종
신——수천		양교——부양
심포——극문		음교——교신
담——의구		양유——양교
위——량구		음유——축빈

화타협척혈(华佗夹脊穴) 잔등의 정중선, 량측척추극상돌기의 옆에서 5푼 멀어진 곳에 있다. 두가지 방법으로 혈위를 잡는다. ①제1경추로부터 제4천추까지의 각 옆에서 5푼 멀어진 곳에 있는데 좌우에 각각 28개의 혈위가 있고 도합 56개의 혈위이다. ②제1흉추의 아래로부터 제5요추아래까지의 각옆에서 5푼 멀어진 곳에 있는데 좌우에 각각 17개의 혈위가 있고 도합 34개의 혈위이다. 협척혈은 림상응용법위가 비교적 넓은바 주로 내장기능의 문란을 조절하며 척추와 배부의 국부증상을 치료한다.

8풍혈(八风穴) 발등부위에서 5개의 발가락사이의 기골(岐骨)중심의 지복(趾蹼)변연에 위치하여있다. 한쪽에 4개의 혈위가 있는데 左, 우쪽에 도합 8개의 혈위가 있다. 주로 족부의 동통, 마목, 홍종 등을 치료한다.

8사혈(八邪穴) 손등부위에서 5개의 손가락사이의 기골중심에 위치하여있다. 엄지손가락부터 새끼손가락까지 차례로 《대도혈(大都穴)》, 《상도혈(上都穴)》, 《중도혈(中都穴)》, 《하도혈(下都穴)》이라고 한다. 한쪽에 4개의 혈위가 있는데 좌, 우쪽에 도합 8개의 혈위가 있다. 주로 수지동통, 마목, 두경강직통 등을 치료한다.

10선혈(十宣穴) 10개의 손가락끝의 가운데에 위치하여있는데 좌, 우쪽에 도합 10개의 혈위가 있다. 흔히 중풍, 더위에 의한 혼미의 구급에 쓴다.

경외기혈(经外奇穴) 명대이후의 의학자들은 전통적인 관념에 따라 우리 나라 조기의 의학서적(《내경》, 《갑을경》 및 《동인수혈침구도경》 등 서적)에서 볼수 없는 혈위를 총칭하여 경외기혈이라고 하였다. 실제상 이러한 혈위들은 모두 우리 나라 력대의 침구학자들이 부단히 발견한 일부 새로운 혈위이다. 근년에 침구료법을 보급하는 기초상에서 광범한 의료일군들은 실천중 림상에서 효과가 있는 새로운 혈위를 련이어 많이 발견하였는데 이것을 신혈위라고 한다.

동신촌(同身寸) 침구취혈법에서 혈위를 잡는 일종 길이의 표준인데 모두 환자 자체의 체표의 일부 표지를 재는 단위로 삼는다. 주로 4가지 방법이 있다. ①《중지동신촌(中指同身寸)》: 즉 환자로 하여금 손을 오그리게 하고 가운데손가락의 두번째마디에서 가로 생긴횡문끝의 량쪽 거리를 1촌으로 삼고 잰다. 이것은 림상에서 가장 많이 쓰는 방법이다. ②《모지동신촌(拇指同身寸)》: 즉 환자의 엄지손가락의 두번째뼈마디의 횡문너비를 1촌으로 삼는다. ③《목횡촌(目横寸)》: 즉 환자 눈의 내자각으로부터 외자각까지를 1촌으로 삼는다. ④《부(夫)》: 즉 두번째 손가락으로부터 다섯번째 손가락까지를합하였을 때(즉 네개 손가락의 가로난 금)의 그 횡경(横径)의 최대 너비를 1부로 삼는다(《부》는 고대의 이름으로서 근대에 혈위를 잡을 때 쓰는 횡경단위와 해당하다).

황지원(肓之原) 황이란 명치끝을 가리키는데 황지원은 장부의 원혈의 하나이다. ①기해혈부위를 가리킨다. 례를 들면 《령추·9침12원편》에서는 《황지원은 배꼽(脬腴)에서 나온다》라고 하였다. 이것은 기해혈을 가리킨다. 이 혈위는 배꼽아래 1촌 5푼되는 곳에 있다. ②관원혈을 가리킨다.

제4류   병인과 병리

1. 병   인

3인(三因) 고대에는 병인을 《내인(内因)》, 《외인(外因)》, 《불내불외(不内不外)》 3가지로 나누었다. 3인이란 이 3가지 병인의 총칭이다. 진무택의 《3인극일병증방론(三因极一病证方论)》을 보라. 진씨는 《금궤요략방론》에서 《온갖 재난은 이 세가지를 벗어나지 않는다》는 뜻을 인용하여 《6음》은 외인이고 《7정》이 지나친 것은 내인이고 기포(饥饱), 로권(劳倦), 질부(跌仆), 압닉(压溺) 및 벌레나 짐승에 의해 상한 등은 불내불외라고 하였다. 이 것은 모두 병이 생기는 조건을 발병경로와 결부한 분류방법인것이다. 실제에 있어서 내인은 주로 사람의 정기의 성쇠정황을 말한다. 이른바 《정기가 속에 있으면 사기가 침범하지 않는다》는것인데 여기에는 체질, 정신상태와 항병능력 등이 포괄되여있다. 정기의 상대적부족은 발병의 근거인것이다. 기후변화, 역려병사, 외상, 충수상, 정신자극, 과로와 음식부절 등은 모두 외래의 발병요소로서 질병이 발생하는 조건인것이다.

불내불외(不内不外) 병인중의 하나이다. 《3인》조목을 참고하라.

천인상응(天人相应) 인체의 조직구조, 생리현상 및 질병이 자연계의 변화와 서로 대응하는 관계라는것을 가리킨다. 《령추・사객편》에서는 《사람은 천지와 상응한다》고 하였다. 그의 주요한 정신은 의사들이 림상에서 질병을 진단하고 치료할때 4시의 기후 등 여러가지 요소가 질병변화에 주는 영향에 대하여 주의하여야 하고 때와 대상과 장소에 알맞게 적당한 대책을 취하여야 한다는것을 제시한것이

다. 이것은 천인상응학설(天人相应学说)의 적극적인 일면이다. 그러나 이 학설에도 기계적이고 유심적인 내용이 있는데 이를테면 《하늘에는 해와 달이 있고 사람에게는 두눈이 있다》는것이다. 때문에 천인상응학설에 대하여서는 비판적태도로 분석하고 대하여야 한다.

정기(正气) 정기란 생명기능의 총칭이다. 병사와 상대적으로 말하면 질병에 대한 인체의 방어, 저항과 재생능력을 가리킨다. 《소문・자법론(素问・刺法论)》에서는 《정기가 속에 있으면 사기가 침범하지 못한다》라고 하였다.

사(사기)(邪、邪气) ①풍(风), 한(寒), 서(暑), 습(湿), 조(燥), 화(火) 6음(六淫)과 역려지기(疫疠之气) 등이 밖으로부터 침입하여 병을 일으키게 하는 요소를 가리킨다. 이것을 외사(外邪)라고도 한다. ②인체의 정기와 상대적으로 말하는것인데 일반적으로 여러가지 병을 발생시키는 요소와 병리적인 손상을 가리킨다.

6기(六气) ①자연계에서 사철 풍, 한, 서, 습, 조, 화 등 6가지의 기후요소가 변화하는것을 가리킨다. ②인체생명활동의 6가지의 기본적물질 즉 정(精), 기(气), 진(津), 액(液), 혈(血), 맥(脉) 등을 가리킨다. 이런 물질들은 모두 음식물 수곡의 정기(精气)가 화생된것이므로 6기라고 한다(령추・결기편)》.

6음(六淫) 풍, 한, 서, 습, 조, 화 등 6가지 병사의 총칭이다. 음이란 습하거나 지나치거나 심하다는 뜻이다. 일반적으로 《6기(六气)》가 지나치거나(太过) 부

촉하거나(不及) 혹은 부합되지 않을 때에 나타나는것을 가리킨다. 이는 병을 일으키는 사기(邪气)로 되는바 외감병의 병인에 속한다. 6음은 기후변화에 대한 인체의 반응성에 영향줄뿐만아니라 병원체의 번식을 조장시키기때문에 실제상에서는 일부 류행성병과 전염병의 병인이 포괄되여 있다. 6음의 발병은 입과 코 혹은 기부(肌肤)로부터 인체에 침입하는바 모두 밖에서 들어가므로 《표》의 병증이 나타난다. 때문에 외감6음이라고도 한다. 발병은 비교적 뚜렷한 계절성이 있다. 례를 들면 봄철에는 풍병(风病)이 많고 여름철에는 서병(暑病)이 많고 장하(음력 6월)에는 습병이 많고 가을철에는 조병(燥病)이 많고 겨울철에는 한병(寒病)이 많은것 등이다.

음기(淫气) ①음이란 침음(浸淫)을 가리키고 기(气)란 정기 혹은 사기를 가리킨다. 정기침음이란 음식물의 정미가 기부, 근맥을 윤활하게 하는 생리적작용을 가리킨다. 례를 들면 《소문·경맥별론》에서는 《식기(食气)가 위에 들어가고 정(精)이 간에 흩어지고 음기가 근(筋)에 있다》라고 하였다. 사기침음이란 병사가 넘쳐나는 병리적변화를 가리킨다. 례를 들면 《소문·생기통천론》에서는 《풍객음기는 정을 없어지게 한다(风客淫气, 精乃亡)》라고 하였다. ②음이란 성하거나 과도하거나 혹은 절제가 실조된것을 가리킨다. 인체의 음기(阴气) 혹은 양기의 편성 혹은 기후의 이상은 모두 사람의 정기(正气)를 상하게 하는데서 병이 생긴다.

4시부정지기(四时不正之气) 일반적으로 4계절의 비정상적인 기후를 가리켜 말한다. 례를 들면 겨울에 추워야 할터인데 도리여 따뜻하거나 봄에 따뜻하여야 할터인데 도리여 추운 등등이다. 이것은 생물의 생장발육에 대하여 해로운것이다. 만일 인체가 이런 기후에 적응하지 못하면 질병에 걸릴수 있다.

시사(时邪) 일반적으로 4시절의 기후와 관련되는 병사를 가리키는데 이는 시령병(时令病)을 일으키는 요소의 총칭이다.

려(戾) 흉악하다는 뜻이다. 《려기(戾气)》, 《려기(疠气)》, 《역려지기(疫疠之气)》, 《독기(毒气)》, 《이기(异气)》 혹은 《잡기(杂气)》라고도 한다. 이는 강렬한 전염성이 있는 발병사기이다. 옛사람들은 자연계의 기후가 오래도록 가물거나 몹시 무더운 등 비정상적인 변화가 생기면 심하게 병을 일으키는 물질이 발생되는데 사람들이 이것을 감수하면 역병의 류행이 발생된다고 인정하였다.

시행려기(时行戾气) 《시행(时行)》 또는 《시기(时气)》라고도 략칭하여 말한다. 류행과정중에서 강렬한 전염성을 띤 병사를 가리킨다.

시독(时毒) 계절성과 류행성을 띤 병사, 역독을 가리킨다.

대풍가독(大风苛毒) 《소문·생기통천론》에 씌여있다. 대풍이란 풍사가 맹렬하다는것을 가리키고 가독이란 독기가 심하다는것을 가리킨다. 이것은 모두 일부 맹렬한 병사를 형용한것이다.

5사(五邪) 5가지 병사의 총칭이다. ①《허사(虚邪)》, 《실사(实邪)》, 《적사(贼邪)》, 《미사(微邪)》, 《정사(正邪)》 5가지를 가리킨다. 이것은 5행생극관계로부터 5장이 병에 걸린 정황을 설명한것이다. 무릇 병사가 나를 낳은 자(어머니)로부터 파급된것을 《허사》라 하고 병이 내가 낳은 자(자식)로부터 파급된것을 《실사》라 하며 병사가 나를 극제하는 자로부터 파급된것을 《적사》라 하고 병사가 내가 극제하는 자로부터 파급된것을 《미사》라 하며 이 장기가 동일한 속성의 병사의 침입을 받아서 일어나는 병을 《정사》라고 한다(《난경·50난》을 보라). 림상에서 병

73

사의 허, 실, 미, 적 등 성질은 주로 림상표현의 경중으로부터 결정된다. 그러나 이것을 기계적으로 모방하여서는 안된다. ②풍, 한, 습, 무(이슬), 상식(伤食) 등 5가지 병사를 가리킨다(《금궤·장부경락선후병맥증《金匮·脏腑经络先后病脉证》). ③중풍. 상서(伤暑), 음식로권, 상한, 중습(中湿)을 가리킨다. 《난경·49난》에서는 《중풍이 있고 상서가 있고 음식로권이 있고 상한이 있고 중습이 있는데 이것을 5사라 한다》고 하였다.

허사(虛邪) ①병을 일으키는 사기를 총칭하여 말한다. 사기가 허한 틈을 타서 침입하기때문에 허사라고 한다. 례를 들면 《소문·상고천진론》에서는 《허사적풍은 때로는 피할수 없다》라고 하였다. ②《5사》중의 하나이다. 일부 장기의 발병은 사기가 《모병급자》로부터 전해온다.

미사(微邪) ①사기가 경하고 발병도 경하고 옅다는것을 가리킨다. ②《5사》중의 하나이다. 일부 장기의 발병은 사기가 그 장기로부터 《소승(所胜)》의 방면으로부터 해온다.

실사(實邪) ①사기가 성한것을 가리킨다. ②《5사》중의 하나이다. 일부 장기의 발병은 사기가 《자도모기(子盗母气)》로부터 전해온다.

기사(奇邪) ①사기의 성질은 특이하고 발병규칙이 보통과 다르다. 《소문·3부9후론(素问·三部九候论)》에서는 《그 병이 기사가 있고 기사의 맥이면 무자(繆刺)하다》라고 하였다. 일반적인 병사의 뜻과 같은데 모두 부정의 기를 가리킨다.

청사(清邪) 공간에 있는 안개, 이슬 등 사기를 가리킨다. 《금궤·장부경락선후병맥증》에서는 《청사는 우에 있고 탁사는 아래에 있다》고 하였다.

탁사(濁邪) 거개 습탁한 사기를 가리킨다. 《금궤·장부경락선후병맥증》에서는 《청사는 우에 있고 탁사는 아래에 있다》

고 하였다. 《습탁》의 조복을 보라.

객사(客邪) 인체를 침해하는 사기를 가리킨다. 사기는 외부로부터 오기때문에 객사라고 한다.

합사(合邪) 2가지 혹은 2가지이상의 사기가 결합하여 인체에 침범하거나 혹은 병증표현에서 나타나는 병인이 2가지 혹은 2가지이상의 사기가 있는것을 가리켜 말한다. 례를 들면 습온, 조열, 풍한습 등이다.

적풍(賊風) 이 말은 《령추·적풍편》 등에 씌여있다. ①풍사(风邪)를 가리킨다. ②《허사적풍(虛邪賊风)》의 략칭이다. 일반적으로 4계절의 비정상적인 기후를 가리켜 말하는데 그것들은 해로운 성질을 띠고있어 사람들에게 병을 일으키기때문에 적풍이라고 한다.

음사(陰邪) ①6음병사중의 한, 습 등 사기를 가리킨다. 그것들이 병을 일으켜 양기를 쉽게 상하게 하여 기화활동을 정체되게 하기때문에 음사라고 한다. ②음경을 침범하는 사기를 가리킨다.

양사(陽邪) ①6음병사중의 풍, 서, 조, 화 등 4가지 사기를 가리킨다. 그것들이 병을 일으키면 거개 양열증후가 나타나고 음진이 쉽게 상하기때문에 양사라고 한다. ②양경에 침범한 사기를 가리킨다.

사기는 공규를 침해한다(邪害空窍) 공규란 귀, 눈, 입, 코 등 기관을 가리킨다. 병사가 이런 기관을 침해하여 나타나는 병변은 다음과 같다. 풍한에 의하여 맑은 코물이 흐르고 코가 메며 풍열, 화사(火邪)에 의하여 눈이 붉어지고 귀병이 생기며 조사(燥邪)에 의하여 코, 목구멍이 마르는 등이다.

외감(外感) 병인과 병증으로 나눈다. 6음, 려역지기 등 의사에 감수된것을 가리킨다. 이런 병사들은 먼저 인체의 피모(皮毛), 기부에 침범하거나 입, 코 등으로부터 들어가거나 혹은 동시에 병이 일어난것이 모두 밖에서 들어온것이기때문에 외감이라고 한다.

신감(新感) 병사를 감수한후 인차 발병하는것을 신감이라고 한다. 만일 속에 복사(伏邪)가 있어 신감을 촉동시켜 병을 일으키는것을 《신감인동복사(新感引动伏邪)라고 한다. 신감과 복기의 구별은 다음과 같다. 신감온병은 감수하자마자 발병되는데 초기에 바람을 싫어하고 추워하는 표증이 나타나고 복기는 초기에 내열증상이 나타난다. 《복기온병》조목을 참고하라.

복기(伏气) 병사가 체내에 잠복하였다가 오랜 시기를 거쳐 발병하는것을 가리킨다. 열이 울체되여 속으로 발생하는것은 제일 쉽게 음을 상한다. 병변부위는 깊기도 하고 얕기도 하며 소양, 양명, 소음, 궐음 등 경에서 각기 발생한다. 사기의 울체가 깊을수록 병세가 더 심해진다. 발병할 때에는 리(里)로부터 표(表)에 이르고 병적과정에는 변화가 늘 많다(《복기온병》조목을 참고하라).

풍(风) ①병인으로서 6음중의 하나이다. 항상 다른 병사와 결합하여 병을 일으킨다. 례를 들면 《풍한》, 《풍열》, 《풍습》, 《풍조》 등이다. 풍은 양사이므로 발병증상에는 번마다 류주성과 다변성이 있다. 《소문·풍론》에서는 《풍은 잘 돌아다니고 변화가 많으며 주리가 열리면 한(寒)이 들어가고 닫히면 열(热)하면서 답답하다. 한하면 식욕이 감퇴되고 열하면 살이 빠진다》라고 하였다. 병중이다. 《내풍》 혹은 《풍기내동》조목을 보라.

풍은 백병의 근본이다(风为百病之长) ①풍사는 여러가지 질병을 일으키게 하는 중요한 요소라는것을 가리키는바 《6음》중에서 풍은 첫번째로 놓여있다. 림상에서 풍사에 의하여 생긴 질병이 제일 많고 외감병에서 풍은 여러가지 사기와 결합할수 있다. 례를 들면 풍과 한이 결합하면 풍한으로 되고 습과 결합하면 풍습으로 되고 열과 결합하면 풍열로 되는것 등이다. ②질병변화과정중에서 흔히 나타나는 풍의 증상을 가리킨다. 례를 들면 현훈, 경축, 사지진전, 마목 등이다. 《소문·풍론》에서는 《풍은 백병의 근본이고 그 변화가 많으며 다른 병으로 되면 좋은 방법이 없고 연후에 풍기를 일으킨다》라고 하였다.

외풍(外风) 외감풍사를 가리킨다. 《풍》조목을 참고하라.

내풍(内风) 병변중에서 나타나는 동요, 현훈의 병증으로 외감풍사에 속하지 않는다. 《소문·지진요대론》에서는 《갑자기 뻣뻣하게 되는것은 모두 풍에 속한다》라고 하였다. 이것은 화열이 극성하여 변화되거나 혹은 혈허음휴(血虚阴亏), 기혈역란(气血逆乱)에 의하여 생긴다. 대부분 병리적변화과정에서 나타나는 중추신경계통의 증상에 속한다. 례를 들면 현훈, 혼궐, 경축, 진전, 마목, 구안와사 등이다. 《풍기내동》조목을 참고하라.

미풍(微风) 이 말은 《소문·조경론》에 씌여있다. 풍사를 감수하나 발병이 경하다. 림상표현에서는 근육이 떨리고 장부기혈의 증상이 나타나지 않는다.

상풍(伤风) 풍사에 상하여 발병되는것을 습관적으로 상풍감모라고 한다. 림상표현에는 《풍한》 혹은 《풍열》 등 부동한 류형이 있다. 《풍한감모》, 《풍열감모》조목을 참고하라.

한(寒) ①6음중의 하나이다. 한은 음사에 속하는바 양기를 쉽게 상하기때문에 기혈의 활동에 영향준다. 인체에 양기가 부족하고 위기(卫气)가 견고하지 못하면 한사의 침습을 쉽게 받아 병이 생긴다. 비교적 흔히 보는 증상은 오한, 발열, 두통, 신체통, 골절통 혹은 복통, 설사 등이다. ②기능쇠퇴의 병증을 가리킨다. 《내한(内寒)》조목을 참고하라.

외한(外寒) ①한사에 외감한것을 가리킨다. 한사가 기부에 침습하면 양기가 소통투설하지 못하므로 오한, 발열이 나타나고 땀이 없으며 머리와 몸이 아프고 맥이 부(浮)하고 긴(緊)한 등 증상이 나타난다. ②인체의 양기가 허하여 몸이 차고 추워하거나 쉽게 감기에 걸리는 병증이 나타나는것을 가리킨다. 《소문·조경론》에서는 《양기가 허하면 외한이다》라고 하였다.

내한(內寒) 양기가 허하고 기가 약하며 장부기능이 쇠퇴되여 수액운화장애, 탁음(浊阴)저류의 병증이 일어나는것을 가리킨다. 《소문·조경론》에서는 《음이 성하면 내한이다》라고 하였다. 비는 수습운화를 주관하고 신은 수액조절을 주관하며 신양은 인체의 양기의 근본이다. 때문에 내한은 거개 비신양이 허하여 생긴다. 림상에서는 구토하고 설사하며 배가 아프고 손발이 서늘하며 식은땀이 절로 나고(내한환자의 분비물 혹은 배설물은 대부분 묽고 차다) 맥이 침(沉)하고 지(迟)한 등이 나타난다. 《소문·지진요대론》에서는 《여러가지 병에서 수액이 맑고 차면 모두 한에 속한다》라고 하였다.

중한(中寒) ①한사가 직중된것이다. 평시에 양기가 부족하면 갑자기 한사의 침습을 받아 사지가 서늘해나고 6맥이 침하고 세하거나 지하고 긴한 등 증상이 나타난다. ②중초가 허하면 양기가 부족하고 비위기능이 쇠퇴되는바 배가 아프고 만지는것을 좋아하며 추위를 타고 손과 발이 서늘하며 입맛이 슴슴하고 속이 답답하며 식욕이 없고 대변이 묽은 등 증상이 나타난다.

서(暑) 여름의 주요한 기로서 6음중의 하나이다. 서는 양사로서 발병에는 계절의 특점이 있다. 림상에서는 두통, 발열, 구갈, 심번, 다한 및 맥이 홍하고 삭한 등이 나타난다. 서사는 또 기를 쉽게 소모하고 진액을 상하기때문에 늘 몸이 피곤하고 사지가 나른하며 입안이 마르는 등 증상이 나타난다. 장하(长夏)에는 습이 많고 서사가 번마다 습을 끼고있어 가슴이 뿌듯하고 답답하며 메스껍고 토하거나 설사하는 등 증상이 나타난다.

습(습기)(湿、湿气) ① 6음중의 하나이다. 습은 음사에 속하고 성질이 무겁고 탁하며 점조하여 기(气)의 활동을 억제하고 비의 운화를 방해한다. 림상에서는 습사에 외감한것은 흔히 몸이 무겁고 허리가 쏘며 사지가 나른하고 관절, 근육이 아파나며 아픈 곳이 늘 일정하다. 습탁이 속에서 위장을 막으면 위의 용납이 좋지 못하고 가슴이 답답하고 불편하며 소변이 불리하고 설사하는 등 증상이 나타난다. ②운화기능의 장애, 수기정체의 증상을 가리킨다. 《내습》조목을 참고하라.

외습(外湿) 의계의 습사에 감수한것을 가리킨다. 례를 들면 기후가 조습하거나 습한 땅에 오래 거처하거나 혹은 안개, 이슬의 사기에 감수하거나 혹은 물을 많이 건느거나 비에 많이 젖거나 장기적으로 수중작업을 하는 등이다. 습은 하나의 음사로서 성질이 무겁고 탁하며 점조하고 기름기가 있어 기의 활동을 가장 쉽게 방해한다. 림상에서는 머리가 무거운 것이 마치 무엇을 쓴것과 같고 목이 쏘며 가슴이 답답하고 허리가 쏘며 사지가 날썬하고 관절이 아픈 등이 나타난다.

내습(內湿) 체내에 수습이 정체된것을 가리킨다. 이것은 비신양허(脾肾阳虚)에 의하여 수습을 운화하지 못하는데서 생기는 병증이다. 림상에서는 식욕이 떨어지고 설사하며 배가 뿌듯하고 소변이 적으며 얼굴이 누렇고 하지에 부종이 생기며 설질이 연하고 설태가 윤기나며 맥이 유(濡)하고 완한 등이 나타난다.

수기(水气) 수액이 체내에 머물려있어 생기는 병증을 가리킨다. 거개 비신양허에 의하여 수습을 운화하지 못하는데서 생긴다. 《금궤요략》에서 수기라고 하는것은 주로 《수종(水肿)》을 가리킨것이다.

습독(湿毒) 습기의 울적이 오래되여 독으로 된것을 가리킨다. 습독이 장(肠)에 모여 아래로 내려가면 《습독변혈(湿毒便血)》이 생긴다. 증상은 다음과 같다. 대변에 피가 섞여있거나 검스레한 혈변을 누지만 배가 아프지 않다. 만일 습독이 아래로 내려가 기부에 울체되면 아래다리에 창옹이 쉽게 생기는데 이를 《습독류주(湿毒流注)》라고 한다. 증상은 다음과 같다. 종창이 평란하고 근이 있으며 더디 부어나고 청자색이거나 자흑색이며 터지면 고름이 흘러나와 만연되면서 창구가 오래도록 낮지 않는다.

습탁(湿浊) 즉 습기이다. 습탁은 성질이 무겁고 탁하며 점조하고 기름기가 나며 병의 부위마다 머물러있어 양기(阳气)를 가볍고 맑게 하는 활동을 방해한다. 때문에 습탁이라고 한다.

예탁(秽浊) 혼탁하고 더럽다는 뜻이다. 거개 《습탁》 혹은 썩어 더러운 냄새가 나는 기체나 《산남장기(山岚瘴气)》, 분비물 혹은 몸에서 풍기는 특수한 냄새 등을 형용하는데 쓴다.

악기(恶气) ①병사이다. 일반적으로 6음 혹은 역려지기 등을 가리킨다. 《소문·4기조신론(素问·四气调神论)》에서는 《악기가 발생하지 않으면……》라고 썩여 있다. ②병리적산물이다. 례를 들면 《령추·수창편(灵枢·水胀篇)》에서는 《…적병이 속에 머물러있으면 악기가 발생하고 식육(瘜肉)이 생긴다》라고 하였다. 여기에서는 기혈의 울체로 하여 생기는 어탁(瘀浊)의 병리적산물을 가리킨다.

탁사는 청양을 방애한다(浊邪害清) 탁사는 습탁한 사기를 가리키고 청양은 가볍고 맑은 양기가 귀, 눈, 입, 코 등 얼굴의 구멍으로 통한다는것을 가리킨다.

습은 무겁고 탁한 사기로서 열사와 결합하여 습열이 쌓이고 우로 증발하면 가볍고 맑은 양기가 제지되여 구멍이 막히는데서 의식이 흐리고 귀가 먹고 코가 막히는 등 증상이 나타난다.

조(조기)(燥、燥气) ①6음중의 하나이다. 조기는 진액을 쉽게 상한다. 림상에서는 눈이 붉어지고 입과 코가 마르며 입술이 타고 마른 기침을 짖으며 옆구리가 아프고 변비가 생기는 등이 나타난다. 그중에서 증후가 편열(偏热)한것을 《온조(温燥)》라 하고 편한(偏寒)한것을 《량조(凉燥)》라고 한다. ②음진휴손(阴津亏损)의 병증이다. 《내조》조목을 참고하라.

내조(内燥) 체내의 음진이 소모되여 나타나는 건조한 증후들을 가리키는데 거개 열병후기 혹은 구토, 설사, 발한, 출혈과다 혹은 약을 타당하게 쓰지 못한 등에서 생긴다. 림상에서는 뼈가 쏘고 조열이 나며 번민이 생기고 입술이 마르며 혀가 마르고 진액이 없으며 피부가 건조하고 손톱이 마르는 등 속열이 음을 상하는(内热伤阴) 증상이 나타난다.

화(火) ①6음중의 하나이다. 온열, 서열 등은 모두 화에 속하는 병사이고 그의 성질은 양에 속하며 병증은 모두 열성으로 나타난다. 《소문·5운행대론(素问·五运行大论)》에서는 《하늘에 열이 있고 땅에 화가 있으며……그 성질은 서이다》라고 하였다. ②생명의 동력으로서 양기가 화생된것인데 생리상에서의 화에 속한다. 례를 들면 《군화(君火)》, 《상화》, 《소화(少火)》 등이다. ③병리변화과정중에서의 기능항진의 표현인것이다. 무릇 각종 병사에 감수하였거나 혹은 7정내상(七情内伤), 《5지과극(五志过极)》은 일정한 조건하에서 모두 화(火)로 변화될수 있다. 생리상에서의 화가 지나치게 항진하면 병리상에서의 화로 전변될수도 있다. 림상표현에서는 실화(实火)와 허화(虚火) 두가지로 나눈다. 실화는 거개 병사가 항진하기 때문에 급성열병에서 많이 나타나는데 그 주요한 표현은 고열이 나고 땀이 많이 나며 번갈이 나고 발광하며 얼굴과 눈이 부어나고 혹은 각혈, 비일혈이 생기며 혀가 붉고 설태가 누렇고 마르며 맥이 삭하고 유력한 등이다. 허화는 거개 음액결손에 의하여 생기기때문에 만성소모성질병에서 많이 나타나는데 그 주요한 증상으로는 속이 번조하고 잠이 오지 않으며 꿈이 많고 유정이 생기며 5심(五心)이 번열하고 뺨이 빨개나고 식은땀이 많이 나며 기침이 나고 가래에 피가 섞여나오며 설질이 붉고 설태가 적으며 맥이 세삭하거나 허삭한 등이 나타난다.

화사(火邪) ①6음병사의 하나이다. ② 일반적으로 병변과정중에서 화로 변화된 표현을 가리킨다. 《화》조목을 참고하라.

사화(邪火) 생리상에서의 화와 상대하여 말하는것인데 병인중에서의 화사, 병변중에서 생긴 화열 현상은 모두 이에 속한다. 《화》조목을 참고하라.

울화(郁火) ①일반적으로 양기가 울체되여 장부속에서 내열이 나타나는 증상을 가리킨다. ②흔히 《목울화화(木郁化火)》를 가리킨다.

화독(열독)(火毒、热毒》) ①화열의 병사가 울체되여 독으로 변화된것을 가리킨다. 각 과의 병증중에서 특히 외과의 일부 창양종독(疮疡肿毒)(화농성염증이 포괄되여있다)의 형성과 발전은 늘 화독과 관련되여있다. 례를 들면 정창(疔疮), 단독(丹毒), 열절(热疖) 등이다. ②화상감염을 가리킨다.

온사(温邪) 여러가지 열성병을 일으키는 외인의 총칭을 가리킨다. 림상에서 흔히 보는 춘온(春温), 풍온(风温), 서온(暑温), 복온(伏温), 습온(湿温), 추온(秋温), 동온(冬温), 온역(温疫), 온독(温毒), 온학(温疟) 등 몇가지 온별병의 병인은 모두 온사의 범위에 속한다.

온열(温热) ①병인으로서 《온사(温邪)》를 가리킨다. 때로는 사기가 경한것을 온이라 하고 사기가 심한것을 열이라 하며 점차 감수되는것을 온이라 하고 급속히 침습되는것을 열이라 하며 겨울과 봄에 발생하는것을 온이라 하고 여름철에 발생하는것을 열이라 하지만 실제상에 있어서는 차별이 크지 않다. ②병의 이름으로서 온병을 가리킨다. 례를 들면 《온열경위(温热经纬)》에서는 이것을 외감열병의 총칭으로 삼았다. ③온병분류의 명칭이다. 병인은 열에 의하여 습이 섞이지 않은것을 《온열》이라고 한다. 례를 들면 풍온, 온조 등이다. 습사와 열사가 합병된것을 《습열》이라고 하는데 례를 들면 서습, 습온 등이다.

풍한(风寒) 풍과 한이 서로 결합된 병사를 가리킨다. 림상에서는 오한이 심하고 발열이 경하며 머리가 아프고 온몸이 쏘며 코가 막히고 코물이 나며 설태가 엷고 희며 맥이 부하고 긴한것 등이 나타난다. 《풍한감모》조목을 참고하라.

풍열(风热) 풍사에 열이 섞인것을 가리킨다. 림상에서는 열이 심하고 오한이 경하며 구갈이 나고 혀의 변두리와 끝이 붉고 설태가 약간 누르스름하며 맥이 부하고 삭하며 지어는 입안과 혀가 마르고 눈이 붉고 목안이 아프며 코피가 나는것 등이 나타난다. 《풍열감모》조목을 참고하라.

풍습(风湿) ①병인이다. 풍과 습이 서로 결합된 병사를 가리킨다. ②병의 이름이다. 즉 풍습에 의하여 생긴 병을 《풍습증(风湿证)》이라고도 한다. 《상한론》에서는 《풍습이 서로 다투면 뼈마디가 아프고 땅기는듯 아파서 굽혔다폈다할수 없으며 처음에는 극심하게 아파난다……》라고 하였다. 《비증》조목을 참고하라.

풍한습(风寒湿) 풍, 한, 습 3가지 사

기가 결합된것을 가리킨다. 비증(痹证)은 바로 이 3가지 사기가 뒤섞여 병이 일어난다. 《소문·비론》에서는 《풍, 한, 습 3가지가 서로 섞이여 결합되면 이는 비증이다》라고 하였다. 병사가 기부, 경맥, 관절 등에 침입하면 기혈의 운행에 장애가 생기기때문에 시큰하고 저려나며 부어나고 관절이 무거운 등 증상이 나타난다. 만일 내장에 침입하면 구루(伛偻), 심계, 기천 등 내장비증이 나타난다. 풍, 한, 습의 각종 사기의 편승에 따라 림상증상에도 각각 차별이 있다. 《비증》조목을 참고하라.

풍조(风燥) 풍과 조 두가지 사기의 결합을 가리키는데 가을철에 조한 시령을 많이 감수한것이다. 림상에서는 머리가 아프고 열이 나며 오한이 나고 땀이 나지 않으며 코가 막히고 입술이 마르며 목안이 마르고 마른 기침이 나며 가슴이 그득하고 옆구리가 아프며 피부가 말라 거칠고 설태가 희고 엷으며 마르고 맥이 부하고 삽한 등이 나타난다.

한습(寒湿) ①습탁이 장위속에 머물러 있어 비양이 손상되거나 환자가 평시에 비신양이 허하여 수음(水饮)이 속에 정체된것을 가리키는바 모두 추위를 타고 사지가 서늘하며 배가 뿌듯하고 대변이 묽으며 혹은 날이 밝기전에 설사하거나 혹은 부종 등 증상이 나타난다. ②병인으로서 한과 습이 결합한 병사를 가리킨다. 병이 발생되면 위분(卫分)밖에 양기가 통하지 못하고 혈류가 순통하지 못하여 기부가 아파나고 관절이 뻣뻣해나는 등 증상이 나타난다.

서열(暑热) ①병인으로서 서사를 가리킨다. 《소문·5운행대론》에서는 《하늘에 열이 있고 땅에 화가 있으며……그의 성질은 서이다》라고 하였다. ②서사에 외감된 발병병증을 가리킨다. 《서열증》조목을 참고하라.

서습(暑湿) 서열에 습이 섞인것으로서 가슴이 답답하고 번민이 생기며 몸이 열하고 설태가 누렇고 기름기도는것이 주증이다. 만일 서습이 중초에 막히면 장열(壮热)이 나고 번갈이 나며 땀이 많이 나고 소변이 적고 가슴이 답답하며 몸이 무겁고 피곤하다. 만일 서습이 3초에 만연되면 기침이 나고 몸이 열하며 얼굴이 벌개나고 가슴이 답답하며 대변이 묽고 더러운 냄새가 나며 소변이 잦고 붉으며 지어는 가래에 피가 섞여 나온다. 만일 속에 서습이 몰켜있는데다가 풍한에 외감하면 머리가 아프고 몸이 열하며 오한이 나고 땀이 나지 않으며 몸이 구부러들어 불편하고 가슴이 답답하며 번민이 생기고 설태가 희고 기름기도는 등이 나타난다.

조열(조화)(燥热、燥火) 조기(燥气)를 감수하여 진액이 손상되는데서 열과 화가 화생되는것을 가리킨다. 눈이 붉어지고 이몸이 부어나며 목안이 아프고 귀에서 소리가 나거나 혹은 코피가 나고 마른 기침을 짖으며 각혈하는 등 증상이 나타난다.

내상(内伤) ①병인과 병증으로 나눈다. 7정(七情)에 변화가 생기거나 음식물을 과식하거나 배가 고프거나 지나치게 피로하거나 성생활이 지나치는것 등에 의하여 장기(脏气)가 손상된 병증을 가리킨다. ②타박 등에 의하여 체내의 장기가 손상되였거나 혹은 무거운 짐을 메거나 받드는데서 기혈이 손상된것을 가리킨다.

백병은 모두 기에서 생긴다(百病皆生于气) 《소문·거통론》에서는 《(여지)백병은 기에서 생긴다》라고 하였다. 노여워하면 기가 우로 올라가고 기뻐하면 기가 늦추어지고 슬퍼하면 기가 소실되고 두려워하면 기가 아래로 내려가고 추워하면 기가 수축되고 열하면 기가 배설되고 놀라면 기가 문란하여지고 피로하면 기가 소모되고 생각하면 기가 맺힌다》고 하였다. 이것은 병을 일으키는 많은 원인은 모두 기의 활동에 영향주어 장부기능을 실조시키는데서 병을 일으킨다는것을 설명한다.

7정(七情) ①기쁨(喜), 노여움(怒), 근심(忧), 생각(思), 슬픔(悲), 두려움(恐), 놀램(惊) 등 정신정지변화의 7가지 표현을 가리키는데 이는 외계사물에 대한 반응이다. 병을 일으키는 요소로 삼는바 이런 정신활동이 지나치게 강렬하고 오래 지속되면 장부기혈의 기능에 영향주거나 혹은 내장에 먼저 병변이 생기고 나아가서 정신활동에 영향주는것을 가리킨다. 《5지(五志)》조목을 참고하라. ②약물배합에서의 7가지 부동한 작용을 가리킨다. 즉 단행(单行), 상수(相须), 상사(相使), 상외(相畏), 상오(相恶), 상살(相杀), 상반(相反) 등인데 이를 《7정》이라고도 한다(《신농본초경》을 보라).

6울(六郁) 기(气), 혈(血), 습(湿), 화(火), 담(痰), 식(食) 등 6가지 울증(郁证)의 총칭이다. 울이란 막혀서 통하지 않거나 혹은 울결되여 순통하지 못한 것을 가리킨다. 원대의 주단계는 《기혈이 조화되면 온갖 병이 생기지 않으나 기혈이 울결되면 여러가지 병이 생긴다》라고 인정하였다. 이것은 기혈이 울결되면 다른 울증이 잇달아 생길수 있다는것을 설명한다.

5지과극(五志过极) 5지(五志)란 즉 기쁨, 노여움, 근심, 생각, 두려움 등 5가지 정지인데 역시 여러가지 정신활동을 가리킨다. 이런 활동이 지나치면 장부기혈활동에 영향줄수 있기때문에 병을 일으키는 원인으로 된다. 《5지》, 《5지화화(五志化火)》조목을 참고하라.

5지화화(五志化火) 기쁨, 노여움, 근심, 생각, 두려움 등 여러가지 정지활동이 실조되는데서 생기는 병리적기능의 항진을 가리킨다. 정지는 기의 활동과 밀접한 관계를 가지고있는바 장기적으로 정신활동이 지나치게 흥분되거나 혹은 억제되게 되면 기의 기능이 문란하게 되고 장부의 진음(真阴)이 손상되여 번조하고 성을 잘내며 머리가 어지럽고 잠을 자지 못하며 입안이 쓰고 옆구리가 아프며 혹은 천해, 토혈 등 증상이 나타나는데 이는 모두 화에 속하는 표현이다.

5로(五劳) ①심로(心劳), 간로(肝劳), 비로(脾劳), 신로(肾劳) 등 5장에 손상이 생긴 질병을 가리킨다. 《증치요결(证治要诀)》에서는 《5로란 5장의 손상이다》라고 하였다. 《의학강목(医学纲目)》에서는 《5로란 무엇인가? 심혈의 손상(心劳血损), 간신의 손상(肝劳神损), 비식의 손상(脾劳食损), 폐기의 손상(肺劳气损), 신정의 손상(肾劳精损)이다》라고 하였다. ②5로는 로동과 휴식을 타당하게 결부하지 않은데서 생기는 손상이다. 《5로소상》조목을 참고하라.

5로소상(五劳所伤) 로동과 휴식을 타당하게 결부하지 못하는데서 기혈근골의 활동이 실조되여 5가지 손상이 생기는것이다. 《소문·선명5기편》에서는 너무 오래 보면 혈을 손상시키고 너무 오래 누워있으면 기를 손상시키고 너무 오래 앉아있으면 살을 손상시키고 너무 오래 서있으면 뼈를 손상시키고 너무 오래 다니면 힘줄을 손상시키는데 이것이 이른바 5로소상이다.》라고 하였다.

7상(七伤) ①7가지 로상의 병인이다. 《제병원후론·허로후(诸病源候论·虚劳候)》에서는 《첫째로는 지나치게 먹으면 비를 손상시키고…… 둘째로는 몹시 노여워하면 기가 거슬려 우로 올라가 간을 손상시키고…… 셋째로는 무거운것을 들거나 습한 땅에 오래 앉아있으면 신을 손상시키고…… 넷째로는 몸이 차거나 찬 음식물을 먹으면 폐를 손상시키고……다섯째로는 근심, 걱정, 사려를 많이 하면 심을 손상시키고…… 여섯째로는 바람, 비, 추위, 더운것은 몸을 손상시키고……일곱째로는 심한 두려움을 억제하지 못하면 지(志)를 손상시킨다》라고 하였다. ②신기휴손(肾气亏损)의 7가지 증상이다. 《제병원후론·허로후》에서는 《7상이란 첫째로는 음한이고 둘째로는 음위이고 셋째로는 리급(里急)이 생기는것이고 넷째로는 정액이 절로 흐르는것이고 다섯째로는 정기가 적고 음경밑이 습한것이고 여섯째로는 정(정기가 맑고 차며 정액이 희박한것)이 맑은것이고 일곱째로는 소변이 고삽하여 소변을 보려하지만 나가지 않는것이다(소변이 빈삭하고 림병에 의하여 소변이 흐리거나 소변이 잘 나가지 않는것)》라고 하였다.

로권(劳倦) 로(劳)란 즉 로손 혹은 손상을 가리키고 권이란 권태를 가리킨다. 일반적으로 허손증의 발병요소를 가리킨다. 흔히 두가지를 가리킨다. 즉 ①《5로소상》이다. ②《방로》에 의하여 신정이 손상된것이다.

방로(房劳) 《방실상(房室伤)》이라고도 한다. 성생활을 지나치게 하여 신정이 손상된데서 로손증의 병인의 하나로 된것을 가리킨다.

외상(外伤) ①타박 등에 의하여 피부, 근육, 근끌이 손상을 받은것을 가리킨다. ②6음외사에 의하여 손상된것을 가리킨다. 례를 들면 상풍(伤风), 상한, 상습, 상서(伤暑) 등이다.

금창(金创) 《금창(金疮)》이라고도 한다. 예리한 금속에 입은 창상을 가리키는데 여기에는 창상에 의하여 화농되고 궤란된 부스럼이 포괄되여있다. 그중에서 도끼와 칼 등의 날에 상한것을 《도부상(刀斧伤)》이라고 한다.

탕화상(烫火伤) 고온에 의하여 덴 상처이다. 그중에서 액체 혹은 증기에 덴것을 일반적으로 탕상이라 하고 화염 혹은 화기(火器)에 덴것을 화상이라고 한다.

충수상(虫兽伤) 벌레, 짐승 등 여러가지 동물에 의하여 사람이 상한것을 말하는데 여기에는 사교상, 광견상, 충교상 등이 포괄되여있다.

어혈(瘀血) 체내의 혈액이 일정한 곳에 엉키여있는 병증이다. 그중에서 경맥밖에 흘러나와 조직사이에 있는 괴사된 혈액을 《악혈(恶血)》이라 하고 혈액운행의 장애에 의하여 경맥관내거나 기관내에 있는것을 《축혈(蓄血)》이라 하는바 역시 어혈의 범위에 속한다. 병에 의하여 어혈이 생기는것은 다음과같다. 타박을 받았거나 무거운 물건을 메였거나 월경이 오지 않거나 한이 뭉치고 기가 울체되는것 등이다. 또 어혈에 의하여 병이 생기는것은 기화가 울체되고 경맥이 막히며 어혈과 열이 서로 맺히고 지어는 축혈되여 발광하는 등이다. 림상표현은 비교적복잡하다. 례를 들면 피부가 새파래나고 일정한 곳이 아파나며 검스레한 피멍어리를 토하고 대변이 검으며 아래배가 딴딴하고 그득하며 가슴과 옆구리가 아프고 혀가 새파래나며 피부가 마르고 비듬이 일어나며 지어는 건망증, 경증(惊证), 광증 등이 나타나는것이다. 이외 적지 않은 완고성질병은 변증론치하면 늘 어혈과 관련된다.

악혈(恶血) 어혈의 일종인데 피가 경맥밖에 흘러나와 조직사이에 있는 괴사된 혈액을 가리킨다. 《패혈(败血)》이라고도 한다.

패혈(败血) 굳어진 검스레한 악혈을 가리킨다.

담(痰) 호흡도에서 분비되는 병리적 산물인 가래를 가리키는데 여기에는 일부 병변기관조직내부에 축적되여있는 점액물질이 포괄되여있다. 담은 진액이 변화되여 이루어진것이다. 병에 의하여 생기는 담은 풍담(风痰), 열담(热痰), 한담(寒痰), 조담(燥痰), 습담(湿痰) 등이 있고 담에 의하여 일어나는 병은 《담음(痰饮)》, 《담화(痰火)》, 《담포(痰包)》, 《담핵(痰核)》, 《담학(痰疟)》, 《완담(顽痰)》, 《숙담(宿痰)》, 《복담(伏痰)》 등 병증이 있다. 병에 의하여 담이 생기거나 담에 의하여 병이 생기거나를 물론하고 모두 페, 비와 비교적 밀접한 병리적관계를 가지고있다. 6음병사가 페를 침범하면 담이 많이 생기고 비양이 허약하고 수습이 정체되여도 담이 생길수 있다. 때문에 《비는 담을 생기게 하는 근원이고 페는 담을 저장하는 기관이다》라고 말한다. 담탁은 기가 오르고 내림에 따라 어디에나 안가는 곳이 없다. 례를 들면 담이 심규에 이르면(痰迷心窍) 정신이 흐리고 전광이 생기며 풍담이 류동되면(风痰窜动) 경풍, 간증(痫证)이 생기고 담탁이 우로 올라가면(痰浊上冒) 심계항진, 현훈증이 나타나며 담습이 우로 넘쳐나면(痰湿上泛) 오심, 구토가 생기고 담이 옆구리에 정체되면(痰停胁肋) 가슴이 답답하고 옆구리가 아프며 천해가 생기고 답답하며 담화가 서로 엉켜있으면(痰火互结) 라력(瘰疬), 영류(瘿瘤)가 생기고 담이 경락에 막혀있으면 반신불수가 생기고 담이 기부에 류주하면 음저(阴疽)가 생기고 담이 관절에 류주하면 학슬병(鹤膝)이 생긴다. 이외 적지 않은 괴상한 질병들은 변증론치하면 역시 담과 관련된다.

습담(湿痰) 습탁(湿浊)이 속에 오래 정체되여 생긴 담이다. 《담습》 혹은 《담탁》이라고도 한다. 비가 허하여 수습을 운화하지 못하여 진액이 정상적으로 수송되지 못하는데서 정체되여 《내습(内湿)》으로 되고 적체되여 《담음(痰饮)》으로 된다. 림상에서는 가래가 많고 묽으며 회고 가슴이 답답하거나 메스꺼우며 천해가 생기고 혀가 부어나며 설태가 기름기도는

등이 나타난다.

완담(顽痰) 완고하고 난치의 담증을 가리킨다. 례를 들면 천식이 반복적으로 발작하거나 혹은 담음이 천연되여 난치에 있는 병증인바 일반적으로 완담은 흉격에 남아있는데서 생긴다고 한다.

상식(伤食) 음식물에 상하여 병이 일어나는 원인을 가리킨다. 거개 폭음폭식을 가리키는데 거기에는 깨끗하지 못한 음식물이거나 생것, 찬 음식물을 과식하는것 등이 포괄되여있다. 이로 하여 생기는 급성소화불량증을 《식체(食滞)》라고 한다. 림상에서는 먹기를 싫어하고 가슴이 답답하며 신물을 토하고 더러운 냄새가 나는 트림을 하며 배가 창만하고 설사하며 대변에서 시큼한 더러운 냄새가 나고 설태가 어지럽고 기름기가 도는 등이 나타난다.

화임지사(糵饪之邪) 화(糵)는 형(馨)과 같다. 화임이란 즉 음식물이다. 《금궤·장부경락선후병맥증》에서는 《화임지사가 입으로부터 들어가면 숙식(宿食)이다》라고 하였다. 즉 맛있는 음식물을 지나치게 먹으면 소화되지 않아 병을 일으킨다는 뜻이다. 이것을 《형탁지사(馨饪之邪)》라고도 하는데 그의 뜻은 우와 같다. 화(糵)란 《알곡》을 가리키고 임이란 익은 음식물을 가리킨다.

고량후미(膏粱厚味) 기름진 음식물을 가리킨다. 장기적으로 기름진 음식물을 많이 먹으면 장위의 기능에 영향줄뿐만아니라 내열과 창양의 병증이 생길수 있다. 때문에 《소문·생기통천론》에서는 《기름진 음식물이 변화되면 정창이 생긴다》라고 지적하였다.

구박(炙煿) 음식물을 만드는 방법을 가리키는데 기름에 닦거나 볶거나 혹은 튀기는 작식방법이다. 이런 방법으로 만든 음식물은 성질이 거개 조열하여 지나치게 먹으면 위음이 손상되여 내열병증이

발생한다.

5미편기(五味偏嗜) ①5미란 매운것, 단것, 신것, 쓴것, 짠것을 가리킨다. 장기적으로 5미를 편식하면 발병요소의 하나로 된다. 《소문·생기통천론》에서는 《맛이 너무 신것을 먹으면 간기의 진액이 되고 비기가 끊어진다. 맛이 너무 짠것을 먹으면 대골기가 손상되고 근이 짧아지며 심기가 억제된다……》라고 하였다. 그러나 이런 견해는 5미를 5행에다가 억지로 끌어맞춘것이다. ②너무 즐겨먹는 일부 음식물은 질병을 발생시킬수 있다는 것을 가리킨다.

벽기(癖嗜) 병이 생기는 요소의 하나이다. 어떤것을 지나치게 좋아하는 오랜 습성을 가리키는데 이는 거개 음식물방면을 가리킨다.

주벽(酒癖) ①병인이다. 술을 마시기 좋아하는 습성을 가리킨다. ②병증인데 《주징(酒癥)》이라고도 한다. 벽이란 굳어진 덩어리를 가리킨다. 술을 너무 마셔 배속에 덩어리가 생긴 만성병을 가리킨다. 림상에서는 여위고 복수가 오며 배에 딴딴한 덩어리가 있는 등 증상이 나타난다. 이는 알콜중독에 의하여 일어나는 간경변증과 비슷하다.

중독(中毒) 독물이 체내에 들어간후 독성작용에 의하여 발생하는 병증이다. 례를 들면 약물로는 파두(巴豆), 비상, 반모(斑蝥) 등에 의하여 중독되고 음식물로는 알콜, 복어, 병든 짐승, 목서(木薯) 등에 의하여 중독된다.

중악(中恶) ①부정지기에 부딪쳤거나 문득 괴상한 물건을 보고 몹시 놀라 갑자기 손발이 서늘하고 얼굴이 새파래나며 정신이 황홀하고 머리와 눈이 어지럽거나 순서없는 말을 하고 지어는 입을 악물고 혼미에 처하는 등 증상이 나타나는것이다. ②소아병증이다. 소아의 진기(真气)가 쇠약하여 《악기》가 직중된것을 가리

킨다. 례를 들면 《의학강목·소아부》에서는 《그 증상은 갑자기 심복(心腹)을 찌르는듯이 아파나고 번민광란이 생겨 죽을것 같다》고 하였다.

로복(劳复) 《차후로복(差后劳复)》이라고도 한다. 《차》란 병이 나은것이다. 즉 병이 방금 나온 초기에 손상에 의하여 병이 재발하는것을 가리킨다. 병이 나은 후 기혈이 아직 회복되지 못하였거나 혹은 남은 열이 없어지지 않은데다가 지나치게 힘든 일을 하여 피로하였거나 음식물을 잘 조절하지 않거나 7정이 과도하거나 성생활이 과도하거나 술을 너무 마시는것 등은 모두 병이 재발하는 유인으로 된다.

식복(食复) 로복중의 하나이다. 오랜 병 혹은 심한 병이 방금 나온 뒤에 음식물을 조절하지 않아 비위의 소화와 흡수에 영향주어 질병이 재발하는것이다. 특히 소아열병에서 남은 열이 아직 없어지지 않은데다가 기름진 고기류를 과식하게 되면 질병이 더욱 쉽게 재발한다.

식육즉복(食肉则复) 《식육즉유(食肉则遗)》라고도 한다. 복이란 즉 재발을 말하고 유란 남아있다는것이다. 어떤 급성 열병의 회복기에는 소화기능이 약한데 만일 비린것, 기름진 고기류를 먹으면 체온이 다시 올라가 병세가 재발되는 현상이 나타나는것을 가리킨다. 특히 소아들이 이런 정황이 더욱 쉽게 나타난다.

녀로복(女劳复) 로복중의 하나이다. 심한 병이 방금 나았지만 아직 정신, 기혈이 회복되지 않았을 때 조절과 섭취를 잘하지 못하였거나 성생활이 과도하여 신정(肾精)이 손상되는데서 나타나는 병증이다. 주요증상으로는 머리가 무거워 들수 없고 눈이 아찔해나며 허리와 잔등이 아프거나 혹은 아래배가 극심하게 아프거나 혹은 중한발열(憎寒发热)이거나 허화상충(虚火上冲)에 의하여 얼굴이 뜨겁고 가슴

이 답답한 등이 나타난다.

수토불복(水土不服) 다른 한 지방에 처음 갔을 때에는 자연환경과 생활습관의 개변에 의하여 잠시 적응하지 못하는 현상이 나타난다. 례를 들면 식욕이 좋지 못하고 배가 뿌듯하며 배가 아프고 설사하거나 혹은 월경부조 등이 나타난다.

제충(诸虫) 일반적으로 인체에 기생하거나 병을 일으키는 여러가지 벌레를 가리킨다. 장관기생충을 제일 많이 볼수 있다.

회충(蚘虫, 蛕虫) 蛕, 蚘은 모두 《蛔》의 의체자로서 회충을 가리킨다. 고서적에는 《장충(长虫)》이라고도 쓰여있다.

촌백충(寸白虫) 벌레의 체절을 가리킨다. 익지 않은 낭충소고기 혹은 돼지고기를 먹는데서 감염된다. 《고금의통·충후유구(古今医统·虫候有九)》에서는 《촌백충은 길이가 1촌이고 자자손손으로 번식하는데 긴것은 4~5척이 되고 사람을 죽일수도 있다》라고 하였다.

고독(蛊毒) ①인체의 복부내의 기생충은 감염된후 사람에게 고창병(蛊胀病)을 일으킨다. 주혈흡충증의 미유와 비슷하다. ②고대 사람의 지각을 잃게 하는 일종 독약이다.

수독(水毒) 《계독(溪毒)》이라고도 한다. 시내물이 오염된 역수(疫水)를 가리키는데 사람에게 감염된후 고병(蛊病)이 생길수 있다. 《제병원후론·수고후》(21권)에서는 《이런 수독의 기가 속에 몰켜있으면 배가 점차 커진다……이것을 고라고 한다》라고 하였는데 여기에서 가리킨 오염원은 주혈흡충미유와 비슷하다.

산람장기(山岚瘴气) 《장독(瘴毒)》이라고도 한다. 남방의 삼림지대에서 습열이 증울되여 생기는 일종 병사이다. 자연역원의 성질과 비슷한바 보통 거개 학질을 가리킨다.

학사(疟邪) 학질의 병사를 가리킨다.

태독(胎毒) 어린애에게 생기는 창절(疮疖), 두진(痘疹) 등 질병이다. 옛사람들은 태아가 어머니의 배속에 있을 때에 남아있는 열독에 의하여 생기기때문에 태독이라 하였다. 실제에서는 대부분 감염성질환이다.

내독(内毒) 내부로 유발되는 열독을 가리킨다. 열독이 체내에 잠복되여있다가 저항력이 부족하거나 유발요소에 부닥치게 되면 옹창이 발생되거나 혹은 고열이 나고 머리가 아프며 입안이 마르고 목안이 아프며 뼈마디가 쏘고 피부에 발진이 돋거나 혹은 토혈하고 비일혈이 생기며 정신이 똑똑하지 않고 혀가 몹시 붉으며 설태가 검스레하고 지어는 혀에 쓸이 돋아나고 맥이 부하고 대하며 삭하거나 혹은 6맥이 침하고 세하며 삭한 등이 나타나는데 이것은 모두 내독에 의하여생기는 병적상태이다.

2. 병   리

병기(病机) 질병의 병인, 병부위 및 질병과정중에 변화하는 기전을 가리킨다.

병기19조(病机十九条) 이 말은 《소문·지진요대론》에 쓰여있다. 옛사람은 실천중에서 질병이 일부 류사한 증후를 어떤 병인 혹은 어떤 한 장(脏)의 범위내에다가 귀납시키고 병증의 원인추구와 의거로 삼았는데 그것을 19조로 나누었다. 그중에서 6음에 속하는것이 13조이고 5장에 속하는것이 6조이다. 이런 병기를 장악하는것은 일부 비교적 복잡한 증상에 대하여 간편하게 하는 작용이 있지만 대체적으로 분류귀납시킨것이므로 림상에서는 반드시 구체적병세에 결부하여 전면적으로 분석하여야 실제에 알맞는다. 병기의 19조는 다음과 같다.

①일반적인 내풍질환에 의하여 머리와 눈이 어지럽고 사지와 몸이 떨리는 등 증상이 나타나는것은 거개 간의 병변에 속한다(诸风掉眩, 皆属于肝).

②일반적인 음한내성에 의하여 근맥이 땅기우고 관절을 굽혔다폈다하기 불편(얼굴색이 희고 몸과 사지가 차고 소변이 맑은 등을 겸하여 나타난다)한것은 거개신의 병변에 속한다(诸寒收引, 皆属于肾).

③일반적으로 상초의 기기(气机)가 불리하여 호흡이 촉박하고 가슴이 막히는 등 증상이 나타나는것은 거개 폐의 병변에 속한다(诸气"膹郁", 皆属于肺).

④일반적으로 수습의 저류에 의하여 부종, 창만의 증상이 나타나는것은 거개 비의 병변에 속한다(诸湿肿满, 皆属于脾).

⑤일반적으로 열병에 의하여 의식혼미, 경련 등 증상이 나타나는것은 거개 화증에 속한다(诸热"瞀瘛", 皆属于火).

⑥일반적으로 피부창양에서 몹시 뜨겁고 아프면서 가려운 증상이 나타나는것은 거개 심화치성에 속하고 혈분에 열이 있어 생긴다(诸痛痒疮, 皆属于心).

⑦일반적인 궐역, 변비, 설사 등 증후는 거개 하초의 병변에 속한다(诸厥"固泄", 皆属于下).

⑧일반적인 위증(痿证), 기천, 구토 등 병증은 거개 폐와 위의 병변에 속한다(诸痿喘呕, 皆属于上).

⑨일반적으로 열병에 의하여 입은 꼭 다물리고 몸이 떨리면서 이발을 맞쪼으며 신지가 상실되는 등이 나타나는것은 거개 화증에 속한다(诸禁鼓慄, 如丧神守, 皆属于火).

⑩일반적으로 몸이 뻣뻣해나거나 목이 뻣뻣해져 돌리기 곤난한것은 거개 습증에 속한다(근맥, 기부가 습락에 상하였다)(诸痉项强, 皆属于湿).

⑪일반적으로 기역상충에 의하여 련이어 소리가 높은 딸꾹질을 하고 내뿜는식으로 토하는 등이 나타나는것은 거개 화증에 속한다(诸逆冲上, 皆属于火).

⑫일반적으로 복부가 딴딴하고 창만한것은(변비가 생기고 소변이 삽하며 번열이 나고 입안이 쓴 등이 겸하여 나타난다) 거개 열증에 속한다(诸腹胀大, 皆属于热).

⑬일반적으로 번조, 광조, 행동상실 등 증상이 나타나는것은 거개 화증에 속한다(诸躁狂越, 皆属于火).

⑭일반적으로 갑자기 근맥이 강직되고 경련이 생기는 등 증상이 나타나는것은 거개 풍증에 속한다(诸暴强直, 皆属于风).

⑮일반적으로 배가 창만하고 배에서 소리가 나며 타진하면 고음이 나는것은 거개 열증에 속한다(诸病有声, 鼓之如鼓, 皆属于热).

⑯일반적으로 다리와 발등이 붓고 쏘는감이 나며 심신이 불안하고 무서워하는 증상이 나타나는것은 거개 화증에 속한다(诸病"胕肿", 疼酸惊骇, 皆属于火).

⑰일반적으로 경련, 각궁반장, 사지강직이 생겨 소변혼탁 등이 나타나는것은 거개 열증에 속한다(诸转"反戾", 水液浑浊, 皆属于热).

⑱일반적으로 체내에서 배출되는 수액이 만일 묽고 맑으며 찬것은 거개 한증에 속한다(诸病水液, 澄澈清冷, 皆属于寒).

⑲일반적으로 구토물에서 시큼한 냄새와 더러운 냄새가 나거나 급하게 내뿜는식으로 설사하면서 리급후증(里急后重)감이 나는것은 거개 열증에 속한다(诸呕吐酸, 暴注下迫, 皆属于热).

정사상쟁(正邪相争) 정기와 사기가 서로 싸우는것을 가리킨다. 넓은 의미로 말하면 모든 질병은 정기와 사기가 서로 싸우는 반응이며 좁은 의미로 말하면 외감발열병에 의하여 한열이 왕래하는 병리가 나타나는것을 가리킨다. 오한은 정기가 사기를 타승하지 못하는데서 나타나고 발열은 정기가 사기를 저항하여 밖으로 내보내지 못하는데서 나타나며 정기와 사기가 서로 맞서고있을 때에는 한열이 교체되여 나타난다.

정기가 허하고 사기가 실하다(正虚邪实) 정기가 허(虚)하다는것은 정기가 허약하다는것을 가리키고 사기가 실(实)하다는것은 사기가 몰켜있거나 사기가 지나치게 성하다는것을 가리킨다. 총적으로 사기가 지나치게 성하고 정기의 항병기능이 낮은데서 나타나는 병리적현상을 가리킨다. 이것은 열성병환자에게서 나타난다. 례를 들면 양명부실증(阳明腑实证)이 오래도록 낮지 않으면 조열이 나고 헛소리를 치며 배가 아파 누르는것을 싫어하고 대변이 굳어지는 등 사기가 성한 증상이 나타나는외 혼미에 처하고 손으로 웃깃이나 자리를 만지작거리며 놀라서 불안해하며 숨이 좀 차고 두눈이 곧아지는 등 정기가 지탱되지 못하는 위험한 현상이 나타난다. 이것은 내상잡병의 환자에게서도 나타난다. 례를 들면 고창과 적취가 오래되여 몸이 수척하고 심계가 항진되며 숨이 차고 붉은 설사를 하며 식욕이 감퇴되는 등은 모두 정기가 허하고 사기가 실한 표현이다.

사기가 성하면 실하다(邪气盛则实) 《소문·통평허실론(素问·通评虚实论)》에서 실증에 대하여 내린 정의이다. 사기란 병을 일으키는 요소를 가리킨다. 병사가 성하나 인체의 정기가 충족할 때에는 기능대사활동이 강화되여 병사를 대항하기 때문에 항성(亢盛)한 실증이 나타난다. 례를 들면 담체(痰滞), 식적(食积), 어혈(瘀血), 수습(水湿) 등은 모두 사기가 성한것이며 장열, 번조, 광란(狂乱)이 생기고 소리가 높고 숨이 거칠며 배가 아파 누르는것을 싫어하고 대변이 굳고 소변이 붉으며 맥이 활하고 삭하면서 유력한 등

은 기능이 항성한 표현으로서 모두 실증에 속한다.

정기가 탈하면 허하다(精气夺则虚) 《소문·통평허실론》에서 허증에 대하여 내린 정의이다. 정기란 인체의 정기(正气)를 가리키고 탈(夺)이란 소모의 뜻을 가리킨다. 바로 정기가 지나치게 소모되여 나타나는 허증을 가리킨다. 례를 들면 심한 병, 오랜 병에 의하여 정기가 소모되거나 땀을 심하게 흘리거나 대출혈에 의하여 양기와 음액이 손상되면 모두 정기가 허약하게 될수 있고 기능이 쇠퇴될수 있다. 증상으로는 얼굴이 희끄무레하고 입술의 색갈이 열으며 정신이 피로하고 몸이 권태하며 심계가 항진되고 숨이 차며 절로 땀이 나고 식은땀이 나며 맥이 세약하고 무력한 등이 나타난다.

실하면 태양병이고 허하면 소음병이다(实则太阳, 虚则少阴) 외한(外寒)에 감수되여 발병되는 두가지 같지 않은 병리적변화를 가리킨다. 하나는 환자의 정기가 비교적 충족하여 한을 감수한후 인차 외한의 침입을 저항하므로 머리와 목이 심하게 아파나고 오한이 나며 열이 나고 땀이 나지 않거나 땀이 나고 맥이 부한 등 태양표증이 나타난다. 때문에 실하면 태양병이라고 한다. 다른 하나는 정기가 허약하여 한을 감수한후 한사가 소음에 내함(内陷)되여 오한이 나고 몸이 열하지 않지만 번민이 생기고 정신이 권태하거나 때로는 열이 나나 머리가 아프지 않고 맥이 부하지 않는데 이것을 《소음표증(少阴表证)》이라 한다. 때문에 허하면 소음병이라고 한다. 《상한론》에서는 《병으로 열이 나고 오한이 나는자는 양에서 생기고 열이 나지 않고 오한이 나는자는 음에서 생긴다》라고 하였다. 양에서 생기는것은 병이 태양에서 생기고 음에서 생기는것은 병이 소음에서 생긴다고 하였는데 이것은 참고로 할수 있다.

실하면 양명병이고 허하면 태음병이다(实则阳阴, 虚则太阴) 외감발열병에서 병사가 속으로 들어갈 때의 두가지 같지 않은 병리적변화를 가리킨다. 하나는 환자의 중기(中气)가 충족하면 병사가 속으로 들어갈 때에 거개 진액이 상하여 열이 화생되는데서 위장실열증(胃肠实热证)으로 된다. 위는 양명에 속하기때문에 《실하면 양명병이다》라고 한다. 다른 하나는 환자의 중기가 허약하면 속으로 들어가는 사기가 열로 화생될수 없어 한이 양기를 상하여 비양의 운화가 실조되는데서 비위허한증으로 된다. 비는 태음에 속하기때문에 《허하면 태음병이다》라고 한다.

양결(阳结) 즉 《열결(热结)》이다. 사열이 위에 들어가 대변조결을 일으키는 양명부실증을 가리킨다.

양허음성(阳虚阴盛) 양허(阳虚)란 신양(肾阳)이 허한것을 가리키고 음성(阴盛)이란 음한이 속에 성한것을 가리킨다. 신양이 허하여 장부를 온양하지 못하여 장부기능이 감퇴되면 음한의 증상이 나타난다. 례를 들면 추워하고 사지가 서늘하며 설사하고 수종이 생기며 맥이 침하고 미약한 등이다.

음성양쇠(阴盛阳衰) 양허음성의 증상과 대체로 같지만 병기에는 차별이 있다. 하나는 양허에 의하여 한이 성하는것이고 다른 하나는 음한내성에 의하여 양기쇠약이 초래되는것인데 량자는 늘 서로 결과와 원인으로 된다. 림상에서의 음성양쇠는 거개 수습이 양을 상하거나 혹은 한량약물을 지나치게 먹는데서 생긴다.

양허수범(阳虚水泛) 만성수종의 병리를 가리킨다. 비는 수습의 운화를 주관하고 신은 수액의 배설을 주관한다. 만일 비신양이 허하여 수액의 운화와 배설 기능이 감퇴되면 수습이 범람되여 기부에 넘쳐나는데서 수종이 생긴다. 증상은 전신부종이 생기는데 특히 허리이하에 더욱

뚜렷하게 나타나고 소변이 적으며 배가 창만하고 설사하며 혀의 색갈이 열고 설태가 희며 윤기가 나고 맥이 침하고 세한 등이다. 늘 만성신장염, 심장성수종 등에서 나타난다. 온양행수(温阳行水)의 방법으로 치료하는것이 좋다.

양성(阳盛) 양열항성(阳热亢盛)의 뜻이다. 일반적으로 사열이 성하고 인체의 기능도 비교적 항진되는것을 가리킨다. 《소문·조경론》에서 말한 《양이 성하면 외열이다》라고 한것은 즉 외사를 감수한 후에는 양기가 서로 대항하고 정기와 사기가 서로 박투하는 현상이 일어나 발열증상이 나타나는것을 가리키는것이다.

음성(阴盛) 음한과성(阴寒过盛)의 뜻이다. 일반적인 표현은 기능쇠퇴이다. 《소문·조경론》에서 말한 《음이 성하면 내한이다》라고 한것은 기능쇠퇴에 의하여 나타나는 《내한증(内寒)》을 가리킨것이다.

양성음상(阳盛阴伤) 《양이 승(胜)하면 음병이다》라는것과 뜻이 같다. 여기에서는 열병이 음을 상한다는것을 가리킨다. 무릇 양열이 너무 성한 병증은 음진이 소모되므로 림상에서는 열사가 기분(气分)에 방금 성할 때 감한생진(甘寒生津)하여 열사를 해제하는것이 좋다. 열이 내리면 음이 절로 회복된다. 만일 열이 장위(肠胃)에 맺혀 배가 아프고 변비가 생기면 사하설열(泻下泄热)하는것이 좋다. 이것을 이른바 《급하존음(急下存阴)》이라고 한다. 만일 음액이 이미 손상되면 양음청열(养阴清热)하는것이 좋다. 총적으로 고열환자에 대하여서는 특히 음진의 소모를 방지하는데 주의하여야 한다. 선배들은 열성병을 치료함에 있어서 《한방울의 진액을 남기는것은 한푼의 생기(生机)를 있게 하는것이다》란 보귀한 경험이 있는바 거울로 삼을바이다.

음허양항(阴虚阳亢) 음허란 정혈(精

血) 혹은 진액의 허손을 가리킨다. 일반적으로 정상적인 상태에서는 음과 양이 상대적으로 균형되여 서로 제약하면서 협조한다. 음기가 결손되고 양기가 제약을 잃게 되면 항성(亢盛)의 병리적변화를 일으켜 병리적기능항진이 나타나는데 이를 《양항(阳亢)》이라고 한다. 때문에 음허는 양기항성을 일으킬수 있고 양기항성은 음액을 소모시키는바 량자는 서로 원인과 결과로 된다. 림상에서는 조열이 나고 뺨이 붉으며 식은땀이 나고 5심번열이 일어나며 해혈이 생기고 여위며 혹은 수면장애가 생기고 번조하며 성을 잘 내고 혹은 유정과 성욕항진이 생기고 혀가 붉고 마르며 맥이 세하고 삭한 등이 나타난다.

음허양부(阴虚阳浮) 진음(真阴)부족, 진혈(津血)결손에 의하여 양기가 우로 떠 있는 병리적변화가 초래되는것을 가리킨다. 그의 주요표현으로는 머리와 눈이 어지럽고 얼굴이 붉으며 눈이 벌겋게 되고 목안이 마르고 아프며 이발이 아픈 등이 나타난다. 《음허양항》조목을 참고하라.

음허화왕(阴虚火旺) 음정결손에 의하여 허화항성(虚火亢盛)의 병리적변화가 초래되는것을 가리킨다. 주요표현으로는 성욕이 항진되고 번조하며 성을 잘 내고 량 뺨이 붉어지고 입안이 마르고 해혈이 생기는 등이 나타난다. 《음허양항》, 《수휴화왕》, 《명문화왕》 등 조목을 참고하라.

양성격음(阳盛格阴) 열이 심한것이 한(寒)과 비슷한 일종 병리적변화를 가리킨다. 병의 본질은 열에 속하나 열이 심하고 사기가 속에 깊이 잠복되여있어 양기가 막혀 밖으로 빠져나가지 못한다. 표현으로는 사지가 서늘하고 맥이 침한 가한(假寒)증상이 나타나지만 환자가 가슴이 번열하고 배부위에 손을 대면 뜨겁고 몸이 몹시 추워도 옷을 입으려 하지 않는 등이 나타나는데 이는 모두 양열이 성한 증후이다.

음성격양(阴盛格阳) 체내에 음한이 지나치게 성하여 양기를 밖으로 배제하지 못하므로 속에 진한(真寒)이 있고 밖에 가열이 있는 증후가 나타나는것을 가리킨다. 이것을 략칭하여 《격양(格阳)》이라고 한다. 림상에서는 일부 한증(寒证)이 흔히 나타나서 한이 정점에 달하여 속에 음이 성하나 도리여 기표에 부열(좀 누르면 열하지 않다)이 나고 구갈이 나며 손발을 놀리면서 불안해하고 맥이 홍하고 대한가 열증상이 나타난다. 그러나 환자는 몸이 열하지만 도리여 옷과 이불을 더 많이 덮기를 좋아하고 구갈이 나나 물을 얼마 마시지 않거나 혹은 주어도 마시려 하지 않으며 손발을 마구 놀리지만 정신이 안정하고 맥이 홍대하나 누르면 무력하다.

양이 승하면 열이 난다(阳胜则热) 《소문·음양상대론》에서는 양기편승(阳气偏胜)에 의하여 기능항진이 생길 때에는 열성병변이 나타나는것을 가리킨다. 즉 《양이 성하면 외열이 난다(阳盛则外热)》라고 한다.

음이 승하면 한이 생긴다(阴胜则寒) 《소문·음양응상대론》에서는 음기편승(阴气偏胜)에 의하여 기능감퇴가 생길 때에는 한성병변이 나타나는것을 가리킨다. 즉 《음이 성하면 내한이 생긴다(阴盛则内寒)》라고 한다.

음이 허하면 열이 난다(阴虚发热、阴虚则内热) 체내의 음액이 지나치게 소모되여 나타나는 내열을 가리킨다. 즉 《소문·조경론》에서는 《음이 허하면 내열이 난다(阴虚则内热)》라고 하였다. 주요표현으로는 조열이 나고 밤에 열이 나거나 《5심번열》이 생기고 또 거개 식은땀이 나고 입안이 마르며 설질이 붉고 맥이 세하고 삭한 등 증상이 겸해나타난다. 《음허양항》조목을 참고하라.

양이 허하면 열이 난다(阳虚发热) ① 인체의 생리적기능 저하 특히 비위가 허약하여 양기가 밖에 배제되여 내상발열에 속하는 병리적변화를 가리킨다. 주요증상으로는 몸이 열하고 땀이 절로 나며 바람을 싫어하고 몸이 권태하며 말하기를 싫어하고 음식물이 내리지 않으며 열이 거개 오전에 나고 맥이 세하고 약하거나 부대하면서 우력한 등이 나타난다. ②음한이 속에 성하여 허의 양기가 밖에 배제되여 나타나는 부열(浮热)을 가리킨다. 주요증상으로는 미열이 나고 오한이 나며 정신이 피로하고 사지가 서늘하며 설사하고 맥이 미약한 등이 나타난다.

양이 허하면 외한이 생긴다(阳虚则外寒) 이 말은 《소문·조경론》에 씌여있다. 양이 허하다는것은 기허 혹은 명문지화의 부족에 의하여 장부기능이 감퇴되며 특히 비신양허에 의하여 정미를 운화시킬수 없고 영양을 흡수하지 못하여 장부를 온양하지 못하는데서 열에네르기가 부족되고 위기(卫气)가 견고하지 못하여 말초의 순환에 영향이 생겨 외한의 병증이 생기는것을 가리킨다. 림상표현으로는 얼굴이 창백해지고 추위를 타며 사지가 서늘하고 쉽게 감기에 걸리는 등이 나타난다.

두가지 양사가 훈작한다(两阳相熏灼) 《상한론·태양병맥증의 변증과 치법》에서는 《태양병의 중풍으로서 화가 동하여 땀이 나고 사풍(邪风)이 화열되며 혈기가 넘처니 그 정상적인 현킹이 잉실되며 두가지 양사가 훈작한다……》라고 하였다. 즉 양열의 병증에 뜸을 잘못뗐거나 화훈법(火熏)으로 땀을 잘못내여 화사와 양열 두가지 양사가 서로 훈증되고 뜨겁게 되여 화독이 속에 들어가 진액을 상하여 병세를 도리여 더 심해지게 하는것을 가리킨다.

탈음(脱阴) 탈이란 소모된다는 뜻이다. 진음이 소모되여 시력이 갑자기 심하게 감퇴되는 병변을 가리킨다(《난경·20난》에서는 《탈음자는 눈이 먼다》고 하였

다). 5장6부의 정기는 모두 눈으로 가는바 만일 장부의 진음이 소모되면 왕왕 시력이 감퇴되며 특히 간과 신의 소모는 더욱 그러하다. 신은 정(精)을 저장하는것을 주관하고 간은 눈에 개규되여있어 간과 신이 소모되면 물건이 잘 보이지 않거나 야맹증이 생기는데 이는 급성열병후기, 만성발열, 영양부족 및 산후체질허약 등 환자에게서 나타난다.

탈양(脱阳) 탈이란 소모된다는 뜻이다. 양기가 심하게 소모되여 허탈경향이 생기는 병변을 가리킨다. ①음한이 속에 성하여 양기가 소모되고 손상되여 신기(神气)가 저장되지 못하여 환각, 환시(幻视), 신지이상 및 홀로 중얼거리며 혹은 땀이 심하게 나는 등 증상이 나타나는것을 가리킨다. 어떤 오랜 병으로 몹시 허한 환자, 만성신장염으로 하여 나타나는 뇨독증 등에서 나타날수 있다. ②남성들이 성교한후에 나타나는 허탈증상을 탈양이라고도 한다.

음갈양탈(阴竭阳脱) 질병이 심한 단계에 이르러 음양이 서로 유지되지 못하는 병리적현상을 가리킨다. 즉 음양리결(阴阳离决)이다. 림상에서는 대출혈, 대구토, 대설사, 고열 등 급증이 심한 《망음(亡阴)》증상이 나타날 때 음기가 극히 쇠약하여 양기가 수시로 외탈(外脱)할 위험성이 있는것을 표시한다. 심음쇠갈(心阴衰竭) 등 내상잡병도 양기가 갑자기 탈리되는 현상이 나타날수 있다. 이런 경우에는 급히 회양구음(回阳救阴)하여 탈리되는것을 바로잡아야 한다.

음양량허(阴阳两虚) 음양이 모두 허한 것을 가리킨다. 흔히 질병이 발전하여 심한 단계에 이르는데 음의 손상이 양에 미치거나 혹은 양의 손상이 음에 미쳐 음허와 양허의 증후가 동시에 나타나는 병리적현상이다. 《음허》, 《양허》 조목을 참고하라.

결음(结阴) 이 말은 《소문·음양별론》에 쓰여있다. 사기가 음경(阴经)에 맺혀있는것을 가리킨다. 간은 궐음에 속하고 혈의 저장을 주관하며 비는 태음에 속하고 혈의 통섭을 주관한다. 만일 사기가 음경에 맺히면 양기의 통섭운행이 잘되지 못하며 이것이 오래동안 지속되면 음락(阴络)이 상하여 혈이 속으로부터 넘쳐난다. 때문에 결음이 생기면 변혈이 나타난다.

결양(结阳) 이 말은 《소문·음양별론》에 쓰여있다. 사지부종의 병리의 하나이다. 사지는 여러가지 양의 근본으로서 사지의 양기가 응결되여 잘 통하지 못하면 수액이 정체되여 운행되지 못하는데서 부종이 나타난다.

허양상부(고양상월, 허양불렴)(虚阳上浮、孤阳上越、虚阳不敛) 《격양》, 《대양(戴阳)》의 병리, 증후와 기본상 같다. 신양의 쇠약에 의하여 음이 아래에서 성하게 되고 미약한 양기가 우에 떠있게 되기때문에 고양상월 혹은 허양불렴이라고도 한다. 불렴이란 떠다니고 저장되지 않는다는 뜻이다. 《음성격양》, 《대양》 등 조목을 참고하라.

영위불화(营卫不和) 이 말은 《상한론》에 쓰여있다. 위(卫)란 체표의 양기를 방위한다는것이고 영(营)이란 땀의 물질적기초를 가리킨다. 영위불화란 일반적으로 표증에서 땀이 절로 나는 병리를 가리킨다.

표증에서 땀이 절로 나는데는 두가지 경우가 있다. 하나는 《위가 약하고 영이 강한것이다(卫弱营强)》. 위분밖의 양기가 허약하여 밖을 고수하는 능력을 상실하면 땀이 절로 난다. 림상표현에서는 몸이 열하지 않으나 땀이 절로 난다. 다른 하나는 《위가 강하고 영이 약한것이다(卫强营弱)》. 양기가 기표에 울결되면 속에서 영음(营阴)을 핍박하므로 땀이 절로 난다. 그 림상표현에서는 수시로 열이 나면서 땀이 절로 나고 열이 나지 않으면 땀도 나지 않는다. 강한것과 약한것은 상대적이기때문에 치료방법에서는 계지탕(桂枝汤)으로 정기를 돕고 사기를 제거하며 영위를 조화시킨다. 그러나 약을 먹는 시간에는 구별이 있어야 하는바 열이 날 때 땀이 절로 나면 열이 나기전에 약을 먹어야 하고 열이 나지 않고 땀이 절로 나면 약을 먹는 시간에 구속이 없다.

표기불고(위기불고)(表气不固、卫气不固) 위기는 피부를 온양하고 땀구멍을 열고 닫게 하여 찬것과 따뜻한것을 조절하고 외사를 방어하는 작용을 한다. 만일 위기가 허하면 표를 고수하지 못하여 피부의 주리가 이완되여 외사가 쉽게 침입하므로 감기에 쉽게 걸린다. 병이 생길 때에는 땀이 절로 나고 바람을 싫어하는 등 증상이 나타난다.

영기불종(营气不从) 혈액속에서 운행하는 영기가 막혀 옹종의 병리가 나타나는 것을 가리킨다. 《소문·생기통천론》에서는 《영기가 정상적이 못되여 주리에 이상이 생기면 옹종이 생긴다》고 하였다. 영기는 경맥속에서 흐르는데 만일 사기의 침습을 받거나 장기적으로 기름진 음식물을 먹어 열독이 속에 막히면 영기의 운행이 잘 순통되지 못하고 근육속에 막혀 혈이 울체되고 열이 몰키게 되며 이것이 오래동안 지속되면 화농되여 쉽게 옹종으로 된다.

하궐상모(下厥上冒) 일반적으로 기가 아래로부터 우로 머리에 올라가 머리와 눈이 어지러운 증후가 나타나는것을 가리킨다. 그러나 《소문·5장생성편》에서는 비위의 기가 역란(逆乱)한다는것을 전문적으로 가리킨다고 하였다. 위의 탁기가 아래로 내려가지 못하여 비의 청기(清气)가 우로 올라가지 못하면 탁기가 궐역상충하는데서 머리가 어지럽고 눈이 아쩔해나며 물건이 잘 보이지 않고 배와 옆구리가 창만한 증상이 나타난다.

상궐하갈(上厥下竭) 일반적으로 하부

의 진음, 진양의 쇠약에 의하여 혼궐이 생기고 정신이 흐리는 등 증상이 나타나는것을 가리킨다. 《궐증》조목을 참고하라.

상손급하(上損及下) 허손병이 상부에서 발전하여 하부에 이른 병변을 가리킨다. 허손이란 5장의 허약에 의하여 생기는 여러가지 질병의 총칭이다. 늘 한개 장기의 허손이 오래도록 낫지 않으면 다른 장기를 손상시키며 지어는 5장에 영향이 미친다. 만일 먼저 페장허손의 증후가 나타난후 그것이 오래도록 낫지 않아 신장을 손상시키면 신장도 허하게 되는데 이를 상손하급이라고 한다. 옛사람들이 첫째 손상은 페(로수)이고 둘째 손상은 심(도한)이며 셋째 손상은 위(식욕감퇴)이고 넷째 손상은 간(성을 잘 낸다)이며 다섯째 손상은 신(림증, 무증)이다라고 말하는것은 우로부터 아래에로 전변되는것을 가리킨것이기때문에 상손하급이라고 한다.

하손급상(下損及上) 허손병이 하부에로부터 발전하여 상부에로 이르는 병변을 가리킨다. 만일 먼저 신장허손의 증후가 나타난후 오래도록 낫지 않으면 페장허손이 초래되는데 이것을 하손급상이라고 한다. 옛사람들이 첫째 손상은 신(유정, 경폐)이고 둘째 손상은 간(옆구리가 아픔)이며 셋째 손상은 비(배가 그득하고 설사를 함)이고 넷째 손상은 심(경계, 쿨면)이며 다섯째 손상은 페(숨이 차고 기침이 남)라고 말한것은 아래로부터 우로 전변되는것을 가리킨것이기때문에 하손급상이라고 한다.

하함(下陷) 일반적으로 기가 허하여 하함되는것을 가리킨다. 《중기하함》조목을 참고하라.

내함(內陷) 사기가 내함되는것을 가리킨다. 사기가 항성하고 정기가 허약하여 사기를 막아내지 못하면 사기가 내함되여 병세가 더 심하게 된다. 례를 들면

홍역의 발진기에 홍역독이 너무 성하거나 혹은 다시 풍한을 감수하여 정기가 부족되면 발진이 갑자기 까라지고 얼굴이 회끄무레해지며 호흡이 촉박하고 병세가 급격히 더 심해지는데 이것을 마독내함이라고 한다.

승강실상(升降失常) 위기가 내려가지 못하고 비양이 올라가지 못하여 비위기능이 실조된 병리적현상을 가리킨다. 림상에서는 배가 창만하고 트림이 나며 음식물을 먹기 싫어하고 설사하는 등 증후가 나타난다. 《청양불승, 탁음불강》조목을 보라.

청양불승, 탁음불강(淸陽不升、浊阴不降) 청기가 상승되지 못하고 탁기가 하강되지 못하는 기능장애를 가리킨다. 비위의 양기가 부족되고 운화기능이 감퇴되여 수곡을 부숙시키지 못하고 정미(精微)를 화생시키지 못하고 도리여 습이 몰켜 담이 되여 중초에 울체되면 청양불승, 탁음불강의 병리적변화가 형성된다. 주요증상은 머리가 무겁고 현훈이 나며 가슴이 답답하고 배가 창만하며 식욕이 떨어지고 권태하며 설사를 하고 설태가 회고 기름기가 나며 맥이 유하고 활한 등이 나타난다.

온사는 상부로부터 감수하다(温邪上受) 이 말은 엽천사의 《온열론》에 쓰여있다. 그의 뜻은 일부 온사가 상부의 입, 코를 거쳐 감수되는 경로를 가리킬뿐만아니라 더욱 중요한것은 많은 외감발열병의 발병법칙을 천명한것으로서 거개 상초의 페경의 위분으로부터 시작하여 발열, 오한, 두통, 기침이 생기고 땀이 나지 않거나 좀 나고 구갈이 나며 맥이 부하고 삭하며 설태가 엷고 흰 등 위분증상이 나타나는것이다.

역전심포(逆传心包) 이 말은 엽천사의 《온열론》에 쓰여있다. 온병이 전변되는 다른 하나의 법칙을 가리킨다. 일반적

으로 온병이 전변되는 법칙은 위분(卫分)으로부터 기분(气分)을 거치고 영분(营分)으로부터 혈분(血分)에 이른다. 만일 병사가 비교적 심하면 발병시작부터 심하고 변화가 빠른바 순서에 따라 전변되지 않고 위분(폐)으로부터 갑자기 영분(심포)에로 들어가므로 정신이 흐리고 헛소리를 치는 등 중추신경증상이 나타난다. 이것을 역전심포라고 한다.

위기동병(卫气同病) 표의 사기가 리에 들어가 열로 화하고 기분의 열이 이미 성하여 표한(表寒)이 여전히 제거되지 않는 병기를 가리킨다. 주요증상은 장열(壮热)과 구갈이 나고 번민이 생기고 땀이 나며 또 바람을 싫어하고 몸이 아픈 등 증상이 동반한다.

열이 기분에 성하다(热盛气分) 기분의 열이 매우 성한것을 가리킨다. 주요증상은 장열이 나고 얼굴이 벌개나며 번민이 생기고 땀이 많이 나며 구갈이 나고 설태가 누렇고 마르며 맥이 홍하고 대한 등이다. 만일 사열이 더욱 심하게 맺히면 오후에 열이 높아지고 번조하며 지어는 정신이 흐리고 헛소리를 치며 배가 아프고 변비가 생기며 설태가 누렇고 마른 등이 나타난다.

위영동병(卫营同病) 즉 《영분증(营分证)》에 추워나고 머리가 아프며 몸이 아프고 기침이 나는 등 위분증상의 병기가 겸하여 나타난다는것이다.

기영량번(气营两燔) 기분과 영분의 사열이 매우 성한 병기를 가리킨다. 주요증상은 장열, 번갈, 의식혼미 등이 나타나며 또 발진이 약간 돋고 혀가 붉으며 설태가 누렇고 마른 등이 나타난다. 만일 발진이 비교적 많이 돋거나 토혈, 뉵혈, 변혈, 경련 등 혈분증상이 나타나면 이를 기혈량번이라고 한다.

경이 있으면 양기가 배설된다(열이 나면 양기가 배설된다)(炅则气泄、热则气泄) 이 말은 《소문·거통론》에 쓰여있다. 경(炅)이란 열을 가리킨다. 그의 뜻은 열하면 주리의 털구멍이 열리여 피부에서의 열의 발산이 증가되고 양기가 밖으로 배설되는데서 땀이 많이 난다는것을 가리킨다.

열이 승하면 붓는다(热胜则肿) 이 말은 《소문·음양응상대론》에 쓰여있다. 양열이 편승하여 부어나고 아픈 병리가 나타나는것을 가리킨다. 열은 양사에 속하는바 양기를 속에 울체시켜 혈맥을 응체시킨다. 때문에 화열이 지나치게 심하면 국부에 충혈이 생겨 벌겋게 부어날수 있다. 례를 들면 옹창, 피부염증 등 병증이다.

열이 성하면 풍이 일어난다(热盛风动) 《열이 극심하면 풍이 생긴다(热极生风)》라고도 한다. 병기는 거개 열사가 몹시 심하여 영혈(营血)을 손상시켜 간경을 뜨겁게 하는데서 일어나는것이다. 병이 쇠약하게 발전하기전에는 거개 실증(实证)에 속한다. 이는 흔히 소아고열경풍, 류행성뇌염, 일본뇌염, 중독성리질, 패혈증 등에서 나타난다. 《풍화상선(风火相煽)》조목을 참고하라.

풍화상선(风火相煽) 급성열병의 극기에 고열에 의하여 동시에 정신혼미, 광조(狂躁), 경궐, 경축의 병리적현상이 나타나는것을 형용한것이다. 열이 극심하면 풍이 생기고 풍이 성하면 열이 더욱 심하게 난다. 이 량자는 서로 작용한다. 변증에서는 거개 《기영량번》의 중후에 속하는데 이는 일본뇌염, 류행성뇌염 등 급성전염병에서 나타난다.

열심궐심(热深厥深) 열궐증의 일종병리적현상이다. 온열병에서 만일 고열이 지속적으로 내리지 않으면 갑자기 손발이 서늘하고 혼미하며 인사불성이 나타난다. 이는 정기가 손상되여 열사가 잠복되고 양기가 사열에 막혀 억제되여 사지에로

라고 한다. 열사가 깊이 잠복될수록 손과 발이 서늘한 정도가 더 심하게 되는데 이것을 열심궐심이라고 한다.

습열내온(湿热内蕴) 습열이 중초의 비위와 간담에 몰켜 있는것을 가리킨다. 습은 무겁고 탁하며 점조하고 기름기 있는 사기로서 기기(气机)의 류통에 쉽게 영향준다. 례를 들면 열사와 결부하여 습열이 엉키게 되면 열이 습에 의하여 제지되여 해제되기 어렵고 습이 열에 의하여 증발되면 양기가 더 심하게 손상된다. 림상에서는 열이 계속 나고 오후이면 열이 더 높고 몸이 무거우며 권태감이 나고 말하기를 싫어하며 정신이 흐리고 가슴이 답답하며 메스껍고 소화가 되지 않으며 배가 창만하고 대변이 물과 같고 혹은 황달이 생기고 소변이 불리하거나 혹은 누렇고 붉으며 설태가 누렇고 기름기 있는 등이 나타난다. 흔히 장티브스, 황달형간염, 스피로헤타 등에서 나타난다.

열이 혈실에 들어가다(热入血室) 이 말은 《상한론·태양병맥증변증과 치료법》에 씌여있다. 부녀들이 월경기간에 외사를 감수하여 사열과 혈이 서로 엉키여 나타나는 병증을 가리킨다. 림상에서는 아래배거나 가슴과 옆구리밑에 딴딴한것이 가득차고 한열의 왕래가 일정하지 않으며 밤에 때로는 헛소리를 치고 정신이 이상한 등이 나타난다.

옛사람들은 혈실에 대하여 다음과 같이 세가지로 해설하였다.
1) 충맥을 가리킨다. 충맥은 12경맥지해로서 녀성의 태충맥이 성하면 월경이 온다고 하였다. 2) 간장(肝脏)을 가리킨다. 간은 혈해를 주관하고 혈을 저장하므로 병변은 옆구리밑과 아래배에 미친다고 하였다. 3) 자궁을 가리킨다. 발병은 월경과 밀접한 관계가 있으므로 아래배에 병변이 있다고 하였다. 《상한론》원문으로부터 림상실제와 련계하여 리해한다면 혈실은 자궁을 가리킨다.

열이 충맥과 임맥에 잠복되여있다(热伏冲任) 열사가 충맥과 임맥에 잠복되여 있다는것을 가리킨다. 열사가 충맥, 임맥 두맥에 잠복되여있으면 음정이 절로 소모되고 신음이 결손되거나 혈을 핍박하여 맹목적으로 행하게 한다. 림상에서는 저열이 나고 허리가 쏘며 아래배가 아파나고 자궁에서 출혈하는 등이 나타난다.

열이 하초에 맺히다(热结下焦) 여기에서 말하는 《하초》는 주로 대소장, 방광 등 장기를 가리킨다. 열사가 하초에 맺히면 이런 장기기능에 장애가 생기는데서 아래배가 뿌듯하고 아프며 대변이 굳고 소변이 삽하고 아프면서 잘 나가지 않거나 지어는 혈뇨 등이 나타난다. 《방광에 열이 맺혔다》의 조목을 참고하라.

열이 근맥을 상하다(热伤筋脉) 고열 혹은 오랜 열에 의하여 영음(营阴)이 작상(灼伤)되여 근맥이 그 윤기와 자양을 잃으면 사지가 구부러들거나 반신불수 등이 나타난다.

열울(열알)(热郁、热遏) ①6울중의 하나이다. 정지(情志)가 우울하여 간기가 울결되고 기가 울체되여 열이 화하면 머리가 아프고 입안이 마르고 쓰며 정서가 조급해지고 가슴이 답답하며 옆구리가 뿌듯하고 배속이 끓으며 신물이 올라오고 대변이 굳으며 소변이 적고 붉으며 혹은 눈이 붉어지고 귀에서 소리가 나며 혀가 붉고 설태가 누르며 맥이 현하고 삭한 등이 나타난다. ②열사가 속에 울체되여 밖으로 투설되지 못한다는 뜻을 가리킨다. 때문에 《열알》이라고 한다. 《알》이란 막혔다는 뜻이다.

복열이 리에 있다(伏热在里) 체내에 열사가 먼저 잠복되여있거나 혹은 기타 사기가 울체되여 열이 화한것이 장위에 과급되여 열이 쌓여있는 등을 가리킨다. 발병시에는 입안이 마르고 입에서 더러운 냄새가 나며 혀가 붉고 설태가 누르며 마르고 배가 창만하고 압통이 있으며 대변이 굳거나 혹은 더러운 냄새가 나고 소변이 누렇고 잦은 등 내열증상이 나타난다.

어열(瘀热) ①열이 담습과 결합하여 리의 열증에 울체된것을 가리킨다. ②체내에 체류되여있는 어열이 울결되여 변화된것을 가리킨다.

어열이 리에 있다(瘀热在里) 어(瘀)란 적체되여 머물러있다는 뜻이다. 어열이 리에 있다는데는 두가지 정황이 있다. ①양명의 열이 많이 나지 않아 밖으로 나오지 못하고 또 소변불리에 의하여 수습이 속에 체류되여 열이 습곤(湿困)되고 어열이 속에 쌓여있으므로 습열이 울결되고 증발되는바 오래면 황달병이 발생되는것을 가리킨다. ②체내에 어혈이 체류되여 열이 나는것을 가리킨다. 《어열》, 《어열이 리에 있다》는 조목을 참고하라.

열이 혈분에 들어가다(热入血分) 사열이 혈분에 침입하는 병기를 가리킨다. 혈분은 온열병의 전변중에서 제일 깊이 들어가는 층이다. 거개 영분병에 의하여 발전된것인데 열은 항상 밤에 높아지고 의식이 혼미하며 날치면서 불안해하고 지어는 경축이 일어난다. 이는 발진, 출혈 혹은 상음(伤阴) 등 증상에서 나타나는것이 그의 특징이다.

혈분열독(血分热毒) ①온병에서의 열이 혈분에 들어가면 고열, 의식혼미, 피부발진 혹은 토혈, 뉵혈, 변혈이 생기고 혀가 선홍색이며 맥이 세하고 삭한 등이 나타난다. ②피부의 창양에서는 벌겋고 부어나며 아프고 혀가 선홍색이거나 혹은 고열, 의식혼미 등이 동반하여 나타난다.

오랜 열은 음을 상하다(久热伤阴) 사열이 머물러있으면서 내리지 않아 진액이 탐으로써 음진의 소모가 초래되는 병리를 가리킨다. 만일 폐위의 진액이 손상되면 목안이 마르고 입안이 조하며 번민이 생기고 구갈이 나며 마른 기침이 나고 가래가 없으며 혀가 붉고 마르며 맥이 세하고 삭하다. 만일 간신의 음에 손상이 파급되면 《수불함목(水不涵木)》이 일어나는데서 《허풍내동(虚风内动)》이 생긴다. 증상으로는 입안이 마르고 혀가 조하며 손과 발이 떨리고 심계가 항진되며 정신이 피로하고 귀가 먹으며 혀가 떨리고 붉으며 설태가 없고 맥이 세하고 삭하며 무력한 등이 나타나는데 이는 흔히 열성병후기 혹은 회복기에 나타난다.

소음열화(少阴热化) 상한6경병리의 술어이다. 심신(心肾)은 소음에 속한다. 신음손상에 의하여 심화편성(心火偏盛)이 생기면 밤에 열이 나고 가슴이 답답하며 잠을 이루지 못하고 혀가 선홍색이며 맥이 세하고 삭하다. 혹은 사열이 소음경락에 울결되여 인두가 아픈 등이 나타나는것은 소음열증이라고 한다. 열성병이 소음경에 전입되면 대부분 한(寒)으로 화한다. 소음열화는 음허내열에 속하므로 소음한화(少阴寒化)와 상대하여 말하는것이다.

음화(阴火) 간신의 허화(虚火)를 가리킨다. 《음허화왕》조목을 보라.

허화상염(虚火上炎) 신음결손에 의하여 수(水)가 화(火)를 제약하지 못하는데서 허화가 우로 상승하는 병리를 가리킨다. 주로 인두가 마르고 아프며 머리와 눈이 어지럽고 심번이 생기고 잠이 오지 않으며 귀에서 소리가 나고 건망증이 생기며 맥이 세하고 삭하며 혹은 눈이 붉고 입과 혀에 부스럼이 생기는 증상이 나타난다.

장화식기(壮火食气) 인체내에서 속으로 장부를 자양하고 밖으로 기부의 양기를 돕는것은 생리상의 화인데 이것을 《소화(少火)》라고 한다. 만일 양기가 지나치게 항진하여 화열(火热)이 속에 생기면 병리상에서의 화로 되는데 이것을 《장화

(壮火)》라고 한다. 이런 항성의 화는 물질의 소모를 증가시켜 음을 손상시키고 기를 소모시키므로 장화식기라고 한다. 식(食)이란 부식 혹은 소모의 뜻이다.

한이 극심하면 열이 생기고 열이 극심하면 한이 생긴다(寒极生热、热极生寒) 음이 심하면 양으로 되고 양이 심하면 음으로 된다는것과 뜻이 같다. ①자연계의 기후의 변화를 가리킨다. 례를 들면 겨울에 추위가 극심하면 봄과 여름에 온, 열로 전변될수 있고 여름에 더위가 극심하면 가을과 겨울에 한랭으로 전변될수 있다. ②병리적변화를 가리킨다. 만일 한성병증에서 병세가 발전되여 한이 극심한 단계에 이르면 허양(虚阳)이 밖에 떠다니는데서 가열(假热)의 현상이 나타난다. 열성병증에서 병세가 발전되여 열이 극심한 단계에 이르면 열사가 속에 잠복되여 있는데서 가한(假寒)의 현상이 나타난다. 《음이 심하면 양으로 된다. 양이 심하면 음으로 된다》는 조목을 참고하라.

화열(化热) 외감표증이 리증에로 전입되는 일종 병리적변화를 가리킨다. 풍, 한, 조, 습 등 외사가 인체에 침입되면 초기에는 거개 으슬으슬 추워나고 설태가 엷고 흰 등 표한증상이 나타나고 만일 병사가 기분에 전입되면 오한이 나지 않고 도리여 열을 싫어하고 구갈이 나며 입술이 마르고 심번이 생기며 설질이 붉고 설태가 누르며 맥이 삭하고 혹은 변비가 생기고 소변이 누렇고 붉은 등이 나타나는데 이는 병사가 이미 화열로 되여 속에 들어갔다는것을 표시한다.

화화(化火) 열증이 발전하는 과정에서의 일종 병리적현상을 가리킨다. 열은 무형지기이고 화는 유형지상으로서 열이 극심하면 화가 생긴다. 일반적으로 말하면 화는 내열이 극성하다는것을 말하는바 병리상에서의 각종 기능항진의 표현인것이다. 5기(풍, 한, 서, 습, 조)를 외감한

것은 일정한 조건하에서 모두 화로 변할수 있고 5지울결(五志郁结)도 화가 생기게 할수 있다. 이의 담습내조(痰湿内阻), 간담기울(肝胆气郁)도 모두 사기를 화로 변하게 할수 있다. 화증의 림상표현은 비교적 복잡한바 병인에 따라 다르다. 경증(轻证)은 머리가 아프고 번갈이 나며 얼굴과 눈이 벌겋고 입술이 타며 목안이 마르고 아프며 중증(重证)은 의식혼미, 광조불안 혹은 각혈, 뉵혈, 림폐뇨혈(淋闭尿血) 등이 생긴다.

화조(化燥) 의사가 진액을 소모하는 일종 병리적변화를 가리킨다. 조(燥)란 진액의 결핍을 가리킨다. 열이 진액을 상하거나 혹은 평시에 체내의 음이 부족하거나 내열이 항성한 등 요소는 모두 사기를 쉽게 화조시키므로 입안이 마르고 목안이 조하며 입술이 마르고 구갈이 나며 대변이 굳고 소변이 붉으며 마른기침이 나고 각혈하는 등 체액소모의 증상이 나타난다. 《내조》조목을 참고하라.

조결(燥结) 병사가 화열된후 사열이 위장에 맺혀 위장의 진액이 손상을 받는 병리를 가리킨다. 주요증상은 몸에 열이 나거나 오후에 조열이 나고 배가 뿌듯하고 아프며 대변이 통하지 않고 소변이 붉으며 설질이 붉고 설태가 누렇고 건조하며 맥이 삭한 등이다.

화풍(化风) 열병과정에서거나 음혈의 소모에서 나타나는 일종 병리적변화를 가리킨다. 풍이란 간풍으로서 현훈, 경축, 진전의 일종 신경증상을 가리킨다. 림상에서 열이 성하거나 음이 상하거나 혈이 허하거나 혹은 간양이 우로 항진하는 등 원인에 의하여 나타나는것을 《화풍》이라고 한다. 《열성동풍》, 《간풍내동》, 《내풍》 등에 관한 조목을 참고하라.

허풍내동(虚风内动) 병변과정중에서 진액이 결손되거나 진액이 적고 혈이 고갈되거나 실혈되거나 혈이 근을 자양하지

못하거나 혹은 간신이 부족하거나 음이 양을 잠복시키지 못하여 간양이 우로 항진되는 등은 모두 간풍을 동하게 하는데서 어지럽고 완만하고 약한 경축이 일어나며 진전이 발생하는 등 증상이 나타나는데 이를 《허풍내동》이라고 한다. 이 증상은 거개 몹시 땀이 나고 몹시 토하고 몹시 설사하고 대출혈이 생기거나 오랜 병에 의하여 음이 상하고 간신이 결손된 환자에게서 나타난다. 그중에서 빈혈, 실혈에 의하여 생기는것을 《혈허생풍(血虚生风)》이라 하고 음액결손에 의하여 생기는것을 《액조생풍(液燥生风)》이라고 한다.

습이 기분을 막다(湿阻气分) 기분이 습사를 받아 울체된 병리를 가리킨다. 주요표현은 《신열이 높지 않고》 머리가 무거운것이 마치 무엇을 쓴것과 같고 몸이 무겁고 쏘며 뼈마디가 심하게 아프고 가슴이 답답하며 음식물이 소화되지 않고 배가 뿌듯하고 설사하며 설태가 미끌미끌하고 기름기 있으며 맥이 유하고 완한 등이다.

풍습상박(风湿相搏) 이 말은 《상한론》에 씌여있다. 풍사와 습사가 인체의 기표와 근골에 침입한후 서로 항쟁하는데서 나타나는 병변을 가리킨다. 림상표현에서는 풍습이 기표에 머물러있으면 몸이 아파서 돌리지 못하는현상이 나타나고 풍습이 관절에 머물러있으면 사지관절이 견인되면서 아파서 자유로 움직일수 없는 증상이 나타난다.

습울열복(湿郁热伏) 《습알열복(湿遏热伏)》이라고도 한다. 습이 속에 막혀 사열이 밖으로 쉽게 배제되지 못하는 병변을 가리킨다. 주요증상은 《신열이 높지 않고》 오후이면 열이 높아지고 땀이 나나 열이 내리지 않으며 가슴이 답답하고 배가 뿌듯하며 음식물을 먹기 싫어하고 머리가 무겁고 아프며 설태가 회고 기름기 있

으며 맥이 유하고 삭한 등이다.

습열하주(하초습열)(湿热下注、下焦湿热) 습열이 하초에 흘러들어가는 병리를 가리킨다. 림상에서는 습열에 의한 리질, 습열에 의한 설사, 림탁, 륭폐(癃闭), 음부소양, 대하 등 각종 질병에서 나타난다.

수역(水逆) 위에 물이 정체되여있어 수기가 화하지 못하는데서 물이 들어가기만 하면 즉시 토하는 병변을 가리킨다.

한화(寒化) 병사가 음경(阴经)에 전입되거나 혹은 열중후기에 양기가 허약하여 나타나는 병리적변화를 가리킨다. 주요증상은 정신이 피로하고 사지가 차며 추위를 타고 배가 창만하며 설사하고 소변이 맑고 많으며 설질이 열고 설태가 희고 윤기나며 맥이 미약한 등이다.

한은 몸을 상하고 열은 기를 상한다(寒伤形, 热伤气) 이 말은 《소문·음양웅상대론》에 씌여있다. 의감한사는 거개 먼저 외부의 신체를 손상시킨다. 례를 들면 머리가 아프고 오한이 나며 사지관절이 쏘는 등은 신체가 손상되여 일어나는 증상이다. 외감열사는 가장 쉽게 인체의 양기를 소모하기때문에 《열하면 기를 배설시킨다》. 례를 들면 서열증에서 땀이 심하게 나고 맥이 유하고 삭한 등은 열이 기를 손상시킨 표현이다.

한포화(寒包火) 평시에 인체내에 열이 모여있는데다가 한랭을 감수하여 한이 밖을 둘러싸고 열이 속에 울결된 병리를 가리킨다. 천식, 오랜 기침, 실음(失音)이 생기고 목안이 아프며 이몸이 붓는 등 병증이 나타난다.

한열착잡(寒热错杂) 한증과 열증이 서로 섞여 동시에 나타나는것을 가리킨다. 례를 들면 《상열하한(上热下寒)》, 《상한하열(上寒下热)》, 《표열리한(表热里寒)》, 《표한리열(表寒里热)》 등은 모두 한열이 서로 섞인 병리적현상이다.

리한격열(里寒格热) ①《음성격양(阴盛格阳)》의 별명이다. ②체내에 음양이 실조되여 아래는 차고 우는 열이 배제되는 증후가 나타나는것이다. 례를 들면 허한에 의한 오랜 리질은 한량약물을 잘못 써서 먹으면 인차 토하는 증후가 나타난다.

한응기체(寒凝气滞) 신체의 어느 부위에 한사가 모아 기체의 동통의 병변이 나타나는것을 가리킨다. 한은 음사로서 그의 성질은 응체되고 수축되는것인바 양기를 쉽게 손상시킨다. 인체의 기혈은 더운것을 좋아하고 추운것을 싫어하기때문에 한하면 기의 류통이 장애되여 혈맥이 응체되는데서 경련성동통의 병증이 나타난다.

한종중생(寒从中生) 무릇 내한에 속하거나 양기허쇠에 속하거나 장부기능의 부족에 의하여 생기는 음한증후는 모두 《한종중생》(《중》자는 여기에서 장부를 가리킴)이다. 주요표현은 다음과 같다. ①양기가 허하고 한사가 성하여 일어나는 한비증으로서 흔히 보는 증상은 사지관절이 아프고 근맥이 땅기우며 얼굴이 창백하고 오한이 나며 사지가 서늘한 등이 나타나고 그 발병은 신양부족과 밀접한 관계가 있다. ②양기부족에 의하여 신진대사기능에 영향주는데서 적액(积液), 창만, 수종, 담음 등 병리적산물의 류체가 나타난다. 이런 증후는 흔히 신비양쇠와 밀접한 관계가 있다.

고랭(내유구한)(痼冷、内有久寒)《고》란 오랜 병이라는 뜻이다. 한사가 신체의 어느 경락, 장부에 오래 잠복되여 국부에 한충이 형성되여 오래도록 낫지 않는것을 가리킨다. 례를 들면 배꼽부위가 차고 아프며 맑은 침을 토하고 골절이 구부러들면서 아프며 사지가 찬 등이다. 거개 비위가 허약하거나 속에 한음이 있거나 혹은 한습에 의한 오랜 비증환자에게서

나타난다.

한하면 기가 수축된다(寒则气收) 이 말은 《소문·음양응상대론》에 씌여있다. 《한하면 수축된다(寒则收引)》라고도 한다. 《수》란 수축된다는 뜻이다. 한기가 사람의 기부를 상하면 땀구멍이 닫히여 양기가 수축되므로 땀이 나올수 없다. 한이 근맥을 상하면 근맥이 수축되면서 줄어들고 경련이 일어나면서 아파난다.

한이 승하면 부종이 생긴다(寒胜则浮) 이 말은 《소문·음양응상대론》에 씌여 있다. 즉 한기편승에 의하여 나타나는 부종의 병리를 가리킨다. 한기가 편승하면 양기가 부족되고 한기가 응체되며 기혈운행이 순통하지 못하고 수습이 머물러있기때문에 부종이 생긴다. 례를 들면 만성신장염은 거개 한기가 편승하여 비신양허의 증상이 나타난다.

풍이 승하면 동요가 생긴다(风胜则动) 이 말은 《소문·음양응상대론》에 씌여있다. 풍기의 편승에 의하여 나타나는 동요의 병리를 가리킨다. 풍의 특점은 신속히 류동하고 쉽게 흔들거리며 변화가 빠른것이다. 례를 들면 현훈동요, 경축, 진전, 경궐 등은 모두 풍기가 지나친 표현이다.

조가 승하면 마른다(燥胜则干) 이 말은 《소문·음양응상대론》에 씌여있다. 조기의 편승에 의하여 나타나는 건조한 병리를 가리킨다. 조기가 지나치게 성하면 진액을 소모하는데서 입, 입술, 코, 목안이 마르고 피부가 말라터지며 마른기침이 나고 대변이 굳은 등 진액이 상한 증상이 나타난다.

습이 승하면 유사가 생긴다(湿胜则濡泻) 이 말은 《소문·음양응상대론》에 씌여있다. 습기편승에 의하여 나타나는 설사의 병리를 가리킨다. 비는 조한것을 좋아하고 습한것을 싫어한다. 습기가 편승하면 비양이 활발하지 못하여 수습을 운

화하는 기능에 장애가 생기는데서 《유사(濡泻)》가 생긴다. 유사란 배에서 소리가 나고 설사하나 묽은 대변을 배설할뿐이고 배는 아프지 않는 증상이 나타나는것이다.

습이 승하면 양미가 생긴다(湿胜阳微) 습사가 지나치게 성하여 양기가 상하는 병리를 가리킨다. 습은 음사에 속한다. 만일 습사가 지나치게 성하면 양기를 쇠약해지게 하는데서 《한습》증상이 나타나는데 이는 거개 만성수종의 질병에서 나타난다.

기화불리(气化不利) 수종, 배뇨장애의 병리의 하나이다. 소변의 배설은 신과 방광의 기화작용에 의거한다. 가령 습열이 아래로 내려가거나 혹은 명문지화가 쇠약하면 신과 방광의 기화기능이 장애되거나 감퇴되어 배뇨곤난이 나타나고 소변이 한방울씩 떨어지며 지어는 소변이 나가지 않아 수종이 생긴다. 《수는 기로 화생되지 않는다》는 조목을 참고하라.

수는 기로 화생되지 않는다(水不化气) 수액대사기능장애에 의하여 소변불리, 수종이 일어나는 병리를 가리킨다. 인체에서 수액의 운수, 분포와 배설은 반드시 기화의 과정을 경과하는바 이 과정은 페, 비, 신의 기능과 밀접한 관계가 있다. 특히 신양이 허하면 정기가 상승하고 탁기가 하강하는 기화작용이 정상적으로 유지되지 못하여 수액이 증발되어 흩어지지 못하는데서 수종이 생긴다.

기혈실조(气血失调) 기와 혈의 량자관계가 협조를 상실한 병리를 가리킨다. 생리적정황에서 기와 혈은 서로 의탁하는바 기는 혈을 생성하고 혈은 기를 자양하므로 기는 혈을 통솔한다고 하고 혈은 기의 어머니라고 한다. 병변이 있을 때에는 기병(气病)이 혈병(血病)에 영향줄수 있고 혈병도 기병에 영향줄수 있다. 례를 들면 기체(气滞)는 혈체(血滞)를 일으키

고 혈체는 기체를 일으킬수 있는바 동통, 어혈 등 증상이 나타난다. 기가 역행하면 혈도 역행하여 우로 넘쳐나는데서 토혈, 각혈, 비일혈 등 증상이 나타난다. 기가 허하여 혈을 통섭하지 못하면 혈이 경맥으로 순환하지 못하는데서 변혈, 붕루, 피하출혈 등 증상이 나타난다. 림상에서의 오랜 동통, 궐역, 월경부조, 만성출혈 등 병증은 거개 기혈의 실조와 관련된다.

기가 유여하면 화가 생긴다(气有余便是火) 이 말은 주단계의 《격치여론(格致余论)》에 씌어있다. 기란 양기를 가리킨다. 유여란 편성하다는 뜻이다. 즉 양기가 편성되면 여러가지 《화증》이 초래된다는 뜻이다. 양기의 편성은 음액부족에 의하여 양기편항, 허화상염으로 된다. 례를 들면 신음부족은 심화편왕을 초래시키고 또한 어떤 장부의 기능실조에 의하여 양기가 울결되여 화로 화생된다. 례를 들면 간화, 담화, 위화 등이다. 때문에 《기가 유여하면 화가 생긴다》라고 한다.

기허(气虚) ①《기소(气少)》, 《원기허약(元气虚弱)》을 가리킨다. 거개 장부허손, 심한 병과 오랜 병에 의하여 원기가 소모되는데서 생긴다. 일반적인 증상은 얼굴이 창백하고 머리가 어지러우며 귀에서 소리가 나고 심계가 항진되며 호흡이 짧고 움직이면 땀이 나며 말소리가 낮고 약하며 권태하고 맥이 없는 등이다. 만일 기허로 하여 혈액을 고섭하지 못하면 혈이 경맥을 순환하지 못하므로 붕루, 변혈, 비일혈 등 만성출혈성변증이 나타나는데 이를 《기허불섭(气虚不摄)》이라고 한다. ②페허를 가리킨다. 《소문·통평허실론(素问·通评虚实论)》에서는 《기가 허한자는 페가 허하다》라고 하였다.

기겁(气怯) 겁(怯)이란 허약 혹은 놀라 당황해한다는 뜻이다. 담기(胆气)가 부족하여 가슴이 두근거리고 잘 놀라거나 중기가 허약하여 숨이 차고 권태하며 말

소리가 낮은 등 증상이 나타나는것을 가리킨다.

기체(气滞) 체내의 기가 잘 운행되지 못하여 어떤 부위에 막힌 현상이 생긴 병리를 가리킨다. 림상에서는 주로 국부에 창만이거나 동통의 증상이 나타난다. 기체가 오래되면 혈어가 생겨 《기체혈어(气滞血瘀)》가 형성되여 국부의 동통이 더 심해지고(찌르는듯 아프고 누르는것을 싫어한다) 지어는 종물이 생기거나 근육이 부란된다.

기울(气郁) 기기(气机)의 울결로서 거개 정지자극, 기혈실조와 관련된다. 림상에서는 거개 간기울결을 가리킨다. 주요증상은 가슴이 답답하고 옆구리가 아프며 조급해나고 성을 잘 내며 식욕이 없고 월경부조와 맥이 침하고 삽한 등이다. 《간기울결》조목을 참고하라.

기역(气逆) 기가 상역하여 순리롭지 못한 병리를 가리킨다. 기가 순리로우면 편안하고 기가 상역하면 병이 생긴다. 폐위의 기는 하강하는것이 순리로와야 한다. 폐기가 상역하면 숨이 차고 기침이 나며 위기가 상역하면 토하고 딸꾹질이 난다. 간기는 승발을 주관하지만 우울하거나 노여움에 의하여 간을 상하면 승발이 지나쳐 기화상역이 나타나므로 머리가 아프고 현훈이 나며 정신을 잃고 넘어지고 도혈하는 증상이 나타난다.

기기불리(气机不利) 넓은 의미로 말하면 장부기능활동장애를 가리키고 좁은 의미로 말하면 3초승강기능장애를 가리키는데 가슴에 비기(痞气)가 막혀 통하지 못하는 증상이 나타난다.

혈허(血虚) 영혈이 부족하여 허약한 병리가 나타나는것을 가리킨다. 실혈의 과다(혹은 만성출혈), 장부의 허손, 정혈화생기능의 감퇴 혹은 장애 등 원인은 모두 혈허를 일으키므로 빈혈증상이 나타난다. 림상에서는 일반적으로 심혈허(心血

虚), 간혈허(肝血虚), 심비허(心脾虚) 등 증후로 나눈다. 각 조목에 관한것을 자세히 보라.

혈탈기탈(기수혈탈)(血脱气脱、气随血脱) 출혈이 과다하고 양기가 허탈된 병리를 가리킨다. 기와 혈은 서로 생성시키면서 서로 의탁한다. 혈탈이란 출혈이 과다하다는것을 가리킨다. 출혈이 과다하면 기가 그의 의지를 잃으므로 얼굴이 창백하고 사지가 서늘하며 구슬땀이 나고 6맥이 미하고 세한 등 기가 허탈되려는 증상이 나타난다. 이것은 출혈성쇼크에 상당한바 치료는 허탈정황에 근거하여 먼저 기를 돕는것을 원칙으로 하고 속히 보기(补气)하여 고탈(固脱)시키는것이 좋다.

혈수기함(血随气陷) 거개 기허가 하함하여 자궁출혈을 일으키는 병리를 가리킨다. 혈은 기를 따라 순환하기때문에 기가 하함되면 혈이 아래에 울체되거나 혹은 혈이 아래로부터 넘쳐나게 된다. 기능성자궁출혈환자에게서 흔히 볼수 있는바 출혈량이 많거나 련속 부단히 출혈하고 얼굴이 창백하며 정신이 피로하고 설태가 적으며 맥이 허하고 삭하거나 침하고 무력한 등이다.

혈불귀경(血不归经) 혈증병기의 하나이다. 《혈불순경(血不循经)》이라고도 한다. 즉 혈액이 경맥을 따라 운행되지 않고 밖으로 넘쳐나는것인데 례를 들면 붕루, 토혈, 비일혈, 변혈, 혈뇨 등이다. 이것은 기허, 기역, 혈어, 화열 등 여러가지 원인에 의하여 생긴다.

탈기(脱气) 탈이란 소모된다는 뜻이다. ①일반적으로 정기가 소모된것이거나 허탈의 증후를 가리킨다. ②허로병으로 하여 움직이면 숨이 차고 손과 발이 서늘하며 음식물이 소화되지 않고 배가 창만하며 설사하고 맥이 침하고 약하면서 지한 등 양기가 허약한 증후가 나타나는것을 가리킨다(《금궤요략·혈비허로병맥증과 치료»).

기음량허(기음량상)(气阴两虚、气阴两伤) 열성병 혹은 일부 만성, 소모성질병과정중에서 음액과 양기가 모두 소모와 손상을 받는 현상이 나타나는것을 가리킨다. 정도가 비교적 경한것은 «기음부족(气阴不足)»이라 하고 비교적 심한것은 «기음량허(气阴两虚)»라고 한다. 림상에서는 3가지 정황이 나타난다. 1) 열성병의 극기에 열이 내렸거나 내리지 않고 땀이 몹시 나며 숨이 촉박하고 설질이 연한 붉은색이거나 진한 붉은색이며 구갈이 나고 맥이 산(散)하고 대하거나 세하고 삭하여 허탈추세가 있는 환자에게서 나타난다. 2) 열성병후기에 간신의 진음이 결손되고 원기가 몹시 상하며 저열이 나고 손과 발바닥이 뜨거우며 땀이 절로 나고 식은땀이 나며 정신이 피로하고 음식물을 적게 먹으며 입안이 마르고 혀가 마르며 설질이 선홍색이고 설태가 적으며 맥이 허하고 대한 환자에게서 나타난다. 페결핵, 당뇨병 등 내상잡병에서 정신이 피로하고 몸이 권태하며 호흡이 짧고 말하기를 싫어하며 입안이 마르고 목안이 조하며 자한, 도한, 조열, 구갈이 나고 설질이 붉고 설태가 없으며 맥이 허하고 삭한 환자에게서 나타난다.

기가 허하면 한이 나타난다(气虚则寒) 기허란 양기가 부족하여 장부를 온양하지 못하고 장부의 활동기능도 상대적으로 감퇴되며 신진대사기능이 낮아지기때문에 음한의 증후가 나타나는것을 가리킨다. 례를 들면 오한이 나고 사지가 서늘하며 정신이 피로하고 입안이 슴슴하며 맛을 모르고 설질이 희고무레하며 맥이 침하고 지하면서 세약한 등이다.

기허중만(气虚中满) 비는 중초의 운화를 주관한다. 만일 비위의 기가 허하면 운화기능이 실조되여 배가 쉽게 창만된다. 주요증상은 식욕이 없고 배가 창만되

는것이 때로는 경하기도 하고 심하기도 하며 누르면 아프지 않거나 덥게 하는것을 좋아하며 얼굴이 희고 입술의 색갈이 옅으며 설태가 희고 윤기나며 맥이 현하고 약한 등이다.

기뻐하면 기가 늦추어진다(喜则气缓) 이 말은 «소문·거통론»에 씌여있다. 기가 늦추어진다(气缓)는것은 심기가 늦추어진다는 뜻이다. 기쁨은 사람의 정신을 흥분시키고 심정을 상쾌하게 하며 기기(气机)가 잘 류통되지만 지나치게 기뻐하면 도리여 사람의 정신을 흘어지게 하고 심기를 늦추는데서 심계항진, 수면장애 지어는 정신실상 등 증상이 나타난다.

노여워하면 기가 우로 거슬러 오른다(怒则气上) 이 말은 «소문·거통론»에 씌여있다. 기란 여기서는 주로 간기를 가리킨다. 간기는 소설조달하는것을 좋아하고 울체되는것을 싫어한다. 정상적정황에서는 간기가 울체될수 없지만 지나치게 항진되지 말아야 한다. 간은 혈을 저장하는 기관이다. 만일 정신이 지나친 자극을 받으면 간기가 지나치게 승발하여 상역하는데서 가슴과 옆구리가 창만하고 눈이 벌개나며 머리가 아프고 맥이 현한 등이 나타난다. 만일 간이 혈을 저장하지 못하고 혈이 기를 따라 올라가면 토혈증상이 나타난다. «5지»조목을 참고하라.

생각이 지나치면 기가 물결된다(思则气结) 이 말은 «소문·거통론»에 씌여있다. 기가 울결된다(气结)는것은 비기울결을 가리킨다. 너무 우울하거나 지나치게 생각을 하면 비기울결이 생기게 되여 운화기능이 실조되는데서 가슴에 비기(痞气)가 그득하고 식욕이 떨어지며 배가 창만하고 설사하는 등 증상이 나타난다.

슬퍼하면 기가 소모된다(悲则气消) 이 말은 «소문·거통론»에 씌여있다. 기가 소모된다(气消)는것은 페기가 소모된다는 뜻이다. 지나치게 슬퍼하면 상초가

울결되여 화열로 되는데서 페기가 소모된다.

놀라면 기가 문란해진다(惊则气乱) 이 말은 《소문·거통론》에 씌여있다. 기가 문란해진다(气乱)는것은 기기(气机)가 문란해진다는것을 가리킨다. 몹시 놀라면 기기가 문란해지고 기혈의 조화가 실조되는데서 마음과 정신이 안정되지 못하고 지어는 정신문란이 생기는 등 증상이 나타난다.

두려워하면 기가 하함된다(恐则气下) 이 말은 《소문·거통론》에 씌여있다. 기가 하함된다(气下)는것은 정기가 하함되는것을 가리킨다. 지나치게 두려워하면 신기가 손상되여 정기가 하함되는데서 우로 올라가지 못한다. 대소변실금, 유정, 활설(滑泄) 등 증상이 나타난다.

피로하면 기가 소모된다(劳则气耗) 이 말은 《소문·거통론》에 씌여있다. 지나치게 피로하거나 숨이 차거나 땀을 지나치게 흘리면 기가 소모되고 흩어지는데서 권태무력해지는것을 가리킨다.

충임손상(冲任损伤) 충맥과 임맥이 간신의 기혈실조거나 혹은 감염에 의하여 일어나는 병변을 가리킨다. 충맥은 자궁에서 시작하여 신맥(肾脉)과 병렬하여 상행하는데 이는 여러 경맥기혈을 총적으로 인도하는 작용을 한다. 임맥은 중극(中极)의 이페에서 시작하여 복부 정중선의 자궁부위를 순환하여 상행하는데 이는 전신의 음맥을 조양하는 작용을 한다. 때문에 《충맥은 혈해이고 임맥은 포태(胞胎)를 주관한다》는 말이 있다. 충맥과 임맥은 녀성의 월경, 임신과 밀접한 관계가 있다는것을 설명한다. 때문에 충맥과 임맥이 손상되면 림상증상에서는 거개 월경부조, 하복부동통, 요통(腰痛), 불임증 등이 나타난다. 충맥과 임맥이 손상되면 쉽게 기와 혈이 허하여 《충임불고(冲任不固)》를 일으킨다. 불고란 허하여

고섭하지 못한다는 뜻으로서 붕루, 류산 등 병증이 쉽게 발생한다.

음락이 상하면 혈이 속으로 넘쳐난다(阴络伤则血内溢) 음락이란 하부, 내부에 속하는 락맥을 가리킨다. 혈이 속으로 넘쳐난다(血内溢)는것은 대변에 피가 섞여 나가는것을 가리킨다. 림상에서 어떤 원인에 의하여 대변출혈이 일어나는것은 거개 음락이 손상되는데서 생긴다고 한다.

양락이 상하면 혈이 밖으로 넘쳐난다(阳络伤则血外溢) 양락이란 상부, 표에 속하는 락맥을 가리킨다. 혈이 밖으로 넘쳐난다(血外溢)는것은 각혈, 비일혈 등을 가리킨다. 림상에서 어떤 원인에 의하여 상부로부터 출혈이 생기는것은 거개 양락이 손상되는데서 생긴다고 한다.

7손8익(七损八益) 《소문·음양응상대론》에서는 《7손8익을 알면 량자를 조화시킬수 있고 이것을 알지 못하면 일찌기 로쇠된다》라고 하였다. 이는 남녀의 생장발육 그리고 로쇠의 생리적과정을 중점으로 론술한것이며 또한 일찌기 로쇠하는것을 예방하는것과 서로 관련된다. 력대의 주해가들은 이에 대한 해설이 같지 않았다. 례를 들면 ①7손은 양의 수자이고 8익은 음의 수자이다. 손(损)은 소모이고 익(益)은 생장이다. 양은 소모되지 않고 음은 생장되지 않아야 하며 이와 반대되면 병이 생긴나. 때문에 7손8익을 알고 소장(消长)의 기전을 관찰하면 양기가 왕성하여 음사의 침습을 받지 않고 음양을 조화시킬수 있다(《내경지요》). ②양은 항상 항진되기때문에 손상되고 음은 항상 부족되기때문에 유익하다. 이 도리를 알면 음정의 손상을 피면하고 음양을 조화시킬수 있음으로써 일찌기 로쇠되는것을 예방할수 있다(장지총주해). ③《소문·상고천진론》에서는 녀자는 《14》세부터 월경이 오기 시작하고 후에는 달마다 월경이 충만되므로 월경이 온다 라고 하였다. 이것은 정상적인

생리적현상으로서 《7가손(七可损)》이다. 남자는 《16》세에 정기가 넘쳐난다. 례를 들면 성교하면 정액이 사정되고 정기가 생장하면 《8가익(八可益)》이다(왕빙주해).

심허(心虚) 일반적으로 심장의 기혈부족을 가리킨다. 주요증상은 심계정충이 생기고 숨이 차며 기억력이 감퇴되고 잘 놀라며 가슴이 답답하고 잠이 잘 오지 않으며 얼굴빛이 없어지고 혹은 땀이 절로 나며 식은땀이 나는 등이다.

심기허(心气虚) 즉 《심기부족(心气不足)》이다. 주요증상은 심계가 항진되고 숨이 차며(활동하면 더 심해진다) 가슴이 답답하고 불편하며 땀이 절로 나고 맥이 세약하거나 결(结)하고 대(代)하다. 일부 허약한 환자 및 빈혈, 부정맥, 신경쇠약 환자에게서 나타난다.

심기불수(心气不收) 심기가 허약하여 수렴(收敛)하지 못하는것을 가리킨다. 심에는 정신을 간직하고 한액(汗液)을 주관하는 기능이 있다. 만일 심기가 허약하여 수렴하지 못하면 심신이 떠있고 정신이 문란하며 건망증이 생기고 쉽게 놀라며 심계, 정충이 생기고 땀이 절로 나며 땀이 많이 나거나 움직이면 땀이 나는 등 증상이 나타난다.

심기불녕(心气不宁) 심기가 안녕하지 않는것이 나타나는 병리를 가리킨다. 림상에서는 두가지가 나타난다. 하나는 심계, 정충이 나타나는것이고 다른 하나는 심신불안이 나타나는것이다. 심번이 생겨 잠을 이루지 못하고 맥박이 고르지 않은 등 겸중이 동반하여 나타난다. 병인은 거개 심혈부족에 의하여 심을 자양하지 못하는것이다. 그러나 어떤것은 사기의 영향에 의하여 일어나는데 례를 들면 담화요심(痰火扰心), 수기릉심(收气凌心) 혹은 간화왕(肝火旺), 간담기허(肝胆气虚) 등이다.

심음허(心阴虚) 즉 《심음부족》이다.

주요증상은 심번, 정충, 수면장애, 저열, 도한 등과 뺨이 붉어지고 입안이 마르며 맥이 세하고 삭한 등이 나타난다. 거개 신경증, 빈혈과 결핵병 등에서 나타난다.

심혈허(心血虚) 즉 《심혈부족》이다. 주요증상은 머리가 어지럽고 얼굴이 창백하며 심계, 심번, 수면장애가 있고 꿈이 많으며 기억력이 감퇴되고 맥이 세약한 등이다. 거개 신경증, 빈혈과 일부 허약한 환자에게서 나타난다.

심양허(心阳虚) 즉 《심양부진(心阳不振)》이다. 심기허의 중증인데 심기허의 증상이 있는외 또 사지가 서늘하고 땀이 몹시 나며 심계항진이 더 심해지고 지어는 혼미하여 정신을 차리지 못하고 맥이 미약하여 끊어지려는 등이 나타난다. 거개 심장쇠약 혹은 쇼크 등 병증에서 나타난다.

심영이 지나치게 소모되다(心营过耗) 심음이 지나치게 소모되는것을 가리킨다. 심은 혈을 주관하고 영은 혈내의 기이다. 즉 혈맥내에서 류동하는 영양물질이다. 열성병에서 오랜 열이 음을 상하거나 허손내상에 의하여 허화가 항성되여 혈액내의 영양물질을 지나치게 많이 소모하여 체질이 허약한데서 밤에 열이 나고 번민이 생기며 땀이 쉽게 나고 설질이 붉으며 맥이 세하고 삭한 등 증상이 나타나는것을 심영이 지나치게 소모되다 라고 한다.

심허담겁(心虚胆怯) 마음이 텅 비고 잘 무서워하는 일종 증후를 가리킨다. 거개 심혈부족, 심기쇠약에 의하여 생긴다. 정신적요소와 일정한 관계가 있다. 일부 허약증, 빈혈, 신경증 등 환자에게서 나타난다.

심기성(심양성)(心气盛、心阳盛) 주로 정신방면의 병리적변화를 가리킨다. 심기가 성하면 심화가 타오르는데서 정신이 지나치게 흥분되고 번민이 생기며 잠을 이루지 못하며 꿈속에서 잘 웃는 등 증상이 나타난다. 만일 화가 성한 정도가 비교적 심하면 번조, 발광이 나타나는데 이를 보통 심양성이라고 한다.

심열(心热) 심화항성에 의하여 일어나는 병변을 가리킨다. 주요증상으로는 얼굴이 붉어지고 가슴속에 번열이 나고 잠이 잘 오지 않으며 소변이 붉고 혹은 헛소리를 치는것이 마치 발광하는것과 같고 혹은 토혈, 빈일혈 등이 나타난다.

심화상염(心火上炎) 심경자체의 허화상승을 가리킨다. 주요증상으로는 혀에 부스럼이 나고 번민이 생기며 잠이 오지 않는 등이 나타난다.

심화내치(心火内炽) 《심화내분(心火内焚)》이라고도 한다. 분(焚)과 치(炽)는 모두 화열이 지나치게 성한것을 형용한것이다. 심은 화에 속하는바 심경(心经)자체의 화가 지나치게 성하여 나타나는 병변이기때문에 심화내치라고 한다. 주요증상으로는 번민이 생기고 잠을 이루지 못하며 정충불안이 생기고 지어는 광조가 생기고 헛소리를 치며 쉴새없이 웃는 등이 나타난다.

하급신음(下汲肾阴) 급(汲)이란 흡인한다는 뜻이다. 심화가 지나치게 항진되여 명문지화의 망동을 흡입하는데서 신음이 소모되고 성기능이 흥분되여 유정과 조설이 생기고 심신이 허황하여 잠이 오지 않는 등이 나타난다.

심신불교(心肾不交) 심양과 신음의 생리적관계가 실조된 병변을 가리킨다. 심은 상초에 놓여있고 신은 하초에 놓여있다. 정상적정황하에서 심과 신은 서로 협조하고 서로 제약하면서 서로 련계를 지어 동태적균형을 보장한다. 만일 신음부족 혹은 심화유동(心火扰动)에 의하여 량자의 협조관계가 실조되면 이것을 심신불교라고 한다. 주요증상은 번민이 생기고 잠이 오지 않으며 꿈이 많고 정충과 심계항진이 생기며 유정이 생기는 등이다.

열이 심포에 들어가다(热入心包) 온사가 화열되여 리에 들어가면 고열이 나고 정신이 흐리며 헛소리를 치거나 혼미하여 말하지 못하는 등 증상이 나타나는데 이를 열이 심포에들어가다 라고 한다. 이는 역전심포(逆传心包)의 증상과 대체로 비슷하나 병세전변은 다르다. 례를 들면 혼미, 경궐이 계속 며칠이 되여도 정신을 차리지 못하면 이를 《사련심포(邪恋心包)》라고 한다. 련(恋)이란 머물려있으면서 떠나지 않는다는 뜻이다. 즉 병사가 여전히 심포(心包)에 머물러있다는것이다. 사련심포는 거개 담(痰)이 겸하여 있어 쉽게 후유증이 나타난다.

열이 신명을 상하다(热伤神明) 열성병에서 고열에 의하여 정신이 흐리고 헛소리를 치며 의식이 장애되는 등 증상이 나타날 때를 보통 열이 신명을 상하다 라고 하는데 이는 열이 심포에 들어가다(热入心包)의 뜻과 대체로 비슷하다. 그러나 열이 심포에 들어간다는것은 병변부위에 대하여 말하는것이고 열이 신명을 상한다는것은 정신증상에 대하여 말하는것이다.

담화유심(痰火扰心) 담화가 심신을 흐리게 하여 정신문란이 일어나는 병변을 가리킨다. 례를 들면 정신이상이 생기고 순서없는 말을 하거나 지어는 발광하고 망동하며 혀끝이 붉고 설태가 누렇고 기름기나며 맥이 활하고 삭하다. 이는 거개 정신분렬증, 히스테리 등에서 나타난다.

담미심규(담몽심포)(痰迷心窍、痰蒙心包) 《담저심규(痰阻心窍)》라고도 한다. 주요증상은 의식이 흐리고 목안에서 가래소리가 나며 가슴이 답답하고 지어는 혼미하여 정신을 차리지 못하며 설태가 희고 기름기나며 맥이 활한 등이다. 흔히 일본뇌염, 류행성뇌막염, 중풍혼미 및 전간 등에서 나타난다.

수기릉심(水气凌心) 수기가 심장에 영향주는 병변을 가리킨다. 비신양허에 의하여 기화가 장애되고 수액이 체내에 체류되어 정상적인 배설이 진행되지 못하여 담음(痰饮), 수종 등 수기병(水气病)이 발생할 때 수기가 상역되여 흉격에 몰켜 심양을 방애하게 된다. 그러면 심양이 감퇴되여 《심기불녕(心气不宁)》이 생기므로 섬계가 항진되고 숨이 차는 등 증상이 나타나는데 이것을 수기릉심이라고 한다.

심비량허(心脾两虚) 즉 심, 비 두장이 모두 허한것을 가리킨다. 주요증상은 심계항진, 건망, 수면장애, 다몽, 식욕감퇴, 복창, 설사, 권태 등이 나타나고 얼굴이 누렇고 설태가 희며 맥이 세한 등이다. 거개 신경증, 빈혈 등에서 나타난다.

심열이 소장에 미치다(心移热于小肠) 심화(心火)가 소장에 영향주는 병변을 가리킨다. 심과 소장은 표리적관계에 있어 심화가 왕성하면 번민이 생기고 입과 혀에 창양이 생기는 등 증상이 나타날수 있다. 만일 더 나가서 청탁(清浊)을 분별하는 소장의 기능에 영향이 미치면 소변이 잦고 붉거나 혹은 찌르듯 아프며 혈뇨가 생기는 등 증상이 나타나는데 이것을 심열이 소장에 미치다라고 한다.

소장허한(小肠虚寒) 한사가 소장을 상하거나 소장의 기능이 약해진 병변을 가리킨다. 림상표현에서는 거개 비허증후가 겸하여 나타난다. 례를 들면 아래배가 은근히 아파나고 아플 때 눌러주는것을 좋아하고 장명이 나면서 설사하며 소변이 빈삭하고 불리하며 설질이 열고 설태가 희며 맥이 완하고 약한 등이다.

소장실열(小肠实热) 사열이 소장에 몰켜있는 병변을 가리킨다. 주요증상은 번민이 생기고 귀에서 소리가 나며 목안이 아프고 입에 창양이 생기며 소변이 붉고 삽하며 소변이 나갈 때 찌르는듯 아프거나 혈뇨가 나가며 배가 창만하고 설

태가 누르며 맥이 활하고 삭하다. 거개 뇨도감염, 구강염 등에서 많이 나타난다.

간허(肝虚) 일반적으로 간의 기혈이 부족한것을 가리킨다. 림상표현은 물건이 잘 보이지 않고 청각이 감퇴되며 쉽게 두려움이 생기는것 등이다《소문·장기법시론(素问·脏气法时论)》,《간기허》,《간음허》,《간혈허》 조목을 참고하라.

간기허(肝气虚) 《간기부족(肝气不足)》이라고도 한다. 간자체의 정기허손으로서 흔히 간혈부족과 겸하여 나타난다. 주요증상은 얼굴빛이 없어지고 입술이 무력하며 귀에서 소리가 나고 잘 들리지 않으며 쉽게 두려움이 생기는것 등이다.

간음허(간음부족)(肝阴虚、肝阴不足) 거개 혈이 간을 자양하지 못하는데서 초래된다. 주요증상은 현훈, 두통이 나고 물건이 잘 보이지 않으며 눈이 마르고 야맹증이 생기며 폐경이 생기고 월경이 적은 등이다. 간음허는 왕왕 간양상항(肝阳上亢)을 일으킨다. 례하면 혈압이 좀 높아지고 귀가 먹으며 귀에서 소리가 나고 얼굴에서 열이 나며 사지가 저려나고 진전이 생기며 번조하고 잠을 이루지 못하는 등이다. 거개 고혈압, 신경증, 눈병, 월경병 등에서 나타난다. 《간양상항》조목을 참고하라.

간혈허(간혈부족)(肝血虚、肝血不足) 주요증상은 얼굴이 누렇고 시력이 감퇴되며 번조하고 잠을 이루지 못하며 녀성들은 월경부조가 생기고 맥이 현하고 세한 등이다. 거개 빈혈, 신경증, 월경병 및 일부 눈병에서 나타난다.

간기불화(肝气不和) 간장의 기기(气机)가 조화되지 못하여 소설이 지나치는데서 생기는 병변을 가리킨다. 주요증상은 조급하고 쉽게 노여움을 타며 가슴과 옆구리가 창만하고 지어는 아프며 아래배가 뿌듯하고 아프며 녀성들은 젖통이 부어나고 아프며 월경이 고르지 않는 등이

다. 만일 간기가 지나치게 성하면 비위에 영향주는데서 구토, 오심, 설사 등 소화불량증상이 나타난다.

간기역(肝气逆) 간기가 지나치게 울결되면 상역 혹은 횡역(横逆)한다. 간기가 상역하면 현훈, 두통이 나고 가슴과 옆구리가 답답하고 얼굴이 붉으며 귀가 먹고 지어는 토혈이 생긴다. 간기가 횡역하면 배가 창만해지고 아프며 트림을 하고 신물을 토한다. 《간울》조목을 참고하라.

간실(肝实) 일반적으로 간의 실증을 가리킨다. 여기에는 간한(肝寒), 간열(肝热), 간화, 간기 등 실증이 포괄되여있다. 주요특점은 성정이 급해지고 성을 잘 내며 량옆구리밑이 아프면서 아래배가 당기우는듯한것이다《간한》, 《간열》, 《간화》 등 조목을 참고하라.

간열(肝热) 간에 열사가 있거나 혹은 기울(气郁)이 화열되여 일어나는 병변을 가리킨다. 주요증상은 번민이 생기고 입안이 쓰며 입이 마르고 손발이 뜨거워나며 소변이 누렇고 붉은 등이고 심하면 광조가 생기고 잠이 불안한 등 증상이 나타난다.

간화(肝火) 간의 기능항성에 의하여 열상(热象) 혹은 충역증상이 나타나는것을 총칭하여 간화라 한다. 간화를 일으키는 원인은 간경에 열이 몰켜있거나 간양이 화로 변화되거나 정지(情志)의 자극이 지나친것과도 일정한 관계가 있다. 림상표현은 두통, 현훈이 나고 눈이 붉어지며 눈이 아프고 얼굴이 붉으며 입안이 쓰고 조급하고 성을 잘 내며 혀변두리와 혀끝이 붉고 설태가 누르며 맥이 현하고 삭하며 유력한것 등이다. 심하면 발광 혹은 토혈, 각혈, 비일혈 등이 나타난다.

간한(肝寒) ①간장의 양기부족, 기능쇠퇴에 의하여 나타나는 한성증상을 가리킨다. 림상표현은 우울해하고 겁이 많으며 권태하고 힘이 없고 사지가 차며 맥이 침하고 세하며 지한 등이다. ②한사가 간의 경맥에 응체되여 있는것을 가리킨다. 《한체간맥》조목을 참고하라.

간양상항(간양편왕)(肝阳上亢、肝阳偏旺) 신음이 간을 자양하지 못하거나 혹은 간음이 부족하여 음이 양을 제약하지 못하면 간양이 편성되여 우로 항진된다. 주요증상은 머리가 어지럽고 아프며 얼굴이 벌겋고 눈이 아찔해나며 귀에서 소리가 나고 입안이 쓰며 설질이 붉고 맥이 현하고 활하거나 현하고 세한 등이다.

간양화화(肝阳化火) 목울화화(木郁化火)의 림상표현과 기본상 같다. 이것은 바로 간양상항이 더욱더 발전한것이다. 양이 항진하면 열이 나고 열이 극성하면 화(火)가 생긴다. 《간양상항》, 《목울화화》, 《간화》 등 조목을 참고하라.

간화상염(肝火上炎) 《간경실화(肝经实火)》를 가리킨다. 주요증상은 두통, 현훈이 나고 이롱과 이명이 생기며 눈이 붉고 아프며 번조하고 노여움을 잘 내며 잠이 잘 오지 않고 토하며 토혈하고 비일혈이 생기며 설태가 누렇고 맥이 현하고 삭하다. 고혈압병, 상소화관출혈, 갱년기증후군, 급성결막염 등 질병에서 나타난다.

간울(肝郁) 《간기울(肝气郁)》, 《간기울결(肝气郁结)》의 략칭이다. 간은 소설의 기능이 있어 승발되고 순통되는것을 좋아한다. 만일 정신이 우울하고 성을 내서 간을 상하거나 혹은 기타 원인에 의하여 기기의 승발과 소설에 영향이 미치면 간울의 병증이 생길수 있다. 그 표현은 주로 량옆구리가 창만하거나 쏘는듯 아프고 가슴이 답답하고 불편하며 또 협통이 흔히 정서의 변화에 따라 증감되는것이다. 간기가 인후에 상역하면 목안에 이물이 막힌듯한감을 느끼고 간기가 횡역하여 비위를 침범하면 위기의 하강이 실조되여 배가 아프고 토하며 신물을 토하고 입맛이 떨어지며 비기가 실조되면 배가 아프고 설사한다. 간기울결에 의하여 기가 울체되고 어혈이 생기면 옆구리가 찌르는듯 아프거나 혹은 점차 정가, 적취가 생긴다. 이외 월경부조, 신경증, 만성간담질병, 간비종대, 소화불량 등 병증도 흔히 간기울결과 관련된다.

간기범위(肝气犯胃) 간기편항(肝气偏亢)에 의하여 소설이 지나쳐 비위에 영향주어 소화기능문란을 일으키는것을 가리킨다. 혹은 이것을 《간기범비》라고도 한다. 림상표현은 한면으로는 간기의 증상이 나타난다. 례를 들면 머리가 어지럽고 옆구리가 아프며 성을 잘 내고 가슴이 답답하며 아래배가 뿌듯하고 맥이 현한 등이 나타난다. 다른 면으로는 또 비위증상이 나타난다. 례를 들면 위가 아프고 신물이 울라오며 음식물을 먹기 싫어하고 배가 부어나며 설사하는 등이다. 만일 병세가 천연되여 비교적 긴 시간동안 협조가 실조되면 이것을 《간비불화(肝脾不和)》라고 한다. 만성위염, 위 및 12지장 궤양병, 위장신경기능증, 간염, 간경변증 등 질병에서 나타난다.

간울비허(肝郁脾虚) 간기울결에 의하여 소설기능이 장애되여 비위소화기능문란을 일으켜 옆구리가 아프고 음식을 먹기 싫어하며 배가 창만되고 대변이 묽으며 사지가 권태한 등 비허증상이 나타난다.

간풍내동(肝风内动) 병변과정중에서 나타나는 동요(动摇), 현훈, 경련 등 증상을 《간풍(肝风)》이라 한다. 《간풍》은 병리적변화에 속하는 표현으로서 외감풍사와 구별하기 위하여 간풍내동이라고 한다. 실질은 《풍기내동(风气内动)》과 의미가 같다. 그 병리적기전은 간이 혈을 주관하고 간이 근을 주관하며 간이 눈에 개규하여 있고 그 경맥이 우로 두정부에서 뇌와 얽히는 등의 기능실조와 관련되여있기때문에

《여러가지 풍병은 간에 속한다》라고 한다. 간풍내동은 허증과 실증으로 나눈다. 허증은 음액결손에 의하여 일어나는데 이것을 《허풍내동(虚风内动)》이라 하고 실증은 양열항성에 의하여 일어나는데 이것을 《열성풍동(热盛风动)》 혹은 《열극생풍(热极生风)》이라고 한다. 각 해당조목을 참고하라.

풍기내동(风气内动) 질병이 발전하는 과정중에서 장부기능의 실조에 의하여 기혈이 역란되는데서 동요, 현훈, 경련 등 증상이 나타나는데 이를 풍기내동이라고 한다. 림상표현은 머리와 눈이 어지럽고 사지에 경련이 일어나며 목이 뻣뻣하고 갑자기 넘어지면서 혼미되고 구안와사가 생기며 눈을 우로 올리뜨고있는 등인데 특히 중추신경계통기능의 엄중한 실조에 의하여 의식장애 혹은 강직성경련(强直性痉挛)이 일어나는것이 특점이다. 때문에 《일반적으로 갑자기 근맥이 강직되는것을 모두 풍병에 속한다》라고 말한다. 《간풍내동》조목을 참고하라.

한체간맥(寒滞肝脉) 한사가 간맥에 응체되는 병변을 가리킨다. 간의 경맥은 외음부에서 시작하여 아래배를 거쳐 량옆구리에 분포된다. 만일 한사가 간의 경맥에 응체되면 그 경맥이 당기우고 아래배가 창만되며 아프고 고환이 당기워 아프고 사지가 차고 추워나며 설태가 희고 미끌미끌하며 맥이 침하고 현하거나 지한 등이 나타난다. 거개 고환, 부고환의 일부 질병 및 산기(疝气) 등에서 나타난다.

간신휴손(肝肾亏损) 《간신음허(肝肾阴虚)》라고도 한다. 간과 신은 생리상에서 서로 자생하는 밀접한 련계가 있다. 신음의 부족은 필연코 간음의 부족을 일으키고 간음의 부족도 신음의 결손을 일으킬수 있다. 때문에 림상에서 간신음허의 증상은 항상 동시에 나타난다. 례를

들면 현훈이 나고 머리가 아프며 물건이 보이지 않고 귀에서 소리가 나며 5심이 번열하고 유정, 수면장애가 생기며 허리와 무릎이 쏘고 설질이 붉고 진액이 적으며 맥이 현하고 세하며 삭하거나 세하고 무력한 등이다. 빈혈, 신경중, 이원성현훈, 월경부조 등 내상잡병 혹은 급성열병 후기에 나타난다.

간담습열(肝胆湿热) 습열의 사기가 간담에 훈증된 병변을 가리킨다. 주요증상은 한열이 나고 입안이 쓰며 옆구리가 아프고 배가 아프며 메스껍고 토하며 배가 뿌듯하고 음식물을 먹기 싫어하며 피부와 공막이 누렇고 소변이 누렇고 붉으며 설태가 누렇고 기름기 나며 맥이 현하고 삭한 등이다. 거개 급성황달형간염, 담낭과 담관염, 담석증 등 질병에서 나타난다.

담허(담기부족)(胆虚、胆气不足) 《담허기겁(胆虚气怯)》이라고도 한다. 주요증상은 허번(虚烦)에 의하여 잠을 이루지 못하고 가슴이 두근거리고 뛰며 쉽게 놀라고 두려워하며 의심이 많고 늘 한숨을 쉰다. 일부 히스테리, 신경쇠약환자 등에서 나타난다.

담실(胆实) 담기가 순통하지 않아 나타나는 실증을 가리킨다. 주요증상은 가슴이 그득하고 답답하며 옆구리밑이 뿌듯하고 아프며 입안이 쓰고 목안이 마르며 이마 량쪽 및 눈굽이 아파나는 등이다.

담열(胆热) 담의 열증을 가리킨다. 담은 소양경에 속하고 간과 표리적관계가 있다. 때문에 담의 열증과 실증은 늘 간과 련계된다. 림상표현은 가슴과 옆구리가 답답하고 입안이 쓰며 목안이 마르고 쓴물을 토하며 머리가 어지럽고 눈이 아찔하며 귀에서 소리가 나고 한열이 래왕하며 황달이 오며 혹은 건 코물을 흘리는 것 등이다.

비허(脾虚) 비기허약 혹은 비음부족

을 가리킨다. 림상표현은 음식물이 소화되지 않고 배가 그득하며 배에서 소리가 나고 설사하는것 등이다(《소문·장기법시론》). 《비기허》, 《비음허》 조목을 참고하라.

비기허(脾气虚) 비기가 허약하고 운화가 무력한것을 가리킨다. 림상표현은 피로하고 식욕이 감퇴되거나 혹은 식후에 배가 부어나며 따라서 현훈이 나고 권태하며 얼굴이 누런 등 기허증상이 동반한다. 거개 위 및 12지장 궤양, 위신경기능증, 만성리질, 빈혈 등에서 나타난다.

비양허(脾阳虚) 즉 비위허한이다. 주요증상은 위가 차고 아프며 배가 그득하고 트림이 나며 토하고 적게 먹으며 설사하거나 오래동안 설사와 리질이 생기고 권태하며 소변이 적고 부종이 생기며 여위고 설질이 연하며 설태가 희고 맥이 허하고 완하다. 거개 위 및 12지장 궤양, 만성위장염, 만성간염, 만성리질, 수종, 백대하 등에서 나타난다.

비음허(비위음허)(脾阴虚、脾胃阴虚) 비위의 음액이 부족하여 용납, 운화에 영향주는것을 가리킨다. 주요증상은 입술과 입안이 마르고 물을 마시기를 좋아하며 입안이 슴슴하고 맛을 모르며 식욕이 감퇴되고 대변이 굳으며 설질이 붉고 마르며 설태가 적거나 혹은 허바닥이 윤기나는 등이다.

비열(脾热) 비가 열사의 침습을 받거나 혹은 조열한 음식을 지나치게 먹어 일어나는 열증을 가리킨다. 주요증상은 입술이 붉고 목안이 마르며 번민이 생기고 배가 창만되거나 혹은 아프고 대변이 굳으며 소변이 누렇고 잦은 등이다.

비운행실조(脾失健运) 비의 운행기능이 실조된 병리를 가리킨다. 비는 수곡정미와 수습을 운화하는것을 주관한다. 만일 비양이 허하면 전신적기능이 실조되여 배가 그득하고 소화되지 않으며 배에

107

서 소리가 나고 설사하는 등 소화불량 등 증상이 나타난다. 이런 증상이 오래 지속되면 얼굴이 누렇고 여위며 사지가 무력해진다. 혹은 수습이 막히여 담음으로 되여 사지에 부종이 생긴다. 이것은 모두 비가 허하여 정상적인 운화를 하지 못하는데서 생긴다.

비허습곤(脾虚湿困) 비가 허하여 속에 습이 울체된 병리를 가리킨다. 비는 수습운화를 주관하고 위의 진액을 운행시킨다. 비가 허하면 운화기능이 감퇴되여 수습정체를 일으킨다. 수습이 정체되면 도리여 비의 운화를 방애한다. 주요증상은 식욕이 감퇴되고 배가 그득하고 답답하며 설사하고 지어는 메스껍고 토하려하며 입안이 진득진득하고 구갈이 생기지 않거나 더운 음식물을 먹기 좋아하며 사지가 나른하고 심하면 부종이 생기고 설태가 두껍고 기름기나며 맥이 완한 등이다. 거개 만성위장염, 만성리질, 만성간염 등 질병에서 나타난다.

습곤비양(湿困脾阳) 비허습곤증상과 대개 비슷하지만 병리기전은 좀 차이가 있다. 습곤비양은 외습에 의하여 비양의 운화에 영향이 생긴것으로서 조습하고 리습을 주로 하는것이 좋은바 습을 제거하면 비양이 회복될수 있다. 비허습곤은 비허에 의하여 수습이 막히게 된것으로서 건비(健脾)를 주로 하는것이 좋은바 조와 습을 결합시켜야 한다. 건비하여야만 정상적인 운화를 할수 있다. 《비허습곤》조목을 참고하라.

습이 중초를 막다(湿阻中焦) 즉 습사가 비위에 막힌것이다. 《습곤비양》, 《비허습곤》 조목을 참고하라.

중양부진(中阳不振) 중초의 비위의 양기가 허약하여 소화기능이 잘되지 못하는것을 가리킨다. 주요증상은 식욕이 감퇴되고 소화가 되지 않으며 토하고 설사하며 사지가 차고 얼굴이 누르며 입술색

이 연한 등이다. 거개 만성소화불량, 만성리질 등 병에서 나타난다.

중기부족(中气不足) 중기란 중초의 비위의 기를 가리킨다. 중기부족이란 즉 비위허약을 가리킨다. 비위의 허약에 의하여 기능이 쇠퇴되면 운화가 무력하고 정기가 우로 분포되지 못한다. 그 표현은 식욕이 없고 식후에 쉽게 배가 불어나고 얼굴이 희끄무레하며 현훈이 나고 권태하며 기가 허하고 무력하며 위가 아파 누르는것을 좋아하며 대변이 묽은 등이다.

중기하함(기허하함)(中气下陷、气虚下陷) 《비기하함(脾气下陷)》이라고도 한다. 이는 중기부족이 더욱더 발전한것이다. 주요증상은 얼굴이 희끄무레하고 현훈이 나며 땀이 잘 나고 숨이 차며 권태하고 식욕이 감퇴되며 설사하고 배가 처지는감이 나며 대변감이 자주 나고 소변이 한방울씩 떨어지는 등이다. 거개 위하수, 신하수, 자궁하수, 탈항 및 만성장염, 만성리질 등 병에서 나타난다.

비기불서(脾气不舒) 비위의 소화기능 장애를 가리킨다. 간의 소설이 실조되거나 또는 비양이 습곤되거나 음식물에 비위가 상하거나 비기가 막히는데서 발생한다. 주요증상은 배가 뿌듯하면서 답답하고 소화가 되지 않으며 음식물을 먹기 싫어하는 등이다.

비기불승(脾气不升) 비기가 수곡정미의 기를 우로 심과 폐에로 수송하지 못하는것을 가리킨다. 비는 맑은것이 우로 올라가는것을 주관하기때문에 비기가 상승하면 운행이 건전하게 된다. 비기불승은 비양허에 의하여 중기가 부족되거나 습탁, 식체장애에 의하여서도 생긴다. 중기부족은 건비익기(健脾益气)를 주로 하고 습탁, 식체는 조습소도(燥湿消导)를 주로 한다.

비위습열(脾胃湿热) 습열이 비위에 몰켜있는것을 가리킨다. 주요증상은 몸과

눈이 모두 누렇고 배가 뿌듯하며 식욕이 감퇴되고 메스꺼우며 권태하고 소변이 적고 누르며 설태가 누렇고 기름기나며 맥이 유하고 삭한 등이다. 거개 황달성간염 혹은 급성간염에서 나타난다. 습진, 농포창(脓疱疮) 등 일부 피부병도 비위습열과 관련되여있다.

비가 혈를 통섭하지 못하다(脾不统血) 비기가 허하여 혈액을 통섭하지 못하는것을 가리킨다. 비는 혈액을 통섭하는 기능이 있어 혈액이 경맥을 따라 운행하게 된다. 만일 비양이 허약하여 혈액을 통섭하지 못하면 혈액이 경맥으로 순행되지 못한다. 림상에서는 각종 만성출혈성질병에서 나타나는데 례하면 월경과다, 붕루, 변혈, 비일혈, 피하출혈 등이다. 만일 설질이 열고 맥이 세하고 비허증상이 나타나면 《보비섭혈(补脾摄血)》, 《인혈귀비(引血归脾)》의 방법으로 치료한다. 거개 빈혈, 기능성자궁출혈, 원발성혈소판감소성자반 등 병에서 나타난다.

비허폐약(비폐량허)(脾虚肺弱、脾肺两虚) 비는 운화를 주관하고 영양을 섭취하여 정기를 우로 폐에 보내여 전신을 영양한다. 만일 비가 허하면 정기가 부족하고 따라서 폐기도 허하게 되므로 얼굴이 창백하고 손과 발이 차며 식욕이 감퇴되고 대변이 묽으며 숨이 차고 기침이 나며 가래가 많고 여위며 설질이 연하고 설태가 희며 맥이 세약한 등이 나타난다. 거개 폐결핵, 만성기관지염, 만성소화불량 등 병에서 나타난다.

위허(胃虚) 위기가 허약하거나 위음(胃阴)이 부족한것을 가리킨다. 《위기허(胃气虚)》, 《위음허》 조목을 참고하라.

위기허(胃气虚) 위의 용납과 수곡을 소화시키는 기능이 허약한것을 가리킨다. 주요증상은 가슴이 뿌듯하면서 답답하고 식욕이 없거나 혹은 소화되지 않으며 지어는 음식물을 먹으면 토하고 대변이 묽

으며 입술과 설질이 희끄무레한것 등이다.

위음허(위음부족)(胃阴虚、胃阴不足) 위의 음액이 부족한것을 가리킨다. 거개 위화가 성하거나 비위에 습열이 생기거나 혹은 열성병에서 열이 성하여 진액이 손상되면 모두 위의 음액이 소모되는데서 위음허가 생긴다. 주요증상은 입술이 조하고 입안이 마르며 물을 마시기를 좋아하고 식욕이 감퇴되며 대변이 굳고 소변이 잦고 적으며 지어는 구역질이 나고 딸꾹질이 나며 혀중심이 마르고 맥이 세하고 삭한 등이다. 거개 만성위염, 위신경기능증, 소화불량, 당뇨병 및 열성병회복기에 나타난다.

위기가 하강되지 못한다(위실화강)(胃气不降、胃失和降) 위기가 하강하여야 순조롭다. 례하면 음식손상, 위화충역(胃火冲逆) 혹은 담습저체 등 원인은 모두 위기를 하강하지 못하게 하고 지어는 《위기상역(胃气上逆)》을 일으킨다. 주요증상은 식욕이 없고 배가 창만하며 트림이 나고 딸꾹질이 나며 혹은 위가 아프고 토하는 등이다.

위한(胃寒) 위양이 허하고 위에 한기가 있는것을 가리킨다. 주요증상은 맑은 물을 토하거나 랭침을 흘리고 입안이 습습하며 더운 음식물을 먹기 좋아하고 설태가 희고 윤기나는 등이다.

위열(위중열)(胃热、胃中热) 위에 사열이 침습하였거나 볶거나 닦은 조열성 음식물을 지나치게 먹는데서 구갈이 나고 입안에서 더러운 넘새가 나며 쉽게 배가 고프고 끓으며 소변이 잦고 붉으며 대변이 굳어진다. 위열이 화로 변하면 입안이 미란되고 이몸이 부어나며 아픈 등이 나타난다. 《위화상승》조목을 참고하라.

위열옹성(위화치성)(胃热壅盛、胃火炽盛) 위열의 엄중한 정도를 형용한것이다. 주요증상은 번갈이 나서 찬물을 마시기 좋아하고 입안에서 더러운 넘새가 나

며 입과 입술이 헤여지고 이몸이 부어나고 아프며 배가 뜨겁고 소변이 누렇고 잦으며 대변이 굳고 설질이 붉으며 설태가 누렇고 두터운 등이다. 만일 온열병에서 위열이 막힌것이 심하면 양명실열로서 혼미, 섬어, 광조 등 증상이 나타난다.

위열살곡(胃热杀谷) 살곡이란 음식물이 쉽게 소화된다는 뜻이다. 위의 기능은 주로 수곡을 부숙시키는것이다. 위속에 열이 있으면 부숙작용이 지나치게 심하여 음식물을 먹자 얼마되지 않아 배고픈감이 나는것을 위열살곡이라고 한다. 음식물을 많이 먹어도 몸이 도리여 영양을 얻지 못하고 여위는 현상을 《소곡선기(消谷善机)》라고 한다. 해당조목을 참고하라.

위화상승(胃火上升) 위열이 화로 변화하여 나타나는 구강염증의 병리를 가리킨다. 례를 들면 입에서 더러운 냄새가 나고 이몸이 붓고 아프며 지어는 이몸에서 피가 나는 등이다. 《위열》조목을 참고하라.

위기불화(胃气不和) 《위불화(胃不和)》라고도 한다. 위음이 부족하거나 사열이 위를 소란시키거나 식체가 위속에 있어 위기의 용납과 하강에 영향이 생겨 음식물을 싫어하고 메스꺼우며 잠을 이루지 못하고 대변이 나가지 않는 등 증상이 나타나는것을 가리킨다.

위완식체(食滞胃脘) 음식물을 조절하지 않아 위완에 음식물이 저류되여 소화되지 않으므로 웃배가 뿌듯하고 아프며 썩은 냄새가 나는 트림이 나고 토하며 음식물을 먹기 싫어하고 설태가 두텁고 기름기나며 맥이 활한 등 증상이 나타나는것을 가리킨다. 거개 소화불량, 위염 등에서 나타난다.

폐허(肺虚) 일반적으로 폐기부족, 폐음허를 가리킨다. 림상표현은 기가 적고 호흡이 옅고 빠르며 귀에서 소리가 나고

목안이 마르는 등이다. (《소문·장기법시론》)·《폐기허》, 《폐음허》 조목을 참고하라.

폐기허(肺气虚) 폐기가 허약한것을 가리킨다. 주요증상은 얼굴이 희고 호흡이 빠르며 말소리가 낮고 약하며 바람을 싫어하고 저절로 땀이 나는 등이다.

폐음허(肺阴虚) 폐음이 부족하고 허하여 나타나는 조화의 병변을 가리킨다. 주요증상은 마른기침이 나고 가래가 적으며 조열이 나고 식은땀이 나며 두뺨이 붉어지고 손바닥과 발바닥이 뜨거우며 목안이 조하고 목이 쉬며 설질이 붉고 마르며 맥이 세하고 삭한 등이다. 만일 허화가 락을 상하면 가래에 피가 섞여나온다. 거개 폐결핵, 만성인후염, 인두디프테리아 등에서 나타난다.

폐실(肺实) 폐경에 사기가 실한것을 가리킨다. 풍한, 담열, 담습, 담화 등 여러가지 병인에 의하여 일어난다. 림상표현은 병인에 따라 다르다. 천식이 있고 숨소리가 거칠며 가슴이 그득하고 아프며 가래가 막히고 걸며 누렇거나 혹은 피가 섞인 가래를 뱉고 갑자기 목이 쉬는 등은 거개 폐실증에서 나타난다.

온사가 폐경을 침범하다(温邪犯肺) 온열의 사기가 폐경을 침범하는것을 가리킨다. 풍온병사는 거개 입, 코로부터 침입하는데 초기에는 폐의 증상이 나타난다. 례를 들면 기침이 나고 열이 나며 구갈이 나거나 혹은 목안이 붉고 아프며 혀의 변두리와 혀끝이 붉고 맥이 부하고 삭한 등이다. 거개 감기, 상호흡도감염, 급성기관지염, 급성편도선염 등 질병에서 나타난다.

폐기불선(肺气不宣) 불선(不宣)이란 잘 통하지 못한다는 뜻이다. 페는 호흡을 살피며 코에 개규되여있고 밖으로 피모(皮毛)와 배합한다. 정상적인 정황에서 이런 기능이 정상적이면 폐기가 순통하다는것

110

을 표시한다. 만일 의사가 침습하여 피모가 폐쇄되면 폐기가 순통하지 않아 오한이 나고 열이 나며 코가 막히고 코물이 흐르며 기침이 나는 등 일련의 상호흡도증상이 나타난다. 폐기불선은 폐기불리(肺气不利)와 일부 같은 점이 있지만 습관상에서 폐기불선은 거개 의감표증을 가리키고 폐기불리는 거개 수종, 천식 방면의 병증을 가리킨다.

폐기불리(肺气不利) 폐는 전신의 기를 주관하고 수액운행을 조절한다. 만일 어떤 원인에 의하여 폐기불리가 생기면 기침이 나는 등 상호흡도증상이 나타나는 외에 수액의 운행과 분포에 영향주어 소변불리가 생기는데서 부종이 나타난다.

폐실청숙(肺失清肃) 폐의 청숙하강기능이 실조된 병변을 가리킨다. 폐는 호흡을 주관하는 기관으로서 그의 기능은 청숙하강하는것이 순조롭다. 만일 사기가 폐를 침습(의감, 내상 등 각종 병인이 포괄된다)하여 청숙하강의 기능이 실조되면 기침이 나고 가래가 많으며 숨이 차고 가슴이 뿌듯하면서 답답한 등 기역증상이 나타날수 있다. 때문에 기침이 오랜 환자는 폐기의 손상에 의하여 청숙하강이 실조되는데서 쉽게 《폐기상역(肺气上逆)》을 일으킬수 있다. 림상에서 나타나는 천식성기관지염, 폐기종은 폐기상역현상에 속한다.

풍한속폐(风寒束肺) 풍한의 사기가 폐를 침습하는것을 가리킨다. 주요증상은 코가 메고 말소리가 울리우며 재채기를 하고 맑은 코물이 흐르며 기침이 나고 맑고 묽은 가래를 뱉으며 머리가 아프고 오한이 나며 미열이 나고 땀이 나지 않거나 오한이 나는감을 느끼거나 열이 나지 않고 설태가 엷고 희며 맥이 부한 등이다. 풍한감기에 상당하다.

폐진액이 분포되지 못하다(肺津不布) 폐가 정상적으로 진기(津气)를 분포시키지 못하여 나타나는 천해 등 병리적정황을 가리킨다. 폐는 비에서 보내온 정기를 받아들여 폐와 심의 작용을 거처 전신에 분포시킨다. 만일 폐가 열하면 폐음이 손상되여 진액의 분포가 실조되고 폐가 한의 속박을 받으면 수진(水津)이 운행되지 못하고 머물러서 음(饮)으로 되고 액이 모아 담이 되기때문에 천해 등 증상이 나타난다.

조기가 폐를 상하다(燥气伤肺) 추조(秋燥)의 사기가 폐를 상하는것을 가리킨다. 조는 6음중의 하나로서 가을철에 기후가 건조하면 쉽게 코와 입으로부터 폐에 침입하여 폐진액을 소모하므로 마른 기침이 나고 가래가 없거나 가래에 피가 섞인것을 뱉고 목안이 아프며 가슴과 옆구리가 아픈 등 조기증후가 나타난다. 림상에서는 온조(温燥)와 량조(凉燥)로 나눈다. 거개 상호흡도감염, 기관염, 디프테리아, 급성인후염 등 질병에서 나타난다. 《온조》, 《량조》 조목을 참고하라.

담이 폐락을 막다(痰阻肺络) 폐장이 사기를 감수한후 진액을 분포시키는 기능이 실조되여 진액이 몰켜 담이 되여 폐를 막는데서 담성기역(痰盛气逆), 천해 등 증상이 나타나는것을 가리킨다. 림상에서는 《담열이 폐를 막다(痰热阻肺)》와 《담습이 폐를 막다(痰湿阻肺)》로 나눈다. 각 그 목을 보다.

담열이 폐를 막다(痰热阻肺) 담열이 폐를 막는데서 천해의 병리가 생기는것을 가리킨다. 주요증상은 열이 나고 기침을 짖으며 가래소리가 나고 가슴이 그득하면서 답답하며 누렇고 건 가래를 뱉거나 가래에 피가 섞인것을 뱉으며 지어는 호흡이 촉박하고 가슴과 옆구리가 아프며 설질이 붉고 설태가 누렇고 기름기나며 맥이 활하고 삭한 등이다. 대부분은 의사가 폐에 침범한후 울결되여 열로 되며 열이 폐의 진액을 상하여 진액이 졸리어 담으로 되며 담과 열이 결합되여 폐락을 막는데서 생긴다. 거개 급성기관지염, 페염, 페기종합병감염, 기관지천식합병감염 등 질병에서 나타난다.

담습이 폐를 막다(痰湿阻肺) 담습이 페를 막아 천해가 생기는 병리를 가리킨다. 페는 담을 저장하는 기관이고 비는 담을 생기게 하는 원천이다. 만일 비양이 허하여 운화가 실직되면 정기(精气)가 우로 폐에 올라갈수 없을뿐만아니라 도리여 습이 모아 담으로 되기때문에 페에 영향준다. 주요증상은 기침이 나고 가래가 성하며 가래가 희고 묽으며 가래가 잘 뱉어지고 가슴이 그득하면서 답답하며 좀 움직이면 기침이 더 심해지고 숨이 차며 설태가 희고 기름기나거나 희고 윤기가 나며 맥이 유하고 완한 등이다. 거개 만성기관지염, 기관지천식 등 질병에서 나타난다.

열사가 폐를 막다(热邪阻肺) 열사가 페를 막아 천해가 생기는 병리를 가리킨다. 주요증상은 열이 나고 기침이 나며 가래가 걸고 누렇거나 가래에 피가 섞여있고 지어는 호흡이 촉박하고 가슴과 옆구리가 아프며 혀변두리와 혀끝이 붉고 설태가 누렇고 건조하며 맥이 홍하고 삭하거나 현하고 삭한 등이다. 거개 기관지염, 페염 등 질병에서 나타난다.

열이 폐락을 상하다(热伤肺洛) 폐락이 화열의 손상을 받아 해혈 혹은 각혈이 생기는 병리를 가리킨다. 림상에서는 실열과 허열로 나눈다. 실열은 거개 외사의 울결이 화열되여 열이 폐락을 상하거나 혹은 간담의 실화가 우로 페를 핍박하여 일으키는데서 각혈량이 많고 열이 나며 얼굴이 벌겋고 혀가 붉으며 설태가 누렇고 맥이 활하고 삭한 등이 나타난다. 허열은 거개 평시에 페신음이 부족하여 허화가 페를 뜨겁게 하는데서 각혈량이 적고 혹은 가래에 피가 섞여있으며 따라서

저열이 나고 오후에 조열이 나며 량뺨이 붉고 목안이 마르며 설질이 옅고 붉으며 설태가 적고 맥이 세하고 삭한 등이 겸하여 나타날수 있다.

폐락손상(肺络损伤) 오랜 기침 혹은 심한 기침에 의하여 폐락이 손상되여 일어나는 각혈을 가리킨다. 거개 페결핵, 기관지확장 등 질병에서 나타난다.

폐열(肺热) 열사가 페에 침범되여 페가 열을 받아 나타나는 폐열증이다. 림상에서는 뺨이 벌겋고 기침이 나며 가래가 걸고 가슴이 아프며 지어는 숨이 차고 각혈하는 등 특징이 나타난다. 《온사가 페경을 침범하다》, 《열이 폐락을 상하다》, 《화성형금》 등 조목을 참고하라.

폐열엽초(肺热叶焦) 이 말은 《소문·위론》에 씌여있다. 페에 열이 울결되여있어 폐장이 장기적으로 훈증되여 생기는 위증(痿证)을 가리킨다. 그 병리에는 두가지 정황이 있다. 1) 폐위(肺痿): 기침이 나고 탁한 침을 뱉는것이 주증이다. 2) 손과 발이 위약해진다. 피모, 근육이 마르고 사지가 힘이 없어 들수 없는것이 주증이다. 《위증》조목을 참고하라.

폐화(肺火) 폐열화왕(肺热火旺)을 가리킨다. 허화와 실화의 두가지가 있다. 림상표현에서 실화 마른기침이 심하게 나고 가래가 적으며 기침소리가 힘있고 혹은 걸고 누런 가래를 뱉거나 가래에 피가 섞여있고 설질이 붉고 설태가 누르며 맥이 활하고 삭한 등이며 허화는 거개 오랜 기침에 의하여 음이 허한데 속하는 바 기침소리가 힘이 없고 조열, 도한이 겸해 나타나고 맥이 세하고 삭한 등이다.

폐조(肺燥) 조사가 페를 상하는것을 가리킨다. 혹은 폐음이 허하여 진액이 상하고 조로 변화되는 폐조증을 가리킨다. 주요 증상은 마른기침이 나고 각혈이 생기며 코와 목안이 마르고 혹은 목안이 심하게 아프고 목이 쉬며 입안이 마르고 갈증이

나며 설질이 붉고 설태가 희고 마르는 등이다.

음허폐조(阴虚肺燥) 폐가 조한것이 음허에 의하여 생기는것을 가리킨다. 폐는 연약한 장기로서 뜨거운것을 싫어한다. 만일 폐신음허에 의하여 내열허화가 폐를 뜨겁게 하면 폐가 조하여 음이 더욱 허하게 된다. 주요증상은 마른기침이 나고 가래가 없거나 가래에 피가 섞여있고 목안이 아프며 목이 쉬고 설질이 옅고 붉으며 설태가 적고 맥이 세하고 **삭한** 등이다. 페결핵, 만성인후염, 디프테리아, 기관지확장 등 질병에서 나타난다.

수한사폐(水寒射肺) 한사와 수기(水气)가 폐장에 영향주는 병리를 가리킨다. 평시에 담음 혹은 수종에 걸린 환자는 한사를 외감하여 한사가 수음을 이끌어 **한**수를 상역시키는데서 폐기의 순통이 실조된다. 주요증상은 기침이 나고 숨이 차며 가래가 많고 묽으며 희고 설태가 희고 기름기나며 맥이 부하고 긴한데다가 발열과 오한이 동반하는것 등이다.

폐신량허(肺肾两虚) 폐장과 신장이 모두 허한 병리를 가리킨다. 림상에서는 두가지 표현이 나타난다. 1) 폐신기허(肺肾气虚): 폐는 호흡을 살피므로 기의 표(标)이고 신은 납기를 주관하므로 기의 근본이다. 폐신의 기가 허하면 숨이 차고 땀이 절로 나며 쉽게 땀이 나고 몸이 치며 손과 발이 서늘하고 혹은 기침이 나고 가래가 많은 등 증상이 나타난다. 거개 만성기관지염, 폐기종 등 질병에서 나타난다. 2) 폐신음허(肺肾阴虚): 폐가 허하여 진액을 수송하지 못하고 신을 자양하지 못하거나 신이 허하여 음정(阴精)이 우로 올라가지 못하거나 혹은 허화가 폐를 뜨겁게 하는데서 늘 마른기침이 나고 숨이 차며 목안이 마르고 허리와 다리가 쏘며 뼈가 쏘고 유정과 도한이 있는 등 증상이 나타난다. 거개 폐결핵에서 나타난다.

금실불명(金实不鸣) 금실(金实)이란 폐기가 실한것을 가리키고 불명(不鸣)이란 목이 쉬는것을 가리킨다. 금실불명은 폐기가 실하여 목이 쉰 병리를 가리킨다. 거개 외사를 감수하는데서 생기지만 한과 열로 나눈다. 1) 풍한을 외감하여 속으로 폐에 막히고 한기가 응체되여 폐기가 순통하지 않아 개합(开合)이 불리하면 갑자기 목이 쉰다. 2) 풍열조사가 폐음을 상하거나 한울이 화열로 되여 진액이 졸리고 담열이 서로 막혀 폐의 청숙이 실조되여도 목이 쉰다. 이외 폐에 열이 몰켜있고 외한을 재차 감수하여 열이 한의 구속을 받아 폐기가 순통하지 못하여도 목이 쉬는데 이는 모두 실증에 속한다.

금실불명이란 병리기전의 술어이고 병명으로는 《폭음(暴瘖)》이라고 한다. 다시말하면 갑자기 목이 쉬는것인데 이는 후두부 혹은 성대의 급성염증, 수종같은 것과 상당하다.

금파불명(金破不鸣) 폐기가 손상되여 목이 쉬는 병리를 가리킨다. 페는 기를 주관하고 신은 납기를 주관하는데 이 두 장기는 모두 성음과 관련된다. 폐신의 음이 부족되면 폐가 조하고 열이 울결되여 음액이 상승하지 못하여 인후가 습윤하지 못하는데서 목이 쉰다. 흔히 결핵병후기, 만성후누염 등에서 나타난다. 이 병은 거개 허증에 속하고 목이 쉬는것이 만성으로 진행되기때문에 《구음(久瘖)》이라고도 한다. 목이 쉬는것은 간헐적으로 나타난다. 지속적으로 존재하고 말을 많이 할 때에는 더 심해지지만 목이 완전히 쉬는것은 드물고 일반적으로 외감증상이 나타나지 않는다.

대장허(大肠虚) 즉 대장기허인데 늘 비허증후가 겸하여 나타난다. 주요증상은 탈항이 생기고 설사가 오래도록 낫지 않으며 음식물이 소화되지 않고 대변이 넘새가 나지 않고 색갈이 열으며 배에서 소리가 나는 등이다. 만일 설사가 오래도록 낫지 않으던 림상에서는 거개 허한증이 겸한 병증에서 나타나는데 이를 《대장허한(大肠虚寒)》이라고 한다. 해당 조목을 참고하다.

대장허한(大肠虚寒) 대장이 허한에 의하여 전도기능이 실조되는 병리를 가리킨다. 거개 비신허한과 관련된다. 주요증상은 대변이 묽고 식욕이 감퇴되며 사지가 차고 허리가 쏘며 추위를 타고 설태가 열으며 맥이 침하고 세한 등이다. 거개 만성대장염, 만성리질 등에서 나타난다.

대장한결(大肠寒结) 한기(寒气)가 대장에 맺혀서 나타나는 변비의 병변을 가리킨다. 주요증상은 배가 은근히 아프고 대변이 굳으며 입안이 슴슴하고 설질이 희며 설태가 적고 맥이 침하고 현한 등이다. 거개 한성변비에서 나타난다.

대장액부족(大肠液亏) 대장의 진액이 부족되여 나타나는 병변인데 거개 음혈이 부족하거나 열병에 의해 진액이 손상되는 것과 관련된다. 주요증상은 변비 혹은 배변곤난이 생기는 동시에 여위고 피부가 건조하며 목안이 마르고 설질이 붉으며 설태가 적고 맥이 세한 등이다. 거개 로년성변비 혹은 습관성변비에서 나타난다.

대장열결(大肠热结) 사열이 대장에 맺혀서 일어나는 병변을 가리킨다. 림상표현은 대변이 굳고 배가 아파 누르는것을 싫어하며 설질이 누렇고 설태가 조하며 맥이 침하고 실하며 유력한 등이다. 거개 각종 외감열병의 기분단계에서 나타난다.

대장습열(大肠湿热) 습열이 대장에 맺혀서 일어나는 병변을 가리킨다. 주요증상은 대변에 농혈이 있고 배가 아프며 《리급후중(里急后重)》이 생기고 소변이 적고 붉으며 설태가 누렇고 기름기나며 맥이 활하고 삭한 등이다. 거개 리질(세

균성리질 혹은 아메바성리질), 급성장염에서 나타난다.

열이 대장을 핍박하다(热迫大肠) 습열이 장위를 손상시켜 대장의 전도기능이 실조되는데서 생기는 복통, 설사의 병변을 가리킨다. 주요표현은 대변이 물과 같이 쏟아져나오고 대변이 누렇고 더러운 냄새가 나며 항문이 뜨겁고 소변이 잦고 붉으며 설태가 누렇고 기름기나며 맥이 활하고 삭한 등이다.

신허(肾虚) 《신휴(肾亏)》라고도 한다. 신장의 정기가 부족한 병변이다. 일반적인 증상은 정신이 피로하고 머리가 어지러우며 귀에서 소리가 나고 기억력이 감퇴되며 허리가 쏘고 유정과 양위(阳痿)가 생기는 등이다. 《신양허》, 《신음허》조목을 참고하라.

신음허(진음부족)(肾阴虚、真阴不足) 즉 《신수부족(肾水不足)》이다. 신의 정기(精气)가 지나치게 소모되는데서 생긴다. 림상표현은 허리가 쏘고 피로하며 머리가 어지럽고 귀에서 소리가 나며 유정, 조설(早泄)이 생기고 입안이 마르며 목안이 마르고 량뺨이 붉으며 5심이 번열하거나 오후에 조열이 나고 설질이 붉으며 설태가 없고 맥이 세하고 삭한 등이다. 이런 현상을 《하원휴손(下元亏损)》이라고도 한다.

신양허(肾阳虚) 신은 전신의 양기를 주관한다. 신양이 쇠약하면 온몸의 양기가 허하게 된다. 때문에 신양을 《원양(元阳)》이라고도 하는데 이는 명문지화의 체현인것이다. 일반적인 허약은 신양허라고 하는데 이는 명문지화의 부족에 의하여 초래된다. 주요증상은 몸이 차고 추위를 타며 허리가 쏘고 활정(滑精)이 생기며 양위가 생기고 밤에 소변차수가 많은 등이다. 만일 허약한 정도가 비교적 심하면 《신양쇠미(肾阳衰微)》 혹은 《명문화쇠(命门火衰)》라고 한다. 주요표현은 우에서

말한 중상이 더 심해지는외 늘 정신이 위미하고 허리가 아프며 잔등이 차고 날이 밝기전에 설사하며 혹은 부종이 생기고 맥이 침하고 지하며 미약한 등이다. 이런 현상을 《하원허비(下元虛惫)》 혹은 《진원하허(真元下虛)》라고도 한다.

명문화왕(命门火旺) 신장에는 원음(元阴)과 원양(元阳)이 저장되여있다. 원음은 신정(肾精)을 가리키고 원양은 명문지화를 가리킨다. 만일 신음의 결손에 의하여 명문지화가 편왕하게 되면 성기능이 항진되고 음경이 쉽게 거동되며 꿈이 많고 수면장애가 온다. 《상화망동》조목을 참고하라.

룡화내번(龙火内燔) 번(燔)이란 불에 탄다는 뜻이다. 여기에서는 《신화편항(肾火偏亢)》을 가리킨다. 룡화(龙火)란 봉건적명사로서 신화, 명문지화를 가리킨다. 신은 음장으로서 속에는 수와 화(즉 진음, 진양)를 저장하고 있는바 수와 화는 반드시 상대적균형을 유지하고있어야 한다. 만일 신수가 지나치게 소모되면 신화가 편항되여 음허화왕의 병리적변화가 나타난다. 이리하여 신이 저장을 주관하는 기능이 상실되면 성기능항진, 유정, 조설 등 증상이 나타난다.

상화망동(相火妄动) 일반적으로 간, 신의 상화(相火)가 신음의 자양을 상실하는데서 망동이 생기는것을 가리킨다. 림상표현에서 간화상염(肝火上炎)에 속하는것은 현훈과 두통이 나고 물건이 똑똑하게 보이지 않으며 귀에서 소리가 나고 귀가 먹으며 조급해하고 성을 잘 내며 꿈이 많고 얼굴이 뜨거운감이 나는 등 증상이 나타나며 신의 허화에 의하여 속이 뜨거워나는데 속하는것은 5심번열이 나고 머리와 눈이 어지러우며 허리와 잔등, 발목이 시큰하고 아프며 성기능이 항진되고 유정, 조설 등 증상이 나타난다.

열이 신음을 뜨겁게 하다(热灼肾阴) 열성병후기에 신음이 사열에 의하여 소모되여 저열이 나고 손바닥과 발바닥이 뜨거워나며 입안이 마르고 귀가 먹으며 혀가 붉고 마르며 맥이 세하고 삭하거나 허하고 삭한 등 증상이 나타나는것을 가리킨다.

신기불고(肾气不固) 《하원불고(下元不固)》라고도 한다. 신은 정기를 저장하는것을 주관하고 《2음》에 개규되여있다. 만일 신기가 견고하지 못하면 유정, 활정, 조설이 나타나거나 밤에 소변차수가 많고 유뇨, 뇨실금 등 증상이 나타난다.

봉장실직(封藏失职) 봉장(封藏)이란 닫혀있거나 저장되여있다는 뜻이다. 신은 정기를 저장하는 기능이 있고 대소변을 주관한다. 만일 신기가 견고하지 못하면 유정, 활정, 조설, 뇨실금, 야뇨빈삭, 계명전설사 등이 나타나는데 이것을 봉장실직이라고 한다.

신허수범(肾虚水泛) 신양이 허하여 나타나는 수종의 병리를 가리킨다. 신은 수액대사를 주관하는바 신양이 허약하고 수액을 주관하지 못하면 방광의 기화가 불리하고 소변량이 적으며 동시에 비의 운화에 영향주어 수액이 범람하는데서 수종이 생긴다. 일반적인 증상은 전신부종(특히 허리이하에 심하다)이 생기고 손가락으로 누르면 오목하게 들어가고 허리가 쏘면서 무겁고 추위를 타며 사지가 서늘하고 설질이 열고 부으며 설태가 희고 윤기나며 맥이 침하고 세한 등이다. 거개 만성신장염, 심장성수종 등에서 나타난다.

포기불고(脬气不固) 포(脬)란 방광의 별명이다. 포기불고란 방광의 기가 허약하여 소변을 제약하지 못하는데서 뇨실금이거나 유뇨가 생기는것을 가리킨다. 방광은 신과 표리적관계에 있기때문에 방광이 기허한것은 거개 신양이 허한것과 관련된다.

방광기폐(膀胱气闭) 방광기화의 기능

장애를 가리킨다. 그 병인은 흔히 신, 3초의 기화불리와 관련된다. 주요증상은 아래배가 창만하고 배뇨하기 곤난하거나 소변이 나가지 않는것 등이다. 이는 거개 실증에 속한다.

방광허한(膀胱虚寒) 방광의 기화가 부족하거나 혹은 한사의 영향을 받아 제약기능이 실조된것을 가리킨다. 거개 신양허와 관련된다. 주요증상은 유뇨가 생기고 소변을 참지 못하며 소변이 빈삭하고 한방울씩 떨어지며 설태가 엷고 윤기가 나며 맥이 세하고 약한 등이다.

열이 방광에 맺히다(热结膀胱) 방광은 하초(下焦)에 있고 족태양경이 모여드는 곳이다. 상한태양병이 해제되지 않고 화열로 되며 리에 들어가고 사열이 경맥을 따라 혈기와 항쟁하여 방광에 맺히는데서 아래배가 딴딴하고 창만하며 몸이 구부려들어 불편하고 열이 나나 오한이 나지 않으며 신지가 불안한 등 증상이 나타나는데 이것을 열이 방광에 맺혔다 라고 한다.

포계료려(胞系了戾) ①《금궤요락》에서는 전포(转胞)의 병리를 해석하는데 썼다. 포계란 뇨도계통을 가리키고 료려란 얽히여 어지럽다는 뜻이거나 맺힌것을 푸는것이다.《제병원후론》에서는《포전에 병이 걸리면 포가 굴곡되여 소변이 통하지 않는데……그 병증은 배꼽아래가 갑자기 아프고 소변이 통하지 않는다. 이 병은 소변을 누고싶으나 아파서 참고있거나 혹은 한열이 핍박한다. 이 두가지 수기가 모두 우로 올라가 기가 포(胞)를 핍박하여 포가 굴곡되여 충실하게 될수 없으면 밖의 물이 들어갈것이 들어가지 못하고 속의 소변이 나올것이 나오지 못하여 밖과 속이 서로 막히게 되여 통하지 못한다》라고 하였다. ②방광의 배뇨기능문란을 가리킨다.

방광습열(膀胱湿热) 습열이 하초의 방광에 맺히는 병변을 가리킨다. 주요증상은 소변이 빈삭하고 소변을 참지 못하며 소변이 적고 소변시에 아프고 소변이 누렇고 붉거나 혹은 혈뇨가 나가고 설질이 붉으며 설태가 누렇고 맥이 삭한 등이다. 거개 급성방광염에서 나타난다.

사기가 3초에 남아있다(邪留三焦) ①열성병을 가리키는데 습열의 사기가 3초의 기분에 남아있어 상부에서는 기침이 나고 가슴이 답답하며 중부에서는 배가 창만하고 소화가 되지 않으며 하부에서는 소변불리가 나타난다. ②수액대사가 장애되여 가슴과 옆구리가 그득하고 답답하며 아래배가 갑자기 아프고 소변이 불리한 등 증상이 나타나는것을 가리킨다.

3초허한(三焦虚寒) ①상, 중, 하의 3초가 허한한것을 가리킨다. 상초는 심, 폐의 허한을 가리키고 중초는 비위의 허한을 가리키며 하초는 간, 신의 허한을 가리킨다. ②수종병과 하소병(下消病)의 기전이다.

3초실열(三焦实热) ①상, 중, 하의 3초의 실열을 가리킨다. 상초는 심, 폐의 실열을 가리키고 중초는 비위의 실열을 가리키며 하초는 간, 신의 실열을 가리킨다. ②기분실열증의 별명이다.

창가(疮家) ①칼, 검 등에 상하여 실혈이 많은 환자를 가리킨다. ②평시에 늘 창(疮), 양(疡), 옹(痈)이 나는 환자를 가리킨다. 이런 환자에 대하여서 장중경의 《상한론》에서는 발한법을 쓸수 없는바 만일 땀을 내게 하면 경련이 일어난다라고 지적하였다.

한가(汗家) 병에 걸린후에 발한법을 사용하였거나 평시에 땀이 많이 나는 사람을 가리킨다. 이런 환자에 대해서 장중경의 《상한론》에서는 다시 발한하여서는 안되는바 만일 또 발한시키면 정신이 황홀하고 번민이 생기며 소변후에 뇨도가 아픈 증상이 생길수 있다라고 지적하였다.

망혈가(亡血家) 평시에 토혈, 비일혈, 뉵혈, 변혈, 붕루와 금창 등 실혈성 질병에 걸린 환자를 가리킨다. 장중경의 《상한론》에서는 이런 환자의 체내에는 본래 음진이 결손되였기때문에 땀을 내여서는 안되고 만일 땀을 내면 환자가 추위를 타고 떠는 병상이 생길수 있다라고 하였다.

뉵가(衄家) 평시에 늘 코에서 피가 나오는 사람을 가리킨다. 경상적으로 실혈하기때문에 혈이 허하고 진액이 부족하므로 장중경의 저작에서는 이런 사람을 발한하여서는 안되고 만일 발한시키면 근맥이 당기우고 눈알이 곧아지며 수면장애 등이 생긴다고 하였다.

풍가(风家) ①평시에 쉽게 상풍감기에 잘 걸리는 사람을 가리킨다. ②상풍감기 혹은 중풍의 환자를 가리킨다.

천가(喘家) 평시에 늘 천식이 발작하는 환자를 가리킨다.

허가(虛家) 평시에 체질이 허약한 사람을 가리킨다.

음가(饮家) 평시에 수음병이 있는 환자를 가리킨다. 장중경의 《금궤요략》에서는 수음환자의 증후는 구갈이 나서 물을 마신후이면 구토가 생기는데 이것은 수음이 명치끝(위완을 가리킴)에 머물러있기때문이라고 지적하였다.

실정가(失精家) 평시에 유정병이 있는 환자를 가리킨다. 정액이 소모되는데서 아래배가 긴장하고 음부가 얼음처럼 차고 눈이 어지러우며 머리카락이 빠지는 등 허약한 병증이 나타난다.

림가(淋家) 평시에 소변이 한방울씩 떨어지고 소변이 빈삭하며 소변량이 적고 소변을 볼 때 음경이 심하게 아파나는 환자를 가리킨다. 고대 의학가의 경험에 의하면 림가는 발한법으로 치료하여서는 안되고 만일 발한시키면 변혈이 생길수 있다고 하였다.

황가(黃家) 평시에 황달병이 있어 때때로 발작하는 환자를 가리킨다.

습가(濕家) 평시에 습병이 있는 사람을 가리킨다.

구가(呕家) 평시에 늘 오심, 구토하는 환자를 가리킨다.

모가(冒家) 평시에 머리와 눈이 어지러워나는 사람을 가리킨다.

주객(酒客) 평시에 술을 마시기를 좋아하는 사람을 가리킨다. 고대 의학가들은 이런 사람들이 병에 걸리면 단맛이 있는 계지탕을 쓸수 없다고 한다. 그것은 주객은 계지탕을 마신후에 쉽게 구토가 생기기때문이다.

실기(失气) ①몸이 지나치게 소모되여 진액이 운화될수 없고 정기를 잃어 전신이 쇠약하며 음식물의 정미를 화생시키지 못하여 몸이 영양을 흡수하지 못하는 것을 가리킨다. ②항문에서 배출되는 기체를 가리키는데 보통 이것을 방귀라고 한다. 실기는 또 《시기(矢气)》라고도 한다.

갱의(更衣) 즉 옷을 갈아입는것을 가리킨다. 고대 통치계급의 상층인물들은 휴식할 때 옷을 갈아입었는데 후에 변소에 가는것도 갱의라고 하였다. 장중경의 《상한론》에서의 《불갱의》란것은 대변을 안본다는 뜻이다.

제 5 류 진 찰 법

1. 4 진 (四 诊)

진찰법(诊法) 병을 진찰하는 방법이다. 4진과 병증의 두개 부분이 포괄되여있다. 4진이란 망진(望诊), 문진(闻诊), 문진(问诊), 절진(切诊) 등 방법을 운용하여 병세의 객관적증상을 수집하는것이고 병증이란 이러한 증상들에 의하여 분석하여 종합하는것을 말한다. 량자를 서로 배합시켜야 정확한 진단을 내릴수 있다.

4진(四诊) 망진(望诊), 문진(闻诊), 문진(问诊), 절진(切诊) 등 4가지 진찰방법의 총칭이다. 4진은 반드시 서로 결합하여 운용하고 서로 증상을 참고하여야만이 전면적으로 병세를 료해할수 있고 변증과 치료에 충분한 근거를 제공해줄수 있다.

규도기항(揆度奇恒) 이 말은 《소문·옥기진장론》 등 편에 쓰여있다. 《규도》란 짐작 혹은 추측한다는 뜻이고 《기》란 특수하다는것을 가리키며 《항》이란 일반적이라는 뜻이다. 진단중에서 일반적법칙과 특수한 변화를 잘 관찰하여야 병세를 정확하게 판단할수 있다는것을 가리킨다. 규도와 기항이란 《내경》을 인용한 고대 두책의 의학서적의 이름이다. 기항(奇恒), 규도(揆度)를 참고하라.

밖으로부터 속을 짐작한다(从外测内) 즉 《속에 있는 모든것은 반드시 밖에 나타난다》는 도리에 근거하여 외표에 반영된 여러가지 증상 혹은 체증(体证)으로부터 인체내부에 발생한 병변을 짐작할수 있다는 뜻이다.

평인(平人) 이 말은 《소문·평인기상론(素问·平人气象论)》에 쓰여있다. 기혈이 조화되는 건강한 사람을 가리킨다. 건강은 질병과 상대적으로 말하는것이다. 때문에 진찰법에서는 건강한 사람의 안정시의 호흡, 맥박과 맥상 등 정상적인 생리적현상으로 병증을 감별하는 의거로 삼는다.

먼저 음양을 구분한다(先别阴阳) 《소문·음상대론》에서는 《진찰을 잘하자면 색갈을 관찰하고 맥을 짚어보고 먼저 음양을 구분해야 한다》라고 하였다. 의사가 림상에서 질병을 진찰할 때에는 4진의 방법을 응용하여 먼저 질병의 음양속성을 분석하여야 한다고 강조하였는데 이것은 변증론치의 기본적원칙이다.

망진(诊望) 4진의 하나이다. 시각(视觉)을 운용하여 환자의 신색, 형태, 설상(舌象), 대소변과 기타 배설물 등을 관찰하는 방법이다. 소아에서는 지문(指纹)진찰이 포괄되여있다.

신색관찰(观神色) 망진내용의 하나이다. 신(神)은 생명활동의 총적표현으로서 정신, 신식(神识), 표정(表精) 및 얼굴 색갈, 눈정신 등에서 반영된다. 색(色)이란 색갈인데 주로 얼굴 색갈을 가리킨다. 얼굴의 색갈은 장부기혈이 체포에 나타나는것이고 신의 표현이다. 때문에 색의 관찰은 신의 관찰과 갈라놓을수 없는 부분이다. 신과 색은 모두 장부기혈의 성쇠의 외부적증상이다. 기혈이 왕성하면 신색이 돌고 광택이 난다. 이와 반대되면 신색이 없고 여위고 파리하다. 때문에 신색을 관찰하는것은 정기(正气)의 성쇠를 료해하는 방법의 하나이다. 《색진》 및 《득신》, 《실신》의 각 조목을 참고하라.

형태망진(望形态) 망진내용의 하나이다. 형(形)이란 체형(体形)을 말하는데 거기에는 근육, 골격, 피부 등이 포괄되여있고 태(态)란 동태로서 거기에는 체위, 자태 및 활동능력 등이 포괄되여있다. 형태망진으로부터 환자의 체질, 발육 및 영양정황을 알수 있고 또 기혈의 성쇠, 사기와 정기의 소장(消长), 상처의 동통부위 등을 료해하는데 도움을 준다.

눈관찰(察目) 망진내용의 하나이다. 눈의 신기를 관찰하는것은 내장의 정기(精气)의 성쇠를 료해하는데 도움을 준다. 정기가 충족하면 눈에 신기가 있고 물건이 잘 보이며 정기가 쇠약하면 눈에 신기가 없고 물건이 잘 보이지 않는다. 례하면 《소문·맥요정미론》에서는 《정기가 밝은자는 만물을 볼수 있고 흑백을 분별하며 짜르고 긴것을 가릴수 있다. 긴것을 짜르다고 하고 흰것을 검다고 하는것은 정기가 쇠약하기때문이다》라고 하였다. 눈을 관찰할 때에는 그 색갈의 변화에도 주의를 돌려야 한다. 《5색은 병을 주관한다》는 조목을 보라.

묘규심사(审苗窍) 망진내용의 하나이다. 묘규란 징후가 외면에 나타나는 구멍을 말한다. 장상학설(脏象学说)에 의하면 심(心)의 묘규는 혀이고 폐의 묘규는 코이며 간의 묘규는 눈이고 비의 묘규는 입술이며 신의 묘규는 귀이다라고 하였다. 때문에 묘규의 이상변화를 관찰하는것은 내장의 병변을 료해하는데 도움을 준다. 례를 들면 심화가 극성하면 혀가 붉고 폐기가 끊어지려 할 때에는 코날개가 팔락거리고 공막이 귤과 같이 누른것은 간담습열에서 나타나며 입술의 포진(疱疹)은 흔히 비위의 습열에 속하고 귀에서 매미가 우는 소리와 같은 소리가 나는것은 신기가 결손된데서 많이 나타난다. 그러나 인체는 한개의 유기적인 정체로서 각 조직기관은 밀접한 련계가 있다. 때문에 진

찰법에서 기계적으로 한개의 심사가 하나의 장기를 진찰하는데 부합된다고 생각하여서는 안된다.

득신(得神) 즉 신기가 있다는 말이다. 신은 생명활동현상의 총칭이다. 신기의 존망이 있는가를 관찰하는것은 정기의 성쇠, 질병의 경중과 예후의 길흉을 판단하는데 있어서의 중요한 내용이다. 례하면 정신이 왕성하고 눈에 영채가 돌며 말소리가 맑고 얼굴이 광택이 나고 호흡이 순통한 등인데 이를 득신이라고 한다. 득신자는 질병이 있다 하더라도 비교적 쉽게 치료할수 있고 예후도 비교적 좋다. 때문에 《득신자는 창성한다》(《소문·이정변기론(素问·移精变气论)》에 씌여있다). 그러므로 득신의 함의를 정신이 정상적이다라고만 국한하여 리해하여서는 안된다.

실신(失神) 신기를 잃은것을 말한다. 신은 생명활동현상의 총칭이다. 생명기능이 심하게 장애되여 5장의 정기(精气)가 쇠퇴되면 눈이 어둡고 몸이 허약하며 얼굴색이 없고 설사가 심하며 숨이 차고 혹은 온몸의 살이 다 빠지고 혹은 두손으로 옷이나 상머리를 만지작거리며 혹은 졸도하고 눈을 감고 입을 벌리며 유뇨가 생기는데 이를 실신이라고 한다. 《실신자는 죽는다》(소문·이정변기론)고 한다. 이의 망진중의 《진장색(真脏色)》, 맥진중의 《진장맥(真脏脉)》도 실신의 표현이다. 때문에 실신을 정신증상으로만 리해하여서는 안된다.

탈신(脱神) 신기가 외부로 나간것을 가리킨다. 즉 《실신》으로서 생명이 위험한 표현이다. 정기가 소망하게 되면 신은 존재하여있는 의거가 없어지게 된다.

목하유와잠(目下有卧蚕) 이 말은 《금궤요락·수기병맥증병치(金匮要略·水气病脉证并治)》에 씌여있다. 눈까풀의 부종을 형용한것이다. 아래눈까풀이 누에가 누워있는것처럼 부어난것은 거의 신장염

119

환자에게서 나타난다.

대골고고(大骨枯槁) 대골이란 동체와 사지를 지탱하는 주요한 골격, 고고란 마른것을 가리킨다. 만성소모성질병후기에 극도로 여위고 살이 빠지고 온몸의 골격의 관절이 뚜렷이 나타나며 또는 기혈결손에 의하여 골수가 충족하지 못하여 골격이 말라 동체를 지탱하지 못하는것을 가리키는데 이는 악성병질의 정황과 비슷하다.

대육함하(大肉陷下) 이 말은 《소문, 옥기진장론》에 씌여있다. 대육이란 신체에서 비교적 크고 뚜렷하게 나타난 근육 혹은 근육군을 가리키고 함하(陷下)란 여위여 좀 들어간것을 가리킨다. 일부 만성소모성질병에서의 여윈것을 가리키는데 이는 악성병질과 비슷하다.

탈육파군(脱肉破䐃) 이 말은 《소문·옥기진장론》에 씌여있다. 군(䐃)이란 륭기된 근육을 가리킨다. 왕빙(王冰)의 주해에서는 《군이란 근육의 표이고 비는 근육을 주관하기때문에 근육이 다 빠지면 군이 파괴된다》라고 하였다. 이것은 내열이 극성하여 비의 음정이 소모되는데서 근육이 마르고 여원 증상이 나타나는것을 가리킨다.

척파(跖跛) 척이란 발바닥이고 파란 절름거린다는것이다. 《소문·통평허실론(素问·通评虚实论)》에서는 《척파는 한, 풍, 습의 병이다》라고 하였다. 이 증은 풍, 한, 습 등 사기가 침습하는데서 생기는것을 설명한다.

모절(毛折) 머리카락이 말라 광택이 없고 드물고 부서지는것을 가리킨다. 거개 오랜 병에 의하여 정기가 상실되여 피모를 윤기가 나지 않게 하는데서 생긴다.

색진(色诊) 망진내용의 하나이다. 얼굴색의 변화를 관찰하여 병세를 료해하는 방법이다. 진찰할 때에는 색갈의 침부(沉浮), 산단(散抟), 윤택과 상하로 확산된 방향 등에 주의를 돌려야 한다. 례를 들면 색갈이 뚜렷이 부한것은 주로 표병이고 색갈이 검스레하고 침한것은 주로 리병이며 색갈이 옅고 흩어져 있는것은 거개 새로운 병이고 사기가 얕은 병이며 색갈이 진하고 응체되여 모인것은 거개 오랜 병이거나 사기가 성한것이다. 윤택한것은 위기가 있는것이고 마른것은 위기가 쇠약한것이다. 병색이 상하로 확산된 방향은 일반적으로 병변방향과 관련된다고 인정한다. 우에서 말한 몇 가지중에서 특히 고고한것과 병색이 한곳에 모인것은 병세가 심한 형상이다. 림상에서 색진은 《5색이 주관하는 병(五色主病)》을 고리로 삼지만 증상, 맥상 등과 결합하여 전면적으로 분석하여야만이 판단할수 있다.

정색(正色) 정상적인 사람의 색갈은 맑고도 윤기가 나고 불그스레하며 얼굴빛이 맑다. 이는 기혈이 순리롭고 정기가 속에 충족하다는것을 표시하는바 위기가 있고 신기가 있는 현상이다. 정색에는 주색과 객색(客色)으로 나뉘여있다. 주색은 매개 사람의 기본적피부의 색갈이지만 사람에 따라 다르다. 객색은 기후, 환경 및 당시의 생리적상태에 따라 변화하는것인데 이는 모두 병색에 속하지 않는다.

병색(病色) 질병이 색갈의 변화에서 반영되는것을 가리킨다. 진단에서는 얼굴의 색갈을 주로 관찰한다. 병색에서는 선색(善色)과 악색(恶色)으로 나눈다. 어떠한 색갈이 나타나든지 맑고도 윤기가 나는것은 좋은데 이를 《선색》이라 한다. 이는 일반적으로 병세가 비교적 경하거나 혹은 예후가 좋은것을 표시한다. 만일 얼굴의 색갈이 마르고 윤기가 나지 않으면 이를 《악색》이라 한다. 악색은 일반적으로 병세가 비교적 중하고 예후가 나쁜것을 표시한다. 《색진》, 《5색이 주관하는 병》의 각 조목을 참고하라.

색은 기에 따라 밖에 나타난다(色随气华) 색이란 색갈을 말하고 기란 5장의 정기를 말하며 밖에 나타난다(外华)는것은 피부의 영화란 뜻이다. 정상적인 색갈은 5장정기의 외부의 영화가 얼굴에 나타난것으로서 광택이 나고 투명하며 윤기나고 고른데 이는 5장의 정기가 충족한 증상이다. 만일 병이 심하거나 오랜 병에 의하여 장기(脏气)가 이미 쇠약하면 마르고 드러나는 등 여러가지 병색이 나타난다. 이런 색갈은 5장정기의 성쇠에 따라 상응적으로 변화된다는것을 설명한다.

기는 장에서 발생된다(气由脏发) 기란 기능활동의 총칭이다. 5장이 정기를 저장하는것을 주관한다는것은 생명활동의 중심이기때문에 표현된 각종 기능활동인 기는 모두 5장에서 발생한다.

5색(五色) 푸른것, 누른것, 붉은것, 흰것, 검은것 등 5가지 색갈을 가리킨다. 5행학설에 따라 그것을 귀납하면 다음과 같다. 푸른색은 간목(肝木)에 속하고 누른색은 비토(脾土)에 속하며 붉은색은 심화에 속하고 흰색은 폐금(肺金)에 속하며 검은색은 신수(肾水)에 속한다. 그러나 이것으로 질병을 진찰할 때에는 반드시 실제와 결부하여 병력과 맥증을 서로 참고해야 하지 기계적으로 그것을 그대로 운용하여서는 안된다.

5색이 주관하는 병(五色主病) ①5행학설중의 5장을 5색과 배합시킨것을 가리킨다. 즉 푸른색은 간병을 주관하고 누른색은 비병을 주관하며 붉은색은 심병을 주관하고 흰색은 폐병을 주관하며 검은색은 신병을 주관한다. 5가지 색갈은 모두 일반적정황에서의 병색으로서 총칭하여 5색이 주관하는 병이라고 한다. 그러나 그중에는 실제와 부합되지 않는것을 억지로 맞추어 놓은것도 있다. ②후세의 사람들은 림상실천중에서 5색이 주관하는 병의 리론을 발전시켰는바 실제와 비교적 부합된다. 이것을 귀납하면 다음과 같다.

푸른색은 풍병(风病), 한병, 통증(痛证), 경풍(惊风) 등을 주관하고 붉은색은 열병(허열, 실열도 포괄함)을 주관하고 누른색은 습열, 한습 혹은 혈허를 주관하고 흰색은 허증, 한증을 주관하고 검은색은 한증, 통증 및 로상(劳伤), 혈어(血瘀) 등을 주관한다.

5색진찰(五色诊) 망진의 내용에 속하는데 환자의 얼굴에 나타나는 청, 황, 적, 백, 흑 등 색갈의 변화를 진단하여 변증하는 방법이다.《5색이 주관하는 병》,《정색》,《병색》 등 각 조목을 참고하라.

병색상극(病色相克) 장부생극(脏腑生克)관계에 근거하여 얼굴색의 변화를 분석하여 병세의 순역(顺逆)을 판단하는 방법이다. 5행학설에 근거하면 병이 있는 장부가 얼굴에 나타나는 색갈과 상극이 되는자는 모두 병색상극이라 하는데 이는 일반적으로 모두 역증에 속한다. 례를 들면 홍역류의 혈열병(화에 속함)에서는 백색(금에 속함)이 나타나고 화극금(火克金)의 관계에 근거하면《병극색(病克色)》이라 한다. 이는 병세가 심해질수 있다는것을 설명한다. 또 례를 들면 폐결핵병(폐는 금에 속함)에서는 두뺨이 붉은색(화에 속함)으로 되는데(그 도리는 우에서와 같다) 이것을《색극병(色克病)》이라 한다. 이는 병세가 심하다는것을 표시한다. 이런것들은 림상에서 병증을 식별하는 참고로 삼고 반드시 이렇다고 여기지 말아야 한다.

진장색(真脏色) 5장 정기(精气)가 드러난 색갈을 가리킨다. 색진에서 얼굴의 색갈이 투명하고 윤기나며 고른것은 좋다. 투명하고 윤기나는것은 위기(胃气)가 있는것이고 고른것은 장기의 정기(精气)가 충족한것이다. 이와 반대로 마른것은 위기가 없는것이고 색갈이 뚜렷이 나타난것은 5장의 정기가 쇠약한것이다. 이렇게 마르고 뚜렷이 나타난 색갈은 5장의 정기가 다

쇠약하다는것을 반영하는바 5장의 진기 (真气)가 밖에 나타난것이기때문에 진장색 이라 한다. 진장색은 비교적 심한 내장질 병이 있다는것을 표시한다. 황색을 례로 들면 얼굴, 눈, 온몸이 메말라 황토거나 마른 지실(枳实)과 같으면 이를 비의 진 장색이라 하는데 비위가 이미 쇠약해졌다 는것을 표시한다. 이런 현상은 후기간경 변증, 간암, 취두암 혹은 일부 심한 영양 대사장애 등 질병에서 나타난다. 진장색 이 나타나는것은 일부 심한 병변을 진단 하는데 있어서 일정한 림상적의의가 있긴 하지만 5행학설을 5색에 배합시키는 도리 를 기계적으로 운용하여서는 안된다.

푸른것은 초자와 같다(青如草兹) 이 말은 《소문·5장생성편(素问·五脏生成 篇)》에 씌여있는데 간의 진장색이다. 초자 란 말라죽은 푸른 풀을 가리키는데 이는 마른풀과 같은 검푸른 병색을 형용한것이 다. 흔히 풍사가 극성하고 위기가 끊어지 려고 하는 병에서 나타나는데 례하면 소 아만경풍, 파상풍의 지속적인 경련상태 등에서 나타난다. 《진장색》조목을 참고 하라.

흰것은 고골과 같다(白如枯骨) 이 말 은 《소문·5장생성편》에 씌여있는데 폐의 진장색이다. 창백하고 말라 빛이 없는 병색을 형용한것인데 이는 오랜 병으 로 기혈이 허하고 위기가 쇠약해지는 등 에서 나타난다. 례를 들면 심한 실혈, 빈 혈 및 호흡쇠약 등이다. 《진장색》조목을 참고하라.

누른것은 지실과 같다(黄如枳实) 이 말은 《소문·5장생성편》에 씌여있는데 비 의 진장색이다. 마르고 누르며 빛이 없 는 병색을 형용한것인데 이는 오랜 병 으로 비기(脾气)가 끊어지려 하고 위기 (胃气)가 쇠약해지는 등에서 나타난다. 《진장색》을 참고하라.

붉은것은 배혈과 같다(赤如衃血) 이 말은 《소문·5장생성편》에 씌여있는데 심 의 진장색이다. 배혈(衃血)이란 모아있 는 죽은 피를 말한다. 흑자색이고 마 른 병색을 형용한것인데 이는 심혈어저 (心血瘀阻), 위기쇠패(胃气衰败)의 질병 에서 나타난다. 례를 들면 관상동맥경화 성심장병, 충혈성심장쇠약 등이다. 《진장 색》을 참고하라.

검은것은 태와 같다(黑如炱) 이 말은 《소문·5장생성편》에 씌여있는데 신의 진 장색이다. 태란 타버린 재를 말한다. 검고 마른 병색을 형용한것인데 오랜 병으로 신기(肾气)가 끊어지려 하고 위기 가 쇠약해지는 등에서 나타난다. 례를 들 면 어떤 악성종양, 신상체피질기능감퇴 등이다. 《진장색》조목을 참고하라.

면색록록정적(面色绿绿正赤) 이 말은 《상한론》에 씌여있다. 얼굴이 다 붉은것 을 형용한것인데 두뺨의 연한 붉은색과 구별하여 말하는것이다. 급성열병, 열사 치성(热邪炽盛) 등에서 나타난다.

면진(面尘) 이 말은 《소문·지진요대 론》, 《6원정기대론(六元正记大论)》 등에 씌여있다. 얼굴에 먼지가 덮여있는것처럼 검스레한것을 말한다. 실증과 허증으로 나눈다. 실증은 거개 조사(燥邪)에 의하 여 상한것이거나 혹은 복사가 속에 울결 된것인데 흔히 입안이 쓰고 목안이 마르 는 등 증상이 동반하며 허증은 거개 오랜 병으로 간신이 음허된것인데 흔히 머리가 어지럽고 귀에서 소리가 나며 5심이 번열 하고 허리가 쏘며 유정이 생기는 등 증상 이 동반한다.

면구(面垢) 얼핏 볼 때 얼굴에 때가 있는것과 같지만 씻어도 없어지지 않는 다. 서사(暑邪)에 의감되거나 속에 적체 (积滞)가 생긴 병증에서 나타난다.

색췌(色悴) 얼굴색이 좋지 않고 광택 이 나지 않는 만성병의 얼굴색을 말한다. 만일 오랜 병에 의하여 얼굴색이 마르고 광택이 나지 않는것은 《요연불택(夭然不澤)》이라 하는데 이는 만성중병의 얼굴색에 속하는것으로서 기혈이 결손되고 위기가 고갈되는 현상이다.

락맥변증(辨络脉) 망진내용의 하나이다. 락맥이란 《부락(浮络)》을 가리킨다. 즉 얕은 표중에서 순환하고있는 소혈관총을 말한다. 락맥의 색갈, 충족한 정도 등을 진찰하고 또 피부의 한, 온과 결부하는것은 장부경맥기혈의 병변을 료해하는데 도움을 준다. 례를 들면 통증에서 청색이 나타나면 거개 기체, 혈체이고 만일 비통(痹痛)으로 하여 흑색이 나타나면 거개 만성의 한증, 통증에 속하고 만일 피부가 뜨겁고 황적색이면 거개 습열에 의하여 생기는 옹종에서 나타난다. 만일 피부가 차고 색갈이 희고무레하면 거개 기가 허하고 혈이 적은것이다. 대어제의 락맥을 진찰하는것은 위기(胃气)정황을 판단하는데 도움을 준다. 례를 들면 《령추·경맥편》에서는 《무릇 락맥을 진찰하여 그 락맥색이 푸르면 한에 의하여 아픈것이고 붉으면 열이 나는것이다. 위내가 한(寒)하면 어제의 락맥이 거개 푸르고 위내에 열이 있으면 어제의 락맥이 붉으며 심하게 검으면 오랜 비(痹)가 머물러있다는것이고(완고한 통증이다) 붉고 검으며 새파라면 한열의 기(한열이 섞인 병)이고 락맥이 짧게 푸르면 소기(기가 허한것)이다》라고 하였다. 소아《지문》과 이후락맥(耳后络脉)진찰도 이 범위에 속한다. 락맥변증은 반드시 림상증상과 서로 결부하며 따라서 부동한 환경하에서의 생리적변화를 주의하여 구별하여야 한다.

지문진찰(诊指纹) 지문이란 식지장면에 있는 옅은 표면의 소정맥을 말한다. 어린이들의 피부는 엷고 유연하여 정맥이 잘 알리기때문에 지문이 비교적 뚜렷하게 나타나며 후에는 나이가 많아짐에 따라 피부가 두터워져 지문이 점차 똑똑히 알리지 않는다. 어린이의 맥부(脉部)는 짧고 적으며 병을 진찰할 때 울면서 날뛰기 때문에 맥상의 진실성에 영향준다. 때문에 3세이하의 어린이에 대하여서는 지문의 변화를 보조절진으로 삼는다. 지문을 진찰할 때는 주로 그의 색갈과 충실정도를 판단한다. 검사자는 왼손의 식지와 엄지손가락으로 어린이의 식지끝을 잡고 오른손의 엄지손가락을 어린이의 식지우에 대고 손가락끝으로부터 손가락안쪽을 가볍게 몇번 밀어 지문이 더 뚜렷이 나타나게 한 다음 그것을 관찰한다. 정상적인 지문은 붉고 누르스름하면서 뚜렷하고 보통 손바닥의 제1지절을 초과하지 않는다. 병적 정황에서는 지문이 부(浮)하면 흔히 표중에 속하고 침(沉)하면 흔히 리중에 속하며 색이 연하면 흔히 허증, 한증에 속하고 자적색이면 흔히 열중에 속하며 청자색이면 흔히 경풍, 풍한, 통증, 식상, 풍담 등에 속하고 흑색이면 흔히 혈어에 속한다. 지문의 분절 및 연장에 관한 문제는 《투관사갑(透关射甲)》조목을 참고하라. 근대의 사람들은 지문의 변화는 정맥을 누르는것과 관련되는바 정맥을 심하게 누를수록 지문의 충실정도가 더 크고 또 손가락끝을 더 곧게 세우고 밀수록 지문의 색갈이 산소의 부족, 빈혈 등 병리적변화와 관련된다고 인정한다. 때문에 지문은 일성한 성노에서 병변의 성설과 경중을 반영한다.

투관사갑(透关射甲) 어린이의 지문을 볼 때 식지를 3개 마디로 나누고 식지가 손바닥장면과 련접된 제1지절을 《풍관(风关)》이라 하고 제2지절을 《기관(气关)》이라 하고 제3지절을 《명관(命关)》이라 한다. 지문이 풍관에 뚜렷하게 나타나는것은 병이 비교적 경하고 얕은것이라는것을 표시하고 지문이 기관까지 연장된것은 병이 비교적 심하다는것을 표시하고 명관까지 연장된것은 병세가 더 심하다는것을 표시한다. 만일 지문이 풍, 기, 명 3관을 지나 손톱까지 곧게 나가면 이를 《투관사갑》이라고 하는데 이는 병세가 심하고 병증이 매우 심한데 속하지만 절대적이 아니므로 4진과 결부하여 전면적으로 분석하여야 한다.

8편금(八片锦) 소아지문의 형상 및 그 연장방향의 각종 류형의 총칭이다. 례를 들면 어자형(鱼刺形)은 경풍, 담열을 주관하고 수침형(垂针形)은 상풍, 설사를 주관하며 수자형(水字形)은 식적(食积)을 주관하고 을자형(乙字形)은 간병, 경풍을 주관하며 환형(环形)은 감적토역(疳积吐逆)을 주관하고 주형(珠形)은 병이 위급한것을 주관한다. 이외 또 거사형(去蛇形), 래사형(来蛇形), 궁형(弓形) 등이 있다. 그러나 지금 림상에서는 비교적 적게 응용하고있는바 앞으로 더 연구할바이다.

설진(舌诊) 망진내용의 하나이다. 주로 《설태》와 《설질》의 형태, 색갈, 광택, 건습 등 변화를 관찰하여 병변의 성질, 병사의 심천, 병세의 허와 실 등을 판단하는 의거로 삼는다. 때문에 《설질로 5장의 허와 실을 판단하고 설태를 보고 6음의 심천을 진찰할수 있다》고 말한다.

설질(舌质) 설체(舌体)라고도 한다. 설진중에서는 일반적으로 혀끝에서는 심폐를 진찰하고 혀변두리에서는 간담을 진찰하고 혀뿌리에서는 신을 진찰한다고 하지만 기계적으로 응용하여서는 안된다. 설질의 망진에는 형상, 색갈, 동태, 광택, 건습정도 등이 포함되여있다. 일반적으로 장부의 허와 실은 설질을 중점으로 관찰한다. 근대의 사람들은 설질의 변화는 혀의 혈액순환과 밀접한 관계가 있다는것을 인정하였다. 빈혈 및 조직수종은 혀의 색갈이 옅고 충혈 혹은 혈관증생은 혀의 색갈이 심적색이고 울혈(郁血) 혹은 산소부족은 혀의 색갈이 청자색이다. 설체가 부어나고 유연한것은 거개 혈장단백(血浆蛋白)이 감소되고 혀의 조직수종에 의하여 생긴다. 만일 수종 혹은 근육의 장력이 낮고 설체가 종대되거나 이완되여 이발의 변두리에 눌리우면 혀의 변두리에 이발자리가 나타난다. 설질이 건조한것은 타액이 감소되거나 타액에 들어있는 수분이 적어지는데서 생긴다. 음이 허한 환자는 늘 교감신경의 긴장성이 높아지고 부교감신경의 긴장성이 낮아져 타액분비의 질과 량을 개변시키기때문에 혀가 늘 마른다. 혀바닥이 갈라지는것은 설유두가 융합되는데서 생긴다. 어떤 사람들은 설점막의 위축과 관련된다고 인정한다. 혀바닥이 광활한것은 점막상피가 위축되는데서 생긴다《신편중의학개요》).

영고로눈(荣枯老嫩) 설질을 망진하는 기본적내용이다. 영이란 설체에 광채가 있고 윤기나는것을 말하는데 이는 진액이 충족하다는것을 설명한다. 고란 설체가 건조한것을 말하는데 이는 진액이 이미 상하였다는것을 설명한다. 만일 설체가 여위고 엷고 마르면 거개 오랜 병에 의하여 기혈이 결손된데 속한다. 로란 설체가 굳어지고 줄어드는것을 말하는데 이는 실중에 속한다. 눈이란 설체가 붓고 유연한것을 말하는데 이는 허중에 속한다. 설체가 담적색이고 부으며 유연한것은 양허이고 설체가 여위고 엷으며 선홍색인것은 음허에 속한다.

설홍(舌红) 설질이 정상적인 담적색보다 좀 진한것은 주로 열중이다. 심홍색이고 누른 설태가 있는것은 실열이며 불그스레한것은 허열이고 설질이 붉고 설태가 없는것은 음허화왕이다. 설질이 선홍색이고 쓸이 돋아난것은 영분(营分)에 열이 없는것이고 붉고 건조한것은 위의 진액이 이미 상한것이다. 혀끝이 붉은것은 심화가 우로 타오르는데서 나타나고 혀변두리가 붉은것은 거개 간담에 열이 있는데 속한다.

설강(舌絳) 설질이 심홍색인것을 말한다. 거개 온병에서의 사열이 영분에 들어간데서 나타난다. 설태가 초기에 **심홍색**에 황백색의 설태가 있는것은 사기가 기분에 있고 영분에 아직 들어가지 않은 것이다. 설질이 선홍색인것은 왕왕 **심포락**이 사기의 침입을 받은것이다. 설질이 심홍색이고 한가운데가 마른것은 위화상진(胃火伤津)에 속한다. 심홍색이고 번들번들한것은 위음이 몹시 상한것이다. 만일 설질이 심홍색이고 큰 붉은 반점이 있는것은 열독이 심을 침입한것이다. 혀끝이 특히 심홍색인것은 심화가 성한것이다. 심홍색이고 마른것은 신음이 이미 마른것이다. 만일 설질이 심홍색이고 보기에 마른것 같고 솜으로 닦으면 진액이 있는것은 진액이 부족하고 습열이 우로 증발하거나 습담이 있는것이다. 설질이 심홍색이고 기름기가 나고 백태가 있는것은 《습이 울체되고 열이 잠복된것이다》. 근대의 사람들은 림상관찰에서 중증 감염성질병, 악성종양, 갑상선기능항진, 심한 폐, 간, 신 등 실질장기의 질병 등 병에 걸린 환자들에게서 설질이 거개 심홍색이고 설체가 여위고 작으며 설질이 마르고 터서 갈라지고 어떤것은 설태가 없고 설체변두리와 혀끝에 붉은 혀바늘이 돋았다가 후에 설태가 완전히 벗어져 거울과 같게 되는것을 발견하였다(《신편중의학개요》).

혀바닥이 거울과 같다(舌面如镜) 혀바닥이 설태가 없어 마치 막을 벗긴 돼지콩팥과 같고 거울과 같이 광활한것이다. 이는 거개 간신의 지음이 결손된 병상에서 나타난다.

설종(舌肿) 설체가 붓고 아프며 지어는 후두가 막혀 질식한다. 거개 심경에 화가 성하고 혈이 막히는데서 생긴다.

중설(罿舌) 혀밑의 정맥이 울혈되여

부은것이 한개 작은 혀가 자라난것과 같거나 혹은 설체와 련접되여 꽃과 같고 또 머리와 목이 아프고 열이 나는 등 증상이 동반하는데 오래되면 궤양된다. 심비에 열이 쌓이거나 술을 마신후 바람을 맞은데서 생긴다.

설외(舌歪) 혀가 한쪽으로 기울어지고 밖으로 내밀어도 비뚤어진다. 거개 《간풍내동》에 의하여 생긴다. 중풍과 같은 병에서 나타난다.

설강(舌强) 설체가 뻣뻣하고 잘 놀려지지 않는다. 만일 반신불수, 구안와사 등 증상이 겸하여 나타나면 거개 중풍에 속하고 만일 설체가 뻣뻣하고 설질이 심홍색이며 또 목이 뻣뻣하고 혼미에 빠지고 헛소리를 치면 온열병에서 《열이 심포에 침입》하여 열독이 막혀 성한데 속한다.

설단(舌短) 설축(舌缩)이라고도 한다. 즉 설체가 수축되여 늘어나지 않는것이다. 한, 열 혹은 담습에 의하여 생긴다. 설질이 열고 설태가 희며 윤기가 나는것은 한(寒)이 경맥에 응체된것이고 설질이 심홍색이고 마르며 설태가 없거나 검스레한것은 열병에 의하여 진액이 상한것이고 설질이 부어나고 점조한 기름기를 띠고 혀가 짧은것은 담습이 막힌것이다. 무릇 혀가 줄어들고 뻣뻣하면서 정신이 흐리고 말할수 없는것은 거개 위급한 증후에 속한다.

설건(舌蹇) 건이란 지둔하다는 뜻이다. 설체가 말려들고 놀리는것이 지둔하거나 뻣뻣하여 말할수 없는것을 가리킨다. 거개 담이 심규(心窍)에 막히거나 열이 음을 상하는데서 생긴다. 거개 중풍 혹은 류행성뇌염, 일본뇌염 및 그 후유증 등에서 나타난다.

설권란축(舌卷卵缩) 설권이란 설체가 말려들어 펼수 없다는것이고 란축이란 고환이 우로 수축되는것을 가리킨다. 모두 족궐음간경(足厥阴肝经)의 기가 끊어지려는 증후이다. 간은 근을 주관하고 간맥은 외음부를 거처 우로 인후에로 순환한다. 화열이 간경을 뜨겁게 하여 병세가 위급하게 되였을 때에는 그 근액이 줄어들기때문에 혀가 말려들어 펼수 없으며 고환이 올리 수축된다. 급성열병의 쇠약기 혹은 심한 뇌혈관병변 등에서 나타난다.

목설(木舌) 혀가 부어나 입안에 가득차고 굳어져 놀리지 못하는것을 가리킨다. 거개 심화가 너무 왕성하거나 심비에 열이 쌓여 화열이 우로 치미는데서 생긴다.

신설(伸舌) 혀를 늘 내밀고 입술을 핥는 증상인데 흔히 비위가 《내조》하거나 진액이 부족한 병증에서 나타난다. 또 례를 들면 혀가 뜨겁고 부어나는감을 느끼고 혀를 흔히 입밖으로 내미는것은 심경 혹은 심포경에 담열의 실증이 있는것이다.

토롱설(吐弄舌) 혀를 입밖으로 내민것이 길고 늘어난것을 《토설(吐舌)》이라 하며 혀를 좀 내밀거나 혀를 내밀고 상하좌우로 입술을 핥는것을 《롱설(弄舌)》이라 한다. 토롱설은 열성병에서 나타나고 심비의 실열에 속한다. 혀가 자적색이고 내미는것은 열독이 심포를 내공한 중증이다. 소아의 선천성부족, 대뇌발육부전 등도 토롱설이 나타난다. 그러나 혀의 색갈이 열은것은 거개 허한 현상에서 나타난다.

설위(舌痿) 혀가 연약하고 무력하며 자유로 신축되지 못하는것을 말한다. 거개 음액이 소모되고 근맥이 영양을 잃은데서 생긴다. 새로운 병에서 혀가 붉고 마르고 마비된것은 열이 음을 상한것이고 오랜 병에서 혀가 심홍색이고 마비된것은 음이 극히 부족한것이며 오랜 병에서 혀가 희고 마비된것은 기혈이 모두 허한것

이다.

설전(舌颤) 즉 혀가 떨리는것이다. 거개 《내풍》에 의하여 생긴다. 설질이 열고 붉으며 떨리는것은 혈이 허하고 풍이 동하는데서 나타난다. 설질이 적자색이고 떨리는것은 거개 《열이 극성하여 풍이 일어나는 (热极生风)》데서 나타난다. 이외 혀가 꼿꼿해지면서 떨리는것은 알콜중독에서 나타난다.

설반(舌胖) 혀가 부어나서 크게 된것을 말한다. 일반적으로 혀가 좀 부어나고 유연하며 색이 열고 혀변두리에 이발자리가 있는것은 거개 비허에 속한다. 혀가 심홍색이고 부어나서 입안에 가득찬것은 심경과 비경에 열이 있는것이다. 《설종(舌肿)》조목을 참고하라. 혀가 부어나고 청자색이면서 검은색이 나는것은 중독에서 많이 나타난다. 《설창대(舌胀大)》조목을 참고하라.

설창대(舌胀大) 설체가 부어 크게 된것을 가리킨다. 붉은색이고 크게 부어 입안에 가득찬것은 심경과 비경에 열이 있는것이고 혀가 붉은색이고 부어나서 입안에 가득차고 지어는 호흡장애가 생기는것은 혈락(血络)에 열이 성하고 기혈이 정체된것이다. 혀가 부어나고 청자색에 검스레한 색갈을 띠는것은 식중독이고 혀가 암자색이고 부어난것은 술독이 우에 막혀 심화가 우로 타오르는것이고 혀가 부어나고 설질이 열고 혀의 변두리에 이발자리가 난것은 비가 허한데다가 한습이 막힌데 속한다.

치흔설(齿痕舌) 혀의 변두리에 이발자리가 나타난것을 말한다. 거개 혀가 부어 크게 된것이다. 즉 설체가 정상적인 사람보다 좀 커서 이발의 가장자리에 눌리우는데서 생기는데 이는 거개 비허에 속한다. 설질이 열고 습윤한것은 거개 비가 허한데다가 한습이 막혀 성한것이다.

설렬(舌裂) 즉 혀가 갈라지는것인데

이는 음이 상한 증후이다. 혀가 심홍색이고 빛이 나며 마르고 갈라진것은 거개 열이 성하고 음이 상한데 속한다. 혀의 색갈이 열고 질이 유연하며 갈라진것은 거개 오랜 병에서 음양이 모두 허하고 기혈이 상한것이다.

설태(舌苔) 혀바닥에 덮이여있는 이끼모양과 같은것을 가리킨다. 설태의 변화를 관찰하여 병세를 추측할수 있고 병사의 심천, 진액의 존망을 료해하는데 도움이 되는바 변증의 의거로 된다. 정상적인 설태는 희고 열은데 이는 위기에 의하여 생긴다. 병리적설태는 병사가 밖으로부터 침입하거나 혹은 속에 담이 멎어있거나 식적(食积)의 영향에 의하여 생긴다. 설태를 진찰할 때에는 주로 색갈, 진액, 두께, 모양과 분포 등 방면의 변화 그리고 설질을 결부하여 분석하는 한편 음식물 혹은 약물에 염색된 가상에 주의를 돌려야 한다. 근대의 사람들은 정상적인 설태는 혀의 사상유두끝의 각화수 및 그 간극에서 떨어지는 각화상피, 세균, 음식물찌끼, 삼출세포 및 타액으로 구성되여있다고 인정한다. 설태가 두꺼워지는것은 병후에 식욕이 감퇴되거나 혀의 기계적마찰이 감소되거나 혹은 발열에 의하여 수분과 타액 분비가 감소되는 등에 의하여 혀의 청결작용에 영향이 생기며 사상유두가 연장되는데서 생긴다. 설태가 흰데로부터 누렇게 변화되는것은 거개 사상유두증생, 각화증가, 세포침윤, 혈관이완 및 세균함량증가에 의하여 생기는데 이는 염증의 감염, 발열 및 소화기능문란 등과 관련되여있다. 설태가 검스레해지는것은 사상유두증생이 더 심하고 흑갈색으로 된 각화세포 및 흑색세균의 번식에 의하여 나타난다. 이때의 병리적변화는 점막하층에까지 미친다. 고열이 나고 탈수가 생기며 염증이 감염되고 독소가 자극하며 위장기능이 문란하고 곰팽이균이 감

염되며 장기적으로 광폭항균약물을 쓰는 것 등은 모두 흑태의 발생과 관련된다 (《신편중의학개요》).

윤조부니(润燥腐腻) 설태를 관찰하는 기본내용이다. 윤(润)이란 설태가 윤기나는것을 가리키는데 이는 진액이 충족하다는것을 설명한다. 그러나 만일 병리상의 설태가 겸하여 나타나면 흔히 습사에 속한다. 조(燥)란 설태가 건조한것인데 어떤 종류의 설태라 할지라도 모두 음진이 이미 상한데 속한다. 부(腐)란 설태가 비지와 같은것이고 니(腻)란 설태가 점조하고 기름기가 나는것이다. 《부태》,《니태》 조목을 참고하라.

백태(白苔) 설태가 백색이다. 정상적인 설태도 백색을 떠지만 엷고 희며 깨끗한데 이는 위기에서 생긴것이다. 병리상의 백태는 주로 풍사, 한사, 습사에 의하여 생긴것이고 주로 표증(表证)인것이다. 만일 설태가 엷고 희며 윤활하면 거개 속에 한습(寒湿)이 있거나 외감풍한에 의한것이고 만일 설태가 엷고 희며 마르면 거개 진액이 부족한것이다. 례하면 외감병에서 나타나는것은 거개 외사가 화열로 되여 진액을 상하기 시작한것이고 설태가 두껍고 희며 윤활한것은 거개 습탁이 속에 성한것이다. 만일 표증을 겸하면 외한(外寒)이 내습을 동하게 한것이다. 만일 설태가 두껍고 희며 마르면 열이 진액을 상하고 습탁(湿浊)이 화생되지 못한것이다. 설태가 희고 윤활하고 점조하며 기름기가 나는것은 속에 담음, 습탁이 있는데 속한다.

황태(黄苔) 설태가 황색이면 주로 열증으로서 열사가 리에 있는것이다. 만일 설태가 엷고 누르며 윤활하면 주로 습열이다. 외감병에서 이런 설태가 나타나면 외사가 화열로 되여 리에 들어갔다는것을 표시하지만 진액은 상하지 않는다. 만일 설태가 엷고 누르며 건조하면 열사가 이

미 진액을 상하였다는것을 표시한다. 만일 설태가 두껍고 누르며 윤활하면 거개 위장에 습열이 적체된것이다. 만일 두껍고 누르며 건조하면 거개 열이 쌓여 진액이 상한데 속한다. 만일 설태가 누르고 기름기 나면 비위에 습열이 있거나 혹은 담습, 식체가 있는것이다. 만일 설질이 열고 설태가 좀 누르고 윤활하면 거개 비가 허하여 습이 있는데 속하고 설태가 누르고 흰것이 서로 겸하여있으면 여전히 습열에 속하거나 외감풍한이 화열로 되여 리에 들어간것이다.

로황태(老黃苔) 설태가 심황색이고 거친것이다. 위장에 열이 맺혀 진액이 상한데서 나타난다.

회태(灰苔) 설태가 회백색인것이다. 습탁이 속에 막힌데서 나타난다.

흑태(黑苔) 설태가 회흑색인데 주로 리병(里病)에서 나타나고 병세가 일반적으로 비교적 심하다. 설태가 회흑색이고 윤활하며 설질이 열고 흰것은 양허내한 혹은 한습내복(寒湿内伏)이고 설태가 회흑색이고 건조하며 설질이 심홍색인것은 열이 극성하여 음이 상한것이다. 근대의 연구에 의하면 아디손병(阿狄森氏病)에서 흑태가 나타난다.

부태(腐苔) 설태가 비지와 같은것이 혀바닥에 두껍게 덮이여있고 닦으면 없어진다. 흔히 숙식(宿食)이 부패한데서 생기지만 위기가 상하지 않는다.

태윤(苔润) 설태가 습윤한것이다. 만일 설태가 윤활하고 기름기가 없으며 두껍지 않으면 정상적인 설태이고 진액이 충족한데 속한다. 만일 설태가 습하고 두껍고 기름기가 나면 거개 습병에 속한다.

태활(苔滑) 설태가 습윤하고 광활한것이다. 설태가 엷고 희며 광활한것은 주로 속에 한습이 있는것이다. 설태가 두껍고 희며 광활한것은 주로 습탁이 속에 성한것이다. 설태가 희고 광활하며 점조하

고 기름기가 나는것은 속에 담습이 있는것이다. 만일 설태가 엷고 누르며 광활하면 거개 습열에 속하고 혹은 외사가 화열로 되여 리에 들어갔지만 진액이 상하지 않는다. 만일 설태가 누르고 두껍고 광활하면 습열이 심하거나 담열이 성한것이다.

니태(腻苔) 혼락하고 광활한 점액이 혀바닥에 한벌 덮이여있으며 닦아도 없어지지 않는다. 거개 습탁이 속에 막히거나 식적이거나 담음이 속에 막히는데서 나타난다.

백매태(白霉苔) 혀바닥에 흰옷이거나 밥알과 같은 미란점이 생긴다. 거개 위속에 열이 극성하여 진액이 부패된것이 우로 증발하는데서 생긴다. 일반적으로 먼저 혀뿌리에 나타나고 후에 전체 혀에 가득 나타나며 지어는 온 입안에 가득 나타나는데 이는 병이 심한데 속한다.

태구(苔垢) 설태에 때가 섞이여있는 것을 말한다. 숙식이 소화되지 않거나 혹은 습탁이 속에 정체된데서 나타난다.

염태(染苔) 설태가 음식물 혹은 약물에 물들어 원래의 설태색이 변화된것을 말한다. 진찰할 때에는 주의하여 가상을 배제하여야 한다.

박태(剝苔) 설태가 벗어지고 떨어지는것을 말한다. 만일 설태가 장기적으로 벗어지고 떨어져 지도모양과 같으면 거개 충적(虫积)에 속한다. 만일 열성병중에서 설태가 하루이틀안으로 다 없어져 벗어진 것과 같고 설태가 없어져 광택이 나고 심홍색이거나 거울과 같으면 거개 정기가 사기를 타승하지 못하였거나 간신의 진음이 결손되여 사기가 내함(内陷)된 심한 증후인것이다.

광박설(光剝舌) 혀에 있던 원래의 설태가 갑자기 없어져 마치 껍질이 벗겨진 것과 같다. 거개 위음(胃阴)이 고갈되고 위기가 심하게 상한 증후에서 나타난다.

례를 들면 혀의 후반부의 설태가 벗겨진 것은 병사가 리에 들어가나 깊지 않고 위기가 이미 상한것이다. 혀의 전반부의 설태가 벗겨진것은 표증의 사기가 감소되였지만 위장에 적체가 있거나 담음이 있는것이다. 혀바닥복판에 설태가 벗겨진 것은 음허, 혈허거나 위기가 상한것이다.

혀바닥에 가시가 돋다(舌起芒刺) 설태가 가시처럼 도드라진것이다. 열이 극성한 증상으로서 설태가 거개 검누렇거나 검다. 열사가 성할수록 가시가 더 많다. 가시가 돋은 부위에 따라 병부위를 구분하는데 도움을 준다. 례를 들면 혀끝에 가시가 돋아있는것은 심열이고 혀바닥복판에 가시가 돋아있는것은 비위에 열이 쌓인것이다.

혀바닥에 화판이 돋다(舌上起瓣) 설태가 화판모양으로 돋아있는것이다. 화판은 검은색에서 많이 나타나며 또는 누른기를 띤 화판이거나 검누르스름한 화판이 돋는다. 화판이 적으면 병이 비교적 경한것이고 많으면 병이 심한것이다. 이런 현상은 장부실화가 훈증하는데서 생긴다. 《습온》, 《온역》 등 병에서 나타난다.

순초(脣焦) 입술이 타고 마른것은 거개 비위의 실열에 속하거나 혹은 《추조(秋燥)》 혹은 열병에서 진액이 상한 《내조(内燥)》증에서 나타난다.

순종(脣肿) 입술이 부어나는것이다. 비위에 열이 쌓이거나 혹은 식중독 등에서 나타난다.

순렬(脣裂) 입술이 마르고 갈라지는것이다. 조기를 외감하거나 혹은 열병에 의하여 진액이 상하는 등에서 나타난다.

순자(脣紫) 입술이 암자색이거나 자적색을 띠는것은 열에 속하는데 이는 거개 혈분에 열이 성하거나 혈어증에서 나타난다. 청자색(지아노즈와 같은 의미이다)은 한에 속하는데 이는 거개 한사가 막혀 성하거나 심혈이 막히거나 산소가

부족하거나 혹은 급성중독 등에서 나타난다.

이발을 보다(望齿) 망진내용의 하나이다. 이발과 이몸의 두개 부분이 포괄된다. 전자는 주로 이발이 돋아나오거나 이 갈이를 하거나 빠지는 정황과 밖에 내놓인 부분(치관, 치경)의 색갈, 습윤정도 및 흔들리는 정도, 주식(蛀蝕), 아감(牙疳)과 이상한 냄새 등 변화를 관찰하고 후자는 주로 이몸의 형상, 색갈과 충실정도의 변화, 출혈, 혈가 등을 관찰한다. 장상학설에 의하면 《신은 뼈를 주관하고 수를 자생하며》, 《이발은 뼈의 여기이다》. 위의 경맥은 이몸에 얽혀있기때문에 이발을 보고 신과 위의 병변을 알수 있다.

치은결판(齿龈结瓣) 이몸이 벌겋게 부은것이 화판모양과 같다. 거개 출혈, 동통이 동반하거나 궤란되고 입안에서 더러운 냄새가 난다. 열독이 내공(内攻)하여 위화(胃火)가 극성한데 속한다.

이발이 조하다(齿燥) 이발이 마르고 윤기 없는것을 말한다. 보통 문치를 기준으로 한다. 새로운 병에 의하여 이발이 마르고 또 때가 끼고 입에서 더러운 냄새가 나는 등이 동반하는것은 거개 폐위의 화가 성하여 진액이 심하게 상한데 속한다. 오랜 병에 의하여 이발이 조하여 마치 마른 뼈와 같은것은 신음이 심하게 소모된데 속하고 병이 거개 위급하다.

담포(痰包) 혀밑에 생긴 일종 병리적 멍울을 말하는데 그 표현이 광활하고 질이 연하며 외층이 누렇고 속에 닭알흰자위와 같은 점액이 들어있고 국부가 저리고 아프며 몹시 종대된자는 말하거나 음식물을 먹는데 장애가 생긴다. 담화류주(痰火流注)에 의하여 생긴다.

문진(闻诊) 소리를 듣는것과 냄새를 맡는 두개 방면이 포괄되여있는데 전자는 청각으로 환자의 언어, 호흡, 기침 등 소리를 료해하고 후자는 후각(嗅觉)으로 환

자의 몸에서 풍기는 냄새와 배설물의 냄새를 맡아 판단한다. 이것은 4진중의 한개 방면이다.

후기미(嗅气味) 문진내용의 하나이다. 검사자가 후각의 분석에 의하여 환자와 병실의 냄새 및 환자의 분비물, 배설물 등을 분석하는것이다. 어떤 질병은 환자에게서 특수한 냄새가 난다. 례를 들면 몸에 궤란된 종양 혹은 창양(疮疡)이 있으면 썩은 냄새가 나고 일부 렬성전염병 혹은 간, 신의 기능쇠약이 있는 환자에게서는 늘 특수한 냄새가 난다. 또 례를 들면 폐위에 열이 있으면 입안에서 더러운 냄새가 나고 위에 숙식이 있으면 입안에서 시큼한 더러운 냄새가 나고 폐옹, 폐피저 등이 있으면 가래가 비린 냄새가 나고 아메바성리질에 걸리면 대변이 아주 더러운 냄새가 나고 지일성 및 장원성 설사에 걸리면 대변에서 비린 냄새가 나고 하부의 소장이 막히우면 구토물에서 똥냄새가 나고 자궁체 혹은 자궁경암에 걸리면 백대하가 비리고 악취가 나며 암내(즉 《호취(狐臭)》)에 걸리면 겨드랑이에서 비리고 맡기 어려운 냄새가 난다.

성취기(腥臭气) 《성조기(腥臊气)》라고도 한다. 환자의 가래 혹은 백대하, 대변모양 분비물 혹은 배설물에서 나는 일부 비린내가 그리 더럽지 않은 특수한 냄새가 나는것을 가리킨다(《후기미》를 보라).

식미(息微) 호흡이 얕고 숨이 미약한 증상이다. 양이 허하고 기가 쇠약한데 의하여 폐기가 끊어지려 할 때 생긴다. 호흡쇠약에서 나타난다.

식추(息粗) 숨쉬는것이 거친 증상이다. 거개 실증에 속하는데 풍, 열, 담. 습 등 사기가 폐기를 막는데서 생긴다, 기관과 폐부의 급성염증 등에서 나타난다.

톱질하는 소리와 같다(声如拽锯) 목안에서 가래소리거나 호흡곤난에 의하여 톱질하는 소리와 같은 소리가 나는 증상을 형용한것이다. 혼미와 일부 후두경색의 질병에서 나타난다.

후중수계성(喉中水鸡声) 이 말은 《금궤요략·폐위폐옹해소상기병맥증병치》에 씌여있다. 효천병에서 가래소리가 물닭이 우는 소리와 같은 소리가 련이어 나는것을 형용한것이다. 이 증은 속에 담음이 있거나 밖에 한사가 있어 생기는 한음천해증(寒饮喘咳证)에 속한다.

실음(失音) 말할 때 말소리가 나가지 않는 증상이다. 《음(喑)》 혹은 《음(瘖)》이라고도 하는데 《瘖》은 《喑》의 이체자이다. 증에서는 허와 실로 나눈다. 풍한, 풍열을 외감하거나 혹은 사기를 감수한후 음식물에 상하거나 혹은 임신말기에 기도(气道)가 장애되는것은 거개 실증에 속한다. 례를 들면 후두염 등이다. 실음은 거개 갑자기 발생하는데 이것을 《폭음(暴喑)》이라 한다. 폐신의 내상에 의하여 음정이 결손되여 진액이 우로 올라가지 못하면 만성 혹은 반복적으로 발작하는 실음이 나타나는데 이는 거개 허증에 속한다. 례를 들면 성대질병, 히스테리 등이다.

시애(嘶嗄) 목이 쉬는 증상이다. 풍열이 폐에 침입하거나 진액이 손상을 입거나 혹은 급성, 만성인후염, 성대창상 혹은 《후선》, 《후암》 등 증상에서 나타난다.

어성중탁(语声重浊) 략칭하여 《성중(声重)》이라고 한다. 음조가 병리적영향을 받아 낮고 중탁되는것을 형용한것이다. 외감풍한 혹은 습탁곤조(湿浊困阻)에 의하여 기도(气道)가 잘 통하지 못하는데서 생긴다. 례를 들면 《소문·맥요정미론(素问·脉要精微论)》에서는 《… 소리가 방안에서 나는것 같은것은(혼탁되여 똑똑하지 않다) 중기의 숨이다》라고 하였다.

섬어(譫语) 환자의 정신이 똑똑하지 않은 정황에서 헛소리를 치는 증상이다. 거개 실증에 속하는데 고열 혹은 온사가 영혈(营血)에 침입하였거나 혹은 《사기가 심포에 침범한》 등에서 나타난다.

점섬(郑声) 환자의 정신이 똑똑하지 않은 정황에서 낮은 소리로 하던 말을 이어서 되풀이하는 증상인데 이는 허증에 속한다. 질병말기에 심기내손, 정신문란의 위험한 단계에서 나타난다.

광언(狂言) 병적상태에서 순서없는 말을 하거나 함부로 욕설하며 리지(理智)를 통제하지 못하는 증상이다. 거개 심화가 극성한데서 생기는데 이는 실증에 속한다. 전광병 등에서 나타난다.

착어(错语) 병적상태에서 환자의 신지(神志)가 똑똑하나 순서없는 말을 하고 말한후 절로 틀린것을 아는 증상이다. 거개 심기가 허하거나 정신부족에 의하여 생긴다.

독어(独语) 환자가 정신이 똑똑한 정황에서 혼자 중얼거리고 사람을 보면 도리여 말하지 않는 증상이다. 이는 허증에 속한다. 거개 심기가 허하거나 정기가 신(神)을 자양하지 못하는데서 생긴다. 히스테리, 로년성정신병 등에서 나타난다.

잠꼬대(睡中呢喃) 꿈을 꾸면서 중얼거리지만 말소리가 똑똑하지 않아 듣고도 뜻을 알수 없는것을 가리킨다. 거개 심화, 담열 혹은 위불화 등에 의하여 생긴다.

문진(问诊) 4진의 하나이다. 환자가 주로 병세를 호소하는 동시에 환자거나 가족에 대하여 목적있게 환자의 아픈 곳, 발병시간, 원인, 경과, 기왕치료, 기왕력, 생활습관, 좋아하는 음식물 및 사상, 가정, 생활경력 등 질병과 관련되는 정황을 묻는것으로서 전면적으로 병세와 병력을 료해하는 중요한 방법이다. 병정황을 묻는데는 《10문》을 중점으로 한다.

10문(十问) 문진에서 병세를 묻는것을 귀납하면 10가지가 있는데 이것을 《10문(十问)》이라고 한다. 1)《경악전서》에서는 《1문은 한열이고 2문은 땀이고 3문은 머리와 몸이고 4문은 대소변이고 5문은 음식물이고 6문은 가슴이고 7문은 이롱이고 8문은 구갈유무이고 9문은 맥상, 색갈로 음양을 관찰하는것이고 10문은 기미로부터 신(神)을 관찰하는것이다》(뒤의 두개 내용은 절진, 망진과 문진의 내용이다)라고 씌여있다. 2) 진수원《의학실재이》에서는 《1문은 한열이고 2문은 땀이고 3문은 머리와 몸이고 4문은 대변이고 5문은 음식물이고 6문은 가슴이고 7문은 이롱이고 8문은 구갈유무이고 9문은 오랜 병이고 10문은 원인이고 또 약을 먹는것과 기질적변화를 참고하는것을 겸하고 녀성들에게서는 특히 월경정황을 묻는데 늦은가, 빠른가, 폐경인가, 붕루인가를 묻는다. 소아과(小儿科)에 몇마디를 더 가한다면 천연두, 홍역이 나타난 정도를 검사하는것이 겸하여있다.》라고 씌여있다. 량자의 내용은 대개 같으므로 림상문진에서 참고로 삼을수 있다.

구불인(口不仁) 입과 혀가 마비되고 음식물의 맛이 감퇴되는 증상이다. 중풍 혹은 비위적체(脾胃积滞) 등 병에서 나타난다. 혹은 오두(乌头) 등과 같은 약물을 지나치게 먹어도 입과 혀가 잠시 마비될수 있다.

구중화(口中和) 입안이 마르지도 않고 구갈이 나지도 않으며 밥맛이 있는것이다. 이것은 위기가 정상적이거나 혹은 진액이 충족하다는것을 표시한다.

절진(切诊) 4진의 하나이다. 맥진(脉诊)과 촉진(触诊)의 두 부분으로 나누는데 이는 모두 손가락끝의 촉각을 운용하여 환자의 일정한 부위를 짚거나 만져보거나 누르는 검사방법이다. 맥진은 늘 환자의 완관절뒤의 요골동맥이 박동하는 곳은 짚는다. 《맥진》의 각 조목은 참고하라.

《촉진(触诊)》은 환자의 피부, 흉복부 및 아픈 부위에 대하여 만져보거나 눌러보고 국부의 랭렬, 경도, 압통, 종물 혹은 기타 이상한 변화를 알아내는것이다.

맥진(脉诊) 맥상을 진찰하는 방법이다. 또 《절맥(切脉)》, 《안맥(按脉)》 혹은 《지맥(持脉)》이라고도 한다. 검사자는 식지, 가운데손가락, 무명지의 세손가락 끝을 피검사자의 요골동맥의 촌구부(寸口部)에 대고 맥상의 변화를 검사한다.

맥상(脉象) 맥이 손가락끝에 닿이는 현상인데 여기에는 빈률, 절주, 강약, 순통 정황, 동세(动势)의 완화 와파동의 폭도 등이 포괄되여있다. 이런 현상에 의하여 맥상을 10여종으로 나눈다. 비교적 흔히 쓰는것으로는 《28맥》이 있다. 림상에서는 늘 부와 삭(浮数)이거나 침과 세(沉细) 등과 같이 두개이상의 맥상이 종합되여 나타난다. 맥상은 변증의 중요한 의거의 하나이지만 반드시 다른 진찰법과 결부하여 전면적으로 분석하여야 한다.

맥상주병(脉象主病) 어떤 맥상에서 주로 나타나는 병증을 말한다. 례를 들면 부맥은 표증이 주되고 삭맥은 열병이 주되고 활맥은 담음(痰饮), 식체, 실열 혹은 임신 등이 주된다.

평맥(平脉) 즉 정상적인 맥상이다. 《상맥(常脉)》이라고도 한다. 맥은 위기(胃气)에서 오는바 완화하고 유력하며 절주가 있고 빠르지도 않고 늦지도 않으며 빈률이 대개 한번 호흡할 때 4회(매분간 약 70~75회 박동하는것과 같다) 뛴다. 아동은 비교적 빠르고 또 생리적활동과 기후환경이 부동함에 따라 상응적인 정상적변화가 나타난다.

병맥(病脉) 질병이 맥상에 반응된 변화를 가리킨다. 일반적으로 말하면 정상적인 생리적변화범위와 개별적으로 생리가 특이한 맥상외에는 모두 병맥에 속한다.

례를 들면 같이 홍하고 삭한 맥도 한창 격렬한 운동을 하는 사람에 대하여 말하면 여전히 당시의 생리적상태를 반영한다. 그렇지 않으면 병맥에 속한다.

촌구(寸口) 두팔의 요골두(桡骨头) 내측에 있는 요골동맥의 진맥부위를 가리킨다. 《기구(气口)》 혹은 《맥구(脉口)》라고도 한다. 장부경락학설의 관점에 의하면 촌구는 수태음폐경에 속하는 동맥이고 폐는 기를 주관하고 백맥(百脉)이 뻗어있다. 폐의 경맥은 중초의 비위에서 시작하고 비위는 장부기혈을 영양하는 래원이기때문에 전신장부경맥의 기혈정황은 촌구맥에서 나타날수 있다.

촌, 관, 척(寸、关、尺) 《촌구》맥을 3개 부분으로 나눈 이름인데 요골경이 도드라진 곳을 관이라 하고 관의 앞부분《완골단(腕端)》을 촌이라 하며 관의 뒤부분《주골단(肘端)》을 척이라 한다. 촌, 관, 척 3부의 맥동을 각각 《촌맥》, 《관맥》, 《척맥》이라 한다. 3부맥으로 장부를 진단하는 문제에 관하여 력대로 내려오면서 많은 론설이 있다. 그러나 기본적정신은 일치한바 림상에서 흔히 사용하고있는 획분방법을 대표로 소개하면 다음과 같다. 왼손 촌맥은 심을 진단하고 관맥은 간을 진단하고 척맥은 신을 진단하고 오른손 촌맥은 폐를 진단하고 관맥은 비위를 진단하고 척맥은 명문을 진단한다. 총체로 말하면 《상촌맥은 상부(동체상부)를 진단하고 하척맥은 하부(동체하부)를 진단하는것》을 원칙으로 한다. 이외 또 부취(浮), 중취(中), 침취(沉) 등 부동한 절진방법을 결부하여 각 방면을 비교하고 정확한 맥상을 진단하여 낸 다음 나아가서 4진에 결부하고 분석하여야만이 비교적 정확한 진단을 얻을수 있다. 그러므로 맥진에만 의거하여도 안되고 또한 3부로 장부를 진단하는 방법을 기계적으로 보아도 안된다.

반관맥(反关脉) 생리적으로 특이한

맥위의 일종이다. 생리적위치가 특이하여 요골동맥이 완골절의 배측에서 순환하기 때문에 절맥위치도 촌구의 배면에서 나타난다. 이런 특이한 맥위를 반관맥이라고 한다. 이것은 동시에 두팔에 나타나거나 혹은 한팔에서 나타난다.

사비맥(斜飞脉) 생리적으로 특이한 맥위의 일종이다. 생리적으로 특이하여 요골동맥이 척골부로부터 비스듬히 요골 경돌기의 배면외측에서 합곡혈의 방향에 향하여 연장되였기때문에 촌부에서 맥박을 만질수 없다. 이런 맥위를 사비맥이라고 하며 《반관맥》과 비슷하다.

인영(人迎) ①결후(结喉)옆의 량쪽에서 총경동맥(颈总动脉)이 박동하는 곳을 말한다. 《인영맥(人迎脉)》이라고도 한다. ②진맥부위이다. 즉 왼손촌구맥의 별명이다. ③족양명위경혈위(足阳明胃经穴位)의 이름이다. 이는 결후옆의 총경동맥뒤, 흉쇄유양근의 전연에 있다.

신문맥(神门脉) 수소음심경신문혈(手少阴心经神门穴)부위에 있는 동맥이다. 손바닥뒤의 예골단이 오목하게 들어간 곳이 맥박이 뛰는 부위이다.

부양맥(趺阳脉) 충양맥(冲阳脉)이라고도 한다. 고대 3부9후편진법의 진맥부위인데 족양명위(足阳明胃)의 경맥에 속하고 비위를 진단하는데 쓴다. 이 맥부위는 발등의 상과(上踝)관절앞에 횡문이 있는 두 근육사이(해계혈) 앞쪽에서 1촌 5푼되는 전경골동맥(胫前动脉)이 박동하는 곳이다.

3부9후(三部九候) 이 말은 《소문·3부9후론》에 씌여있다. 고대 가장 일적한 전신의 편진법으로서 그는 인체의 두부, 상지, 하지를 3부로 나누고 또 각 부를 각기 상, 중, 하의 3개 곳으로 나누고 거기에 있는 동맥을 진맥하는데 이를 3부9후라고 한다. 1) 두부: 상은——량측의 전두동맥 《额动脉(태양)》이고 머리의 병변을 진단하며 중은——량측의 전이동맥 《耳前动脉(이문)》이고 코와 눈의 병변을 진단하며 하는——량측의 협동맥》颊动脉(지창, 대영)》이고 입과 이발의 병변을 진단한다. 상지: 상은——수태음폐경동맥(촌구)이고 폐를 진단하며 중은——수소음심경동맥(신문)이고 심을 진단하는——수양명대장경동맥(합곡)이고 가슴속을 진단한다. 하지: 상은——족궐음간경동맥(5리, 녀성은 태충을 짚는다)이고 간을 진단하며 중은——족태음비경동맥(기문)이고 비를 진단하며 위기진단은 족양명위경동맥(충양)을 배합하며 하는——족소음신경동맥(태계)이고 신을 진단한다. 2) 림상실천에 근거하여 편진법을 간략하여 보통 촌구맥만 진단하는데 이를 《독취촌구(独取寸口)》라고 한다. 촌구맥은 촌, 관, 척의 3부로 나누고 매개 부를 각각 경(轻), 중등(中), 중(重) 등의 손가락힘으로 짚는바 각각 부취(浮), 중취(中), 침취(沉)의 3후로 나누는데 이는 도합 9후이다. 이의 장중경 《상한론》의 머리말에는 《3부》맥은 《인영(결후옆의 총경동맥)》, 《촌구》(완골의 요골동맥)와 《부양맥》(발등부의 전경골동맥)을 가리킨다라고 씌여있다.

평식(平息) 정상적이거나 안정시의 호흡을 가리킨다. 진찰법에서 의사는 호흡을 안정시킬것을 요구한 다음 환자를 신맥한다.

태식(太息) 즉 심호흡이지만 호기가 주되고 한숨과 같은 뜻이다. 정상적인 사람의 호흡중에도 간혈적인 심호흡이 있다. 평시의 호흡은 맥박과 약 1:4의 비례이고 심호흡을 할 때에는 약 1:5의 비례이다. 이런 비례의 변화를 맥진에서는 윤이태식(闰以太息)》이라고 한다. 병리적정황에서 환자가 자주 한숨을 내쉬면 이를 《선태식(善太息)》이라고 한다. 이는 하나의 증상으로서 간담이 울결되거나 폐기가 잘 통하지 않는데서 나타난다.

조종(操縱) 손가락의 힘을 리용하여 맥박을 짚는 방법을 가리킨다. 보통 먼저 손가락으로 가볍게 짚고 잇달아 힘있게 짚거나 혹은 가볍고 힘있게 짚는것을 반복적으로 교체함으로써 부동한 맥상을 알아낸다.

미심(微甚) 《미》란 미약하거나 혹은 좀 있을뿐이라는 뜻이다. 《심》이란 뚜렷하게 나타난다는 뜻이다. 성질이 같은 종류의 맥상을 설명할 때 쓰지만 《미》와 《심》에는 차이가 있다. 례를 들면 부맥에서 미부(微浮)와 심부(甚浮)는 차이가 있다. 또 례를 들면 정상적인 사람은 봄철의 맥상이 미하고 현하지만 만일 미하고 현한 정도가 초과되면 병맥에 속할수 있다.

대대(对待) 종류가 많은 맥상을 상대적성질에 따라 간편하게 귀납하는 방법이다. 례를 들면 부침(浮沉), 지삭(迟数), 활삽(滑涩), 허실(虚实) 등 8맥을 감별하는 강령으로 삼음으로써 질병의 표리, 한열, 허실과 순역(顺逆)을 감별한다. 그중에서 부와 침, 지와 삭, 대와 소, 활과 삽, 허와 실 등은 모두 상대적으로 대하여야 한다는것이다.

지목(指目) 손가락끝을 리용하여 진맥하는 방법이다. 청대·엽림(清·叶霖)의 《맥설(脉说)》에서는 《의사는 식지, 가운데손가락, 무명지의 손톱을 남기지 말아야 하며 필요할 때에는 손가락끝에 실이 닿인것처럼 짚어**야** 하는데 이를 《지목》이라 한다. 맥을 짚을 때에는 눈으로 물건을 살피지 말고 연치(妍媸)를 인차 판단해야 한다》라고 하였다. 《지목》진찰법은 보통 의사가 일반적절맥법으로 만족되지 않을 때 촉각이 가장 령민한 손가락끝을 리용하여 더욱더 진단의 인상을 얻는 것이다. 그러나 의사의 손가락끝의 모세동맥이 박동하는데서 생기는 절맥의 오차

를 주의하여 제거하여야 한다.

거, 안, 심(举、按、큥) 절맥할 때 부동한 손가락의 힘과 수법으로 맥상을 알아내는 방법이다. 경한 손가락힘으로 부취하면 거(举)라 하고 심한 손가락힘으로 침취(沉)하면 안(按)이라 하고 때로는 손가락힘을 개변시키거나 혹은 자리를 옮겨야 뚜렷한 감촉을 느끼는데 이를 심(큥)이라고 한다.

거안, 추심(举按、推큥) 절맥할 때 부동한 손가락힘과 수법으로 맥상을 알아내는 방법이다. 경중이 부동한 손가락힘으로 상하를 짚는것을 거안이라 하고 짚은 손가락의 위치를 옮겨 좌우를 짚는것을 추심이라고 한다. 량자를 배합하면 맥상의 광도, 두께, 곡선, 직선 등 정황을 똑똑히 알아낼수 있다.

단안, 총안(单按、总按) 절맥할 때 부동한 손가락으로 맥상을 알아내는 방법이다. 손가락 하나로 어느 부위의 맥상을 짚는것을 단안이라 한다. 례를 들면 촌부맥을 식지로 짚고 다른 두 손가락을 좀 들고 있는것이 그러하다. 식지, 가운데손가락, 무명지 세 손가락을 동시에 촌, 관, 척의 3부맥을 짚는것을 총안이라고 한다. 량자는 늘 배합하여 쓴다.

초지, 구지(初持、久持) 맥진에서 맥을 짚는 시간이 상대적으로 짧거나 긴것을 가리킨다. 일반적으로 진맥은 1분좌우면 되지만 간헐맥 《촉(促), 결(结), 대(代)》 같은 일부 맥상은 3～5분동안 짚어야 똑똑히 알아낼수 있다. 이외 또 어떤 환자들은 절진환경에 습관되지 않아 맥기에 영향이 미쳐 처음에 짚을 때 쉽게 가상이 나타나는바 오래 짚어야만 시정할수 있다.

구지삭연(久持索然) 진맥중의 비교적 특수한 현상의 하나이다. 절맥할 때 오래 짚고있으면 맥을 알아내기 어렵거나 처음 짚을 때 손가락밑이 부하고 대(浮大)하나

오래 짚고있으면 도리여 짐작하기 어렵다. 이런 정황은 갓난 병이나 오랜 병이나 열이 있거나 없거나를 막론하고 모두 정기(正气)가 크게 허한데 속한다.

포지(布指) 절맥할 때 의사가 손가락을 맥박에 대는 방법이다. 일반적으로 왼손 혹은 오른손을 쓰는것을 막론하고 모두 가운데손가락끝으로 환자의 《촌구》맥의 관부를 짚고 잇달아 식지끝으로 촌부를 짚고 무명지로 척부를 짚는다. 환자의 몸이 큼에 따라 상대적으로 세손가락의 거리를 조절하여야 하는데 환자의 몸이 크면 손가락사이의 거리를 좀 넓게 해야 하고 이와 반대이면 좀 좁게 해야 한다.

이지(移指) 맥진할 때 손가락을 대이는 방법의 하나이다. 촌, 관, 척의 3부맥형이 뚜렷이 다를 때에는 평시에 짚는 방법으로 짚을수 없는바 반드시 실제정황에 근거하여 손가락사이의 거리를 조절하여야 한다. 례를 들면 환자의 촌맥이 삽하고 척맥이 활하거나 혹은 전자가 소(小)하고 후자가 대(大)한것은 손가락으로 짚을 때 촌맥의 식지를 뒤로 옮겨짚어야 척부의 맥형을 완전히 알아낼수 있다.

28맥(二十八脉) ①비교적 흔히 보는 28종의 맥상이다. 평시에 가리키는 맥상은 부맥, 침맥, 지맥, 삭맥, 활맥, 삽맥, 허맥, 실맥, 장맥, 단맥, 홍맥, 미맥, 신맥, 완맥, 현맥, 규맥, 혁맥, 로맥, 유맥, 약맥, 산맥, 세맥, 복맥, 동맥, 촉맥, 결맥, 대맥(代脉), 대맥(大脉)이다. ②28개 경맥을 말한다. 《령추·50영(灵枢·五十营)》에서는 《사람의 경맥은 상하, 좌우, 전후로 28개 맥이 있다. ……》라고 하였는데 그것은 수족3음3양의 12개 경맥이 좌우로 대칭되여있는것을 합치면 모두 24개가 있고 거기에 임맥, 독맥 각각 하나에다가 좌우의 요맥을 가하면 모두 28개 맥이다.

부맥(浮脉) 맥상의 일종이다. 맥은 부취해서는 찾아낼수 있고 심하게 짚으면 도리여 감약되는감이 난다. 주병은 표증인데 부하고 유력한것은 표실이며 부하고 무력한것은 표허이다. 흔히 감기와 일부 급성열병초기에 나타난다. 이외 일부 오랜 병에서 양기가 허손된데서도 부하고 대하며 무력한 맥이 나타난다.

침맥(沉脉) 맥상의 일종이다. 가볍게 짚어서는 맥이 만지우지 않고 힘있게 짚어야 맥이 만지운다. 주병은 리증인데 침하고 유력한것은 리실증이고 침하고 무력한것은 리허증이다.

지맥(迟脉) 맥상의 일종이다. 맥이 뛰는것이 느리여 의사가 한번 정상적호흡을 할 때 환자의 맥박이 4회도 뛰지 않는다(매분동안에 맥박이 60회이하에 해당하다). 거개 한증(寒证)이 주되지만 양기가 실사에 조체되여 생기기도 한다. 이외 오랜 단련을 한 운동원들의 맥박은 흔히 지하고 완하며 유력한데 이는 병맥에 속하지 않는다.

삭맥(数脉) 맥상의 일종이다. 맥박이 빨라 의사가 한번 정상적호흡을 할 때 환자의 맥박이 5회이상 뛴다(매분동안에 맥박이 90회이상에 해당하다). 열증이 주되는데 삭하고 유력한것은 실열증이고 삭하고 무력한것은 허열증이다.

활맥(滑脉) 맥상의 일종이다. 맥의 왕래가 순통하여 짚으면 둥근 구슬이 그릇에서 굴러가는것과 같다. 주되는 증상은 담음, 식체, 실열 등 증이고 또 임신도 주된다. 이외 건강한 사람에게서도 활리(滑利)한 맥상이 나타난다.

삽맥(涩脉) 맥상의 일종이다. 맥이 래왕하는것이 순조롭지 못하고 가늘고 늦으며 잘 조절되지 않아 마치 칼로 참대를 경하게 긁는 모양과 같다. 혈이 적고 정기(精气)가 상하며 진액이 소모되고 기체, 혈어 등에 의하여 생긴다. 빈혈, 심장기능부전 등에서 나타난다.

허맥(虚脉) 맥상의 일종이다. 맥이 부하고 대(浮大)하며 연하고도 무력한데 충실하지 않고 텅 빈감을 느낀다. 허증이 주된다. 례를 들면 기허, 혈허, 실혈, 탈수(脱水) 등이다.

실맥(实脉) 맥상의 일종이다. 맥의 왕래가 모두 성하여 가볍게 누르나 힘있게 누르나 모두 유력하게 손가락끝에 닿인다. 실증이 주되는데 거개 실열내결, 담체, 식적 등에서 나타난다.

장맥(长脉) 맥상의 일종이다. 맥의 파동폭도가 길어 자체의 부위를 초과하고 손가락끝에 닿이는것이 충족하고 유력한감이 난다. 만일 맥이 길고 완화하면 중기(中气)가 왕성한 건강한 맥상이다. 만일 길고 현하고 경(弦硬)하며 짚으면 바줄을 당기는감이 나면 사기와 정기가 모두 성한 실증인데 실열내결 혹은 열성풍동 등에서 나타난다.

단맥(短脉) 맥상의 일종이다. 맥의 파동폭도가 짧아 제자리에 이르지 못하여 손가락을 관부에 대야 비교적 뚜렷하고 촌, 척 두곳에서는 부족한감이 난다. 기병이 주되는데 짧고 유력한것은 기울, 기체이고 짧고 무력한것은 폐기허, 중기부족이다.

미맥(微脉) 맥상의 일종이다. 맥이 가늘고 작으며 연하여 손가락끝에 닿이는것이 있는것 같기도 하고 없는것 같기도 하다. 기혈허쇠에 의하여 생긴다. 거개 쇼크, 허탈(虚脱), 만성허약병증 등에서 나타난다.

홍맥(洪脉) 맥상의 일종이다. 맥이 마치 파도가 사납게 일어나는것과 같이 오는것이 성하고 돌아가는것이 약하다. 거개 열사항성에 속한다. 만일 허로(虚劳), 실혈과 설사 등 병에서 이런 맥이 나타나면 병세가 여전히 발전하고있다는것을 설명한다.

긴맥(紧脉) 맥상의 일종이다. 맥이 긴장하고 유력하여 손가락끝에 닿이는것이 팽팽하여 마치 바줄을 돌리는것과 같다. 흔히 한사가 밖을 구속하거나 속에 있는 한이 성하여 한사가 숙식에 끼여있어 배가 아프고 관절이 아픈 등 증에서 나타난다.

완맥(缓脉) 맥상의 일종이다. 정상적인것과 병리적인것으로 나눈다. 만일 맥이 완만하고 균형적이면 정상적인 사람의 맥상이고 맥이 늦추어지면 병맥인바 흔히 습사에 의하여 생긴 병과 비위의 허약에서 나타난다.

현맥(弦脉) 맥상의 일종이다. 맥이 곧고 길며 긴장한 거문고줄에 닿인것과 같거나 활줄에 닿인감이 난다. 거개 고혈압, 간담질병 및 통증, 풍증, 담음, 학질 등에서 나타난다.

규맥(芤脉) 맥상의 일종이다. 규란 즉 파(葱)를 말한다. 맥이 부하고 대하며 연하고 짚으면 속이 빈 파잎을 비비는것과 같다. 흔히 대실혈후에 나타난다.

혁맥(革脉) 맥상의 일종이다. 맥이 현하고 대하며 누르면 속이 빈것과 같다. 망혈실정(亡血失精)의 증후에서 나타난다.

로맥(牢脉) 맥상의 일종이다. 맥이 실하고 대하며 현하고 장하며 부취, 중취해서는 만지우지 않고 침취해야 만지우기 시작하고 견실한것이 변하지 않는다. 거개 징가(症瘕), 비괴(痞块), 산기(疝气) 등의 음한적취의 병증에서 나타난다.

유맥(濡脉) 맥상의 일종이다. 유란 연하다는 뜻이다. 맥이 가늘고 연하며 부하고 가볍게 짚으면 만지우고 힘있게 짚으면 도리여 뚜렷하게 만지우지 않는다. 망혈상음(亡血伤阴) 혹은 습사가 체류된데서 나타난다.

약맥(弱脉) 맥상의 일종이다. 맥이 연약하고 침하다. 기혈이 부족한 허약병증에서 나타난다.

산맥(散脉) 맥상의 일종이다. 맥이 뛰는것이 흩어지고 모여있지 않으며 가볍게 짚으면 흩어지는감이 나고 힘있게 짚으면 맥박이 만지우지 않는다. 기혈소망(气血消亡), 원기소모와 분산 등에 의하여 일어나는데 이는 질병이 극히 위험한 단계에서 나타난다.

세맥(细脉) 맥상의 일종이다. 맥이 가는것이 실과 같지만 힘있게 누르면 맥박이 만지운다. 혈허, 음진결손 혹은 음손급양(阴损及阳), 혈소기쇠(血少气衰) 등 병증에서 나타난다.

복맥(伏脉) 맥상의 일종이다. 맥이 깊이 잠복되여 힘있게 뼈에까지 눌려야 만질수 있다. 《궐증》, 심한 통증 혹은 사기가 속에 막힌 등 병증에서 나타난다.

동맥(动脉) ①맥상의 일종이다. 맥이 활하고 삭하며 유력하여 손가락끝에 닿이는것이 콩알이 뛰여 닿이는것과 같지만 박동의 부위가 비교적 좁고 률동이 그리 고르지 못하다. 흔히 놀라거나 두려워하거나 동통의 병증에서 나타난다. 임신부에게서도 나타날수 있다. ②전신의 경맥의 박동이 손에 닿이는 곳이다.

촉맥(促脉) 맥상의 일종이다. 맥이 뛰는것이 급하고 삭하며 규칙이 없이 멎는다. 거개 양열항성에다 기체, 혈어, 정담(停痰), 식적 및 류마티스성심장병, 관상동맥경화성심근병 등을 합병했을 때 나타난다.

결맥(结脉) 맥상의 일종이다. 맥이 뛰는것이 늦고 더디며 규칙이 없이 멎는다. 흔히 한응기체(寒凝气滞) 및 산기, 징가, 적취(积聚) 혹은 심장혈관계통질병 등에서 나타난다.

대맥(代脉) 맥상의 일종이다. 맥이 뛰는것이 더디고 약하지만 규칙적으로 멎는데 멎는 시간이 비교적 길다. 장의 기가 쇠미(衰微)한것이 주되는데 거개 심장병(례를 들면 류마티스성심장병, 관상동

맥경화성심장병 등)에서 나타난다. 이외 놀라거나 두려워 하거나 타박 등 중증 및 개별적임신부에게서 나타날수 있다.

대맥(大脉) 맥상의 일종이다. 맥이 뛰는것이 커서 온 손가락끝에 다 닿이고 파동폭도가 평시보다 배나 크다. 만일 대(大)하고 유력하면 사열실증이고 대하고 무력하면 허손이거나 기가 속에 머물러 있지 않는 병증이다.

질맥(疾脉) 맥상의 일종이다. 맥이 이상하게 빨라 의사가 한번 정상적인 호흡을 할 때 환자의 맥이 7~8회(매분동안에 맥이 뛰는것이 120~140회에 해당하다) 뛴다. 거개 양열극성, 음기욕갈(阴气欲竭)에 의하여 생긴다. 열성병의 열사가 극히 성한 단계거나 심한 결핵병, 심근염(心肌炎) 등에서 나타난다. 임신부가 해산할 때 역시 이런 맥상이 만지운다.

맥합4시(脉合四时) 맥상이 4시기후에 따라 상응적으로 변화하는 생리적현상인데 이를 《맥응4시(脉应四时)》라고도 한다. 따뜻한 봄, 무더운 여름, 서늘한 가을, 추운 겨울 등 4시기후변화의 영향하에서 인체의 맥상에는 《춘현(春弦)》, 《하홍(夏洪)》, 《추모(秋毛)》, 《동석(冬石)》 등 상응적인 변화가 나타난다. 동시에 신체 각 부위의 맥상에도 일부 변화가 나타나는데 봄과 여름에는 경동맥의 인영맥이 좀 상해시고 촌구맥이 좀 약해지며 가을과 겨울에는 인영맥이 좀 약해지고 촌구맥이 좀 강해진다. 때문에 진맥할 때 이런 정상적범위내의 변화를 4시기후와 결부하여 고려하여야 한다. 그러나 후자는 진단에서 지금 비교적 적게 응용하고있다.

맥역4시(脉逆四时) 신체가 4시기후의 변화에 적응하지 못하여 맥상이 4시기후의 변화에 따라 상응적으로 변화되지 않는 병리적현상이 나타난다. 그의 표현은 보통 다음과 같이 두개 면을 가리킨다. ①4시맥상이 지나치거나 부족하거나 혹은

상반되는것이다. 례를 들면 봄과 여름에는 맥이 좀 부하고 홍하게 나타나지 않고 도리여 침하고 삽하게 나타나고 가을과 겨울에는 좀 침하고 실하게 나타나지 않고 도리여 부하고 홍하게 나타난다. ②신체 각 부위의 맥박의 변화가 실조된것이다. 례를 들면 봄과 여름에는 인영맥이 강해야 하는데 도리여 부족하고 촌구맥이 약해야 하는데 도리여 강하며 가을과 겨울에는 인영맥이 약해야 하는데 도리여 강하고 촌구맥이 강해야 하는데 도리여 약한 등이다. 그러나 이런 변화는 진단에서 비교적 적게 나타나므로 적게 고려하고 응용한다.

춘현(春弦) 정상적맥상이 봄철에 가서 변화하는것을 가리킨다. 현이란 맥상이 거문고줄을 치는것과 같은것을 형용한것인데 맥기(脉气)가 순통하고 군센것을 표시한다. 봄철에는 양기가 상승하고 생발하는 기능이 비교적 왕성하기때문에 맥상도 현하게 나타난다.

하홍(夏洪) 《하구(夏钩)》라고도 한다. 정상적맥상이 여름철에 가서 변화하는것을 가리킨다. 홍과 구(钩)는 흐르는 량이 많다는것을 상징하는바 맥상이 올 때에 왕성하고 돌아갈 때에 쇠약하여 맥파(脉波)가 급히 올라갔다가 천천히 내려가는것을 형용한것이다. 여름철에는 양기가 왕성하기때문에 맥기도 상응적으로 좀 홍하고 대해진다.

추모(秋毛) 정상적인 맥상이 가을철에 가서 변하는것을 가리킨다. 《모》란 가볍다는 뜻이다. 가을철에는 양기가 봄과 여름의 수렴으로 더욱더 전화되기때문에 맥상의 박동폭도가 큰데로부터 상응적으로 약화되여 좀 부해진다.

동석(冬石) 정상적인 맥상이 겨울철에 가서 변화하는것을 가리킨다. 《석》이란 무겁다는 뜻이다. 추운 겨울에는 영기가 잠복되고 피부가 긴장되기때문에 맥

상도 상응적으로 좀 침하고 긴해지며 **손**가락으로 힘있게 짚어야 맥이 비교적 힘있게 만지운다.

춘응중규(春应中规) 이 말은 《소문·맥요정미론》에 씌여있다. 《규》란 고대의 원형을 시정하는 공구이다. 춘응중규란 봄철에 맥상이 상응적으로 활하고 순통하다는것을 원형으로 비유한것이다.

하응중구(夏应中矩) 이 말은 《소문·맥요정미론》에 씌여있다. 《구》란 고대에 정방형을 시정하는 공구이다. 하응중구란 여름철에 맥상이 상응적으로 홍하고 충실한것을 충실하고 큰 구형으로 비유한것이다.

추응중형(秋应中衡) 이 말은 《소문·맥요정미론》에 씌여있다. 《형》이란 고대에 균형을 측정하는데 쓰는 기구이다. 추응중형이란 가을철에 맥상이 상응적으로 경하고도 균일하며 허하고 부(浮)하다는것을 균형기구로 비유한것이다.

동응중권(冬应中权) 이 말은 《소문·맥요정미론》에 씌여있다. 《권》이란 고대에 무게를 뜨는 기구이다. 동응중권이란 바로 겨울철의 맥상이 마치 저울이 처지는것과 같이 상응적으로 침하고 복(伏)하다는것을 가리킨다.

위, 신, 근(胃, 神, 根) 정상적맥상의 3개 조건을 말한다. 맥세가 완화하고 왕래가 급하지 않으며 률동이 고른것은 맥에 위기가 있는것이다. 신은 맥이 뛰는것이 부드럽고 유력하다. 근은 근기(根基)를 말하는데 여기에는 두개 표현이 있다. 하나는 침취하면 손가락끝에 닿이고 다른 하나는 촌, 관, 척 3부맥이 상응되는것이다. 위, 신, 근은 모두 건강한 맥상에 구비되여있다. 병맥중에서는 그것들의 존재여부에 근거하여 질병의 길흉을 감별한다. 그러나 진맥하는 과정에서 위, 신, 근 3자는 실제상에 있어서 뚜렷하게 갈라놓을수 없다. 일반적으로 맥박이 급하지

않고 완화하며 률동이 일치하고 부드럽고 유력한것은 이 3자의 총체적인 표현으로서 인체의 위기가 아직 충족하고 정기가 사기를 타승할수 있다는것을 설명한다.

맥이 위기가 없다(脉无胃气) 맥상이 완화와 정상적인 률동을 잃고 현하고 팽팽하거나 굳세게 손에 만지우거나 혹은 허하고 부(虚浮)하며 무력하거나 문란하고 고르지 않은 등이 나타나는것은 위기(胃气)가 끊어지려 하고 5장진기가 쇠망하여 생명이 위험하다는것을 표시한다. 례를 들면 간장의 진기가 쇠망할 때에는 맥이 현하고 힘이 있어 마치 칼날에 닿는것 같은데 이를 《단현무위(但弦无胃)》라고 한다. 또 례를 들면 비장의 진기가 쇠망될 때에는 맥이 멎는것이 마치 지붕우에서 떨어지는 물방울과 같이 오래 있다가 한번씩 뛰는데 이를 《단대무위(但代无胃)》라고 한다. 이런것은 모두 진장맥에 속한다. 《진장맥》을 참고하라.

5맥(五脉) 5장의 맥상을 가리킨다. 즉 간맥은 현하고 심맥은 홍하며 비맥은 완하고 폐맥은 부하며 신맥은 침하다. 일반적으로 말하면 5장의 기능이 정상적이고 위기(胃气)가 충족하면 완화하고 균일한 맥이 나타나며 현, 홍, 침 등이 모두 뚜렷하지 않다. 그러나 어느 한개의 맥이 단독으로 나타날 때에는 그 장기에 병변이 있고 맥이 뚜렷이 나타날수록 병노녀 심하다는것을 표시한다.

5결(五决) 《소문·5장생성편》에서는 《이른바 5결이란 5맥이다》라고 하였다. 질병을 진찰할 때 5장맥상의 변화를 결부하여 병세의 경중과 예후의 길흉을 판단한다는 뜻을 가리킨다.

진장맥(真脏脉) 5장의 진기가 쇠망되는 맥상이다. 5장의 병이 발전하여 심한 단계에 이르렀을 때에는 그 장기의 정기가 쇠갈되고 위기가 끊어지려 하기때문에 각기 특별한 맥상이 나타나지만 《위》, 《신》, 《근》의 맥기가 모두 없고 특히 완화한 맥상이 없다. 그중에서 간의 진장맥은 현하고 굳고 힘이 있으며 급하고 맥체의 긴장도가 매우 높아 맥을 짚으면 칼날에 닿는것처럼 선뜻선뜻하고 심의 진장맥은 굳세게 손에 닿이고 폐의 진장맥은 대하고 속이 비며 신의 진장맥은 손에 닿이는것이 마치 돌리는 끈이 끊어지려 하는것과 같고 손가락으로 돌을 튕기는것처럼 충실하며 비의 진장맥은 연약하고 무력하며 빠르고늦음이 고르지 않다. (《소문·옥기진장론》). 진장맥이 나타나는것은 일부 만성병의 예후를 진단하는데 대하여 일정한 림상적의의가 있다. 그러나 중의학은 장부에 대한 서의학의 개념과 좀 다르므로 림상증상을 분석할 때 그대로 운용하여서는 안된다.

7괴맥(七怪脉) 생명이 위험할 때 나타나는 7가지 괴상한 맥상을 가리킨다. 즉 《작탁맥》, 《옥루맥》, 《탄석맥》, 《해삭맥》, 《어상맥》, 《하유맥》, 《부비맥》 등이다. 이외 또 《언도맥》, 《전두맥》과 《마촉맥》 3가지를 가하여 도합 《10괴맥(十怪脉)》이라고 한다. 이런 맥상은 모두 장기(脏气)가 끊어지려 하고 위기가 고갈하려는 위험한 증후를 반영한다.

작탁맥(雀啄脉) 7괴맥의 일종이다. 맥상이 급하고 삭하며 률동이 조화되지 않고 멎었다가 뛰고 하는것이 마치 새가 모이를 쪼아먹는것과 같다.

옥루맥(屋漏脉) 7괴맥의 일종이다. 맥박이 오래 있다가 한번씩 뛰고 맥이 뛰는 간격이 고르지 않아 마치 처마에서 물방울이 떨어지는것과 같다.

탄석맥(弹石脉) 7괴맥의 일종이다. 맥상이 침하고 실하여 마치 손가락으로 돌을 튕기는것과 같은감이 난다.

해삭맥(解索脉) 7괴맥의 일종이다. 맥상이 간혹 성기고 빽빽하며 률동이 문란한것이 마치 노끈을 푸는것과 같다.

어상맥(鱼翔脉) 7괴맥의 일종이다. 맥박이 있는것 같기도 하고 없는것 같기도 하여 마치 물고기가 헤염치는것과 같다.

하유맥(虾游脉) 7괴맥의 일종이다. 맥이 뛰는것이 은은하고 돌아갈 때 단번에 없어지는것이 마치 새우가 헤염치는것과 같다.

부비맥(釜沸脉) 7괴맥의 일종이다. 맥상이 극히 부하고 삭하며 나오고 들어가는 현상이 없어 마치 가마에 물이 끓는것과 같이 토대가 없는것 같다.

언도맥(偃刀脉) 10괴맥의 일종이다. 《언도(偃刀)》란 칼날이 예리하고 칼등이 두터운것을 말한다. 맥상이 현하고 세하며 긴급한것이 마치 손으로 칼날을 만지는것과 같은감이 나는것을 형용한것이다.

전두맥(转豆脉) 10괴맥의 일종인데 《전환맥(转丸脉)》이라고도 한다. 맥이 가고 오고 하는것을 알아내기 어려워 마치 콩알을 굴리는것과 같다.

마촉맥(麻促脉) 10괴맥의 하나이다. 맥박이 급촉하고 문란하다.

6음맥(六阴脉) 생리적으로 특이한 맥상이다. 평시에 량쪽 손목의 촌, 관, 척 각 부의 맥상이 모두 비교적 세약하지만 병적상태가 없기때문에 병리적맥상에 속하지 않는다.

6양맥(六阳脉) 생리적으로 특이한 맥상이다. 평시에 량쪽 손목의 촌, 관, 척 각 부의 맥상이 모두 비교적 홍하고 대하지만 병적상태가 없기때문에 병리적맥상에 속하지 않는다.

맥정(脉静) 맥박이 완화하고 평정한것인데 《맥조(脉躁)》와 상대적으로 말하는것이다. 이것은 질병이 호전되거나 혹은 악화되지 않는것을 표시한다. 례를 들면 환자가 《태양병》에 걸려 발열, 오한, 두통 등 증상 있지만 맥박이 여전히 완화하고 평정하며 현하고 삭한것이 나타나지 않는데 이는 병사가 경하고 깊이 발전

되지 않는다는것을 설명한다.

맥조(脉躁) 환병과정에서 맥상이 원래보다 급하고 삭하게 뛰는것을 가리킨다. 일반적으로 사기가 속에 전하여 병세가 나쁜 방향으로 발전하는것을 표시한다.

6변(六变) ①급(急), 완(缓), 대(大), 소(小), 활(滑), 삽(濇) 등 6가지 맥상의 병리적변화를 가리킨다. 《령추·사기장부병형편(灵枢·邪气脏腑病形篇)》에서는 《병의 6가지 변화… 일반적으로 급한것은 한이 많고 완한것은 열이 많으며 대한것은 기(气)가 많고 혈(血)이 적으며 소한것은 혈과 기가 모두 적고 활한것은 양기가 성하고 열이 좀 나며 삽한것은 혈이 많고 기가 적으며 한이 좀 많다》라고 하였다. 여기에서의 6가지는 모두 맥박의 형상을 가리키고 맥박이 빠르고 늦은것을 가리키지 않았다. 급(急)은 즉 현하고 긴(弦紧)한것인데 거개 한사를 외감한데서 나타난다. 완(缓)은 맥파(脉波)가 완하고 긴한것인데 주로 기가 성한것이거나 실열이다. 대(大)는 부하고 대(浮大)한것인데 주로 양이 성하고 음이 허하기때문에 기가 많고 혈이 적다. 소(小)는 맥이 세한것인데 주로 기와 혈이 모두 허한것이고 활(滑)은 류창하고 윤활한것인데 양기가 왕성한 건강한 맥상에 속하고 또 열병에서도 나타날수 있다. 삽은 맥이 통하지 않는것인데 주로 혈어(血瘀)이다. 이는 기가 허하여 운화되지 못하거나 혹은 한사가 기혈을 조체시키는데서 생긴다. ②8강(八纲)중의 표, 리, 허, 실, 한, 열 등을 가리킨다.

5사맥(五邪脉) 《5사(五邪)》에 의하여 병이 생겨 나타나는 맥상을 가리킨다. 고대에서는 5장(五脏)간의 병리적변화를 설명하는데 썼지만 지금은 비교적 적게 응용한다. 례를 들면 간맥은 현하고 세하며 긴데 간병에 의하여 부하고 삽(浮涩)하며

140

짧은 맥상이 나타나는것은 폐병이 간에 파급된것인바 이는 적사맥(賊邪脉)이고 병세가 위험한것을 표시한다. 간병에서 홍하고 대하며 산(散)한 맥상이 나타나는것은 심병이 간에 파급한것인바 이는 실사맥(实邪脉)이고 병을 치료할수 있다. 간병에서 침하고 삽(沉涩)하며 활한 맥상이 나타나는것은 신병이 간에 파급한것인바 이는 허사맥(虛邪脉)이고 병을 치료하기 쉽다. 간병에서 대하고 완화한 맥상이 나타나는것은 비병이 간에 파급한것인바 이는 미사맥(微邪脉)이고 예후가 비교적 좋다.

삼오부조(参伍不调) 맥박이 뛰는 률동이 고르지 않고 왕래가 삽한것을 가리킨다.

사소사삭(乍疏乍数) 맥박의 률동이 고르지 못하고 무질서하거나 때로는 빠르고 때로는 늦은것인데 이는 《괴맥》에 속하는 맥형이다. 이는 기혈이 소망하려는데서 나타나며 병이 위험하다.

맥현절(脉悬绝) 정상적인 맥보다 뚜렷한 차이가 있는 맥상을 가리킨다. 례를 들면 정상적인 맥보다 3~4배나 빠르거나 혹은 정상적인 맥의 절반 혹은 더 적은것을 모두 맥현절이라고 한다. 이런 맥은 주로 병이 심하다는것을 표시한다.

음절(阴绝) 맥박이 척부에서만 나타나고 촌부와 관부에서 알리지 않는 맥상이다. 《상한론·평맥법(伤寒论·平脉法)》에서는 《척맥이 관부에 이르지 못하는것은 음절이다》라고 하였다. 성무기(成无已)는 음절은 《음양편절(阴阳偏绝)》에 의하여 생긴다라고 하였다. 《음절》이란 음기가 편절(偏绝)되거나 끊어진다(隔绝)는 뜻이다.

양절(阳绝) 맥박이 촌구의 촌부에서만 나타나고 관부와 척부에서 알리지 않는 맥상을 가리킨다. 《상한론·평맥법》에서는 《촌맥이 아래로 관부에 이르지 못하

는것은 양절이다》라고 하였다. 성무기는 《음양편절》에 의하여 초래된다고 하였다. 음절이란 양기가 편절되거나 끊어진다는 뜻이다.

음박양별(阴搏阳别) 맥상의 일종이다. 음이란 척맥을 가리키고 양이란 촌맥을 가리킨다. 척맥박동이 촌맥보다 뚜렷하게 활한것을 음박양별이라고 한다. 이는 거개 임신시에 나타난다.

리경맥(离经脉) ①일부 맥이 지나치게 빠르거나 지나치게 늦은것을 가리킨다. 《난경》에서는 맥박이 정상적호흡의 비률보다 6(매분동안에 108회를 초과한다)이 더 많거나 혹은 2(매분동안에 36회를 초과하지 않는다)가 적은것을 리경맥이라 한다. ②해산시기에 맥박이 빨라지는것도 리경맥이라 한다.

맥음양구긴(脉阴阳俱紧) 이 말은 《상한론》에 쓰여있다. 촌부와 척부의 맥이 모두 긴(紧)한 현상이 나타나는것을 가리킨다. 촌맥은 양에 속하고 척맥은 음에 속하는데 이 두부의 맥이 모두 긴하다. 즉 부하고 긴한 맥이다. 한사를 외감한데서 주리가 빽빽하여 땀이 나지 않고 표기(表气)가 닫기여 잘 통하지 못하는데 이는 표가 실한 증에서 나타난다.

맥음양구부(脉阴阳俱浮) 이 말은 《상한론》에 쓰여있다. 촌부와 척부의 맥이 모두 부한 현상이 나타나는것을 가리킨다. 촌맥은 양에 속하고 척맥은 음에 속하는데 이 두부의 맥이 모두 부하다. 즉 부하고 홍(浮洪)한 맥이다. 풍온병의 외열이 성한데다가 신온발한약(辛温发汗)을 잘못 써서 진액이 상하고 열사가 내외에 가득차는 증에서 나타난다.

맥폭출(脉暴出) 원래 미하고 세(微细)하여 끊어지려하는 맥이 갑자기 강하게 나타나는것인데 이것은 《음양리결》의 현상으로서 병세가 위험할 때 나타난다.

격양관음(格阳关阴) ①음양실조에 의

하여 생기는, 극도로 충실한 맥상이다. 인영맥(량측의 경동맥)의 박동이 정상적인것보다 4배이상 강한것을 《격양(格阳)》이라 하는데 이것은 기혈이 3양경에 흘러넘쳐 3음경과 배제되여있으므로 피차간의 협조가 실조된다. 촌구맥(량측의 요골동맥)의 박동이 정상적인것보다 4배이상 성한것을 《관음(关阴)》이라고 하는데 이는 기혈이 3음경에 흘러넘쳐 3양경과 배제되여있으므로 피차간의 협조가 실조된다. 우에서 말한 두가지 맥이 동시에 나타나면 격양관음이라고 하는데 이는 병변이 심한데 속한다. 례를 들면 《소문·6절장상론》에서는 《인영이……4배이상 성한것은 격양이다. 촌구가……4배이상 성한것은 관음이다. 인영과 촌구가 모두 4배이상 성한것은 관격이다》라고 하였다. ② 상하가 통하지 않는 병증이다. 《관격》조목을 참고하라.

흉복진찰(诊胸腹) 절진내용의 일종이다. 비만(痞满), 적액(积液)과 징가, 적취 등 류의 병변에 대한 검사방법인데 환자의 가슴, 배 부위를 촉진하여 아픈 부위의 크기, 랭열, 경도 및 누르는것을 싫어하는 성질 등을 료해한다.

허리진찰(诊虚里) 절진중에서 흉복부를 진찰하는 내용의 하나이다. 허리(虚里)란 심첨(心尖) 박동부위로서 위의 대락(大络)이다. 사람은 위기(胃气)가 근본으로 되고 허리는 종기(宗气)가 모여있는 곳이므로 허리의 동세(动势)를 진찰하면 위기와 종기의 성쇠를 알아내는데 도움을 준다. 정상적정황에서는 허리가 뛰는것이 손으로 누르면 응하는바 뛰는것이 긴(紧)하지 않고 완화하며 급하지 않다. 만일 눌러보아 동태가 미약하면 부족한것인데 이는 종기의 속이 허한것이다. 만일 뛰는것이 웃에 응하면 너무 지나친것인데 이는 종기가 밖으로 배설되는것이다. 만일 뛰는것이 매우 빠르면 거개 가슴과 배

에 열이 쌓여있고 사기가 항성하거나 혹은 정기(正气)가 쇠약하고 허양이 밖으로 나가는것이다. 뛰는것이 멎으면 종기가 끊어진것인데 이는 병이 가장 위험한것에 속한다.

종기배설(宗气泄) 종기가 밖으로 배설하는것이다. 그 표현은 숨이 차고 허리혈(虚里穴〈심첨이 박동하는 곳이다〉)이 지나치게 뛰고 뛰는것이 웃에 응하는 등이다. 거개 담어(痰瘀) 혹은 심양부족의 증상이 겸하여 나타나는데 이는 심장기능부전의 질병에서 나타난다.

척부진찰(诊尺肤) 두손의 주관절(척택혈)아래로부터 촌구부의 피부를 《척부(尺肤)》라고 한다. 척부의 진찰은 고대의 절진내용의 하나이다. 거기에는 근육의 윤택, 조잡, 랭열 등 정황을 진찰하는것이 포괄되여있는데 이를 전신증상, 맥상 등과 결부하여 병세를 알아낸다. 이런 진찰법은 지금 적게 응용하고있다.

4진합참(四诊合参) 변증과정중에서 망진, 문진(闻诊, 问诊), 절진으로부터 얻은 병력, 증상, 형태, 색갈과 맥상 등 재료를 전면적으로 종합적분석을 함으로써 국한성과 편면성을 방지하며 질병의 표, 본, 완, 급(标本缓急)을 판단하는데 편토록 하여 정확하게 치료를 지도한다. 《색맥합진》, 《맥중합참》 등 각 조목을 참고하라.

색맥합참(色脉合参) 변증과정에서 맥상과 병색의 변화를 서로 참고하고 종합적분석을 하여 병세를 추측하고 판단하는 방법이다. 일반적으로 색맥표현이 일치한것은 순증이고 색맥표현이 일치하지 않은것은 역증이다. 례를 들면 얼굴이 벌겋고 입술이 붉으며 설질이 붉고 설태가 누런것 등은 모두 열사가 성한 병색이다. 만일 홍하고 삭하거나 활하고 삭한 맥상(양맥 혹은 실맥)이 나타나면 색맥이 일치한것이다. 이는 사기가 성하지만 정기(正

气)가 아직 충족하다는것을 설명하기때문에 순증이고 예후가 비교적 좋다. 만일 우에서 서술한 병색에다 맥이 세하고 삭(맥이 허하다)하면 색맥이 일치하지 않은 것이다. 이는 사기가 성하고 정기가 허하여 열이 음진을 상하거나 이미 사기가 내합된것을 설명하였기때문에 역증이고 예후가 비교적 나쁘다. 또 례를 들면 삭맥은 열하고 적색(赤色)도 열하다. 맥이 삭하고 얼굴이 창백하거나 얼굴이 조홍하고 맥상이 미약한것은 모두 색맥과 반대되는 역증이며 병세가 위험하다는것을 미리 보여준다.

맥증합참(脉证合参) 변증과정중에서 맥상과 증후를 서로 참조하여 종합적으로 분석하고 병세를 추측하는 방법이다. 일반적으로 색맥과 증상이 일치한것은 순증이고 맥과 증상이 서로 반대되는것은 역증이다. 례를 들면 외감증(양증)에서 부맥(양맥)이 나타나는것은 바로 맥과 증상이 일치한것으로서 그것들의 변증론치는 비교적 간단하고 예후도 비교적 좋다. 그러나 외감증상에서 세한 맥(음맥)이 나타나는것은 맥과 증상이 서로 반대되는것인데 이것은 표가 실하고 리가 허한것을 설명하며 사기가 성하고 정기(正气)가 부족하며 병리상에서 매우 복잡하고 예후도 상대적으로 좀 나쁘다. 맥과 증상이 서로 반대되고 병리적변화가 복잡한 성황에서는 변증은 반드시 현상을 뚫고 본질을 보아야 하며 치료상에서는 표, 본, 완, 급

을 확정하여야 한다. 때문에 림상에서는 흔히 《사증종맥》과 《사맥종증》의 정황이 있다.

사맥종증(舍脉从证) 변증과정중에서 맥과 증상의 표현이 일치하지 않을 때 분석을 거쳐 림상증상을 병의 기전으로 확정하고 치료방법을 확정하는 의거로 삼는 것을 《사맥종증》이라고 한다. 일부 급성병의 병세가 복잡할 때 비교적 많이 쓴다. 례를 들면 환자가 고열이 나고 정신이 혼미하지만 맥이 유하고 완(濡缓)하여 증상은 사열이 속에 막힌데 속한다. 이는 병세가 급하거나 사기가 조갈되였기때문에 맥상은 열사가 속에 막힌 본질이 반영되지 않는다. 때문에 림상표현에 근거하여 청영투열(清营透热)법을 급히 사용한다.

사증종맥(舍证从脉) 변증과정중에서 맥과 증상의 표현이 일치하지 않을 때 분석을 거쳐 맥상을 병의 기전으로 확정하고 치료방안을 확정하는 의거로 삼는것을 《사증종맥》이라고 한다. 일부 만성병의 병세가 비교적 복잡할 때 비교적 많이 쓴다. 례를 들면 대각혈환자가 각혈이 멎었지만 맥이 세약한 현상이 나타나지 않고 도리여 활하고 삭하게 나타난다. 활하고 삭한 맥은 주로 속에 열사가 혈을 피박하여 망동하게 하여 다시 각혈하게 한다. 때문에 증상이 호전된것은 잠시적현상이므로 맥상에 근거하여 사화녕혈(泻火宁血)의 치료법칙을 확정해야 한다.

2. 변 증(辩 证)

8강변증(八纲辨证) 음(阴), 양(阳), 표(表), 리(里), 한(寒), 열(热), 허(虚), 실(实) 등 8개를 《8강》이라고 한다. 림상에서 이 8강을 응용하여 변증하는것을 《8강변증》이라고 한다. 각종 질병에서 나타나는 증상은 비록 복잡하지만 모두 8강으로 분석하고 귀납하여 질병의 속성, 병변의 부위, 병세의 경중, 개체반응의 강약을 찾아내고 판단하여 림상진단과 치료의 의거를 제공한다. 음양이란 질병의 류별을 가리키고 표리란 병변부위의 심천정도를 말하며 한열이란 질병의 성질을 말하고 허실이란 사기와 정기의 소장성쇠를 말한다. 그중에서 음양 두강은 8강중의 총강이고 다른 6강(또 6변이라 한다)을 통솔하는 의의를 가지고있다. 표, 열, 실은 양에 속하고 리, 허, 한은 음에 속한다. 음과 양, 표와 리, 한과 열, 허와 실은 4쌍의 모순이고 상대적이며 또 서로 밀접한 련계가 있다. 례를 들면 표증은 표한, 표열, 표허, 표실로 나누고 또 표한리열, 표열리한, 표허리실, 표실리허 등 각종 복잡한 관계가 있다. 기타의 한증, 열증, 허증, 실증도 역시 그러하다. 일정한 조건하에서 이 4개 모순의 쌍방은 대방으로 서로 전화될수 있다. 례를 들면 유표급리(由表及里), 유리출표(由里出表), 한증화열(寒证化热), 열증화한(热证化寒), 유양급음(由阳及阴), 유음전양(由阴转阳) 등등이다. 유관 각 조목을 참고하라.

양증(阳证) 일반적인 질병의 림상변증에 대하여서는 음양속성에 따라 귀납하여 《양증》과 《음증》으로 나눈다. 무릇 급성인것, 움직이는것, 강하고 실한것, 흥분적인것, 기능항진인것, 신진대사가 왕성한것, 진행되는것, 밖으로(표) 나오는것, 우로 올라가는것 등에 속하는 증후는 모두 양증에 속한다. 례를 들면 얼굴이 벌개나거나 붉고 신열이 나고 찬것을 좋아하며 광조하고 불안하며 입술이 말라 터지고 번갈이 나서 물을 마시며 말소리가 우렁차고 번조하며 말이 많고 숨이 거칠며 대변이 굳거나 악취가 나고 배가 아프며 누르는것을 싫어하고 소변이 잦고 붉으며 맥상이 부, 홍, 삭, 활, 실, 유력하고 설질이 심홍색이며 설태가 누르고 조하며 지어는 가시가 돋는 등등이다. 8강중의 표증, 열증, 실증은 모두 상대적으로 양증범위에 속한다.

음증(阴证) 일반적인 질병의 림상변증에 대하여서는 음양속성에 따라 귀납하여 음증과 양증으로 나눈다. 무릇 만성인것, 허약한것, 움직이지 않는것, 억제된것, 기능이 감퇴된것, 신지대사가 감퇴된것, 퇴행성인것, 속(리)으로 들어가는것 등에 속하는 증후는 모두 음증에 속한다. 례를 들면 얼굴이 창백하거나 검스레하고 몸이 무겁고 사지를 가두고 누워있으며 사지가 차고 권태하며 말소리가 낮고 약하며 움직이지 않고 말이 적으며 호흡이 미약하고 숨이 얕고 짧으며 식욕이 떨어지고 입안이 슴슴하고 맛을 모르며 번조하지 않고 갈증도 나지 않거나 혹은 더운것을 마시기를 좋아하며 대변에서 비린내가 나고 소변이 많거나 혹은 잦고 적으며 배가 아프고 만져주는것을 좋아하며 맥상이 침, 세, 지, 무력하고 설질이 열고 부어 유연하며 설태가 윤활한 등등이다. 8강중의 한증, 허증, 리증은 모두 상대적으로 양증의 범위에 속한다.

양허(阳虚) 양기가 부족한것을 가리킨다. 림상표현은 얼굴색이 회고 손발이 차며 쉽게 땀이 나고 대변이 묽으며 소변

144

이 맑고 희며 입술이 희끄무레하고 입안이 슴슴하고 맛을 모르며 설질이 열고 설태가 희고 윤활하며 맥이 허하고 약한 등이다.

음허(阴虚) 음액이 부족한것을 가리킨다. 림상표현은 《5심이 번열》하거나 오후이면 조열이 나고 입술이 붉고 입안이 마르며 설질이 선홍색이거나 붉고 마르며 설태가 없고 대변이 굳으며 소변이 누렇고 맥이 세하고 삭한 등이다.

망음(亡阴) 고열이 나고 땀이 많이 나며 몹시 설사하고 몹시 토하는 등에 의하여 음액이 소모되는데서 나타나는 병리적반응이다. 주요표현은 신열이 나고 땀이 많이 나며 번조하고 불안하며 구갈이 나서 찬것을 마시기 좋아하며 숨이 거칠고 사지가 따뜻하며 입술과 혀가 마르고 붉으며 맥이 허하고 삭한 등이다.

망양(亡阳) 땀이 나는것이 멎지 않거나 구토와 설사가 심하거나 기타 원인으로 양기가 소모되여 양기가 갑자기 쇠약하여 땀이 몹시 나고 땀이 나는것이 마치 구슬과 같고 좀 점조하며 추워하고 손발이 서늘하며 호흡이 미약하고 얼굴이 창백하며 구갈이 나지 않거나 구갈이 나서 더운것을 마시기를 좋아하며 입술과 혀가 열고 윤활하며 지어는 입술이 새파랗고 맥이 미약하여 끊어지려하거나 부하고 삭하며 텅 빈젓과 같은것이 나타나는것은 쇼크현상과 비슷하다.

망양은 대다수가 망음이 더욱더 발전된것으로서 음액이 지나치게 소모되면서 양기가 수시로 나가는것이다. 동일한 질병의 두개 단계에서는 특히 변증에 주의해야 한다.

상음(伤阴) 일반적으로 온열병후기에 간, 신의 진음(真阴)이 손상된것을 가리킨다. 주요표현은 저열이 나고 손과 발바닥이 뜨거워나며 정신이 피로하고 여위며 입안이 마르고 혀가 조하거나 목구멍이 아프고 귀가 먹고 뺨이 붉으며 설질이 마르고 심홍색이며 맥이 세하고 삭하며 무력한 등이다.

상진(伤津) 진액이 손상을 입었다는 뜻이다. 일반적으로 폐위의 진액을 가리켜 말한다. 열성병의 과정중에서 사열이 극성하여 늘 폐위의 진액이 쉽게 소모되는데서 조열증상이 나타난다. 례를 들면 폐진액이 손상을 받게 되면 마른기침이 나고 가래가 없거나 가래에 피가 섞이고 코가 조하며 인두가 마르고 후두가 아프다. 위의 진액이 손상을 받게 되면 입안이 조하고 인두가 마르며 번조해 나고 구갈이 나서 물을 많이 마신다. 만일 잘못하여 땀을 냈거나 구토를 시켰거나 설사를 시켰거나 혹은 소갈병 등에 의하여 진액이 소모되면 일시적으로 소변이 불리하거나 대변배설곤난이 나타난다. 《상한론》에서는 《망진액(亡津液)》이라고 하였다.

상양(伤阳) 양기가 손상되였다는 뜻이다. 각종 급성, 만성 질병과정중에서 나타난다. 례를 들면 한사가 《3음에 직중》하거나 혹은 온열병에 지나치게 한랭약물을 쓰거나 발한, 사하를 지나치게 하였거나 혹은 열병후기에 수습이 멎어있는 등은 모두 양기를 손상시키는데서 《양허》증후가 나타난다. 이의 정지(情志)의 자극이 지나쳐도 양기가 손상되는데 례를 들면 지나치게 기뻐하면 심신이 떠있어 양기가 쉽게 소모되여 심계와 정중이 나타나고 정신이 흐리멍텅하며 수면장애가 생기는 등 증상이 나타난다.

양황(阳黄) 황달을 크게 2개 류로 나누어놓은 하나이다. 거개 급성에 속하고 그 증상은 초기거나 혹은 한열이 있고 얼굴, 눈, 피부에 뚜렷한 황색이 나타나며 입안이 쓰고 마르며 가슴이 답답하고 메스꺼우며 배가 창만하고 대변이 굳으며 소변이 걸고 붉으며 설질이 붉고 설태가 누렇고 기름기나며 맥이 허하고 삭한 등 증상이 동반한다. 거개 급성황달형전염성간염, 스피로헤타 병 등에서 나타난다.

음황(阴黄) 황달을 크게 2개 류로 나누어놓은 하나이다. 거개 만성에 속하고 그의 증상은 피부가 누르고 좀 검스레하며 저열이 나거나 열이 나지 않으며 정신이 피로하고 몸이 권태하며 위의 용납이 좋지 않고 대변이 굳지 않으며 소변이 열은 누른색이고 설질이 열으며 설태가 회고 윤활하며 맥이 현하고 완하거나 혹은 침하고 세한 등이 동반한다. 거개 만성간염, 만성담낭염, 담결석, 간경변증 등 병에서 나타난다.

양증사음(阳证似阴) 열성병이 발전하여 극도에 이르렀을 때 때로는 **가상**(假象)이 나타난다. 즉 질병의 본질은 양증이지만 나타나는 현상(증상)이 음증과 매우 비슷한것이다. 구체적증상은 《진열가한》조목을 참고하라.

음증사양(阴证似阳) 허한성질병이 발전하여 심한 단계에 이르렀을 때 때로는 가상이 나타난다. 즉 질병의 본질이 음증이지만 나타나는 현상(증상)이 양증과 매우 비슷한것이다. 구체적증상은 《진한가열》조목을 참고하라.

표리(表里) 표와 리는 질병의 내외, 병세의 심천, 병세의 경중 등을 감별하는 두개 강령이다. 내외로 나누어있는바 인체의 피모, 경락 등은 외이고 표에 속한다. 장부는 속에 있어 리에 속한다. 례를 들면 온열병을 외감하여 사기가 위분(卫分)에 있는것은 표에 속하고 병세가 비교적 얕고도 경하다. 만일 기분(气分) 혹은 영(营), 혈(血)에 전이되면 리에 속하고 병세가 비교적 심하고 깊다. 표증과 리증은 병변부위로부터 구분할뿐만아니라 더욱 중요한것은 증후의 특점 례를 들면 한열, 장부증상, 설태, 맥상 등으로부터 더 구분해야 한다.

표와 리는 상대적인것이고 그것들의 사이에는 일정한 조건하에 호상전화(转化)될수 있고 한, 열, 허, 실과 뒤섞이어 나타날수 있다.

표사(表邪) 표에 있는 사기를 가리키는데 거개 외감표증에 속한다.

표증(表证) 열은 표에 있는 병증을 가리킨다. 6음사기가 인체에 침입하면 먼저 피부, 경락을 침범하거나 혹은 입, 코로부터 폐위(肺卫)를 침범하는데서 오한, 발열, 두통, 신통(身痛) 등이 나고 사지가 쏘며 코가 막히거나 기침이 나고 맥이 부하며 설태가 엷고 흰 등 증상이 나타난다. 그중에서 오한(혹은 오풍)이 나고 맥이 부한것이 특점이다. 그러나 표증에는 또 《표한》, 《표열》, 《표허》, 《표실》의 구별이 있는데 이는 각 조목을 보라. 감기, 류행성감기와 각종 전염병의 전구기 혹은 초기에 나타난다.

리증(里证) 6음, 7정 등 병을 일으키는 요소가 장부, 혈맥 혹은 골수 등에 영향주는데서 일어나는 증후를 가리킨다. 여기에는 다음과 같은 두가지가 포괄된다. 1) 외감병의 표사가 리에 들어가(기분, 영분, 혈분에 전입한다) 병이 장부에 미쳐 한열 혹은 조열, 혼미, 번조, 구갈, 복창 혹은 복통, 변비 혹은 설사 등이 있고 소변이 잦고 붉거나 혹은 불리하고 설태가 누렇고 마르며 맥이 침하고 삭한 등 증상이 나타난다. 거개 급성열병의 중기와 극기에서 나타난다. 2) 내장병변이다. 이것은 외감과 상대하여 말하는것이다. 례를 들면 간병에서의 현훈, 협통, 심병에서의 심계항진, 호흡촉박, 비병에서의 복창, 설사, 폐병에서의 해소, 기천 등이다.

표한(表寒) 표증의 일종 류형이다. 풍한을 감수한후 발열, 오한이 나고 땀이 나지 않으며 머리가 아프고 목이 뻣뻣하며 뼈마디가 쏘고 설태가 엷고 희며 맥이 부하고 긴한 등 증상이 나타나는것을 가리킨다.

표열(表热) 표증의 일종 류형이다. 풍열을 감수한후 발열, 오한, 두통이 나고 땀이 나거나 혹은 없고 구갈이 나며 설태가 엷고 희거나 혹은 좀 누렇고 혀끝이 붉고 맥이 부하고 삭한 등 증상이 나타나는것을 가리킨다.

표허(表虚) 표증의 일종 류형이다. 위분(卫分)외의 양기가 부족하고 주리가 고수하지 못하여 나타나는 증후를 가리킨다. 그 표현은 표증의 증상이 있는외에 땀이 절로 나고 바람을 싫어하며 맥이 부하고 완하며 무력한것이 특점이다.

표실(表实) 표증의 일종 류형이다. 외사가 침입한후 양기가 기표(肌表)에 모이고 사기와 정기가 항쟁하며 주리가 꼭 닫히여 나타나는 증후를 가리킨다. 그 표현은 표의 증상이 있는외에 땀이 나지 않고 머리와 몸이 아프며 맥이 부하고 유력한것이 특점이다.

리한(里寒) 즉 장부의 한증이다. 거개 양기가 부족하거나 혹은 외한이 속에 들어가는데서 생긴다. 주요증상은 추위를 타고 사지가 서늘하며 얼굴이 창백하고 허리와 무릎이 쏘고 차며 설사하고 소변이 맑고 많으며 맥이 침하고 지하거나 혹은 미하고 세하며 설질이 열고 설태가 희며 윤기나는 등이다.

리열(里热) 일반석으로 위장실열(胃肠实热), 폐위실열 혹은 간담울열을 가리킨다. 주요증상은 고열이 나고 오한이 나지 않고 도리여 오열이 나며 구갈이 나서 물을 마시며 번조하거나 혹은 마음이 초조하고 입안이 쓰며 소변이 적고 붉으며 설질이 붉고 설태가 누르며 맥이 홍하고 삭하거나 혹은 현하고 삭하며 유력한 등이다.

리허(里虚) 즉 장부의 기혈이 부족하고 기능이 쇠퇴되는 증후이다. 각 조목을 참고하라.

리실(里实) 내실(内实)이라고도 한다. ①외사가 화열로 되여 리에 들어가 위장에 맺혀 장열(壮热), 번갈, 복통, 변비 등 부실(腑实)의 증후가 나타나는것을 가리킨다. ②인체내부의 기능장애에 의하여 생기는 기혈울결, 정담(停痰), 식적, 충적(虫积) 등을 가리킨다.

리결(里结) 대변이 굳어진것을 가리킨다. 열결(热结)과 한결(寒结)로 나눈다. 열결은 위장에 열이 쌓이거나 혹은 열사가 위장에 침입하여 위장의 진액이 소모되는데서 대변이 굳어 통하지 않는것이다. 한결은 음한이 위장에 몰켜있어 전도기능이 감퇴되여 대변이 굳어 통하지 않는것이다. 열결은 거개 열이 나고 오후이면 열이 높아지며 때로는 헛소리를 치고 배가 아프며(혹은 압통이 있다) 설태가 누렇고 조하며 맥이 침하고 유력한 등이 겸하여 나타난다. 한결은 거개 정신이 피로하고 기가 약하며 대변감이 있지만 잘 배출되지 않고 식욕이 떨어지며 사지가 차고 소변이 맑고 많으며 설질이 열고 맥이 침하고 지하며 무력한 등이다.

표한리열(表寒里热) 표리한열이 뒤섞인 복잡한 일종 표현이다. 환자는 원래 내열이 있는데다가 풍한을 감수하거나 혹은 외사가 리에 전입되여 화열로 되는데서 표한이 해제되지 않는다. 그 표현으로는 추워나고 열이 나며 땀이 나지 않고 머리가 아프며 몸이 아프거나 숨이 차고 맥이 부하고 긴한 등 표한증이 있을뿐만 아니라 번조하고 구갈이 나며 오줌이 누렇고 대변이 굳은 등 리열증이 나타난다.

표열리한(表热里寒) 표리한열이 뒤섞인 복잡한 일종 표현이다. 환자는 평시에 비위가 허한데다가 풍열을 감수하거나 혹은 외사가 해제되지 않는데다가 한랭약을 지나치게 먹는데서 비위의 양기가 부족된다. 그 표현으로는 발열, 두통, 오풍 등 표열증이 있을뿐만아니라 동시에 설사하고 소변이 맑고 많으며 사지가 차고 갈증이 없는 등 리한증이 나타난다.

표허리실(表虚里实) 표리허실이 뒤섞인 복잡한 일종 표현이다. 환자는 평시에 위기(胃气)가 부족한데다가 사기를 감수한후 사열이 속에 맺혀 생기거나 혹은 표증치료가 타당하지 못한데서 생긴다. 그 표현으로는 바람을 싫어하고 땀이 나며 몸에 열이 나는 등 표허증이 있을뿐만아니라 복통, 변비 등 리실증이 나타난다.

표실리허(表实里虚) 사기가 실(实)하고 정기가 허한 일종 표현이다. 환자는 평시에 중기(中气)가 부족하고 한사를 감수하여 오한, 발열이 나고 땀이 나지 않는 등 표실증이 있을뿐만아니라 또 정신이 위미하고 식욕이 떨어지며 맥이 침한 등 리허증이 나타난다.

표리구한(表里俱寒) 즉 내외가 모두 한(寒)한것은 표와 리에 같은 병이 있는 일종 표현이다. 한사를 외감하고 또 생것과 찬것이 막히여 속을 상하거나 평시에 비위가 허한데다가 풍한을 외감한것이다. 그 표현으로는 오한이 나고 땀이 나지 않으며 머리와 몸이 아픈 등 표한증이 있을뿐만아니라 또 배가 아프고 설사하며 사지가 서늘한 등 리한증이 나타난다.

표리구열(表里俱热) 내외가 모두 열한것은 표와 리에 같은 병이 있는 일종 표현이다. 환자는 원래 내열이 있는데다가 또 온사를 감수하여 표열증이 있는외에 발병시에 얼굴이 벌개나고 머리가 아프며 오열, 구갈이 나고 목안이 마르고 혀가 조하며 지어는 심번, 섬어 등 리열증이 나타난다.

표리동병(表里同病) ①환자가 오한, 발열, 두통 등 표증이 있을뿐만아니라 동시에 가슴이 그득하고 불편하며 배가 아프고 설사하는 등 리증이 나타나는것을 가리킨다. ②《표리구한》, 《표리구열》 등 표와 리에 같은 류의 성질의 병(병기가

같다)이 나타나는것을 가리킨다.

유표입리(由表入里) 표증이 해제되지 않고 병세가 속으로 발전하는것을 가리킨다. 그 구별점은 다음과 같다. 표에 있으면 바람을 싫어하고 추워나지만 리에 들어가면 오한이 나지 않고 도리여 오열이 나며 표에 있으면 거개 구갈이 나지 않고 설태가 엷고 희지만 리에 들어가면 거개 번갈이 나고 설태가 누렇고 조하다.

열사전리(热邪传里) 온열의 사기가 밖에서 해제되지 않고 리로 들어가거나 풍, 한, 습, 조 등 외사가 일정한 조건하에서 화열로 되여 리에 들어가는것을 가리킨다. 그 특점은 다음과 같다. 오풍, 오한 등 표증이 소실되고 고열이 나며 눈이 벌개나고 마음이 초조하고 답답하며 구갈이 나서 물을 마시며 번조하고 지어는 헛소리를 치고 대변이 굳어지며 소변이 적고 붉으며 설질이 붉고 설태가 누르며 맥이 삭한 등 리열증상이 나타나는것이다.

표사내함(表邪内陷) 사기가 성하고 정기가 허하거나 혹은 치료가 타당하지 않아 표의 사기가 리에 하함된 병변을 가리킨다. 례를 들면 온사가 위분(卫分)으로부터 《심포에 되돌아들어가》거나 상한 태양병에 사하약을 잘못쓰는데서 《결흉증》 등이 나타난다.

표해리미화(表解里未和) ①상한병의 표증이 이미 소실되였지만 리에 수음(水饮), 담연(痰涎), 식체, 어혈 등이 없어지지 않는것을 가리킨다. ②표증이 이미 해제되였지만 결손된 음액이 아직 회복되지 않은것을 가리킨다.

반표반리(半表半里) 병변부위가 표에도 있지 않고 리에도 있지 않으며 또한 표와 리 중간에 있는것을 가리킨다. 례를 들면 소양병은 3양에서 태양의 표를 이미 며났지만 양명(阳明)의 리에 들어가지 않은데서 한열이 왕래하고 가슴과 옆구리

가 그득하며 마음이 초조하고 메스꺼우며 식욕이 없고 입안이 쓰며 목안이 마르고 눈이 어지러우며 맥이 현한 등이 나타난다. 이것을 반표반리라고 한다.

유리출표(由里出表) 병사가 리로부터 기표(肌表)로 나오는것을 가리킨다. 주요 증상으로는 먼저 속에 열이 나고 번조하며 기침이 나고 딸꾹질이 나며 가슴이 답답한 등 리증이 나타나고 잇달아 열이 나고 땀이 나며 피부에 사진(疹疹)이 점차 나타나고 번조한것이 감소되는것이 나타난다. 이것은 병사가 리에로부터 표로 나오는 추세로서 병세가 호전되는 증상이다.

한열(寒热) ① 8강중에서 질병의 속성을 감별하는 두개 강령이다. 《양이 성하면 열이 난다》, 《음이 성하면 한이 생긴다》. 실제상에서 한열은 음양이 편성(偏盛)하고 편쇠(偏衰)된 구체적인 표현인것이다. 그것들의 구체적증상은 《한증》, 《열증》의 각 조목을 참고하라. 질병이 한에 속하는가 아니면 열에 속하는가 하는 것을 감별하는것은 치료를 확정하는데 중대한 의의가 있다. 치료상에서의 《한(寒)한것은 열하게 한다》와 《열한것은 한(寒)하게 한다》는것은 처방을 내고 약을 쓰는 령법의 중요한 의거로 삼는다. 한과 열은 생태적이지만 그것들사이에는 호상 련계가 있는바 어떤것은 진한가열, 진열가한 혹은 한열착잡(寒热错杂) 등 정황이 나타나는데 림상에서는 주의하여 감별하여야 한다. ② 오한발열증상의 략칭이다.

한증(寒证) 한사에 의하여 일어나거나 혹은 양기가 쇠약하고 음기가 지나치게 성한데서 인체의 기능과 신진대사활동이 감퇴되고 저항력이 약화되는데서 나타나는 한(寒)의 증후이다. 례를 들면 체온이 낮고 얼굴이 창백하며 정신이 위미하고 몸을 구부리고 누우며 더운것을 좋아하고 찬것을 싫어하며 배가 차고 아프며 더우면 아프고 차면 덜하고 구갈이 나지 않거나 구갈이 나며 더운것을 마시기 좋아하고 대변이 묽고 소변이 맑고 많으며 설질이 열고 설태가 희고 윤활하고 맥이 침하고 지한 등이다. 거개 만성, 기능성 쇠퇴성질병에서 나타난다.

열증(热证) 열사에 의하여 양기항성(정기가 사기를 항쟁하거나 반응이 강렬한것)이 일어나는데서 신열이 나고 번조하며 얼굴과 눈이 벌개나고 오한이 나지 않고 도리여 오열이 나며 입안이 마르고 목안이 조하며 구갈이 나고 찬것을 마시기 좋아하며 입술이 붉고 마르며 대변이 굳고 소변이 잦고 붉으며 설질이 붉고 설태가 마르고 누렇거나 마르고 검으며 맥이 삭한 등 일련의 열한 증후가 나타난다. 거개 감염성질병 및 신체기능대사활동이 지나치게 항성(양성)되여 일어나는 질병에서 나타난다.

진한가열(真寒假热) 음증이 양의 일종 증상과 비슷한것이다. 병이 원래 한증에 속하지만 한이 정점에 이르러 몸에 열이 나고 얼굴이 벌개나며 구갈이 나고 손발을 망탕 놀리면서 불안해하며 맥이 홍하고 대한 등 가열현상이 나타난다. 가열의 변증요점은 환자의 몸이 비록 뜨겁지만 옷을 많이 입거나 이불을 많이 덮기를 좋아하고 구갈이 나지만 물을 얼마 마시지 않고 손발을 망탕 놀리지만 정신이 안정적이고 설태가 검스레하지만 윤활하며 맥이 홍하고 대하지만 짚으면 무력한것이다. 실질상에서 이러한것들은 모두 허양(虚阳)이 밖으로 나타나는 일종 가상이다. 《음성격양》을 참고하라.

진열가한(真热假寒) 양증이 음의 일종 증상과 비슷한것이다. 병이 원래 열증에 속하지만 열이 극도에 이르러 손발이 서늘하고 맥이 세한 등 가한증상이 나타난다. 가한의 변증요점은 환자가 오한이 나지만 옷과 이불을 덮으려 하지 않고 손발이 서늘하지만 가슴과 배가 뜨거워나고 동시에 번갈이 나며 목안이 마르고 입에서 냄새가 나며 설태가 누렇고 마르며 소변이 누렇고 대변이 더러운 냄새가 나거나 굳어지며 배가 불어나고 아프며 맥이 세하지만 짚으면 유력한 등 증상이 나타나는것이다. 실질상에서 이러한것들은 모두 열중의 증후이다. 《양성격음》을 참고하라.

상한하열(上寒下热) 환자가 같은 시기에 상부에 한의 성질이 나타나고 하부에 열의 성질이 나타나는 증후를 가리킨다. 병인에서는 한열이 뒤섞이는데서 생긴다. 례를 들면 열사가 생겨 배가 창만하고 변비가 생기며 소변이 붉고 삽한 등 증상이 나타나고 한사가 상부에 감수되여 오한, 오심, 구토가 있고 설태가 흰 등 증상이 나타난다. 또는 상하에 각기 부동한 질병이 있는데서 생기기도 한다. 례를 들면 상부에는 담음, 천해의 한증이 있고 하부에는 소변이 한방울씩 떨어지면서 아픈 열증이 있는것이다.

상열하한(上热下寒) ①환자가 같은 시기에 상부에 열의 성질이 나타나고 하부에 한의 성질이 나타나는 증후를 가리킨다. 병인에서는 한열이 뒤섞이거나 병리상에서는 음양의 기가 협조되지 않아 양이 상부에 성하고 음이 하부에 성한데서 생긴다. 례를 들면 외감병에서 공하약을 잘못써서 설사가 생겨 진액이 소모되는데서 열사가 우로 올라가 목안이 아프고 지어는 누런 가래를 뱉거나 피가 섞인 가래를 뱉고 한사가 하부에 성하여 대변이 묽고 사지가 서늘하며 맥이 침하고 지한 등이 나타난다. ②신양이 허하여 음한이 하부에 성하고 화가 제자리로 돌아가지 못하여 허양이 우로 떠있는것인데 이것은 여전히 진한가열의 허한증에 속한다.

가한(假寒) 병인과 병리는 모두 열에 속하지만 도리여 한의 가상이 나타나는것을 가리킨다. 《진열가한》을 참고하라.

가열(假热) 병인과 병리는 모두 한에 속하지만 도리여 열의 가상이 나타나는것을 가리킨다. 《진한가열》을 참고하라.

부열(浮热) ①음한이 속에 성하고 허양이 밖에 떠있는 《진한가열》을 가리킨다. ②외감초기의 표열증을 가리킨다.

사열(邪热) ①병인: 즉 《열사》이다. ②증상: 외사에 의하여 생기는 발열을 가리킨다.

허실(虚实) 허와 실은 인체의 저항력의 강약과 병사의 성쇠를 가리킨다. 즉 유기체내부의 정기와 병사지간에 싸우는 표현인것이다. 허는 인체의 정기가 부족하고 저항력이 약한것을 가리키고 실은 병을 일으키는 사기가 성하고 정기의 투쟁이 치렬한것을 가리킨다. 무릇 환자의 체질이 강하고 병리적변화의 표현이 더 나타나는것은 실이라 하고 환자의 체질이 약하고 병리적변화의 표현이 부족하게 나타나는것은 허이다. 허와 실은 상대적인 것으로서 서로 전화될수 있거나 서로 뒤섞여 나타날수 있다. 례를 들면 어떤 병적과정이 비교적 길고 병세가 복잡한 병변중에서는 늘 병사가 오래동안 머물러있어 정기가 손상되여 실이 허로 전화된다. 또한 정기가 원래 허하고 사기를 쫓아낼 힘이 없어 담, 식, 수, 혈 등이 맺히는데서 허와 실이 서로 뒤섞이게 된다. 그리하여 허실이 뒤섞이고 허실진가(虚实真假)의 차이가 있으며 병기전이 다르므로 자세히 감별해야 한다.

허증(虚证) 인체의 정기가 부족하고 유기체가 사기를 저항하는 능력이 낮아서 생리적기능이 감퇴되는 증후를 가리킨다. 그 표현은 얼굴이 창백하고 정신이 부족하며 몸이 피로하고 심계가 항진되며 숨이 차고 땀이 절로 나며 식은땀이 나고 설질이 유연하며 설태가 없고 맥이 허하고 무력한 등이다.

실증(实证) 병사가 항성하고 정기와 사기가 항쟁하는 반응이 치렬하게 나타나는것을 가리키거나 인체내부의 기능이 장애되여 기혈울결, 수음, 정담, 식적 등을 일으키는것을 가리킨다. 이런것은 거개 실증에 속한다. 이른바 《사기가 성하면 실증이다》라고 한다. 례를 들면 급성열병에서 고열, 구갈, 번조, 섬어가 있고 배가 그득하고 아파 누르는것을 싫어하며 변비가 생기고 소변이 적고 붉으며 설질이 굳어지고 설태가 누렇고 마르면서 거칠며 맥이 실하고 유력한 등은 실증에 속한다.

상실하허(上实下虚) ①사기가 상부에서 실하고 정기가 하부에서 허한 증후를 가리킨다. 상부와 하부는 상대적으로 말하는것이다. 례를 들면 비위가 허약하고 중기가 부족하여 한사에 재감수되면 한면으로는 배가 아프고 설사하며 사지가 서늘한 등 하허증(下虚)이 나타나고 다른 한면으로는 한사가 밖으로 폐위(肺卫)를 구속하여도 오한이 나고 머리와 목이 아프며 천해가 나는 등 상대적으로 상부에 속하는 표실증이 나타난다. ② 보통 간신이 부족하여 하부가 음허하고 상부에 양이 항성하는것을 《상성하허(上盛下虚)》라고 한다. 한면으로는 허리와 무릎이 쏘고 연하면서 무력하고 유정이 생기는 등 하허증이 나타나고 다른 한 면으로는 옆구리가 아프고 머리가 어지럽고 아프며 눈이 벌겋고 번조하며 성을 잘 내는 등 간양상항(肝阳上亢)의 증후가 나타난다.

상허하실(上虚下实) 정기가 상부에서 허하고 사기가 하부에서 실한 증후를 가리킨다. 례를 들면 환자가 원래 정충증(怔忡)이 있어 심계가 항진되여 편안하지 않은것은 거개 심혈허손에 의하여 일어나는데 이는 상허(上虚)에 속한다. 그러나 습열리질에 감염되여 배가 아프고 대변이 적백색이고 하루에 여러번 대변을 보며 설태가 누르고 기름기가 나는것은 사기가 하부에서 실한것이다. 상부가 허하기때문에 치료할 때에는 단번에 공하할수 없다.

허중협실(虚中夹实) 허약한 병에 실증이 섞여있는것을 가리키지만 허가 주된다. 례를 들면 녀성들의 《간혈로(肝血痨)》병은 한면으로는 여위고 기부가 마르고 거칠며 손과 발바닥이 번열하고 식욕이 없는 등 허약증이 있고 다른 한면으로는 폐경이 생기고 설질이 암자색이며 혀변두리에 어혈점이 있고 맥이 침하고 현한 등 혈어실증이 나타난다.

실중협허(实中夹虚) 실사가 맺힌 병증에 허증이 섞여있는것을 가리킨다. 이는 거개 사기가 성하고 정기가 허한데 속한다. 례를 들면 오랜 고창병으로서 늘 배가 불어나고 긴장하며 정맥이 노장되고 얼굴이 누르스름하고도 검으며 여위고 사지가 부어나며 음식물을 먹으면 배가 창만하고 대소변이 불리하며 설질이 암적색이고 혀에 가시가 돋아있으며 설태가 누렇고 건조하며 맥이 완하고 약하거나 혹은 침하고 세하고 현하며 삭한 등 증상이 나타난다. 이것은 기혈울결의 실증에 또 비신이 부족한 허한 현상이 나타난다.

진허가실(真虚假实) 허약한 병이 발전하여 심한 단계에 이르렀을 때 도리여 몹시 왕성한것과 비슷한 가상이 나타난다. 이런 정황을 《지허유성후(至虚有盛候)》라고도 한다. 례를 들면 심한 빈혈은 고열이 나고 맥이 홍대한것이 마치 양명실열증과 같다. 그러나 맥이 홍대하지만 힘있게 짚으면 파잎과 같은 규맥이 나고 설질이 희끄무레하거나 불그스레하며 누르스름한 설태가 없는것이 나타난다. 때문에 허실의 진짜와 가짜를 감별할 때에는 맥상과 설상(舌象), 체질과 병력 등을 전면적으로 결부하여 분석하기에 주의해야 한다.

진실가허(真实假虚) 실사(实邪)가 맺

힌 병이 도리여 허약한것과 비슷한 가상이 나타난다. 이런 정황을 《대실이 라상과 같다(大实如羸状)》라고도 한다. 례를 들면 《열궐》중에서 열사울결이 깊을수록 사지가 서늘한것이 더 뚜렷해지고 맥이 처음에 마치 침복한것 같지만 힘있게 짚으면 손가락끝에 힘있게 닿이고 설질이 심적색이거나 검누르고 고열, 혼미, 섬어 등 증상이 나타난다. 때문에 허실의 진가를 식별할 때에는 맥상과 설상, 체질과 병력 등을 전면적으로 결부하여 분석하기에 주의해야 한다. 그러나 때로는 실열내페로부터 탈증으로 전변하는것도 있기때문에 림상에서 특히 자세히 감별하여야 한다.

허천(虚喘) 허천은 거개 페신의 허인데 특히 신이 납기(纳气)하지 못하는것이 주된다. 림상표현은 호흡이 촉박하고 움직이면 더 심해진다. 페가 허한 사람은 모두 진액결손을 겸하는바 구갈이 나고 얼굴이 벌개나며 번열이 나고 땀이 절로 나며 인후가 불리하고 설질이 붉고 마르며 설태가 적거나 벗겨지고 맥이 세하고 약한 등이 나타나는데 이는 만기페결핵 등에서 나타난다. 신이 허한 사람은 음허편승 혹은 양허편승의 차별이 있는바 음허편승자는 변증론치에서 우와 비슷하며 양허편승자는 거개 오한이 나고 사지가 서늘하며 아래로부터 우로 수종이 생기고 설질이 연하며 맥이 침하고 약한데 이는 거개 각종 심장기능부전의 병변에서 나타난다.

실천(实喘) 천이란 호흡이 촉박한 증상인데 병인, 병리와 증후에 따라 실천(实喘)과 허천(虚喘)으로 나눈다. 실천은 사기가 페에 막힌것인데 증후는 가래가 주되고 늘 외감풍한 혹은 조사에 의하여 유발된다. 풍한형은 가슴이 그득하고 천해가 생기고 머리가 아프며 오한이 나고 가래가 묽으며 구갈이 나지 않고 설태가

희고 기름기나며 맥이 부하고 활한데 이런 형은 기관지천식에서 많이 나타난다. 조열형은 숨이 차고 번열이 나며 인두가 아프고 구갈이 나며 기침이 나고 가슴이 아프며 누렇고 점조한 가래를 뱉고 설태가 누르며 맥이 삭한데 이 형은 대엽성페염 등에서 나타난다.

허화(虚火) 진음결손에 의하여 일어나는 열성병증상을 가리킨다. 음이 손상된 증상이 뚜렷한데 림상표현에서는 저열이 나거나 오후에 조열이 나며 손바닥과 발바닥이 뜨거워나고 입안이 마르며 식은땀이 나고 입술과 혀가 붉거나 심적색이며 맥이 허하고 삭한 등이 나타난다.

실화(实火) 화사(火邪)가 극성하여 일어나는 실증, 열증을 가리키는데 이는 거개 간담, 위장의 실열의 증상에서 나타난다. 례를 들면 고열이 나고 구갈이 나며 번조하고 옆구리가 아프며 배가 아프고 누르는것을 싫어하며 변비가 생기고 머리가 아프며 입안이 쓰고 설태가 두껍고 누르며 건조하거나 가시가 돋아나고 맥이 활하고 삭하며 유력한 등이다.

허열(虚热) 음양기혈의 부족에 의하여 일어나는 발열인데 이것은 《음허》, 《양허》, 《기허》와 《혈허》의 증후로 나눈다.

실열(实热) 외사가 체내에 침습하여 화열로 되여 리에 들어가 사기가 성하거나 정기가 아직 충족하여 사기와 정기가 항쟁하는데서 일어나는 발열이다. 그의 표현은 고열이 나고 번갈이 나며 대변이 굳어지고 설태가 누르며 맥이 홍하고 삭하거나 활하고 삭한 등인데 이는 감염성열병의 고열기에 많이 나타난다.

허한(虚寒) 정기가 허한데다가 한이 있는 증후를 가리킨다. 그 표현은 식욕이 감퇴되고 입안이 슴슴하며 침을 토하고 숨이 차며 대변이 묽거나 채 삭지 않은 음식물을 설사하고 설질이 희고 연하며 맥

이 미세한 등이다.

한실(寒实) 정기가 허하지 않으나 한사가 속에 결체되여있는 병증을 가리킨다. 그 표현은 입맛이 조화되고 설태가 희며 사지가 서늘하고 소변이 맑으며 배가 아프고 대변이 굳으며 맥이 침하고 현한 등이다.

5허(五虚) 이 말은 《소문·옥기진장론》에 씌여있다. 맥이 뛰는것이 약하고 피부가 서늘하며 기가 적고 설사하며 소변이 맑고 순리하며 음식물을 먹지 못하는 등 5장이 모두 허한 심한 증후를 가리킨다. 이런 증상이 치료를 거친후 식욕이 좋고 설사가 덪으면 위기가 회복된 현상으로서 병세가 위험으로부터 안전에로 전화되였다는것을 표시한다.

5실(五实) 이 말은 《소문·옥기진장론》에 씌여있다. 맥이 홍하고 성하며 피부가 뜨겁고 배가 불어나며 대소변이 통하지 않고 정신이 혼미한 등 5장에 모두 실열이 있는 심한 증후를 가리킨다. 이런 증상이 치료를 거친후 땀이 나고 대소변이 통하면 사기가 밖으로 나가는 현상으로서 병세가 위험으로부터 안전에로 전화되였다는것을 표시한다.

페(闭) 질병이 급격히 변화하는 과정에서 정기가 지지하지 못하고 사기가 내합되는데서 나타나는 장부기능의 폐쇄불통의 병리를 가리킨다. 거개 사실, 담탁(痰浊) 등 병사가 속을 막기때문에 《내페(内闭)》라고 한다. 중풍, 온열병에서 열이 영혈에 들어가는 단계에서 많이 나타나는데 이는 모두 중추신경계통의 병변에 속한다. 이런 병변의 종합적표현을 《페증(闭证)》이라고 한다. 즉 의식혼미, 아관긴페가 생기고 두손을 꼭 틀어쥐며 가래침이 막히고 맥이 현하고 급하거나 홍하고 삭한 등이 나타난다. 그중에서 열상을 겸한것을 《양페(阳闭)》라 하고 한상을 겸한것을 《음페(阴闭)》라고 한다.

탈(脱) 질병의 경과에서 음, 양, 기, 혈 등이 대량으로 소모되여 생명이 위험하게 된 병리를 가리킨다. 그의 종합적표현을 《탈증(脱证)》이라고 한다. 주요증상은 구슬땀이 나고 사지가 서늘하며 입을 벌리고 눈을 감고있으며 손을 늘어뜨리고 소변이 저절로 나오며 맥이 미세하여 끊어지려 하는 등이다. 병인, 병리와 증상이 모두 정기가 밖으로 배제되는것이 특징이기때문에 《외탈》이라고도 한다. 심한 뇌혈관병변(중풍 등)이 있을 때에는 늘 《내페》와 《외탈》을 변증분형의 기초로 삼는다. 그러나 탈증을 포괄한 질병은 매우 많은바 림상에서는 일반적으로 중풍, 대한, 대설사, 대실혈 혹은 정액대사(精液大泻) 등 정기(精气)가 급속히 소모되여 음양리결이 일어나는것을 《폭탈(暴脱)》이라 한다. 쇼크는 기본상 이 범위내에 포괄된다. 만일 오랜 병으로 원기가 허약하고 정기가 점차 소망되여 일어나면 이것을 《허탈(虚脱)》이라 한다. 심, 페, 간, 신 등의 기능쇠약은 기본상 이 범위에 포괄된다.

6경변증(六经辨证) 외감병(발열에서 많이 나타난다)의 변증방법의 하나이다. 6경이란 태양, 양명, 소양, 태음, 소음, 궐음으로서 외감병과정중에서 나타나는 6가지 증후분류의 명칭이다. 또는 《6경병(六经病)》이라고도 한다.

외감병의 초기에는 오한, 발열, 두통과 맥이 부한것이 나타나는데 이를 《태양병(太阳病)》이라 한다. 병사가 속으로 발전하여 표한증이 리열증으로 전변되면 열이 나고 오한이 없고 도리여 오열이 나타나는데 이를 《양명병(阳明病)》이라 한다. 만일 열이 날 때 오한이 없고 오한이 날 때 열이 없으며 오한과 발열이 교체하여 나타나면서 입안이 쓰고 목안이 마르는 등 증상이 나타나면 이를 《소음병(少阴病)》이라 한다. 이상의 3가지 류형을 《3

양병(三阳病)»이라고 한다. 3양병의 성질은 양(阳)과 열(热)에 속한다.

병사가 속으로 발전한 다른 한가지 병리로 전변되는것은 양증, 열증으로부터 음증, 한증으로 전변되여 배가 창만하고 구토, 설사가 나타나는데 이를 «태음병(太阴病)»이라 한다. 정신이 피로하고 맥이 미세하며 오한이 나고 사지가 서늘한 등이 나타나면 이를 «소음병(少阴病)»이라 한다. 병세가 비교적 복잡하고 한열(寒热)이 엇바꾸어 나타나면 이를 «궐음병(厥阴病)»이라 한다. 이상의 각 류형을 «3음병(三阴病)»이라고 한다. 3음병의 성질은 음과 한(寒)에 속하고 일반적으로 열이 나지 않는다.

6경병은 동한(东汉)시기 장중경이 «소문» 6경의 기초상에서 상한병의 전변정황을 결부하여 6개의 변증강령을 총화한 것이다. 이것은 외감병과정중에서 어떤 단계에 가서 나타나는 종합적증상이고 하나의 독립적인 병은 아니다. 6경중에서 일정한 유기적련계가 있기때문에 발병은 «합병(合病)», «병병(并病)»할수 있고 또 서로 전변될수도 있다.

6경변증의 주요한 목적은 각 경의 주증과 열형을 나누어놓는데 있지만 열성병에 대한 변증은 그의 국한성이 있으므로 위(卫), 기(气), 영(营), 혈(血)의 변증과 결부하여야만이 비교적 전면적이된다.

태양병(太阳病) 6경병의 하나이다. 주요증상은 오한, 두통에다가 목이 뻣뻣하고 맥이 부한것이 겸하는데 이것은 풍한을 감수하여 영기가 실조되는데서 생긴다. 두통, 오한, 맥이 부한 증상이 있는데 이는 태양경표증에 속하는바 표실과 표허의 두가지 증으로 나눈다. 표실증에서는 땀이 나지 않고 맥이 부하고 긴하며 표허증에서는 땀이 나고 맥이 부하고 완하다.

양명병(阳明病) 6경병의 하나이다. 이 병은 경증과 부증의 두가지로 나눈다. 경증의 주요증상은 신열이 나고 오한이 나지 않으나 오열이 나며 땀이 나고 번갈이 나며 맥이 홍하고 대하며 유력한 등이다. 부증의 주요증상은 배가 아파 누르는 것을 싫어하고 대변이 통하지 않으며 조열이 나고 지어는 헛소리를 치며 맥이 침하고 실하며 유력한 등이다. 이것은 열이 성하여 진액을 상하고 열이 위장에 맺히는데서 일어나며 실열증에 속한다.

소양병(少阳病) 6경병의 하나이다. 림상에서 흔히 보는 소양병의 증상으로는 입안이 쓰고 목안이 마르며 눈이 어지럽고 한열이 왕래하며 가슴과 옆구리가 그득하고 답답하며 심번이 나고 구역질이 나며 식욕이 떨어지고 맥이 현한 등이다. 열형의 특점은 한열이 왕래하는것인데 발열, 오한, 전신통의 표증이 없고 또 열이 나고 오한이 없으며 대변이 굳는 리증이 없을뿐더러 옆구리밑에 딴딴한것이 그득한 증상이 나타난다. 이것은 병사가 이미 태양의 표에 있지 않지만 양병의 리(里)에 들어가지 않았다는것을 설명한다. 때문에 소양병을 «반표반리(半表半里)»증이라고도 한다.

태음병(太阴病) 6경병의 하나이다. 대다수는 3양병으로부터 전변되여온것인데 일반적인 특점은 열이 나지 않는것이다. 태음병에서는 늘 배가 창만하고 토하며 설사하고 구갈이 나지 않으며 음식물이 내리지 않고 맥이 완하고 약한 등 증상이 나타나는데 이는 양명병과 같은 리증이지만 성질이 상반되여 양명이 실열에 속하고 태양이 허한에 속한다. 양명병은 위장이 조열된것이고 태양병은 비위가 한습한것이다.

소음병(少阴病) 6경의 하나이다. 주요증상은 정신이 나지 않고 잠자기를 좋아하며(잠을 자는것 같지만 자지 않는다)

맥이 미세한 등이다. 심신이 모두 상하고 음양기혈이 모두 허한데서 일어난다. 림상에서는 양이 허한데서 많이 나타나기때문에 오한이 나고 사지가 서늘하며 설사를 하는 등 증상이 나타나는데 이는 양허리한(阳虚里寒)증에 속한다. 만일 신음의 손상이 비교적 심하면 심번이 나고 수면장애가 오는 허열증에서 나타난다.

궐음병(厥阴病) 6경의 하나이다. 궐음병은 림상증상에서의 표현이 비교적 복잡하고 동시에 비교적 심한 음경병(阴经病)이 있는데 그 특점은 한증과 열증이 뒤섞여 나타나고 궐열이 승복한것이다. 주요증상은 사지가 서늘하고 궐(厥)이 많고 열이 적거나 궐이 적고 열이 많으며 의식이 혼미하고 구갈이 나며 목안이 마르고 기가 심을 치밀며 심이 아프고 뜨거운감이 나고 배고프나 음식물을 먹고싶지 않으며 지어는 회충을 토하는 등이다.

경증(经证) 경증과 부증은 6경중중에서 어느 한 경의 증후를 더욱더 분류한것이다. 경맥은 모두 속으로 장부와 련계되여있는바 병사가 경맥의 기를 침습하는데서 부에 맺히지 않을 때의 증상을 《경증(经证)》이라 한다. 만일 부에 맺히면 《부증(腑证)》이라 한다. 림상에서의 경증과 부증은 일반적으로 3양경질병을 가리킨다. 경증과 부증의 구분은 후세의 《상한론》의 주해가들이 창전한 명칭이나. 례를 들면 태양병에서의 오한, 두통, 발열, 양명병에서의 몸의 장열, 번갈, 자한, 소양병에서의 한열왕래, 심흉의 번민 등을 경증이라고 한다.

부증(腑证) 3양경의 병변이 소속된 부(腑)에 영향주는것을 가리킨다. 례를 들면 태양병에서 아래가 창만하고 소변이 불리한것이 나타나는것은 수액이 방광(방광은 태양의 부이다)에 축적되고 양병병에서 배가 아프고 대변이 굳은것이 나타나는것은 열이 위, 대장(위는 양명의 부

이다)에 맺히고 소양병에서 입안이 쓰고 목안이 마르며 눈이 어지러운것이 나타나는것은 열이 담(담은 소양의 부이다)에 울결된것이다. 이를 모두 《부증》이라고 한다.

병병(并病) 상한병의 한 경의 증후가 아직 낫지 않은데다가 다른 한 경의 증후가 나타나는것을 가리킨다. 례를 들면 태양과 양명의 병병, 태양과 소양의 병병 등이다.

2양병병(二阳并病) 상한병의 두개 양경에 병병(并病)이 생긴것을 가리킨다. 례를 들면 먼저 두통, 오한, 발열이 있고 사지관절이 좀 아픈 등 태양병의 증상이 나타나고 후에 또 토하고 가슴과 옆구리가 그득하면서 답답한 등 소양병의 증상이 나타난다. 두 경의 증상은 함께 나타나지만 전후구별이 있기때문에 2양병병이라고 한다.

합병(合病) 상한병의 2경 혹은 3경에 동시에 사기를 감수한것을 가리키는데 병이 발생하자 동시에 각 경에 주증이 나타난다. 례를 들면 《태양과 양명 합병》, 《소양과 양명 합병》, 《태양과 소양 합병》 혹은 《3양합병》 등이다. 각 조목을 참고하라.

태양과 소양 합병(太阳与少阳合病) 태양과 소양 두 경의 증후가 동시에 나타나는것을 가리킨다. 림상표현에서는 머리가 아프고 열이 나는 태양병이 나타날뿐만아니라 또 입안이 쓰고 목안이 마르며 눈이 어지러운 소음병이 나타난다. 례를 들면 리열편성으로 열이 아래를 구속하면 하리후중(下利后重)이 생기고 열이 우를 구속하면 구역이 나타난다.

태양과 양명 합병(太阳与阳明合并) 발병할 때 태양과 양명 두 경의 증후가 동시에 나타나는것을 말한다. 림상표현에서는 머리가 아프고 목이 뻣뻣한 등 태양병의 증상이 나타날뿐만아니라 또 신열,

구갈이 나고 누런 동물을 누며 항문이 뜨거운 등 양명병의 리열증이 나타난다. 때문에 태양과 양명 합병이라고 한다.

양명과 소양 합병(阳明与少阳合病) 두가지 정황이 있다. 하나는 합병이 소양경보다 더 심한것이다. 례를 들면 양명병에서 조열 등이 나타나지만 대변이 굳지 않고 소변도 정상적이지만 입안이 쓰고 가슴과 옆구리가 그득하고 답답한 등 소양병이 비교적 뚜렷하게 나타난다. 다른 하나는 합병이 양명경보다 더 심한것이다. 례를 들면 소양병에서 입안이 쓰고 목안이 마르는 등이 나타나지만 신열, 구갈 등 양명병이 비교적 뚜렷하게 나타난다. 또 악취가 나는 설사를 하고 맥이 활하고 삭한 등 리열편성의 증상이 나타난다.

3양합병(三阳合病) 태양과 소양의 사열이 동시에 양명경에 들어가 양명사열이 특히 성한 증후가 나타나는것을 가리킨다. 례를 들면 신열이 나고 구갈이 나며 땀이 나고 배가 창만하며 몸이 피로하고 무거우며 옆으로 돌리기 곤난하고 말을 잘할수 없으며 입맛이 떨어지고 문득 보면 얼굴에 때가 있는것 같으며 혼미에 빠지고 헛소리를 치며 소변이 실금되는 등 증상이 나타난다.

괴병(坏病) 상한병을 잘못 치료하여 병세가 변화된것을 가리킨다. 신체의 강약, 발병의 신구 및 잘못 치료한 정도의 경중 등이 부동함에 따라 부동한 병증이 나타난다. 례를 들면 발한법을 잘못 쓰면 땀이 나는것이 멎지 않고 명치끝과 배꼽 밑이 두근거리는 등 증상이 나타난다. 토법(吐法)을 함부로 쓰면 배가 고프지만 음식물을 먹지 못하거나 아침에 먹은것을 저녁에 토하거나 혹은 오한이 나기도 하고 나지 않기도 하며 가슴이 번열하여 옷을 입으려 하지 않는 등 현상이 나타난다. 하법(下法)을 함부로 쓰면 명치끝이 그득

하고 답답하면서 아프고 설사하며 배가 창만하고 먹은 음식물이 소화되지 않는 등이 발생한다. 뜸법을 잘못 쓰면 몸이 누렇게 되고 대변에 피가 섞이거나 사지가 차고 구슬땀이 심하게 나며 자주 허탈이 생기거나 기가 아래에서 우로 심하게 치미는 등 증상이 나타날수 있다.

변증(变证) 치료상에서의 오유, 례를 들면 한(汗), 토(吐), 하(下) 등 법을 잘못 사용하였거나 실증에서 허증을 치료하기 위하여 보법을 사용한것이거나 **혹은 환자의 정기**(正气)가 부족하고 조리가 타당하지 않은 원인에 의하여 질병이 실로부터 허로 전변되거나 간단한것이 복잡한것으로 전변되는것이다. 상한태양병에서 땀을 지나치게 내여 심양이 손상되면 심계정충이 발생하고 가슴이 답답하여 불편한 등이 나타난다. 이것은 발한을 잘못 시킨 병증이다. 또 례를 들면 홍역에서의 발진이 잘 돋지 않아 홍역독이 내함(內陷)되면 발진이 속으로 들어가는데서 천역 등 변증이 나타난다.

전변(传变) 상한병에서 일반적인것과 이상한것이 발전하는 정황을 가리킨다. 《전》이란 전경(传经)(《경》은 상한6경병을 말함)이다. 즉 병세의 발전이 일정한 법칙에로 순환한다는 뜻이다. 례를 들면 태양병은 양명으로 전화되거나 소양으로 전화된다. 《변》이란 변화이다. 병세의 변화가 규칙을 벗어났다는 뜻이다. 례를 들면 양중이 음중으로 전변되거나 기타 한열이 뒤섞인 증후로 전변되는것이다.

병전(病传) 질병의 전변을 가리킨다.

욕전(欲传) 병사가 속으로 발전하는 추세를 가리킨다. 례를 들면 풍한을 의감하여 원래 땀이 나지 않던것이 후에 땀이 좀 나고 열이 내리지 않으며 심번이 생기고 동시에 또 물을 마시려 하고 맥이 비교적 삭한 등이 나타나는데 이것은 한사가 점차 화열로 되여 리에 들어간 증상인것

이다.

경진(经尽) 상한병은 어느 한 경에서 일정한 기간의 치료를 거치면 병세가 점차 낫는다. 다시말하면 일부 여사(余邪)도 이 경내에서 없어지고 다른 경에 전해지지 않는다.

직중(直中) 병사가 3양경을 거치지 않고 전변되여 직접 3음경을 침범하는것이다. 즉 발병은 3양경의 증후가 없지만 3음경의 증후가 나타난다. 때문에 《직중3음(直中三阴)》이라고 한다.

전경(传经) 상한이 한 경으로부터 다른 한 경으로 전입되는것이다. 즉 한 경의 증후가 다른 한 경의 증후로 연변되는것이다. 전경은 실제에서 병증이 연변되는 것이다. 이를 다음과 같이 나눈다. ①《순경전(循经传)》: 태양경으로부터 양명경 그리고 소양경, 다시 태음경, 소음경으로부터 궐음경의 순서로 표로부터 리에로, 얕은데로부터 깊은데로 전해지는것을 가리키는데 꼭 6경순서대로 전해지지 않는다. 만일 환자의 정기가 충족하고 저항력이 증강되며 치료가 타당하면 전경이 멎을 수 있다. ②《월경전(越经传)》: 병사가 경을 넘어서 전해지는것을 가리킨다. 례를 들면 태양경이 양명경에 전해지지 않고 소양경으로 전해지는것이다. ③《표리전(表里传)》: 표와 리 두 경에 서로 전해지는것을 가리킨다. 례를 들면 태양경과 소음경, 양명경과 태음경, 소양경과 궐음경은 모두 서로 표와 리인것이다. 때문에 태양경이 소음경으로 전입되는것을 표리전이라고 한다.

과경(过经) ①상한병이 병적과정중에서 한 경의 증후로부터 다른 한 경의 증후로 전입되는것을 가리킨다. 례를 들면 《태양병》에서 소음병의 증후가 나타나는것은 환자의 태양표증이 이미 해제되였다는것을 표시한다. ②전경(传经)이 지나간 날자를 말한다. 례를 들면 태양병이 이미 지나간지 7일[상한의 전경은 7일을 1후(候)로 한다]이상 되면 《과경》 혹은 《이경》이라 한다.

부전(不传) 외감병의 병적과정의 장단을 막론하고 주증, 주맥이 변하지 않고 병사의 반영이 여전히 한경에 있는것을 가리킨다. 례를 들면 태양병에서의 부맥이 변하지 않고 오한, 두통의 증상이 여전히 있는것은 발병시간이 비교적 길지만 여전히 태양병에 속한다.

재전(再传) 옛사람들은 상한6경중에서 태양경으로부터 양명, 소양, 태음, 소음, 궐음 경에 이르기까지 하루에 한 경씩 전해지는데 만일 제6일에 병이 낫지 않으면 제7일에 또다시 태양경으로 전해진다고 인정하였다. 사실상에서 상한이 하루에 한 경에 전해진다는 론법은 실제를 완전히 탈리한것이다. 림상에서도 궐음경으로부터 다시 태양경으로 전해지는것을 보기 어렵다.

순전(顺传) 질병이 일정한 순서로 전변되는것을 가리킨다. 례를 들면 상한의 양경이 표로부터 리에로, 태양으로부터 양명에로 전변되거나 혹은 소양에로 전변되거나 혹은 양경이 음경(음경은 머리가 태음이고 끝이 궐음이다)에로 전입되는것은 모두 순전이라 한다. 온병이 상초의 수태음폐경으로부터 중초의 족양명위경에 전해지고 또 하초의 족소음신경, 족궐음간경에로 전해지거나 혹은 위분(卫分)으로부터 기분(气分), 영분(营分), 혈분(血分) 등에로 전입되는것을 모두 《순전》이라고 한다.

역전(逆传) 순전과 상대적으로 말하는것이다. 온병의 전변에서 순전은 위분으로부터 기분에로 이르고 기분으로부터 영 및 혈 분에로 들어간다. 만일 위분에 있는 병이 즉시 영, 혈 분의 증상이 나타나면 이를 역전이라고 한다. 례를 들면 《역전심포(逆传心包)》 등이다.

병이 양경에서 발생한다(病发于阳)
①일반적으로 체표의 양경에서 발생하는 병증은 병변부위의 반영이 표에 있다는것을 가리킨다. ②6경변중중에서 양증을 감별하는 기본원칙이다. 즉 환자가 열이 나면서 오한이 나는것은 양경의 병변에 속한다.

병이 음경에서 발생한다(病发于阴)
①일반적으로 내장 혹은 음경에 발생하는 병증은 병변부위의 반영이 리서에 있다는것을 가리킨다. ②6경변중중에서 음증을 감별하는 기본원칙이다. 즉 환자가 열이 나지 않고 오한이 나는것은 음경의 병변에 속한다.

위기영혈의 변증(卫气营血辨证) 온열병에서 응용하는 변증론치의 일종 방법이다. 여기에는 온열병의 발전과정중의 4개 부동한 단계와 그 병리적표현이 포함되여 있다. 일반적으로 초기에 병이 위분에 있으면 비교적 경하고 비교적 얕다는것을 표시하고 위분으로부터 기분에 이르면 병이 더한층 발전한것을 표시하며 영분에 들어가면 병변이 점차 깊이 들어가 더 심해진다는것이고 혈분에 이르면 가장 심한것이다. 이 4개 단계의 발전연변은 갈라놓을수 없고 호상 련계되여있다. 일반적으로 순서대로 전변되지만 어떤 질병은 이런 순서대로 나타나지 않고 어떤것은 발병이 기분 지어는 영분, 혈분에 있고 혹은 위분으로부터 직접 영분, 혈분에 전입하거나 혹은 두개의 분에 병이 겸하거나 혹은 병이 이미 영분, 혈분에 전입하였으나 기분에 병이 여전히 있다. 때문에 우리들은 반드시 부동한 증후에 대하여 구체적으로 분석하여 4개의 구별을 똑똑히 갈라놓아야 할뿐만아니라 그것들간의 련계에도 주의를 돌려야 한다. 각 조목을 참고하라.

위분증(卫分证) 온열병의 초기단계이다. 림상표현에서는 열이 나고 바람과 찬 것을 싫어하며 머리가 아프고 사지가 쏘거나 몸이 아프고 땀이 나지 않거나 적게 나고 구갈이 좀 나며 설태가 엷고 회며 맥이 부하고 삭하며 혹은 코가 막히고 기침이 나는 등이 나타나지만 열이 나고 바람과 찬것을 싫어하는것이 특징으로 나타난다.

위(卫)는 밖을 보위한다는 뜻이다. 온몸의 표증을 《위분(卫分)》이라고 한다. 속으로 폐기와 배합(폐는 피모를 주관한다)하여 기부를 따뜻하게 하고 체온을 조절하여 외사를 방어하는 기능이 있다. 만일 사기가 체표에 침입하면 위기가 정상적기능을 잃는데서 위분증후가 나타나는데 이를 《사범위분(邪犯卫分)》이라고 한다.

기분증(气分证) 온열병의 화열단계로서 대다수는 위분증이 발전되여 발생한것이다. 림상표현에서는 열이 심하게 나고 오한이 나지 않으며 땀이 나고 입안이 마르며 갈증이 나고 얼굴이 붉으며 호흡이 거칠거나 숨이 차고 소변이 누르고 붉으며 대변이 굳고 맥이 홍하거나 활하고 삭한 등이 나타난다. 위분증에서는 오한이 나지 않지만 오열이 나고 설태가 누런것이 특징이다. 림상에서는 습열이 서로 겸하여 나타나거나 열이 위장에 몰켜있거나 열이 폐에 울결되여있거나 열독이 옹성한 등 정황이 나타난다. 기분에 열이 성하면 진액이 제일 쉽게 상하므로 반드시 진액을 보존하는데 수시로 주의를 돌려야 한다.

《기분(气分)》은 중초의 양명을 위주로 하는데 거기에는 폐, 담, 비, 위, 대장 등 장부도 포괄되여있는바 범위가 비교적 넓고 병적과정도 비교적 길다. 병사가 위분으로부터 기분에 전입되거나 복열(伏热)이 속에서 발생하는것은 병세가 깊게 전화되여 사기와 정기가 항쟁하는 추세가 치렬한 단계로서 사기와 정기가 모

158

두 성하다는것을 표시한다. 기분증이 발전하면 영분 혹은 혈분에로 전입할수 있다.

영분증(营分证) 온열병의 사기가 내함(内陷)한것이 깊고 심한 단계로서 대다수는 기분증이 전변된것이고 또한 위분증이 역전된것도 있다. 림상표현에서는 고열이 나고 밤이면 열이 더 심하게 나며 가슴이 초조하고 잠을 이루지 못하거나 신지가 맑지 않고 헛소리를 치며 발진이 은근히 돋아나고 설질이 심적색이며 설태가 누렇고 거칠거나 마르고 회색이며 맥이 세하고 삭한 등이 나타난다.

《영분(营分)》은 기분과 혈분사이에 있는것이다. 영은 혈중의 기이고 영기는 속으로 심에 통하여있다. 병사가 영분에 전입된것은 정기(正气)가 지지하지 못하여 사기가 깊게 들어가 심포를 위협하는데서 신지에 영향주거나 병이 궐음간경에 파급된것을 현시한다. 질병이 영분으로부터 기분에 전화된것은 병세가 호전되는것을 표시하고 영분으로부터 혈분으로 들어가는것은 병세가 깊고 심하다는것을 표시한다.

혈분증(血分证) 온열병의 병세가 발전하여 제일 심하고 중한 단계에 이른것으로서 거개 영분병이 더욱더 발전한것이다. 음을 상하고 혈액을 소모하며 혈액이 망동되는것이 특징이다. 림상표현에서는 고열이 나고 밤이면 열이 더 심하며 가슴이 초조하여 진정하지 못하고 발진이 뚜렷이 돋는데 거개 진한 자색이며 설질이 심적색이거나 회자색이고 맥이 세하고 삭하며 지어는 정신이 똑똑하지 않고 헛소리를 치며 발광하거나 혼미, 토혈, 뉵혈, 변혈 등이 나타난다. 급성열병의 주기 및 외과급성화농성감염에 심한 중독증상이거나 패혈증이 겸했을 때 많이 나타난다.

《혈분(血分)》은 온열병의 위, 기, 영, 혈 변증이 제일 깊이 들어간 층으로서 거기에는 심, 간, 신 등 장기가 병에 걸린것이 포괄되여있다. 림상에서의 외과급성창양질환은 보통 《혈분》의 열독이라고도 하지만 그 의미는 같지 않다.

3초변증(三焦辨证) 3초변증은 온열병 변증방법의 하나이다. 이는 《내경》의 3초에 근거하여 나눈 개념으로서 온열병의 전변정황을 결부하여 총화한것이다. 심폐병변은 상초에 속하고 비위병변은 중초에 속하며 간신병변은 하초에 속한다. 3초에 소속되는 각 경의 주요증상은 다음과 같다. 1) 상초(上焦): 수태음폐경병에서는 발열, 오한, 자한, 두통, 기침 등 증상이 나타나고 수궐음심포경병에서는 설질이 심적색이고 혼미에 빠지며 헛소리를 치거나 혀가 뻣뻣하고 사지가 서늘한 등이 나타난다. 2) 중초(中焦): 족양명위경병에서는 열이 나고 오한이 나지 않으며 땀이 나고 구갈이 나며 맥이 대하고 족태음비경병에서는 신열이 높지 않고 몸이 아프고 무거우며 가슴이 답답하고 메스꺼우며 설태가 기름기나고 맥이 완한것 등이 나타난다. 3) 하초(下焦): 족소음신경병에서는 신열이 나고 얼굴이 벌개나며 손바닥과 발바닥이 열하거나 지어는 손등과 발등보다 더 심하게 뜨겁고 마음이 초조하여 잠을 이루지 못하며 입술이 갈라터지고 혀가 조하며 족궐음간경병에서는 열이 심할수록 더 심하게 서늘하고 가슴이 두근거리며 손발이 떨리고 지어는 경련이 일어나는 등이 나타난다. 3초의 병변에는 각각 부동한 증후의 류형이 있는데 이는 온병이 전변하는 3개 부동한 단계를 표시한다. 초기에는 병이 상초에 있고 극기에는 병이 중초에 있거나 혹은 역전하여 심포에 있고 후기에는 병이 하초에 있다. 이렇게 우로부터 아래로 전변되는것은 위, 기, 영, 혈의 병증에서 종횡의 각도가 다르지만 기본적정신은 그래도 일치하므로 호상 참고할수 있다.

병인변증(病因辨証) 변증시치(辨証施治)방법의 하나이다. 부동한 병인은 인체 내부의 모순을 통하여 부동한 변화를 일으킬수 있다. 때문에 질병의 부동한 표현에 따라 병인을 찾아 치료와 약을 쓰는 근거를 제공할수 있다. 례를 들면 현훈, 진전(震顫), 경련은 거개 《풍》에 속하고 번조, 발광, 혼미는 거개 《화》에 속하는 등이다. 이렇게 분석하는 방법을 《심증구인(審証求因)》이라고 한다. 림상에서는 늘 8강변증과 결부하여 호상 보충한다.

기혈변증(气血辨証) 내상잡병의 변증방법의 하나이다. 즉 기와 혈의 병증을 고리로 삼고 병증론치를 분별있게 진행하는 방법이다. 그중에서 기의 변증은 거개 기능성활동문란, 부족 혹은 장애를 가리킨다. 례를 들면 《기허》, 《기체》, 《기역》, 《기궐》 등이다. 혈의 병증은 혈의 산생부족과 혈의 운행실조에 의하여 일어난다. 례를 들면 《혈허》, 《혈어》, 《출혈》과 《혈궐》 등이다. 각 조목을 자세히 보라.

순증(順証) 병세가 일반적규칙에 따라 발전하고 정기(正气)가 쇠약하지 않아 항병능력이 아직 충족하므로 병사가 주요한 기관을 손상시킬수 없거나 증상이 심한데로부터 경한데로 호전되는 추세가 있는것을 가리킨다. 례를 들면 소아홍역을 다음과 같이 3개 단계로 나눈다. 1)발진전기: 발병하여서부터 발진이 돋을 때까지. 2)발진기: 발진이 좀 돋아나와서부터 다 돋아나올 때까지인데 우로부터 아래로 과립이 분명하고 색이 붉다. 3)회복기: 발진이 다 돋아나와서부터 사라질 때까지인데 발진이 사라지면서 열이 내린다. 무릇 순리롭게 이 3개 단계를 경과하면서 증상이 악화되지 않는것을 순증이라고 한다.

역증(逆証) 병세가 일반적규칙에 따라 발전하지 않고 갑자기 변화가 심하여 악화의 추세가 있는것을 가리킨다. 례를 들면 소아홍역과정중에서 증상이 다음과 같이 변화되는것이다. 1)풍한폐색: 신열이 나고 땀이 나지 않으며 머리가 아프고 토하며 메스껍고 발진색이 벌겋고 검스레하다. 2)독열옹체: 얼굴이 벌겋고 몸이 달며 번갈이 나고 헛소리를 치며 발진이 적자색이고 검스레하다. 3)정기허약: 얼굴이 희끄무레하고 몸이 좀 달며 정신이 권태하고 발진색이 희고 붉지 않다. 4)해천합병(폐염), 5)후통합병(후두염), 6)설사합병(장염) 혹은 기타 심한 정황이 발생한다. 병세의 발전이 이상한것을 모두 역증이라고 한다.

5탈(五夺) 이 말은 《령추·5금편》에 씌여있다. 탈이란 결손이라는 뜻이다. 림상에서 오랜병, 중한 병에 의하여 다음과 같이 기혈, 진액이 소모되는 5가지 정황이 나타날 때 침구 혹은 약물치료를 물론하고 모두 사법을 사용하는것을 금지하여야 한다는것을 가리킨다. 1)근육이 지나치게 여위고 몸이 극도로 약할 때, 2)대출혈이 생겼을 때, 3)땀을 몹시 흘렸을 때, 4)몹시 설사했을 때, 5)해산후 대출혈이 생겼을 때 등이다.

5선(五善) ①창양의 예후가 좋은 다섯가지 현상을 가리킨다. 1)일어설 때 편안하고 음식물의 맛이 있는것, 2)대소변이 정상적인것, 3)고름이 걸고 살색이 좋은것, 4)정신이 충만하고 말소리가 맑은것, 5)약을 먹은후 병세가 호전되는것이다. ②두창(痘瘡)의 예후가 좋은 5가지 현상을 가리킨다. 1)음식물을 먹는것이 정상적인것, 2)대소변이 고른것, 3)두창이 딴딴하고 붉은것, 4)맥박이 온당하고 몸이 차며 손발이 따뜻한것, 5)말소리가 맑고 움직이거나 가만히 있어도 편안한것이다.

7악(七恶) ①창양의 7가지 위험한 증후를 가리킨다. 여기에는 두가지 설이 있

160

다. 1) 제덕(齐德)의 설: 1악은 번조하고 때로는 기침이 나며 배가 아프고 구갈이 심하며 혹은 설사, 리질이 멎지 않고 혹은 소변이 잘 나가지 않는것이다. 2악은 피고름이 나오고 심하게 붓기며 고름빛이 좋지 못하고 냄새가 나며 아파서 가까이 대지 못하게 하는것이다. 3악은 눈을 똑바로 뜨지 못하고 검은자위가 작아지며 흰자위가 푸르고 붉으며 눈을 올리 뜨는것이다. 4악은 숨이 거칠고 숨이 차며 멍하여 눕기를 좋아하는것이다. 5악은 어깨와 잔등이 불편하고 사지가 무거운것이다. 6악은 음식물을 먹지 못하고 약을 먹으면 토하며 음식맛을 모르는것이다. 7악은 목이 쉬고 입술과 코가 검붉으며 얼굴과 눈이 부어나는것이다. 2) 진실공(陈实功)의 설: 1악은 정신이 흐리고 가슴이 초조하며 혀가 마르고 창양의 색갈이 적자색이며 혼자 중얼거리는것이다. 2악은 몸이 뻣뻣해나고 사시(斜视)가 생기며 창양에서 피물이 흐르고 경계(惊悸)가 일어나 편안하지 않은것이다. 3악은 몸이 여위고 고름이 맑고 더러운 냄새가 나며 창양이 연하고 오목하게 들어가며 아픈것을 모르는것이다. 4악은 피부가 마르고 코날개가 팔락거리며 목이 쉬고 가래가 많으며 숨이 차는것이다. 5악은 얼굴이 검고 구갈이 나며 음낭이 줄어드는것이다. 6악은 온몸이 부어나고 배에서 소리가 나며 구역이 나고 설사하는것이다. 7악은 악창(恶疮)이 마치 껍질을 바른 두렁허리와 같이 번져지고 사지가 서늘하며 오물이 절로 흘러나오는것이다. ② 두창(천연두)

의 7가지 위험한 증후를 가리킨다. 1악은 번조하고 답답해하며 헛소리를 치고 정신이 흐린것이고 2악은 구토, 설사하고 음식물을 먹지 않는것이고 3악은 마르고 검스레하며 가렵고 평탄하며 궤양된것이고 4악은 몹시 추워 이발을 맞쫏고 목이 쉬며 색이 검은것이고 5악은 머리와 얼굴, 머리꼭대기가 붓고 코가 막히며 눈을 감은것이고 6악은 목안과 혀가 궤양되고 먹으면 토하며 물을 마시면 개끼는것이고 7악은 배가 창만하고 숨이 차며 사지가 서늘한것이다.

5여유, 5부족(五有余, 五不足) 이말은 《소문·조경론》에 씌여있다. 신(神), 기(气), 혈(血), 형(形), 지(志) 5가지의 여유와 부족을 가리킨다. 심이 신을 저장하고 폐가 기를 저장하며 간이 혈을 저장하고 비가 육을 저장하며 신이 지(志)를 저장한다는 리론의 장상학설에 근거하면 이 5가지의 실질은 5장의 여유와 부족을 가리킨다. 여유란 사기가 여유가 있다는 것인데 이는 실증에 속한다. 부족이란 정기가 부족하다는것인데 이는 허증에 속한다. 림상에서는 신(神)이 여유하면 잘 웃고 부족하면 슬퍼한다. 기가 여유하면 천해(喘咳)가 생기고 기가 상역하며 기가 부족하면 호흡이 순통하지 않고 숨이 찬다. 혈이 여유하면 성을 잘 내고 혈이 부족하면 두려움을 잘 탄다. 형이 여유하면 배가 불어나고 대소변이 통하지 않으며 형이 부족하면 사지를 마음대로 눌리지 못한다. 지가 여유하면 배가 불어나고 설사하며 기가 부족하면 사지가 서늘하다.

제 6 류 치료원칙, 방약

1. 치료원칙

변증시치(변증론치)(辨证施治、辨证论治) 중의의 진단방법을 운용하여 환자의 복잡한 증상에 대하여 분석하고 어떤 성질의 증후인가를 판단하는것을 《변증》이라 하고 나아가서 중의의 치료원칙에 근거하여 치료방법을 확정하는것을 《시치》 혹은 《론치》라고 한다. 례를 들면 환자에게 초기에 머리가 아프고 신열이 나며 땀이 절로 나고 오한이 좀 나며 구갈이 나고 기침이 나며 설태가 엷고 희며 맥이 부하고 삭한 등 증상이 있을 때 분석하고 종합하여 《풍온》병초기의 풍역표증이라고 판단하고 신량해표(辛凉解表)의 치료법을 응용하여 신량평제(辛凉平剂)인 《은교산(신량해표조항을 참고하라)》을 쓴다. 이것이 바로 변증시치의 구체적과정이다. 중의에서 말하는 《병》과 《증》은 개념이 다르지만 량자의 관계는 갈라놓을수 없다. 《병》은 하나의 총칭이고 《증》은 《병》에서 표현되는 주관과 객관적 증상으로서 질병의 원인, 병부위, 성질과 환자의 신체강약 등과 서로 련계되여있는 일련의 특징이다. 한가지 병에서 두가지 혹은 두가지이상의 같지 않은 《증》이 나타날수 있다. 례를 들면 열성병은 병인, 부위, 환자의 신체강약 등에 의하여 증후의 표현도 부동하여 표증, 리증, 반표반리증, 한증, 열증, 허증, 실증, 음증, 양증 등 부동한 성질의 《증》이 나타날수 있다. 같은 《증》이라도 같지 않은 많은 질병이 나타날수 있다. 이를테면 표증은 여러가지 급성전염병의 초기에 나타날수 있다. 질병에 의하여 나타나는 《증》에 대하여 똑똑히 감별하고 적당히 치료하는것은 《변증시치》의 정신적실질이다. 동시에 병과 증의 관계는 갈라놓을수 없기때문에 다음과 같은 두개 문제에 대하여 주의하여야 한다. 첫째로는 변증시치에서 질병의 특징에 대하여 주의하여야 한다. 례를 들면 인후병중의 란후사(烂喉痧)와 백후(白喉)는 같지 않은바 란후사의 주요증상은 국부가 벌경고 부어나고 미란되며 또 붉은 피진이 돋는것 등이고 백후의 주요증상은 인후에 회백색의 가막(假膜)이 있고 잘 떨어지지 않으며 심하게 닦으면 피가 나는것 등이다. 란후사는 역려의 화가 속에 맺혀있으므로 초기에 풍열증후가 있어 신량청투(辛凉清透)하는것이 좋고 백후는 조화(燥火)가 음을 상하므로 초기에 음이 허하고 폐가 조한 증후가 있어 《양음청폐(养阴清肺)》하는것이 좋다. 이것은 변증시치와 변병시치를 서로 결부한것이다. 둘째로는 중의의 변증시치에서 적지 않은 것은 주증으로부터 착수한다. 《두통》을 례로 들면 외감두통은 흔히 표증이 나타나고 내상두통은 간양, 신허, 담탁(痰浊) 등 부동한 증이 나타난다. 치료법에서는 반드시 구체적정황에 따라 결정하여야 한다. 이것은 한개 주증으로부터 출발하여 변증과 부동한 치료법을 결정하는것이다.

정체관념(整体观念) 이는 중의에서 질병을 진단하고 치료하는 사상방법이다. 조국 의학은 인체의 내장과 체료의 각 조직, 기관지간을 유기적정체로 보고 동시에 4시기후, 지방풍토, 환경 등 요소의 변화가 인체의 생리, 병리에 대하여 부동한 정도로 영향준다고 하여 인체내부의 협조, 완정성을 강조할뿐만아니라 인체와 외계환경의 통일성도 중시한다. 이렇게 정체로부터 출발하여 전면적으로 문제를 고려하는 사상방법은 단순히 국부의 변화로부터 착수하는것이 아니라 질병의 진단과 치료에 관통되여있는데 이것을 《정체적관념》이라고 한다. 례를 들면 변증방면에서나 혹은 국부의 증상에서부터 출발하여 전신을 고려한다. 두통증을 례로 들면 국부 및 그가 전신에 주는 영향으로부터 분석하고 따라서 전신장부기혈 등 여러 가지 요소가 두통에 주는 영향도 반드시 고려한다. 또 창응을 례로 들면 단순한 사독이 국부에 침입하였는가 그렇지 않으면 환자의 《하소(下消)》병과 관계되는가 혹은 전신증상으로부터 출발하여 국부를 고려한다. 만약 어린이가 겨울, 봄철에 열이 나면 의사는 왕왕 인후부에 《유아(乳蛾)》가 생겼는가 혹은 기타 인후병이 있는가를 주의한다. 또 례를 들면 환자가 저열, 황달 등 전신증상이 있으면 오른쪽 옆구리가 은은히 계속 아파나는가 혹은 끊어지듯 아파나는가 혹은 아프지 않을 때 정상적인 사람과 같은가를 진단하고 담부의 질병을 고려한다. 치료와 용약면에서는 다음과 같다. 1) 반드시 음양을 협조시킨다. 만일 신양이 지나치게 성하고 신음이 부족하여 양항(阳亢) 현상이 발생하면 《수액을 건전히 하고 화를 세약하여야 한다》. 또한 신음이 지나치게 성하고 신양이 허쇠되여 음한현상이 발생하면 반드시 《화를 돕고 음을 제거하여야 한다》. 2) 간접적으로 치료한다. 각 장기사이는 호상 련계되여있으므로 어떤 장기병은 다른 한 장기를 치료하는 방법으로 해결한다. 례를 들면 《허하면 모(어머니)를 보하고》, 《실하면 그 자(자식)를 사하는》것이다. 3) 표와 리를 호상 치료한다. 례를 들면 폐는 대장과 표리의 관계가 있는바 폐에 한담이 있으면 기침이 나고 폐장에 한이 맺히면 변비가 생기므로

자완 등 약을 써서 한담(寒痰)을 제거하여 한이 맺힌것을 통하게 하고 대변이 절로 나가도록 하여야 한다. 4) 5장으로부터 5관을 치료한다. 5장은 5관과 밀접한 관계를 가지고있다. 례를 들면 간은 눈에 개규되여있는바 간을 보하면 눈병의 허증을 치료할수 있고 간을 맑게 하면 눈병의 실증을 치료할수 있다. 침구방면에서는 다음과 같다. 례를 들면 《상부의 병은 하부를 취하고》, 《하부의 병은 상부를 취하며》, 《양병은 음을 치료하고》, 《음병은 양을 치료하며》 또 《오른쪽 병은 왼쪽을 치료하고》, 《왼쪽 병은 오른쪽을 치료하는것》 등 방법이다. 총체와 국부의 대립적통일관계를 반드시 잘 리해함으로써 질병을 인식하고 처리함에 있어서의 제한성과 편면성을 방지하여야 한다.

동병이치(同病异治) 일반적인 정황하에서 같은 병과 같은 증후는 같은 치료법을 쓰지만 같은 질병도 환자의 신체반응이 부동함에 따라 나타나는 증후도 같지 않기때문에 치료법도 같지 않다. 례를 들면 감기에는 풍한감기와 풍열감기 등이 있고 치료법에도 《신온해표》와 《신량해표》 등의 구별이 있다.

이병동치(异病同治) 일반적인 정황하에서 같지 않은 병과 같지 않은 증후는 같지 않은 치료법을 사용한다. 그러나 몇 가지 같지 않은 질병은 같은 성질의 증후를 가지고있으므로 같은 방법으로 치료할수 있다. 례를 들면 허한설사(虛寒泄泻) 혹은 탈항, 자궁하수는 부동한 병증이지만 모두 중기하함의 증상이 나타나면 보중익기의 방약으로 치료할수 있다. 《보기》, 《승제중기》 조항을 참고하라.

병을 치료하자면 본을 찾아야 한다
(治病必求于本) 이 말은 《소문·음양응상대론》에 씌여있다. 질병을 치료할 때에는 반드시 질병의 근본원인을 찾아야 한다. 다시말하면 음양의 편성과 편쇠를 찾아

내여야 한다. 례를 들면 환자가 머리가 어지럽고 아프며 사지가 저리고 살이 뛰며 번조하고 밤잠을 이루지 못하며 얼굴이 뜨겁고 입안이 마르며 설질이 붉고 맥이 현하고 세한 등은 간음부족에 의하여 간양이 상항하므로 반드시 음을 자양하고 양을 잠복시키며 혈을 보하고 간을 유하게 하기 위하여 생지, 백작, 당귀, 하수오, 국화, 모려, 진주모 등 약을 쓴다. 또 례를 들면 음식물이 소화되지 않고 맑은 물을 토하며 설사하고 설질이 열으며 설태가 회고 맥이 침하고 세한 등은 비위 양허이므로 비위의 양을 멉히기 위하여 《온중산한(溫中散寒)》법을 쓴다.

치구기속(治求其属) 《소문·지진요대론》에는 《구기속여(求其属也)》라고 씌여 있다. 여기에서의 《속(属)》은 증후와 치료법의 련계를 가리킨다. 환자의 일련의 증상이 어느 장기의 증후에 속하는가를 감별하고 이로부터 치료법을 확정한다. 례를 들면 환자가 추워하고 손발이 서늘하며 허리와 잔등이 쏘고 양위와 조설(早泄)이 생기며 설태가 회끄무레하고 맥이 침하고 세한 등이 있다면 일반적으로 온열약을 써서는 효과가 없는바 분석을 거쳐 이것이 신양이 허하다는것을 알면 응당 신양을 멉히고 보하는 치료법을 써야 한다. 《온신》조항을 참고하라.

쇠지이속(衰之以属) 쇠란 쇠약한 병사의 치료법을 가리킨다. 《속》이란 증후와 치료법의 련계를 가리킨다. 《쇠지이속》이란 먼저 증후의 성질을 확정하고 다음에 약성의 분류와 련계하여 치료법을 결정하는것이다. 례를 들면 한약(寒药)으로 열증을 치료하고 열약으로 한증을 치료하며 온약으로 량증(비교적 경한 한증)을 치료하고 량약으로 온증(비교적 경한 열증)을 치료한다. 이것이 바로 《한, 열, 온, 량의 쇠지이속》이다. 《청법》, 《온법》조항을 참고하라.

치미병(治未病) ①예방한다는 뜻이다. 례를 들면 《소문유편·자법론(素問遺篇·刺法论)》에서는 약을 먹고 역병(疫病)을 예방하는 방법이 있다고 하였다. ②조기에 치료한다는 뜻이다. 고대의학자들은 중풍은 징조가 있다라고 하였다. 례를 들면 머리와 눈이 어지럽고 엄지손가락과 식지가 저리거나 입과 눈, 근육이 비자주적으로 뛰면 얼마 지나지 않아 중풍이 생길 가능성이 있으므로 먼저 약을 먹음으로써 갑자기 중풍이 발생하는것을 방지한다. ③질병의 발전추세를 장악한다. 5장의 어느 장기에 있는 질병은 그 추향으로 볼 때 다른 한 장기에 영향줄수 있다. 례를 들면 간기울결증에서 간병이 비에 전해지는것을 방지하기 위하여 건비(健脾)의 치료법을 쓸수 있지만 반드시 간을 치료하는 약과 같이 써야 한다. 《배토억목》조항을 참고하라.

계절, 지역, 사람에 알맞게 치료하는 것(因时、因地、因人制宜) 알맞게(制宜)란 계절, 지역 및 인체의 체질, 년령이 다름에 따라 병증에 대하여 적당한 치료방법을 제정한다는것이다. ①계절에 알맞게 치료한다(因时制宜): 4시절의 기후변화가 인체에 대하여 일정한 영향을 주므로 치료에서는 기후의 특점에 주의하여야 한다. 례를 들면 여름철에는 기후가 무더워 주리가 열려있으므로 풍한감기에 걸린자에 대하여서는 땀을 많이 내여 양기를 소모시키고 흩어지게 하며 진액이 손상되는것을 방지하기 위하여 신온약(辛温)을 많이 쓰지 말아야 한다. 겨울철에는 기후가 차서 주리가 닫혀있으므로 풍한감기에 걸린자에 대하여서는 신온약을 좀 많이 써서 풍한이 땀으로부터 해제되게 하여야 하지만 환자의 체질을 반드시 고려하여야 한다. ②당지에 알맞게 치료한다(因地制宜): 우리 나라는 땅이 넓어 각 지역의 기후가 같지 않다. 남방은 무덥고 비가 많은 구역으로서 환자에게는 늘 습열증후가 나타나므로 치료에서는 습과 열을 동시에 고려하여야 하고 북방은 비가 적고 건조하여 어떤 때는 조증(燥证)이 나타나므로 량조(凉燥)와 온조(温燥)를 구별하여 치료하여야 한다. 그리고 어떤 지역에는 지방병이 있으므로 더욱 주의를 돌려야 한다. ③사람에 알맞게 치료한다(因人制宜): 사람마다 구체적정황이 다르므로 치료할 때에는 구체적정황에 비추어 령활하게 장악하여야 한다. 례를 들면 성별방면으로부터 보면 남녀의 생리적기능이 부동하여 각기 특수한 질병이 있으므로 치료할 때에는 생리와 병리적특점을 고려하여야 한다. 년령방면으로부터 보면 어린이의 장부는 연약하고 로년은 기혈이 쇠약하여 각기 흔히 보는 질병이 있다. 체질방면으로부터 보면 사람마다 선천성과 후천성의 영양조절이 왕왕 같지 않기때문에 신체의 소질이 같지 않을뿐만아니라 강약도 같지 않고 체질에도 편한, 편열이 있거나 평시에 같지 않은 만성질병 등이 있을수 있다. 직업방면으로부터 보면 사업조건이 어떤 질병의 발생과 관련되기때문에 진단하고 치료할 때에는 환자의 직업에 대하여도 주의를 돌려야 한다.

표본(标本) 이 말은 《소문·표본병전론(素问·标本病传论)》에 씌여있다. 병증의 주차, 신후, 경중, 완급을 삼별하여 치료의 준칙을 결정한다. 표와 본은 여러가지 함의가 포함되여있다. 즉 인체와 발병요소로부터 보면 인체의 정기는 본이고 병을 일으키는 사기는 표이다. 질병본신을 놓고보면 병인은 본이고 증상은 표이다. 질병의 신구, 원발과 속발을 놓고보면 오랜 병과 원발병은 본이고 새로운 병과 속발병은 표이다. 질병이 있는 부위로부터 보면 속에 있는것은 본이고 밖에 있는것은 표이다. 림상에서는 질병의 부동한 정황에 따라 표와 본의 관계로부터 주요

한 모순을 찾아내여 적당히 치료한다.

급하면 표를 치료하고 완만하면 본을 치료한다(急则治标、缓则治本) 질병의 과정은 복잡하여 왕왕 모순이 하나가 아니며 주요모순과 차요모순이 있는바 치료에서는 반드시 주요모순을 틀어쥐고 그 근본을 치료하여야 한다. 그러나 모순은 늘 변하여 어떤 때는 차요모순이 일정한 조건하에서 주요한 모순으로 전화된다. 만일 음이 허하여 열이 나는 환자가 갑자기 후두가 부어나고 아파서 물마저 넘기기 곤난하면 만성으로 음이 허하여 열이 나는것은 본이고 후두가 부어나고 아파나는것은 표이다. 만일 후두가 심하게 부어나서 질식될 위험성이 있어 주요모순으로 되면 먼저 후두병을 치료하여야 한다. 이것이 바로 《급하면 표를 치료한다》는것이다. 만일 후두가 부어나고 아픈것이 이미 소실되고 음이 허하여 열이 나는것이 아직 낫지 않으면 계속 음허를 치료하여야 한다. 이것이 바로 《완만하면 본을 치료한다》는것이다.

표본동치(标本同治) 다시말하면 표와 본을 서로 돌본다는것이다. 례를 들면 리질환자가 음식물을 먹지 못하는것은 정기(正气)가 허한것이고(본이다) 리질이 멎지 않는것은 사기가 성한것이다(표이다). 이때에는 표와 본이 모두 급하므로 정기를 눕는 약과 습열을 제거하는 약을 동시에 같이 써야 한다. 이것이 바로 표본동치이다. 표본동치에도 구별이 있다. 만일 정기가 그리 허하지 않고 사기가 성하면 정기를 돕는 약을 적게 쓰고 습열을 제거하는 약을 많이 써야 하며 만일 정기가 몹시 허하고 사기가 좀 쇠약하면 정기를 돕는 약을 많이 쓰고 습열을 제거하는 약을 적게 써야 한다. 이러한 치료법은 모두 모순의 주요한 방면으로부터 착수하는것이다.

부정거사(扶正祛邪) 《정》이란 인체의

165

정기이고 《사》란 병을 일으키는 병사이다. 부정이란 약으로 정기를 도와 정기를 강화시켜 병사를 없애는것이다. 거사란 약을 써서 병사를 구축하는것이다. 다시 말하면 정기를 돕기 위한것이다. 무릇 병사가 성하고 정기도 비교적 강한 실증, 례를 들면 어떤 감염성질병의 실증기에는 해표, 청열, 해독, 사하 등 거사법(祛邪法)만 쓸수 있다. 그러나 음한증이 전화되여 허탈경향이 있을 때에는 병사가 왕성하고 정기가 쇠약하므로 반드시 《회양구역(回阳救逆)》 등 부정법(扶正法)을 채용하여야 한다. 이외 감염성질병과정에서도 구체적정황에 따라 분별하여 처리한다. 례를 들면 사기가 실하고 정기가 비교적 허할 때에는 사기를 제거하는데 중점을 두고 정기를 돕는것을 차요로 하여야 한다. 만일 정기가 이미 허하고 사기가 비교적 쇠약하면 정기를 돕는것을 중점으로 하고 사기를 제거하는것을 차요로 하여야 한다. 또 례를 들면 잡병인 간경변증복수말기에 병적과정이 오래 지속되여 병사가 완고하고 정기가 늘 부족되면 정기를 돕고 사기를 제거하는 치료를 같이 쓴다. 《공보겸시(攻补兼施)》할 때에는 한 방면으로는 《축수(逐水)》 혹은 《리수(利水)》 약을 쓰고 다른 한 방면으로는 적당히 보익약을 써서 정기를 도와야 한다.

역종(逆从) 이 말은 《소문·지진요대론》에 쓰여있다. 이른바 《역자는 정치하고 종자는 반치한다(逆者正治, 从者反治)》는것이다. 즉 증후와 반대되는 약물로 치료하는것을 《정치(正治)》법이라 하고 증후에 따라 치료하는것을 《반치(反治)》법이라고 한다. 각 조항을 자세히 보라.

정치(正治) 이 말은 《소문·지진요대론》에 쓰여있다. 일반적규칙으로 치료하는 방법이다. 즉 질병의 성질과 반대되는 방법과 약물을 채용하여 치료하는것이다.

례를 들면 한증에는 열약을 쓰고 열중에는 한약을 쓰며 실증에는 공법(攻法)을 쓰고 허증에는 보법(补法)을 쓰는것 등이다. 정치법을 역치법(逆治)이라고도 한다. 역이란 약물의 성질이 질병의 성질과 상반되여 질병의 대립면에 있는것과 같은 것을 말한다.

반치(反治) 이 말은 《소문·지진요대론》에 쓰여있다. 질병에서 가상(假象)이 나타나거나 혹은 대한증, 대열증에서 격거(格拒)(대항)현상이 생길 때 정치법을 사용하는 방법이다. 례를 들면 병이 진한가열(真寒假热)에 속할 때 만일 정치법에 따라 온열약을 써서 그 진한을 치료하면 왕왕 대항하는 현상이 나타나 약을 먹은 후 인차 토하여 약물이 치료적작용을 놀수 없다. 이러한 정황에서는 반치법을 채용하여야 하는바 한가지는 원래의 온열약을 달인후 식혀 내복시키거나 원래의 한량약을 달인후 더운것을 내복시킨다. 다른 하나는 원래의 온열약에 한량약을 좀 가하거나 한량약에 온열약을 좀 가하여 《반좌(反佐), 즉 주치약의 약성과 상반되는 약물을 써서 보좌(辅佐)를 유도하는것으로 삼는다》. 이렇게 하면 환자가 약물을 받아들이는데서 치료의 목적에 이른다. 반치법을 《종치(从治)》법이라고도 한다. 다시말하면 질병가상에 순종하여 치료하는 방법이다. 실질상에서 반치법은 여전히 정치법인것이다.

열하면 열약을 쓴다(热因热用) 반치법의 하나이다. 속에 진한(真寒)이 있고 밖에 가열(假热)이 있는것을 치료하는 방법을 가리킨다. 병의 실질은 진한이지만 가열현상이 표현되는것이다.

다시말하면 속에 진한이 있고 밖에 가열이 있으면 온열약으로 치료하여야 한다. 례를 들면 환자의 사지가 서늘하고 삭지 않은 대변을 보며 맥이 침하고 세하며 얼굴과 뺨이 벌겋고 부어나며 번조하고 구갈이 있어 찬물을 마시려 하는것(마시려고 하나 마시지 않는다) 등이다. 그중에서 사지가 서늘하고 삭지 않은 대변을 보며 맥이 침하고 세한것은 진한이고 얼굴과 뺨이 벌겋고 부어나며 번조하고 구갈이 있어 찬물을 마시려 하는것은 가열이다. 백통탕(총백, 건강, 부자)을 달여 식혀서 내복한다. 열은 가상이고 한은 병의 실질이기때문에 열약으로 해결한다.

한하면 한약을 쓴다(寒因寒用)

반치법의 하나이다. 속에 진열이 있고 밖에 가한이 있는것을 치료하는 방법을 가리킨다. 병의 실질은 진열이지만 가한현상이 표현되는것이다. 다시말하면 속에 진열이 있고 밖에 가한이 있으면 한량(寒凉)약으로 치료하여야 한다. 례를 들면 환자는 몸에서 열이 심하게 나고 구갈이 심하며 땀이 심하게 나고 맥이 홍대하며 사지가 서늘해난다. 그중에서 사지가 서늘한것은 가한이고 그외의 증상은 진열인바 백호탕(석고, 지모, 갱미, 구감초)을 달여서 더운것을 내복시킨다. 한은 가상이고 열은 병의 실질이기때문에 여전히 한약으로 해결한다. 이상의 두개 조항은 《소문·지진요대론》의 《열하면 한약을 쓰고 한하면 열약을 써야 한다》는 원저작을 후세의 사람들이 《막히면 막히는 약을 쓰고 통하면 통하는 약을 쓴다》는것과 서로 련계시켜 《열하면 열약을 쓰고 한하면 한약을 쓴다》라고 고쳤는데 이것을 지금까지 쓰고 있다.

막히면 막히는 약을 쓴다(塞因塞用)

이 말은 《소문·지진요대론》에 쓰여있다. 반치법의 하나이다. 보익(补益)약으로 막힌 가상을 치료하는 방법을 가리킨다. 례를 들면 가슴이 가득하고 때로는 배가 부어나고 때로는 줄어들며 손으로 문질러주면 좋아하고 덥게 굴면 편안한감이 나며 식욕이 떨어지고 때로는 토하며 동시에 설질이 연하고 맥이 허하고 대한 증상이 나타난다. 이렇게 가슴이 가득한것은 실증이 아니고 비위허약에 의하여 일어나기때문에 6군자탕(六君子汤)(당삼, 백출, 복령, 반하, 진피)에서 감초를 감하고 쓸 수 있다.

통하면 통하는 약을 쓴다(通因通用)

이 말은 《소문·지진요대론》에 쓰여있다. 반치법의 하나이다. 통리(通利)약으로 통리병증을 치료하는 방법을 가리킨다. 례를 들면 음식물이 속에 정체되여 가슴이 가득하고 답답하며 배가 창만하고 아프며 식욕이 없고 설사하는 등 증상이 나타난다. 이때에는 적체(积滞)를 밀어야 하는바 지실도체환(枳实导滞丸)(지실, 대황, 황금, 황련, 신곡, 백출, 복령, 택사)을 쓸 수 있다.

상부의 병은 하부를 취한다(上病下取)

《소문·5상정대론(素问·五常政大论)》에는 《병이 상부에 있으면 하부를 취한다》고 쓰여있다. ①질병의 증상이 상부에서 표현되면 하부의 혈위에 침을 놓는다. 례를 들면 불면시에는 족삼리에 침을 놓고 머리와 눈이 어지러우면 족부의 태충에 침을 놓는다. ②질병의 증상이 상부에서 표현되면 약물로 하부를 치료한다. 례를 들면 환자가 머리와 눈이 어지럽고 이명이 나며 눈안에서 불꽃이 튕기는감이 나고 설태가 누르며 맥이 홍하고 삭한것은 대황을 술에 전것을 적당히 써서 경하게 설사시킨다.

하부의 병은 상부를 취한다(下病上取)

《소문·5상정대론》에서는 《병이 하부에 있으면 상부를 취한다》라고 하였다. ① 질병의 증상이 하부에 나타나는것은 상부의 혈위에 침을 놓는다. 례를 들면 탈항은 머리부위의 백회혈(白会穴)에 침을 놓는다. ② 질병의 증상이 하부에 나타나는것은 약물로 상부를 치료한다. 례를 들면 소변이 불리한것은 폐조(肺燥)에 의하여 수액이 운행되지 않아 목안이 마르고 구갈이 나서 물을 마시며 호흡이 촉박하고 설태가 엷고 누르며 맥이 삭하므로 청폐음(상백피, 맥동, 복령, 황금, 목통, 차전자)을 써서 상초를 치료한다.

양병은 음을 치료한다(阳病治阴) 이 말은 《소문·음양응상대론》에 씌여있다. ① 양열이 성한 병에 걸려 음진이 손상된것은 자음법으로 치료한다. 례를 들면 온병이 오래도록 낫지 않고 신열이 나며 얼굴이 벌겋고 입안이 마르며 혀가 조하고 지어는 이발이 검고 입술이 터지며 손바닥과 발바닥이 뜨거운것이 손등과 발등보다 심하고 맥이 허하고 대한증상이 나타난다. 이때에는 감윤자음제(甘润滋阴剂)를 쓰는데 복맥탕(구감초, 전지황, 백작, 맥동, 아교, 마인)을 가감하여 쓰는것이 좋다. ② 질병의 증상이 양경에 있는것은 음경에 침을 놓는다. 례를 들면 족양명위경에 병변이 있어 토하는것은 내관(수궐음심포경혈), 태충(족궐음간경혈)에 침을 놓는다.

음병은 양을 치료한다(阴病治阳) 이 말은 《소문·음양응상대론》에 씌여있다. ① 음한이 성한병에 걸려 양기가 손상된것은 양을 돕는 치료를 한다. 례를 들면 수종의 하나인 음수(阴水)는 먼저 하반신에 나타나고 거개 몸이 차고 구갈이 나지 않으며 얼굴빛이 회고 말소리가 낮고 손발이 차며 소변이 맑고 희며 대변이 묽고 맥이 침하고 지한 등 증상이 나타난다. 이때에는 온양실비(温阳实脾), 행기리수(行气利水)제로 치료하는데 실비음(후박, 백출, 목과, 목향, 초과인, 대복피, 부자, 백복령, 건강, 감초)을 쓸수 있다. ② 질병의 증상이 음경에 있으면 양경에 침을 놓는다. 례를 들면 수태음폐경에 병변이 있어 감기로 하여 기침이 나면 대저(大杼), 풍문(족태양방광경혈)에 침을 놓는다.

여러가지 한증에 의하여 열한것은 음을 돕는다(诸寒之而热者取之阴) 이 말은 《소문·지진요대론》에 씌여있다. 고한약(苦寒药)으로 열증을 치료하지만 열이 도리여 심하면 이것은 사기가 성한 열증이 아니라 신음(진음)이 부족한 허열이므로 신음을 자양하고 보하여야 한다. 《수액을 자양하는것으로써 양열을 억제한다》는 조항을 참고하라.

여러가지 열증에 의하여 한한것은 양을 돕는다(诸热之而寒者取之阳) 이 말은 《소문·지진요대론》에 씌여있다. 신열(辛热)약으로 한증을 치료하지만 한이 도리여 더욱 심하면 이것은 한사에 외감된 한증이 아니라 신양(진양)부족의 허한(虚寒)이므로 신양을 덥히고 보호하여야 한다. 《화를 보하여 음예를 없인다》는 조항을 참고하라.

수액을 자양하여 양열을 억제한다(壮水之主, 以制阳光). 당대의 왕빙이 《여러가지 한증에 의하여 열한것은음을 돕는다》는데 대한 주해인것이다. 후에 략칭하여 《장수제양(壮水制阳)》, 《자수제화(滋水制火)》, 《자음함양(滋阴涵阳)》이라고 하였다. 수액을 자양하는 방법으로 양이 항진되고 화가 성(阳亢火盛)한것을 억제한다는 뜻이다. 만일 한량약으로 열증을 치료하여 효과가 없거나 도리여 심하게 되면 이 열증은 음허양항의 성질로서 십음허에 속하므로 신음(신장의 진수)을 자양하여야 한다. 례를 들면 신음부족에 의하여 허화가 상염(上炎)하여 머리와 눈이 어지럽고 허리가 쏘며 다리힘이 없으며 목안이 마르고 뼈가 쏘는것 등은 륙미지황환(숙지황, 산수욱, 산약, 택사, 복령, 단피)을 쓸수 있다.

화를 보하여 음예를 없인다(益火之原, 以消阴翳) 당대의 왕빙이 《여러가지 열증에 의하여 한한것은 양을 돕는다》는데 대한 주해이다. 후세의 사람들은 략칭하여 《익화소음(益火消阴)》, 《부양퇴음

(扶阳退阴)》이라고 하였다. 양을 돕고 화를 돕는 방법으로써 음이 성한것을 없앤다는 뜻이다. 만일 온열약으로 한증을 치료하나 효과가 없고 도리여 심하게 될 때에는 이런 한증이 양허음성에 속하지만 신양허에 속하기때문에 신양(명문지화)을 보하여야 한다. 례를 들면 신음부족에 의하여 허리가 아프고 발에 힘이 없으며 하반신이 늘 찬감이 나고 양위가 생기며 정액이 찬 등 증상이 나타나는것은 팔미지황환(숙지황, 산수육, 산약, 복령, 단피, 택사, 숙부자, 육계)을 쓸수 있다.

실하면 사한다(实则泻之) 이 말은 《소문·3부9후론》에 씌여있다. 증후가 실에 속하는것은 사기를 제거하는 사법으로 치료한다. 사법을 쓸수 있는 실증, 례를 들면 대변조결, 담음, 어혈(瘀血), 식체, 한적(寒积) 등은 한하(寒下), 윤하(润下), 담음제거, 거어, 소도(消导), 온하 등 치료법을 선택하여 쓴다. 《하법》, 《거담》, 《거어》, 《소도》 등 조항을 참고하라.

허하면 보한다(虚则补之) 이 말은 《소문·3부9후론》에 씌여있다. 증후가 허한데 속하는것은 보법으로 치료한다. 허증에는 기허, 혈어, 음허, 양허 등 부동한것이 있으므로 보법에도 역시 보기, 보혈, 보음, 보양 등 부동한 방법이 있다. 《보법》의 각 조항을 참고하라.

열하면 식힌다(热者寒之) 이 말은 《소문·지진요대론》에 씌여있다. 증후가 열에 속하는것은 한량성약물로 치료한다. 열증에는 표열, 리열, 허열, 실열 등 부동한것이 있다. 실열이 표에 속하는것은 《신량해표(辛凉解表)》로 사기가 빠져나가게 하고 리에 속하는것은 청법(清法)을 쓴다. 허열에는 《자음》으로 열을 내리우거나 《감온법으로 고열을 내리우는》 등 방법을 쓴다.

한하면 덥힌다(寒者热之) 이 말은 《소문·지진요대론》에 씌여있다. 증후가 한에

속하는것은 온열성약물로 치료한다. 한증에는 표한, 리한 등 부동한것이 있다. 표한을 치료하는데는 《신온해표(辛温解表)》혹은 《온산표한(温散表寒)》등 방법을 쓰고 리한을 치료하는데는 《온중산한(温中散寒)》, 《회양구역(回阳救逆)》등 방법을 쓴다.

객사는 제거해야 한다(客者除之) 이 말은 《소문·지진요대론》에 씌여있다. 밖에서 온 사기는 약물 등으로 제거한다. 《객》이란 밖에서 온 사기를 가리킨다. 외사에는 풍, 한, 서, 습, 조, 화, 음식적체, 역력의 사기 등이 있는데 치료법에는 《거풍(祛风)》, 《거한(祛寒)》, 《청서(清暑)》, 《거습》, 《윤조(润燥)》, 《청화(清火)》, 《소도》 등 법이 있다. 역력의 사기가 침습하여 병을 일으킨것은 병세가 비교적 복잡하기때문에 반드시 구체적정황에 따라 처리하나 병사를 구축하는 목적은 같다.

일한것은 행하게 한다(逸者行之) 이 말은 《소문·지진요대론》에 씌여있다. 일이란 기혈이 역란(逆乱)한것이고 행이란 기혈을 조절하여 정상적으로 회복하게 하는것이다. 례를 들면 간기가 옆으로 치밀어 량옆구리가 쏘고 아파나는것은 소간(疏肝)법으로 기혈을 조절하면 옆구리가 아픈것이 절로 멎는다. 또 례를 들면 부녀들이 아래배가 창만하고 아파 누르는것을 싫어하며 월경이 자흑색이면서 덩이가 있고 설태가 검스레하며 맥이 삽한 등 혈어가 하초에 있는 증후는 《거어》법으로 기혈을 조절하여 어혈을 제거하면 경혈이 절로 멎는다.

머물러있는것은 공하한다(留者攻之) 이 말은 《소문·지진요대론》에 씌여있다. 병사가 체내에 정체된것은 약으로 그를 공하하여야 한다. 기(气), 혈, 담, 수(水) 등은 모두 정체될수 있다. 기체는 《행기》법을 쓰고 혈이 멎고 어혈이 있는것은

《거어활혈(祛瘀活血)》법을 쓰고 담음체류는 《척담(涤痰)》법을 쓰고 수액이 속에 남아있는것은 《축수(逐水)》법을 쓴다.

조한것은 윤택하게 한다(燥者濡之) 이 말은 《소문·지진요대론》에 씌여있다. 진액이 마른것은 자윤약(滋润药)을 쓴다. 그러나 조에는 내조와 외조의 부동한것이 있다. 례를 들면 조열이 폐위의 진액을 상한것은 내조에 속하는바 《양음윤조(养阴润燥)》법을 쓰고 외감조열이 폐를 상한것은 외조에 속하는바 《경선윤폐(轻宣润肺)》법을 쓴다.

구급된것은 완화시킨다(急者缓之) 이 말은 《소문·지진요대론》에 씌여있다. 급(急)은 구급(拘急)의 증후이고 완(缓)이란 구급의 증후를 완화시키는것을 가리킨다. 례를 들면 어떤것은 한사의 침습에 의하여 근맥이 구급되므로 《온경산한(温轻散寒)》법을 쓰고 어떤것은 열사가 침습하여 《열극생풍》에 의하여 손발에 경련이 일어나므로 《사화식풍(泻火熄风)》법을 쓴다.

흩어진것은 걷어들인다(散者收之) 이 말은 《소문·지진요대론》에 씌여있다. 산(散)이란 고수하지 못하고 걷어들이지 못하는 증후이며 수(收)란 수렴, 고삽의 작용을 말한다. 례를 들면 심혈결손에 의하여 심신(心神)이 떠있고 심계가 항진되어 잘 놀라는것은 심기가 고수하지 못한것이므로 《양혈안신(养血安神)》법으로 심기를 수렴시킨다. 또 례를 들면 오랜 기침과 땀이 많이 나고 땀이 쉽게 나는것은 폐기가 고수하지 못하는것이므로 《렴폐지해(敛肺止咳)》법으로 폐기를 고수하고 기침을 멎게 한다. 유정, 활설이 오래도록 낫지 않는것은 신기가 고수하지 못한것이므로 《고신삽정(固肾涩精)》제를 써서 신기를 고수하여 유정, 활설을 멎게 한다.

허로된것은 온보한다(劳者温之) 이 말은 《소문·지진요대론》에 씌여있다. **허로**병에 의하여 기가 허한것은 온보약으로 자양한다. 례를 들면 중기부족에 의하여 신열이 나고 땀이 나며 더운것을 마시기 좋아하고 숨이 차며 말하기를 싫어하고 설태가 연하고 색갈이 열으며 맥이 허하고 대한것은 《감온으로 고열을 해제시키》는 법을 쓴다.

견실한것은 삭인다(坚者削之) 이 말은 《소문·지진요대론》에 씌여있다. 견(坚)이란 견실한 정적을 말하는데 약으로 그것을 삭여없애버린다. 례를 들면 어혈울체에 의하여 배속에 적괴(积块)가 생긴것이 밀어도 움직이지 않는것은 《파어소정(破瘀消症)》약으로 점차 삭여없다.

맺힌것은 흩어지게 한다(结者散之) 이 말은 《소문·지진요대론》에 씌여있다. 맺힌 증은 흩어지게 하여 없앤다. 례를 들면 탁담이 맺혀 라력(瘰疬)으로 되여 오래도록 삭지 않는것은 《연견산결(软坚散结)》법을 쓴다.

하함된것은 몰라오게 한다(下者举之) 이 말은 《소문·지진요대론》에 씌여있다. 하(下)란 하함(下陷)을 가리키고 거(举)란 올라오게 한다는것을 말한다. 중기가 하함된것은 보중약으로 올라오게 한다. 례를 들면 중기가 허하여 하함되고 나아가서 탈항이 오래도록 낫지 않으면 보중익기약으로 중기를 올라오게 하여 탈항이 회복되게 한다. 《보기》, 《중기승제》 조목을 참고하라.

상충하는것은 내리누른다(高者抑之) 이 말은 《소문·지진요대론》에 씌여있다. 고(高)란 상충하는 증후를 가리키고 억(抑)이란 내리누르는 작용을 말한다. 례를 들면 폐기상역에 의하여 기침이 나고 천식이 생기며 가래가 많고 호흡이 촉박한것은 《강역하기(降逆下气)》법을 쓴다.

놀라는것은 안정시킨다(惊者平之) 이 말은 《소문·지진요대론》에 씌여있다.

경(惊)이란 심신이 황당하여 불안해하는 것이며 평(平)이란 진정약을 쓰는것을 가리킨다. 다음과 같은 두가지 정황에 적용된다. 하나는 기혈상역으로 나타나는 항진의 병증에 적용된다. 례를 들면 전광병 환자가 초조하여 불안해할 때에는 진정제중의 《중진안신(重镇安神)》법을 쓴다. 다른 하나는 심혈이 결손되어 부족되는 병후가 나타나는것이다. 환자가 심계가 항진되고 잘 놀랄 때에는 진정제중의 《양혈안신(养血安神)》법을 쓴다.

경미한것은 역치한다(微者逆之) 이 말은 《소문·지진요대론》에 씌여있다. 미(微)란 병증이 뚜렷하고 비교적 경한것을 말한다. 례를 들면 열중, 한중인바 이런 병세에 대하여서는 《역치(逆治)》의 《정치법(正治法)》을 쓰면 된다.

심한것은 종치한다(甚者从之) 이 말은 《소문·지진요대론》에 씌여있다. 심(甚)이란 복잡하여 감별하기 어려운 심한 증후를 가리킨다. 례를 들면 열극사한〔热极似寒(속에 진열이 있고 밖에 가한이 있는것)〕혹은 한극사열〔寒极似热(속에 진한이 있고 밖에 가열이 있는것)〕은 가한, 가열의 가상에 순종시키므로 일반적으로 《종치》의 《반치법(反治法)》을 쓴다.

경한것은 주약과 좌약을 겸해쓰고 심한것은 단행을 쓴다(间者并行, 甚者独行) 이 말은 《소문·표본병전론》에 씌여있다. 간(间)이란 병세가 완화하고 비교적 경하며 증상이 비교적 많은것을 가리키고 병행(并行)이란 주약과 좌약을 섞어쓰는 처방을 가리킨다. 례를 들면 기침이 오래되고 가래가 희고 많으며 쉽게 뱉어내고 가슴이 답답하며 메스껍고 대변이 연하며 설태가 희고 윤활하면서 기름지는것은 주약과 좌약이 구비되여있는 《조습화담(燥湿化痰)》법을 쓴다. 심(甚)이란 병세가 위협하나 증상이 비교적 적은것을 가리키고 독행(独行)이란 한가지 유력한 처방을

써서 구급하는것을 가리킨다. 례를 들면 갑자기 출혈하는것이 멎지 않고 얼굴빛이 희며 숨이 차고 맥이 미약하며 양기가 끊어지려 하는것은 전문적으로 독삼탕을 쓴다.

경한것은 배설시킨다(因其轻而扬之) 이 말은 《소문·음양응상대론》에 씌여있다. 경(轻)이란 병사가 얕고 병부위가 표에 있는것이며 양(扬)이란 병세에 따라 밖으로 배설시킨다는 뜻이다. 다시말하면 병사가 얕은 표중에 있는것은 밖으로 배설시키는 《해표법》으로 땀을 내여 해제시킨다.

중한것은 사하시킨다(因其重而减) 이 말은 《소문·음양응상대론》에 씌여있다. 중(重)이란 병이 리에 있고 병사가 속에 맺혀있는것을 가리키며 감(减)이란 사하 혹은 기타 공하의 방법으로 론치하는것을 가리킨다. 례를 들면 배속에 어혈이 맺힌 것은 《파혈소징(破血消癥)》약으로 공하하여 점차적으로 그를 없애버린다.

쇠약한것은 정기를 돕는다(因其衰而彰之) 이 말은 《소문·음양응상대론》에 씌여있다. 쇠(衰)란 병사가 없어졌거나 정기가 아직 회복되지 않은것이고 장(彰)이란 정기(正气)를 도와 정기가 왕성해지게 하여 병사가 없어지게 한다. 례를 들면 수종병에서 축수(逐水)약을 써서 부종이 대체로 없어신후 온양건비(温阳健脾)약으로 바꾸어 쓴다. 례를 들면 위령탕(胃苓汤)(창출, 후박, 진피, 감초, 계지, 저령, 복령, 택사)으로 비의 운화수습기능을 강화하여 남아있는 부종을 없인다.

형체가 허약한것은 기를 덥힌다(形不足者温之以气) 이 말은 《소문·음양응상대론》에 씌여있다. 중기가 허하여 형체의 허약이 생기는것은 온기약으로 중기를 보하여 비의 기능이 건전하게 운행되도록 하며 영양을 증강하여 기부형체가 점차 충만되게 한다. 《건비》조항을 참고하라.

정수가 부족한것은 보한다(精不足者補之以味) 이 말은 《소문·음양응상대론》에 씌여있다. 정(精)의 부족이란 인체의 정수가 적고 허한것을 가리킨다. 이때에는 후미(厚味)한것으로 보하여 정수가 점차 충실되게 한다. 후미란 영양이 풍부한 동물과 식물 식료품을 가리키고 또한 숙지, 육종용, 록각교 등 맛이 후한 약을 가리킨다.

상부에 있는것은 토하게 한다(其高者因而越之) 이 말은 《소문·음양응상대론》에 씌여있다. 고(高)란 인후, 흉격, 위완(胃脘) 등 부위를 가리킨다. 이런 부위에 머물러있는 담연, 식적 등 해로운 이물은 《토법(吐法)》으로 없애버린다.

하부에 있는것은 통리시킨다(其下者引而竭之) 이 말은 《소문·음양응상대론》에 씌여있다. 하(下)란 아래에 있는 병사를 가리키고 인(引)이란 대소변이 잘 통하게 하는 방법으로 병사가 아래로부터 나가게 하는것을 가리킨다. 《하법》, 《리습》조항을 참고하라.

중만된것은 사하시킨다(中满者泻之于内) 이 말은 《소문·음양응상대론》에 씌여있다. 중만(中满)이란 기가 속에 조체되여 가슴과 배가 창만되는것을 가리키고 사(泻)란 기를 조절하여 창만되고 답답한것을 없애버리는것을 가리킨다. 례를 들면 기와 담습이 중완(中脘)에 조체되여 가슴과 배가 창만된것은 《화위리기(和胃理气)》법을 쓰고 음식식체에 의하여 배가 창만되고 아픈것은 《소도(消导)》제를 쓴다.

탈혈된것은 땀을 내여서는 안되고 탈한된것은 출혈시켜서는 안된다(夺血者无汗, 夺汗者无血) 이 말은 《령추·영위생회편》에 씌여있다. 탈(夺)이란 잃다는 뜻이다. 혈액과 땀은 같은 하나의 원천에서 나오기때문에 피를 잃은자는 땀을 다시 내서는 안되고 땀이 이미 나온자는 다시 피를 잃어서는 안된다. 만일 혈액이 소실된데다가 땀을 내고 땀이 소모된데다가 피가 없어져 피와 땀의 두가지가 다 소실되면 병세가 더 심하게 될수 있다. 때문에 옛사람들은 이것은 오유적치료수단이라고 인정하였다.

열은 열을 침범하지 않는다(热无犯热) 이 말은 《소문·6원정기대론(素问·六元正纪大论)》에 씌여있다. 만일 한중이 없으면 무더운 여름철이라도 진액이 상하고 조가 화생되여 증후가 변화되는것을 피면하기 위하여 함부로 열성약을 쓰지 말아야 한다. 그러나 만일 표한중에 의하여 열성약에 속하는 신온발표(辛温发表)약을 쓰는것은 이 례에 들지 않는다. 그러나 여름철에는 신온발표약을 쓰되 처방을 선택해야 하고 약용량을 신중히 고려하여 써야 한다.

한은 한을 침범하지 않는다(寒无犯寒) 이 말은 《소문·6원정기대론》에 씌여있다. 만일 열중이 없으면 추운 겨울철이라도 양기가 손상되여 증후가 변화하는것을 피면하기 위하여 함부로 한성약을 쓰지 말아야 한다는 뜻이다. 그러나 리에 실열이 맺혀 한량의 공하약을 써야 하는것은 이 례에 속하지 않지만 겨울에 한량약으로 공하할 때에는 처방에 대하여 선택하여야 하며 약용량을 신중히 고려하여 써야 한다.

발표시에는 열을 피하지 않는다(发表不远热) 이 말은 《소문·6원정기대론》에 씌여있다. 원(远)이란 피한다는 뜻이다. 풍한이 표에 있어 신온약이 아니고는 해제할수 없기때문에 발표약에서는 온열약(《신온해표》조항을 참고하라)을 피하지 않는다. 그러나 풍열이 표에 있어 신온약을 쓰는것도 있지만 배합이 다르다. 례를 들면 풍열이 외감되고 폐기가 옹체되여 기침이 나고 숨이 차면 마행석감탕(麻杏石甘汤)을 쓴다. 마황은 맵고 따뜻하며 석고는 달고 매우며 차다. 이것을 합치면 신량해표준제로 된다. 《신량해론》조항을 참고하라.

공하시에는 한을 피하지 않는다(攻里 不远寒) 이 말은 《소문·6원정기대론》에 씌여있다. 원(远)이란 피한다는 뜻이다. 열이 리에 쌓여 한하(寒下)약이 아니고 는 없애버릴수 없기때문에 리를 공하함에 있어서는 한약(《한하》조항을 참고하라)을 피하지 않는다. 그러나 배속에 한이 있어 대변이 한비(寒秘)가 생긴것은 한하약을 쓸수 있지만 배합이 다르다. 례를 들면 대변이 한비된것은 대황부자탕(대황, 부자, 세신)을 쓴다. 대황은 쓰고 차며 부자는 몹시 맵고 몹시 뜨거우며 세신은 맵고 더운데 이것을 합치면 《온하》제로 된다.

위기를 손상시키지 말아야 한다(无犯 胃气) 위기는 위기능의 체현이다. 위가 수곡을 받아들이고 용납하며 수곡을 부숙(초보적으로 소화시킨다)시키는것은 모두 위기의 작용인것이다. 기타 장부는 수곡의 정기를 받아야 그의 기능을 유지할수 있다. 때문에 옛사람들은 《위기가 있으면 살고 위기가 없으면 죽는다》고 하였다. 이 말은 처방을 떼고 약을 쓸 때 반드시 주의하여 위기를 손상시키지 말아야 한다는것이다. 례를 들면 고한약(苦寒药) 혹은 사하약을 지나치게 쓰면 위기를 손상시킬수 있는바 사용할 때 반드시 적당한 량을 장악하여야 한다. 그러나 이것은 일반적인 원칙이다. 병사가 위기를 손상시켜 반드시 고한약이거나 사하약을 사용하여야 할 때에는 대담하게 사용하여야 한다. 이것은 바로 위기를 보호하기 위한것이다.

목울달지(木郁达之) 이 말은 《소문·6원정기대론》에 씌여있다. 목울(木郁)이란 간기울결로 일어나는 병을 가르키고 달(达)이란 막힘없이 통한다는것을 가르킨다. 례를 들면 간기가 울결되여 량옆구

리가 뿌듯하고 아프거나 쏘며 가슴이 답답하고 불편하며 신물을 토하고 식욕이 감퇴되며 배가 아프고 설사하는것은 소간(疏肝)법으로 치료한다.

화울발지(火郁发之) 이 말은 《소문·6원정기대론》에 씌여있다. 화울(火郁)이란 열사가 체내에 잠복되여있는것을 가리키고 발(发)이란 추세에 알맞게 병사를 이끌어 배제한다는 뜻이다. 례를 들면 온병에서 사열이 이미 기분에 이르러 신열이 나나 오한이 없고 마음이 초조하며 구갈이 나고 설태가 누런 증상이 나타나지만 위분(卫分)이 닫히여 땀이 없는것은 신량투달(辛凉透达)약을 써서 환자로 하여금 좀 땀이 나게 하면 기분의 열사가 밖으로 배제될수 있다(《설위투열》조항을 보라). 또 례를 들면 심화가 우로 타울라가 입과 혀가 미란되고 심열이 소장에 파급되여 소변이 붉고 잘 나가지 않으면서 아프면 심과 소장의 화를 사화시키기 위하여 도적산(导赤散)(생지, 목통, 감초, 죽엽)으로 《화를 제거하고 설사시킨다(导火下泄)》.

금울설지(金郁泄之) 이 말은 《소문·6원정기대론》에 씌여있다. 금울(金郁)이란 폐기가 불리한것을 가리키고 설(泄)이란 잘 통하게 한다는 뜻이다. 례를 들면 폐기불리에 의하여 수도가 통하지 않아 기침이 나고 숨이 차면서 수종이 생기면 《선통수도(宣通水道)》법을 쓴다. 례를 들면 풍한이 폐를 침습하여 폐기가 불리한데서 코가 막히고 목안이 가려우며 기침이 나고 가래가 많으며 설태가 엷고 흰등 증상이 나타나면 《선폐화담(宣肺化痰)》법을 쓴다.

토울탈지(土郁夺之) 이 말은 《소문·6원정기대론》에 씌여있다. 토울(土郁)이란 습사가 중초에 막힌것을 가리키고 탈(夺)이란 습을 제거하여 체류(滞留)되지 않게 하는것을 가리킨다. 례를

들면 습열이 중초에 울결되여 배가 아프고 그득하며 대변이 묽으면서 뜨겁고 냄새가 나며 설태가 누렇고 기름기 나는것은 《고한조습(苦寒燥湿)》법을 쓰고 혹은 한습이 중초에 울결되여 가슴이 답답하고 메스꺼우며 토하고 배가 창만하며 대변이 묽고 설태가 희고 기름기 나는것은 《고온화습(苦温化湿)》법을 쓴다.

수울제지(水郁折之) 이 말은 《소문·6원정기대론》에 씌여있다. 수울(水郁)이란 수기가 속에 울체된것을 가리키고 제(折)란 조절과 제약한다는 뜻이다. 조절, 제약의 근본은 신에 있다. 신과 관련된 수기울체가 만약 신양쇠미(肾阳衰微)라면 얼굴이 창백하고 머리가 어지럽고 눈이 아찔해나며 허리가 쏘고 사지가 서늘하며 소변이 잦고 적으며 부종이 머리에서부터 시작하여 하반신에까지 생기고 장기적으로 내리지 않으며 누르면 오목하게 들어가 나오지 않으며 설질이 옅고 설태가 엷고 희며 맥이 침하고 약한 증상이 나타나는데 이때에는 《온신수리(温肾利水)》법을 쓰고 만일 간신음허라면 경한 부종이 생기고 머리가 어지러우며 얼굴이 붉고 화끈화끈해나며 눈이 아찔해나고 귀에서 소리가 나며 허리와 발이 쏘고 아프며 목안이 마르고 밤에 잠을 잘 자지 못하며 소변이 적고 누르며 설질이 붉고 설태가 적으며 맥이 현하고 세한 등 경한 증상이 나타나는데 이때에는 《자양간신(滋养肝肾)》법을 쓴다. 이의 《한법(汗法)》, 《축수법》, 《리소변법》 등도 《수울제지》의 법위에 속한다.

허하면 그 모를 보하고 실하면 그 자를 사한다(虚者补其母, 实者泻其子) 이 말은 《난경·69난》에 씌여있다. 5행상생, 자모관계(子母关系)의 학설을 리용하여 5행의 《목, 화, 토, 금, 수》를 간, 심, 비, 폐, 신에 배합하고 5행, 5장의 자모관계로부터 일부분의 치료법칙을 설명한 것으로서 보모(补母), 사자(泻子) 두가지가 있다. ①보모: 례를 들면 신수는 간목을 낳으므로 신은 모이고 간은 자이다. 만일 간목허약증이 나타나면 직접 간을 보하지 않고 간을 낳은 신을 보한다. 만일 간에 허화증이 있으면 잠이 오지 않고 번조하며 조잡에 의하여 인차 배가 고프고 머리와 얼굴이 뜨거우며 맥이 현하고 세하고 삭하며 힘있게 짚으면 무력한데 이때에는 신수를 보하여 간의 허화를 제거하는 치료를 하는것이 좋은바 륙미지황환(《장수제화》조항을 보라)을 쓴다. 침구방면에서는 간에 허화가 있으면 《곡천(曲泉)》혈에 침을 놓되 보법을 쓴다. 《곡천》은 간의 합혈(合穴)이다. 합혈은 수액이고 수액은 신(肾)이다. ②사자(泻子): 례를 들면 간목은 심화를 낳으므로 간목은 모이고 심화는 자이다. 만일 간실중이 나타나면 직접 사간(泻肝)하지 않고 간목에서 낳은 심화를 사하한다. 만일 간에 실화증이 있어 머리가 아프고 현훈이 나며 귀에서 소리가 나고 조급하며 성을 잘 내고 얼굴이 붉으며 눈이 벌겋고 옆구리가 쩌지는듯 아프며 소변이 누렇고 붉으며 입안이 쓰고 대변이 굳으며 설태가 누렇고 맥이 현하고 삭하면 사심법(《사심》조항을 참고하라)을 쓸수 있다. 침구방법에서는 간에 실화가 있으면 《행간》혈에 침을 놓되 사법을 쓴다. 《행간》은 간의 형혈인데 형혈은 화(火)이고 화는 심(心)이다. 이런 치료법은 장부의 병변을 간접적으로 치료한다.

8법(八法) 청대·정종령(程钟令)의 《의학심오·의문8법(医学心悟·医门八法)》에 씌여있다. 정씨는 약물이 병을 치료하는 작용을 《한(汗), 토(吐), 하(下), 화(和), 온(温), 청(清), 보(补), 소(消)》 등 8법으로 귀납하였다. 그러나 8법의 실제운용은 일찍 장중경의 《상한론》에 이미 완비 되여있었다.

3법(三法) 한, 토, 하 등 3개 법을

가리킨다. 금대·장자화의 《유문사친(儒門事亲)》에서의 한, 토, 하 3개 법에는 다른 치료법도 포괄할수 있다고 하였다. 그는 침이 흘러나오는것은 축비약(嚏鼻药)으로 재채기를 시키거나 눈에 약을 넣어 눈물이 나오게 하는데 무릇 작용이 우로 올라가게 하는것은 모두 토법에 속한다고 인정하였다. 또 례를 들면 뜸, 찌는것, 연기를 쏘이는것, 씻는것, 다리는것, 쩌지는것, 침을 놓는것, 돌침을 놓는것, 안마 등 해표작용이 있는것은 모두 한법에 속한다고 하였다. 해산을 촉진시키는것, 젖이 나오게 하는것, 징적을 공하하는것, 축수하는것, 월경이 통하게 하고 혈이 운행되게 하는것, 기가 내려가게 하는것 등 작용이 아래로 내려가게 하는것은 모두 하법에 속한다고 하였다. 장자화의 이런 론법은 한 학파의 주장이고 실질에 있어서는 한, 토, 하 3개 법에 8법중의 기타 5법이 포괄되지 않는다.

한법(발한법)(汗法、发汗法) 땀을 내게하는 작용이 있는 약물을 내복하고 땀을 내여 표사를 해제시킨다. 한법은 열을 내리우고 발진이 돋게 하며 수종이 없어지게 하고 풍습을 없애는 등 작용이 있는바 주로 외감표증 및 표증에 있는 옹종, 홍역, 수종초기(상반신이 붓긴것이 비교적 뚜렷한것) 등에 적용된다. 발한해표는 땀을 내고 사기를 제거하는것이 적합하지만 땀을 지나치게 내여 진액이 손상되거나 지어는 구슬땀이 멎지 않고 계속 나면 허탈이 생긴다. 무릇 심장이 쇠약하고 구토, 설사에 의하여 수액을 잃었거나 출혈하였거나 진액이 결손되였으면 모두 쓰지 말아야 한다. 만일 체질이 허약하지만 실로 발한해표가 수요될 때에는 익기, 자음 등 약을 배합하여 같이 쓴다.

해표(解表) 즉 한법이다. 한법은 표층의 사기를 해제하기때문에 해표라고 한다.

신온해표(辛温解表) 약물의 성미가 맵고 따뜻하며 발한력이 강한 방법을 사용하여 표층을 치료하는것을 가리킨다. 이 법은 추위를 심하게 타고 발열이 비교적 경하며 몸이 아프고 땀이 나지 않는 풍한표증이거나 수종초기에 상반신에 부종이 비교적 현저하거나 열이 나고 바람을 싫어하며 풍습이 표에 있어 골절이 아픈것을 겸하거나 풍한외감에 효천을 겸한 등 증상에 적용된다. 여름철에 날씨가 무더워 땀이 쉽게 나므로 신온해표법은 신중히 사용하여야 한다. 통용적신온해표의 처방은 례를 들면 향소음(香苏饮)(향부, 수엽, 진피, 감초, 생강, 총백)인데 이는 사철 감기에 걸린 심한 표증 혹은 흉격이 창만하고 답답하며 트림이 나고 음식물을 먹기 싫어하는것을 겸하여있는데 적용된다. 신온과 신량을 같이 쓰는것은 여전히 신온해표처방에 속하는것인데 례를 들면 총시탕(葱豉汤)(총백, 담두시)인데 이는 감기풍한의 경중에 적용된다.

신량해표(辛凉解表) 약물의 성미가 맵고 차며 발한력이 약하지만 열을 내리우는 작용이 있는것을 사용하여 표증을 치료하는 방법을 가리킨다. 이 법은 추위를 좀 타고 발열이 비교적 중하거나 혹은 땀이 나는 풍열표증이거나 홍역초기에 발진이 돋지 않는 증상에 적용된다. 만일 풍한표증에 오유로 신량해표를 쓰면 병세가 더 심해지거나 병이 오래게 된다. 흔히 쓰는 신량평제(辛凉平剂)에는 풍열표증을 치료하는 은교산(은화, 련교, 길경, 박하, 죽엽, 생감초, 형개수, 담두시, 우방자)이 있는데 그중에서 형개수는 맵고 따뜻하지만 다수의 신량청열약과 같이 쓴다. 이 처방은 여전히 신량해표에 속한다. 신량해표에도 역시 맹렬한 신온약을 배합하는데 례를 들면 마행석감탕(麻杏石甘汤)의 마황은 맵고 따뜻하며 석고는 달고 매우며 찬바 량자를 배합하면 폐열을 배합할수 있고 행인, 감초를 가하면 신량선설(辛凉宣泄)제를 구성하는바 외감풍열에 의하여 폐기가 막혀 기침이 나고 호흡이 촉박하며 코날개가 팔락거리고 고열이 나며 설질이 붉고 설태가 희거나 누렇고 맥이 활하고 삭한 등 증상이 나타나는데 적용된다.

해기(解肌) 외감증의 초기에 땀을 나게 하여 치료하는 방법이다. 신온해기에는 계지탕(계지, 작약, 감초, 생강, 대조)이 있는데 이는 머리가 아프고 열이 나며 땀이 나고 바람을 싫어하며 코소리가 나고 구역질이 나며 맥이 부하고 약하며 설태가 희고 윤활하며 구갈이 없는 등 증상에 적용된다. 신량해기에는 시갈해기탕(시호, 갈근, 감초, 황금, 작약, 강활, 백지, 길경, 석고)이 있는데 이는 신열이 심하고 오한이 좀 나며 땀이 좀 나고 구갈이 생기며 설태가 엷고 누르며 맥이 부하고 삭한 등 증상에 적용된다. 약을 먹은 뒤에는 옷을 많이 입거나 이불을 많이 덮을 필요가 없는바 환자의 온몸에서 땀이 좀 나오면 낫는다.

소표(疏表) 표사를 밖으로 해제시킨다는것이다. 외감의 표증은 비교적 경하므로(풍한표증과 풍열표증이 포괄된다) 발표작용이 비교적 약한 해표약(맵고 따뜻한것은 자소엽, 형개, 방풍 등이고 맵고 찬것은 박하, 상엽, 갈근 등이다)을 사용하는데 땀을 내지 않아도 표증이 해제될수 있다.

소풍(疏风) 풍사를 소산시킨다는것이다. 외감풍사를 치료함에 있어서는 풍을 잘 제거하는 약물을 사용한다. 풍한표증에는 방풍, 백지, 고본 등을 쓰고 풍열표증에는 박하, 우방자 등을 쓰며 풍습증에서 뼈마디가 쏘면 강활, 계지 등을 쓴다.

투진(透疹) 무릇 발진이 돋는 병에서 돋아날것이 돋아나지 않았거나 발진이 잘 돋아나오지 않을 때 신량해표의 치료방법을 채용하여 발진이 순리롭게 돋아나게 하고 증상이 변하지 않게 하는것을 투진이라고 한다.

투반(화반)(透斑、化斑) 열성병에서 리열이 성하고 반점(斑点)이 밖으로 은은히 돋아나오는 추세가 있을 때 청열량혈의 치료법(례를 들면 화반탕: 생석고, 지모, 생감초, 현삼, 서각, 백경미 등이다)을 채용하여 반점이 밖으로 돋아나오게 하고 병사를 제거한다. 이런 치료법은 원래 《화반(化斑)》이라고 불렸다. 《량혈화반(凉血化斑)》은 화반탕중에 단피, 생지, 대청엽, 금은화를 가하고 감초, 경미를 감한것인데 이는 반점이 돋아나면서 토혈, 비일혈 등이 겸하여 있는 등 혈열이 비교적 심한 증상에 적용된다.

투사달사(透邪、达邪) 열성병초기에 풍열표증(열이 나고 오한이 좀 나거나 오한이 나지 않고 땀이 나지 않거나 적게 나고 머리가 아프고 구갈이 나며 설태가 엷고 희며 맥이 부하고 삭한 등 증상)에는 신량해표의 치료법을 사용하여 병사가 밖으로 빠져나가게 한다.

투표(透表) 즉 투사(透邪), 투진류의 치료법이다.

풍을 열의 밖으로 몰아내다(透风于热外) 청대·엽계의 《온열론》에 쓰여 있다. 풍온병에서 밖에 풍사가 있고 속에 리열이 있는것을 치료하는 방법이다. 풍온병에서 표에 풍사가 있고 리에 열이 있는것은 신량해표를 사용하여 풍사가 빠져나가게 하고 리열이 홀로 남게 한 다음 다시 리열을 없애면 효과가 좋다(편집말: 후에 온병치료에서는 발전되여 해표와 청리를 같이 쓴다).

신개고설(개설)(辛开苦泄、开泄) ① 매운 맛이 있는 약물로 표사를 발산시키고 쓴맛이 있는 약물로 리열을 해제시

176

키는것이다. 례를 들면 환자가 오한이 좀 나고 신열이 나며 머리가 아프고 땀이 적게 나며 구갈이 생기고 목안이 아프며 설태가 누렇고 맥이 부하고 삭한것은 상엽, 국화, 만형자 등 신량약으로 표사를 발산시키고 련교, 대청엽, 산두근 등으로 리열을 해제시킨다. ②매운 맛이 있는 약물로 가슴의 담습을 개통시키고 쓴 맛이 있는 약물로 가슴의 습열을 치료한다. 량자를 합쳐쓰면 가슴에 담습이 조체되여 가슴이 답답하고 창만하며 메스껍고 토하는 등 증상이 나타나는것을 치료한다. 매운 맛이 있는 약물은 후박, 지각, 강반하, 굴피 등이다. 쓴 맛이 있는 약물은 황련, 황금 등이다〔뒤 방법을 《신개고강(辛开苦降)》이라고도 한다〕.

투설(透泄) 신량해표약을 써서 사기가 빠져나가게 하고 쓴 맛이 있는 약물을 써서 리열을 해제시키는것이다. 《신개고설》법을 참고하여 보라.

영위를 조화시킨다(调和营卫) 영위(营卫)의 실조를 시정하고 풍사를 해제시키는 방법이다. 풍사가 표에서부터 들어가면 영위의 실조가 일어나는데 머리가 아프고 열이 나며 땀이 나고 바람을 싫어하며 코소리가 나고 헛구역이 나며 맥이 부하고 약하며 설태가 희고 운활하며 구갈이 없는 등 증상이 나타난다. 계지탕을 사용하면 이런 영위실조의 상태를 시정할 수 있다. 처방에서의 주약 계지는 기부(肌肤)의 풍을 제거하여 풍사가 위분밖으로 배설되게 하고 보약(辅药)의 작약은 음과 영(营)을 끌어모으고 좌약의 생강, 대조는 계지와 작약을 도와 영위를 조화시키며 감초는 여러가지 약물을 조화시킨다. 이런 합성한 처방은 영위를 조화시키는 작용을 함으로써 풍사를 해제시킨다.

귀문을 연다(开鬼门) 이 말은 《소문·탕액론》에 씌여있다. 귀〔백(魄)자와 같다〕문이란 땀구멍을 가리킨다. 귀문을 연다는것은 발한법을 말한다.

경청소해(轻清疏解) 약기운이 비교적 경한 해표약과 치해화담약(治咳化痰)으로 구성되였는데 이는 상풍에 의하여 머리가 좀 아프고 코가 막히며 기침이 나는 등 증상에 적용된다. 흔히 쓰이는 약물은 박하, 우방자, 길경, 고행인, 굴피 등 이다.

양음해표(자음해표)(养阴解表、滋阴解表) 양음약과 해표약으로 구성되였으며 평시에 체질이 음허하고 외사에 감수하여 머리가 아프고 신열이 나며 풍한을 좀 싫어하고 땀이 나지 않거나 땀이 좀 나며 기침이 나고 마음이 번조하며 구갈이 나고 목안이 마르며 설질이 붉고 맥이 삭한 등이 나타나는 증상을 치료하는바 가감위유탕(加减葳蕤汤)(생옥죽, 백미, 생총백, 두시, 박하, 길경, 구감초, 대조)에서 대조를 삭감하고 쓸수 있다.

익기해표(보기해표)(益气解表、补气解表) 보기약과 해표약으로 구성되였으며 기허감기에 의하여 머리가 아프고 오한, 발열이 있으며 기침이 나고 가래가 있으며 코물이 걸고 가슴이 그득하고 답답하며 맥이 약하고 땀이 나지 않는 등 증상이 나타나는것을 치료하는바 삼소음(당삼, 소엽, 갈근, 전호, 강반하, 진피, 길경, 복령, 목향, 지각, 감초)을 쓴다.

조양해표(助阳解表) 조양약과 해표약으로 구성되였으며 양기가 허한 외감증에 의하여 머리가 아프고 오한이 심하며 열이 경하고 땀이 나지 않으며 손과 발이 서늘하고 옷을 많이 입거나 이불을 많이 덮기를 좋아하며 정신이 권태하고 잠자기를 좋아하며 얼굴이 창백하고 말소리가 낮으며 맥이 침하고 무력하며 설태가 희고 무데한 등 증상이 나타나는것을 치료하는바 재조산(再造散)(황기, 당삼, 계지, 감초, 숙부자, 세신, 강활, 방풍, 천궁, 외생강, 작약, 대조)을 쓴다.

양혈해표(养血解表) 양혈약과 해표약으로 구성되였으며 음혈결손(병후의 혈허 혹은 신혈후의 혈허)의 감기에 의하여 머리가 아프고 신열이 나며 오한이 좀 나고 땀이 나지 않는 등 증상이 나타나는것을 치료하는바 총백칠미음(葱白七味饮)〔총백근, 두시, 갈근, 생강, 생맥동, 건지황, 감란수(甘澜水)〕을 쓴다.

화음해표(化饮解表) 온화수음약(温化水饮药)과 신온해표약으로 구성되였으며 표에 풍한이 있고 속에 수음증이 있어 오한이 나고 열이 나며 땀이 나지 않고 기침이 나며 숨이 차고 가래가 많으며 묽고 설태가 윤활하며 구갈이 없고 맥이 부하고 긴한것이 나타나는것을 치료하는바 소청룡탕(마황, 계지, 작약, 세신, 건강, 감초, 강반하, 오미자)을 쓴다.

표리쌍해(表里双解) 해표약과 공하약(혹은 청리약) 등을 같이 사용하는것을 《표리쌍해》라고 한다. 표증이 있고 또 리증이 있는것은 해표법으로만 리증을 해제할수 없고 또 속만 치료하여서도 의사를 해제시킬수 없으며 지어는 내함(内陷)되기때문에 표리쌍해를 써야 한다. 표리쌍해는 두가지로 나눈다. 1)밖에 표사가 있고 리에 실적(实积)이 있는것을 치료한다. 례를 들면 환자가 오한이 나고 열이 나며 배가 뿌듯하고 아프며 가슴이 트직하고 답답하며 메스껍고 대변이 통하지 않으며 맥이 부하고 활한 증상이 나타나는데 후박칠물탕(후박, 감초, 대황, 지실, 계지, 대조, 생강)을 쓴다. 그중에서 작약을 감한 계지탕으로 해표하고 그중에서 후박삼물탕(후박, 지실, 대황)으로 리(里)를 치료한다. 2)리에 열이 이미 성하고 또 표증을 겸하여 있는것을 치료한다. 례를 들면 환자가 고열이 나고 땀이 나지 않으며 몸이 구부러지고 얼굴이 붉으며 눈이 벌겋고 코가 마르며 구갈이 나고 번조하며 잠을 잘수

없고 헛소리를 치며 코피가 나고 혀가 마르며 맥이 홍하고 삭한 증상이 나타나는데 삼황석고탕(석고, 황금, 황련, 황백, 마황, 담두시, 치자, 생강, 대조, 세다)을 쓴다. 마황, 담두시는 해표하고 석고, 황금, 황련, 황백, 치자는 청리(清里)작용을 한다.

개제(开提) 환자가 원래 표증이 있는것을 사하약을 잘못 써서 병사가 하합되는데서 열사가 생기고 동시에 신열이 나고 가슴이 번열하며 구갈이 나고 숨이 차며 땀이 나는 등 증상이 나타날 때에는 갈근황련탕을 쓴다. 갈근은 해기하고 표열을 제거하며 청기를 올리고 감초는 위를 조화시키고 갈근은 청기를 올리는것을 도우며 황금, 황련은 리열을 내리게 한다. 표와 리의 열을 제거하는것은 《개(开)》이고 청기를 올리는것은 《제(提)》이다.

설위투열(泄卫透热) 온병에서 사열이 기분에 이르러 신열이 나고 오한이 없으며 가슴이 답답하고 설태가 누런 등 증상이 나타나지만 표가 닫히여 땀이 나지 않는다. 이것은 위분이 닫히여 통하지 못하므로 반드시 신량투달약을 써서 환자로 하여금 땀이 좀 나게 해야 하는데 이것을 《설위(泄卫)》라고 한다. 기분의 열사가 표로부터 밖으로 빠져나가게 하는것을 《투설(透泄)》이라 한다. 설위투열의 신량약으로는 부평, 박하, 담두시, 선퇴, 국화, 금은화, 련교, 백모근 등을 쓴다.

역류만주(逆流挽舟) 리질이 표증에 있는것을 치료하는 방법이다. 리질초기에 어떤것은 오한이 나고 열이 나며 몸이 아프고 머리가 아프며 땀이 나지 않는 등 표증이 나타나므로 인삼패독산(강활, 독활, 시호, 전호, 천궁, 지각, 길경, 복령, 인삼, 감초)을 쓴다. 옛사람들은 리질의 사기가 본래 표로부터 리에로 들어가므로 본 처방은 사기가 여전히 리로부터 표에로 나오는것이 마치 배가 물을 거슬러 올

라가는것과 같다고 인정한다. 지금 이 처방은 신온향조(辛溫香燥)로서 외감에 습증이 섞인데 적용되지만 리질은 습열이 많은데속하므로 이 처방은 적합하지 않다고 인정한다. 때문에 거개 해표약과 도체약(导滞药), 청리습열약을 동시에 쓴다.

청법(청열법)(清法、 清热法) 한량성질의 약물을 사용하여 화열증을 제거하는데 열을 내리우고 화를 사하며 피를 식히고 더위를 제거하며 진액을 생하게 하고 독을 푸는 작용이 있다. 열성병과 기타 잡병 및 농양증에서 열증이 나타나는데 적용된다. 열성병에서는 위분, 기분, 영분, 혈분을 분별하고 심천정도에 따라 청열법을 사용하여야 한다. 각 장부의 열은 각 장부의 병증표현이 다르므로 장부의 열을 제거하는 방법을 분별하여 채용하여야 한다. 청법중의 고한청열은 실열증에 적용되고 감한(甘寒)청열은 허열증에 적용된다. 청법은 장기적으로 쓰는것이 좋지 않다. 특히 고한청열은 비위를 손상시키므로 소화에 영향준다. 병을 몹시 앓고 난후 체질이 허약하거나 해산후에는 청법을 신중히 써야 한다.

청기(清气) 신한약이거나 고한약을 운용하여 리열을 해제하는것이다. 열성병에서의 사기가 기분에 있는데 적용되는바 해열하고 번조를 제거하며 열이 표에로 빠져나오게 히는데 쓴다.

신한청기(辛寒清气) 신한약으로 기분의 열을 없이는것을 가리킨다. 환자가 고열이 나고 오열이 있지만 오한이 없으며 땀이 심하게 나고 얼굴과 눈이 벌개나며 호흡이 거칠고 말소리가 무겁고 탁하며 소변이 삽하고 적으며 설태가 누렇고 맥이 부하고 홍하며 조한것은 백호탕(생석고, 지모, 감초, 갱미)을 쓴다.

고한청기(苦寒清气) 고한약으로 기분의 열을 없이는것을 가리킨다. 례를 들면 춘온(春溫)초기에 열이 나고 오한이 없으며(혹은 오한이 좀 난다) 뼈마디가 아프고 구갈이 나며 땀이 적고 소변이 누르며 설질이 붉고 설태가 누르며 맥이 삭한것은 황금탕(황금, 작약, 감초, 대조)을 쓴다.

경선폐기(轻宣肺气) 경한 약제로 폐기가 잘 통하게 하고 기분의 열사를 없이는것을 《경선폐기》라고 한다. 례를 들면 가을철에 온조의 사기를 감수하여 몸에서 열이 좀 나고 입안이 말라 물을 마시며 마른기침이 나고 가래가 없는것은 상행탕(桑杏汤)(상엽, 두시, 행인, 사삼, 상패, 치자피, 배껍질)을 쓴다.

생진(진액자생)(生津、 养津液) 열성병에서 열이 오래도록 나는데서 진액이 손상된 환자가 열이 나고 입안이 말라 물을 마시며 설질이 붉고 입술이 조한 등 증상이 나타나는것은 진액을 자양하는 약물로 열을 내리우고 진액이 자생되게 한다. 례를 들면 현삼, 맥동, 생지, 석고 등 약이다.

감한생진(甘寒生津) 이는 달고 찬약으로 위의 진액손상을 치료하는 방법이다. 열성병에서 리열이 성하고 위의 진액이 소모되여 입안이 마르고 구갈이 생기며 흰 침을 토하는것은 맥동즙, 련뿌리즙, 신선한 갈뿌리즙, 올방개즙, 배즙 혹은 사탕수수즙 등 약을 선택하여 적당히 달여서 먹는다. 혹은 석곡, 천화분(天花粉), 로근 등을 달여서 먹는다.

신한생진(辛寒生津) 신한약으로 위의 열을 제거하고 진액을 자생하는 방법이다. 례를 들면 입에 창양이 생기고 입안에서 더러운 냄새가 나며 설태가 누렇게 타고 맥이 대하고 허한것은 위의 화가 성하여 위음이 허한것으로서 생석고, 지모, 죽엽, 원삼 등 약을 쓰는것이 좋다.

익기생진(益气生津) 기와 진이 허한것을 치료하는 방법이다. 기와 진이 허하면 땀이 지나치게 나고 진액이 소모되며 사지가 권태하고 숨이 차며 말하기 싫어하고 입안이 마르며 구갈이 생기고 설질이 붉으며 혀가 마르고 진액이 없으며 맥이 허하고 삭한 등 증상이 나타나는데 생맥산(生脉散)(인삼, 맥동, 오미자)을 쓰는것이 좋다.

고한청열(고한설열)(苦寒清热、苦寒泄热) 고한약으로 리열을 해제하는 방법이다. 례를 들면 환자가 리열이 심하여 번조하고 지어는 발광하며 헛구역이 나고 소변이 붉으며 순서없는 말을 하고 밤에 잠을 잘 자지 못하거나 토혈, 비일혈, 발반이 생기고 설태가 누렇거나 혀에 검은 가시가 돋고 맥이 침하고 삭한데 황련해독탕(황련, 황금, 황백, 치자)을 쓴다.

청설소양(清泄少阳) 열성병의 병사부위가 반표반리(소양)에 있는것을 배설시켜 치료하는 방법이다. 춘온(春温)초기에 오한이 나다가 열이 나고 입안이 쓰며 옆구리가 아프고 가슴이 답답하며 메스껍고 소변이 혼탁하며 설질이 붉고 설태가 누렇고 기름기나며 맥이 현하고 활하며 삭한데 호금청담탕(蒿芩清胆汤)(청호초, 담죽여, 선반하, 적복령, 황금, 생지각, 귤피, 벽옥산)(벽옥산은 활석, 감초, 청대로 구성되였다)을 쓴다.

청열해독(清热解毒) 여기서 말하는 독이란 화열이 극성하여 생기는 《열독》혹은 《화독》을 가리킨다. 열사를 제거하고 열독을 푸는 약물을 써서 열성병의 리열이 성한것 및 옹창, 절종정독(疖肿疔毒), 반진 등을 치료하는데 이것이 청열해독법이다. 흔히 쓰는 약으로는 금은화, 련교, 판람근, 자화지정, 포공영, 반지련(半技莲) 등이다.

청열해서(清热解署) 청열약으로 서열을 감수하나 습을 끼우지 않은것을 해제하는 방법이다. 환자는 머리가 아프고 몸에 열이 나며 땀이 나고 구갈이 나며 소변이 적황색이고 설태가 엷고 누르며 맥이 삭한 등이 나타나는데 청호, 금은화, 련교, 로근 등 약을 쓴다.

청영(청영설열)(清营、清营泄热) 열성병의 영분(营分)의 열사를 해제하는 방법이다. 열사가 영분(营分)에 들어가프로 증상은 고열과 번조가 주되고 밤에 잠이 잘 오지 않으며 설질이 심적색이고 건조하며 맥이 세하고 삭하며 구갈이 그리 심하지 않게 나타난다. 이때에는 청영탕(清营汤)(서각, 생지, 원삼, 죽엽, 맥동, 단삼, 황련, 금은화, 련교)을 쓴다.

청심(청심척열, 청궁)(清心、清心涤热清官) 열성병의 열사가 심포(心包)에 들어간것을 치료하는 방법이다. 열사가 심포에 들어가면 정신이 흐리고 헛소리를 치는것이 주되고 고열이 나며 번조불안하고 설질이 심적색이며 맥이 세하고 삭한 증상이 나타난다. 이때에는 청궁탕(원삼심, 련자심, 죽엽권심, 련교심, 련심맥동, 서각첨)을 쓴다. 《궁(官)》이란 심포를 가리킨다.

기영량청(청기량영)(气营两清、清气凉营) 기분과 영분을 맑게 하는 약물을 동시에 써서 열성병의 열사가 기분과 영분에 침입한것을 치료하는 방법이다. 고열이 나고 마음이 초조한것이 주되고 구갈이 나며 땀이 나고 잠을 이루지 못하며 설질이 심적색이고 설태가 누렇고 마르며 맥이 홍하고 삭한 등 증상이 나타난다. 이때에는 생석고, 지모, 생지, 맥동, 원삼, 련교 등 약을 쓴다.

투영전기(透营转气) 열성병을 치료할때 영분의 열사가 밖에 빠져나가게 하여 기분으로 이끌어 밖에서 해제되게 하는 방법이다. 열사가 영분으로 방금 들어가면 맥이 세하고 삭하며 설질이 심적색이고 신열이 비교적 높으며 마음이 초조하고 밤에 잠이 잘 오지 않으며 구갈이 그리 심하지 않다. 이때에는 서각, 원삼, 생지 등으로 영분의 열사를 제거하고 죽엽, 금은화, 련교 등으로 열이 밖으로 빠져나가게 한다.

청영투진(清营透疹) 영분의 열을 제거하고 또 발진이 밖으로 돋아나오게 하는 방법이다. 환자는 고열이 나고 번조하며 밤에 잠이 잘 오지 않고 구갈이 그리 심하지 않으며 설질이 심적색이고 건조하며 맥이 세하고 삭한 등이 나타나는데 세생지, 목단피, 대청엽 등을 써서 영분의 열사를 제거하고 금은화, 련교, 고길경, 박하, 죽엽, 우방자 등을 써서 발진이 돋게 해야 한다.

량혈(량혈산혈)(凉血、凉血散血) 혈분의 열사를 제거하는 방법이다. 열성병의 열이 혈분에 들어가 혈이 피밖으로 망동하는데서 토혈, 뉵혈, 변혈이 생기고 설질이 자적색이거나 발진이 자흑색 등 증상이 나타난다. 이때에는 서각지황탕(犀角地黄汤)(서각, 생지황, 작약, 목단피)을 쓴다. 산혈이란 혈액중의 열을 식히고 흩어지게 하는것이다.

량혈해독(凉血解毒) 온역, 온독 등 열독이 극히 성한것을 치료하는 방법이다. 고열이 나고 구갈이 나며 번조하고 입안에서 더러운 냄새가 나며 혹은 발진의 색갈이 자색이거나 혹은 인후가 궤양되거나 혹은 머리와 얼굴이 심하게 붓는 등 증상이 나타난다. 이때에는 청온패독음(清瘟败毒饮)(생석고, 생지, 서각, 황련, 치자, 길경, 황금, 지모, 적작, 원삼, 련교, 감초, 목단피, 선죽엽)을 쓴다.

사심(泻心) 사심이란 실제에 있어서 위화(胃火)를 사하시키는것이다. 위화가 성하여 이몸이 부어나고 아프며 입안에서 냄새가 나고 조잡하며 대변이 굳고 설질이 붉으며 설태가 누렇고 두꺼우며 맥이 삭하면 사심탕(대황, 황금, 황련)을 쓴다. 그러나 심화가 성하여 혈액이 우로 망동하여 코피가 나거나 대변이 굳고 소변이 붉고 삽하며 눈이 벌겋게 부어나고

아프며 입과 혀에 창양이 생기고 설태가 누르며 맥이 삭한 증상이 나타나도 이 처방으로 치료할수 있다. 이것이 바로 위화를 사하는 방법으로 심화를 사하는것이다. 즉 《실(实)하면 그 자를 사한다》.

하법(사하, 공하, 롱리, 통하)(下法、泻下、攻下、通里、通下) 사하 혹은 윤하작용이 있는 약물을 운용하여 대변이 통하게 하고 적체를 없애며 실열을 없애고 수음을 구축하는 등의 치료법이다. 한하(寒下), 온하, 윤하(润下) 등으로 나눈다. 사하약중에는 윤하약이 비교적 완화한의에 다른 각류의 약은 모두 비교적 맹렬하므로 로년 및 체질이 약한자에게는 신중히 써야 하고 임신부와 월경기에는 쓰지 말아야 한다. 실결증상이 없는데는 소홀히 쓰지 말아야 한다. 장상한 때에는 장출혈과 천공이 발생하지 않도록 하기 위하여 공하법을 쓰지 말아야 한다.

한하(寒下) 찬 성질이 있고 설사시키는 작용이 있는 약물을 사용하여 리실열중에 속하는 대변조결, 음식적체, 적수 등을 치료하는 방법을 《한하》라고 한다. 임신부, 해산부 및 오랜 병에 의하여 허약한 사람에게는 쓰지 말아야 한다. 그러나 정기(正气)가 허약한 환자에게 한하약을 사용할 필요가 있을 때에는 보기약과 배합하여 같이 써야 한다. ①대변이 굳는 동시에 급성결막염이 생기고 머리가 아프며 설태가 누렇고 기름기나며 맥이 삭한데는 대승기탕(대황, 후박, 지실, 망초)을 쓴다. 이 방법을 《부저축신(釜底抽薪)》이라고도 한다. ②음식적체 혹은 리질의 습열적체에 의하여 배가 뿌듯하고 답답하며 설사 혹은 리질이 생기고 배가 아프며 항문이 무직하고 처지는감이 나거나 대변이 굳고 붉으며 설질이 붉고 설태가 기름기나며 맥이 침하고 실한데는 목향, 지각, 황련, 대황, 향부, 빈랑(槟榔) 등 약을 쓴다. ③눈까풀이 붓기기 시작한 수

181

종이거나 배속에 징괴가 있고 배에 물이 차거나 가슴과 옆구리에 물이 차고 맥이 침하고 실한데는 십조탕(十枣汤)(대조, 원화, 감수, 대극)으로 물을 사하시킨다. 이 방법을 《축수법(逐水法)》이라고 한다.

온하(溫下) 따뜻한 성질이 있는 사하약이거나 혹은 온열성약과 한성사하약을 같이 사용하여 한성적체의 리실증을 치료한다. ①대변이 통하지 않는것이 한결에 속하고 그의 증상이 배가 그득하고 실하며 손발이 서늘하고 설태가 희고 기름기나며 맥이 침하고 현한데는 파행환(巴杏丸)(파두 45알, 행인 30알을 모두 껍질을 바르고 그것을 누렇게 구워 부시우고 가루를 내여 팔알만큼 알약을 만들어 성인은 한번에 1푼 5리를 먹는다)을 쓴다. ②배가 아프고 대변이 굳으며 손발이 서늘하고 설태가 회며 맥이 침하고 현하며 긴한데는 대황부자탕(대황, 부자, 세신)을 쓴다.

윤하(润下) 두가지로 나눈다. ①윤활작용이 있는 약물을 사용하여 열성병과정에서 진액이 소모된 변비 혹은 로년하여 장이 조하여 변비가 생기거나 습관성변비 및 임신부 혹은 산후변비를 치료한다. 흔히 쓰는 약은 화마인(火麻仁), 욱리인(郁李仁), 꿀 등이다. 근년에 와서는 생기름, 파즙을 섞어 내복시켜 회충성장불통을 치료하는데 이것도 윤화법에 속한다. ②진액을 자윤(滋润)하는 약물을 사용하여 대장열결에 의하여 진액이 말라 대변이 굳은것을 치료한다. 이때에는 증액탕(增液汤)(원삼, 련심맥동, 생지)을 쓴다. 이것을 《증액윤하(增液润下)》라고 하는데 열성병에서 진액결손에 의하여 변비가 생기는데 적용된다.

증액사하(增液泻下) 열결에 의하여 진액이 부족되는데서 대변이 굳는것은 증보진액과 한하약을 같이 써서 치료한다. 례를 들면 환자의 정기가 그리 허하지 않아

공하(攻下)에 이겨낼수 있는것은 증액승기탕(원삼, 련심맥동, 생지, 대황, 망초)을 쓴다.

함한증액(咸寒增液) 짜고 차며 윤하작용이 있는 약물을 사용하여 대장조결에 의한 변비를 치료한다. 례를 들면 설갱탕(雪羹汤)(올방개, 해철껍질을 가루내여 같이 달인다)을 내복하면 음허담열에 의한 대변조결을 치료한다.

공보겸시(攻补兼施) 사기가 실하고 정기가 허한 병에 사기를 공하시키려 하지만 공하약만으로는 정기가 유지될수 없고 보익약만으로는 사기가 더욱 막힐수 있기때문에 반드시 공하하는중에서 보하고 보하는중에서 공하는 공보겸시법을 써서 사기를 없애고 정기를 상하지 않게 한다. 이 방법은 다음과 같이 두가지로 나눈다. 1) 보기사하(补气泻下): 열이 장위에 맺혀 정기가 쇠약하고 대변이 굳거나 물같은 설사를 하거나 배가 뿌듯하고 아파 누르는것을 싫어하며 고열이 나고 구갈이 나며 혼미하여 헛소리를 치고 설태가 타서 누르스름하고 혀에 가시가 돋으며 맥이 활하고 삭하며 무력한것은 사하약과 보기약을 같이 써서 치료하는데 황룡탕(黄龙汤)(대황, 망초, 지실, 후박, 당삼, 당귀, 감초, 생강, 대조)을 쓴다. 2) 자음사하(滋阴泻下): 입술이 조하고 입이 터지며 목안이 마르고 구갈이 나서 물을 마시며 신열이 내리지 않고 배가 딴딴하고 가득차면서 아프고 대변이 통하지 않는것은 사하약과 자음약을 같이 써서 치료하는데 승기양영탕(지모, 당귀, 작약, 생지황, 대황, 지실, 후박)을 쓴다. 우에서 서술한 《증액사하》도 《자음사하》에 속한다.

먼저 공하하고 후에 보한다(先攻后补) 공하법을 쓸수 있는 증상에서 공하법을 쓴후 대변이 통하고 열이 내리나 숨이 차고 손발이 좀 서늘하며 맥이 약한것은

기가 허한것이므로 당삼을 적당히 달여먹여 기를 보하게 한다. 혹은 열성병에서 공하법을 쓸수 있는 증상에 공하법을 쓴후 대변이 통하고 열이 내리나 환자가 땀을 비교적 많이 흘리고 맥이 세한것은 음허이므로 자위음약(滋胃阴)을 쓴다. 례를 들면 사삼, 맥동, 세생지, 옥죽 등이다. 또 례를 들면 가슴과 옆구리에 물이 찬것은 감수, 원화, 대극 등으로 공하하여 멀건 물이 사하된후 환자에게 죽을 적당히 먹이고 자리에 눕혀 쉬워도 보법으로 된다. 이것을 먼저 공하하고 후에 보하는 법이라고 한다.

먼저 보하고 후에 공하한다(先补后攻)

공하법을 사용해야 할 질병이지만 환자가 체질이 허약하여 잠시 공하법을 쓸수 없는것은 먼저 보법을 써서 체질을 강화시킨후 공하시킨다. 례를 들면 간경변복수에서 늘 물을 사하시켜야 하지만 환자가 몸이 비교적 허하고 식욕이 좀 좋지 못하면 먼저 비위를 보하고 영양을 강화하여 환자의 몸이 비교적 건전하게 된후 감수같은 축수약을 써서 수액을 사하시킨다. 이것을 먼저 보하고 후에 공하하는 법이라고 한다.

통설(통부설열)(通泄、通腑泄热)

대변을 통하게 하여 리열을 제거하는 방법이다. 례를 들면 《한하》법의 ①《윤하》, 《증액사하》, 《함한증액》 등 법이다. 부(腑)란 대장을 가리킨다.

축수(逐水)

《한하법》의 ③을 가리킨다. 수종의 실증을 치료하는 방법이다. 수액을 사하시키는 작용이 맹렬한 약물(례를 들면 견우, 감수, 원화, 대극, 상륙 등이다)을 써서 수분을 대량으로 배제시킨다.

거완진좌(去宛陈莝)

이 말은 《소문·액료례론》에 씌여있다. 완(宛)이란 울(郁)을 말한다. 즉 물결이다. 진좌란 작두로 썬 오랜 풀을 가리킨다. 《거완진좌》란 썬 풀이 오래동안 쌓여있는것을 없앤다는 뜻인바 인체에 울결된 오랜 수액폐물을 배제시킨다는 말이다. 즉 감수, 견우 등을 사용하는 축수법이다.

도체통부(导滞通腑)

즉 적체된것을 통하게 하는 목적의 사하법이다. 《한하》법의 ②를 참고하라.

급하존음(급하존진)(急下存阴、急下存津)

열성병과정에서 고열이 계속 나고 구갈이 나서 물을 마시며 대변이 굳고 설태가 누렇고 조하거나 혀에 검은 가시가 돋으며 맥이 침하고 실하며 유력한것은 진액이 나날이 소모되기때문이다. 이때에는 사하약을 써서 대변이 통하게 하고 실열을 해제시켜 진액을 보존한다. 이 법은 대장출혈 혹은 천공이 생기는것을 피면하기 위하여 장상한에 적용되지 않는다.

부저추신(釜底抽薪)

대변을 통하게 하여 실열을 해제하는 이런 방법이 마치 끓는 가마밑에서 나무를 끄집어내여 가마속의 온도를 내리게 하는 방법과 같다. 《한하》법의 ① 및 《급하존음》법을 가리킨다.

연견제만(软坚除满)

《견(坚)》이란 여기에서는 마른 대변을 가리킨다. 대변조결에 의하여 배가 창만한것은 《함한증액》법으로 조한것을 윤활하게 하여 대변을 묽게 하는데 대변이 통하면 복부의 창만이 해제된다.

준하(峻下)

대황, 파두, 원화, 감수, 대극, 상륙, 견우자, 망초 등 사하작용이 맹렬한 약물을 사용하여 사하시키는것을 《준하》라고 한다.

완하(缓下)

성질이 완화하고 자윤하는 약물을 사용하여 대변을 윤하시키는 방법을 가리킨다. 완하에 속하는 약물은 화마인, 울리인, 과루인, 죽력, 꿀 등이다. 로년의 허한변비를 치료하는 반류환(半硫丸)(반하, 류황)은 중초를 온하(温下)시키므로 완하류에 속한다.

오하(誤下) 본래 하증이 아닌데다가 하법을 잘못 쓰는것을 《오하》라고 한다. 열성병표증이 아직도 해제되지 않아 해표하여야 할것을 하법을 잘못 쓰면 증후가 변할수 있다. 례를 들면 설사, 결흉, 비증(痞证) 등이다. 기타 내과, 산부인과, 소아과 등에서 하법을 쓰지 않을데다가 하법을 잘못 쓰면 모두 증후가 변할수 있다. 그러므로 구체적정황에 따라 구체적으로 처리하여야 한다.

화법(和法) 약물의 소통(疏通)과 조화작용을 리용하여 병사를 해제시키는 목적에 도달하는것이다. 여기에서는 소양화해, 간비조화, 간위조화 등 방법으로 나눈다. 무릇 열성병의 사기가 표에 있거나 리에 들어가 조갈(燥渴)이 생기고 헛소리를 치는 등 실증이 있으면 모두 이 법을 사용할수 없다.

소양화해(和解少阳) 소양경에 사기가 있는것은 열성병의 사기가 반표반리의 부위에 있는것을 말한다. 반표증은 추웠다 더웠다 하고 가슴과 옆구리가 괴롭게 가득차는것을 가리키고 반리증은 입안이 쓰고 목안이 마르며 눈이 어지러운것을 가리킨다. 소시호탕(시호, 황금, 인삼, 반하, 감초, 생강, 대조)을 써서 화해시키는데 한면으로는 병사를 제거하고 다른 한면으로는 정기를 돕는다.

간비조화(调和肝脾) 화법(和法)을 사용하여 간기가 비를 침범한것을 치료하는데 이것을 《간비조화》라고 한다. 간비가 부조화한 표현은 옆구리가 뿌듯하고 아프며 배에서 소리가 나고 대변이 묽으며 성질이 급하고 식욕이 없으며 설태가 희고 엷으며 맥이 현하고 세한 등이다. 시호, 백작, 지각, 감초, 백출, 진피, 방풍 등 약을 쓴다.

간위조화(调和肝胃) 화법을 사용하여 간기가 위를 침범한것을 치료하는데 이것을 《간위조화》라고 한다. 간기가 부조화된 표현은 옆구리가 뿌듯하고 아프며 명치끝이 그득하고 답답하며 아파나고 식욕이 감퇴되며 트림이 나고 신물을 토하며 토하거나 시고 쓴 물을 토하는것 등이다. 흔히 시호, 백작, 지각, 감초, 오수유, 황련, 반하, 향부, 단와룽자 등 약을 쓴다.

막원을 통하게 한다(开达膜原) 체내의 오물을 없애는 약으로 《막원》사이에 막힌 병사를 제거하는것을 가리킨다. 온역병초기에 사기가 막원에 있어 추웠다 더웠다 하는것이 하루에 한번씩이거나 세번씩 나타나거나 혹은 일정한 시간이 없고 가슴이 답답하며 메스껍고 머리가 아프고 번조하며 설태가 더럽고 기름기가 나며 맥이 현하고 삭한 등이 나타나는데 이때에는 달원음(达原饮)(빈랑, 후박, 초과, 지모, 작약, 황금, 감초)으로 치료한다.

거습(祛湿) 약물을 사용하여 습사를 제거하는 치료방법이다. 습은 중탁하고 점조성이 있는 사기로서 풍, 한, 서, 열 등 사기가 결합할수 있으며 또 화열, 화한(化寒)될수도 있다. 습이 상초에 있는것은 화습법을 쓰고 중초에 있는것은 조습법을 쓰고 하초에 있는것은 리습법을 써서 치료한다. 비는 수습운화를 주관하지만 습에 막힐수도 있기때문에 습을 치료할 때에는 주의하여 비도 치료하여야 한다.

화습(化湿) 1)《소표화습(疏表化湿)》: 습사가 상초 혹은 표에 있으면 머리가 무거우면서 멍하고 사지와 몸이 쏘고 무거우며 아프고 입안이 점조하며 구갈이 나지 않고 설태가 희고 기름기나며 맥이 유하게 나타난다. 이때에는 방풍, 진교, 창출, 곽향, 진피, 사인각(砂仁壳), 생감초 등을 쓴다. 2)《청열화습(清热化湿)》: 습온시역(湿温时疫)초기에 사기가 기분에 있으면 신열이 나고 사지가 쏘며 땀이 나지 않고 심번이 생기며 혹은 땀이 나나 열이 나지 않고 가슴이 답답하며 배가 뿌듯하고 소변이 붉으며 대변이 통하지 않거나 설사하나 잘 나가지 않고 대변이 드겁고 더러운 냄새가 나며 설태가 더럽고 기름기나거나 마르고 누렇다. 이때에는 감로소독단(甘露消毒丹)(활석, 인진, 황금, 석창포, 목통, 천패모, 사간, 련교, 박하, 백구인, 곽향 등으로 산제를 만든다)을 쓴다.

조습(燥湿) 1)《고온조습(苦温燥湿)》: 중초에 한습이 막히면 가슴이 답답하고 토하며 오심이 나고 배가 뿌듯하며 대변이 묽고 설태가 희고 기름기난다. 이때에는 후박, 반하, 백구인, 복령 등을 쓴다. 2)《고한조습(苦寒燥湿)》: 중초에 습열이 막히면 배가 아프고 뿌듯하며 대변이 묽고 드겁고 더러운 냄새가 나며 설태가 누렇고 기름기난다. 이때에는 황련, 황금, 지각, 저령 등을 쓴다.

리습(利湿) 소변이 통하게 하여 습사가 하초로부터 빠져나가게 하는 방법이다. 무릇 음허에 의하여 진액이 결손되고 유정, 활정이 생기는데는 신중히 고려하여 리습해야 한다. 반드시 리습해야 할 때에는 자음약을 가하여야 한다. 리습약중에서 생의인(生苡仁), 구맥(瞿麦), 동계자 등은 활리강설(滑利降泄)성이 비교적 심하므로 임신부에게는 신중히 써야 한다.

청열리습(清热利湿) 습열이 아래로 내려가 아래배가 몹시 불어나고 소변이 혼탁하고 붉으며 배뇨시에 삽통이 생기고 소변이 잘 나가지 않으며 설태가 누렇고 기름기난다. 이때에는 팔정산(八正散)(차전자, 목통, 구맥, 편축, 활석, 감초초, 치자인, 대황)을 쓴다.

청서리습(清暑利湿) 여름철의 서습(暑湿)증을 치료하는 방법이다. 서습의 사기에 의하여 열이 나고 심번이 나며 구갈이 나고 소변이 불리한 등 증상이 나타난다. 이때에는 륙일산(六一散)(활석 300g, 감초 50g을 보드랍게 가루내여 한번에 15~20g을 물에 달여서 내복한다)을 쓴다.

온양리습(화기리수)(温阳利湿、化气利水) 양기가 수기와 한기에 막힌것을 치료하는 방법이다. 환자가 속에 수습이 멎어있고 밖에 표한이 있어 양기가 수기와 한기에 막힌데서 소변이 불리하고 머리가 아프며 열이 좀 나고 심번이 생기며 구갈이 있어 물을 마시면 토하고 설태가 희고 기름기나거나 희고 두터우며 맥이 부한 증상이 나타나는데 이때에는 오령산(五苓散)(복령, 택사, 저령, 백출, 계지를 보드랍게 가루낸다)을 쓴다. 복령, 저령, 택사, 백출은 비를 건전히 하고 리수하며 계지는 양기가 속으로 잘 통하게 하고 기표증이 밖에서 해제되게 하며 기를 화하고 리수하여 소변이 잘 통하게 하여 수습이 아래로부터 배출되게 한다.

자음리습(滋阴利湿) 사열이 음을 상하여 소변이 불리한것을 치료하는 방법이다. 환자는 구갈이 나서 물을 마시려 하고 소변이 불리하며 혹은 기침이 나고 메스꺼우며 심번이 생기고 잠을 이루지 못하는데 이때에는 저령탕(저령, 복령, 택사, 아교, 활석)을 쓴다. 심번에 의하여 잠을 이루지 못하는것은 음이 상한 현상으로서 아교(阿胶)로 보혈양음할수 있으며 다른 약물과 같이 쓰면 수기와 한기를 하부로 배출시키고 음도 상하지 않는다.

담삼리습(淡渗利湿) 맛이 열은 리습약을 주로 사용하여 습이 하초로부터 배출되게 하는것이다. 례를 들면 묽은 설사를 하고 소변이 불리하며 설태가 희고 맥이 유한데는 복령, 저령, 택사, 동과자, 의이인 등 약을 쓴다.

온신리수(温肾利水) 신양이 허하여 수종이 생긴것을 치료하는 방법이다. 그 표현은 얼굴이 창백하고 머리가 어지러우며 눈앞이 아찔해나고 허리가 쏘며 사지가 서늘하고 소변이 잦고 적으며 부종이 얼굴로부터 하반신에로 생기고 오래도록 낮지 않고 누르면 오목하게 들어갔다가 인차 나오지 않으며 설질이 연하고 설태가 엷고 회며 맥이 침하고 세하며 약한 증상이 나타난다. 이때에는 제생신기환 (済生肾气丸)(육계, 제부자, 지황, 산약, 산수육, 택사, 복령, 목단피, 우슬, 차전자)을 쓴다.

습이 열보다 심하다(渗湿于热下) 청대·엽계의 《온열론》에 쓰여있다. 열성병에서 습이 열보다 심하고 열사가 수습에 막혀 밖으로 빠져나갈수 없는데는 리습약을 써서 먼저 수습이 통하게 하면 열사가 밖으로 빠져나갈수 있다. 례를 들면 습온초기에 머리가 아프고 오한이 나며 몸이 무겁고 아프며 설질이 희고 구갈이 나지 않으며 맥이 현하고 세하며 유하고 가슴이 답답하며 배가 고프지 않고 오후에 신열이 비교적 높은데는 삼인탕(행인, 비활석, 백통초, 백구인, 죽엽, 후박, 생의인, 반하)을 쓴다. 그중에서 활석, 백통초, 생의인은 모두 담습리습작용을 하는바 다른 방향거습(芳香祛湿)약과 배합하여야 치료의 목적을 달성한다.

소변을 리롭게 하고 대변을 실하게 한다(利小便, 实大便) 습사를 치료하는 방법이다. 습사환자가 대변에 물이 많고 소변이 잦고 적으며 배에서 소리가 심하게 나고 배가 아프지 않으며 설태가 희고 맥이 유하고 세한데는 흔히 위령탕(胃苓汤)(창출, 후박, 진피, 감초, 계지, 백출, 저령, 복령, 택사는 평위산과 오령산을 합친것이다)을 써서 비를 건전히 하고 습을 제거하여 소변을 잘 통하게 하고 대변을 정상하게 한다.

정부를 깨끗이 한다(洁净腑) 이 말은 《소문·탕액료례론》에 쓰여있다. 《정부》란 방광을 가리키고 《정부를 깨끗이 한다》는것은 바로 소변이 잘 통하게 한다는

뜻이다.

방향화탁(芳香化浊) 속에 습탁이 있어 배가 뿌듯하고 아프며 메스껍고 신물을 토하며 대변이 묽고 몸이 피로하며 입안에 기름기가 돌고 단맛이나는 등 증상이 있는데는 방향화습의 약물을 사용하여 치료하는데 곽향, 패란, 사인, 후박 등을 쓰고 만일 머리가 어지럽고 멍하며 토하고 설태가 희고 기름기나는것을 겸하면 석창포, 선하엽(鲜荷叶), 진피, 반하, 대복피 등을 더 가하여 쓴다.

건비(보비, 익비)(健脾、补脾、益脾) 비가 허하여 운화기능이 감퇴되는것을 치료하는 방법이다. 환자가 얼굴이 누렇고 권태무력하며 식욕이 감퇴되고 위가 아파 만지는것을 좋아하고 음식물을 먹으면 아픈것이 멎하며 대변이 묽고 설질이 엷으며 설태가 희고 맥이 유하고 약한데는 당삼, 백출, 복령, 산약, 의이인 등 약을 쓴다.

운비(运脾) 습사가 심하여 비를 핍박하는것을 치료하는 방법이다. 습사가 심한 증상으로는 위부위가 가득하고 뿌듯하며 음식맛이 없고 메스꺼우며 토하려 하며 입안이 슴슴하고 기름기나며 머리가 어지럽고 권태하며 설사하거나 배가 뿌듯하고 사지에 부종이 생기며 소변이 적고 설태가 희고 기름기나며 맥이 유한 등이 나타난다. 이때에는 창출, 후박, 진피, 곽향, 패란, 백구인, 복령, 택사 등 방향약을 써서 습을 제거하여 비의 운화기능을 회복시켜야 한다.

성비(醒脾) 비기가 허하고 한하며 운화가 무력한것을 치료하는 방법이다. 비기가 허하고 한한 증상으로는 식욕이 없고 음식물을 소화시키지 못하며 어떤때는 트림이 나고 설사하며 어떤 때는 배가 은은히 아파 덥게 구는것을 좋아하며 설질이 연하고 맥이 약한 등이 나타난다. 이때에는 성비산(醒脾散)(당삼, 백출, 복

령, 구감초, 초과, 목향, 진피, 후박, 소경 등을 각각 같은 량으로 가루내여 산제를 만들어 한번에 15g을 생강 한쪼각, 대조 한알을 넣고 물에 달여서 먹는다)을 써서 비를 건전히 하고 중초를 덥혀 운화를 촉진시켜 식욕을 증가시켜야 한다.

배토(培土) 비토(脾土)를 돕고 보하며 비의 운화기능을 정상적으로 회복시키는것을 가리킨다. 무릇 비가 허하여 식욕이 감퇴되고 설사하는 등 증상이 있는데는 비토한다. 다시말하면 배토는 《건비》, 《보비》, 《익비》의 총칭이다.

건비소간(배토억목)(健脾疏肝、培土抑木) 간기가 울결되거나 비의 운화기능(간기가 왕성하고 비가 허한것. 즉 목극토증이다)에 영향주는것을 치료하는 방법이다. 간기가 왕성하고 비가 허하면 량옆구리가 뿌듯하면서 아프고 식욕이 없으며 배가 뿌듯하고 배에서 소리가 나고 설사하며 설태가 희고 기름기나며 맥이 현한 증상이 나타난다. 이때에는 배토로서 백출, 복령, 의이인, 산약 등을 쓰고 간기를 억제하는데는 시호, 청피, 목향, 불수 등을 쓴다.

보비익폐(배토생금)(補脾益肺、培土生金) 비토(脾土)를 돕고 보하는 방법으로 비의 기능을 건전히 하여 정상적으로 회복시켜 폐장이 부족하고 허한 병증을 치료한다. 례를 들면 폐가 허하여 기침이 오래 나고 가래가 많고 묽으며 따라서 식욕이 감퇴되고 배가 부어나며 설사하고 사지가 무력한것이 겸하고 지어는 부종이 생기고 설질이 열으며 설태가 희고 맥이 유하고 세한데는 당삼, 복령, 백출, 산약, 목향, 진피, 반하 등을 쓴다.

명문을 덥히고 보한다(보화생토)(溫補命門、補火生土) 명문지화를 덥히고 보하여 비의 기능을 회복시키는 방법이다. 날이 밝기전에 설사하고 설사하기전에 배가 아프고 배에서 소리가 나며 설사에 삭지 않은 음식물이 섞여있고 설사한후 편안한감이 나고 배가 찬것을 싫어하며 사지가 서늘하고 설질이 열으며 설태가 희고 맥이 침하고 세하다. 이런 병을 《오경설(五更泻)》, 《계명설(鸡鸣泻)》이라고 한다. 이것은 명문지화가 쇠약하고 비의 운화가 무력한것이기때문에 명문지화를 덥히고 보하여 비의 운화를 강화시켜야 한다. 이때에는 사신환(四神丸)(육두구, 파고지, 오미자, 오수유, 생강, 대조)을 써서 치료한다.

소간(서간, 소간리기, 설간(疏肝、舒肝、疏肝理气、泄肝) 간기가 울결된것을 흘어지게 하는 방법이다. 간기가 울결되면 량옆구리가 뿌듯하고 아프거나 찌르는듯 아프고 가슴이 답답하고 불편하며 혹은 메스껍고 신물을 토하며 식욕이 감퇴되고 배가 아프며 설사하고 온몸이 찌르는듯 아프며 설태가 엷고 맥이 현한것이 나타나는데는 시호, 당귀, 백작, 향부, 연호색, 후박 등 약을 쓴다.

유간(양간, 양혈유간)(柔肝、养肝、养血柔肝) 간음이 허한(간혈부족)것을 치료하는 방법이다. 간음이 허하면 시력이 감퇴되고 두눈이 깔깔해나며 야맹증이 생기고 때로는 머리가 어지럽고 귀에서 소리가 나며 손톱과 발톱이 연하고 혹은 밤에 잠을 이루지 못하고 꿈이 많으며 입안이 마르고 신액이 석으며 맥이 세하고 약한것이 나타나는데 당귀, 백작, 지황, 수오, 구기자, 녀정자, 한련초, 상침자 등 약을 쓴다. 《간은 강장(肝为刚脏)》이며 혈액에 의지하여 자양되기때문에 혈을 영양하는 물질로서 간이 자양되게 한다.

벌간(억간)(伐肝、抑肝) 간기가 지나치게 성한것을 억제하는 방법이다. 간기가 지나치게 왕성하여 비를 침범하면 간기가 지나치게 성한것을 억제하는 치료법이 수요되는데 이것을 《벌간(伐肝)》이라 한다. 벌간시에는 일반적으로 시호, 청피,

광목향, 불수 등을 쓴다. 실제에 있어서는 소간류에 속한다. 벌간약은 일반적으로 익비약과 같이 쓴다. 《배토억목》조항을 참고하라.

자양간신(滋养肝肾) ①신음을 보하여 간음을 돕는것을 말한다. 이 방법은 거개 신음이 결손되고 간목이 왕성한 증후에 쓴다. 례를 들면 머리와 눈이 어지럽고 눈이 마르고 삽하며 이명이 나고 뺨이 붉으며 입안이 마르고 5심이 번열하며 허리와 무릎이 쏘고 무력하며 남자는 유정이 생기고 녀자는 월경부조가 생기며 설태가 적고 설질이 붉으며 맥이 세하고 현하고 삭한데는 건지황, 산수유, 구기자, 현삼, 구판, 녀정자, 하수오 등 약을 쓴다. 이 법을 《자수함목(滋水涵木)》이라고도 한다. ②간신음허에 경한 부종을 겸한것을 치료한다. 환자는 머리가 어지럽고 얼굴이 붉으면서 화끈해나고 눈앞이 아절해나며 귀에서 소리가 나고 허리가 쏘며 목안이 마르고 밤에 잠을 잘 자지 못하며 혹은 식은땀이 나고 소변이 적고 누르며 설질이 붉고 설태가 적으며 맥이 현하고 세한 등 증상이 나타나는데 기국지황환(杞菊地黄丸)(숙지황, 산수육, 산약, 단피, 복령, 택사, 구기자, 국화)을 쓴다.

간기조화(자음소간)(和肝、滋阴疏肝) 자음약과 소간(疏肝)약을 같이 써서 간기가 잘 통하게 조화시키는 방법이다. 간신이 허하고 기가 정체되여 운행되지 않으면 옆구리가 쏘고 아프며 가슴과 배가 뿌듯하고 혀에 진액이 없으며 인후가 마르고 맥이 도리여 세약하거나 허하고 현한 증상이 나타나는데 일관전(一贯煎)(북사삼, 맥동, 당귀신, 생지황, 구기자, 천련자 등인데 입안이 쓰고 조한데는 술에 초한 황련을 좀 가한다)으로 치료한다.

자음평간잠양(滋阴平肝潜阳) 음허에 의하여 간양이 상항하는것을 치료하는 방법이다. 간음이 허하거나 신음이 허하면

모두 간양상항(肝阳上亢)이 생길수 있다. 머리가 아프고 현훈이 나며 귀에서 소리가 나고 귀가 먹으며 정서가 쉽게 격동되고 얼굴이 뜨거우며 입안이 조하고 목안이 마르며 수면이 부족하고 설질이 붉으며 맥이 세하고 현하며 삭한 등 증상이 나타난다. 이때에는 간신의 음을 자양하기 위하여 숙지, 구기, 산수유, 한련초를 쓰고 평간(平肝)하기 위하여 구등, 국화, 천마, 강잠(僵蚕) 등을 쓰고 잠양(潜阳)하기 위하여 생모려, 생룡골, 생석결명, 자석(磁石) 등을 쓴다.

사간(청간화, 청간사화)(泻肝、清肝火、清肝泻火) 간화를 사시키는 쓰고 찬 약물로 간화가 상염되는것을 치료하는 방법이다. 간의 실화가 우로 올라가면 머리가 아프고 어지러우며 귀에서 소리가 나고 귀가 먹으며 얼굴이 붉고 눈이 벌개나며 입안이 마르고 쓰며 옆구리가 아프고 누런 쓴 물을 토하며 지어는 피를 토하며 조급하여 성을 잘 내며 대변이 거개 굳고 설태가 누르며 맥이 현하고 삭한 등 증상이 나타난다. 이때에는 룡담초, 산치, 단피, 하고초, 황금, 황련 등 약을 쓴다.

좌금평목(佐金平木) 폐기를 청숙시켜 간기를 억제하는 방법이다. 간기가 우로 폐에 치밀면 폐기가 아래로 내려갈수 없어 량옆구리가 찌르는듯 아프고 천식이 있어 편안하지 않으며 맥이 현한 등 증상이 나타난다. 이때에는 숙폐법(肃肺法)으로 폐기를 하강시키고 간기도 잘 통하게 해야 하는바 상백피(오수유즙은 닦는다), 소경, 행인, 비파엽 등 약을 쓴다.

자음(滋阴)《육음(育阴)》, 《양음(养阴)》, 《보음(补阴)》 혹은 《익음(益阴)》이라고도 하는데 음허증을 치료하는 방법이다. 음허증에는 건해(干咳), 해혈, 조열, 도한이 있고 입안이 마르며 목안이 조하고 허리가 쏘며 유정이 생기고 머리가 어지러우며 눈이 어지럽고 손바닥과 발바

닥이 번열한 등 증상이 나타난다. 이때에는 천문동, 맥문동, 석곡, 사삼, 옥죽, 백합, 한련초, 녀정자, 구판, 별갑(鳖甲) 등 약을 쓴다. 《보음》조항을 참고하라.

산감화음(酸甘化阴) 신맛, 단맛이 있는 약물을 같이 써서 음을 보하는 치료법이다. 환자는 밤에 수면장애가 생기고 꿈이 많으며 건망증이 생기고 입안과 혀가 미란되며 설질이 붉고 맥이 세하고 삭한 등 증상이 나타난다. 이때에는 산조인, 오미자, 백작, 생지, 맥동, 백합 등을 쓴다. 환자가 심음이 허하면 심양이 항진되고 심양이 항진되면 심음이 더욱더 허하게 되기때문에 이 처방에서 신맛이 있는 약물인 산조인, 오미자, 백작으로 음을 수렴하고 달고 찬 약물인 생지, 맥동, 백합으로 음을 보한다. 이렇게 수렴하고 보하면 날이 갈수록 음이 장성되고 양항성이 점차 없어져 음양이 협조되게 된다. 화음(化阴)이란 렴음자음(敛阴滋阴)하여 날이 갈수록 음이 장성되게 한다는 뜻이다.

청락보음(清络保阴) 폐락의 열을 내리워 폐음을 보호하는 방법이다. 서온병은 치료를 거친후에 여러 증상이 없어졌지만 기침이 나나 가래가 없으며 기침소리가 맑고 높아 폐락내에 여전히 열이 있어 폐음이 내열에 의하여 소모되기때문에 청락음(선하엽변, 선금은화, 서과취의, 선편두화, 사과피, 선죽엽심)에다가 감초, 길경, 담행인, 맥동, 지모를 가하여 치료한다.

견음(坚阴) 신정을 고수하고 상화를 편안히 하는 방법이다. 례를 들면 꿈에 유정이 있는것은 상화가 망동하고 신기(肾气)가 고수하지 못하는것이다. 이것은 봉수단(封髓丹)(황백, 사인, 구감초를 가루내여 꿀에 반죽하여 알약을 만든다)으로 치료한다. 황백은 상화망동을 편안하게 하고 신정을 고수하여 음을 견실하게

한다.

강음(强阴) 음정의 기능을 강화하는 약물을 가리킨다. 례를 들면 숙지황, 생지황, 구기자, 녀정자, 사원질려 등이다. 이런 약물들은 허리가 쏘고 유정이 생기며 소변이 많은 등 신음허증에 적용된다.

렴음(敛阴) 음기를 수렴하는 방법이다. 음진이 소모되고 흩어져 병사가 이미 쇠퇴된 증후에 적용된다. 례를 들면 열성병에서 열이 내리고 몸이 차며 나머지 사기가 없어지고 식욕이 증진되지만 밤에 식은땀이 나는것은 산수유, 오미자에다가 지한제(止汗剂)를 가하여 쓸수 있다. 이런 약물의 맛은 거개 시고 떫다.

잠양(潜阳) 음허에 의하여 간양이 상승(상항)하는것을 치료하는 방법이다. 간양이 상승하면 머리가 아프고 현훈이 생기며 귀에서 소리가 나고 귀가 먹으며 사지와 몸이 마비되거나 진전이 생기는 증상이 나타난다. 이때에는 생모려, 생룡골, 생석결명, 진주모, 자석, 대자석 등 질이 좋고 아래로 떨어지지 않게 하는 약물을 써서 허양을 수렴하는데 이것을 《잠양》이라고 한다. 잠양법은 늘 평간자음 등 법과 같이 쓴다. 《자음평간잠양》조항을 참고하라.

잠진(진잠)(潜镇、镇潜) 질이 좋고 아래로 떨어지지 않게 하는 진정안신약과 잠양약을 같이 써서 치료하는 방법을 가리킨다. 질이 좋고 아래로 떨어지지 않게 하는 진정안신약은 주사, 자석, 생철락, 룡치(龙齿), 모려 등이고 질이 좋고 아래로 떨어지지 않게 하는 잠양약은 모려, 룡골, 석결명, 진주모, 자석, 대자석 등이다. 그중에서 어떤 약은 진정안신과 잠양 두가지 작용을 겸하여 한다. 잠진법은 늘 심신(心神)이 편안하지 않고 심계가 항진되여 잠을 자지 못하는것과 간양이 상항되여 머리가 아프고 현훈이 생기는 등 증상을 치료한다.

식품(熄风) 내풍을 제거하는 방법을 가리킨다. 내풍은 현훈, 진전, 고열, 경련, 소아경풍과 전간 등 증상으로 나타나는데 령양각, 전갈, 오공, 강잠, 구인, 등 약을 쓴다. 《자음식풍》, 《평간식풍》, 《사하식풍》, 《화열식풍》 등으로 나눈다.

자음식풍(滋阴熄风) 자음을 위주로 하는것인데 음허로 하여 풍(风)이 동하는 것을 제거하는 방법이다. 열성병후기에는 열이 진음을 상하여 신열이 심하지 않지만 열이 남아있으면서 내리지 않고 손바닥과 발바닥이 뜨거우며 얼굴이 붉고 번조하며 잠이 오지 않고 목안이 마르며 입안이 조하고 가슴이 두근거리며 정신이 피로하고 심하면 귀가 먹으며 손발이 떨리거나 경련이 일어나고 설질이 마르고 심적색이며 설태가 적고 맥이 허하고 삭한 증상이 나타나는데 생지, 백작, 맥동, 닭알노란자위, 구판, 별갑, 모려, 구등 등 약을 쓸수 있다.

평간식풍(진간식풍)(平肝熄风、 镇肝熄风) 간양이 상항되여 내풍이 동하는것을 치료하는 방법이다. 환자의 머리부위가 끌어당기는듯 아프고 머리가 어지러우며 눈이 어지럽고 입과 눈이 비뚤어지며 손과 발 및 몸이 저려나거나 떨리고 혀가 굳어지고 설체가 한쪽으로 기울어지며 말소리가 똑똑하지 않고 지어는 갑자기 졸도되며 손발이 가다붙거나 경련이 일어나고 설태가 엷고 설질이 붉으며 맥이 현한 증상이 나타나는데 구등, 천마, 백질려, 국화, 구인, 진주모, 모려, 석결명 등 약을 쓸수 있다.

사화식풍(첨열식풍)(泻火熄风、 清热熄风) 열극생풍(실열증)을 치료하는 방법이다. 무릇 열성병에서 고열로 하여 손발이 경련을 일으키고 두눈을 우로 뜨며 목이 뻣뻣하고 지어 각궁반장, 혼미 등이 나타나는데 이것을 《열극생풍》이라고 한다. 환자의 설태가 누렇고 설질이 붉으며

맥이 현하고 삭한데는 구등, 구인, 전갈, 오공, 생석결명, 생모려, 석고, 황련, 대청엽 등 약을 쓸수 있다.

화혈식풍(和血熄风) 간풍내동에다가 혈어가 편중한것을 치료하는 방법이다. 열성병후기에 열사가 음혈을 소모하면 입술이 타고 혀가 조하며 근맥이 가다들고 손발이 떨리거나 머리와 눈이 어지러워나며 맥이 세하고 삭한 등 증상이 나타나는데 오랜 아교, 생지, 생백작, 닭알노란자위, 생모려, 구감초, 복신, 락석등 등 약을 쓸수 있다.

해경(진경)(解痉、镇痉) 진전, 수족경련 및 각궁반장(목과 잔등이 강직되여 활처럼 뒤로 젖혀지는것이다) 등 증을 해제하는것을 《해경》이라고 한다. 즉 식풍법이다.

거풍(祛风) 풍사를 흩어지게 하는 약물의 작용을 리용하여 경락, 근육, 관절에 남아있는 풍사를 흩어지게 하는 방법이다. 풍(风)에는 외풍과 내풍의 구별이 있다. 내풍은 제지하고 외풍은 제거한다. 거풍법은 외풍에 적용된다. 《거풍제습》, 《소풍설열》, 《거풍양혈》, 《소풍축한》 등 법으로 나눈다.

거풍제습(祛风除湿) 풍습의 사기가 경락, 근육, 관절 등 부위에 남아있어 류주성동통증상이 나타나는것을 치료하는 방법이다. 강활, 방풍, 진교, 위령선, 상지, 오가피, 감초 등 약을 쓸수 있다.

소풍설열(疏风泄热) 밖에 풍사가 있고 속에 열이 겸하여 있는것을 치료하는 방법이다. 풍사가 침습하면 머리가 아프고 코가 막히며 기침이 나는 등 증상이 나타난다. 속에 열이 있으면 구갈이 나고 소변이 누르며 설질이 붉고 설태가 누런 등 증상이 나타난다. 이상의 여러가지 증상에다가 신열이 나고 오한이 좀 나며 맥이 부하고 삭한것이 나타나면 선총백, 담두시, 만형자, 초산치, 고길경, 련교, 담

죽엽, 행인, 우방자 등 약을 쓴다. 이상의 여러가지 증상에다가 신열이 나고 오한이 나며 맥이 부하고 삭한것이 나타나면 형개, 방풍, 백지, 초산치, 고길경, 련교, 담죽엽, 행인, 우방자 등 약을 쓴다.

거풍양혈(祛风养血) 혈맥이 조화되지 않고 풍습이 경락에서 류통하는것을 치료하는 방법이다. 기부와 손발이 저리고 갑자기 입과 눈이 비뚤어지며 말하기 곤난하고 지어는 반신불수가 생기며 혹은 추위를 타고 신열이 나며 손발이 가다들고 설태가 회고 기름기나며 맥이 부하고 활한것이 겸하여 나타난다. 이때에는 대진교탕(진교, 강활, 독활, 방풍, 백지, 천궁, 당귀, 작약, 생지, 숙지, 백출, 복령, 세신, 석고, 황금, 감초)을 써야 한다. 그중에서 천궁, 당귀, 작약, 지황은 혈이 순환되게 하고 혈을 자양하며 혈맥불화를 치료하여 혈액으로 하여금 류통되게 하고 정체된 풍사도 잇달아 제거한다. 그러므로 《풍을 치료할 때 먼저 혈을 치료하면 혈이 순환되면서 풍이 저절로 제거된다(治风先治血, 血行风自灭)》라고 한다.

수풍축한(搜风逐寒) 풍사에다가 경락에 한사습담, 어혈류체가 겸하여 있는것을 치료하는 방법이다. 중풍에서 손발이 저려나고 소피되어도 낫지 않으며 경락속에 습담어혈이 있고 팔과 다리 사이의 국부가 아프거나 혹은 풍한습기가 경락에 류체되여 전신의 근골이 쏘고 아파난다. 이때에는 소활락단(천오, 구인, 초오, 천남성, 유향, 몰약 등을 가루내여 술과 밀가루로 풀을 써서 반죽하여 알약을 만든다)을 쓴다.

윤조(청조, 량조)(润燥、清燥、凉燥) 자윤약을 사용하여 조열증을 치료하는 방법이다. 조증은 내조(内燥)와 외조(外燥) 두가지로 나눈다. 외조는 외감조기에 의하여 생긴 병이고 내조는 내장진액이 결손된 증이다. 윤조는 《경선윤조》, 《감한자윤》, 《청장윤조》, 《양음윤조》, 《양혈윤조》 등으로 나눈다.

경선윤조(轻宣润燥) 외감조열에 의하여 폐가 상한것을 치료하는 방법이다. 환자는 열이 나고 머리가 아프며 마른기침을 짖고 가래가 적거나 기가 상역하여 숨이 차며 혀가 마르고 설태가 없거나 엷으며 희고 조하며 혀변두리와 혀끝이 모두 붉은 등 증상이 나타난다. 이때에는 상행탕(상엽, 행인, 사삼, 상패모, 두시, 치자피, 배껍질)을 쓴다.

감한자윤(甘寒滋润) 폐신의 진액이 부족한것을 치료하는 방법이다. 례를 들면 폐신의 음이 부족하여 허화가 우로 타올라가 목안이 조하고 아프며 기침이 나고 숨이 차며 가래에 피가 섞여나오고 손바닥과 발바닥이 번열하며 설질이 붉고 설태가 적으며 맥이 세하고 삭한데는 생지, 숙지, 맥동, 천패모, 백합, 당귀, 백작, 생감초, 현삼, 길경 등 약을 쓴다.

청장윤조(清肠润燥) 대장조열에 의하여 변비가 생기는것을 치료하는 방법이다. 대변이 굳고 입에서 더러운 냄새가 나며 입술에 창양이 생기고 얼굴이 붉으며 소변이 잦고 붉으며 설태가 누렇고 조하며 맥이 활하고 실한데는 마인환(마인, 작약, 시실, 내황, 후박, 행인)을 쓴다.

양음윤조(养阴润燥) 조열의 사기가 폐위의 진액을 손상시킨것을 치료하는 방법이다. 환자는 목안이 마르고 구갈이 생기며 오후에 신열이 나거나 마른기침이 나며 가래가 적고 설질이 붉으며 맥이 세하고 삭한데 사삼맥동음(사삼, 옥죽, 맥동, 감초, 동상엽, 생편두, 천화분)을 쓴다.

양혈윤조(养血润燥) 혈허에 의한 변비를 치료하는 방법이다. 얼굴이 창백하고 입술과 손톱, 발톱이 붉지 않고 윤기가 나지 않으며 때로는 머리가 어지럽고 심계가 항진되며 대변이 굳어 배설하기 곤난하고 설질이 연하고 색갈이 열으며 맥이 세하고 삭한데는 당귀, 생지, 마인, 도인, 지각 등 약을 쓴다.

고온평조(苦温平燥) 외감량조의 표증을 치료하는 방법이다. 환자는 머리가 좀 아프고 추워하며 땀이 나지 않고 코가 메며 코물을 흘리고 기침이 나며 묽은 가래가 많고 입술이 조하며 목안이 마르고 설태가 엷고 희며 마르고 맥이 현한데 행소산(행인, 진피, 소엽, 반하, 전호, 길경, 복령, 지각, 감초, 생강, 대조)을 쓴다.

리기(理气) 약물이 행기해울(行气解郁), 보중익기의 작용이 있는것을 운용하여 기체, 기역, 기허를 치료하는 방법이다. 기허는 보중익기약을 써서 원기를 보하여야 한다. 평시에 리기라고하는것은 거개 기체, 기역을 가리키는데 《소울리기》, 《화위리기》, 《강역하기》 등으로 나눈다. 리기약은 거개 향조(香燥)에 속하므로 진액결손에는 신중히 써야 한다.

소울리기(관흉, 관중, 해울, 개울)(疏郁理气、宽胸、宽中、解郁、开郁) 정지(情志)가 우울하여 생기는 기체를 치료하는 방법이다. 흉격이 답답하고 량옆구리 및 아래배가 뿌듯하고 아픈 등 증상이 나타나는데는 향부, 연호색, 오약, 광목향 등 약을 쓴다.

화위리기(和胃理气) 기와 담습이 중완에 조체된것을 치료하는 방법이다. 배가 뿌듯하고 답답하여 신물을 삼키거나 토하고 트림이 나는 등 증상이 나타나는데는 지실, 진피, 강반하, 죽여, 단와릉자 등 약을 쓴다.

강역하기(순기)(降逆下气、顺气) 페위의 기가 상역하는것을 치료하는 방법이다. 례를 들면 페기가 상역하여 기침이 나고 효천이 생기며 가래가 많고 숨이 촉박한데는 정천탕(定喘汤)(백과, 마황, 소

자, 감초, 관동화, 행인, 상백피, 황금, 법반하)을 쓴다. 또 례를 들면 위의 허한에 의하여 기가 상역하고 딸꾹질이 계속 나며 가슴속이 불편하고 맥이 지한데는 정향시체탕(丁香柿蒂汤)(정향, 시체, 당삼, 생강)을 쓴다.

행기(리기, 통기, 화기)(行气、利气、通气、化气) 즉 기체를 흩어지게 하는것이다. 기체에 의하여 생긴 병증 례를 들면 가슴과 배가 뿌듯하고 답답하며 아픈 등을 치료한다. 《소울리기》와 《화위리기》는 모두 행기에 속한다.

강기(하기)(降气、下气) 기가 상역하는것을 치료하는 방법이다. 강기, 하기의 약물은 소자, 선복화, 반하, 정향, 대자석 등인데 이는 천해(喘咳), 애역(呃逆) 등 증에 적용된다.

조기(调气) 약물로 기체, 기역의 증후를 치료하여 기가 잘 순환되게 하고 정상적상태로 회복되게 하는것을 《조기》라고 한다. 실제에 있어서는 리기법의 행기, 강기도 포괄된다.

파기(破气) 리기약중에서 성미가 비교적 맹렬한 청피(青皮), 지실 등을 사용하여 기체가 맺힌것을 흩어지게 하여 잘 통하게 하는것이다.

거담(祛痰) 담액이 배출되는것을 돕거나 담이 생기는 병인을 제거하는 방법이다. 여기에서는 《화담》, 《소담》, 《조담》 등 세가지로 나눈다. 그중에서 화담법을 제일 흔히 쓴다.

화담(化痰) 담이 생기는 병인에 근거하여 화담법을 6가지로 나눈다. 1)《선폐화담(宣肺化痰)》: 풍한외감에 의하여 가래가 많은데 적용된다. 환자는 코가 막히고 목안이 가려우며 기침이 나고 가래가 많으며 설태가 엷고 흰데 마황, 선퇴, 행인, 길경, 우방자, 신이(辛荑), 진피, 감초 등을 쓴다. 2)《청열화담(清热化痰)》: 열담에 적용된다. 환자는 기침이 나고 누

렇고 건 가래를 뱉으며 설질이 붉고 설태가 누런데 상백피, 과루피, 상패모(象貝母), 로근 등을 쓴다. 3)《윤폐화담(润肺化痰)》: 조담에 적용된다. 환자는 인후가 마르고 가래가 걸고 뱉기 어려우며 설태가 누렇고 마른데 사삼, 과루, 길경, 굴홍 등을 쓴다. 4)《조습화담(燥湿化痰)》: 습담에 적용된다. 환자는 가래가 희고 많으나 뱉기 쉽고 가슴이 답답하며 메스껍고 설태가 희고 윤기가 나며 기름기나는데 법반하, 복령, 진피, 감초 등을 쓴다. 5)《거한화담(祛寒化痰)》: 한담에 적용된다. 환자는 멀건 가래를 뱉고 추워하며 손발이 서늘하고 설질이 유연하며 설태가 윤기가 나는데 계지, 복령, 건강, 강반하, 굴홍 등을 쓴다. 6)《치풍화담(治风化痰)》: 풍담에 의하여 머리가 아프고 현훈이 나며 때로는 머리가 돌아가면서 눈앞이 캄캄해나며 설태가 희고 윤기가 나는데 천마, 구등, 반하, 복령, 굴홍, 감초 등을 쓴다.

소담(消痰) 탁담이 몰킨것을 삭이는 방법이다. 약을 많이 쓰면 원기를 손상시키므로 체질이 약한 환자에게는 신중히 써야 한다. 1)《소담평천(消痰平喘)》: 담음이 폐장에 잠복된데서 천해가 생기고 가래가 많으며 가슴이 불편하고 식욕이 떨어지며 설태가 점조하고 기름기나는데 3자양친탕(二了养亲汤)(소자, 백개자, 래복자)을 쓴다. 2)《소담연견(消痰软坚)》: 탁담이 맺혀 라력(瘰疬)으로 되는데는 패모, 현삼, 모려, 해조 등을 쓴다.

척담(涤痰) 완담을 씻어 없애는 방법이다. 례를 들면 담음이 옆구리밑에 맺혀 기침이 나고 가래를 뱉을 때 옆구리밑이 아프고 설태가 윤기나며 맥이 침하고 현한 등이 나타나는데 이때에는 십조탕(十枣汤)(대조,원화,감수, 대극)을 쓴다. 혹은 실열과 오랜 담에 의하여 발광하거나 현훈이 생기고 가래가 걸고 많으며 대변

이 굳고 설태가 누렇고 두꺼우며 기름기나고 맥이 활하고 삭하며 유력한 등이 나타나면 몽석곤담환 (礞石滚痰丸)(대황, 황금, 몽석, 침향)을 쓴다. 혹은 가래가 걸고 많으며 기침이 나고 기가 상역하는 등이 나타나면 조각을 불에 구워 가루내여 한번에 2.5g씩 조고탕(혹은 대조탕)에 먹는다. 척담법은 성질이 맹렬하기때문에 허한 사람에게는 신중히 써야 하며 임신부, 각혈경향이 있는 환자에게는 쓰지 말아야 한다.

선폐(선백)(宣肺、宣白) 폐기가 불리한것을 치료하는 방법이다. 폐기가 불리하면 기침이 나고 숨이 차며 가래가 많은 증상이 나타난다. 이때에는 폐기가 통하게 하고 가래를 삭이며 기침을 멎게 하는 약을 쓰는데 이것을 선폐라고 한다. 옛사람들은 폐는 5행에서는 금에 속하고 5색에서는 백색에 속하기때문에 선백(宣白)이라고 한다. 이것은 선폐의 뜻인것이다. 《화담》중의 《선폐화담》조항을 참고하라.

청숙폐기(청금, 청금강화)(清肃肺气、清金、清金降火) 폐열이 있어 폐기가 상역하는것을 치료하는 방법이다. 폐기는 아래로 내려가는것이 순리롭다. 만일 화열이 폐를 핍박하여 폐기가 잘 통하지 못하여 우로 올라가면 기침이 나고 기역이 생기며 누런 가래를 뱉고 입안이 말라 물을 마시며 설질이 붉고 설태가 누르며 신열이 나고 오한이 나지 않으며 맥이 부하고 삭한 등 증상이 나타난다. 기침이 나고 기역이 생기는것은 폐기상역이고 기타 나머지 증상표현은 폐열인것이다. 폐열을 제거하고 폐기를 내리우는 약물을 쓰는것이 바로 청숙폐기인것이다. 약으로는 상백피, 어성초, 로근, 판람근, 금은화, 소자, 전호, 비파엽 등을 쓴다. 청금(清金)과 청금강화(清金降火)는 모두 폐열을 제거하는것이지만 폐기를 내리우는 약물을 보조로 쓰기때문에 같은 류형의 치료법에

속한다.

사페(사백)(泻肺、泻白) 페에 맺힌 열을 제거하는 방법이다. 무릇 기침이 나고 숨이 차며 피부에 열이 심하고(저녁에 열이 더 심하다) 설질이 붉고 설태가 누르며 맥상이 세하고 삭한 등 증상이 나타날 때에는 사백산(泻白散)(지골피, 상백피, 생감초, 갱미)으로 치료한다.

선통수도(宣通水道) 페기를 열어 수습이 통하게 하는 방법이다. 해소, 기천에다가 수종이 있는데 적용된다. 환자는 부종이 상반신과 얼굴에 심하게 나타나고 소변이 잘 통하지 않고 그 량이 적으며 심황색이고 배가 창만한데다가 기침이 나고 숨이 차는것이 동반하거나 혹은 한열이 있고 설태가 희고 윤기가 나며 맥이 부하고 활한데 마황, 계지, 부평, 껍질이 있는 복령, 행인, 상백피 등 약을 쓴다.

양음청페(养阴清肺) 페열음허를 치료하는 방법이다. 례를 들면 다음과 같다. 1)인두디프테라아(咽白喉)에 걸린지 이미 3∼4일이 되고 인두에 흰막이 가득하며 잘 떨어지지 않고 구갈이 나서 찬물을 마시며 신열이 그리 높지 않으나 견조한감이 나서 참기 어려워하고 얼굴이 희끄무레하며 기침소리가 개짖는 소리와 같고 설질이 붉으며 설태가 적고 맥이 세하고 삭하면 양음청페탕가감(养阴清肺汤加减)(생지, 맥동, 원삼, 천패모, 백작, 감초, 조휴)을 쓴다. 급성인후부의 염증이 음허에 속하여도 이 방법을 쓴다. 2)페결핵환자는 마른기침을 짖고 가래가 적으며 간혹 가래에 피가 섞여나오고 오후이면 저열이 나고 식은땀이 나며 가슴이 답답하고 은은히 아프며 맥이 없고 식욕이 감퇴되며 입안이 마르고 설태가 엷으며 혀변두리와 혀끝이 붉고 맥이 세하고 삭한 등이 나타나는데 이때에는 사음전(四阴煎)(생지, 맥동, 백작, 백합, 사삼, 생감초)에 백급을 가하여 쓴다.

페신동치(肺肾同治) 페음이 허한것과 신음이 허한것을 동시에 치료하는 방법이다. 페신음허의 증상으로는 기침이 나고 기가 상역하며 움직이면 숨이 차고 해혈이 생기며 목이 쉬고 오후이면 저열이 나며 식은땀이 나고 유정이 생기며 허리가 쏘고 다리가 날선하며 몸이 여위고 입안이 마르며 설질이 붉고 맥이 세하고 삭한 등이 나타나는데 이때에는 사삼, 맥동, 천동, 오미자, 생지, 현삼을 써서 페신의 음을 자양해야 한다.

딴딴한것을 연하게 하고 맺힌것을 흘어지게 한다(软坚散结) 락담, 어혈 등이 맺혀 징적, 라력 등을 형성한 여러가지 증을 치료하는 방법이다. 《거어소징(祛瘀消癥)》조항을 참고하라. 례를 들면 영기(瘿气《갑상선종대》)의 증후는 락담이 맺혀 생긴것이므로 해조, 해대, 곤포 등을 써서 담을 삭이고 딴딴한것을 연하게 하며 맺힌것을 흘어지게 하는것이 좋다. 또 례를 들면 오랜 학질에 비장이 종대되면 옛날에는 《학모(疟母)》라고 하였다. 《학모》에는 학모환(별갑을 초에 구운것을 100g, 삼릉을 식초에 담갔다가 약한 불에 구운것을 50g, 아출을 식초에 담갔다가 약한 불에 구운것을 50g을 가루내여 신곡으로 풀을 쑤어 반죽하여 녹두알만큼 알약을 만들어 한번에 20알씩 더운물에 먹는다)을 쑤어서 딴딴한것을 연하게 하고 맺힌것을 흘어지게 한다. 딴딴한것을 연하게 하는 다른 하나의 뜻은 망초따위로 조결된 대변을 배설시킨다는것이다.

리혈(理血) 리혈은 혈분병을 치료하는 방법이다. 리혈에는 《보혈》, 《량혈》, 《거어활혈》, 《지혈》 등 5가지가 포괄되여있다.

온혈(温血) 혈분에 한(寒)이 있는것을 치료하는 방법이다. 1)《온보혈분(温补血分)》: 부녀의 붕루, 남자의 토혈에서 설질이 열고 맥이 허하고 무력하며 입술, 손톱과 발톱이 붉지도 않고 윤기도

194

나지 않으면 10전대보탕(十全大补汤)(당삼, 백출, 복령, 구감초, 숙지, 백작, 당귀, 천궁, 황기, 육계)을 쓸수 있다.

2)《온화거어 (溫化祛瘀)》: 한에 의하여 어혈이 생기는것을 치료하는 방법이다. 례를 들면 부녀들이 허한에 의하여 월경조부, 통경, 폐경이 생기고 월경량이 적고 색이 검으며 혀에 자색반점이 생기고 맥이 침하고 긴한 때에는 당기, 작약, 천궁, 계지, 목단피, 생강 등을 쓴다.

거어활혈(거어생신, 활혈생신, 화어행혈)(祛瘀活血、去瘀生新、活血生新、化瘀行血) 어혈을 제거하고 혈맥이 류통하게 하는 방법이다. 혈액이 조체되여 어혈로 변화하면 반드시 그것을 제거하여야만 혈액이 류통되여 병적상태가 제거될수 있다. 이 방법은 《온화거어》, 《파어소징》, 《거어소종》 등으로 나눈다.

파어소징(산어, 축어, 통어파결)(破瘀消癥、散瘀、逐瘀、通瘀破结) 배속에 있는 어혈적괴를 치료하는 방법이다. 복강 혹은 자궁에 생긴 적괴가 밀어도 움직이지 않고 혀에 자색반점이 있으며 맥이 삽하면 격하축어탕(膈下逐瘀汤)(오령지, 당귀, 천궁, 도인, 단피, 적작, 오약, 연호색, 홍화, 지각, 감초)을 쓴다.

거어소종(祛瘀消肿) 외상에 의한 어혈을 치료하는 방법이다. 례를 들면 타박손상에 의하여 상처가 퍼렇게 부어나고 아프거나 복부에 내상이 생겨 기혈이 조체되여 아픈데는 칠리산(七厘散)(혈갈 50g, 사향, 빙편 각각 0.6g, 유향, 몰약, 홍화 각각 7.5g, 주사 6g, 아다 12g을 보드랍게 가루내여 병에 넣고 황랍으로 봉해두고 쓴다. 한번에 0.35g을 술에 먹는다. 상처에는 술에 반죽하여 붙인다)으로 치료한다. 외상에 의하여 퍼렇게 부어나고 아프며 내상에 의하여 기혈이 조체되여 아프면 이 방법으로 어혈을 제거하고 활혈하여 기체를 잘 통하게 하고 어혈을 제

거하며 기를 순행시켜 동통을 제거하고 부은것을 삭인다.

파혈(破血) 거어약중에서 비교적 맹렬한 약물, 례를 들면 대황, 도인, 홍화, 천산갑, 자충 등을 사용하여 어혈을 제거하는 목적에 도달한다.

지혈(止血) 출혈증을 치료하는 방법이다. 《청열지혈》, 《보기지혈》, 《거어지혈》 등으로 나눈다.

청열지혈(清热止血) 혈열망행(血热妄行)에 의하여 출혈되는것을 치료하는 방법이다. 례를 들면 위열에 의하여 선홍색의 피를 토하고 입안이 마르고 목안이 조하며 설질이 심적색이고 입술이 붉으며 맥이 홍하고 삭한데는 천초근, 아교, 황금, 측백엽, 생지, 소계(小蓟) 등을 쓴다.

보기지혈(보기섭혈)(补气止血、补气摄血) 기허에 의하여 출혈이 오래도록 멎지 않는것을 치료하는 방법이다. 례를 들면 부녀들이 자궁출혈이 오래도록 낫지 않고 혈색이 검스레하고 묽으며 얼굴이 창백하고 가슴이 두근거리며 숨이 차고 정신이 위미하고 사지가 서늘하며 설질이 유연하고 설태가 희며 맥이 세하고 연한데는 당삼, 황기, 백출, 구감초, 당귀, 숙지 등을 쓴다.

거어지혈(祛瘀止血) 어혈을 제거하여 출혈을 멎게 하는 방법이다. 례를 들면 다음과 같다. 1) 부녀들의 기능성자궁출혈에 의하여 아래배가 뿌듯하고 아파 누르는것을 싫어하며 출혈량이 많고 피색이 검고 덩이가 있으며 덩이가 없어지면 아픈것이 멸하고 설태가 검으며 맥이 삽할 때에는 당귀, 천궁, 백작, 포황, 산사탄, 도인, 삼칠말(따로 먹는다) 등 약을 쓴다. 2) 산후에 오로가 오래도록 멎지 않고 색이 검으며 덩이가 있고 배가 아파 누르는것을 싫어하며 배가 불어나고 혀변두리가 검스레하며 맥이 삽할 때에는 당

귀, 천궁, 익모초, 적작, 도인, 포강 등 약을 쓴다. 오로량이 많으면 실소산(失笑散)(포황, 오령지 등을 같은 량으로 배합한다)을 가하여 헝겊에 싸서 같이 달인다.

개규(개폐, 개규통신, 선규, 성뇌, 성신)(开窍、开闭、开窍通神、宣窍、醒脑、醒神) 혼미된것을 치료하는 방법이다. 환자가 혼미되여 인사불성이 된것은 심규(心窍)가 사기에 감수되여 막힌것인데 약을 써서 정신을 맑게 한다. 개규는 《청열개규》, 《화담개규》, 《축한개규》 등으로 나눈다.

청열개규(청심개규)(清热开窍、清心开窍) 열증에 의하여 혼미된것을 치료하는 방법이다. 청열개규에서는 방향개규약과 청열약을 같이 쓴다. 례를 들면 열성병에서 고열이 나고 혼미하여 헛소리를 치고 번조불안하며 사지에 경련이 일어나고 입술이 타며 이발이 조한것과 소아경궐열증 등에는 자설단(紫雪丹)(한수석, 석고, 자석, 활석, 승마, 원삼, 령양각초, 청목향, 서각초, 침향, 정향, 감초)을 쓴다.

청열화담개규(清热化痰开窍) 소아의 담열에 의하여 혼미된것을 치료하는 방법이다. 소아가 속에 담열이 막히면 열이 나고 혼수상태에 처하며 호흡이 거칠고 경궐(惊厥)이 생기며 사지에 경련이 일어난다. 이는 급경실증에 속하는데 포룡환(抱龙丸)(천축황, 웅황, 주사, 사향, 진담성)을 쓴다.

축한개규(逐寒开窍) 한증에 속하는 혼미를 치료하는 방법이다. 례를 들면 뇌혈관경련에 의하여 갑자기 졸도되고 인사불성이며 얼굴이 창백하고 손발이 서늘하며 맥이 침할 때에는 소합향환(苏合香丸)(백출, 주사, 가려륵피, 사향, 향부, 정향, 침향, 비발, 단향, 청목향, 안식향, 서각초, 훈륙향, 소합향, 룡뇌)을 쓴다.

량개(凉开) 즉 《청열개규》이다.

온개(温开) 즉 《축한개규》이다.

활담성뇌(豁痰醒脑) 즉 《화담개규》이다. 1) 열담을 치료한다. 《청열화담개규》조항의 증후가 있으면 포룡환류를 쓸수 있고 성인들의 열담에도 이것을 쓸수 있다. 2) 한담을 치료한다. 《축한개규》조항의 증후가 있고 또 담연이 심하게 막혔을 때에는 소합향환을 녹여 관복한다.

용담성뇌(涌痰醒脑) 담연이 막혀 혼미된것을 치료하는 방법이다. 용토약으로 담연을 토하게 하여 환자로 하여금 정신을 차리게 한다. 례를 들면 중풍과 비슷하게 갑자기 졸도하고 담연이 목구멍에 막혀 말을 하지 못하며 유뇨가 없고 맥이 활하고 실하며 유력할 때에는 희연산(稀涎散)(검은 껍질을 벗긴 조각 4개, 백반 50g을 보드랍게 가루내여 한번에 2.5g씩 더운물에 먹인다. 이 처방은 일반적으로 구토를 일으키지 않고 랭침이 좀 흘러나온다. 정신을 차린 뒤에도 계속 먹여야 한다)을 쓴다.

개금롱관(开噤通关) 갑자기 졸도한 뒤 아관긴폐가 생긴것을 치료하는 방법이다. 개통규약(빙편, 천남성을 각각 같은 량으로 가루내거나 혹은 백매 혹은 오매를 쓴다)을 이몸에 발라 입을 다문것을 절로 열리게 하거나 혹은 통관산(검은 껍질을 벗긴 조각, 세신을 각각 같은 량으로 보드랍게 가루내여 고루 섞는다)을 코구멍에 불어넣어 환자로 하여금 재채기를 하게 한다.

온법(거한법)(温法、祛寒法) 온열약을 사용하여 회양구역, 온중거한하는 방법이다. 한증은 표한과 리한으로 나누는데 이 방법은 리한에 대처하여 사용한다. 《회양구역》, 《온중거한》, 《온경거한》 등으로 나눈다.

회양구역(구양)(回阳救逆、救阳) 망양(亡阳)을 치료하는 방법이다. 망양은

196

땀이 나는것이 멎지 않고 식은땀이 나며 몸이 차고 손발이 서늘하며 구갈이 나지 않으나 더운 물을 마시기를 좋아하고 호흡이 미약하며 입과 코의 김이 차고 맥이 미약하여 끊어지려하는 등 표현이 나타나는데 이는 거개 쇼크환자에게서 볼수 있다. 망양에는 부자리중탕(부자, 당삼, 건강, 백출, 구감초)을 쓴다.

온중거한(溫中祛寒) 비위양허에 의하여 리한증후가 나타나는것을 치료하는 방법이다. 례를 들면 다음과 같다. 1) 비위양허에 의하여 음식물이 소화되지 않고 맑은 물을 토하며 물같은 설사를 하고 설질이 열고 설태가 희며 맥이 침하고 세할 때에는 리중탕(理中汤)(당삼, 건강, 백출, 구감초)을 쓴다. 2) 만일 위부위가 창만하고 아프며 차게 굴었거나 찬것을 먹으면 더 심하게 아프고 맑은 물을 토하거나 식후 얼마되지 않아 토하며 설태가 희고 윤기나며 맥이 침하고 세하며 무력할 때에는 위의 한이 비교적 심하므로 숙부자, 건강, 오수유, 고량강, 침향 등(이 **방법**을 《난위(煖胃)》법이라고도 한다)을 쓴다.

온경거한(溫経祛寒) 한사가 경락을 침범하는것을 치료하는 방법이다. 례를 들면 다음과 같다: 1) 한사가 경락에 응체되여 사지관절이 비교적 심하게 아프고 아픈 곳이 일정하며 낮에는 경하고 밤에는 심하며 걷기가 불편할 때에는 흔히 마황, 계지, 창출, 제천오(制川鸟), 부자, 세신, 천년건 등 약을 쓴다. 2) 부녀들이 충맥, 임맥이 허한에 의하여 월경부조, 월경지연이 나타날 때에는 오수유, 계지, 부자, 생강, 당귀, 천궁, 백작, 당삼, 구감초, 아교 등을 쓴다.

온양(溫阳) 《회양구역》, 《온중거한》법이 포괄되여있다.

통양(通阳) 양기가 막히거나 양기가 쇠약한것을 치료하는 방법이다. 례를 들면 다음과 같다. 1) 통양산결(通阳散结), 활담하기(豁痰下气): 흉비증(胸痹证)에서 가슴속의 양기가 한기에 막혀 가슴과 잔등이 아프며 숨이 차며 기침이 나고 호흡이 촉박하거나 숨이 차면서 가슴이 답답하며 설태가 희고 기름기나며 윤기가 나고 윤활하며 맥이 침하고 현하거나 긴한것이 나타나는데 이때에는 과루해백백주탕(瓜蒌薤白白酒汤)(과루, 해백, 백주)을 써서 가슴의 양기를 잘 통하게 하여 가슴이 아프고 숨이 차는것이 저절로 나아지게 한다(이 처방에서 단삼, 적작, 당귀, 계지, 울금 등의 행기활혈약을 가하면 관상동맥죽양경화성심장병의 협심증 등을 치료할수 있다. 이 약은 활혈리기하고 통양화탁한다). 2) 청열리습, 개폐통양: 습온병초기에 가슴이 답답하고 헛배가 부르는것은 습사가 가슴속에서 양기가 순환하는 통로를 막은것인데 이때에는 삼인탕(三仁汤)(행인, 비활석, 백통초, 죽엽, 후박, 생의인, 반하, 백구인)으로 치료한다. 이 처방에 거습약과 방향리기약, 청열약을 같이 쓰면 상초의 폐기가 가볍게 열리게 하여 가슴속의 양기가 잘 통하게 한다. 3) 양기가 쇠약하고 음한이 속에 성하여 맥이 약하여 끊어지려하는것은 통맥사역탕(通脉四逆汤)을 써서 양기를 통하게 해야 하는바 이것도 《통양》류에 속한다. 《통맥》조항을 참고하라.

온비(溫脾) 비에 허한의 증후가 있으면 《온중거한》법의 1)로 치료한다.

리중(理中) 비위는 중초에 있다. 리중이란 비위를 조리하는 방법이다. 일반적으로 비위허한을 《온중거한》법의 1)로 치료하는것을 가리킨다.

감온으로 대열을 제거한다(甘温除大热) 기허하여 열이 나는것을 치료하는 방법이다. 환자는 신열이 나고 땀이 나며 구갈이 나서 더운것을 마시기 좋아하고 기가 적으며 중기부족에 의하여 말하기 싫어하며 설질이 연하고 색갈이 열으며 맥이 허하고 대한 증상이 나타나는데 이 때에는 보중익기탕(补中益气汤)(황기, 당삼, 백출, 구감초, 당귀, 진피, 승마, 시호)을 써서 비위를 조절하고 보하며 달고 더운 약으로 열을 제거해야 한다.

구탈(救脱) 구양, 구음 두가지로 나눈다. 1) 구양(救阳): 즉 《회양구역》이다. 2) 구음(救阴): 망음(亡阴)을 치료하는 방법이다. 망음의 표현에서는 땀이 많이 나고 더위를 타며 손발이 뜨겁고 기부가 뜨거우며 혀가 마르고 구갈이 나서 찬것을 마시기 좋아하며 호흡이 촉박하고 번조하며 맥이 허하고 삭한것이다. 이는 흔히 탈수된 환자에게서 나타나는데 생맥탕(生脉汤)(인삼, 맥동, 오미자)을 써서 기를 돕고 땀을 거머들여 음을 자양하고 진액을 생하게 한다. 또 룡골, 모려 등 수삽약(收涩药)을 좌약으로 쓸수 있다.

통맥(通脉) ①양기를 통하게 하여 맥박을 활발하게 하는 방법이다. 례를 들면 소음병에서 설사하고 삭지 않은 음식물을 배설하며 속에 진한(真寒)이 있고 밖에 가열(假热)이 있어 사지가 서늘하고 맥이 약하여 끊어지려는 표현은 진한이고 몸에서 도리여 오한이 나지 않고 얼굴이 벌거스레한것은 가열이다. 그러나 그 실질은 몸에서 도리여 오한이 나지 않는것은 양을 밖으로 내쫓는것이고 얼굴이 벌거스레한것은 양이 우에 떠도는 대양중이다. 이 때에는 통맥사역탕(通脉四逆汤)(감초, 부자, 건강, 총백 9개)을 쓰는데 그중에서 감초, 부자, 건강은 회양구역하고 총백은 양기를 통하게 한다. 이 처방은 양기를 통하게 하며 맥박을 활발하고 유력하게 한다. ②해산후 기혈이 허하여 젖이 없거나 젖이 적으면 보익기혈법으로 젖이 많이 나오게 하는데 이것을 통맥이라고도 한다. 《최유》조항을 참고하라.

화위(화중)(和胃、和中) 위기불화를 치료하는 방법이다. 위기불화의 표현으로는 명치끝이 뿌듯하고 답답하며 트림이 나고 신물을 토하며 설질이 열고 설태가 희며 맥이 삽한것 등이 나타난다. 이때에는 진피, 강반하, 목향, 사인 등 약을 쓴다.

익위(益胃) 위가 허한것을 치료하는 방법이다. 하나는 위기허한인데 온위건중법은 쓰고 다른 하나는 위음부족인데 위음자양법을 쓴다.

온위건중(温胃建中) 위기허한을 치료하는 방법이다. 환자는 명치끝이 은은히 아프고 식후에 아픈것이 좀 덜해지며 맑은 물을 토하고 설사하며 설질이 열고 맥이 세한 등이 나타나는데 황기건중탕(黄芪建中汤)(황기, 계지, 백작, 구감초, 생강, 대조, 엿)을 쓴다.

자양위음(양위)(滋养胃阴、养胃) 위음부족을 치료하는 방법이다. 위부가 찌지는듯 아프고 배가 불편하며 쉽게 배고프고 대변이 굳으며 입안이 마르고 목안이 조하며 설질이 열고 붉으며 설태가 적고 맥이 세하고 삭한 등이 나타나는데 북사삼, 맥동, 석곡, 옥죽 등 약을 쓴다.

감수진환(甘守津还) 이 말은 청대 엽계의 《온열론》에 씌여있다. 온병에서 탁사가 기분에 들어가기때문에 신열이 나고 설태가 희고 두꺼우며 건조하다. 설태가 희고 두꺼운것은 탁사가 제거되지 않은 증상이지만 설태가 또 건조한것은 위의 진액이 손상되여 탁사를 제거할수 없다. 때문에 먼저 진액을 자양한 다음에 탁사를 제거하여야 한다. 진액을 자양하기 위하여서는 맥동, 현삼, 정개즙, 선위근즙 등 자윤약에 감초를 가하여 중기를 고수시켜 위내의 진액을 회복시켜야 한다.

안중(安中) 중(中)이란 중기를 가리킨다. 즉 비위의 기이다. 약물로 비위의 기를 조절하고 안정시키는것을 《안중》이라고 한다. 일반적으로 《화위》, 《간위조화》 등을 가리킨다.

소법(消法) 소산(消散)과 소도(消导) 두가지 뜻이 포괄되여있다. 소산도체파적(消散导滞破积)의 약물로 식체 및 기혈어체에 의하여 생긴 비적(痞积) 등을 제거한다. 이는 소도법(소식화체)과 소비화적법(消痞化积) 등으로 나눈다.

소도(소식도체, 소식화체)(消导、消食导滞、消食化滞) 식체를 제거하고 비위의 운화기능을 회복시키는 방법이다. 1)《소식도체》: 음식물에 상한 초기에 배가 뿌듯하고 답답하며 썩은 음식물냄새가 나는 트림을 하고 때로는 배가 아프거나 구토하고 설사하며 설태가 두껍고 기름기나며 누렇고 맥이 활한데 적용되는데 보화환(산사, 신곡, 반하, 복령, 진피, 련교, 태복자)을 쓴다. 2)《소보겸시(消补兼施)》: 소도약과 보비위약을 같이 쓴다. 비위가 허하여 음식물이 소화되지 않고 명치끝과 배가 뿌듯하고 침침하며 대변이 묽고 설태가 누르며 기름기나고 맥이 약하고 무력한 등에 적용되는데 건비환(백출, 백복령, 당삼, 감초, 목향, 황련, 신곡, 진피, 맥아, 사인, 산사, 육두구, 산약)을 쓴다.

소비(화비)(消痞、化痞) 1)《소비화적》: 비적(痞积)을 치료하는 방법이다. 례를 들면 량옆구리밑에 종물이 있고 식욕이 감퇴되며 배가 뿌듯하고 입술과 혀가 새파라며 맥이 세한것인데 도인, 홍화, 당귀, 적작, 단삼, 삼릉, 아출, 향부, 지각, 별갑 등 행기화어연견약(行气化瘀软坚药)과 같이 쓴다. 2) 식적기체에 의하여 가슴에 비기가 그득한데는 행기소식약으로 치료하는데 이것을《소비》라고도 한다.《소도》의 1)을 참고하라.

개비(开痞) 곽향경, 페란, 광목향, 후박, 불수 등 신향행기(辛香行气)의 약물로 가슴, 옆구리, 배 등 부위가 뿌듯하고 답답한 증상을 제거한다. 이 법은《리

기》법의 범위에 속한다.

개위(开胃) 식욕이 좋지 못한것을 산사, 맥아, 곡아, 계내금 등으로 식욕을 증진시키는것을《개위》라고 한다.

절학(截疟) 학질이 발작하기전의 적당한 시기에 내복약(례를 들면 상산, 초과, 강반하를 달여먹인다)을 사용하거나 침을 놓는(대추, 후계, 간사 등 혈을 취한다) 등 방법으로 학질이 발작하는것을 제지하는것이다.

토법(용토, 최토법)(吐法、涌吐、催吐法) 토하게 하는 약물을 쓰거나 기타 물리적자극(소독한 손가락이거나 깨끗한 털로 목구멍을 자극하여 구토하게 하는것을 탐토라고 한다)으로 인후, 흉격, 위에 있는 유해물질을 토하게 하여 배출시킨다. 일부 후두과의 급성증에 적용된다. 례를 들면 담연이 목구멍을 막아 호흡을 방애하거나 음식물이 위에 정체되여 배가 그득하고 아프거나 독성물질을 잘못 먹은것이 시간이 얼마되지 않아 아직 위에 있을 때에는 토법을 사용한다. 실증에는 과체, 려로, 담반 등을 최토로 한다(과체는 성인에게 2.5~25g을 쓰고 때로는 성인에게 2.5~5.0g을 쓰고 담반은 성인에게 0.5~1.0g을 쓴다. 이 세가지 약은 모두 산제로 만든다). 토법은 임신부에게는 금지하고 허약한 사람에게는 신중히 써야 한다. 허약한 사람의 가슴속에 남음이 있어 구토시켜야 할 때에는 인삼로(人参芦)(용량은 1.0~1.5g)를 쓴다.

탐토(探吐) 즉 인공적방법으로 공구의 작용을 통하여 토하게 하는것인데 독성물질, 식체 등을 토하게 하는것이 목적이다. 흔히 쓰는 방법은 끓은 물에 씻은 계사니털 혹은 오리털로 목구멍을 가볍게 자극하여 토하게 한다.

보법(보익, 보양)(补法、补益、补养) 인체의 기혈, 음양의 부족을 보양하여 여러가지 허증을 치료하는 방법이다. 허증

에는 기허, 혈허, 음허, 양허 등 부동한것이 있고 보법도 보기, 보혈, 보음, 보양 등으로 나눈다. 인체의 기혈, 음양은 서로 의존되여있으므로 각종 보법도 왕왕 배합하여 사용한다. 례를 들면 《혈탈익기》에서 보혈약중에 보기약을 가하여 쓴다. 또 례를 들면 신양을 돕는것을 위주로 하고 신음을 돕는것을 보조로 하여 음양이 협조되게 한다. 실사가 없어지지 않은 병증에 대하여서는 자보(滋补)를 써서 병사가 체류되여 해제되지 않는것을 피면하기 위하여 보법을 쓰지 말아야 한다. 만일 병사가 해제되지 않고 정기(正气)가 이미 허하면 거사약중에 보익약을 가할수 있는데 이것을 《부정거사(扶正祛邪)》라고 한다.

보음(익음, 양음, 육음, 자음) (补阴、益阴、养阴、育阴、滋阴) 음허증을 치료하는 방법이다. 례를 들면 심음이 허하여 심계가 항진되고 건망증이 생기며 수면장애가 있고 꿈이 많으며 설질이 붉그스레하고 설태가 적으며 맥이 세약하고 삭한 등 증상이 나타나는데 이때에는 보심단(补心丹)(당삼, 현삼, 단삼, 백복령, 오미자, 원지, 길경, 당귀신, 천문동, 맥동, 백자인, 산조인, 생지)을 쓴다. 간음이 허하여 현훈이 생기고 머리가 아프며 귀에서 소리가 나고 귀가 먹고 마비되며 진전이 일어나고 야맹증이 생기며 설질이 붉고 말라 진액이 적으며 설태가 적고 맥이 세하고 현하며 삭한 증상이 나타나는데는 기국지황환(杞菊地黄丸)(구기자, 국화, 숙지, 산수육, 건산약, 택사, 복령, 단피)을 쓴다. 폐음이 허하여 사레 들고 기가 상역하며 가래가 적고 점조하며 가래에 피가 섞여 나오고 오후이면 저열이 나고 뺨이 붉으며 밤이면 식은땀이 나고 수면이 불안하며 입안이 마르고 목안이 조하거나 목이 쉬며 설질이 붉고 설태가 적으며 맥이 세하고 삭한 증상이 나타나는데는 백합고금탕(百合固金汤)(백합, 생지, 숙지, 맥동, 초백작, 당귀, 패모, 생감초, 현삼, 길경)을 쓴다. 신음이 허하여 허리가 쏘고 다리힘이 없으며 유정이 생기고 머리가 어지러우며 귀에서 소리가 나고 수면이 부족하며 건망증이 생기고 입안이 마르고 설질이 붉으며 설태가 적고 맥이 세한 등 증상이 나타나는데는 륙미지황환(六味地黄丸)(숙지, 산수유, 건산약, 택사, 복령, 단피)을 쓴다. 《자음》조항을 참고하라.

보양(조양) (补阳、助阳) 양허증을 치료하는 방법이다. 양허에는 심양허, 비양허, 신양허 등 부동한것이 포함된다. 심비양허 등을 치료하는 방법은 《온법》에서 이미 서술하였다. 보양은 주로 보신양허를 가리킨다. 신양허의 표현으로는 허리와 무릎이 쏘고 차면서 아파나고 연약무력하며 양위, 활정이 생기고 소변이 빈삭하며 설태가 희고무레하고 맥이 침하고 약한 등 증상이 나타나는데 이때에는 우귀음(右归饮)(숙지황, 산약, 산수유, 당귀, 구기자, 록각교, 두충, 토사자, 육계, 부자)을 쓴다. 보신양약에는 온조한것이 많으므로 음이 허한 사람에게는 금지하여야 한다.

장양 (壮阳) 온보약으로 인체의 양기를 강장시키는것인데 주로 심신의 양기를 강장하게 하는것이다. 례를 들면 인삼, 부자는 심양(《회양구역》조항을 참고하라)을 강장하게 하고 육계, 록용은 신양을 강장하게 한다(《보양》조항을 참고하라). 평시에 말하는 장양은 범위가 비교적 좁아 신양을 강장하게 하는것을 가리킨다.

보기(익기) (补气、益气) 기허증을 치료하는 방법이다. 흔히 혈허에 쓴다. 그것은 기가 왕성하면 혈액이 생기기때문이다. 례를 들면 심기가 허하면 신정이 피로하고 추위를 타며 움직이기 싫어하고 얼굴이 부어나며 심계가 항진되고 눕기를 좋아하며 땀이 절로 잘나고 설질이 희고 무레하며 맥이 허하고 약한 등이 나타나는데 이때에는 양심탕(养心汤)(황기, 복신, 백복령, 반하곡, 당귀, 천궁, 원지, 산조인, 육계, 백자인, 오미자, 당삼, 구감초)을 쓴다. 비기가 허하면 말소리가 낮고 사지가 날썬하며 소화기능이 약하고 대변이 묽고 탈항되며 설질이 열고 설태가 엷고 희며 맥이 유하고 완한 증상이 나타나는데 이때에는 보중익기탕(补中益气汤)(황기, 구감초, 당삼, 백출, 당귀, 귤피, 승마, 시호)을 쓴다. 폐기가 허하면 기침이 나고 숨이 차며 가래가 묽고 피곤하여 말하기 싫어하고 말소리가 낮으며 약하고 얼굴이 희고 땀이 저절로 나며 설질이 열고 설태가 엷으며 희고 맥이 허하고 약한 등 증상이 나타나는데 이때에는 보폐탕(补肺汤)(당삼, 황기, 구감초, 오미자, 산약)을 쓴다. 신기가 허하면 얼굴이 희고무레하고 허리와 잔등이 쏘며 청력이 감퇴되고 소변이 많고 소변을 보는 회수가 많으며 지어는 소변이 실금되고 유정, 조설이 생기며 설질이 열고 설태가 엷고 희며 맥이 세하고 약한 등 증상이 나타나는데 이때에는 대보원전(大补元煎)(숙지, 당삼, 산약, 두충, 산조인, 구기자, 산수유, 구감초, 파고지, 백출, 육계, 부자)을 쓴다. 보기약은 비위에 습담이 있는데 대하여서는 신중히 써야 한다. 필요할 때에는 화담거습약과 배합하여 같이 쓴다.

중기승제(升提中气) 중기하함을 치료하는 방법이다. 중기란 비기를 가리킨다. 비기가 상승하여야만 수곡정미의 기가 우로 폐에 올라가 기타 장부를 영양할수 있다. 만일 비기가 하함(즉 중기하함이다. 실질은 비기가 허한것인데 허하면 하함된다)되면 오랜 설사가 생기고 탈항, 자궁탈수 등 증상이 나타나고 지어는 비기하함에 의하여 소변이 불리해진다. 즉 비병

이 있으면 9규(9개 구멍)가 통하지 못하는데 모두 보기법중의 비기허한을 치료하는 보중익기탕으로 중기를 승제시킨다. 비기가 왕성하고 하함되지 않으면 오랜 설사, 탈항, 자궁탈수 등 하함증상도 자연적으로 없어진다. 지어는 소변불리도 비기가 왕성함에 의하여 맑은것이 우로 올라가고 탁한것이 아래로 내려가는데서 소변이 잘 통하게 된다.

주즙지제(주즙지약)(舟楫之剂、舟楫之药) 즙(楫)이란 배를 타는데 쓰는 노이고 주(舟)란 배를 가리킨다. 배는 물건을 싣고 물우에 뜰수 있다. 어떤 약물은 한개의 처방에서 다른 약물을 이끌어 상초병을 치료할수 있는데 이는 마치 배가 물건을 싣고 물우에 떠있는것과 같다. 옛사람들은 길경은 약물을 이끌어 높은 곳으로 도달하게 할수 있다고 인정하였기때문에 《주즙지제》라고 하였다.

보기고표(补气固表) 기가 허하면 쉽게 땀이 저절로 난다. 례를 들면 심기가 허하거나 폐기가 허하면 모두 땀이 저절로 난다. 이때 보기약을 쓰면 땀이 저절로 나는것이 멋는다. 이것을 보기고표라고 한다. 례를 들면 황기, 백출 등은 모두 이러한 작용이 있다.

익기생진(益气生津) 기가 허하고 진액이 부족한것을 치료하는 방법이다. 땀이 지나치게 나면 진액이 손상되여 사지와 몸이 권태하고 숨이 차며 입안이 말라 구갈이 나고 맥이 허한 증상이 나타나는데 이때에는 생맥산(生脉散)(인삼, 맥동, 오미자)으로 치료한다.

온양(温养) 온성약물로 정기를 보양하는것이다. 례를 들면 사군자탕(당삼, 백출, 복령, 감초)은 온성약물로 구성되었는데 비위를 보익한다.

보혈(양혈)(补血、养血) 혈허증을 치료하는 방법이다. 혈허증은 얼굴이 창백하고 입술, 혀, 손바닥의 색갈이 열으며 머

리가 어지럽고 눈이 어지러우며 심계가 항진되고 숨이 차며 녀성은 월경부조가 생기고 월경량이 적고 피색이 열은 등 중상이 나타난다. 1)보혈화혈(朴血和血): 실혈후에 몸이 쇠약하고 혈허에 의하여 열이 나거나 옹저가 붕괴된후 오후에 신열이 나고 구갈이 생기거나 혹은 부녀들이 월경이 고르지 않고 배꼽주위가 아프며 붕루가 생기고 설질이 열고 맥이 허한 증상이 나타나는데 이때에는 사물탕(숙지, 백작, 당귀, 천궁)으로 치료한다. 2)기혈쌍보(气血双补): 실혈이 지나치게 많고 식욕이 감퇴되며 여위고 녀성들이 붕루가 생긴데다가 숨이 차고 말소리가 낮고 약하며 추워하고 움직이기 싫어하는 등 증상이 겸하여 나타나는데 이때에는 팔진탕(당귀, 숙지, 백작, 천궁, 당삼, 백출, 백복령, 감초)으로 치료한다. 3)보기생혈(朴气生血): 혈허환자의 기부가 조열하고 얼굴이 붉고 눈이 벌거며 심번하고 구갈이 나서 더운 물을 마시기를 좋아하며 맥이 홍하고 대하며 허하고 힘있게 짚으면 미약하고 부녀의 월경기, 산후 혹은 옹저궤양후에 혈허에 의하여 열이 나는데는 당귀보혈탕(구황기 50g, 술에 씻은 당귀 10g)으로 치료한다.

신감화양(辛甘化阳) 매운 맛, 단맛이 있는 약물을 같이 써서 양을 돕는 치료의 방법이다. 례를 들면 비신양허하고 혈허에 의하여 머리가 어지럽고 귀에서 소리가 나며 눈앞이 아쩔해나고 허리가 쏘며 다리힘이 없고 피로하며 얼굴이 창백하고 입술, 손톱, 발이 붉지도 않고 윤기나지도 않으며 추위를 타고 설질이 열으며 맥이 세하고 연한것이 나타나는데는 당귀, 숙지, 당삼, 황기, 록각교, 선령비, 육계, 감초 등 약을 쓴다. 처방중에서 당귀, 숙지 등은 달고 따뜻하여 혈을 보하고 당삼, 황기, 감초 등은 달고 따뜻하여 비양을 보하며 록각교, 선령비, 육

계 등은 맵고 달아 신양을 보한다. 주로 맵고 단 약으로 비신의 양을 보하여 양을 재생시키고 음을 장성시키면 혈허의 정황을 더욱 잘 변화시킬수 있다.

안신(安神) 신지(神志)불안을 치료하는 방법이다. 그의 작용이 부동함에 따라 《중진안신》과 《양심안신》 두가지로 나눈다.

중진안신(진심)(重镇安神、 镇心) 금석(金石)류 및 개각(介壳)류의 약물을 사용하는데 질이 무거워 마음을 진정시키고 정신을 안정시킬수 있다. 전광, 번조, 심계, 불면증에 적용된다. 이때에는 자석(磁石), 주사, 룡골, 모려, 진주모 등을 쓴다. 이런 약들은 진정안신의 표를 치료하는 작용을 할뿐이다. 때문에 구체적 병세에 따라 청열, 화담, 자음, 보혈 등을 분별하여 본을 치료하는 약과 같이 써야만이 표와 본을 같이 치료할수 있다.

양심안신(养心安神) 음허에 의하여 신심이 불안한것을 치료하는 방법이다. 심혈이 결손되여 심계가 항진되고 잘 놀라며 건망중이 생기고 오래 사고할수 없으며 정신이 흐리멍텅하고 잠이 불안하며 꿈이 많고 유정이 생기며 대변이 굳고 입과 혀에 부스럼이 생기며 설질이 붉고 설태가 적으며 맥이 세하고 삭한것이 나타나는데 이때에는 백자양심환(柏子养心丸)(백자인, 구기자, 맥동, 당귀, 석창포, 복신, 현삼, 숙지, 감초)을 쓴다.

고삽(고섭, 수삽)(固涩、固摄、收涩) 활탈되여 걷어들이지 못하는것(자한, 도한, 오랜 설사, 탈항, 유정, 조설, 실혈, 붕루, 대하 등을 가리킨다)을 치료하는 방법이다. 활탈되여 걷어들이지 못하는 증상은 모두 체질이 허한데서 일어난다. 허는 본이고 활탈은 표이다. 때문에 신체허약의 구체적정황에 따라 부동한 약물을 배합하여 치료하여야 한다. 만일 기허 혹은 양허의 증후가 있으면 보기약 혹은 보

양약을 배합하여 같이 써야 하고 만일 혈허 혹은 음허의 증후가 있으면 보혈약 혹은 보음약을 배합하여 같이 써야 표와 본을 같이 치료할수 있고 좋은 효과를 볼수 있다. 고삽약은 수량이 많지않지만 어떤 처방에는 고삽약을 하나도 쓰지 않아도 병의 본질에 대처하기때문에 고삽의 효과를 얻을수있는바 이것도 여전히 고삽법법위에 속한다. 이 법은 일반적으로 조기에 사용하지 않는다. 례를 들면 표사가 해제되지 않았거나 혹은 리사(里邪)가 없어지지 않았을 때에는 사기가 체류되는것을 피면하기 위하여 사용하지 말아야 한다. 이 법은 《렴한고표》, 《렴페지해》, 《삽장지설》, 《고신삽정》, 《고붕지대》 등으로 나눈다.

렴한고표(斂汗固表) 양이 허하여 땀이 저절로 나거나 음이 허하여 식은땀이 나는것을 치료하는 방법이다. 례를 들면 양이 허하고 땀이 저절로 날 때에는 심계가 항진뢰고 숨이 차며 설태가 적고 맥이 무력한것 등이 나타나는데 이때에는 모려산(牡蛎散)(황기, 마황근, 모려, 부소맥)을 쓴다. 음이 허하여 밤에 잠을 잘 때 식은땀이 나고 오후이면 저열이 나고 입안이 마르며 입술이 조하고 설질이 붉으며 맥이 세하고 삭한 등 증상이 나타나면 륙미지황탕(숙지, 산수유, 건산약, 택사, 백복령, 단피)에다가 백작, 모려, 부소맥, 찰벼뿌리 등을 가하여 쓴다.

렴페지해(斂肺止咳) 오랜 기침에 페가 허한것을 치료하는 방법이다, 페허에 의하여 오래동안 기침이 나고 가래가 적으며 호흡이 촉박하고 자한이 나며 입과 혀가 마르고 맥이 허하고 삭한데는 오미자탕(五味子汤)(당삼, 오미자, 맥동, 행인, 귤홍, 생강, 붉은 대조)으로 치료할수 있다.

삽장지사(삽장고탈)(涩肠止泻、涩肠固脱) 오랜 설사에 의하여 대변이 저절로 나가는것(즉 대변실금이다)을 치료하는 방법이다. 리질이 오래도록 멎지 않고 대변에 피고름이 섞이여나오고 피색이 검붉으며 대변실금이 생기고 탈항이 생기며 배가 아파 따뜻한것으로 문질러주거나 더운 손바닥으로 문질러주는것을 좋아하고 맥이 지하고 약하거나 세한데는 양장탕(养脏汤)(백작, 당귀, 당삼, 백출, 육두구, 육계, 구감초, 목향, 가자, 영속각)으로 치료한다. 설사활탈에도 이 처방을 쓸수 있다.

고신삽정(固肾涩精) 신기가 견고하지 못하여 유정과 소변회수가 많아지는것을 치료하는 방법이다. 례를 들면 유정이 있거나 정액이 나오는것을 모르고 밤에 식은땀이 나며 허리가 아프고 귀에서 소리가 나며 사지가 무력한데는 금쇄고정환(사원질려, 검실, 련순, 룡골, 모려)을 쓴다. 혹은 소변회수가 많고 소변이 맑고 그 량이 적은데는 상표초산(상표초, 원지, 창포, 룡골, 당삼, 복신, 당귀, 구판)을 쓴다.

고정(固精) 즉 정액을 고삽시키는것을 가리킨다.

고붕지대(固崩止带) 부녀들이 혈붕이 생기거나 월경이 오래 지속되거나 대하가 많은 등 증상을 치료하는 방법이다. 례를 들면 부녀들이 붕중(崩中), 루하(붕은 갑자기 피가 쏟아져 나오는것이고 루는 오래 지속적으로 조금씩 나오는것이 멎지 않는것이다)가 생기고 오래도록 활혈이 멎지 않으며 기허가 편승뢰고 얼굴이 창백하며 때로는 신열이 좀 나고 마음이 초조하며 숨이 차고 식욕이 감퇴뢰며 설질이 열고 붉으며 맥이 허하고 삭한데는 귀비탕(归脾汤)(백출, 황기, 복신, 당삼, 산조인, 원지, 목향, 감초, 룡안육, 당귀)에 탄제(炭剂)(목화씨를 벌겋게 닦은것, 진종탄, 관중탄을 각각 15g씩 가하여 가루내여 1회 15g씩 1일 2차 먹는다)

203

를 가하여 치료한다. 부녀대하의 신허증은 백태가 붉고 얼굴이 창백하며 머리와 눈이 어지럽고 허리가 끊어지듯 아프며 설질이 열고 맥이 허한것이 나타나는데 수오구기탕(首乌枸杞汤)(수오, 구기, 토사자, 상표초, 적석지, 구척, 두충, 숙지, 파향, 사인)으로 치료한다.

보신(补肾) 신음을 보하는것과 신양을 보하는것이 포괄되여있다. 《보음》, 《보양》 조항을 참고하라.

온신(완수장, 온수장)(温肾、煖水脏、温水脏) 즉 신양을 따뜻하게 하는것이다. 《보양》조항을 참고하라. 《수장》이란 즉 신(肾)을 가리킨다. 《온수장》과 《완수장》이란 신을 따뜻하게 한다는것이다.

자신(滋肾) 즉 신음을 보하는것이다. 《보음》 조항을 참고하라.

납기(보신납기)(纳气、补肾纳气) 신이 납기하지 못하는것을 치료하는 방법이다. 신이 납기하지 못하는 증상으로는 숨이 차고 기천이 생기며 움직이면 더 심하게 숨이 차고 들이쉬는 숨이 더 힘들며 얼굴이 부석부석하고 설태가 열고 희며 맥이 세하고 무력한것이 나타나는데 이때에는 당삼, 호도육, 보골지, 산수육, 오미자, 숙지 등 약을 쓴다. 이 법은 폐기종 및 오랜 병에 의하여 몸이 허하고 우에서 말한 증상이 있을 때에 쓴다. 보신납기법은 만성기관지염의 신허형에도 쓸수 있는데 기침이 나고 가래가 있으며 숨이 차고 호흡이 촉박하며 움직이면 숨이 더 차고 허리가 쏘며 다리가 날선하고 설태가 희그무레하며 맥이 세한 등 증상이 나타나면 숙지, 산수유, 복령, 오미자, 행인, 원지, 보골지. 호도인 등 약을 쓴다.

인화귀원(引火归原) 신의 허화가 상승하는것을 치료하는 방법이다. 신화상승을 《부화(浮火)》 혹은 《부양(浮阳)》이라고도 한다. 상부는 열하고 하부는 한하며 얼굴이 벌그스름하고 머리가 어지러우며 귀에서 소리가 나고 입과 혀가 미란되며 허리가 쏘고 다리가 날선하며 발이 서늘하고 설질이 붉으며 맥이 허한 등 증상이 나타나는데는 육계, 부자, 숙지, 오미자 등 약물을 쓸수 있다. 육계, 부자는 부화(浮火)를 아래로 이끌어 신내에로 돌아가게 하고 숙지, 오미자는 신음을 보하고 수렴하여 신화를 다시 우로 올라가지 못하게 하는데서 상부가 열하고 하부가 한한 등 여러가지 증상을 제거한다.

심신이 서로 사귀게 한다(交通心肾) 심신이 서로 사귀지 않는것을 치료하는 방법이다. 심신이 사귀지 않는 표현으로는 심계가 항진되고 마음이 초조하며 잠이 오지 않고 유정이 있으며 머리가 어지럽고 건망증이 생기며 귀에서 소리가 나고 귀가 멀며 허리가 쏘고 다리가 날선하며 소변이 잦고 붉거나 뜨거운감이 나며 설질이 붉고 맥이 세하고 삭한 등 증상이 나타나는데 이때에는 생지, 맥동, 백합, 구기자, 녀정자, 한련초, 하수오 등 약을 쓴다.

조경(调经) 월경문란을 치료하는 방법이다. 월경문란에는 월경부조(앞당겨 오거나 혹은 늦어오거나 문란한것), 월경통, 폐경 및 월경량과다 혹은 과소 등 증상이 포함되여있다. 병증의 기혈변화 및 한열과 허실의 부동에 의하여 월경병과 기타 질병의 발병순서의 선후를 똑똑히 밝힌후 분별있게 처리하여야 한다. 무릇 월경병에 의하여 일어난 기타 질병은 일반적으로 조경을 위주로 하고 기타 질병에 의하여 일어난 월경병은 일반적으로 기타 질병의 치료를 위주로 한다.

통경(通经) 월경기가 지나도 월경이 오지 않는(폐경)것을 잘 통하도록 치료하는 방법이다. 폐경을 치료할 때에는 먼저 임신기, 포유기 혹은 생리적폐경기를 배제하는외에 다시 허와 실로 구별해야 한

204

다. 혼히 쓰는 통경치료법은 다음과 같다. 1)익기양혈(益气养血)：기혈량허증에 적용된다. 폐경되고 머리가 어지러우며 눈앞이 아찔해나고 귀에서 소리가 나며 심계가 항진되고 숨이 차며 맥이 없고 설질이 옅고 설태가 없으며 맥이 침하고 세한 등 증상이 나타나는데는 당귀, 백작, 천궁, 당삼, 백출, 감초, 단삼 등 약을 쓴다. 2)행기활혈(行气活血)：기체혈허증에 적용된다. 폐경되고 정신이 우울하며 번조하고 성을 잘 내며 가슴이 답답하고 옆구리가 아프며 아래배가 부어나고 아프며 혀변두리가 자색이거나 거기에 자색반점이 있으며 맥이 현하거나 혹은 삽한 등 증상이 나타나는데는 당귀, 천궁, 적작, 도인, 홍화, 향부, 연호색 등 약을 쓴다.

최유(통유, 하유)(催乳、通乳、下乳) 해산후에 젖이 적은(젖이 없거나 혹은 젖이 적은것이다)것을 치료하는 방법이다. 1)보익기혈：기혈이 허약한데 적용된다. 젖이 전혀 없거나 혹은 젖이 있지만 적고 젖통이 부어나고 아프며 입술, 손톱, 발톱색갈이 옅고 설질이 옅으며 설태가 없고 맥이 허하고 세한 등 증상이 나타나는데는 당삼, 황기, 당귀, 맥동, 길경, 통초 등 약을 쓴다. 2)행기통락：기가 정체되여 통하지 않는데 적용된다. 젖이 없거나 혹은 젖이 있지만 적고 젖통이 부어나고 아프며 혹은 신열이 나고 정신이 우울하며 가슴과 옆구리가 불편하고 명치끝이 뿌듯하고 그득하며 설태가 엷고 맥이 현한 등 증상이 나타나는데는 당귀, 천궁, 시호, 향부, 천산갑편, 왕불류행 등 약을 쓴다.

내소(외과소법)(内消、外科消法) 외과에서 약을 먹고 창양을 치료하는 3대치료법의 하나이다. 소산(消散)약물을 운용하여 초기에 화농되지 않는 종양을 삭이는 방법이다. 그러나 구체적정황에 따라 부동한 방법을 사용한다. 례를 들면 표증이 있으면 해표하고 리가 실하면 리를 통하게 하고 열독이 맺히면 청열해독하고 한사가 응결되면 따뜻하게 하여 통하게 하고 담이 맺히면 거담하고 습사가 조체되면 거습하고 기가 울체되면 행기하고 혈어가 있으면 행어화영(行瘀和营)하는것 등이다. 이런 방법을 운용하면 곪지 않은것을 삭일수 있으며 내소시킬수 없다하더라도 심한것을 경한데로 변화시킬수 있다. 만일 창양의 형체가 이루어졌다면 독이 흩어진것을 걷어들이지 못하거나 기혈이 손상되여 창양이 터진후 잘 낫지 않거나 인차 낫지 않는것을 피면하기 위하여 일률로 내소를 사용하지 말아야 한다.

내탁(탁법)(内托、托法) 외과에서 약을 먹고 창양을 치료하는 3대치료법의 하나이다. 보익기혈의 약물을 운용하여 정기를 돕고 독을 밖으로 배제하여 독사가 내함되는것을 피면하게 하는 방법이다. 외과창양중기에 독사가 성하고 정기가 허하지 않은데 적용된다. 아직 터지지 않은데는 황기, 당귀, 천궁, 천산갑편, 백지, 조각자 등 약으로 타독투농법(托毒透脓法)을 쓴다. 정기가 허하여 독을 밖으로 배제할수 없고 지어는 창양의 형체가 편탄하고 부리가 흩어져 쉽게 곪아터지지 않거나 혹은 터진 뒤에 고름이 묽고 적으며 딴딴하게 부은것이 삭지 않고 신열이 나고 정신이 좋지 못하며 얼굴이 누르스름하고 맥이 삭하고 무력한 등 증상이 나타나면 황기, 백출, 복령, 당삼, 구감초, 당귀, 백작, 조각자, 백지, 금은화, 련교, 길경, 진피 등 약물로 보탁법(补托法)을 쓴다.

배농탁독(배탁)(排脓托毒、排托) 즉 내탁법중의 타독투농법이다.

공궤(攻溃) 즉 투농약을 중점적으로 쓰는것이다. 례를 들면 천산갑편, 조각자 등으로 창양의 농즙이 나오게 하여 독을 배출시키고 부어나고 아픈것을 없앤다.

외과보법(外科补法) 외과에서 약을 먹고 창양을 치료하는 3대치료법의 하나이다. 보익약물을 운용하여 정기를 돕고 새살이 자라나오게 도와 창구가 일쩍 낫게 하는 방법이다. 궤양후기에 화독은 이미 없어졌으나 신체가 허약한 증상이 있는데 적용된다. 1)조보기혈(调补气血)：환자는 기가 허하고 혈이 적어 농양이 터진후에 아물지 않고 희박한 농즙이 나오며 정신이 피로하고 맥이 허한 증상이 나타나는데 이때 팔진탕(당삼, 백출, 복령, 감초, 지황, 당귀, 백작, 천궁)을 써서 치료한다. 2)조양((助阳)：환자는 양기가 부족하여 농양이 터진후에 살빛이 검스레하고 새살이 잘 자라나오지 않으며 대변이 묽고 소변회수가 많으며 손발이 서늘하고 땀이 절로 나며 설질이 옅고 설태가 엷으며 맥이 미하고 세한 등 증상이 나타나는데 이때에는 팔미지황환(숙지,산수욱,건산약,단피,백복령,택사,육계,숙부자)을 써서 치료한다. 3)보음(补阴)：환자는 체질이 음허하고 창양이 터졌거나 터지지 않았고 몸이 여위고 얼굴빛이 파리하며 입안이 마르고 목안이 조하며 눈이 어지럽고 귀에서 소리가 나며 설질이 붉고 설태가 적으며 맥이 세하고 삭한 등 증상이 나타나는데 이때에는 륙미지황환(즉 팔미지황환에서 부자, 육계를 감한다)을 써서 치료한다. 창양에서 기와 혈이 모두 허하거나 음양이 서로 상한데는 보익법을 쓰되 구체적정황에 따라 령활하게 운용하여야 한다.

이독공독(以毒攻毒) 독성이 있는 약물을 사용하여 악독병증을 치료하는 방법이다. 례를 들면 대풍자(大枫子)는 맵고 뜨거우며 독이 있는데 알약을 만들어 내복하면 문둥병을 치료할수 있고 등황은 시고 떫으며 독이 있는데 외용하면 옹창을 치료할수 있으며 로봉방은 달고 평하며 독이 있어 가루내여 돼지기름에 반죽하여 쓰면 기계좀을 치료할수 있다.

구충(살충)(驱虫、杀虫) 기생충을 구제하거나 죽이는 작용이 있는 약물을 사용하여 인체의 기생충병을 치료하는 방법이다. 례를 들면 회충증에는 사군자, 빈랑, 고련근피(쓸 때 표층의 거친 껍질을 벗겨버린다. 이 약은 독이 있으므로 많이 쓰지 말아야 한다), 자고채(홍엽조과이다), 석류피, 뢰환(이 약은 산제로만 만들어 쓸수 있다), 비자 등에서 선택하여 쓴다. 요충증에는 비자, 뢰환, 무이, 사군자, 마늘, 고련근피, 백부, 빈랑 등에서 선택하여 쓴다. 조충증(촌백충증)에는 빈랑, 남과자(빈랑과 남과자를 함께 쓴다), 남과자는 산제로 만들어 쓴다, 선학초근,뢰환, 비자, 아담자, 사탈 등에서 선택하여 쓴다.구충증(12지장충증)에는 뢰환, 비자, 고련근피, 빈랑, 토형개 등에서 골라 쓴다. 강편충(姜片虫)증에는 빈랑, 비자, 등을 쓴다. 어떤 약은 비록 살충작용이 없지만 일부 충병에 대하여 치료작용이 있다. 례를 들면 담도회충증이 발작할 때 오매(乌梅) 10알을 달여서 내복하거나 식초 반고뿌 내지 한고뿌를 덥혀서 먹으면 회충을 안전시키는 작용을 한다.

1역(一逆) 치료상에서 오유를 한번 범한것을 말한다.

재역(再逆) 치료상에서 오유를 또 한번 범한것을 가리킨다.

소역(小逆) 치료상에서 비교적 작은 오유를 범한것을 가리킨다.

화역(火逆) 화침, 쏘이는것, 다리는것, 뜸 등 화법을 잘못 써서 병증이 초래되는것을 화역이라고 한다.

5과(五过) 이 말은 《소문·소5과론(素问·疏五过论)》에 씌여있다. 의사가 치료상에서 범한 5가지 과실을 가리킨다. 1)환자가 직업, 지위의 변화에 의하여 정지방면의 질병이 발생하였는데 의사는 이런 질병의 기인을 모르고 마음대로 처리하는것이다. 2)환자의 생활과 환경, 사상

206

정서를 료해하지 않고 또 어떤 증에는 보하여야 하고 어떤 증에는 사하여야 하는것을 모르고 마음대로 치료하여 인체의 정기(精气)가 매일 허약하여져 사기가 침입하는것이다. 3)진단을 잘하는 의사는 반드시 증후를 분석하고 정상과 이상을 구별하여야 한다. 같은 이름, 같은 형태의 병증이라도 비교하고 분석하여 같은데서 다른 점을 찾아내여야 한다. 의사는 태도가 침착하고 자세히 진찰하고 판단하여 어려운 병증에서 부동한것을 감별해내야 한다. 만일 의사가 이런 진찰방법을 모른다면 그것은 과실인것이다. 4)무릇 병을 진찰할 때 반드시 먼저 정(精), 기, 신을 관찰하여야 하고 또 환자의 생활환경과 정서의 발생변화에 의하여 병에 걸린것을 료해하여야 하는데 의사가 병인을 똑똑히 모르고 환자의 정신상태가 개변되는것을 모르며 또 환자의 병세발전에 따라 치료하지 않고 잘못 치료하는것이다. 5)질병치료에서는 반드시 질병이 시작되여서부터 지금까지의 음양속성 및 발병의 기타 정황을 료해하고 진맥해야 할뿐만아니라 병명을 확정하고 남녀의 부동한 정상맥과 병맥을 서로 비교하며 사상정서와 5장혈기의 관계를 료해하여야 한다. 의사가 만일 병세가 날마다 심해져가는것을 똑똑히 알지 못하고 병의 예후가 나쁘다고만 한다면 이것은 경솔한 의료작풍인것이다.

정(顶) 이 말은 조학민의 《관아내편(串雅内編)》에 씌여있다. 맨발의사들이 약성이 우로 올라가는것을 《정》이라고 한다. 정약이란 거개 토하는 약이다. 례를 들면 《조반정(皂矾顶)》은 풍담이 우로 치밀어 갑자기 졸도하는것을 치료하는데 조협말(皂莢), 생반말(生矾), 니분(賦粉)등을 산제로 만들어 5g을 물에 풀어 먹으면 인차 토한다. 니분에는 두가지가 있다. 하나는 홍분이고 다른 하나는 연분인데 모두 독이 있어 쓰지 않는것이 좋다. 《성

제총록(圣济总录)》의 《희연산》은 조협, 백반 두가지 약을 써서 담연을 토하게 한다.

관(串) 이 말은 조학민의 《관아내편》에 씌여있다. 맨발의사들이 약성이 아래로 내려가는것을 《관》이라고 한다. 관약은 거개 사하한다. 례를 들면 《견우관》은 기가 쌓여 맺힌것을 치료하는데 흑견우가루로 알약을 만들어 진피, 생강을 달인 약물로 먹는다.

절(截) 이 말은 조학민의 《관아내편》에 씌여있다. 맨발의사들이 말하는 《절》은 《절(绝)이라는 뜻이다. 즉 질병의 발작이 멎었다는것이다. 례를 들면 상산, 초과 등으로 학질발작을 멎게 하고 백금환(울금, 명반을 가루내여 알약을 만든다)으로 간증(痫证)을 치료한다. 외치의 처방인 점지약(点痣药)은 선위령선을 걸게 달인 즙에 상자회(桑紫灰), 풍화석회를 넣어 달여서 멀건 고약을 만든것인데 사마귀에 붙이면 사마귀를 부식시키는 작용을 한다. 그러나 나쁜 후과가 생기지 않도록 하기 위하여 혈지에는 쓰지 말아야 하며 눈을 손상시키지 않도록 하기 위하여 눈주위에는 바르지 말아야 한다.

금(禁) 조학민의 《관아외편》에서 맨발의사들의 금지법을 서술한것이다. 《금(禁)》이란 질병을 금지, 제지한다는것이다. 즉 《축유과(祝由料)》류의 방법이다. 손사막의 《천금익방》에는 《금경(禁经)》이 있었고 송대 《성제총록》에는 《부금문(符禁门)》이 있었다. 그러나 그 기원은 아주 오래고 무당의사류에 속한다. 이것은 미신의 산물이므로 비판하여야 한다.

2. 외 치 및 기 타

외치(外治) 치료법의 하나이다. 약물, 수법을 사용하거나 적당한 기계를 배합하여 체표나 9규 등 부위에 사용함으로써 림상에서의 각 과의 질병을 치료한다. 혼

히 쓰는것은 이러하다. 붙이는법, 찜질하는법, 다리는법, 쏘이는법, 흡입법, 불에 쪼이는법, 목욕하고 담그는법, 부풀게 하는법, 고약으로 마찰하는법, 눈에 넣는법, 코구멍에 불어넣는법, 양치질하는법, 가루를 치는법, 토법, 막아주는법 얇게 붙이는법 등이 있다.

붙이는법(敷) 신선한 식물약을 짓찧거나 마른약을 가루내여 술, 꿀, 식초 등에 고루 섞어 피부의 국부에 붙이고 일정한 시간 지난후에 약을 한번씩 바꾸어 약물이 비교적 긴시간 작용을 발휘하게 한다. 례를 들면 넘어져 관절, 근육이 아픈데는 신선한 치자와 적당한 량의 밀가루를 함께 짓찧어 거기에 술을 좀 가하고 고루 반죽한 다음 상처에 붙인다. 창양초기에도 늘 외용약을 쓴다.

찜질하는법(罨) 찜질하는 법은 랭찜질법과 열찜질법 두가지로 나눈다. 랭찜질법은 수건 혹은 깨끗한 천을 찬물에 적셨다가 물을 짜버리고 코에서 피가 나올 때 이마에 대고 코피가 멎을 때까지 질찜하되 수건이 더워나면 바꾸군 한다. 열찜질법은 수건 혹은 깨끗한 천을 더운물에 적셨다가 물을 짜버리고 아픈부위에 대는 것이다. 찜질법은 중의학에 많이 기재되여 있다. 례를 들면 찜질법에는 검은 천을 찬물에 적셨다가 환부에 대고 찜질하며 지어는 얼음으로 찜질한다. 열찜질법은 약액에 천을 적셨다가 비중으로 아픈부위에 대고 찜질하되 천에다 부단히 약액을 가하면서 부단히 열을 가해준다.

다리는법(熨法) 약가루나 굵은 알약을 닦아 천에 싸서 문지르는것이다. 풍한습비(風寒湿痺)거나 배가 차면서 아픈 등 증상을 치료할 때 다리는법(药熨)을 쓸수 있다. 례를 들면 위기통(胃气痛)에서는 귤잎을 닦아 천에 싸서 문지를수 있다. 일반적으로 소금알, 모래 혹은 깨끗한 황토를 닦아 천에 싸가지고 문질러도

다리는 목적에 도달할수 있다. 그러나 피부가 데지 않도록 주의하여야 한다.

쏘이는법(熏蒸) 약물이 탈 때 생기는 연기거나 약물이 끓을 때 생기는 김을 몸에 쏘여 피부의 부스럼, 옴 혹은 기타 질병을 치료한다. 례를 들면 신경성피부염에 걸렸을 때에는 거풍조습의 약가루를 뜸쑥에 넣고 얇은 종이로 말아 뜸대를 만들어(혹은 종이로 가는 원통형을 만든다) 불을 붙여가지고 환부에 쏘인다. 혹은 풍습비통을 치료할 때에는 뽕나무가지, 버드나무가지, 복숭아나무가지 등을 달여서 나무통에 넣고 우에다 널판자를 놓은 다음 환자를 널판자우에 앉히고 천으로 몸과 나무통을 둘러싸고 몸을 쏘인다. 이 법을 쓸 때에는 수시로 환자에게서 치료부위의 열감정도에 대한 반영을 들어야 하고 피부가 데는것을 피면하여야 한다. 방안에 연기가 가득할 때에는 적당히 공기를 바꾸어야 한다. 소아홍역에서 이미 발진이 돋아났을 때 바람을 맞아 일부 발진이 가라앉으면 투달약을 내복시킬수 있고 또 원유, 파뿌리, 부평을 달여서 약김을 쏘일수 있다. 또는 수건에 약물을 적셔 머리, 얼굴, 가슴, 배 등을 씻어(씻어준후에 바람을 맞게 말아야 한다) 발진이 돋게 도와줄수 있다.

흡입법(吸入法) 일부 약물의 연기 혹은 김을 흡입시키는 방법으로 질병을 치료한다. 례를 들면 만성기관지염에서 기침이 오래도록 낫지 않을 때에는 관동화가루를 종이에 궐련처럼 말아 불을 달고 피워 그 연기를 흡입한다. 혹은 산후에 출혈이 너무 많아 혼미되였을 때에는 쇠덩어리 혹은 목란을 붉게 태워 식초속에 넣어 산부가 식초냄새를 맡고 정신을 차리게 할수 있다.

불에 쪼이는법(热烘) 병변부위에다 약을 바른 다음 불에 쪼이는 방법이다. 아장풍, 군렬창, 만성습진, 우피선 등 피부가

건조하고 가려운 질병에 적용된다. 매일 한번씩 한번에 약 20분간 불에 쪼인후 약을 씻어버린다. 이 법은 비교적 긴 치료를 거쳐야 효과를 볼수 있다. 모든 급성피부병에는 금지하여야 한다.

지지는 법(烙) 크기가 같지 않은 철기를 벌겋게 달구어 병부위를 지지는것을 지지는법이라고 한다. 례를 들면 농양이 이미 곪았을 때 옛적에는 칼이나 침을 대용하여 달군 철기로 농양을 지져 터뜨려 고름이 흘러나오게 한다.

목욕하고 탐그는 법(濕浴) 약을 달인 물에 목욕하거나 탐그거나 혹은 적시는것이다. 목욕하는것은 전신성질병에 적용된다. 례를 들면 풍진괴(风疹块)에 걸렸을 때 장목(樟木)을 달인 약물에 목욕시킨다. 온천욕은 거개 개선(疥癣)을 치료하는데 옛날에 이미 사용하였다. 탐그는법은 사지질병에 적용된다. 례를 들면 아장풍(손무좀)과 발무좀에 걸렸을 때에는 약물이거나 초(뜨겁게 하여)에 매일 몇번씩 탐근다. 적시는법(적시는것은 국부를 습윤하게 하는것이다)은 신체의 국부질병에 적용되거나(례를 들면 개선에 걸렸을 때 약물에 병부위를 적신다) 혹은 온역실열증에서 고열이 나고 번조하며 구갈이 심하게 나고 지어는 헛소리를 칠 때 가슴부위를 황련물로 적신다.

부풀게 하는 법(发泡、起泡、提泡) 피부를 자극하는 약물을 짓찧거나 가루내여 직접 피부에 붙여서 부풀게 한다. 례를 들면 급성편도선염치료에서는 반모(斑蝥) 한알을 가루내여 고약 한가운데 놓고 왼쪽에 병이 있으면 오른쪽에 붙이고 오른쪽에 병이 있으면 왼쪽에 붙이고 3~4시간후에 부풀게 되였을 때 소독한 침으로 터뜨려 누런물을 짜낸 다음 마큐롬을 바른다. 급성황달성간염치료에서는 반모고를 오른쪽 옆구리밑에 붙이는데 기타의 방법은 우에서와 같다. 모량, 천남성, 위련선, 회회산 등의 신선한 뿌리를 짓찧어 콩알만하게 만들어 피부에 붙여도 부풀게 된다. 그러나 손상을 피면하기 위하여 발표약을 눈에 넣지 말아야 한다.

고약으로 마찰하는 법(膏摩) 즉 고약으로 국부를 마찰하는것이다. 례를 들면 거풍약 혹은 곰팡이균을 억제하는 약에 술을 가하고 달여서 좀 걸 고약을 만들어 헝겊에 묻혀 국부의 피부를 마찰하면 관절통 혹은 피부버짐을 치료할수 있다.

눈에 넣는 법(点眼) 약물을 가루내여 말리워 다시 보드랍게 가루낸 다음 먼저 혀끝에 대여보아 아무런 찌끼가 없으면 눈안에 넣을수 있는바 시원하고 자극감이 없다. 눈에 넣는 약을 략칭하여 점안이라고 한다. 이런 처방은 적지 않은데 눈병에서 염증 혹은 부은것을 없애거나 군살(翳)을 없애는데 쓴다. 눈에 넣는 약은 안과가 아닌 기타 질병의 치료에도 쓸수 있는데 이런 약은 반드시 더욱더 연구하여야 한다.

코구멍에 불어넣는 법(嗜鼻、吹鼻) 약물을 보드랍게 가루내여 환자자체로 흡입하게 하거나 다른 사람이 환자의 코구멍에 불어넣는다. 례를 들면 만성부비강염에서 황화어머리의 어뇌석(鱼脑石)을 불에 구워 보드랍게 가루내여 소량의 빙편(冰片)을 가한 다음 코구멍에 불어넣는다. 감기에 의하여 코가 막혔을 때에는 아불식초를 보드랍게 가루내여 코구멍에 불어넣는다.

양치질하는 법(함수)(漱涤、含漱) 구강, 인후의 환부를 깨끗이 하는 방법이다. 탕약은 청열해독작용이 있으므로 썩은 조직 및 고름을 없앨수 있다. 양치질하는 물약(수구약)은 각종 약물에 물을 가하여 달인것인데 쓸 때에는 1/2의 더운 물을 섞어서 입에 물고 양치질하고 뱉어버린다. 병이 경하면 하루에 3~4회, 병이 심하면 하루에 5~6회 양치질한다.

구강이 데지 않도록 하기 위하여서는 약물을 너무 뜨겁게 하지 말아야 한다. 례를 들면 홍역과정중에서 발생된 구내염은 들장미꽃뿌리를 달여서 양치질한다. 급성편도선염은 풍화초, 백반, 소금을 각각 5g에 물 한고뿌를 넣어서 달인 다음 식혔다가 양치질한다.

약을 불어넣는 법(吹药) 인후, 구강병의 외용산제이다. 례를 들면 인후, 입, 혀가 부어나고 아픈것은 빙붕산으로 치료한다. 현명분 2.5g(풍화된것), 주사 0.3g, 붕사 2.5g, 빙편 0.25g으로 조성되였는데 약을 각기 보드랍게 가루내여 고루 섞어 병에 넣어두었다가 쓸 때면 좀 꺼내여 분약기(만일 분약기가 없으면 참대거나 종이로 가는 관을 만들어 불어넣는다)로 분무하는데 하루에 3~4회씩 분무한다.

가루를 치는 법(扑粉) 약물을 보드랍게 가루내여 피부에 친다. 례를 들면 열성병에서 땀이 멎지 않고 계속 나면 단룡골, 단모려, 생황기, 경미를 보드랍게 가루내여 피부에 친다. 이것을 《온분(温粉)》이라고 한다. 여름철에 생기는 땀띠에는 활석분을 친다.

도법(도변)(导法、导便) 물약을 관장하거나 윤활성정제(锭剂)를 항문에 꽂아 대변이 통하게 한다. 고대에 흔히 쓰는 법으로는 《밀전도법(蜜煎导法)》이 있었고 지금은 비누를 손가락만큼 크게 베여 항문에 꽂아넣기도 한다.

밀전도법(蜜煎导法) 도변법의 하나이다. 꿀을 적당한 량으로 솥에 넣고 걸게 달여 좀 식힌 다음 굵기가 손가락만큼하고 길이가 2촌되게 대를 지어 항문에 꽂아넣는다.

저담즙도법(猪胆汁导) 도변법의 하나이다. 돼지열에 초를 좀 가하여 고루 섞어 항문으로 관장한다.

막는법(塞法) 가루약을 솜이나 가제에 싸서 단단히 동이거나 정제(锭制)를 코구멍, 질, 항문 등에 넣어 치료의 목적에 도달한다. 례를 들면 만성비강염에서는 천궁, 신이, 세신, 목통 등을 보드랍게 가루내여 적은 량을 가제에 싸서 코구멍에 꽂아넣되 경상적으로 바꾼다. 또 부녀들이 트리코모나스거나 곰팡이균성 질염에서는 매일 저녁마다 먼저 복숭아나무잎을 달여서 질을 씻고 약가루(오배자, 사상자, 생황백, 빙편을 함께 가루내여 쓰거나 정제 혹은 환제를 쓴다) 0.1~0.15g을 가제에 싸서 질안에 넣는다.

고치법(枯痔法) 먼저 고치약물을 치핵에 붙인 다음 고치주사액을 치핵내에 주사하여 치핵으로 하여금 마르고 괴사되여 떨어지게 하여 낫게 하는 방법이다. 이 법은 2~3기의 탈출된 내치, 협착성내치, 내치에 경한 빈혈을 겸한 환자, 로년환자 혹은 혈압이 좀 높은 환자에게 적용된다. 외치와 초기에 항문밖에 탈출된 내치 및 직장종양에 의하여 일어난 내치, 심한 폐, 간, 신 등 질병, 고혈압과 혈액병, 림산부 등 환자에게는 적용되지 않는다. 지금 고치법은 많이 개진되였는바 각지에서 쓰는 방법도 완전히 같지 않으며 각기 그의 우점과 결함이 있다.

과선법(挂线法) 약을 명주실처럼(혹은 보통실)만들거나 고무줄같은것을 항문루관에 밀어넣는 방법이다. 그 원리는 실의 장력을 리용하여 국부기혈을 제지시켜 근육을 괴사시킴으로써 루관을 절개하는 목적에 도달한다. 창양이 붕괴된후 형성된 루관에도 과선법을 쓸수 있다.

결찰법(结扎法) 실(약을 명주실처럼 만들거나 보통 실)의 장력을 리용하여 환부의 기혈의 순행을 제지시켜 제거할 조직을 괴사시키고 탈락시켜 치유의 목적에 도달하는것이다. 일반적으로 사마귀, 치핵 등 증에 적용된다. 례를 들면 부리가 크고 뿌리가 작은 사마귀는 그 뿌리를 실로 두개 매듭으로 단단히 동여맨다. 혈류

(血瘤)와 암종에 대하여서는 금기한다.

약선인류법(药线引流) 약선은 일반적으로 뽕나무껍질종이거나 면화종이 등을 쓴다. 그의 실제적용도에 따라 너비와 길이가 부동한 종이를 비비여 실모양으로 만들고 겉에 약가루를 묻히거나 속에 약가루를 넣어 만든다. 민간에서는 이것을 지념(纸捻)이라고 한다. 이것을 궤양된 내부에 꽂아 넣고 인류작용을 리용하여 고름을 밖으로 흘러나오게 한다. 겉에 약가루를 묻히는것은 거개 승단성분이 들어있는 약가루를 쓴다. 이는 궤양창구가 작고 고름이 잘나오지 않는데 쓴다. 속에 약가루를 넣는것은 약가루를 먼저 종이에 놓고 비벼서 실처럼 만든다. 속에 넣는 약가루는 거개 백강단을 쓴다. 이는 루관 등을 부식시킨다(승단과 백강단은 《령약》 조항을 참고하라).

약통발법(药筒拨法) 약통은 부항단지와 비슷한데 궤양된 농독을 밖으로 흡인할수 있다. 음이 잔등에 나기 15일전후에 굳은것이 삭지 않고 깊이 곪아 밖으로 향하여 터지지 않거나 독사에게 물린 상처가 부어나는것이 신속히 확산되고 독수(毒水)가 배출되지 않는데 적용된다. 방법은 이러하다. 먼저 신선한 창포, 강활, 독활, 애엽, 백지, 감초 등 각각 25g, 총백 150g에 깨끗한 물 10사발을 넣고 약을 몇번 끓어 식은 마음 식혀서 쓴다. 다음에 신선한 어린 참대마디를 몇개 쓰는데 매개 마디의 길이는 7치, 구경은 약 1치 푼되는것을 준비하고 첫째마디를 남기고 푸른 껍질을 깎고 흰것만 남기며(약 1푼 되게 깎는다) 마디가까이에 작은 구멍 한개를 내고 가는 삼나무오리로 단단히 막아서 우에서 달인 약물에 넣고 몇10번 끓인다(만일 약통이 뜨면 물건으로 눌러 놓아야 한다). 고름이 잘 나오지 않으면 먼저 《品》자 모양으로 세 곳을 절개하고 약물을 담은 그릇을 환자의 머리맞은편에

놓은 다음 약통의 뜨거운 물을 쏟고 뜨거운 약통을 인차 창구에 대고 누르면 절로 붙는다. 좀 기다렸다가(약 5~10분동안) 약통이 식은 다음 삼나무의 마개를 뽑으면 약통이 절로 떨어진다. 궤란이 심한데는 출혈을 방지하기 위하여 이런 방법을 쓰지 말아야 한다. 이 방법의 원리는 부항법의 원리와 같지만 피부를 데우기 쉽다. 근년래 독사 교상에서 상처를 처리한후 부항을 붙여 독액을 흡입하지만 약통은 쓰지 않는다.

고위약(위약, 고약)(箍围药、围药、箍药) 초기의 창양주위에 습윤한 약흙을 한벌 발라 창양을 축소시키고 도드라지게 하여 쉽게 화농되고 붕괴되게 한다. 초기에도 쓰고 곪아서 터진후 부은것이 삭지 않은데도 고위약으로 부은것을 삭일수 있다. 그러나 약성의 한열이 같지 않다. 례를 들면 금황산(金黄散)(대황, 황백, 강황, 백지, 남성, 진피, 창출, 후박, 감초, 천화분을 가루내여 산제로 만든것)은 약성이 찬데 치우쳐 청열소종하므로 창양의 양증에 적용되며 파즙, 술, 참기름, 국화엽 혹은 사과엽 등을 짓찧어 약에 섞어 붙일수 있다. 회양옥룡고(초오, 건강, 작약, 백지, 남성, 육계)는 약성이 더우므로 음증에 적용되며 더운 술에 섞어 붙인다.

삼약(掺药) 외용약이다. 삼약은 일반적으로 적은 량의 가루약을 고약의 한가운데 놓고 창양에다 붙인다. 삼약은 유고에도 칠수 있고 또는 창면에 직접 칠수 있고 또는 약선에 묻혀 창구내에 밀어넣을수도 있다. 삼약의 처방이 다름에 의하여 부은것을 삭이고 독을 흩어지게 하며 농즙을 배제하고 썩은것을 제거하며 부식하고 예육을 제거하며 근육을 자라게 하고 상처를 아물게 하며 지통시키고 지혈시키는 등 부동한 작용을 논다(농즙을 배제하고 썩은것을 제거하는 승단은 삼약의

211

하나이다).

삽약(揷药) 가는 약오리(약가루에 진 풀을 반죽하여 가는 약오리를 만든것)를 창양내에 꽂아넣으면 부식작용을 한다. 죽은 살, 굳은 살, 아프지도 않고 가렵지도 않은 창양에 쓴다. 삽약에는 독이 심한 광물약이 있어 사용한 뒤에 흔히 심한 동통감을 느끼므로 함부로 쓰지 말아야 한다.

박첩(고약)(薄貼、膏药) 박첩은 당대·손사막의 《천금익방》에 씌여있었는데 청대·서령태는 고약의 옛이름이라고 하였다. 고약은 피부에 붙이는데 거기에 함유하고 있는 각종 약물의 작용을 리용하여 질병을 치료한다. 그의 제법: 일정한 처방의 약물을 참기름에 담갔다가 솥에 넣고 달여서 약물이 졸아 검스레하게 되였을 때 찌끼를 버리고 걸게 달여서 황단(연과 초, 류황으로 만든 황적색가루이다)을 넣고 고루 섞은 다음 식히면 약이 점차 응고된다. 응고된후 큰덩이로 베여 찬물속에 담가 화독을 없앤다. 쓸 때에는 가열하여 녹인 다음 천 혹은 두터운 종이 혹은 엷은 기름종이에 발라 국부에 붙인다. 내과용 고약은 거풍, 화습, 행기, 활혈 등 작용이 있고 외과용고약은 창양에 대하여서는 소종, 지통하고 궤양에 대하여서는 썩은 것을 없애고 새살이 자라나게 하며 창구가 융합되게 하고 살을 보호하는 작용을 한다. 다른 일종의 고약은 신선한 약물을 짓찧어 만든것인데 참대가지에 묻혀 종이에 바르면 된다. 또는 엷게 빚어 국부에 붙인다.

령약(灵药) 금석약품을 승화하고 제련한 승단, 강단의 총칭이다. 승단처방은 수은,화초,백반, 웅황, 주사 각각 25g,조반(皂矾) 30g(소승단은 수은 50g,화초 10g, 백반 40g이다)이다. 백강단처방은 주사, 웅황 각각 10g,수은 50g,붕사 25g,화초, 식염, 백반,조반 각각 75g이다. 승단은 적색이므로 홍승단이라 하고 황색인것은 황승단이라 한다. 승단은 원료를 아래의 그릇에 놓고 승화되는 약가루가 웃그릇에 응결되게 한것이다. 강단은 원료를 웃그릇에 놓고 결정이 아래그릇에 응결되게 한것이다. 승단과 강단의 제법은 비교적 복잡하다.

날척(날적)(捏脊、捏积) 소아들의 소화불량 등 증을 치료하는데 많이 쓴다. 방법: 어린이를 엎드려눕혀놓고 의사가 두손의 식지를 좀 굽혀 두식지의 앞절반부분이 두엄지손가락에 맞대이게 하고 척주하단(미천부)의 정중선 량측의 피부를 쥐고 들며 척주정중선을 따라 우로 이동하면서 들고 주무른다. 이렇게 척주상단(목부위)까지 이르는것을 1회로 한다. 한번에 3회 내지 7회이상 조작할수 있다.

도인(뮤引、道引) 고대에 보건과 병을 치료하는데 쓰는 하나의 방법이다. 구체적내용에는 지금 말하는 기공과 체육료법 두가지 형식이 포괄되여있다.

주해: 도인에 대하여서는 몇가지 해석이 있다. 1)사지와 몸을 놀리는것. 당대·왕빙의 《소문·이법방의론》의 주해에서 《도인이란 근골을 놀리고 지절을 움직이는것이다》라고 설명하였다. 지절이란 사지의 관절을 말한다. 2)자기로 안마하는것. 《일절경음의(一切经音义)》에서는 《무릇 자기로 안마하고 주무르며 손발을 폈다 구부렸다 하여 피로를 풀고 답답한것을 없애는것은 도인이다》라고 하였다. 3)심호흡과 비슷한바 옛사람들은 《토납(吐纳)》이라고 하였다. 청대·장지총은 《소문·이법방의론》의 주해에서 《도인이란 경수(擎手)하면서 인흠(引欠)하는것이다》라고 하였다. 인(引)이란 숨을 들이쉬고 흠(欠)이란 입을 벌리고 숨을 내쉬는것을 말한다. 《경수하면서 인흠한다》는것은 팔을 높이 들고 깊게 숨을 쉬는것을 말한다. 4)기공과 체육료법이 포괄된다. 《장

자·각의(庄子·刻意)》에서는 《도인지사(导引之士)》라고 하였다. 주해에서는 《도기는 조화하고 인체는 유하다(导气令和, 引体令柔)》라고 하였는데 여기에서 《유》란 나무가 굽힌것은 곧게 펼수 있고 곧은 것은 굽힐수 있다》는것이다. 이는 몸과 사지의 활동이 령활하다는것을 상징한것이다. 그 뜻은 탁기를 내보내고 청기를 들이마셔 체내의 기를 순조롭게 한다는것이다. 몸과 사지를 움직이자면 몸과 사지의 동작이 령활해야 한다. 《수대·소원방의 제병원후론》의 《양생방》에는 도인법이 260여개 조목이 기재되여있었는데 그중에는 기공과 체육료법이 포함되여있다. 이상의 4가지중에서 4번째가 비교적 전면적으로 설명되였다.

기공(气功) 심호흡(고대의 《토납(吐纳)》이다. 즉 《토고납신》이다)을 리용하거나 의념을 의식적으로 조절하고 정신을 안정시켜서 보건을 진행하거나(이른바 《양생》이다) 병을 치료하는 방법이다. 그중에서 치료의 목적으로 쓰는것을 《기공료법(气功疗法)》이라 한다. 그러나 기공이 고대로부터 발전하여오는 과정에서 도가(道家) 등 방면의 적지 않은 유심적내용이 섞이여있었는데 이것은 비판적으로 대하여야 한다.

3. 방 약 (方药)

방(方) 즉 방제이다. 지료원칙에 따라 부동한 약물을 배합하여 조성하였고 또 일정한 제형(剂型)을 만들어 치료와 예방에 쓴다. 배합구성을 거쳐 약물은 더욱 잘 여러 방면의 작용을 발휘할수 있다. 례를 들면 이러하다. 1)비교적 전면적으로 병세에 적용된다. 례를 들면 《갈근황금황련탕》(갈근, 황금, 황련, 감초)은 해표도 할수 있고 청리(清里)도 할수 있다. 2)약물의 협동작용을 발휘할수 있다. 례를 들면 《대승기탕》은 대황에다 지실, 후박, 망초를 가한것인데 사하작용을 강화할수 있

다. 3)어떤 약물의 독성을 억제한다. 례를 들면 《소반하탕》은 반하와 생강을 같이 써서 반하의 독성을 억제할수 있다. 다른 한 방면으로는 방제의 배합이 부동함에 따라 작용도 따라서 변화될수 있다. 례를 들면 백출과 지실을 같이 쓰는것을 지출환(枳朮丸)》이라고 하는데 이는 위의 소화기능을 강화할수 있고 백출을 건강, 복령, 감초와 같이 쓰는것을 《신착탕(肾着汤)》이라고 하는데 이는 상습에 의하여 몸이 아프고 허리가 찬것을 치료하며 백출을 황기, 방풍과 같이 쓰는것을 《옥평풍산(玉屏风散)》이라고 하는데 이는 땀이 절로 멎지 않고 나는것을 치료하고 백출을 생강피, 진피, 복령피, 대복피와 같이 쓰는것을 《백출산(白朮散)》이라고 하는데 이는 임신에 의하여 비가 허하고 얼굴과 눈, 사지, 몸에 부종이 생기는것을 치료한다.

《군, 신, 좌, 사(주、보、좌、인)》(君臣佐使、主、辅、佐、引) 방제의 구성은 일정한 법칙 즉 《군, 신, 좌, 사》에 따라 배합되여 있다. 《군, 신, 좌, 사》는 봉건명사이므로 비판적으로 대해야 한다. 그러나 그가 포함되여있는 뜻을 설명하여야 옛사람들의 처방의 의도를 료해할수 있다. 《군》약은 방제중에서 주증을 치료하고 주요한 작용을 하는 약물이며 수요에 따라 한가지 혹은 누가지를 쓴다. 《신》약은 주약을 협조하여 치료작용을 하는 약물이다. 《좌》약은 주약을 협조하여 겸증(兼证)을 치료하거나 주약의 독성과 맹렬한 성미를 억제하거나 좌약과 반대되는 약물이다. 《사》약은 여러가지 약물을 인출하여 질병이 있는 곳에 이르게 하거나 혹은 여러가지 약의 작용을 조절한다. 례를 들면 마황탕은 오한이 나고 열이 나며 머리가 아프고 골절이 아프며 맥이 부하고 긴하며 땀이 나지 않고 숨이 찬것을 치료하는데 그중에서 마황은 군약으로서 발한해표하고 계

지는 신약으로서 마황약이 해표하는것을 돕고 행인은 좌약으로서 마황이 천식을 안정시키는것을 돕고 감초는 사약으로서 여러가지 약을 조화한다. 지금 《군, 신, 좌, 사》의 이름을 고쳐 주약, 보약(輔藥), 좌약, 인약(引药)이라 하고 어떤 사람은 좌약을 보조약이라고도 한다.

방제배합(方剂配伍) 즉 《군, 신, 좌, 사》의 배합을 가리킨다. 《군, 신, 좌, 사》 조항을 참조하라.

7방(七方) 방제조성이 다름에 따라 분류한것을 7방이라고 한다. 즉 대방, 소방, 완방, 금방, 기방, 우방, 복방(주해: 방제조성의 분류는 일찍 《소문·지진요대론》에 씌여있었다. 즉 《치료에서는 완, 급(缓急)이 있고 방제에는 대소가 있다.》《군은 하나이고 신은 둘이면 지방이라 하고 군이 둘이고 신이 넷이면 우방이라고 한다.》《기방을 제거하지 않으면 우방으로서 이른바 중방이다.》금대에 이르러 성무기의 《상한명리론》에서는 대, 소, 완, 급, 기, 우, 복 등 7방으로 정하였다)이다.

대방(大方) 사기가 강성하고 병에 겸증이 있는데 대하여서는 대방을 사용한다. 대방에는 다음과 같은 5가지 뜻이 있다. 1)약성이 맹렬하다. 2)약종이 많다. 3)약용량이 많다. 4)량이 많고 한번에 먹는다. 5)하초의 중한 병을 치료할수 있다. 대방에서 하법(下法)중의 대승기탕(대황, 후박, 지실, 망초)이 그러하다.

소방(小方) 사기가 경하고 얕으며 병에 겸증이 없는데 대하여서는 소방을 사용한다. 소방은 다음과 같은 3가지 뜻이 있다. 1)병세가 경하고 얕으므로 맹렬한 방제를 쓸 필요가 없다. 2)상초병을 치료할수 있고 약용량이 적고 여러번 먹는다. 3)병에 겸증이 없고 약종이 적다. 소방에서 한법(汗法)중의 《총시탕》(총백, 담두시)이 그러하다.

완방(缓方) 만성이고 허약한 병증에 적용된다. 여기에는 다음과 같은 6가지 뜻이 있다. 1)약종이 많고 서로 제약하며 홀로 작용할 힘이 없다. 2)독이 없는 약물로 병을 치료하는데 병사가 천천히 나아지게 함으로써 정기(正气)가 상하지 않게 한다. 3)약물의 기미(气味)가 열어 신속히 효과를 보는것을 요구하지 않는다. 4)단맛이 나는 약물을 섞어 쓰는데 달고 완한 약성을 리용하여 맹렬한 약물의 작용을 감소시킨다. 5)알약을 써서 사기를 천천히 제거한다. 6)완한 약으로 본을 치료하고 인체의 항병력을 강화하여 질병이 자연적으로 낮게 한다. 완방에서 보법중의 《사군자탕》(인삼, 백출, 복령, 감초)이 그러하다.

급방(急方) 급성병, 심한 병을 치료하는 방제이다. 다음과 같은 4개의 뜻이 있다. 1)병세가 위급하여 신속히 구급치료를 하여야 한다. 2)탕제의 제거작용이 비교적 빠른것을 쓴다. 3)약성이 맹렬하고 기미가 농후하다. 4)급하면 표를 치료하는 처방을 쓴다. 급방에서 온법중의 회양구역하는 《사역탕》(부자, 건강, 감초)이 그러하다. 《열제》조항을 참고하라

기방(奇方) 방제의 약종을 합하여 기수로 되는것을 기방이라고 한다. 다음과 같은 두가지 뜻이 있다. 1)방제는 한가지 약물만 쓴다. 2)처방내의 약물이 한개이상을 초과한 기수이다. 일반적으로 병인이 단순하여 한가지 주약을 써서 치료하는것을 기방이라고 한다. 례를 들면 《감초탕》(생감초, 한가지는 소음병의 인두통을 치료한다). 《소문·지진요대론》에서는 《군이 1이고 신이 2이면 기방이라 하고 …군이 2이고 신이 3이면 기방이라고 한다……가까운것은 기방을 쓰고……멀이나는것은 기방을 쓰지 않는다》라고 하였다. 여기에서 약물의 조성을 례로 들면 다음과 같다. 《가까운것은 기방을 쓴다》는

214

것은 병부위가 가까운 곳에 있어 기방을 쓴다는것이고 《땀이 나는것은 기방을 쓰지 않는다》는것은 땀을 내는데 기방을 쓰지 않고 우방을 써야 한다는것이다. 그러나 후세의 사람들은 이런 론법의 제한을 받지 않고 병부위가 가까와도 우방을 썼다. 례를 들면 《상국음》으로 상초병을 치료하는데 행인, 련교, 박하, 상엽, 국화, 고길경, 감초, 위근 등 8종의 기방을 쓴다》고 하였지만 계지탕은 바로 계지, 작약, 감초, 생강, 대조 등 모두 5성미로 되여있는데 기실은 기방인것이다.

우방(偶方) 방제의 약종을 합하여 우수로 되는것을 우방이라고 한다. 다음과 같은 두가지 뜻이 있다. 1)방제는 두가지 약으로 배합되였다. 2)방제에서 약물이 두가지이상의 우수를 초과한 수이다. 일반적으로 병인이 비교적 복잡하여 두가지이상의 주약으로 치료하는것이 수요되는것을 우방이라고 한다. 우방은 《금궤신기환》(건지황, 산수유, 산약, 택사, 복령, 목단피, 계지, 부자인데 계지는 후세에서 쓰는 육계인것이다. 육계, 부자는 주약으로 되고 신양을 덥힌다)이다. 또 《소문·지진요대론》에서는 《군이 2이고 신이 4이면 우방이라 하고 군이 2이고 신이 6이상이면 기방이라 하고……멀면 우방을 쓰고……사하하면 우방을 쓰지 않는나……》라고 하였나. 여기에서 두가지 우방의 조성을 례로 들면 다음과 같다. 《멀면 우방을 쓴다》는것은 병부위가 먼데는 우방을 쓰고 《사하하면 우방을 쓰지 않는다》는것은 설사에 우방을 쓰지 말고 기방을 써야 한다는것이다. 그러나 후세에 와서는 이 론법대로 하지 않았다. 병부위가 먼데도 기방을 쓴다. 례를 들면 《온비탕》은 한의 정체에 의하여 대변이 통하지 않는것을 치료하는것으로서 당귀, 건강, 부자, 당삼, 망초, 감초, 대황 등 7종을 쓴다. 《사하하면 우방을 쓰지 말아야 한다》

라고 하였지만 《대승기탕》은 바로 4종으로 되여있다.

복방(复方) 두가지이상의 방제 혹은 몇개의 방제를 결합하여 사용하는것을 복방이라고 한다. 다음과 같은 두가지 뜻이 있다. 1)본 처방의 다른 약종을 가한다. 2)방제의 각 약용량이 모두 같다. 병세가 비교적 복잡하거나 혹은 만성병에서 오래도록 치료하여도 낫지 않는데 적용된다. 례를 들면 《시호사물탕》은 《소시호탕》과 《사물탕》(시호, 인삼, 황금, 감초, 반하, 천궁, 당귀, 작약, 숙지, 생강, 대조 등이다. 허로가 오래되고 한열이 좀 있으며 맥이 침하고 삭한것을 치료한다)을 합친 것이다.

중방(重方) 이 말은 《소문·지진요대론》에 쐬여있다. 즉 먼저 기방을 쓰다가 병이 낫지 않으면 다시 우방을 쓰는것이다.

경방(轻方) 중방과 상대되는것으로서 기방 혹은 우방만을 사용하는것이다.

겸방(兼方) 작용이 부동한 약물을 한 방제에 넣어서 같이 쓰는것을 겸방이라고 한다. 일반적으로 한약으로는 열증을 치료하고 열약으로는 한증을 치료한다고 인정한다. 그러나 병세가 복잡하거나 위험할 때에는 다 돌보는 방법을 사용하는데 한개 방제내에 작용이 다른 약물을 넣어서 각 방면을 돌보는데서 치료효과를 얻는다. 례를 들면 《대청룡탕》에서 마황 등으로 표한(오한이 나고 열이 나며 땀이 나지 않는것을 치료한다)을 제거하고 석고로 리열(번조를 치료한다)을 없앤다. 《마황부자세신탕》은 열이 나고 오한이 심하게 나며(옷을 많이 입거나 혹은 이불을 두텁게 덮어도 추위가 멀어지지 않는다) 정신이 피로하고 졸음이 오며 설태가 희고 윤활하거나 검고 윤기나며 맥이 침한것을 치료한다. 이는 밖에 표증이 있고 속에 양기가 쇠약하기때문에 마황으로 해표발한하고 부자로 양기를 도우며 세신으로 표리가 통하게 해야 한다. 또 례를 들면 구토, 설사는 멎지만 땀이 나고 손발이 차며 맥이 약하여 끊어지려하는것은 《통맥사역탕에다가 저담즙탕을 가한것》을 쓴다. 여기에서 구토, 설사가 멎은것은 음액이 이미 고갈된것이고 땀이 나고 손발이 차며 맥이 끊어지려 하는것은 양기가 쇠망되는것이기때문에 건강, 부자, 감초를 써서 양기를 돕고 저담즙으로 위음을 도와야 한다.

단방(单方) 간단한 방제이다. 쓰는 약은 불과 한두가지밖에 되지 않아 한두가지 증상에만 적용되고 약기운이 전일하고 효과가 빠르다. 구급 혹은 전문적으로 병 하나를 제거할 때도 사용할수 있다. 례를 들면 《감초녹두탕》은 독균중독을 치료하고 혹은 반변련(半边莲) 50g을 달여서 련속 내복하면 배에 물이 찬것을 제거할수 있다.

경험방(经方) ①후한·반고의 《한서·예문지(汉书·艺文志)》에는 의가류(医家类)에 경험방 11가(家)가 기재되여있었는데 이것은 한대이전의 림상저작을 가리킨다. ②《소문》, 《령추》에 기재된 방제와 장중경의 《상한론》, 《금궤요락》의 방제를 합하여 경험방이라고 한다. ③장중경의 《상한론》, 《금궤요락》에 기재된 방제를 경험방이라 한다. 일반적으로 말하는 경험방은 세번째것을 가리킨다〔청대·진수원 《시방가괄·소인》에서는 《여향(余向)자는 경험방을 회집하고 주해를 달았는데 이것을 진방가괄(真方歌括)이라 한다》고 하였다. 진방가괄이란 《상한진방가괄》이다. 비록 《상한론》의 방제가 있지만 진수원은 장중경저작중의 방제를 경험방이라고 하였는데 그 뜻은 아주 뚜렷하다〕.

시방(时方) 장중경이후의 의가들이 제정한 방제를 가리킨다. 이것은 경험방의 기초에서 아주 큰 발전을 가져왔다. 청대·진수원의 《시방가괄·소인》에 근거하면 《당대, 송대 이후에 시방이 류행되기 시작하였다》고 한다. 당대·손사막의 《천금요방》, 《천금익방》 및 왕도의 《외대비요》에 기재된 방제에 근거하면 주로 진대이후의 방제가 포괄된다.

금방(禁方) 비방(秘方)이다. 비방을 보존하고 다른 사람에게 알리지 않는것은 봉건보수사상의 표현이다. 해방후 당의 교양하에서 적지 않은 의료일군들은 사상각성이 높아져 사람마다 비방을 내놓고 비방을 보수하는 낡은 사상을 타파하였는바 인민의 보건사업을 위하여 유익한 작용을 하였다.

10제(十剂) 방제의 성능으로부터 분류한것인데 여기에는 다음과 같은 10제의 이름이 있다. 즉 선제, 통제, 보제, 설제, 경제, 중제, 활제, 삽제, 조제, 습제 (10제의 명칭은 근대의 사람들이 《천금요방》으로부터 고찰한 결과에 의하면 명대·진장기의 《본초십유》에서 제출하였다고 한다)이다.

12제(十二剂) 다음과 같은 두가지 내용이 포괄된다. 1) 10제에다가 한제와 열제(송대·구종석이 《본초연의》에서 제출하였다)를 가한것이다. 2) 10제에다가 승제와 강제(명대·무중순이 《본초경소》에서 제출하였다)를 가한것이다.

선제(宣剂) 선제는 옹체된것을 없애는 약물로서 생강, 귤피 등이다. 선이란 흩어지게 한다는 뜻이고 옹이란 울결되여 막힌 병이다. 례를 들면 가슴이 뿌듯하고 답답하며 토하고 오심이 나는 등 증상이 나타나는데는 이진탕(진귤피, 반하, 복령, 감초)을 써서 기를 통하게 하고 울결된것을 흩어지게 한다. 만일 위에 담음이 있으면 《과체산(瓜蒂散)》 등 토법을 쓸수 있는데 이것도 역시 선제의 다른 일종 방식이다.

통제(通剂) 통제는 정체된것을 없애

216

는 약물로서 통초, 방기 등이다. 통이란 통하게 한다는것이고 체란 머물러 있는 증상이다. 만일 산후에 기혈이 심하게 막혀 젖이 나오지 않으면 통초, 무로등 약물을 써서 구멍이 통하게 하여 젖이 나오게 한다. 또 례를 들면 습비(湿痹)에 습사가 정체되여 사지가 연약하고 피부가 저리며 날이 흐리고 비가 올 때 몸이 무겁고 쏘며 아픈것은 방기, 위령선 등 약으로 정체된 습사를 없애는것이 좋다.

보제(补剂) 보제는 약한것을 없애는 약물로서 인삼, 황기 등이다. 약한것은 허약한 병증인데 보익하는 약물로 치료한다. 인삼, 황기를 같이 달여서 고약을 만든것을 《삼기고(参芪膏)》라고 하는데 비페의 기허를 치료한다. 례를 들면 비위가 쇠약하고 소화기능이 약하며 식욕이 좋지 못한것은 《사군자탕》(당삼, 백출, 복령, 감초)을 쓸수 있다.

설제(泄剂) 설제는 막힌것을 제거하는 약물로서 정력, 대황 등이다. 설이란 설사를 가리키고 페(闭)란 병사가 실증으로 형성된것이다. 리실(里实)에는 사법을 사용한다. 례를 들면 페실증에서 기침이 나고 호흡이 촉박하며 가래가 많으면 《정력대조사페탕 (葶苈大枣泻肺汤)》(정력, 대조)으로 담을 없앤다. 또 례를 들면 기가 울체되여 변비가 생기고 늘 트림이 나고 가슴과 옆구리가 그득하며 대변을 보려하나 잘 배출되지 않고 지어는 배가 불어나면서 아프며 설태가 누렇고 기름기나며 맥이 현한데는 《륙마탕》(침향, 목향, 빈랑, 오약, 지실, 대황)을 쓴다.

경제(轻剂) 경제는 실(实)한것을 제거하는 약물로서 마황, 갈근 등이다. 풍사가 표에 있어 실증이 형성된것은 경하게 기표가 열리게 하여 풍사가 없어지게 하는 방약을 쓴다. 례를 들면 열이 나고 오한이 나며 머리와 몸이 아프고 허리와 뼈마디가 아프며 구갈이 나지 않고 땀이 나지

않으며 숨이 차고 맥이 부하고 긴한데는 《마황탕》(마황, 계지, 행인, 감초)을 쓴다. 또 례를 들면 신열이 나고 오한이 나지 않지만 오열이 나고 땀이 좀 나며 머리가 아프고 구갈이 나며 맥이 부하고 삭한데는 《가감갈근총백탕》(갈근, 총백, 련교, 금은화, 천궁)을 쓴다.

중제(重剂) 중제는 겁을 없애는 약물로서 자석, 주사 등이다. 중(重)이란 질이 무거운 약물을 말하는데 이런 약은 억제시킬수 있고 진정시킬수 있다. 겁(怯)이란 정신이 문란하고 놀라며 무서워하고 건망증이 있는것을 말한다. 례를 들면 전간병은 《자주환(磁朱丸)》(자석, 주사, 신곡)으로 치료한다.

활제(滑剂) 활제는 붙어있는것을 없애는 약물로서 동규자, 유벽피 등이다. 활이란 활리(滑利)하다는것이고 붙어있다는 것은 유형의 사기가 체내에 응결된것인데 성질이 활리한 약물로 그것을 없애버린다. 례를 들면 석림(石淋)에서 소변에 때로는 모래와 돌이 섞여있어 소변이 곤난하거나 갑자기 막혀 소변이 나가지 않거나 소변시에 심하게 아프거나 혹은 갑자기 허리가 끊어지듯 아프면서 아래배에 뻗치고 소변이 누르며 붉고 혼탁되거나 피가 섞여나오고 설태가 희거나 누렇고 기름기나며 맥이 삭한데는 《규자산(葵子散)》(동규자, 석 남, 유백지, 석위, 목통)에다가 금전초, 해금사)을 가하여 쓴다. 만일 소변에 피가 섞여나오면 대계와 소계를 가한다.

삽제(涩剂) 삽제는 탈출되는것을 제거하는 약물로서 모려, 룡골 등이다. 삽이란 수렴한다는 뜻이고 탈이란 견고하지 못하여 활탈되는것인데 이것은 수렴약물로 치료한다. 례를 들면 병후에 땀이 저절로 나는것은 위기(卫气)가 견고하지 못한것인데 이때에는 《모려산(牡蛎散)》(마황근, 황기, 모려)을 쓴다. 신이 허하여

유정이 생기거나 자다가도 자기도 모르게 정액이 흘러나오는것은 《금쇄고정환》(사원질려, 검실, 련수, 룡골, 모려)을 쓴다.

조제(燥劑) 조제는 습을 없애는 약물로서 상백피, 적소두 등이다. 례를 들면 수종병에서 수습이 피부사이에 몰켜있고 얼굴, 눈, 사지가 모두 부어나며 배가 창만하고 숨이 차며 소변이 불리한데는 《5피음》(상백피, 진귤피, 생강피, 대복피, 복령피)을 쓸수 있다. 《적소두상백피탕》(이상의 두가지를 합한것)도 수습이 피부사이에 몰켜있는 수종을 치료할수 있다. 일반적으로 말하는 조습은 거개 중초의 습사를 제거하는것을 가리킨다. 한습에는 《고온조습》을 쓰는데 례를 들면 창출, 후박 등이고 습열에는 《고한조습》을 쓰는데 례를 들면 황련, 황백 등이다.

습제(濕劑) 습제는 고(枯)한것을 없애는 약물로서 맥문동, 지황 등이다. 습이란 자윤(滋润)이고 고(枯)란 진액과 혈액이 마른다는것이다. 례를 들면 가을철에 날씨가 무덥고 건조하여 폐가 조열을 받아 기침이 나고 가래가 없으며 옆구리가 아프고 입과 혀가 마르며 설질이 붉고 설태가 없는데는 《청조구폐탕》(맥동, 감초, 상엽, 석고, 흑지마, 당삼, 행인, 아교, 비파엽, 혈이 허하면 지황을 가한다)을 쓴다.

한제(寒劑) 한제는 열을 없애는 약물로서 황련, 황금 등이다. 즉 한약으로 열증을 치료한다. 례를 들면 표와 리에 화열이 모두 성하고 열이 몹시 나며 번조하고 지어는 발광하고 헛구역이 나며 소변이 붉고 피를 토하며 코에서 피가 나고 발반이 돋고 창양정독(疮疡疔毒)이 생기는 등 실열증에는 《황련해독탕》(황련, 황금, 황백, 치자)을 쓴다.

열제(热劑) 열제는 한을 없애는 약물로서 건강, 부자 등이다. 즉 열약으로 한증을 치료한다. 례를 들면 사지가 서늘하고 추워하며 사지를 구부리고 잠을 자며 설사하고 삭지 않은 음식물을 누며 구갈이 나지 않으며 맥이 침하고 세하며 무력한것은 《사역탕(四逆汤)》(부자, 건강, 감초)을 쓴다.

승제(升劑) 승제는 내려가는것을 없애는 약물로서 승마, 시호 등이다. 승이란 올라가게 하는 작용이 있는 약물이고 내려가는것(降)은 기허하함의 병증인데 승제약으로 치료한다. 례를 들면 기허에 의하여 탈항 혹은 자궁하수가 생긴것은 《보중익기탕》(황기, 감초, 당삼, 당귀, 귤피, 백출, 승마, 시호)을 쓴다.

강제(降劑) 강제는 올라가는것을 없이는 약물로서 소자, 선복화(旋覆花) 등이다. 강은 내려누르는것이고 올라가는것(升)은 병세가 상역하는것을 말하는데 강역작용이 있는 약물을 쓴다. 례를 들면 기침이 나고 기가 상역하며 가래가 많고 걸며 설태가 좀 누렇고 맥이 활한것은 《소자죽여탕》(소자, 죽여, 귤피, 길경, 감초)으로 기를 내리우고 담을 삭인다.

단행(单行) 《7정》의 하나이다. 한가지 약의 효능만 발휘시키는것이다. 례를 들면 《감초탕》, 《독삼탕》(제4류의 《7정》조항 ②를 참고하라) 등이다.

상수(相须) 《7정》의 하나이다. 두가지 성능이 비슷한 약물을 같이 써서 호상 작용을 강화하는것을 상수라고 한다. 례를 들면 지모와 황백 등이다.

상사(相使) 《7정》의 하나이다. 두가지 이상의 약물을 같이 쓰는데 한가지 약을 주약으로 하고 나머지 약을 보조약으로 하며 약의 효능을 높이는것을 상사라 한다. 례를 들면 관동화에 행인을 사약으로 하는것이다.

상외(相畏) 《7정》의 하나이다. 약물이 서로 억제하는것이다. 례를 들면 어떤 독성이 있는 약물에 유해작용이 생기지 않도록 하기 위하여 그 독성을 억제하는 약물을 배합하는것이다. 례를 들면 반하는 독이 있으나 생강을 싫어하므로 반하에 생강을 배합하여 같이 쓰면 반하의 독성을 억제할수 있다.

상오(相惡) 《7정》의 하나이다. 한 약물이 다른 한 약물의 성능을 약화시키는 것을 상오라 한다. 례를 들면 생강은 황금을 싫어하는바 황금으로 생강의 온성을 약화시킬수 있다.

상살(相杀) 《7정》의 하나이다. 한 약물이 다른 한 약물의 중독반응을 없앨수 있는것을 상살이라 한다. 례를 들면 녹두는 파두의 독을 제거할수 있다.

상반(相反) 《7정》의 하나이다. 두가지 약물을 같이 쓰면 심한 부작용이 생기는것을 상반이라 한다. 례를 들면 오두는 반하와 상반된다.

18반(十八反) 중초약의 배합에서 금지하는 한개 류형이다. 두가지 약물을 같이 쓰면 심한 부작용이 생기는것을 상반이라고 한다. 전해져있는 18종 약물의 상반은 다음과 같다. 감초는 대극, 원화, 감축, 해조와 상반되고 오두는 패모, 과루, 반하, 백렴, 백급과 상반되고 려로는 인삼, 단삼, 사삼, 고삼, 현삼, 세신, 작약(려로는 본래 인삼, 단삼, 사삼, 고삼 4가지와 상반되는데 리시진의 《본초강목》에서는 현삼을 더 가하였으므로 실세에 있어서는 19가지 약물이다)과 상반된다. 18반은 객관실제와 완전히 부합되는가 하는것은 진일보 연구하여 확정하여야 한다.

19외(十九畏) 중초약의 배합에서 금지하는 한개 류형이다. 례를 들면 두가지 약물을 같이 쓰면 한 약물이 다른 한 약물의 억제를 받아 독성 혹은 효능이 감소되거나 지어는 효능이 완전히 없어지는것을 상외라고 한다. 전해져있는 19가지 약물의 상외는 다음과 같다. 류황은 박초

와 상외되고 수은은 비상과 상외되고 랑독은 밀타승과 상외되고 파두는 견우와 상외되고 정향은 울금과 상외되고 아초는 삼릉과 상외되고 천오, 초오는 서각과 상외되고 인삼은 오령지와 상외되고 육계는 적석지와 상외된다. 19외는 실로 정확한가 하는것은 진일보 연구하여 확정하여야 한다.

임신금기약(妊娠药忌) 임신기에 류산을 일으키거나 모자를 손상시키는 약물을 일반적으로 사용하지 못하게 하는것을 말한다. 대체로 다음과 같이 몇개로 나눈다. ①식물약물류: 1)독초류: 오두, 부자, 천웅(天雄), 오훼(乌喙), 측자(側子), 야갈, 양정촉(羊踯躅), 남성, 반하, 대극, 원화, 상산이다. 2)파혈약류: 우슬, 도인, 목단피, 천근(茜根), 건칠, 구맥, 려여, 삼릉, 귀전우, 통초, 홍화, 소목이다. 3)토, 하, 활, 리약류: 려로, 파두, 견우, 조협, 규자, 의이인이다. 4)신온, 신열약류: 후박, 육계, 생강이다. ②동물약류: 1)독충류(毒虫类): 수질(거마리), 원청(芫青), 반모, 지담(地胆), 지주, 루고(蝼蛄), 갈상정장(葛上亭长), 오공, 의어, 사탈, 석척, 망충, 책선, 제조이다. 2)기타 동물약류: 위피(고슴도치가죽), 우황, 사향, 구판, 별갑이다. ③광물약류: 대자석, 수은, 석분, 노사, 비석, 망초, 뉴황, 웅황, 자황이다. 그중에서 비석, 파두, 반모 등 일부분은 극독약이므로 모두 절대적으로 금기해야 한다. 그러나 어떤것은 구워서 사용할수 있다. 례를 들면 생반하는 독이 있으므로 태아에 손상주지만 강즙(姜汁)으로 만든것을 강반하(姜半夏)라고 하는데 이것은 임신부가 임신초기에 늘 오심, 구토가 나는것을 치료할수 있다. 때문에 일부 임신금기약은 완전히 금기한다는것도 진일보 연구해야 한다.

인경보사(引经报使) 일부 약물은 다

219

른 약물을 이끌어 병변부위에 이르러 작용하게 하는것이 마치 인도하는것과 같기 때문에 인경모사라고 한다. 하나는 경맥에 이끈다. 례를 들면 태양경병에서 강활, 방풍으로 이끌고 양명경병에는 승마, 갈근, 백지로 이끌며 소양경병에는 시호로 이끌며 태음경병에는 창출로 이끌고 소음경병에는 독활로 이끌며 궐음경병에는 세신, 천궁, 청피로 이끈다. 이렇게 인경한다는 말은 믿을수 없다. 왜냐 하면 약성은 매개 병에 모두 적합하지 않기때문이다. 례를 들면 소음병에서 사지가 서늘하고 손발을 구부리고 잠을 자며 정신이 피로하고 맥이 침하고 세하여 끊어질 것 같은것은 부자, 건강, 감초 등으로 회양구역하게 하는바 독활이란 이런 해표약을 쓸수 없다. 다른 하나는 질병이 있는 곳에로 이끄는것이다. 례를 들면 인후병은 길경으로 다른 약을 이끌어 우로 인후부에 이르게 한다. 또 례를 들면 하지병(下肢病)을 치료하는데는 우슬로 이끌고 상지병을 치료하는데는 상지로 이끈다. 이런 약들이 인후, 하지, 상지의 일부 병을 치료하는데 효과가 있을뿐이다. 만일 반드시 이런 약으로 이끌어야 한다고 생각한다면 그것은 실제와 부합되지 않는다.

발한금례(发汗禁例) 다음과 같은 정황에서 한법(汗法)을 사용하는것은 타당하지 않다. 1)두통, 발열이 외감과 비슷하지만 코가 메지 않고 말소리가 중탁하지 않으며 피로하고 무력하며 맥이 허약할 때. 이것은 내상증에 의하여 원기가 부족한것이다. 2)음허내열에 의하여 저녁때 저열이 뚜렷이 나고 맥이 세하고 삭하며 무력할 때. 3)상식병(伤食病)에 의하여 명치끝이 뿌듯하고 답답하며 신물을 토하고 썩은 냄새가 나는 트림을 하며 신열이 나고 촌맥이 긴할 때. 4)속에 한담이 있어 손발이 차고 맥이 침하고 활할

때. 5)각기병(脚气病)으로 부어났을 때. 6)장부에 생긴 내옹일 때. 7)신체에 발반이 돋았을 때. 8)풍온초기에 오한이 나지 않지만 오열이 날 때. 이때 맵고 따뜻한 약물로 땀을 내지 말아야 한다. 9)습온증에서 신열이 나서 화습청열을 할수밖에 없을 때. 10)서중(暑证)에 의하여 몸에서 열이 나고 땀이 저절로 날 때. 11)외감병에서 땀을 내야 하지만 환자의 배꼽부근에 기가 동(뛰는감이 난다)할 때. 12)신열이 나고 맥이 침하며 목안이 마르고 병사가 리에 들어갔을 때. 13)소음병에 의하여 손발이 서늘하고 땀이 나지 않을 때. 14)신열이 나고 맥이 약할 때. 15)소양병에서 한열이 왕래하고 가슴과 옆구리에 비기가 가득하며 입안이 쓰고 목안이 마르며 눈이 어지러운 증상이 있을 때. 16)실혈환자. 17)심하게 토했을 때. 18)준하(峻下)했을 때. 19)림증환자. 20)녀성들이 월경이 방금 왔을 때. 이상은 땀을 내지 말아야 할 몇가지 실례이다. 땀을 내지 말아야 할 때 반드시 한법을 써야 할 때에는 한법의 《양음해표》, 《조양해표》, 《익기해표》, 《양혈해표》 등 조항을 참고하라.

사하금례(泻下禁例) 다음과 같은 정황이 있을 때에는 사하법을 쓰는것은 타당하지 않다. 1)병사가 표에 있거나 혹은 반표반리에 있을 때. 2)로인이 혈이 허하여 장이 조할 때. 3)신산부가 혈이 허하여 대변이 굳을 때. 4)병후에 진액이 소모되여 대변이 굳을 때. 5)실혈이 심할 때. 6)열사가 리(里)에 있어 대변이 굳어 하부의 증후가 생겼지만 환자가 배꼽의 상하, 좌우에 기가 동할 때. 7)맥이 미약하거나 혹은 부하고 대하나 누르면 무력하거나 혹은 맥이 지할 때. 8)숨이 차고 가슴이 그득할 때. 9)토하려 할 때. 10)환자가 평시에 위가 약하여 식욕이 없을 때. 11)환자가 평시에 기가 허하여 움직이면 숨이찰 때.

12)환자의 배가 부어나는데 때로는 경해졌다가도 얼마되지 않아 부어날 때. 13)임신부 혹은 월경기일 때. 이상의 이런 정황이 있을 때에는 사하시키지 말아야 한다. 이상은 사하하지 못하는 몇가지 실례이다. 만일 사하하지 않으면 안되는 경우에는 《표리쌍해》, 《윤하》, 《밀전도》, 《저담즙도》 등 조항을 참고하라.

용토금례 (涌吐禁例) 다음과 같은 정황이 있을 때 토법을 사용하는것은 타당하지 않다. 1) 손발이 찰 때. 2) 비위가 허약하고 얼굴이 누르며 맥이 미약하거나 허하고 대하며 무력할 때. 3) 기허에 의하여 배가 불어나고 운화가 되지 않는것을 실증으로 잘못 인식했을 때. 4)허천에 의하여 불안할 때. 5) 각기(脚气)가 심에 치밀 때. 6) 환자가 오한이 나나 이불을 덮으려 하지 않을 때. 이것은 속에 진열이 있고 밖에 가한(假寒)이 있는것이다. 7) 임신부. 8) 로년에 허약할 때. 9) 해산후. 10) 신열환자. 이상은 토법을 사용하는데 타당하지 않은 실례이다.

제(제형) (剂、剂型) 고대에 말한 《제》는 약물을 제작하는 형식을 가리키는것이다. 지금은 제형이라고 한다. 제형에는 여러가지가 있다. 례를 들면 탕, 주(酒), 환, 고, 단, 정(锭), 편, 로, 상(霜), 교(胶), 다(茶), 국(약물과 처방의 성질에 따라 10제, 12제 등으로 나눈것은 다른 하나의 뜻이다. 1첩약 혹은 1부약을 옛사람들은 1제약이라고 하였다) 등이 있다.

탕액(汤液) ①청주(清酒)를 말하는데 이 말은 《소문·탕액로례론(素问·汤液醪醴论)》에 씌어있다. ②탕액이란 지금의 탕제를 말한다. 약물에 물을 가하여 달여서 찌끼를 버리고 약액을 마신다. 탕액은 흡수가 비교적 빠르고 작용이 쉽게 발휘되여 흔히 갓난 병, 급병에 쓴다. ③반고(班固)의 《한서·예문지》에서는 《탕액경법》 32권이 있었는데 모두 림상저작이

다.

전(煎) ①약에 물을 가하여 달이는것이다. ②탕제의 일명이다.

음(饮) 탕제를 식혀서 마시는것을 음이라 한다. 례를 들면 향유음 등이다. 규정한 시간이 없이 탕제를 마시는것을 《음자(饮子)》라고 한다. 례를 들면 《선명론》의 지황음자이다. 기름기있는 약물은 한두번 달여서 그 즙을 마시는데 후세에 이것을 《탁약경투(浊药轻投)》라고 하였다.

주제(酒剂) 지금은 약술이라고도 한다. 약물을 술에 담가 일정한 시간을 두거나 달여서 찌끼를 버리고 맑은 액을 취한다. 활혈거풍, 통경활락, 제비지통(除痹止痛)에 많이 쓴다.

환(丸) 약물을 보드랍게 가루내여 꿀, 물, 풀 혹은 약즙 등과 함께 섞어서 크기가 같지 않은 원형의 알약을 만든다. 알약은 먹기 편리하나 흡수가 비교적 늦기때문에 약의 효과가 비교적 오래동안 유지될수 있다. 무릇 약물이 고열에 견디고 물에 쉽게 녹지 않으며 쉽게 휘발하고 독성이 비교적 맹렬한것은 대부분 알약을 만드는것이 적합하다. 환제는 흔히 만성병에 쓴다. 특히 징적(癥积)을 공하하는데 쓴다. 그러나 급성증에도 환제를 쓸수 있는데 평시에 미리 준비하였다가 수시로 물에 풀어 마시거나 물로 약을 먹는다.

산(散) 내복과 외용 두가지로 나눈다. 내복산제는 약물을 굵게 혹은 보드랍게 가루낸다. 굵은 가루는 물을 넣어 달여서 마시고 보드라운 가루는 물, 차물, 미음 혹은 술 등으로 먹는다. 외용산제는 반드시 약물을 보드랍게 가루내여 국부에 바르거나 술, 초, 꿀 등에 섞어서 환부에 붙이는데 거개 외과 혹은 5관과에 쓴다.

자산(煮散) 약물을 굵게 가루내여 물을 넣고 달여서 찌끼를 버리고 내복하는것을 자산이라고 한다.

고(膏) 내복과 외용 두가지로 나눈

다. 내복고제는 약물에 물을 넣고 다시 여러번 달인후에 려과하여 찌끼를 버리고 얼음사탕, 꿀 등을 넣고 걸게 달여서 장기적으로 먹는다. 고제는 보양, 치료작용이 있으므로 흔히 만성질병 혹은 신체가 허약한 자에게 많이 쓴다. 외용유고는 약고라고도 하는데 밀람을 면화씨기름 혹은 콩기름에 넣고 가열하여 녹인 다음 식기전에 약물가루를 넣고 부단히 젓은후 식히면 된다. 음편(飲片)은 먼저 기름을 끓인후 넣고 튀긴 다음 찌끼를 버리고 약가루를 넣으면 된다. 빙편, 장뇌 등 쉽게 휘발하는 약은 유고를 식힌후에 넣고 고루 섞는다. 외용고약은 일반적으로 피부에 바르는데 창양, 개선 등에 쓴다.

단(丹) 내복과 외용 두가지로 나눈다. 외용에는 수은, 류황 등 광물약이 포함되여있는데 이는 가열하여 승화시키거나 용화시켜 제련하여 만든 제제로서 분말이다. 례를 들면 백강단, 홍승단 등(《령약》 조항을 참고하라)이다. 내복용에는 어떤것은 산제인데 례를 들면 자설단이고 어떤것은 환제인데 례를 들면 지보단(至宝丹), 오립회춘단(五粒回春丹)이고 어떤것은 정제(錠劑)인데 례를 들면 벽온단(辟瘟丹)이다. 단제에도 내복과 외용으로 공급하는데 례를 들면 옥추단(일명 자금정이라 한다)은 환제(丸劑) 혹은 정제(錠劑)로 되여있다. 고대에 련단술이 있었는데 단(丹)의 본래 뜻은 승화제련한 단을 말한다. 례를 들면 백강단, 홍승단이다. 즉 그의 유법이다. 후에 단의 이름이 있는것은 실제상에 있어서 승화제련한것이 아니다. 후세의 사람들은 《환(丸), 산(散)중에서 약성이 맹렬하고 용량이 적은 것을 단이다》라고 하였다. 례를 들면 자설단, 지보단 등이 그러하다. 그러나 《상한론》의 《백산》은 약성이 맹렬하고 용량이 극히 적지만 단(丹)이라고 하지 않았

다. 때문에 후세의 사람들이 이렇게 말하는것은 참고로 삼을수 있을 따름이다.

정(錠) 약물을 극히 보드랍게 가루내여 보통 물에 반죽하여 방추형, 원추형, 장방형 등 부동한 형상의 고체제를 만든 것이다. 내복할 때는 정제를 부시여 더운물에 먹는다. 외용할 때는 식초 혹은 참기름 등과 같이 갈아 그 즙을 상처에 바른다.

로(露) 약물에 물을 두고 증류하여 맑은 액체를 수집한것을 로라고 한다. 로제는 장기적으로 보존할수 없으므로 제때에 먹어야 한다.

교(胶) 동물의 가죽, 뼈, 발톱, 뿔 등에 물을 두고 반복적으로 달여서 농축시킨후 건조시켜 고체상태의 물질을 만든 것이다. 흔히 보양약에 많이 쓴다.

다(茶) 약물을 굵게 썰거나 굵은 명이 모양으로 만들어 더운물에 우리거나 혹은 달여서 차물처럼 마신다. 례를 들면 오시다 등이다.

곡(曲) 약가루에 밀가루를 고루 섞어 덩어리를 만들어 발효시킨것을 곡제라고 한다. 일반적으로 물에 끓여 마시는데 거개 비위에 들어가 소화를 돕는다. 례를 들면 륙신곡, 반하곡, 침향곡 등이다.

편(片) 약가루에 적당한 량의 전분물이거나 미음을 가하거나 또는 약을 담그거나 달여서 찌끼를 버리고 농축시켜 고약처럼 만든 다음 거기에 약가루거나 전분을 두고 고루 섞은후 나무거나 금속 모형기에 눌러 만든것이다.

충복제(冲服劑) 중초약을 제련하여 건 고약을 만든 다음 적당한 량의 당분, 교미제 등을 두고 과립상산제를 만들어 가소물주머니거나 유리병에 넣고 아가리를 봉한다. 복용할 때 물에 풀어 마신다.

합제(合劑) 두가지 혹은 두가지 이상의 중초약을 물에 달여서 일정한 량으로 농축시키거나 중초약에서 뽑아낸 물질에

물을 두고 만든 액체이다. 필요할 때 방부제를 적당히 넣어서 내복용으로 한다 합제는 곰팽이가 끼거나 발효되는 현상이 있어서는 안되는바 좀 적게 침전되면 쓸 수 있다. 그러나 흔든후 침전물이 덩어리가 지지 않고 흩어져야 한다).

본초(本草) 우리 나라에서 옛적에 기재되여있는 약물의 저작으로서 거기에는 그림류가 포괄되여있는데 이것을 본초라고 한다. 본초에 기재된 약물에는 식물, 광물과 양조음료식품 및 소수화학제품 등이 있다. 그중에서 초류가 제일 많으므로 이름을 본초라고 하였다.

5대시대 촉·한보승(韩宝升)은 《약에는 옥석, 초목, 충수(虫兽)가 있는바 본초라고 하는것은 여러가지 약중에서 초류가 제일 많기때문이다》라고 하였다. 북송시대 소송(苏颂)이 편집한 《도경본초(图轻本草)》는 약물의 그림류이다.

초약(草药) 일부 약용식물은 일반적인 중약서적에 기재되지 않았거나 기재되여 있으나 지금 일반적으로 의사들이 아주 적게 쓰고 있지만 민간 혹은 초약의사들이 장악하고 쓰는데 이런 약용식물을 초약이라고 한다.

중초약(中草药) 일반적으로 중약서적에 씌여 있거나 중초약상점에서 경상적으로 팔고 있는 중약상품과 민간 혹은 초약의사들이 사용하고 있는 초약을 총칭하여 중초약이라고 한다. 실질에 있어서 초약의 일부분은 역시 기재되여 있거나 혹은 옛날에 처음 시작하여서는 초약이었지만 후에 와서 경상적이거나 비교적 보편적으로 쓰는 중약으로 되였다. 때문에 중약과 초약은 구분하기 어려운바 지금은 흔히 총칭하여 중초약이라고 한다.

4기(4성) (四气、四性) 한, 열, 온, 량 등 4가지 약성을 말한다. 약성의 한량과 온열은 병증성질의 열성병증, 한성병증과 상대하여 말하는것이다. 열성병증을 치료할수 있는 약물은 한성 혹은 량성에 속한다. 례를 들면 황련은 한성약으로서 열병인 리질과 설사를 치료한다. 인진호는 한성이 좀 있는 량성약으로서 황달과 신열을 치료한다. 한성병증을 치료할수 있는 약물은 열성 혹은 온성에 속한다. 례를 들면 부자(附子)는 열성약으로서 땀이 몹시나서 양기가 쇠갈되고 사지가 서늘한 등을 치료한다. 초과(草果)는 온성약으로서 좀 열한데 가슴과 배가 차면서 아픈것과 몹시 으슬으슬해나는 학질을 치료한다. 한성약과 량성약, 열성약과 온성약은 정도상에서 차별이 있을뿐이다. 이외에 또 평성약(平性药)이 있는데 성질이 비교적 온화하지만 실질에 있어서는 편한편열(偏寒偏热)이 다르다. 례를 들면 백복령은 달고 온화하면서도 편온(偏温)하고 저령은 달고 온화하면서 편량하다. 때문에 여전히 4기라 하고 5기라고 하지 않는다.

5미(五味) 즉 매운것, 단것, 신것, 쓴것, 짠것 등 5가지를 말한다. 이외 또 슴슴한것도 있는데 그의 맛은 뚜렷하지 않기때문에 여전히 5미라고 하지만 실제는 6미이다. 맛이 같지 않으면 작용도 다르다. 매운맛은 발산하고 기를 운행시킬수 있다. 례를 들면 형개는 풍한을 흩어지게 하고 사인은 기를 운행시키며 천궁은 활혈작용이 있다. 단맛은 보하고 완화시킨다. 례를 들면 황기는 기를 보하고 아교는 혈을 보하며 감초는 경급(挛急)을 완화시킨다. 신맛은 수렴한다. 례를 들면 산수유는 허한(虚汗)을 수렴하고 금앵자는 유정을 멎게 하고 오배자는 대장을 고삽하여 오랜 설사를 멎게 한다. 쓴맛은 사하시키고 조하게 한다. 례를 들면 황련은 화를 사하고 대황은 대변을 사하여 통하게 하며 창출은 습을 조하게 한다. 짠맛은 단단한것을 연하게 하고 윤하게 한다. 례를 들면 해조, 모려는 라력을 치료하고 망초는 조결된 대변을 윤하시킨다. 슴슴한 맛은 습이 빠져나가게 하고 소변이 잘 통하게 한다. 례를 들면 통초, 복령 등이다. 근대 사람들은 약물맛이 다른 것은 포함되여있는 화학적성분과 관련되여 있다고 인정한다. 례를 들면 매운맛은 휘발유가 많이 포함되여있고 신맛은 유기산이 많이 포함되여있고 단맛은 당류가 많이 포함하여있고 쓴맛은 생물알칼리, 배당체 혹은 고미질 등이 포함되여있다.

기미(성미) (气味、性味) 약기미와 약미가 포괄되여있는것을 말한다. 약물의 기미는 복잡하므로 나타내는 작용도 다르다. 매개 약은 모두 기미와 약미가 있는데 반드시 종합적으로 운용하여야 한다. 같은 한성약이라 하더라도 맛이 다르면 그 작용도 다르다. 례를 들면 황련은 쓰고 차서 열을 내리우고 습을 조하게 하며 부평은 맵고 차서 표열을 제거한다. 같은 단맛이 있는 약이라 하더라도 기미가 다르면 작용도 다르다. 례를 들면 호도육(胡桃肉)은 달고 따뜻하여 온신보기를 할수 있고 과루는 달고 차서 열을 내리우고 담을 삭일수 있다.

승강부침(升降浮沉) 약물작용의 추세를 말한다. 승이란 상승이고 강이란 하강이며 부란 발산하여 상행하는것이고 침이란 사하, 리수하여 하행시킨다는것이다. 승부약은 상행하고 밖으로 나가므로 승양, 발표, 산한(散寒) 등 작용이 있다. 침강약은 하행하고 속으로 들어가므로 잠양(潜阳), 강역, 수렴, 청열, 삼습, 사하 등 작용이 있다. 무릇 기가 온열에 속하고 맛이 맵고 단 양성약물에 속하는것은 거개 승부작용이 있다. 례를 들면 마황, 계지, 황기 등이다. 기가 한량에 속하고 맛이 쓰고 신한 음성약물에 속하는것은 거개 침강작용이 있다. 례를 들면 대황, 망초, 황백 등이다. 꽃잎과 질이 경한 약

물은 거개 승부작용이 있다. 례를 들면 신이, 련화엽, 승마 등(그러나 선복화는 우로 올라가지않는데 이것은 례외이다.) 이고 씨, 과실 및 질이 무거운 약물은 대다수가 침강할수 있다. 례를 들면 소자(苏子), 지실, 한수석(寒水石) (그러나 만형자가 침하지 않는것은 례외이다) 등이다. 포구(炮灸) 방면에서 례를 들면 술로 닦은것은 상승하는 작용이 있고 소금으로 닦은것은 하강하는 작용이 있고 생강(姜)으로 닦은것은 발사하는 작용이 있고 식초로 닦은것은 수렴하는 작용이 있다.

성능(性能) 대체로 《4기, 5미》와 승, 강, 부, 침 등을 가리켜 말하는데 실질에 있어서는 약물의 작용이다.

귀경(归经) 약물의 작용이 장부경맥과의 관계를 결부하여 어떤 약이 어느 장부경맥의 병변에 일정한 치료작용이 생긴다는것을 설명하는것이다. 례를 들면 길경, 관동화는 해수, 기천의 폐경병을 치료할수 있는데 이것을 폐경으로 들어간다고 하며 령양각, 천마, 전갈은 손발경련의 간경병을 치료할수 있는데 이것을 간경에 들어간다고 한다. 때문에 귀경은 치료효과를 관찰한후에 총화한것이다. 한가지 약물이 두 경맥 혹은 몇개 경맥으로 들어가는것은 그의 치료범위가 비교적 넓다는 것을 설명한다. 례를 들면 행인은 폐, 대장으로 들어가고 폐경의 해수, 대장의 대변조결을 치료할수 있다. 택사는 비, 위, 신, 방광으로 들어가는바 이 4개 경맥에 수습이 있는 병은 늘 택사로 치료한다.

5색과 5미가 들어가는것(五色五味所入) 약물귀경학설의 내용의 하나이다. 이것은 옛사람들이 5행학설로부터 출발하여 5색5미와 5행소속을 통하여 장부경맥과 결부하여 만든 리론이다. 즉 색이 푸르고 맛이 신것은 목(木)에 속하므로 족궐음간, 족소양달에 들어간다. 색이 붉고 맛이 쓴것은 화(火)에 속하므로 수소음심,

수태양소장에 들어간다. 색이 누렇고 맛이 단것은 토(土)에 속하므로 족태음비, 족양명위에 들어간다. 색이 희고 맛이 매운것은 금(金)에 속하므로 수태음폐, 수양명대장에 들어간다. 색이 검고 맛이 짠것은 수(水)에 속하므로 족소음신, 족태양방광에 들어간다. 이상의 론점은 5행학설의 영향을 받아 기계적으로 귀납한것인데 반드시 분석하고 비판적으로 대하여야 한다.

기미음양(气味阴阳) 4기, 5미와 승강부침의 음양속성을 가리킨다. 4기중의 열, 온(거한, 조양)은 양에 속하고 한량(청열, 사화, 양음)은 음에 속한다. 5미(실질은 6미이다)중의 매운 맛(발산), 맛단(완화), 습습한 맛(삼습)은 양에 속하고 신맛(수렴), 쓴맛(견하고 조하고 설한다), 짠맛(연하게 하고 윤하한다)은 음에 속한다. 승, 부는 양에 속하고 침, 강은 음에 속한다.

맵고 단맛은 발산하므로 양이다(辛甘发散为阳) 이 말은 《소문·지진요대론(素问·至真要大论)》에 씌여있다. 성미가 맵고 단 약물은 발산하므로 그 약성은 양에 속한다. 례를 들면 계지, 방풍의 선미는 맵고 달아 발한, 해기할수 있다.

시고 쓴맛은 구토, 설사하게 하므로 음이다(酸苦涌泄为阴) 이 말은 《소문·지진요대론》에 씌여있다. 시고 쓴 두개 맛의 약성은 토하게 하고 설사시키므로 그 약성은 음에 속한다. 례를 들면 담반의 맛은 시고 과체의 맛은 쓰므로 최토(催吐)하며 대황은 맛이 쓰므로 사하한다.

짠맛은 구토, 설사하게 하므로 음이다(咸味涌泄为阴) 이 말은 《소문·지진요대론》에 씌여있다. 짠맛이 있는 약은 최토하게 하고 윤하하게 하므로 그 약성은 음에 속한다. 례를 들면 소금물은 식적된것을 토하게 하고 망초는 대변을 윤하하게 한다.

습습한 맛은 삼설하게 하므로 양이다(淡味渗泄为阳) 이 말은 《소문·지진요대론》에 씌여있다. 삼설이란 삼습리뇨의 뜻이다. 습습한 맛은 수습이 아래로 빠져 배설하게 하므로 그 약성은 양에 속한다. 례를 들면 통초와 의이인은 맛이 습습하므로 모두 리뇨시켜 수습을 제거한다.

신맛, 짠맛은 상승시키지 않고 단맛, 매운맛은 하강시키지 않는다(酸咸无升、甘辛无降) 이 말은 《본초강목·서례》에 씌여있다. 신맛, 짠맛의 약성은 속으로 들어가고 아래로 내려가지만 《상승》하는 추향이 없고 단맛, 매운 맛의 약성은 밖으로 나가고 표로 발산시키지만 《하강》시키는 추향이 없다. 그러나 이것은 절대적이 아니다. 례를 들면 소자(苏子)는 맵고 따뜻하며 침향은 맵고 좀 따뜻한데 성미로부터보면 모두 상승해야 하지만 질이 무겁기때문에 하강한다.

한성약은 부하지 않고 열성약은 침하지 않다(寒无浮、热无沉) 이 말은 《본초강목·서례》에 씌여있다. 한성약의 작용은 속으로 들어가고 아래로 내려가기때문에 《부》하지 않다. 열성약의 작용은 우로 올라가고 밖으로 나오기때문에 《침》하지 않다. 그러나 이것도 절대적이 아니다. 례를 들면 상엽은 성미가 차지만 우로 올라가는것이 뚜렷하고 파두는 성미가 열하지만 아래로 대변이 통하게 한다.

오주(五走) 1)이 말은 《령추·9침편》에 씌여있다. 례를 들면 《신맛은 힘줄에 가고 매운 맛은 기에 가고 쓴맛은 혈에 가고 짠맛은 뼈에 가고 단맛은 살에 간다》. 2)이 말은 《령추·5미편》에 씌여있다. 5미가 장기에로 가는것을 말한다. 즉 신맛은 먼저 간에 가고 쓴맛은 먼저 심에 가고 단맛은 먼저 비에 가고 매운 맛은 먼저 폐에 가고 짠맛은 먼저 뼈에 간다.

주해: 《소문·지진요대론》에 쓴 《선입

(先入)》과 뜻이 같다.

오곡(五谷) 오곡의 해석은 비교적 많다. 《소문·장기법시론(素问·脏气法时论)》 왕빙의 주해에서는 쌀, 팥, 밀, 콩, 기장쌀(황란 즉 기장쌀이고 소두는 여러가지 종류가 많다)이라고 하였다.

오의(五宜) 이 말은 《령추·5미편》에 씌여있다. 오곡, 고기, 과실, 남새 등은 오장병에 적합한것이므로 오의라고 한다. 례를 들면 비병에는 수수밥, 소고기, 대추, 해바라기씨를 먹는것이 좋고 심병에는 밀가루, 양고기, 살구, 달래를 먹는것이 좋고 신병에는 콩나물, 돼지고기. 밥, 콩잎을 먹는것이 좋고 간병에는 참깨, 개고기, 오얏, 부추를 먹는것이 좋고 폐병에는 기장쌀밥, 닭고기, 복숭아, 파를 먹는것이 좋다.

오의의 론점은 억절로 5행학설에 따른것인데 그중에서 어떤것은 어느정도로 도리가 있다고 보지만 다수는 억지로 끌어 맞춘것이다.

식치(음식료법)(食治、食疗) 음식물을 응용하여 질병에 대한 치료 혹은 조리를 하는것을 식치라고 한다. 음식물은 여러가지 성미가 있어 각 장기의 질병에 대하여 치료작용이 있다. 당대·손사막의 《천금요방》에는 식치문이 씌여있었는데 이는 《내경》으로부터 당대이전의 식물치료학설을 수집한것이고 여러가지 음식물의 성미와 치료작용을 서술한것으로서 저명한 식치전문저작의 하나이다.

삼품(상품, 중품, 하품)(三品、上品、中品、下品) 이 말은 《소문·지진요대론》과 《신농본초경(神农本草经)》에 씌여있다. 고대의 일종 약물분류법이다. 당시에 독성이 없어 많이 먹을수 있고 장기적으로 복용하여도 인체에 해가 없는것을 상품으로 삼았고 독이 없거나 독이 있어 적당히 씀으로써 병을 치료할수 있고 허한것을 보할수 있는것을 중품으로 삼았으

며 독이 많아 장기적으로 먹을수 없으나 한열사기를 제거할수 있고 적취를 파할수 있는것을 하품으로 삼았다. 이것은 당시에 어느정도 배울점이 있었지만 상품약중에도 일부 독이 극심한 약물이 포괄되여 있었기때문에 이런 분류법은 비교적 원시적인것이다.

독약으로 사기를 제거한다(毒药攻邪) 이 말은 《소문·장기법시론(素问·脏气法时论)》에 씌여있다. 독이 있는 약물을 사용하여 병을 치료하는것이다. 독의 뜻은 다음과 같다. 1)약물의 특성을 가리킨다. 례를 들면 건강(干姜)은 편열에 속하고 황금은 편한에 속하며 승마는 승제에 속하고 소자는 기를 하강시키는데 속하는바 이 특성을 리용하여 사기를 제거하고 정기(正气)를 돕는다. 2) 약물은 부작용이 있다. 례를 들면 상산(常山)은 학질을 방지할수 있으나 구토를 일으키는 부작용이 있다. 3) 약물중에는 일부 독이 심한 약도 있다. 례를 들면 경분, 등황 등이다. 그것을 사용할 때에는 엄격히 장악하여 중독을 방지하여야 한다.

대독, 상독, 소독, 무독(大毒、常毒小毒、无毒) 이 말은 《소문·5상정대론》에 씌여있다. 대독은 약물의 독성이 맹렬한것이고 상독약의 독성은 대독약의 다음이다. 소독약의 독성은 적은것이고 무독약은 평성약이다.

약물 달이는 법(煎药法) 약물에 물을 두고 일정한 시간 달여서 찌끼를 버리고 약액을 마신다. 약을 달이는것은 일정한 방법이 있다. 발표약, 리기약은 거개 그의 약기운을 리용하기때문에 비교적 센 불로 달인다(달이는 시간이 비교적 짧다). 보익약은 거개 그의 맛을 리용하기때문에 비교적 약한 불로 천천히 달인다(달이는 시간이 길다). 약을 달일 때 물을 두는 량은 약물의 성질, 처방,

약성미의 다소와 환자의 년령대소 등에 의하여 결정한다. 이외 또 《먼저 달이는 약》, 《후에 넣는 약》, 《싸서 달이는 약》 등 방법도 있다. 각 조항을 상세히 보라.

먼저 달이는것(先煎) 광물약, 합개 등 약은 달여도 기미가 쉽게 우러 나오지 않기때문에 모두 부시여 먼저 달인다. 례를 들면 석고, 대자석, 아관석, 모려, 별갑 등이다. 처방중의 마황도 반드시 먼저 달여서 두세번 끓은 다음 거품을 버리고 다시 물을 두고 연후에 나머지 약물을 넣고 달인다. 듣는 말에 의하면 마황을 먼저 달여 거품을 떠버리지 않으면 먹은후 가슴이 초조해난다.

후에 넣는것(后下) 약물의 작용을 더욱 잘 발휘시키기 위하여 일부 약은 후에 넣는다(다른 약을 좀 달이다가 넣어 달인다). 례를 들면 구등은 오래 달이면 약효가 상실되므로 다른 약을 좀 달이다가 넣고 달여야 한다. 발표약인 박하도 오래 달이면 약효가 상실되므로 후에 넣어야 한다. 사하약인 대황은 먼저 물에 좀 담갔다가 다른 약이 좀 달여졌을 때 좀 달이면 된다.

녹이는것(烊化) 무릇 망초(혹은 현명분), 엿, 꿀, 아교(먼저 물을 두고 녹인다) 등은 모두 약을 달여서 찌끼를 버린 뒤에 넣고 다시 좀 달여서 망초같은것이 약물에 다 녹게 한다. 지보단, 포룡환 등은 작은 접시에 놓고 약물을 넣어 퍼지운 다음 숟가락으로 가볍게 눌러 녹여서 먹는다.

싸서 달이는것(包煎) 털이 있는 식물약은 반드시 가제에 싸서 달여야 한다. 례를 들면 선복화는 털이 있으므로 싸서 달여야 한다. 산제, 환제는 음편(飮片) 등과 같이 달일 때에는 약이 기름기 있고 혼탁되여 먹기 어려운것을 방지하기 위하여 역시 싸서 달여야 한다. 혹은 짓찧은 핵인(례를 들면 도인을 짓찧은것)도 약물에 흘어지는것을 방지하기 위하여 역시 싸서 달여야 한다.

충복(冲服) 방제중의 침향, 목향 등 방향약의 음편은 먼저 그릇에 놓고 나머지 약에 물을 두고 달인 다음 뜨거운 약물을 그릇에 담은 약에 부어 좀 우러난 다음에 먹는다. 소량의 산제는 탕약에 풀어 고루 섞어서 먹을수 있는데 이는 《조복》과 같다.

조복(调服) 무릇 방제중의 서각, 령양각, 록각, 우황, 주사 등 약은 반드시 따로 보드랍게 가루내여야 한다. 다른 약을 달인후 소량의 약물을 취하여 앞의 약을 두고 고루 섞어 먹는다. 자설단을 내복할 때도 이렇게 한다.

복용(송하)(送服、送下) 알약을 먹을 때에는 더운물에 먹는다. 일반적으로 환제는 더운물에 먹고 온약 및 감제한약은 생강탕에 먹고 청열의 환제는 박하탕에 먹고 머리와 눈을 맑게 하는 약은 차물에 먹고 자보약 혹은 조제준약 및 신을 보하는 약은 열은 소금물에 먹고 거어활혈(祛瘀活血)약은 술에 먹는다. 이렇게 하여야 약효가 난다. 의학서적중의 환제(丸剂)뒤에 복용법의 《하(下)》자는 물에 먹는다는 뜻이다.

금화(噙化) 입안에 환제 혹은 정제를 넣고 녹인다. 약물을 녹인 뒤 때로는 용액을 뱉어버리거나(례를 들면 급성편도선염에 산두근, 현삼으로 만든 환제는 물고 있다가 뱉어버린다) 때로는 그 용액을 삼킨다(례를 들면 폐음허증의 치료에서 자음청폐지해의 환제는 녹여서 삼킨다).

식원복용(食远服) 즉 정상적인 식사시간보다 좀 먼 시간에 약을 먹는것이다. 비위병을 치료하는 약은 식원복용하고 사하약도 식원복용한다.

공복복용(평단복용) (空腹服、平旦服) 아침식사를 하기전에 약을 먹는것을 공복복용이라고 한다. 사지혈맥병과 구충약은 모두 빈속에 먹는다(《신농본초경》에서는 《병이 사지혈맥에 있으면 아침 공복에 복용하는것이 좋다》라고 말하였다.

식전복용(饭前服) 병이 하초에 있으면 식사전에 복용한다. 일반적으로 보양약 특히 보신약은 식전에 복용한다(《신본초경》에서는 《병이 심복(心腹)이하에 있으면 먼저 약을 먹고 후에 식사하여야 한다》라고 말하였다).

식후복용(饭后服) 병이 상초에 있으면 식사후에 약을 먹는다. 일반적으로 보양약, 구충약외에 대다수 약은 모두 식후에 먹는다(《신농본초경》에서는 《병이 흉격이상에 있으면 먼저 식사하고 후에 약을 먹는다》라고 말하였다).

자기전에 복용(临睡前服) 흉격에 적체물이 있으며 병이 좌우 옆구리에 있으며 병이 폐에 있으며 병이 흉격이상에 있으면 잠자기전에 약을 먹는다(청대·경일진의 《송애존생서》에 쓰여있다).

발병전에 복용(未发病前服) 례를 들면 학질병에서는 증상이 발작하기전의 적당한 시간에 약을 먹는다.

둔복(顿服) 병이 하부에 있을 때 하루 용량을 단번에 먹는것이다. 병이 하부에 있지 않지만 위험할 때에는 역시 이런 방법을 쓴다.

빈복(频服) 병이 상부에 있으면 약물을 여러번 나누어 먹는다. 인후병에서는 천천히 여러번 나누어 먹는다.

온복(温服) 약물이 뜨겁지도 않고 차지도 않을 때 먹는다. 일반적으로 보락(补托), 온약 등 약은 모두 온복한다. 지금 각종 성질의 약물은 모두 온복한다.

열복(热服) 열제는 뜨겁게 하여 먹는데 대한증에 적용된다. 한제는 뜨겁게 하여 먹는데 가한진열증에 적용한다(《송애존생서》를 보라).

랭복(冷服) 한제는 식혀서 먹는데 대열증에 적용되고 열제는 식혀서 먹는데 열진한증에 적용한다(《송애존생서》를 보라).

금식(忌口) 병에 걸려 약을 먹을 때는 항상 치료요에 의하여 환자에게 어떤 음식물은 금지하게 한다. 《령추·5미편》에서는 《간병에서는 매운것을 금지한다. ……심병에서는 짠것을 금지한다.……비병에서는 신것을 금지한다. ……》라고 하였고 《금궤요락·금수충어금지병치》 등에서도 역시 이런것을 강조하였다. 실천가운데서 증명한바와 같이 수종병에서 소금을 금지하고 황달, 설사에서 기름진 음식물을 금지하는것은 확실히 과학적근거가 있다. 이의 금지하는 음식물은 또 음식물배합상에서의 금지도 포괄되여있는데 일반적으로 기름진것을 먹은 뒤에 생것과 찬것을 비교적 많이 먹는 것은 좋지 않다고 한다. 그러나 일부 음식물의 금지는 너무 기계적으로 대하였거나 진일보 증실하여 보아야 한다. 례를 들면 홍역에서 무엇이나 구별하지 않고 생것, 찬것, 기름진것, 육류, 비린것 등을 금지하는것은 왕왕 건강을 회복시키는데 영향을 끼치거나 혹은 일부 영양부족이 발생되게 된다. 또 례를 들면 별갑을 먹은 뒤에 비름을 금지하고 형개를 먹은 뒤에 물고기, 새우 등을 금지한다. 이것이 건강에 불리한가 하는것은 앞으로 연구하여 보아야 한다.

포제(炮制) 이 말은 장중경 《금궤옥함경》에 쓰여있다. 약재물 여러가지 제형으로 만들기전에 부동한 가공처리의 과정을 거치는것을 가리킨다. 포제의 목적은 다음과 같다. 1) 잡질과 쓸데없는 부분을 없애버리고 약물을 깨끗하게 한다. 례를 들면 세법(洗), 표법(漂), 포법(泡) 등이다. 혹은 비린냄새를 없이는것이다. 례를 들면 춘백피(椿白皮)를 밀기울에 닦아 냄새를 없애는것이 그러하다.

2) 제제, 복용과 보존에 편리하게 한다. 례를 들면 얇게 썰거나 혹은 부시기 위하여 포(泡), 단(煅), 초(炒) 등 법을 쓴다. 가루내기 쉽고 잘 달여져 유효성분이 잘 나오게 하기 위하여 대자석, 자석(磁石), 모려, 별갑 등 광물과 합개류 등은 불속에 넣어 빨갛게 굽거나 식초에다가 처리한다. 이렇게 하면 질이 취약하여 가루가 잘나며 달이는 시간이 덜 들며 또한 유효성분이 달여져나오는데 도움을 준다. 약물을 말리워 보존하는데 편리하도록 하기 위하여 홍(烘), 쇄(晒), 음건(陰干) 등 법을 쓴다. 3) 약물의 독성, 자극과 부작용을 없애거나 혹은 덜게 한다. 례를 들면 생반하는 생강즙에 처리하여야 목안을 자극하지 않거나 사람이 중독되지 않는다. 파두는 기름기를 없애야 독성이 적어진다. 4) 약물의 성능을 개변시켜 치료효과를 더 높인다. 례를 들면 생지는 청열량혈작용이 있으나 술을 넣어 찌면 숙지로 변하여 성미가 온화하게 변하는데서 보혈하며 상산은 식초에다 가공하면 최토작용이 강화되고 술에 가공하면 최토작용이 약화된다. 포제는 수제(水制), 화제(火制), 수화합제로 나눈다. 수제에는 세(洗), 표(漂), 포(泡), 지(漬), 수비(水飞) 등이 있고 화제에는 단(煅), 포(炮), 외(煨), 초(炒), 홍(烘), 배(焙), 구(灸) 등이 있고 수화합제에는 증(蒸), 자(煮), 쇄(焠) 등이 있다. 각 조항에 상세히 쓰여있다.

포구(炮灸) 본래 두가지 같지 않은 제약방법인데 후에 와서는 약재를 가공처리하는 총칭으로 삼았다, 례를 들면 류송•뢰효의 《포구론》은 바로 약재의 가공처리를 서술한 전문 서적이다.

수치(修治) 이 말은 송대•방안시(庞安时)의 《상한총병론》에 쓰여있다. 이 책에는 《수치약법》이 있는데 이는 포제를 말

한것이다.

수사(修事) 이 말은 명대•리시진의 《본초강목》에 쓰여있다. 즉 포제인것이다. 청대•장중암저작에는 《수사지남(修事指南)》이 있다.

치삭(治削) 이 말은 《금궤옥함경》에 쓰여있다. 약재의 잡질을 없애고 썰거나 깎는 등 조작기술이 포괄되여있다. 례를 들면 1) 《도간(挑拣)》: 약으로 쓰지 않는 부분을 버리고 약으로 쓰는 부분을 남긴다. 례를 들면 상표초의 줄기는 버리고 목단피의 속은 버린다. 2) 전파(颠簸): 버들 혹은 참대로 만든 키로 키질하여 약재에 있는 흙, 먼지, 모래, 찌끼 등 잡질을 없앤다. 3) 《사(筛)》: 약물의 대소를 구별하며 잡질을 제거하기 위하여 같지 않은 구멍의 참대채, 구리채, 말피리채 등을 선택하여 쓴다. 4) 《쇄(刷)》: 약재표면의 솜털, 먼지, 흙 등을 씻어 없앤다. 5) 《괄(刮)》: 금속 혹은 뿔로 만든 도구로 약재표면의 쓸데없는 부분을 없애버린다. 례를 들면 육계, 후박 등은 거치른 껍질을 없애버리고 호골(虎骨)은 힘줄과 고기를 없애버린다. 6) 《도(搗)》: 돌, 철 혹은 구리로 만든 절구로 찟찟어 부시거나 혹은 껍질을 깎아버린다. 례를 들면 백과(白果), 가자(訶子)는 껍질을 버리고 생석고, 룡치 등은 부신다. 7) 《전(碾)》: 흔히 철로 만든 연사마로 약재를 가루낸다. 8) 방(镑): 특제로 만든 방도로 약재를 얇게 깎는다. 례를 들면 서각, 령양각 등이다. 9) 《절(切)》: 가장 흔히 쓰는 방법이다. 여기에는 절쇄, 절괴, 절사, 절단, 절절, 절편 등이 있다.

세(洗) 약물표면에 붙어있는 흙, 모래 혹은 기타 깨끗하지 못한것을 물로 씻어버린다.

표(漂) 일부 약재를 흐르는 물에 담가두거나 물에 담가두고 물을 자주 갈아

그의 **독**성, 염분, 잡질, 비린맛 등을 없앤다. 례를 들면 해조, 육종용, 반하 등은 모두 이런 방법을 쓴다.

포(침포, 지) (泡、浸泡、漬) 약재를 물에 담가둔다. 례를 들면 지각, 작약은 물에 담가두면 유연하여 얇게 썰기 쉽다. 당귀, 길경 등은 물에 담갔다가 유연하게 되여야만이 연하게 되여 쉽게 썰수 있는데 이것을 《복(伏)》이라고 한다. 도인, 행인 등은 끓는 물에 넣어 두면 껍질이 잘 벗겨질수 있는데 이것을 《천(燀)》이라고 한다. 물이 점차 약재에 스며들어 유연하게 되고 또 약성미가 변하지 않게 하는것을 《지(漬)》라고 한다.

수비(비) (水飞、飞) 어떤 약물은 수비법을 쓴다. 다시말하면 약물을 먼저 가루내여 약절구에 넣고 물을 두고 아주 보드랍게 갈고 물을 많이 둔 다음 고루 저으면서 약가루가 섞인 물을 그릇에 쏟아넣고 가라앉힌 다음 물을 쏟아버리고 말리운다. 이렇게 아주 보드랍게 가루가 날 때까지 거듭한다. 례를 들면 활석, 몽석, 주사, 로감석 등은 대부분 수비한것이다.

단(煅) 약물을 불속에 넣고 벌겋게 굽거나 내화용기속에 넣고 불에 간접적으로 구워 그의 질이 취약해지게 한다. 례를 들면 모려, 와방자 혈여, 명반등은 이런 방법을 쓴다.

포(炮) 약물을 고온의 철가마속에 넣고 연기가 좀 날때까지 재빨리 닦아 약물 표면이 누르스름하게 되게 하는것을 《포》법이라 한다. 례를 들면 건강, 부자, 천웅 등은 포법으로 렬성성미를 약화시킬수 있다.

외(煨) 약물을 젖은 종이에 싸거나 혹은 밀가루물을 발라서 재불속에 넣고 젖은 종이거나 풀이 검스레하게 탈때까지 두었다가 꺼내여 종이거나 탄물을 벗겨버리면 기름류가 없어진다. 례를 들면 육두구는 이런 방법으로 처리하여 구토가 생

기는것을 피면한다. 혹은 생강을 재불속에 넣고 구운것을 외강이라 하는데 이는 발산성을 약화시켜 중기를 따뜻하게 할수 있다.

초(炒) 약재를 가마에 넣고 가열하여 부단히 저으면서 닦는다. 1) 약간 닦는다：닦아서 물기를 없애고 약물표면이 좀 마르게 하지만 뚜렷한 변화가 없다. 2) 튀게 닦는다：약재가 튀여 터갈라질정도로 닦는다. 왕불류행(王不留行), 종자류 약물은 연한 불에 튀여 터갈라지게 닦는다. 3) 누르스름하게 닦는다：약재를 좀 누르스름한 빛을 띠고 특수한 향기가 날정도로 닦는다. 례를 들면 초백아, 초곡아 등이 그러하다. 4) 검스레하게 닦는다：약재가 전부 타서 검스레하게 닦지만 속은 여전히 심황색을 띨 정도로 닦는다. 이것을 《약성이 남게 닦는다(炒存性)》라고 한다. 례하면 지유, 생지 등이 그러하다.

홍, 배 (烘、焙) 약물을 약한 불에 말리우는 방법이다. 《홍》은 건조상속에 놓고 약물이 마르게 하나 거멓게 타지 않게 한다. 《배》는 약물을 깨끗한 기와장에 놓거나 가마에 넣고 거멓게 되지 않도록 불을 때서 말리운다. 《홍》은 화력이 《배》보다 좀 약하다.

구(炙) 약재와 액체보조재료를 같이 닦아 액체보조재료가 약재속에 들어가게 하는것인데 이를 《합초(合炒)》라고 한다. 1) 주구(酒炙)：거개 황주를 쓰고 개별적으로 백주를 쓴다. 두가지 방법이 있다. 하나는 먼저 약재와 술을 고루 버무린 다음 가열하여 좀 누르스름하게 닦는다. 다른 하나는 먼저 약재를 닦아 좀 누르스름하게 되였을 때 다시 술을 뿜고 좀 닦는다. 례를 들면 구제당귀, 천련 등이 그러하다. 2) 초구(醋炙)：미초로 닦는다. 례를 들면 구제향부자, 삼릉 등이 그러하다. 3) 염구(監炙)：먼저 소금을 물에 넣

어 녹인 다음 다시 약재와 함께 닦는다. 례를 들면 구제굴핵, 두충 등이 그러하다. 4)강구(姜灸): 먼저 생강을 짓찧어 즙을 낸 다음 다시 약재와 같이 닦는다. 례를 들면 구제죽여(竹茹) 등이 그러하다. 5)밀구(蜜灸): 약재와 꿀을 고루 섞은 다음 가열하여 닦는다. 례를 들면 구제감초, 비파엽 등이 그러하다. 6)미감수구(米泔水灸): 쌀뜨물에 담갔다가 다시 닦는다. 례를 들면 구제창출 등이 그러하다. 7)양지구(羊脂灸): 양기름과 약재를 같이 닦는다. 례를 들면 구제음양곽(淫羊藿)이 그러하다. 8)동변구(童便灸): 약재와 어린이의 소변을 같이 닦는다. 례를 들면 구제향부자 등이 그러하다. 9)별혈구(鱉血灸): 먼저 별갑혈에 맑은 물을 좀 두고 약재와 고루 섞은 다음 한시간좌우 두었다가 가마에 넣고 색이 변할때까지 닦는다. 례를 들면 별갑혈구시호가 그러하다 10)반구(矾灸): 먼저 명반에 물을 두고 녹인 다음 닦아 뜨겁게 된 약재에 그것을 뿌리고 다시 마를 정도로 닦는다. 례를 들면 구제울금이 그러하다. 11)약즙구(药汁灸): 약재와 약액을 같이 닦는다. 례를 들면 감초즙구오수유 등이 그러하다.

보조재료는 약을 만들 때의 보조적물질을 가리킨다. 액체보조재료는 술, 초 등이고 비액체보조재료는 전분, 사탕, 소금 등이나. 그러나 소금은 물에 녹아 액체보조재료로 변할수도 있다.

약성이 남게 굽는다(燒存性) 식물약을 탄제(炭剤)로 만드는바 약의 표면만 검스레하고 속이 누르스름하게 태워 약물의 일부분이 탄화되게 하고 다른 일부분이 여전히 원래의 냄새를 보장하게 한다. 이것이 바로 약성이 남게 굽는다는것이다. 지혈약으로 쓰는 탄제는 흔히 이 방법으로 포제(약성이 남게 굽는것은 직접 불에 굽고 약성이 남게 닦는것은 간접적으로 불에 닦는것인데 그 목적은 같다)

한것이다.

화독을 없앤다(去火毒) 고약중의 화독을 없애는것이다. 고약을 달인후에 인차 피부에 붙이면 피부가 자극받아 경한 것은 가렵고 심한것은 물집이 생기거나 지어는 궤양되는데 이것을 화독이라 한다. 때문에 먼저 화독을 없애야만이 고약을 피부에 붙일수 있다. 화독을 없애는 방법은 다음과 같은 두가지가 있다. 1)방금 달인 고약을 해빛이 직접 쪼이지 않는 곳에 비교적 오래동안 놓아 둔다. 2)랭수에 며칠동안 담가둔다. 후에 이 방법은 비교적 실용적이였다.

증(蒸) 방제를 만드는데 편리하게 하기 위하여 약물을 시루에 놓고 쪄서 익힌다. 례를 들면 복령, 후박은 쪄야 썰수 있다. 혹은 술을 버무려 쩐다. 례를 들면 대황, 지황 등은 쪄낸 뒤에 숙대황, 숙지황이 되는데 숙대황은 사하작용이 약화되고 숙지황은 생지의 량혈(凉血)작용이 온성으로 변하여 보혈작용을 한다.

증로(蒸露) 일부 약물은 증류법으로 증류하여 약로를 만든다. 례를 들면 금은화하로, 곽향로, 박하로 등이 그러하다.

돈(燉) 약재와 보조재료를 금속단지에 같이 넣고 밀봉한 다음 끓는물에 넣고 가열한다. 례를 들면 주돈지황, 대황 등이 그러하다.

자(煮) 일부 약물을 맑은 불이나 액체보조재료(례를 들면 초, 약액 등이다) 속에 넣고 좀 끓여 그 독성을 약화시키거나 약물을 순결하게 한다. 례를 들면 원화(芫花)를 초에다 끓이면 그의 독성이 약화되고 박초에 진흙, 잡질을 섞어 흰무우와 같이 끓여 식히면 현명분이 되는데 이는 질이 박초보다 더 순결하다.

쉠(淬) 약물을 불에 벌겋게 달군후 인차 물속이거나 초속에 넣는다. 이렇게 여러번 반복한다. 이 법을 《단쉠(煅淬)》라고도 한다. 자석(磁石), 대자석(代赭

石), 자연동 등 광물류약물에는 이 방법을 많이 쓴다.

오(熬) 푹 삶아 무르게 하거나 달여서 마르게 한다. 1)푹 삶아서 무르게 한다. 례를 들면 저부탕(猪肤汤)(장중경 《상한론》의 처방인데 저부(猪肤) 500g을 물 1말(斗)에 삶아 5ℓ되게 끓이고 찌끼를 버리고 꿀 1ℓ, 백분 5홉(合)을 두고 향기가 나도록 푹 삶고 고루 섞는다)중의 오향은 푹 삶았기에 향기가 풍긴다. 2)달여서 마르게 한다(煎干); 례를 들면 고약을 달인(박첩을 가리킨다)것을 오고약(熬膏药)이라고도 하는데 이것은 약물을 참기름속에 넣고 걸게 달여서 응결시킨것이다.

기름을 없앤다(去油) 그 목적은 약물의 맹렬성이거나 독성을 감소시키는데 있다. 어떤 약물은 화외법(火煨法)으로 기름을 없앤다. 례를 들면 육두구는 이런 방법으로 기름을 없앨수 있다. 일부 약물은 화외법으로 기름을 없앨수 없다. 례를 들면 파두, 속수자(续随子) 등이다. 이런것은 물을 흡수하는 종이에 놓고 짜서 기름을 없애거나 보드랍게 가루내여 거기에 물을 두고 기름이 뜨게 한 다음 물과 기름을 쏟아 버린다. 례하면 유향, 몰약 같은것은 거개 초법으로 기름을 없앤다.

제상(制霜) ①종자류의 약재를 기름을 없애버린 뒤에 가루낸것이다. 례를 들면 파두상, 소자상, 행인상 등이다. ②일부 약재에서 석출된 결정을 가리킨다. 례를 들면 시상(柿霜)이 그러하다. ③일부 동물약은 교질을 없애버린 뒤의 골질을 가루낸 것이다. 례를 들면 록각상(鹿角霜)이 그러하다.

제융(制绒) 약재의 섬유를 짓찧어 솜털모양으로 만들어 그가 불에 잘 타게 한다. 례를 들면 쑥잎으로 뜸쑥을 만들어 구법(灸法)에 쓰는것이 그러하다.

유세(乳细) 즉 약가루를 유발에 넣고 아주 보드랍게 가루낸것이다. 유발은 도자기로 만든것인데 그 모양이 절구와 같고 안은 비교적 거칠다. 유발봉으로는 약을 갈수 있다. 눈에 넣는 약과 목안에 불어 넣는 약 등은 모두 유발에 넣고 아주 보드랍게 간것이다.

벽(擘) 일부 약물은 달이기전에 먼저 손으로 찢어 그의 약맛이 쉽게 달여져 나오게 한다. 례를 들면 계지탕중의 대조는 찢어 달여야 한다.

부저(吹咀) 이 말은 《령추·수요강유편(灵枢·寿夭刚柔篇)》에 씌여있다. 부저란 바로 입으로 씹는다는 뜻이다. 고대에 칼이 없을 때 약물을 입으로 굵게 부셔워 물을 두고 달여서 마셨다. 후에 사람들은 칼로 썰거나 짓찧거나 혹은 자르는 등 방법으로 고쳐 썼다.

음편(저편)(饮片、咀片) 약재를 가공처리한후 편(片), 사(丝), 괴(块), 단(段) 등 형식으로 만들어 달이기 편리하게 한것이다.

등분(等分) 등(等)이란 같다는 뜻이고 분(分)이란 분량을 가리킨다. 등분이란 즉 방제중의 여러가지 약물의 용량이 같다는것이다.

문화, 무화(文火.武火) 문화란 화력이 약하고 느린것을 말하고 무화란 화력이 세고 맹렬한것을 말한다. 《미화(微火)》, 《만화(慢火)》는 문화에 속하고 《긴화(紧火)》는 무화에 속한다. 약물을 달일때 수요에 따라 부동한 화력을 쓴다.

미감수(米泔水) 쌀을 씻은 물을 제약용으로 공급한다. 례를 들면 백출은 쌀뜨물에 담가 연하게 된후 썰거나 흙으로 닦거나 혹은 생것을 쓴다. 쌀뜨물에 담그면 조성(燥性)을 제거하므로 속을 조화시킨다.

감란수(로수)(甘澜水、劳水) 물을 세수대야에 담고 바가지로 물을 떠서 우로부터 아래로 쏟는다. 이와 같이 여러번 반복하면 물우에 거품이 일어나는것이 보이는데 이것을 감란수라고 한다.

음양수(생숙수)(阴阳水、生熟水) 즉
끓이지 않은 물과 끓인 물을 섞은것이다,

무회주(无灰酒) 석회를 넣지 않은 술
을 말한다. 옛사람들은 술속에 석회를 넣
어 술이 시큼해지는것을 방지하였다.
그러나 이것을 쓰면 가래가 성하므로
약에 쓰는 술은 석회가 없는것을 쓴다.

제7류 침구료법

1. 침 법

침구(针灸) 《침법(针法)》과 《구법(灸法)》 두가지 치료방법을 총칭하여 《침구료법(针灸疗法)》이라고 한다.

침법(침자, 자법)(针法、针刺、刺法) 금속으로 만든 침으로 인체의 일정한 체표부위를 자극하여 치료목적에 달성하는 방법이다. 고대에 《9침(九针)》이 있었는데 지금 흔히 쓰는것은 주로 호침, 삼릉침, 피내침, 매화침 등이다.

화침(번침, 쇄침, 소침)(火针、燔针、焠针、烧针) 일종 특수한 침자법이다. 그 방법은 금속침의 끝을 불에 벌겋게 달군후 인체의 일정한 부위의 피하조직을 재빨리 찌르고 재빨리 빼낸다. 이런 방법은 흔히 외과의 일부 질병 및 풍습성관절염을 치료하는데 쓴다.

설(焫) 이는 《㷋》자와 같다. 본래는 태운다는 뜻이다. 고대 의학서적중에서 화침(소침), 온침 혹은 폄석 등을 가열하여 체표국부를 자극하여 치료하는 방법을 가리킨다.

폄석(폄, 석침)(砭石、砭、石针) 우리 나라 석기시대에 산생되고 응용한 일종 제일 오랜 의료도구이다. 처음에는 사람들이 질병의 고통을 해제하기 위하여 보통 돌로 환병국부를 부딪쳤다. 그러나 석기시대에 도구가 산생됨에 따라 의료에 전문 쓰는 석제도구 즉 폄석이 나타났는바 농포(脓包)를 절제하거나 피하혈관을 절러 출혈시키는 등에 널리썼다. 이런 치료도구는 금속제의 의료용침과 수술칼이 나타난후의 매우 오랜 력사시기내에도 여전히 민간외과에서 써왔다.

락법(침락, 락)(烙法、针烙、烙) 화침의 일종이다. 그의 용법에는 두가지가 있다. 1) 고대에서는 흔히 이런 방법을 리용하여 이미 화농된 창양(疮疡)을 치료함으로써 수술을 대체하고 출혈을 방지하였다. 이는 현대에 사용하고 있는 전기칼의 작용과 비슷하다. 2) 일정한 혈위에 화침을 놓는 방법인데 이를 《점락(点烙)》이라고도 한다.

온침(温针) 침법을 응용하는 동시에 온열자극을 가하는 일종 료법이다. 일반적으로 흔히 피하에 침을 놓은 호침대거나 침체부에 뜸쑥을 태워 열이 침체를 통하여 체내에 들어가게 하여 병을 치료하는 목적에 도달한다.

전기침(电针) 호침으로 인체의 일정한 부위를 찌른후에 다시 침에 전류를 통과시켜 치료하는 방법이다. 자극의 강도, 빈률 등은 치료요구에 근거하여 적당히 조절하여야 한다. 전기침은 내과, 외과, 부인과, 소아과, 오관과 등 각 과의 질병에서 널리 적용되고 또 수술상에서의 마취(즉 전기침마취) 등 방면에서도 사용하고있다.

침자마취(침마)(针刺麻醉、针麻) 침자마취는 우리 나라 전통적인 침료법에서의 진통기초로부터 발전된것이다. 그 방법은 다음과 같다. 호침으로 선택한 혈위를 찌른 뒤에 수법조작(혹은 전류를 대용한다)을 통하여 유도하여 환자로 하여금 정신이 맑은 상태에서 각종 수술치료(머리, 목, 가슴, 배, 사지 등 부위의 수술이 포괄되여있다)를 받도록 하는것이다. 침마취는 훌륭한 진통효과가 있을뿐만아니라 응용상에서도 많은 우점이 있다. 우리 나라 의료일군들과 과학연구일군들은 목전 이 과제를 더 깊이 연구하고 있으며 진일보 제고시키고 있다.

전기침마취(电针麻醉) 침마취법의 하나이다. 즉 전기로 수법조작을 대체하여 쓰는것으로써 사용할 때 비교적 간편하므로 목전 각지에서 널리 응용하고있다.

지침(指针) 의사가 손가락으로 누르거나 주무르고 쓰다듬거나 혹은 일정한 부위의 피부를 잡아쥐고(혈부위) 주무르는것으로써 금속침으로 피하를 찌르는것을 대체한 일종 간편한 치료방법이다.

점자(点刺) 침을 찌르는 수법중의 하나인데 속자법(速刺法)이라고도 한다. 그 방법은 다음과 같다. 왼손으로 피부를 잡아쥐고 오른손으로 침을 쥔 다음 엄지손가락과 식지로 침병을 쥐고 가운데손가락을 침끝 웃쪽의 약 1푼좌우되는 곳에 긴밀히 대고 피하의 얕은 층에 있는 정맥을 재빨리 절렀다가 인차 빼고 그 부위를 짜서 몇방울의 피가 나오게 한다. 이 방법은 일반적으로 삼릉침을 많이 쓴다. 침자부위는 손가락끝 혹은 발가락끝, 이침, 태양혈, 위중혈 등이다(이런 부위를 제일 많이 쓴다).

총침(丛针) 몇대의 길이가 같은 호침을 나란히 하고 침끝을 가쯘하게 한것을 《총침(丛针)》이라고 한다. 치료할 때에는 손으로 침병을 쥐고 침끝으로 피부표면을 얕게 쫏는다.

피부침(매화침, 7성침)(皮肤针、梅花针、七星针) 이런 침은 일반적으로 옷바늘 5~7개를 한데 묶고 바늘끝을 가쯘히 한 다음 그것을 가는 참대막대기끝에 고정시킨다. 침을 놓을 때에는 참대막대기(침병)를 손에 쥐고 침끝으로 일정한 부위의 피부를 고타하여 치료의 목적을 달성한다.

피내침(피하매침)(皮内针、皮下埋针) 침자법의 일종이다. 그 방법은 다음과 같다. 길이가 약 1촌좌우되는 소독한 호침이거나 흠침으로 피부를 비스듬히 가로 찌른후(침병이 피부밖에 내놓이게 한다) 반창고로 고정하고 국부가 아프지 않고 또 환자의 사지활동에 영향주지 않는 조건하에서 피하에 1~7일간 꽂아둔다. 이 방법은 흔히 만성 혹은 동통성질병에 많이 쓴다.

흠침(揿针) 모양이 압침과 비슷한 침으로서 침병이 납작하고 편평하여 침체의 길이가 약 1~2푼이다. 사용할 때 침체를 피하에 들어가게 한다. 일반적으로 피내침 혹은 이침(耳针)으로 쓰고 피하에 침을 묻는데도 쓴다.

투침(透针) 침법의 일종이다. 그 방법은 다음과 같다. 어느한 혈위를 침으로 찌른 뒤에 그와 가까운 혈위거나 경맥부위에 사침하거나 직침한다. 이것은 침 한대로 동시에 두개이상의 경맥 혹은 혈위에 침을 놓기때문에 《투경(透经)》 혹은 《투혈(透穴)》이라고도 한다. 이런 투침심자(深刺)의 방법은 비교적 강한 자극이 수요되는 정황하에서 많이 쓴다.

체침(体针) 일반적으로 신체 각 부위의 경맥, 혈위에 침을 놓는 침료법을 가리키는데 이침과 상대적으로 말한것이다.

이침(耳针) 즉 이침료법에 쓰는 침이다. 모양이 마치 호침과 같고 짧으며 길이가 약 0.7~1.0mm인데 이것도 흠침으로 대체하여 쓸수 있다.

이침료법(耳针疗法) 귀바퀴에 침을 놓아 질병을 치료하는 방법이다. 인체의 내장이거나 몸에 병이 있을 때 귀바퀴에서 일정한 부위의 민감반응점을 찾아낼수 있는데 이것을 《이혈(耳穴)》이라고 한다. 일반적으로 특제의 《이침》이거나 단호침(短毫针)으로 직접 이혈을 찌르거나 거기에 전류를 통하게 하거나 이혈에 침을 매몰하는 등 방법을 쓴다. 전신의 여러가지 질병에 적용된다.

두침료법(头针疗法) 두부에 있는 대뇌피질층의 기능부위에 상당한 피부투사구역을 리용하여 침을 놓아 치료하는 방법인데 10개 자극구역을 채용하여 침을 놓는다. 례를 들면 운동자극구역, 감각자극구역……등이다. 신경계통의 일부 질병을 치료하는데 많이 쓴다.

비침료법(鼻针疗法) 혈위를 잡는것이 모두 코주위이다. 호침으로 사침한다. 주로 관절염, 신경통, 해천 등 병을 치료한다.

수침료법 (水针疗法) 이것은 주사액 혹은 생리용액(식염수, 당용액)을 주사기에 넣고 주사침을 호침으로 대체하여 근육을 찔러 치료하는 방법이다. 주사를 놓는 부위는 혈위(즉《혈위주사료법》)에도 놓고 체표의 동통부위에도 놓을수 있다. 구체적 방법은《혈위주사료법》조항을 참고하라.

혈위주사료법(소제량혈위주사) (穴位注射疗法、小剂量穴位注射) 이것은 일부 주사약물제제(서약과 중초약제제가 포괄됨)를 일정한 혈위의 근육에 주사하여 치료하는 방법이다. 주사량은 일반적으로 근육주사의 1/10~1/2이다. 조작하기전에 먼저 국부를 소독하고 주사침을 적당한 깊이에까지 찔러(좀 제삽하고 비비지 말아야 한다) 국부에 득기(得气)가 생겼을때 천천히 약액을 주입한다.

9침(九针) 고대 의사들이 9종의 부동한 형상과 용법에 응용하던 침을 가리킨다. 그의 명칭은 다음과 같다. 1) 참침 2) 원침 3) 제침 4) 봉침 5) 피침 6) 원리침 7) 호침 8) 장침 9) 대침이다.《령추·9침12원편》을 보라. 9침은 주로 침을 놓아 병을 치료하는데 쓰고 어떤것은 외과와 안마 방면의 용도에 쓴다. 각 조항을 자세히 보라.

참침(镵针) 고대 9침의 일종이다. 침의 머리부위가 굵고 끝이 예리하다. 얄게 찌르는데 열병, 피부병을 치료하는데 쓴다.

원침(员针) 고대 9침의 일종이다. 침체는 마치 원통모양이고 침끝은 닭알모양과 같다. 혈위를 안마하여 근육의 질병을 치료한다.

제침(鍉针) 고대 9침의 일종이다. 침체는 굵고 끝이 무디다. 혈맥병과 열병을 치료하는데 많이 쓴다.

봉침(锋针) 고대 9침의 일종이다. 즉 현대에 경상적으로 쓰는《삼릉침》이다. 침체는 둥글고 침끝이 세모가 나고 날이 있다. 주로 피하정맥과 소혈관을 터뜨리는데 옹종, 열병, 급성위장염 등을 치료하는데 쓴다.

원리침(员利针) 고대 9침의 일종이다. 모양이 마치 말꼬리와 같고 침끝이 둥글고 뾰족하다. 옹종, 비(痹)병과 일부 급성병을 치료하는데 많이 쓴다.

피침(피도, 비침, 검침) (铍针、铍刀、《铒针》、剑针)《铍》는《铒》자와 발음과 의미가 같다. 고대 9침의 일종이다. 침의 아래 부분이 보검모양과 같고 량면에 칼날이 있다. 외과에서 옹저를 터뜨려 농혈을 배출시키는데 많이 쓴다.

호침(毫针) 고대 9침의 일종이다. 역시 현대에 가장 흔히 쓰는 침이다. 침으로 인체혈위를 찔러 치료목적을 달성하는 것이다. 호침의 길이는 5푼으로부터(약 1.5cm) 4~5촌(약13~17cm) 등 같지 않다. 경도(径度)는 주로 34호(직경이 0.22mm), 32호(직경이 0.25mm), 30호(직경이 0.32mm), 28호(직경이 0.38mm)와 26호(직경이 0.45mm) 등이 있다.

장침(长针) 고대 9침의 일종이다. 침체가 비교적 긴데 일반적으로 6~7촌(20~30cm에 해당함)되거나 혹은 더 길다. 깊게 찌르는데 만성풍습병, 좌골신경통 등을 치료하는데 많이 쓴다.

대침(大针) 고대 9침의 일종이다. 침체가 비교적 굵고 침끝이 좀 둥글다. 전신수송 및 복부의 징가(癥瘕) 등 병을 치료하는데 많이 쓴다.

진침(내침)(进针、内针) 침자수법의 하나이다. 즉 호침을 체내에 찌르는 방법이다. 조작에서는 일반적으로 경맥을 따라 누르거나 혈위를 찾는 예비수법을 거친 다음 예정한 심도에 따라 침을 놓는다.

념침(전침)(捻针、转针) 침자수법의 하나로서 침을 좌우로 반복적으로 비비면서 돌리는 방법이다. 념침은 침을 찌를 때, 침을 뺄 때와 수법조작방면에서 모두 사용할수 있다.

도침(搗针) 침자수법의 하나이다. 그 방법은 다음과 같다. 침을 피하에 찌른후 예정한 깊이에서 침을 반복적으로 울렸다 내렸다하지만 피부밖으로 침을 빼지 않는다.

탄침(弹针) 침자수법의 하나이다. 그 방법은 다음과 같다. 침을 혈위에 꽂은후 손가락으로 침병을 가볍게 튕겨 침체의 하부가 경하게 진동하게 한다.

류침(留针) 침자수법의 하나이다. 즉 침을 혈위에 찔러 득기가 나타난 뒤에 침을 그냥 혈위에 꽂아두고 움직이지 않고 환자로 하여금 일정한 체위를 보장하게 하고 일정한 시간동안 지난후에 다시 침을 빼는 방법이다. 류침시간의 장단은 환자의 구체적정황에 근거하여 결정한다.

차침(搓针) 침자수법의 하나이다. 그 방법은 다음과 같다. 침을 혈위에 꽂은 뒤에 오른손의 엄지손가락과 식지로 침병을 쥐고 침을 한개 방향으로 비빈다(기실은 꼬는 모양이다). 이 법은 득기를 강화하는 작용이 있다. 그러나 비빌 때 근육섬유가 침체에 감겨 심한 동통이 생기는 것을 방지하기 위하여 힘스레 비비지 말아야 한다.

요침(摇针) 침자수법의 하나이다. 그 방법은 다음과 같다. 침을 혈위에 놓은 뒤에 한 손으로 혈위를 고정하고 한 손으로 침체를 흔든다.

순(循) 침자수법의 하나이다. 침을 놓기전의 준비사업이다. 즉 의사가 먼저 손가락으로 침을 놓을 혈위 국부 및 그 소속 경맥을 눌러 기혈이 흩어지게 한후 다시 침을 놓는다.

퇴침(退针) 침자수법의 하나이다. 침을 혈위의 일정한 부위에 놓은 뒤에 깊은 데로부터 얕은데로 점차 침을 밖으로 빼는(피부밖으로 빼지 않는다) 방법이다.

출침(인침, 배침, 발침)(出针、引针、排针、拔针) 즉 침을 놓은 뒤에 한 손으로 혈위를 고정하고 다른 한 손으로 침체를 쥐고 비비거나 혹은 직접 우로 침을 올리는 등 수법을 쓰다가 침을 체외로 뺀다.

9자(9변자)(九刺、九変刺) 고대에 응용하는 9종 침법이다. 즉: 1)수자, 2)원도자, 3)경자, 4)락자, 5)분자, 6)대사자, 7)모자, 8)거자, 9)쇄자 등이다(《령추·관침편》을 보라). 각 조목을 보라.

수자(輸刺) 9자법의 일종이다. 사지부의 정(井), 형(荥), 유(俞), 경(经), 합(合) 등 혈위와 배부의 장유혈(《령추·관침편》)을 놓는것을 가리킨다. ②12자의 일종 방법이다. 기가 성하고 열이 나는 병중을 치료하는데 쓴다. 그 방법은 다음과 같다. 침을 곧추 찌르고 곧추 빼면서 깊게 찌른다. 취혈이 적다(《령추·관침편》). ③5자의 일종 방법이다. 골비(骨痹) 치료에 쓰는데 침을 곧추 찌르고 곧추 빼면서 뼈에 이르게 찌른다. 이것은 신장병을 치료하는데 응용하는 일종 고대 침법이다(《령추·관침편》).

원도자(远道刺) 9자법의 일종이다. 신체의 상부에 병이 있을 때 하지부 양경의 유혈을 취하여 치료한다(《령추·관침편》).

경자(经刺) ①어느 한 경맥에 병이 있을 때 그 경맥에다 침을 놓는 방법이다. ②9자법의 일종이다. 환자가 병에 걸린 국부와 같은 경맥이 맺혀 통하지 않는 부위에 침을 놓는것을 가리킨다(《령추·관침편》).

락자(络刺) 9자법의 일종이다. 삼릉침으로 피하소혈관을 터뜨려 피가 나오게 하는것을 가리킨다(《령추·관침편》).

분자(分刺) 9자법의 일종이다. 근육의 간극에 침을 직접 놓는것을 가리킨다(《령추·관침편》).

대사자(大泻刺) 9자법의 일종이다. 피침(鈹针)을 리용하여 농양을 절개하고 농혈을 배제하는것을 가리킨다(《령추·관침편》).

모자(毛刺) 9자법의 일종이다. 각 조항을 참고하라.

쇄자(焠刺) 9자법의 일종이다. 다시 말하면 《화침》이다(《령추·관침편》).유관 조항을 보라.

12자(12절자)(十二刺、十二节刺) 12종의 고대 침법이다. 즉 1. 우자(偶刺), 2. 보자(报刺), 3. 회자(恢刺), 4. 제자(齐刺), 5. 양자(扬刺), 6. 직침자(直针刺), 7. 수자(输刺), 8. 단자(短刺), 9. 부자(浮刺), 10. 음자(阴刺), 11. 방침자(傍针刺), 12. 찬자(赞刺)(《령추·관침편》). 각 조항에 상세히 씌여있다.

보자(报刺) 12자법의 일종이다. 일정한 부위가 없이 아픈것을 치료하는데 쓴다.

자법은 다음과 같다. 아픈 곳을 찾아 직침하고 류침하지 않고 왼손으로 국부를 누르면서 다른 곳에서 아픈것을 찾아낸 뒤 먼저 놓은 침을 뽑아 두번째 아픈 곳에 찌른다(《령추·관침편》).

우자(偶刺) 12자법의 일종이다. 심비(심흉통)를 치료하는데 쓴다. 방법은 다음과 같다. 아픈 앞가슴과 잔등의 상대적

부위를 손으로 누르고 앞뒤에다 각각 침 한대를 사침한다. 그러나 내장이 상하지 않게 하기 위하여서는 직자와 심자하지 말아야 한다(《령추·관침편》).

회자(恢刺) 12자법의 일종이다. 근비(즉 근육경련, 동통 등)를 치료하는데 쓴다. 자법은 다음과 같다. 병에 의하여 아픈 근육의 한쪽에다 직자하고 상하 좌우로 침체를 흔들어 근육이 이완되게 한다.(《령추·관침편》)

제자(3자)(齐刺、三刺) 12자법의 일종이다. 비교적 작고 비교적 깊은 한기를 치료하는데 쓴다. 자법은 다음과 같다. 환병부위의 한가운데에 침 한대를놓고 그 량옆에 각각 침 한대를 놓는다(《령추·관침편》).

양자(扬刺) 12자법의 일종이다. 범위가 비교적 크고 병부위가 비교적 얕은 한기를 치료하는데 쓴다. 자법은 다음과 같다. 환병국부의 한가운데 침 한대를 놓고 그 주위에 침 4대를 얕게 놓는다(《령추·관침편》).

직침자(直针刺) 12자법의 일종이다. 병부위가 비교적 얕은 한기를 치료하는데 쓴다. 자법은 다음과 같다. 피부를 쥐여들고 피하에 침을 놓은 뒤 깊게 찌르지 않는다(《령추·관침편》).

단자(短刺) 12자법의 일종이다. 《골비(骨痹)》를 치료하는데 쓴다. 자법은 다음과 같다. 침을 좀 흔들면서 찌르되 뼈 부위에까지 이른 다음 제삼수법을 취한다(《령추·관침편》).

3자(三刺) ①고대 침자법의 일종이다. 피하에 침을 놓는 깊이를 3층으로 나누어 침을 놓는 방법이다. 즉 처음에는 얕은 층에 놓고 다시 좀 깊게 놓으며 나중에 더 깊게 놓는다. 《령추·관침편》에서는 《처음에 얕은 층에 놓아 사기를 구축하고 혈기가 돌아오게 하며 후에 깊이 놓아 음기의 사기에 이르게 하고 나중에

제일 깊이 놓아 곡기(谷气)가 내려가게 하여야 한다》라고 하였다. ②즉 《제자(齐刺)》의 별명이다. 유관조항을 참고하라.

부자(浮刺) 12자법의 일종이다. 한성의 근육경련을 치료하는데 쓴다. 자법은 다음과 같다. 환부의 옆으로부터 얕게 찌른다(《령추·관침편》).

음자(阴刺) 12자법의 일종이다. 한궐(寒厥)을 치료하는데 쓴다. 자법은 다음과 같다. 량쪽 족내과뒤의 족소음신경의 태계혈(太谿穴)에 침을 놓는다(《령추·관침편》).

방침자(傍针刺) 12자법의 일종이다. 만성풍습을 치료하는데 쓴다. 자법은 다음과 같다. 환병부위에 직침하고 그 옆에 침 한대를 놓는다(《령추·관침편》).

찬자(赞刺) 12자법의 일종이다. 옹종을 치료하는데 쓴다. 자법은 다음과 같다. 환병부위에 직침하고 곧추 빼되 이렇게 반복적으로 여러번 침을 얕게 찔러 환부에서 피가 나오게 한다(《령추·관침편》).

5자(五刺) 5장과 관련되는 병변에 적응되는 5가지 고대의 침법이다 1)반자(半刺), 2)표문자(豹文刺), 3)관자(关刺), 4)합곡자(合谷刺), 5)수자(输刺)(《령추·관침편》)이다. 각 조항에 상세히 씌어있나.

반자(半刺) 5자법의 일종이다. 즉 침을 얕게 놓고 빨리 빼서 근육이 상하지 않게 하는것이 마치 털을 뽑는것과 같다. 이것은 고대에 폐병을 치료하는데 응용하는 일종 침법이다(《령추·관침편》).

표문자(豹文刺) 5자법의 일종이다. 즉 환부의 전후와 좌우의 여러 곳에서 침으로 소혈관을 터뜨려 울혈된 피를 뽑는다. 이것은 심병을 치료하는데 응용하는 일종 고대의 침법이다(《령추·관침편》).

관자(연자, 기자)(关刺、渊刺、岜

刺) 5자법의 일종이다. 근비(筋痹)를 치료하는데 쓴다. 자법은 다음과 같다. 사지관절주위에 근육이 붙어있는 곳에 침을 직접 놓지만 피가 나오지 않게 한다. 이것은 간병을 치료하는데 응용하는 일종 고대의 침법이다(《령추·관침편》).

연자(渊刺) 즉 《관자(关刺)》의 별명(《령추·관침편》에 근거하여)이거나 《합곡자(合谷刺)》의 별명이다(《갑을경》5권에 근거하여). 유관조항을 참고하라.

기자(岜刺) 즉 《관자(关刺)》의 별명(《령추·관침편》에 근거하여)이거나 《합곡자(合谷刺)》의 별명이다(《갑을경》5권에 근거하여). 유관조항을 참고하라.

합곡자(合谷刺) 5자법의 일종이다. 《기비(肌痹)》를 치료하는데 쓴다. 자법은 다음과 같다. 환병부의 좌우 량쪽의 외면으로부터 사침하되 직접 근육부분에 찌르는것이 마치 닭의 발톱모양과 같다. 이것은 비병(脾病)에 응용하는 고대의 침법이다(《령추·관침편》).

왼쪽 병은 오른쪽을 다스리고 오른쪽병은 왼쪽을 다스린다 (以左治右, 以右治左) 침구치료의 일종이다. 신체의 한쪽(왼쪽구혹은 오른쪽)에 병이 있어 아플 때 침구로 다른쪽(오른쪽 혹은 왼쪽)의 혈위로 치료한다. 여기에는 《무자법(缪刺)》과 《거자법(巨刺)》 두가지가 있다. 각 조항을 상세히 보라.

무자(缪刺) 고대 자법의 명사이다. 신체의 한쪽(왼쪽 혹은 오른쪽)에 병이 있을 때 대측(오른쪽 혹은 왼쪽)의 혈위에 침을 놓는 일종 방법이다. 주로 다음과 같은데 쓴다. 1. 신체의 의형에 동통증상이 있지만 맥상(9후)이 정상적일 때(《소문·조경론》을 보라). 2. 락맥에 병이 있을 때(《소문·무자론》을 보라).

거자(巨刺) 고대 자법의 명사이다. 신체의 한쪽(왼쪽 혹은 오른쪽)에 병이 있을 때 대측(오른쪽 혹은 왼쪽)의 혈위에 침을 놓는 일종 방법이다. 주로 다음과 같은데 쓴다. 1. 신체의 한쪽에 동통이 있고 대측의 맥상이 이상할 때(《소문·조경론》을 보라). 2. 경맥에 병이 있을 때(《소문·무자론》을 보라).

금자(자금) (禁刺、刺禁) 침법의 금지사항이다. 그중에 포괄되여있는것은 다음과 같다. 금침부위(례를 들면 내장부위의 심자, 임신부의 복부, 소아의 숫구멍, 금침혈위 등이다), 술에 취했을 때, 배가 몹시 고플 때, 배가 몹시 부를 때, 너무 피로할 때, 정서가 심하게 변할 때(몹시 성을 냈거나 몹시 놀랐거나 몹시 두려워하는것)와 성교후에는 훈침과 기타 이상한 반응이 나타나는것을 방지하기 위하여 인차 침을 놓지 말아야 한다.

순경취혈(循经取穴) 체표에서 순행하고있는 전신의 경맥에는 모두 일정한 로선이 있는바 침구로 치료할 때에는 환병국부와 동등한 경맥에서 환병부위에서 좀 먼 혈위를 취한다. 이런 취혈방법을 순경취혈이라 한다.

훈침(晕针) 침법조작시의 이상한 반응이다. 즉 침을 놓을 때 환자가 머리가 어지럽고 메스꺼우며 가슴이 답답하고 얼굴이 창백해지며 지어는 사지가 서늘하고 식은땀을 흘리며 혈압이 내려가고 혼미 등 쇼크거나 허탈 현상이 나타난다. 이것은 거개 처음 침치료를 받는 환자에게 강한 수법을 쓰거나 혹은 환자가 정신이 지나치게 긴장하고 피로하며 배고프고 체질이 약한 등 원인에 의하여 일어난다. 처리방법: 침을 빼고 환자를 반듯이 눕히고 만약 정신이 맑으면 더운물을 마시게 하면서 인중, 중충 등 혈위에 침을 놓으면 완화될수 있다.

절침(折针) 침법조작시의 이상한 정황이다. 호침을 놓았을 때 침이 피하에서 부러진것을 가리킨다. 이는 침이 손상되였거나 부식되였거나 환자가 몸자세를 몹시 움직이는것과 관련된다. 처리방법: 침착하고 세심하여야 하며 환자로 하여금 원래의 자세를 취하게 하고 핀세트로 끊어진 끝을 집어낸다. 필요할 때에는 수술하여 집어낸다.

체침(滞针) 침법조작시의 이상한 반응이다. 침을 놓았을 때 비빌수 없거나 제삽할수 없거나 혹은 수법조작이 곤난한 현상이 나타난다. 이는 환자가 정신이 긴장하여 근육경련이 일어나거나 념전수법의 폭도가 너무 커서 근육섬유가 침끝에 감기우는데서 초래된다. 처리방법: 먼저 환자의 고려를 제거한 다음 체침부위의 주위를 가볍게 안마하면서 침을 경하게 제삽하거나 혹은 체침부근에 다시 침을 놓아 국부의 근육을 이완시킨후 침을 뺀다.

만침(弯针) 침법조작시의 이상한 정황이다. 즉 침이 체내에 들어간후 침체가 구부려지는 현상이 생기는것이다. 이는 거개 외계자극에 의하여 환자의 근육이 갑자기 수축되거나 몸자세가 변동되거나 혹은 수법조작이 숙련하지 못한 원인에 의하여 일어난다. 처리방법: 먼저 천천히 본래의 자세를 취하게 하고 침이 구부려진 각도와 방향에 따라 순조롭게 천천히 침을 뽑아야 한다. 침이 끊어지는것을 방지하기 위하여 힘주어 빼거나 비비지 말아야 한다.

조기(调气) 침법의 명사인데 《령추·관능편》에 씌여있다. 침자의 보사(补泻) 방법을 응용하여 인체의 음양을 조절하여 인체의 기능을 개선한다. 다시말하면 침자를 통하여 신체의 항병력을 증강시켜 체내의 각종 조직과 내장의 병리적상태를 시정한다. 침자의 이런 치료작용을 조기라고 한다. 례를 들면 《령추·종시편》에서는 《침을 놓는 도리는 기를 조화시키는데 있다》라고 하였다. 기를 조절하여 병을 치료하는 도리는 경락계통과 관련되여

있는바 주로 중추신경계통을 통하여 완성된다.

득기(得气) 침법의 명사인데 이 말은 《소문·리합진사론》(《령추·9침12원편》에서는 《기지(气至)》라고 하였는데 그의 뜻은 같다)에 씌여있다. 즉 침감(혹은 침향)이다. 침을 혈위에 놓은후 수법조작이거나 비교적 긴 기간 류침하여 환자에게 저린감, 시큰한감, 뿌듯한감, 뻐근한감 등이 나타나게 하며 따라서 술자의 손이 무겁고 긴장한 감을 느끼는데 이것을 득기라고 한다. 이런 침감이 생기는 정도와 그 지속시간의 장단은 의료효과와 밀접한 관계가 있으며 특히 진통효과가 좋고 나쁨과 관련된다. 득기가 생기는가 하는것은 침자마취를 달성하는가 하는 관건적인 문제이다.

도기(导气) 침법의 명사이다. 이 말은 《령추·사객편》에 씌여있다. 침을 놓아 《득기》가 생기게 촉진하는 수단이다. 득기가 생기는 감각이 있는가 없는가하는것은(다시말하면 기지가 있는가 없는가 하는것) 일반적으로 거개 각종 침자의 수법조작(일정한 자극강도 등 요소를 통제하는것)을 통하여 나타난다. 례를 들면 《령추·9침12원편》에서는 《침을 놓아 득기가 생기지 않으면 기다리고 침을 놓아 득기가 생기면 다시 침을 놓지 말아야 한다》라고 하였다.

후기(候气) 침법의 명사이다. 이 말은 《소문·리합진사론》에 씌여있다. 즉 침을 혈위에 놓은후 비교적 긴 시간 류침하여 《기지(气至)》가 생기게 촉진하는 방법인데 이는 침법중의 보법에 속한다. 이법은 거개 신체가 허약하고 비교적 강한 자극수법을 받기 어려운 환자에게 적용된다.

보사(补泻) 보와 사는 치료상에서의 두개 중요한 원칙이다. 《보》는 주로 허증을 치료하는데 쓰고 《사》는 주로 실증을 치료하는데 쓴다. 침구료법중의 보와 **사**는 주로 부동한 수법을 응용하여 부동한 자극강도와 특점을 산생시켜 얻어온다. 고대에 응용한 침법의 보사법종류는 매우 많지만 주로 《영수보사(迎随补泻)》, 《제삽보사법(提插补泻法)》, 《질서보사(疾徐补泻)》, 《념전보사(捻转补泻)》 등이다. 각 조항을 참고하라.

대사(大泻) 침자수법중에서의 사법의 일종이다. 즉 침을 혈위에 놓은후 한손으로 침을 놓은 부위의 피부를 고정하고 다른 한손으로 침병을 쥐고 좌우, 전후로 크게 흔들어 침구멍을 크게 하는 방법이다.

개합보사(开阖补泻) 고대 침자수법의 일종이다. 주로 침을 뺀후 손으로 침자리를 문질러 침구멍이 막히게 하는것인데 이를 《합(阖)》이라고 한다. 이것은 보법이다. 만일 침을 뺄 때 흔들어 침구멍을 크게 하고 문지르지 않으면 이를 《개(开)》라고 한다. 이것은 사법이다.

영수보사(침두보사, 침망보사)(迎随补泻、针头补泻、针芒补泻) 고대 침자수법의 일종이다. 침을 놓을 때 침끝이 경맥이 순행방향에 따라 (즉 수3음경은 흉부로부터 수부까지, 수3경은 수부로부터 두부까지, 족3양경은 두부로부터 족부까지, 족3음경은 족부로부터 흉부까지)침을 놓고 조작하는데 이를 《수(随)》라고 한다. 이것은 보법이다. 무릇 침을 놓을 때 침끝이 경맥순행방향과 거슬러 침을 놓고 조작하는것을 《영(迎)》이라고 한다. 이것은 사법이다.

호흡보사(呼吸补泻) 고대 침자수법의 일종이다. ①환자가 숨을 들이 쉴 때 침을 놓고 숨을 내쉴 때 침을 빼는것을 사법이라 한다. 숨을 쉴 때 침을 놓고 들이 쉴 때 침을 빼는것을 보법이라 한다. ②침을 놓아 득기가 생긴 뒤에 념전하다가 멈추고 숨을 들이 쉬게 하는것은 보법이다. 만약 멈추었을 때 숨을 내쉬게 하면 사법이다.

질서보사(疾徐补泻) 고대 침자수법의 일종이다. 즉 천천히 침을 놓고 재빨리 빼는것은 보법이고 재빨리 침을 놓고 천천히 빼는것은 사법이다.

제삽보사(提插补泻) 고대 침자수법의 일종으로서 옛적에는 《천, 인, 지의 3재보사》 혹은 《3재보사(三材补泻)라고 하였다. 이 법은 일반적으로 어떠한 혈위를 막론하고 침을 놓을 예정한 깊이를 3개 등분으로 나눈다. 보법은 3차로 나누워 얕게, 깊게, 제일 깊은 순서에 따라 침을 놓고 뺄 때에는 단번에 빼는것이고 사법은 직접 예정한 깊이에 놓고 제일 깊게, 깊게, 얕은 순서에 따라 침을 뺀다.

념전보사(捻转补泻) 침자수법의 일종이다. 구체적조작은 한개 방향으로 돌리거나 또는 좌우로 돌린다. 지금은 일반적으로 침을 비비는 강도(强度)를 기준으로 삼는다. 즉 침을 찌르고 뺄 때 강하게 비비는것을 사법이라 하고 경하고 약하게 비비는것을 보법이라고 한다.

소산화(烧山火) 고대 침자수법의 일종이다. 한증(寒证)을 치료하는데 쓰는바 보법에 속하는 일종이다. 그 조작법은 다음과 같다. 환자를 숨을 내쉬게 하고 침을 재빨리 피하의 얕은 층에 찌른 다음 혈위주위의 피부를 심하게 누르고 몇번 강하게 비비면서 좀 들이찌른다. 이렇게 비비면서 일정한 깊이까지 찌른 다음 다시 비빈다. 환자가 국부 혹은 전신에 온열감을 느낀 뒤에 침을 천천히 비비면서 뺀다. 이외 또 기타 수법을 쓰고 숨을 내쉬는것과 배합하지 않는것도 있다. 그러나 총적요구로는 환자에게 열감이 나타나게 하는것을 원칙으로 한다.

투천량(透天凉) 고대 침자수법의 일종이다. 열증치료에 쓰는데 사법에 속하는 일종이다. 그 조작방법은 다음과 같다.

환자가 숨을 들이쉬게 하고 침을 천천히 예정한 깊이까지 찌른 다음 혈위주위의 피부를 손으로 누르고 침병을 경하게 여러번 비비는바 국부 혹은 전신에서 서늘한 감이 나타나면 재빨리 우로 침을 좀 뺐다가 다시 같은 방법으로 비빈 다음 침을 재빨리 좀 빼고 또 비빈후 재빨리 뺀다. 이외 또 기타 수법을 사용하고 숨을 들이쉬는것과 배합하지 않는것도 있다. 총적요구는 환자에게 서늘한감이 나타나게 하는것을 원칙으로 한다.

자오류주(子午流注) 침구취혈의 고대 학설이다. 12경중의 《5수(五俞)》혈(모두 66개 혈위이다)을 기초로 하고 일(日), 시(时)의 천간(天干)、지지(地支)변화를 배합하여 경맥기혈의 성쇠와 개합정황을 추측한 다음 어느 날 어느 시간에 어떤 혈위를 쓸것인가를 결정한다. 쓰는 혈위는 림상에서 일정한 효과가 있지만 총적으로 말하면 그중에는 형이상학의 내용이 포괄되여있고 또 기계적인 치료공식을 채용하였기때문에 비판적태도로 대하여야 한다.

령구비등(《령구8법》, 《비등8법》)(灵龟飞腾、《灵龟八法》、《飞腾八法》)고대 침구취혈의 일종학설이다. 기경8맥중의 8개 혈위를 부동한 날자와 시간의 간지(干支)와 배합하여 어느 날 어느 시간에 응당 어떤 혈위(매번 침구 주치혈과 배합혈을 각각 한개씩 잡는다)를 쓸것인가를 예산해내는 방법이다. 이런 방법은 림상에서 일정한 효과를 보지만 총적으로 볼 때 그중에는 형이상학의 내용이 포함되여있고 또 기계적인 치료공식을 채용하였기때문에 반드시 비판적태도로 대하여야 한다.

2. 구 법(灸 法)

구법(灸法) 쑥잎 등 약물로 뜸봉 혹은 뜸대를 만들어 그를 인체의 일정한 체표부위에 놓고 불을 달아 태워서 자극함으로써 치료목적에 도달하는 방법이다.

애융(艾绒) 뜸을 놓을 때 쓰는 주요한 재료이다. 건조한 쑥잎(즉 국화과식물의 약쑥잎이다)을 부시어 잡질을 없애고 섬유상의 물질을 만든다. 가공하는 정도에 따라 뜸쑥을 굵은것과 부드러운것으로 나눈다. 부드러운 뜸쑥은 섬유가 짧고 잡질이 적으며 가역성이 크므로 비교적 작은 뜸봉을 만들수 있고 흔히 직접구법에 많이 쓴다. 굵은 뜸쑥은 섬유가 길고 잡질이 좀 많으므로 비교적 큰 뜸봉(일반적으로 대추씨 절반만큼 크게 한다)을 만들어 간접구법에 많이 쓴다.

뜸봉(艾炷) 뜸쑥을 만들어 구법응용에 제공하는 일종 재료이다. 형상은 거개 원추형이고 큰것과 작은것으로 나눈다. 작은 뜸봉은 입쌀알만큼 하고 거개 부드러운 뜸쑥을 손가락으로 비벼서 만들고 모두 직접구법(피부우에 직접 놓고 태운다)에 쓴다. 큰 뜸봉은 굵은 뜸쑥을 손이거나 금속제의 뜸봉모형에다 눌러 만들고 직접구법 혹은 간접구법에 쓴다.

뜸뜨기(애주구)(艾炷灸) 구법의 일종이다. 《뜸봉》을 체표의 혈위 혹은 일정한 부위에 놓고 태워서 치료목적에 도달한다. 여기에는 직접구와 간접구 두가지 방법이 있다.

장수(壮数) 즉 매번 뜸을 놓고 태워버린 뜸봉의 수목을 가리킨다. 직접구법 혹은 간접구법을 쓰는것을 물론하고 뜸을 놓고 태워버린 한개 뜸봉을 한장이라고 한다.

직접구(直接灸) 즉 뜸봉을 직접 혈위의 피부우에 놓고 태우는 일종 방법이다. 자극의 대소와 반흔(瘢痕)의 형성여부에 근거하여 유반흔구와 무반흔구 두가지로 나눈다.

간접구(间接灸) 구법을 쓸 때 뜸봉을 강편(姜片)(격강구), 마늘편(격산구), 소금가루(격염구) 혹은 약품으로 만든 엷은 증편(부변구, 고변구, 초변구 등)우에 놓고 뜸봉을 직접 피부우에 놓지 않는 이런 방법을 간접구라고 한다.

반흔구(화농구)(瘢痕灸、化脓灸) 뜸봉을 태우는 방법이다. 작은 뜸봉을 직접 혈위(혹은 일정한 체표부위)에 놓고 태운다. 뜸을 뜬 국부에 고약을 붙여 국부가 곪고 물집이 생기고 마지막에 더뎅이가 앉아 허물이 생기게 한다. 이런 구법의 결점은 환자의 고통이 비교적 심한바 지금은 림상에서 비교적 적게 쓴다.

무반흔구(无瘢痕灸) 구법의 일종이다. 뜸봉을 직접 혹은 간접(강편, 마늘편 등)적으로 혈위피부에 놓고 타게 하지만 번마다 모두 일정한 정도의 자극을 줄뿐이고 국부에 물집, 화농 및 반흔이 생기지 않게 한다.

격강구(隔姜灸) 구법의 일종이다. 그 방법은 다음과 같다. 생강을 두께가 1푼가량 되게 썰어 뜸을 뜨려는 부위에 놓고 그우에 뜸봉을 놓고 태운다.

격산구(隔蒜灸) 구법의 일종이다. 그 방법은 다음과 같다. 큰 마늘을 두께가 1푼가량 되게 썰어 뜸을 뜨려는 혈위에 놓고 그우에 뜸봉을 놓고 태운다.

격염구(隔盐灸) 구법의 일종이다. 그 방법은 다음과 같다. 소금을 배꼽구멍에 평탄하게 넣고 그우에 비교적 큰 뜸봉을 놓고 태우는데 환자가 찌지는감이 나타나면 다시 뜸봉을 바꾼다. 복통, 구토, 설사, 허탈 등 증상을 치료한다.

격병구(隔饼灸) 간접구의 일종이다. 신온(辛温) 혹은 방향류의 약물을 둥글고

243

도 납작한 모양으로 만들어 뜸을 뜨려는 부위에 놓고 그우에다 뜸봉을 놓고 태운다. 흔히 쓰는 간접구에는 부병구, 초병구 및 고병구 등 종류가 있다.

초병구(椒饼灸) 백후추가루에 밀가루, 물을 가하고 반죽하여 둥글고 납작한 모양으로 만들고 그의 복판에 정계산가루(정향, 육계)를 좀 놓고 그우에 뜸봉을 놓고 태운다. 만성풍습성관절염에 많이 쓴다.

시병구(豉饼灸) 담두시가루에 황주를 두고 반죽하여 두께가 2푼만큼 되게 둥글고 납작한 증편을 만들어 그우에 뜸봉을 놓고 태운다. 옹저(痈疽)가 잔등에 나고 궤양되여 오래도록 낫지 않으며 창양색이 암흑인데 많이 쓴다. 이 법은 창구의 용합을 촉진한다.

부병구(附饼灸) 생부자가루에 물을 두고 반죽하여 둥글고 납작한 증편모양으로 만들어 그우에 뜸봉을 놓고 태운다. 만성창양이 오래도록 낫지 않고 진물만 흐르고 고름이 없는데 많이 쓴다.

애권(애조)(艾卷、艾条) 굵은 뜸쑥을 원주(园柱)모양으로 만든것으로서 길이가 20cm이고 직경이 1.2cm인데 구법에서 사용하는 일종 재료이다. 매개 뜸대의 무게는 10g이고 한시간좌우로 태울수 있다. 이외 또 뜸대중에 일부 약품을 섞는데 이를 《약물애권(药物艾卷)》이라고 한다. 해당 조항을 참고하라.

약물애권(药物艾卷) 뜸쑥에 일정한 약물가루를 섞어서 만든 뜸대로서 직경이 약 1cr좌우이다. 약물배합에는 고대에 두가지 방법이 있었는데 하나의 이름은 《태을신침(太乙神针)》(인삼, 삼삼칠, 육계, 유향, 몰약, 사향 등 16가지 약물이 배합되여 있다)이고 다른 하나는 《뢰화신침(雷火神针)》(침향, 목향, 유향, 사향 등 7가지 약물이 배합되여 있다)이다. 치료할 때는 한쪽끝에 불을 붙여 몇층의 천을 간격

으로 한 혈위에 놓는데 흔히 풍습성관절염 등 병의 치료에 쓴다. 이런것은 일정한 치료효과는 있지만 쓰는 약값이 비싸고 특히 그의 이름이 미신색채를 떠고 있기때문에 반드시 낡은 이름을 페지하여야 하고 원처방의 실제가치도 다시 연구하여 간편하고 값이 싼 새로운 약물뜸대를 만들어야 한다.

회선구(回旋灸) 애권구법의 일종이다. 뜸대에 불을 붙인 한 끝은 뜸을 뜨려는 피부우에다 놓고 전후좌우로 빙빙 돌리면서 이동한다. 이 법은 뜸대를 혈위에 고정시키지 않는다.

온화구(温和灸) 애권구법의 일종이다. 뜸대의 한끝에 불을 붙인것을 혈위의 가까이에 일정한 거리를 두어 환자로 하여금 열의 감촉을 적당히 느끼게 한다. 그러되 너무 뜨겁지 않게 해야 한다. 이런 구법은 일반적으로 10~15분동안 보장해야 한다.

천구(자구, 랭구)(天灸、自灸、冷灸) 방법에는 모량(毛茛) 등 신선하고 완전한 식물(례를 들면 모량, 석룡예, 철선련, 철각위련선 등)을 짓찧어 풀처럼 만들어 직경이 4cm되는 술잔에 담되 술잔아가리에까지 평탄하게 채우고 내리누르지 말고 일정한 혈위에 붙여 한시간좌우로 고정시킨다. 환자가 국부가 뜨거워나거나 아프면서 가려운감이 있을 때 인차 멘다. 이때 피부에 크고 심황색물집이 생기는데 소독한 핀세트로 물집을 터뜨려 놓은 다음 국부를 소독한 재료로 보호한다(그러나 와셀린가제로 처리하여서는 안된다). 이 법은 흔히 학질, 효천, 관절염 등 병을 치료하는데 많이 쓴다.

부항(부항료법)(拔火罐、拔罐疗法) 참대통, 도자기 혹은 유리로 만든 단지를 응용하거나 아가리가 큰 병을 사용한다. 부항을 붙일 때에는 먼저 알콜에 적신 솜 혹은 종이쪼각에 불을 달아 단지속에서

한바퀴 돌려 뜨거워났을 때 단지를 일정한 체표부위에 붙이고 단지아가리와 피부가 긴밀히 접촉하게 한다. 식으면 단지속에 공기가 줄어들므로 부압(负压)이 생기고 피부표면이 긴밀히 흡수되기때문에 국부에 충혈이거나 어혈이 생기는데서 치료목적에 도달한다. 일반적으로 요통(腰痛), 흉협통, 두통, 관절염과 효천 등 여러가지 질병에 쓴다.

약물부항 (药罐) 부항료법의 일종이다. 참대통을 먼저 배합한 중초약전제(中药煎剂)속에 넣고 끓인 다음 그것을 꺼내여 좀시킨후 부항을 댄다.

추항(주항)(推罐、走罐) 부항료법의 일종이다. 거개 허리와 잔등 부위에 많이 쓴다. 먼저 아가리가 큰 단지를 선택하고 국부의 피부에 와셀린을 좀 바른다. 부항단지를 붙인후에 피부에서 평행으로 전후, 좌우로 몇번 이동한다.

섬화(闪罐) 부항료법의 일종이다. 솜뭉치를 35% 알콜에 적시고 불을 달아 단지속에서 한바퀴 돌린 다음 솜을 버리고 인차 단지를 부항 대려고 하는 부위에 눌러댔다가 인차 멘다. 이렇게 여러번 국부의 피부가 충혈(冲血)될 때까지 진행한다.

제8류 내과, 소아과 병증

1. 시 병

시병 (时病) 《시령병(时令病)》이라고도 하는데 일부 계절성다발병을 가리킨다. 례를 들면 봄철의 춘온, 풍온, 온독, 상풍 등이고 여름철의 설사, 리질, 중서, 서온, 열병, 주하 등이고 가을철의 학질, 습온, 추조 등이고 겨울철의 상한, 동온 등이다. 시병중의 적지 않은것은 전염성과 류행성이 있는데 고대에 이것을 《시행(时行)》이라고 하였다. 만일 대류행을 일으키면 《전행(大行)》 혹은 《천행시역(天行时役)》이라고 한다. 청대의 뢰풍저작인 《시병론》에는 온병학의 중요내용이 포괄되여있고 온역론의 일부분 병증도 포괄되여있다.

증후(证候) 증후는 약간의 증상종합으로 구성되였다. 례를 들면 발열, 오한, 두통, 부맥 등은 외감표증의 증후이고 장열이 나고 번갈이 나며 설질이 붉고 설태가 누르스름하며 변비가 생기는 등 리실열의 증후이다. 또 례를 들면 중풍병에서는 아관긴급이 생기고 얼굴이 붉으며 숨

이 차고 가래가 막히며 손을 꽉 틀어쥐고 맥이 현하고 활하거나 침하고 완한 등이 나타나는데 이것을 《폐증(闭证)》이라고 한다. 호흡이 미약하고 사지가 서늘하며 구슬땀이 나고 입을 벌리고 눈을 감고 있으며 팔을 벌리고 오줌이 절로 나오며 맥이 미하고 세하여 끊어지려 하거나 혹은 침하고 복한 등이 나타나는것은 《탈증(脱证)》이라고 한다. 폐증과 탈증은 모두 질병의 증후에 속한다.

일부 비증(痹证), 위증(痿证), 간증(痫证), 혈증(血证) 등과 같은 병의 이름은 증에 의하여 부르는데 그 사용적의의는 주증을 똑똑히 하기 위한것이다. 한 개 증내에 여러가지 증후가 포괄되여 있을수 있다. 례를 들면 비증에는 사지와 몸이 쏘고 아프며 아픈 곳이 일정하지 않고 여러 곳으로 왔다갔다하는것이 풍비의 증후에 속하고 아픈것이 비교적 심하고 차게 굴면 아픈것이 더 심하고 덥게 굴면 아픈것이 덜해지는것은 실비(实痹)의 증

후에 속하고 아픈곳이 일정하고 쏘며 무겁고 저린것은 습비(湿痹)의 증후에 속하는것 등이다.

병후(病候) 질병외후(外候)의 총칭이다. 즉 질병이 반영한 현상인데 거기에는 증상과 체증이 포괄되여있다.

음병(阴病) ①3음경의 병을 가리킨다. ②일반적으로 허증, 한증의 총칭을 말한다.

양병(阳病) ①3양경의 병을 가리킨다. ②일반적으로 실증(实证), 열증(热证)의 총칭을 말한다.

졸병(卒病) ①갑자기 발병하는것을 가리키는데 이것을 《폭병(暴病)》이라고도 한다. 폭병은 일반적으로 비교적 급하고 중하다. ②새로 얻은 병을 말하는데 이것을 《신병(新病)》이라고도 한다. 신병은 구병, 숙질(宿疾)과 상대적으로 말한것이다.

상한(伤寒) ①병명 혹은 증후의 이름이다. 넓은 의미로 말하면 상한은 외감발열병의 총칭이고 좁은 의미로 말하면 상한은 태양표증에 속하는 한개 증형(证型)이다. 주요증상은 발열, 오한이 나고 땀이 나지 않으며 머리와 목이 뻣뻣하고 아프며 맥이 부하고 긴한 등이다. 현대의학에서 말하는 《장티브스》와 다르다. ②병인이다. 한사에 상한것을 말한다.

태양중풍(太阳中风) ①태양경이 풍사를 감수한것을 가리키는데 태양표증의 한개 증형(证型)이다. 주요증상은 머리와 목이 심하게 아프고 바람을 싫어하며 열이 나고 땀이 나며 맥이 부하고 완한 등이 있는데 이는 표허증에 속한다. ②직중풍(直中风)의 한개 형을 가리킨다. 즉 중풍병이 한열이 있는 증후에서 땀이 나지 않고 오한이 나거나 땀이 나고 바람을 싫어하는것이 나타나는데 이것을 《태양중풍》이라 한다. 그러나 이렇게 형으로 나눈것은 중풍병의 변증론치에 의의가 크지 않

기때문에 지금은 적게 쓴다.

병온(病温) 병에 걸린 병증이 온사성질에 속하는것을 가리킨다.

온병(温病) 4시절에 부동한 온사를 감수하여 일어나는 여러가지 급성열병의 총칭이다. 고대에서는 열병에 대하여 온병이라고 하는 말로 개괄하였다. 후에 와서 열이 경한것을 온이라 하고 심한것을 열이라 하였지만 실질상에서는 같다. 때문에 온과 열은 왕왕 서로 불리워서 《온열병》으로 총칭되였다. 그의 림상특점은 발병이 비교적 급하고 초기에는 거개 열상이 편성하고 따라서 쉽게 조로 변화하여 음을 상하는것이다. 그의 종류는 비교적 많은데 흔히 보는것은 《풍온》《춘온》《습온》《서온》《동온》《온독》 등이다. 각 조항을 상세히 보라.

열병(热病) ①여름의 서병(暑病)을 가리킨다. ②모든 외감에 의하여 일어나는 열병을 말한다. 《소문·열론》에는 《오늘의 열병은 모두 상한류에 속한다(今天热病者, 皆伤寒之类也)》라고 씌여있다. 《상한》은 넓은 의미에서는 상한을 가리키고 일반적으로는 열성병을 가리킨다.

풍온(风温) ①봄철에 풍온병사에 감수되여 발생되는 급성열병이다. 엽천사(叶天士)의 《온열론》에서는 《풍온이란 봄철에 풍을 감수한데서 그 기가 이미 온하게 되였다》라고 하였다. 이 병은 초기에 사기가 폐위(肺卫)에 있어 주로 발열, 구갈, 자한, 오한, 해소, 두통 등 증상이 나타난다. 병세가 발전하는 과정중에서 때로는 혼미, 섬어 등 역전심포(逆传心包)의 증후 및 발반 등 증상이 나타난다. ②온병에서 땀이 난후 몸이 뜨겁고 절로 땀이 나며 몸이 가라앉고 무거우며 기면이 생기고 코를 골며 말하기 곤난한 증후가 나타나는데 이것을 《풍온》이라고도 한다(《상한론》을 보라).

춘온(春温) 봄철에 발생하는 온병이

다. 그의 림상특점은 초기부터 리열 증상이 나타나는것이다. 례를 들면 고열이 나고 구갈이 나며 번조하고 소변이 붉은 등이다. 혹은 외한리열(外寒里热)이 나타나고 추위를 타고 몸에 열이 나며 땀이 나지 않고 구갈이 나며 머리와 몸이 아프고 번조불안하며 목안이 마르고 설질이 붉으며 맥이 세하고 삭하다. 리열이 몹시 성할 때에는 발반과 혼미, 사지경련 등 증상이 나타난다. 류행성뇌척수막염 등에서 나타난다.

서병(暑病) 서는 6음의 하나로서 여름철의 주기(主气)이다. 여름에 서열사기를 감수하여 발생되는 각종 급성열병을 총칭하여 《서병》이라고 한다. 그러나 좁은 의미로 말하면 일반적으로 거개 서온, 중서, 감서 등의 병증을 가리킨다.

양서(阳暑) 여름철에 해가 쨍쨍 내리쪼이는밑에서 일을 하거나 혹은 먼길을 걷는 도중에서 심한 더위에 감수하거나 해빛에 쪼이여 병이 발생되는 상서증을 가리킨다. 이것은 움직이는데서 얻었기때문에 《양서》라고 한다. 주요병증은 고열, 신번, 구갈, 대한(大汗)이 있고 설태가 누렇고 맥이 홍하고 삭한 등이다.

음서(阴暑) 여름철의 기후가 무더운데다가 서늘한 바람을 쪼이거나 찬 음식물을 지나치게 먹는데서 중기가 허하여 서열과 풍한의 사기가 허한 틈을 타서 침습하는데서 병이 생긴것을 가리킨다. 이것은 정지하고 있는데서 얻었기때문에 음서라고 한다. 주요병증은 열이 나고 오한이 나며 땀이 나지 않고 몸이 무겁고 아프며 권태하고 설질이 열고 설태가 열고 누르며 맥이 현하고 세한 등이다.

서열증(暑热证) ①넓은 의미에서는 여름철의 일반적 열증을 가리킨다. ②좁은 의미에서는 소아가 여름철에 열이 나는것을 (옛적에는 《주하》라고 하였다)가리킨다. 소아는 해마다 여름철이 되면 장

기적으로 열이 나거나 혹은 저녁에 열이 나고 아침에 식거나 혹은 아침에 열이 나고 저녁에 식으면서 구갈이 나고 소변이 많으며 땀이 나지 않거나 땀이 좀 나는 등 증상이 동반하여 나타난다. 발병원인은 거개 영아와 유아기에 음기가 충족하지 못하고 양기도 성하지 않아 무더운 날씨에 견디여내지 못하는것과 관련된다. 발병후기에는 왕왕 원기가 손상되여 상부가 실하고 하부가 허(上实下虚)한 증상이 나타난다. 《주하》조항을 참고하라.

상서(伤暑) 《감서(感暑)》라고도 한다. 여름철에 서사에 상한것을 말하는데 땀이 많이 나고 몸에 열이 나며 심번, 구갈이 나고 숨이 차며 사지가 나른하고 소변이 붉고 삽한 등 《음서》증후가 나타난다.

모서(冒暑) ①일반적 상서증을 가리킨다. ②서사를 감수한후 사기가 장위(肠胃)를 막는데서 오한, 발열, 심번, 구갈, 복통, 수사(水泻)와 소변이 적고 붉으며 메스껍고 구토하며 머리가 무겁고 현훈이 나는 등 증상이 나타난다.

갈(暍) ①중서이다. 《중서》조항을 상세히 보라. ②구갈이란 열성병의 열기가 극성한것을 형용한것이다.

중서(中暑) 여름철에 무더운 기온속에서 서사에 직중되는데서 발생하는 병증을 가리킨다. 증상은 갑자기 졸도하고 신열이 나며 메스껍고 토하며 번조하고 땀이 몹시 나며 (혹은 땀이 나지 않음) 숨이 차고 얼굴이 창백하며 맥이 세하고 삭하거나 혹은 혼미되여 정신이 맑지 못하고 사지가 경련을 일으키고 아관긴급 등이 나타나는데 이것을 《중갈(中暍)》이라고도 한다)즉 서열에 상했다는 뜻이다).

서온(暑温) 여름철에 서사에 감수되여 발병하는 열성병을 가리킨다. 림상증상은 마치 상한과 같고 우맥(右脉)이 홍

하고 대하면서 삭하고 좌맥이 우맥보다 도리여 작고 머리가 어지럽고 아프며 얼굴에 때가 끼고 이발이 조하며 구갈이 나서 물을 마시고 얼굴이 붉고 심번이 생기고 열을 싫어하며 대변이 굳어지거나 설사하거나 혹은 시원하지 않은 등이 나타난다.

서온에는 전염성의 역기(疫气)가 쉽게 섞이는데 이는 여름철의 렬성전염병이다. 옛사람들은 이것을 《서온협역(暑温夹疫)》이라고 하였다. 례를 들면 류행성뇌염, 중독성리질, 스피로헤타, 악성학질 등이다.

서풍(暑风) 서온병이다. 열이 성하여 혼미, 경련 증상이 나타나는것을 《서풍》 혹은 《서경(暑痉)》이라고 한다. 증상은 갑자기 고열이 나고 정신이 나지 않으며 얼굴이 붉고 구갈이 생기며 소변이 적고 붉으며 지어는 각궁반장, 아관긴급, 수족경축 등이 나타난다. 서사에서는 습이 끼워 있거나 담습이 막히워있다. 만약 습이 성하면 가슴이 답답하고 메스꺼우며 설사하고 담습이 막히워있으면 목에서 가래소리가 나고 얼굴에 때가 있는것 같으며 설태가 두껍고 기름기나는 등 증상이 나타난다.

서궐(暑厥) 중서환자가 정신을 잃고 손발이 서늘한것이 팔꿈치와 무릎까지 이른것을 가리킨다.

서예(暑秽) 서습과 예탁의 기를 감수하여 발생하는 병증이다. 이는 발병이 급속하고 머리가 아프고 멍하며 가슴이 그득하고 답답하며 번조하고 메스꺼우며 토하고 신열이 나며 땀이 나고 심하면 혼미, 이롱 등 증상이 나타난다.

서채(暑瘵) 서열을 감수하여 갑자기 각혈, 해소가 나는것이 마치 《로채(痨瘵)》와 비슷한 병증을 가리킨다. 서열이 폐를 상하여 폐락을 핍박하는데서 생긴다. 림상표현은 번열, 구갈, 해소기천이 생기고

머리와 눈이 어지럽고 각혈, 비일혈이 있고 맥이 홍하고도 규(芤)한 등이다. 만일 서열에 습이 끼우면 구갈이 없고 설태가 희며 윤기난다.

주하(疰夏) 주하《注夏》라고도 한다. 이 병은 뚜렷한 계절성이 있고 번마다 여름철에 발생하기때문에 주하라고 한다. 허약한 아동들에게 잘 발생한다. 발병원인은 일반적으로 체질이 연약하고 비위가 허약하거나 혹은 음기가 부족하여 여름철에 무더운 환경속에서 온열의 기를 감수하는데서 생긴다. 체질의 차별에 따라 림상표현에는 다음과 같은 두가지가 있다. 1) 비위허약형에서는 주로 사지와 몸이 무력하고 가슴이 답답하고 불편하며 말하기 싫어하고 소화불량이 나타나며 설사한다. 만일 오래 지속되면 환자는 몸이 심하게 여위고 하지가 점차 연약하고 무력해진다. 2) 서열치성(炽盛)형에서는 주로 신열이 나고 오후면 열이 높아지며 땀이 나거나 나지 않고 구갈이 있어 물을 마시고 소변량이 많으며 후기에는 신열이 올랐다내렸다하면서 내리지 않고 여위며 사지와 몸이 무력하고 정신이 위미하다. 때문에 《하위(夏痿)》라고도 한다. 소아가 여름을 타는 병과 비슷하다.

습온(湿温) 장하(음력 6월)계절에 보는 열성병이다. 시령습열을 감수한 사기와 체내장위의 습이 서로 엉키면 병을 발생시킬수 있다. 이때의 표현은 신열이 나지 않고 몸이 무겁고 쏘며 가슴이 그득하고 답답하며 얼굴이 누르스름하고 설태가 기름기나며 맥이 유한 등이다. 그 특점은 병세가 심하지 않고 병과정이 비교적 길며 병변이 거개 기분(气分)에 체류되여있어 습이 열보다 심하고 열이 습보다 심한것이 다른것이다. 병세가 더욱더 발전되면 영과 혈에로 들어가므로 경궐, 변혈 등 병증이 발생할수 있다. 이는 장티브스, 파라티브스 등 질병에서 많

이 나타난다.

습병(湿病) 습에 의하여 일어나는 병
증을 가리킨다. 습은 중탁하고 점조한 사
기로서 외습과 내습으로 나눈다. 안개와
이슬을 감수하거나 조습한 곳에 오래 있
거나 혹은 물을 오래 건넜거나 비를 맞았
거나 혹은 땀에 젖은 옷을 입고있어 습사
가 기부에 침입하면 몸이 무겁고 쏘며 관
절이 아프거나 오한이 나고 열이 나며 몸
이 무겁고 땀이 저절로 나는 등이 나타나
는데 이는 외감습사에 속하며 또 《상습》
이라고도 한다. 만일 음식물을 잘 조절하
지 않거나 생것과 찬것을 지나치게 먹거
나 혹은 비위가 허약하여 운화가 실조되
여 수습이 속에 정체되면 식욕이 떨어지
고 설사하며 배가 불어나고 소변이 적으
며 지어는 얼굴, 눈, 사지가 부어나는 등
증상이 나타나는것으로서 습이 속으로부
터 생기는것인데 이는 모두 습병에 속한
다. 《외습》, 《내습》등 조항을 참조하라.

추조(秋燥) 추조는 가을철에 조사를
감수하여 발생하는 질병이다. 병사가 입
코로부터 침입하면 초기에는 진기(津气)
가 건조한 증상이 나타난다. 례를 들면
코와 목안이 마르고 마른기침이 나며 가
래가 적고 피부가 건조한 등이다. 조에는
다음과 같은 두가지 부동한 성질이 있다.
하나는 편한(偏寒)이고 다른 하나는 편열
(偏热)이다. 림상에서는 《량조》, 《온조》
두가지 류형으로 나눈다. 각 조항을 자
세히 보라.

량조(凉燥) 가을철에 량조한 기를 감
수하여 발병하는것을 말한다. 즉 추조의
편한이다. 림상에서는 초기에 머리가 아
프고 신열이 나며 오한이 나고 땀이 나지
않으며 코소리가 나고 코가 막히는데 이
는 풍한에 감수한것과 비슷하지만 이 병
은 입술과 목안이 마르고 마른기침을 연
거퍼 젖으며 가슴이 그득하고 기가 상역
하며 량옆구리가 쏘고 피부가 마르면서

아프고 설태가 희고 엷으면서 마르는 등
진기(津气)가 건조한 현상이 나타난다.
이는 폐가 한조의 사기를 감수하여 진액
이 소모되는데서 나타나는 한조증상이다.

온조(温燥) 가을철에 지나치게 가문
조기에 감수되여 발병하는것을 말한다.
즉 추온의 편열한것이다. 림상에서는 초
기에 머리가 아프고 신열이 나며 마른기
침이 나거나 가래가 없고 혹은 가래가 거
개 굼으나 끈기있으며 기가 상역하고 숨
이 차며 인후가 마르고 아프며 코가 마르
고 입술이 조하며 가슴이 그득하고 옆구
리가 아프며 속이 답답하고 구갈이 나며
설태가 희고 엷고도 조하며 혀변두리와
혀끝이 붉은 등 증상이 나타난다. 이것은
폐가 온조의 사기를 감수하여 폐의 진액
이 뜨거운데서 나타나는 조열증상이다.

동온(冬温) 겨울철에 비정상적인 기후
(겨울에는 추워야 하는데 도리여 따뜻한
것)를 감수하여 발생하는 열성병이다. 주
요증상은 초기에 머리가 아프고 땀이 나
지 않으며 열이 나고 오한이 좀 나며 구
갈이 나고 코가 마르거나 코가 막히면서
코물이 흐르고 기침이 나며 기가 상역하
거나 혹은 목안이 마르고 가래가 맺히며
맥이 삭하고 설태가 흰것이 점차 누렇게
되며 따라서 땀은 나나 열이 내리지 않고
구갈이 나며 온열이 나고 개끼며 옆구리
가 아프고 맥이 활하고 삭하며 설질이 붉
고 설태가 누르고도 조한 등 증상이 나타
난다. 후에는 전변되여 풍온과 대개 비슷
하게 된다.

온독(温毒) 은열시독을 감수하여 발
생하는 급성감염이다. 즉 이른바 《제온
협독(诸温夹毒)》이다. 림상에서는 고열이
나고 얼굴 혹은 인후가 부어나고 아프며
출혈성반진을 특징으로 한다. 대체로 다
음과 같은 두개 류의 질병이 포괄되여있
다. 하나는 속발성화농성이하선염, 편도
선주위농양, 급성화농성편도선염 등 일

굴, 구강, 인후의 감염성화농성질환이다. 다른 하나는 류행성이하선염, 성홍열, 발진티브스 등 급성류행성전염병이다.

온독발반(溫毒发斑) 온독증상의 하나이다. 온열의 독이 속에서 페위에 맺히기때문에 3초에 가득차고 영혈에 미쳐 기부에 내돋는 발진이다. 만일 반점의 색갈이 붉으면 열독이 비교적 경하고 암자색이면 심하다. 이는 폭발형류행성뇌척수막염, 발진티브스 등 급성전염병과 비슷하다.

온역(溫疫) 온역(瘟疫)이라고도 한다. 역리의 사기를 감수하여 발생하는 각종 급성전염병의 총칭이다. 그 특점은 발열이 급하고 병세가 위험하며 때로는 강렬한 전염성이 있어 쉽게 대류행을 일으킨다. 흔히 보는것으로는 다음과 같은 두가지가 있다. 하나는 습열예탁(湿热秽浊)의 역으로서 오한, 장열이 나고 머리와 몸이 아프며 설태가 흰것이 마치 가루가 쌓여있는것과 같고 맥이 삭한 등이 주증인것이다. 다른 하나는 서열화독의 역으로서 고열이 나고 번조하며 머리가 쪼개는듯 아프고 배가 아프며 구토하고 설사하며 혹은 혼미에 빠지고 발진이 돋으며 몸에서 더러운 냄새가 나는것이 주증인것이다.

풍한감모(风寒感冒) 이 병은 풍한사기를 감수하는데서 병이 발생한다. 주요증상은 발열, 오한, 두통이 나고 땀이 나지 않으며 코가 막히고 말소리가 중탁하고 재채기가 나며 맑은 코물을 흘리고 목안이 가렵고 기침이 나며 뼈마디가 쏘고 아프며 구갈이 나지 않고 설태가 엷으며 희고 맥이 부하고 긴한 등이다.

풍열감모(风热感冒) 이 병은 풍열사기에 감수하는데서 병이 발생한다. 주요증상은 발열, 두통이 나고 바람과 추위를 좀 싫어하며 저절로 땀이 나고 코가 막히나 코물이 나오지 않으며 인후가 심하게 아프고 기침이 나며 가래가 걸고 누르며

갈증이 나고 설질이 붉으며 설태가 희고 좀 누르며 맥이 부하고 삭한 등이다.

신감온병(新感溫病) 사시절 외사에 감수되여 수시로 병이 발생하는 온병을 가리킨다. 초기에 표한증인것은 열이 비교적 경하고 오한이 나며 머리가 아프고 몸이 아픈것이 비교적 심하며 설질이 열고 설태가 엷고 희며 밥맛이 좋고 갈증이 없으며 맥이 부하고 긴하거나 혹은 부하고 완하며 후에는 열이 화하여 속에 들어간다. 초기에 표열증인것은 발열이 비교적 중하고 오한, 두통이 나며 몸이 아픈것이 비교적 경하고 설질이 붉으며 설태가 엷고 희거나 혹은 좀 누르고 구갈이 나며 맥이 부하고 삭하다. 후에 열이 리에 들어가면 더욱 심해진다. 풍온, 서온, 습온, 추조, 동온 등은 모두 신감온병에 속한다.

복기온병(伏气溫病) 신감온병과 구별되는 다른 한 류의 온병이다. 외사에 감수한후 사기가 비교적 경하여 발병조건이 이루어지지 않아 속에 잠복되여있거나 혹은 평시에 열이 속에 쌓여있다가 일정한 시간이 되여 시사를 감수하여 속에 잠복하여있던 울열이 속으로부터 밖으로 빠져나오게 되는것을 모두 《복기온병(온사에 감수한것이 비교적 깊으면 발병할 때 리중으로부터 시작하여 나타난다)》이라고 한다. 그 특점은 발병할 때부터 번갈이 나고 설질이 붉으며 소변이 붉고 맥이 삭한 등 리열증후가 나타나는데서 왕왕 위분(卫分)증이 뚜렷하지 않다. 례를 들면 《추온》, 《복서》, 《온학(溫疟)》 등은 모두 이런 류의 온병에 속한다. 복기온병과 신감온병의 실질은 모두 온사를 감수하여 발생하는 병과 다소 부동한바 주로 림상표현에 차이가 있다. 이것은 병사의 성질, 발병도경, 병변부위, 환자체질 등 요소가 다르기때문이다. 그러므로 반드시 증후에 의거하고 증후를 떠나 발생원인을

공담하여서는 안되고 또한 《복기》를 질병의 잠복기로 보아서도 안된다. 옛사람들이 말하는 복사는 겨울철로부터 봄과 여름철까지 잠복하여있다가 발병하거나 혹은 서사가 겨울철까지 잠복하여있다가 발병한다는것이다. 이는 참고할수 있을뿐이다. 림상실제로부터 출발하여 신감과 복감을 분별하는것은 병기의 전변, 예후, 치료 등에 대하여 일정한 림상적의의가 있다. 특히 복기온병의 치료경험은 참고할 가치가 많다.

량감(两感) ①음양 두경의 표리에 동시에 병이 생긴것을 가리키는데 이것을 《상한량감(伤寒两感)》이라고도 한다. 례를 들면 태양경표증의 발열, 두통이 있는 동시에 또 소음경리증으로서 정신이 권태하고 사지가 서늘하며 맥이 미한것이 있다. ②《중감(重感)》의 별명이다. 두가지 병사를 재차 감수한것이다. 례를 들면 장부에 본래 열이 쌓인 사기가 속에 있고 또 풍한에 외감되여 표리동병의 증후가 나타나는것이다.

만발(晩发) 《복기온병》의 별명이다. 봄과 가을철말기에 발생하는 리열증후가 비교적 중한 온열병을 가리킨다. 그러나 《만발》이란 이 단어는 지금 적게 쓰고 있다.

음양교(阴阳交) 이 말은 《소문·평열병론》에 씌여있다. 열병에서 땀이 난후 여전히 열이 나고 맥이 조하고 절(躁疾)하다. 발열과 맥상은 땀이 나면 완화되는것이 아니라 도리여 헛소리를 치고 식사를 하지 못하는 증상이 나타난다. 옛사람들은 이것을 양사(阳邪)가 음분(阴分)에 들어가 음기를 소모시킨데서 일어난다고 인정하였기때문에 음양교라고 한다. 이는 위험하고 심한 증후에 속한다.

오한(恶寒) 찬것과 추운것을 싫어한다는 뜻이다. 오한의 증상은 외감표증 혹은 양허리증에서 모두 나타날수 있다. 외감오한은 풍한이 표에 있기때문에 반드시 발열, 두통, 맥이 부한 등 표증이 겸하여 나타나고 양허오한은 내장이 허하고 양기가 부족하기때문에 몸이 차고 맥이 침한 등 리한증이 나타난다. 이외 또 리열(里热)이 성하는데서 밖에 가한(假寒)이 나타나는바 오한이 나고 손발이 서늘한 증상이 있지만 환자는 구갈이 나고 숨이 차며 대변이 굳어지고 소변이 붉으며 맥이 거개 활하고 실하다.

증한(憎寒) 외부에는 한전(寒战)이 나고 속에는 번열이 나는 일종 증상이다. 이것은 열사가 속에 잠복되고 양기가 막혀 밖으로 빠져나가지 못하는데서 일어난다.

한열왕래(寒热往来) 오한이 날 때에는 열이 나지 않고 열이 날 때에는 오한이 나지 않으며 오한과 발열이 교체하여 나타나고 일정한 시간 혹은 일정한 시간이 없이 발작하는 정황을 가리킨다. 이것은 소양병에서 정기와 사기가 항쟁하는데서 나타나는 열형이다.

한률고함(寒栗鼓頷) 략칭하여 《고률(鼓栗)》 혹은 《진률(振栗)》이라고 한다. 한률은 오한에 의하여 떨리는것을 말하는데 《전률(战栗)》이라고도 한다. 고한은 오한이 날 때 온몸이 떨리면서 아래우 이발이 쫓기는 모양을 형용한것이다. 온역 혹은 학질 환자의 오한에서 왕왕 이런 증상이 나타난다.

세석오한(洒浙恶寒) 환자가 몸에 랭수를 퍼붓는것과 같이 풍한을 싫어하거나 혹은 비를 맞아 푹 젖은것과 같은 감촉을 느끼는것을 형용한것이다.

진한(振寒) 추울 때 온몸이 떨리는것을 형용한것이다. 즉 추워 떤다는 뜻이다.

발열(发热) 림상에서 제일 흔히 보는 증상의 하나이다. 발열의 류형과 겸증은 비교적 복잡하다. 개괄하여 다음과 같이 외감과 내상 두가지로 나눌수 있다. ①《외감발열(外感发热)》: 거개 실증에 속한다. 6음 혹은 외사가 인체에 침입한후 정기와 서로 항쟁하는데서 일어난다. 표열, 리열, 반표반리열로 나눈다. 표열은 거개 풍한을 싫어하고 설태가 엷고 희며 맥이 부한것을 겸하였거나 혹은 기침이 나고 코가 막히는 등 폐경위분증상이 나타난다. 반표반리열의 주요특점은 한열이 왕래하고 가슴과 옆구리가 그득하고 불편하거나 토하고 입안이 쓰며 목안이 마르고 맥이 현하고 삭한것이다. 리에 열이 있으면 오한이 나지 않고 도리여 오열이 나고 구갈이 나며 설태가 누렇고 마르며 혹은 대변이 굳어지거나 더러운 냄새가 나는 묽은 대변을 누고 맥이 거개 침하고 삭하며 유력하다. 만일 사기가 성하여 《영분》, 《혈분》에 깊게 들어가면 혼미, 경련, 발진 등 위험한 증상이 나타난다. ②(내상발열(内伤发热)》: 거개 허증에 속한다. 주로 장부의 음양이 실조되는데서 일어난다. 양허(기허)와 음허의 두가지 류형으로 나눈다. 《양허발열》, 《음허발열》 조항을 자세히 보라.

오열(恶热) 열이 나서 열을 싫어한다는 뜻이다. 외감표증은 일반적으로 열이 나고 오한이 나지만 표사가 리에 들어갔거나(사기가 기분에 들어간것) 혹은 풍온을 외감하였을 때에는 왕왕 오한이 나지 않고 도리여 오열이 난다.

조열(潮热) 열이 나는것이 마치 조수와 같이 일정한 시간이 있고 매일 일정한 시간에 이르면 체온이 높아진다(일반적으로 오후에 많이 나타난다). 조열의 병인은 대체로 다음과 같은 세가지가 있다. 1)체내의 음액이 부족하여 매일 밤이면 열이 나고 식은땀이 나는데 이것을 《음허조열(阴虚潮热)》이라고 한다. 2)양기가 습사에 억제된데서 오후면 열이 나는데 이것을 《습온조열(湿温潮热)》이라고 한

다. 3)열사가 아래로 장에 맺혀있어 매일 오후면 열이 나는데 이것을 《일포조열(日晡潮热)》이라고 한다. 이외 온병이 영분 혹은 혈분에 전입되는 단계에서 신열이 늘 오후에 점차 높아지는데 이런 열형은 조열이라고 하지 않고 열입영분 혹은 열입혈분이라고 한다.

로열(劳热) ①각종 만성소모성질병중에서 나타나는 발열현상을 말한다. 례를 들면 5로7상(五劳七伤)에서 산생되는 허혈이다. ②중기부족에 의하여 폐기가 허약하고 좀 일해도 피로하며 저열의 증상이 나타난다.

작열(灼热) 발열이 비교적 높은 정황을 형용한것인데 손으로 환자의 피부를 만지면 손을 찌지는듯한감을 느낀다.

번열(烦热) 무릇 열이 나면서 동시에 마음이 초조하거나 번조하면서 열이 나는 감을 느끼는것을 《번열》이라고 한다. 흔히 리열이 지나치게 성하고 기음(气阴)이 상한데서 생긴다.

장열(壮热) 실증에서 나타나는 고열을 말하는데 일반적으로 온병이 기분에 있는 열형에 속한다.

폭열(暴热) 갑자기 발생하는 고열을 말하는데 이는 모두 실열증에 속한다. 흔히 급성전염성질병에서 많이 나타난다.

신열불양(身热不扬) 습사가 막힌 일종 열상을 형용한것인데 그특점은 체표에 손을 처음 대일 때에는 뜨거운감이 그리 없지만 좀 오래 대고 있으면 손이 뜨거운감이 나는것이다.

음열(阴热) ①만성소모성질병의 저열을 말한다. 즉 내상의 음허발열이다. ②급성열병후기에 음진소모에 의하여 나타나는 발열정황을 말한다.

학질(疟疾) 고대에서는 《해학(痎疟)》이라고 총칭하였다. 학질은 추워하고 장열이 나며 땀이 나고 장기적으로 발작하는것이 특점이다. 옛사람들은 실천가운데

서 이 병은 여름과 가을철 및 산림지대에서 모기가 잘 번식할 때와 그런 환경속에서 발생하는것을 관찰하였다. 병인은 여름철에 서사를 감수하거나 《산람장기(山嵐瘴气)》를 접촉하거나 혹은 한습의 사기를 감수하는데서 일어난다고 인정한다. 사기가 반표반리에 잠복되여있으면서 사기와 정기가 서로 항쟁하면 일정한 조건하에서 발병할수 있다. 그 분류는 대체로 다음과 같다. 1)림상증후에 따라 나눈다. 례를 들면 열이 나고 땀이 절로 나는것은 풍학이고 장열, 번갈이 나는것은 서학이고 가슴이 답답하고 메스꺼우며 몸이 쏘고 사지가 무거운것은 습학이고 먼저 추워나고 후에 열이 나며 추워나는것이 심하고 열이 나는것이 경한것은 한학이고 먼저 열이 나고 후에 추워나며 열이 심하고 추워나는것이 경한것은 온학이다. 그러나 열이 나고 추워나지 않는것은 장학(瘴疟)이라고 하고 추워나고 열이 나지 않는것은 빈학(牝疟)이라고 하며 현훈, 구역이 나고 가래가 성하며 혼미한것은 담학(痰疟)이라 하고 오랜 학질에 의하여 몸이 허한것은 허학이라 하며 오랜 학질에 의하여 비장이 종대한것은 학모(疟母)라 하고 하루 한번씩 발작하는것은 단일학(单日疟)이라 하며 이틀에 한번씩 발작하는것은 간일학(间日疟)이라 하고 3일에 한번씩 발작하는것은 3일학이라 한다. 3일학은 3음학이라고도 한다. 2)유발요소와 류행특점에 따라 나눈다. 즉 피로하여 발작하는것은 로학이라 하고 음식물에 의하여 유발된것은 식학이라 하고 산람장기에 의하여 발작하는것은 장학(瘴疟)이라 하고 류행을 일으키는것은 역학(疫疟)이라 한다. 이상에서의 분류는 현상에 따라 분류한것인바 변증론치에 대하여서는 일정한 의의가 있다고 하지만 실제에 있어서 역학, 담학, 장학 등은 거개 악성학질에 속하고 그중에서 담학, 장학은 뇌형악성

학질과 류사하다. 기타 학질은 어떤것은 학질의 겸증에 속하고 어떤것은 학질의 기타 열병과 류사하다. 학질증의 각 조항을 참고하라.

풍학(风疟) 여름철에 음서가 속에 잠복된데다가 풍사를 재감수하는데서 발생하는 일종 학질이다. 림상표현은 먼저 추워나고 후에 열이 나며 추워나는것이 적고 열이 나는것이 많으며 머리가 아프고 열이 날 때에는 땀이 저절로 나며 맥이 현하고 삭한 등이다.

온학(温疟) ①속에 사기가 잠복되여 있는데다가 여름철에 이르러 서열을 감수하는데서 발생하는 일종 학질이다. 림상표현은 먼저 열이 나고 후에 추워나며 열이 심하고 추워나는것이 경하며 땀이 많이 나거나 적게 나고 구갈이 있어 찬물을 마시기를 좋아하며 설질이 붉고 맥을 가볍게 짚으면 부하고 삭하나 힘있게 짚으면 무력한 등이다. ②《온학환자는 그 맥이 평정하고(학질이 나타나기전에 늘 현맥이 나타나는것을 말한다) 추워나지 않으나 열이 나고 뼈마디가 쏘고 때로는 구역이 난다……》(《금궤요략·학질맥증병치》)

단학(瘅疟) 단(瘅)이란 열기가 성하다는 뜻이다. 학질은 사기를 감수한후 리열이 극성한데 의하여 발생한다. 그 림상표현은 발작할 때 열이 나지만 떨리지 않고 번조하며 숨이 차고 가슴이 답답하며 메스꺼운 등 증상이 나타난다.

서학(暑疟) 서사가 속에 울체된데다가 다시 가을의 찬기를 감수하여 발생하는 일종 학질이다. 림상표현은 오한, 장열이 나고 땀이 나지 않으며 번갈이 나서 물을 마시고 맥이 현하고 삭하거나 혹은 홍하고 삭하며 혹은 옷을 입으면 답답하고 벗으면 추워나며 땀을 많이 낸후에 열이 내리는 등이다.

역학(疫疟) 학질이 한개 지구에서 류행되여 서로 전염시키며 병세가 비

교적 심한것을 《역학》이라 한다. 림상표현은 한열이 왕래하고 매일 한번이거나 두번씩 발작하며 발열이 비교적 높고 번갈이 나며 땀이 나는 등이다.

장학(瘴疟) 산람장기를 감수하여 발생하는 일종 학질이다. 림상표현은 추워나고 열이 적게 나며 혹은 열이 나지만 추워나는것이 적고 매일 발작하거나 하루건너 발작하고 번민하며 몸이 무겁고 정신이 우울하며 말하기를 싫어하거나 순서 없는 말을 하거나 헛소리를 치는 등이다. 악성학질과 류사하다.

습학(湿疟) 이런 학질은 음습을 오래동안 감수하여 습사가 체내에 잠복되여있는데다가 풍한을 감수하는데서 발생한다. 림상표현은 오한이 나면서 열이 그리 높지 않고 땀이 나며 몸이 몹시 아프고 사지가 무거우며 구역이 나고 배가 답답하며 맥이 완한 등이다.

한학(寒疟) 한기가 속에 잠복된데다가 다시 풍사를 감수하는데서 유발하는 일종 학질이다. 림상표현은 추워나고 열이 적으며 하루에 한번씩 발작하거나 하루건너 발작하고 발작할 때에 머리가 아프고 땀이 나지 않거나 땀이 나고 맥이 현하고 긴하면서 유력한 등이다.

빈학(牝疟) 이런 학질은 평시에 거개 원양의 허약에 의하여 사기가 소음에 잠복되는데서 일어난다. 림상표현은 열이 날 때 떨리는것이 비교적 심하고 열이 나지 않거나 좀 열이 나고 얼굴이 희끄무레하며 일정한 시간에 발작하고 맥이 침하고도 지한 등이다.

담학(痰疟) 비교적 심한 학질이다. 림상표현은 발작할 때 한열이 뒤섞여 나타나고 열이 나지만 추워나는것이 적고 머리가 아프고 현훈이 나며 가래가 많고 구역이 나며 맥이 현하고 활한 등이다. 심한환자는 혼미, 경련이 나타난다. 뇌형학질과 비슷하다.

식학(食疟) 음식물이 정체된데다가 다시 외사를 감수하여 유발하는 일종 학질이다. 그의 특점은 한열이 뒤섞여 나타나고 추워나는것이 없어지고 열이 나고 열이 없어지고 추워나며 트림이 나고 소화가 되지 않으며 먹으면 토하고 배가 그득하고 가슴이 답답한 등 증상이 동반하는것이다.

허학(虚疟) 평시에 원기가 허약한데다가 다시 학사(疟邪)를 감수하여 병이 발생한다. 발작할 때에는 한열이 뒤섞여 나고 땀이 저절로 나며 피로하여 누워있고 식욕이 감퇴되며 사지가 힘이 없고 맥이 현하고 세한 등이 나타난다. 이 병은 오랜 학질이 낫지 않아 비위가 허약한 때에도 일어날수 있다. 발병할 때에는 한열이 뒤섞여 나고 식욕이 감퇴되며 권태하고 사지가 차며 배가 그득하고 몹시 설사하며 맥이 유하고 약한 등이 나타난다.

로학(劳疟) 학질이 오래되여 신체가 허약해져서 허로(虚劳)로 된것인데 이것을 《학로(疟劳)》라고도 한다. 혹은 오랜 병으로 로손되여 기와 혈이 허하여 학질에 걸린 이것을 로학이라고 한다. 특점은 좀 추워나고 열도 좀 나며 혹은 낮에 발작하거나 밤에 발작하고 기가 허하며 땀이 많이 나고 식욕이 떨어지며 혹은 발작이 멎은후에 피로하면 인차 발작하는것이다.

3음학(三阴疟) 즉 3일학질(三日疟)이다. 원기가 내허하고 위기가 고수하지 못하여 병사가 깊이 들어가는데서 3일에 한번씩 발작한다. 사기가 《3음(三阴)》에 잠복하여있기때문에 3음학이라고 한다. 다시말하면 병사가 오래 지속되면 3음경의 주증이 겸하여 나타나기때문에 3음학이라 한다.

학모(疟母) 학질이 오래되여 낫지 않아 기혈이 결손되고 어혈이 옆구리에 맺히며 또 비괴(痞块)가 나타나는데 이것을 학모라고 한다. 오랜 학질에 비장이 종대된 병증과 류사하다.

리질(痢疾) 옛 이름은 《체하(滯下)》, 《장벽(肠澼)》이라고 한다. 《체하》란 대변회수가 많아지는것을 형용하는것으로서 비록 대변을 보고싶지만 잘 나가지 않고 뒤가 무직하여 마치 물건이 막힌감을 느낀다. 장벽이란 장내에 적체가 있어 대변시에 푹푹 소리가 나는것을 형용한것이다. 이 병은 여름과 가을철에 흔히 보는 장관급성전염병으로서 림상에서는 배가 아프고 점액성농혈모양의 대변을 보며 대변회수가 많아지나 그 량이 적고 리급후중이 생기는 등 주증이 나타난다. 거개 장위가 내허하고 깨끗하지 않은 생것과 찬 과일을 먹음으로써 습열이 맺히고 독이 장관속에 정체되는데서 초래된다.

고대에 리질에 대한 론술의 범위는 아주 넓은데 거기에는 세균성리질, 아메바성리질 등이 포괄되여있는외에 기타 일부 장관질병도 포괄되여 있다. 림상특점과 유발요소 등에 근거하면 《풍리》《한리(랭리)》《습열리(열리, 적리, 적백리)》《한습리(습리)》《수곡리》《금구리》《백리》《5색리》《휴식리》《구리(천연리)》《여독리》 등으로 나눈다. 그 이름은 비교적 많다. 지금 림상에서는 일반적으로 습열리, 역독리, 한습리, 구리(천연리), 휴식리 등 5가지 류형으로 나눈다. 각 조항을 참고하라.

백리(白痢) 습열독사가 기분에 정체된데서 마치 코물과 같은 점액이거나 물고기뇌와 같은 흰색의 설사를 하는것을 《백리》라고 한다. 또 한습의 응체에 의하여 비양(脾阳)이 손상을 받는데서 질이 벌겋고 냄새가 비린 흰색의 설사를 하는 것은 한리에 속한다. 이것을 《한리》라고 한다. 각 조항을 참고하라.

습열리(湿热痢) 리질증후류형의 하나이다. 비위(脾胃)에 습열이 맺히고 위가 소화하지 못하며 비의 운행기능이 실조되여 습열이 뒤섞이고 정체되는데서 초래된다. 적색이거나 물고기뇌와 같고 점조하며 더러운 냄새가 나는 설사를 하고 대변회수가 많으며 리급후중이 생기고 항문이 뜨거워나며 소변이 뜨겁고 붉으며 설태가 누렇고 기름기나며 맥이 활하고 삭하면서 유력한 증상이 나타나는것이 특징이다. 만약 습열독사가 혈분에 성하고 장락(肠络)이 손상되면 배설하는것은 순 혈액이다. 이것을 《적리》 혹은 《혈리》라 한다. 만약 병사가 기혈을 손상시키면 장내애 기가 정체되고 장락이 손상되는데서 적백이 서로 섞여있고 또 농혈이 섞여있는 설사를 하며 배가 끊어지는듯 아프고 대변회수가 많아지는데 이것을 《적백리》라고 한다.

역독리(疫毒痢) 리질증후의 류형의 하나이다. 《역리(疫痢)》라고도 한다. 이 병은 환자가 평시에 체질이 허하거나 독역(毒疫)이 지나치게 성하여 역독이 깊은 장위에 정체되여 쉽게 영혈에 들어가는데서 비교적 심한 전염성이 있다. 때문에 역독리라고도 한다. 림상표현은 발병이 급격하고 병세가 비교적 심하며 갑자기 고열이 나고 떨리며 번갈이 나고 배가 심하게 아프며 농혈이고 점조한 설사를 하고 대변회수가 많아지며 메스껍고 토하며 혹은 발진이 겸하여 놓는 등이다. 아동들은 체질이 허약하여 번마다 리질증상이 나타나기전에 고열, 혼미, 경련이 일어나고 지어는 사지가 서늘하고 구슬땀을 흘리며 맥이 미약하고 끊어지려 하는 등 위험한 증상이 나타난다. 이는 중독성리질과 류사하다.

한리(寒痢) 《랭리(冷痢)》라고도 한다. 날씨가 무더워 차게 굴었거나 깨끗하지 않은 생것과 찬것을 너무 먹어 한기가 응체되여 비양이 손상되는데서 일어난다. 백색이거나 적백색이 섞여있고 묽으며 비

255

런내가 나는 설사를 하고 설태가 희며 맥이 지한 등 증상이 나타난다.

한습리(寒湿痢) 리질증후의 류형의 하나이다. 비위양허에 의하여 습탁이 속에 막히는데서 생긴다. 희고 묽으며 고름과 같거나 물고기뇌와 같은 설사를 하고 배가 창만하며 배가 지속적으로 아프고 뒤가 무직한감이 나며 열이 나지 않고 정신이 피로하며 구갈이 나고 소화가 되지 않으며 소변이 맑고 희거나 좀 누렇고 설질이 엷으며 맥이 완하거나 지한 등 증상이 나타난다.

5색리(五色痢) 농혈변중에 여러가지 색갈이 섞여있는 설사를 하기때문에 5색리라고 한다. 이는 허증과 실증으로 나눈다. 즉 실증은 장속에 정체된 열이 채 없어지지 않은데다가 너무 일찍 지삽약(止涩药)을 사용하였거나 독이 장속에 남아있는데서 일어나는데 그 표현은 리급후중이 비교적 심하고 맥이 실하며 유력하다. 허증은 설사후에 장부의 기가 상하여 비와 신이 허하게 되는데 그 표현은 배꼽아래가 심하게 아프고 대변을 여러번 보지만 대변이 나가지 않고 맥이 허하며 무력하다. 만일 신음이 부족하면 농혈에 잡색이 섞여있고 점조한 설사를 하는데 활설(滑泻)이 많고 배꼽아래가 심하게 아프며 발열, 번갈이 나고 병세가 비교적 심하다.

풍리(风痢) 속에 풍사가 잠복되여 비위를 손상시키는데서 일어난다. 먼저 설사하다가 후에 리질이 생기며 배에서 소리가 나고 아프거나 선홍색의 순 피를 누며 뒤가 무직한감이 나고 맥이 침하고 세하고도 현한 등 증상이 나타난다.

서리(暑痢) 여름철에 서열을 감수한데다가 속에 적체되여있어 비위를 손상시키는데서 일어난다. 배가 끊어지는듯 아프고 적백색의 설사를 하며 열이 나고 《얼굴에 때가 있는것 같고(面垢)》 땀이

나며 구역이 나고 번갈이 나서 물을 많이 마시며 소변이 불리한 등 증상이 나타난다.

기리(气痢) 실증과 허증으로 나눈다. 실증은 새우의 거품과 같이 점조한 대변이고 리급후중감이 나며 배가 그득하고 대변을 볼 때 기체를 많이 배설하며 그 냄새가 더럽고 배에서 소리가 나며 소변이 불리한 등을 겸하여 나타난다. 이는 습열이 울체되여 기기(气机)가 잘 순환되지 못하는데서 일어난다. 허증은 배가 그득하고 기체를 배설할 때 대변이 함께 나오는데 이는 중기하함에 의하여 장이 허하여 고수하지 못하는데서 일어난다.

휴식리(休息痢) 설사가 자주 발작하면서 오래도록 낫지 않기때문에 휴식리라고 한다. 그의 원인은 리질초기에 리삽약을 너무 일찍 쓰고 치료가 타당하지 못하여 장내에 쌓인 열이 제거되지 않았거나 음식을 조절하지 않았거나 혹은 한량약을 지나치게 먹어 비신양이 허한데서 일어난다.

구리(久痢) 리질이 오래도록 낫지 않은것인데 《천연리(迁延痢)》라고도 한다. 거개 비신이 허약하여 중기가 부족한데서 일어난다. 림상표현은 대변에 늘 점액과 혈액이 섞여있고 대변시에 배가 은은히 아프며 배설이 무력하고 지어는 탈항이 생기며 식욕이 감퇴되고 몸이 여위는 등이다.

수곡리(水谷痢) 비위의 기허에 의하여 수곡을 소화시키지 못하는데서 일어난다. 배가 좀 아프고 대변에 음식물찌끼와 농혈이 섞여있으며 식욕이 감퇴되고 사지가 날선하며 맥이 세하고 완하며 무력한 등 증상이 나타난다.

금구리(噤口痢) 리질에 의하여 음식물을 먹지 못하거나 토하여 먹을수 없는것을 《금구리》라고 한다. 거개 역리, 습열리가 변화발전되여 생기거나 역리, 습열리의

병적과정중에서 어느한 단계에 리질이 비교적 심한 증후에서 나타난다. 거개 습열독사가 장내에 맺혀 독이 성하여 위기를 손상시키는데서 위음이 소모되였거나 혹은 오랜 병에 의하여 비위가 손상되여 위기하강이 상실되여 운화가 무력하여 기기(气机)가 막히는데서 일어난다. 림상특점은 식욕이 없고 메스꺼워 음식물을 받지 못하며 먹으면 인차 토하는외 가슴에 비기가 있어 답답하고 혀가 붉으며 설태가 누렇고 기름기나는 등 증상이 겸하여 나타나는것이다.

리급후중(里急后重) 리질의 주요한 증상의 하나이다. 대변을 보기전에 배가 아프고 대변을 보려할 때 참기 어려운것을 《리급(里急)》이라 하고 대변시에 참기 어렵지만 배설이 잘되지 않고 항문이 무직한감이 나는것을 《후중(后重)》이라 한다.

허좌노책(虚坐努责) 일부 장관과 항문의 질병에서 대변을 보는 회수가 많지만 대변이 배설되지 않는 현상을 형용하는것이다. 거개 사기가 정체되고 기가 허한데서 일어난다.

설사(泄泻) 대변이 묽고 수시로 발작하였다가 수시로 멎는것을 설(泄)이라고 하고 대변이 물을 쏟는것처럼 나가는것을 사(泻)라고 한다. 그러나 림상에서는 거개 총칭하여 설사라고 한다. 그의 발병원인은 아주 많다. 례를 들면 풍, 한, 습열 등이 장위를 침범하였거나 음식물을 조절하지 않아 비위가 손상되였거나 또는 신양쇠미(肾阳衰微) 등은 모두 병을 일으킬수 있다. 일반적으로 《한사(寒泻)》, 《습사(湿泻)》, 《열사(热泻)》, 《식사(食泻)》, 《허사(虚泻)》 등으로 나눈다. 각 조항을 상세히 보라.

습사(湿泻) 동사(洞泻) 혹은 《유설(濡泄)》이라고도 한다. 수습이 위장에 막혀 비가 허하여 수습을 제약하지 못한데서 발생한다. 이른바 《습이 성하면 유설이 생긴다》(《소문·음양응상대론》). 림상표현은 몸이 무겁고 가슴이 답답하며 갈증이 나지 않고 배가 아프지 않거나 좀 아프며 대변이 물과 같고 소변이 적거나 누렇고 붉으며 설태가 윤기가 나고 기름기나며 맥이 유하고 완한 등이다.

서사(暑泻) 열사의 일종이다. 서열의 사기를 감수하는데서 일어난다. 주요증상은 설사하는것이 물과 같이 쏟아져나오거나 대변이 걸고 점액이 있고 번갈이 나고 소변이 붉으며 식은땀이 나고 《얼굴에 때가 있으며》 맥이 유하고 삭한 등이다.

열사(热泻) 열이 대장을 핍박하는데서 일어난다. 《화사(火泻)》라고도 한다. 주요증상은 썩은 닭알과 같은 설사를 하거나 설사에 점조한것이 섞여있고 더러운 냄새가 나며 배에서 소리가 나면서 아프고 아파나다가 설사가 나가며 설사한후에도 여전히 뒤가 무직한감이 나고 항문이 뜨겁고 소변이 적고 붉으며 구갈이 나고 설태가 누르며 맥이 삭한 등이다.

한사(寒泻) 내장의 허한에 의하여 생긴다. 림상표현은 대변이 차고 묽거나 오리똥과 같고 배가 은은히 아프며 소변이 맑고 희며 설태가 희고 윤기나며 맥이 침하고 지하거나 혹은 배에서 소리가 나고 아프며 음식물이 소화되지 않고 맥이 침하고 지하며 무력한 등이다.

식사(食泻) 음식물손상에 의하여 설사가 생기기때문에 식사라고 한다. 림상표현은 시큼한 물이 올라오고 더러운 냄새가 나는 트림을 하며 음식물 냄새를 싫어하고 명치밑이 답답하며 배가 아프면 설사하고 설사후이면 아픈것이 멀해지고 설태가 기름기난다. 이는 음식물을 조절하지 않아 장위가 손상되여 비의 운화가 실조되는데서 일어난다. 이른바 《음식물을 평시보다 많이 먹으면 장위가 상한다》라는것이다(《소문·비론(痹论)》).

허사(虛瀉) 비신양의 허에 의하여 설사가 오래도록 낫지 않는데서 생긴다. 림상표현은 음식물을 먹으면 인차 설사하고 대변회수가 많고 묽거나 삭지 않은 음식물을 누며 정신이 권태하고 무력하며 얼굴이 희고무레하고 입술과 혀의 색갈이 옅고 희며 맥이 세하고 약하거나 혹은 날이 밝기전에 한두번씩 설사하고 또 허리가 쏘고 사지가 서늘한 등이다.

목당(鶩溏) 즉 한설이다. 압당(鴨溏) 혹은 목설(鶩泄)이라고도 한다. 설사한 대변에 물과 똥이 섞여있고 색이 검푸른 오리똥과 같으며 소변이 맑고 맥이 침하고 지한것을 형용한것이다. 이것은 한습증에 속하는데 비기가 허하여 대장에 한이 있는데서 생긴다. 만일 설사하는것이 일반적으로 멀겋고 더러운 대변이라면 이를 《당설(溏泄)》 혹은 《설리(泄利)》라고 한다.

손설(飧泄) 이 병은 간기가 울결되고 비가 허하여 청기가 올라가지 못하는데서 생긴다. 림상표현은 멀건 대변을 설사하고 또 삭지 않은 음식물찌끼가 섞여있으며 배에서 소리가 나면서 아프고 맥이 현하고 완한 등이다.

오경설 (진설, 신설) (五更泄、晨泄、腎泄) 매일 아침 날이 밝기전에 배에서 소리가 나면서 설사하기때문에 《진설》이라고 한다. 병을 일으키는 원인은 주로 신양이 허하고 명문지화가 부족하여 비위를 온양(溫養)시키지 못하는것이다. 때문에 《신설》이라고도 한다.

5설(五泄) ①위설(胃泄), 비설, 소장설, 대장설, 대가설(大瘕泄)을 가리킨다. (《난경·57난》). ②손설, 당설, 목설, 유설, 활설을 가리킨다(주진형《평치회쇄》朱震亨《平治会粹》).

대가설(大瘕泄) 《난경·57난》에서는 《대가설환자는 리급후중이 생기고 변소에 자주 가나 대변을 보지 못하고 음경이 아프다》라고 하였다. 진서손(陈瑞孙)의 《난경변의(难经辨疑)》에서는 《대가설이란 장벽(肠澼)이다》라고 지적하였다. 다시 말하면 후세에서 말하는 리질이다.

폭주(暴注) 갑자기 물이 쏟아지는것처럼 맹렬히 설사하기때문에 폭주라고 한다. 설사할 때에는 량이 많고 급히 나와 참을수 없기때문에 《폭박하주(暴迫下注)》라고도 한다. 거개 열이 대장을 핍박하는데서 일어난다.

주하(注下) 설사하는 환자의 대변이 물과 같이 쏟아지는 정황을 형용한것이다.

하박(下迫) 대변을 급하게 보려 하지만 대변이 잘 나가지 않는 어려운 현상을 형용한것이다.

협열하리(协热下利) 략칭하여 《협열리(协热利)》라고 한다. 리한(里寒)에 표열이 섞여있는데서 일어나는 설사를 가리킨다. 주요증상은 몸이 추워나나 달고 심와부가 비기에 의하여 단단한감이 나며 설사가 멎지 않는 등이다. 이것은 한사를 외감하여 외사가 해제되지 않은데다 약을 잘못 써서 비를 상하였기때문에 몸이 추워나고 단 표증이 나타나고 속에 비허가 있어 설사는 리증이 나타나는바 표리동병이다.

하리청곡(下利清谷) 《하리(下利)》란 일반적인 설사를 가리킨다. 《하리청곡》이란 설사하는 대변이 맑은 물과 같고 삭지 않은 음식물찌끼가 섞여있으며 냄새가 없고 또 오한이 나고 사지가 차며 정신이 권태하고 맥이 미한 등 증상이 나타나는 비신양허의 증상을 말한다.

곽란(霍乱) 고대에 우로 토하고 아래로 설사하는것이 동시에 발작하는 병을 모두 곽란의 범위에 포괄시켰다. 왜냐하면 위장이 횡포하게 휘둘리는 현상이라고 생각하였기때문에 곽란이라 하였다. 때문에 곽란에는 렬성전염병의 《콜레라》

가 포괄되여있을뿐만아니라 일반적으로 여름과 가을철에 흔히 보는 급성위장염도 포괄되여있다. 곽란은 다음과 같이 두가지 류로 나눈다. 하나는 위장내의 병리성 내용물이 구토와 설사를 거쳐 나오는것인데 이를 습곽란(湿霍乱)이라 하고 다른 하나는 배가 불어나고 극심하게 아프며 번조하고 답답하여 날뛰며 토하려고 하나 토하지 못하고 설사가 나갈것 같으나 나가지 않는것인데 이를 전곽란(干霍乱)이라고 한다. 혹은 교장사(绞肠痧)라고도 한다.

곽란전근(霍乱转筋) 우로 토하고 아래로 설사하여 수분을 지나치게 많이 잃어 두 아래다리의 배장근경련이 일어나 곧게 펼수 없는것을 말한다.

위실(胃实) 증후의 이름이다. 위장에 열이 쌓였거나 열이 성하고 진액이 상하여 위기(胃气)가 옹체되여 통하지 않는 증상을 말한다. 주요증상은 배가 그득하고 아프며 트림이 나고 대변이 통하지 않거나 혹은 번조하고 열이 나는 등이다.

위가실(胃家实) 이 말은 《상한론》에 씌여있다. 《위기》란 위와 대소장의 략칭이다. 위가 실하다는것은 사열이 양명에 맺혀있거나 진액이 손상을 받아 나타나는 증후이다. 주요증상은 장열과 번갈이 나고 땀이 몹시 나며 맥이 홍하고 대한것이다. 사열이 대장내의 대변과 서로 맺히면 조열이 나고 변비가 생기며 배가 아파서 다치지 못하게 하는 등 증상이 나타난다.

조시(燥矢) 시(屎)를 고대에 시(矢)로 많이 썼다. 조시란 건조하고 굳은 대변을 가리킨다. 대변이 건조하고 굳은데다가 장열, 번갈이 나고 배가 그득하며 아파서 다치지 못하게 하는 증상이 동반하는것을 말하는데 이는 양명장실열증에 속한다. 만일 며칠동안 대변을 보지 못하지만 배가 불어나고 아프지 않으면 진허조결에 속한다.

위중조시(胃中燥矢) 대장내에 대변이 굳어있는것을 가리킨다. 《상한론·변양명병맥증병치》에서는 《양명병은 헛소리를 치고 조열이 나며 이와 반대로 음식물을 먹지 못하는 자는 《위중》에 조시가 5∼6개가 있다》라고 하였다. 여기에서의 위중(胃中)은 장관을 가리킨다. 위중에 조시가 있다는것은 위장관에 실열이 내결되여 진액이 사열에 훈증되여 소모된다는것을 설명한다. 때문에 장관내에서 대변이 굳어진다.

열결방류(热结旁流) 양명부실증의 다른 하나의 표현이다. 부실증(腑实证)은 대변이 일반적으로 굳어지고 통하지 않는것이 많다. 그러나 때로는 누렇고 더러운 냄새가 나는 설사를 하여 굳은 대변을 누는것을 볼수 없지만 여전히 양명부실증에 속하는데 이것을 《열결방류》라고 한다.

고설(固泄) 《고(固)》란 앞뒤가 통하지 않는것을 말하고 《설(泄)》이란 대소변이 제약되지 못하는것을 말한다. 《소문·지진요대론》에서는 《모든 궐증에서의 고설은 모두 설사에 속한다》라고 하였다.

한결(寒结) 대변비결이 음한응체에 의하여 일어나는것을 한결이라고 한다. 림상표현은 입술이 희끄무레하고 입맛이 싱거우며 설태가 희고 윤기나며 소변이 맑거나 배에서 소리가 나고 배가 아픈 등이다. 또는 《랭비(冷秘)》라고도 한다.

풍비(风秘) 풍사에 의하여 대변이 굳어지는 증상이다. 환자는 거개 현훈, 복창 등 증상이 겸하여 나타난다. 이는 풍열감기, 대장조결에서 나타나거나 중풍환자의 장위에 열이 쌓여있을 때에 나타난다.

발황(发黄) 각종 부동한 원인에 의하여 전신 피부거나 공막이 누렇게 되는 증상을 가리킨다. 《황달》조항을 참고하라.

황달(黄疸) 몸이 누렇고 눈이 누르며 소변이 누런것을 주증으로 한다. 병인은 비위의 습사가 속에 맺혀 장위가 실조되고 담액이 밖으로 넘쳐나는데서 일어난다. 림상에서는 양황증과 음황증의 두가지로 나눈다. 《음황》, 《양황》 조항을 자세히 보라.

온황(瘟黄) 이 병은 온열시독을 감수하여 독이 성하고 화로 되여 영혈에 깊이 들어가는데서 일어난다. 림상표현은 몸과 눈이 적황색을 띠고 고열이 나며 정신이 흐리고 번갈이 나며 배가 불어나고 옆구리가 아프며 코피가 나고 혈변을 누거나 발진이 돋으며 설질이 심적색이고 설태가 누렇고 조한 등이다. 급성황달형전염성간염, 황달형스피로헤타증 등과 비슷하다.

급황(急黄) 이 병은 평시에 비위에 열이 쌓여있는데다가 습열의 독이 극성하여 진액이 작상(灼伤)되고 영혈이 내합되여 사기가 심포에 들어가는데서 일어난다. 이는 양황의 중증이다. 그의 특점은 누렇게 되는것이 급속하고 몸과 눈이 적황색을 띠며 고열이 나고 번갈이 나며 가슴이 그득하고 배가 창만하며 정신이 흐리고 헛소리를 치며 코피가 나고 혈변을 누거나 발진이 돋으며 설질이 선홍색이고 설태가 누렇고 맥이 현하고 활하면서 삭한것이다.

곡달(谷疸) 이 말은 《금궤요락》에 씌여있다. 황달류형의 하나이다. 음식물을 조절하지 않고 과식하거나 배고프며 습열이거나 식체가 중초에 막히는데서 일어난다. 주요증상은 음식물을 먹으면 머리가 어지럽고 번조하며 가슴이 답답하고 위가 불편하며 배가 그득하고 물과 같은 설사를 하며 소변이 불리하고 몸과 얼굴이 누렇게 되는 등이다.

주달(酒疸) 이 말은 《금궤요락》에 씌여있다. 황달류형의 하나이다. 술을 지나치게 마시거나 음식물을 조절하지 않아 비위가 손상되고 운화가 실조되며 습탁이 속에 울결되여 열이 산생되고 습열이 서로 훈증되는데서 생긴다. 주요증상은 몸

과 눈이 누렇고 가슴이 답답하면서 뜨거우며 음식물을 먹지 못하고 때로는 토하고 소변이 붉고 삽하며 맥이 침하고 현하며 삭한 등이다.

녀로달(女劳疸) 이 말은 《금궤요락》에 씌여있다. 황달류형의 하나이다. 몸이 누렇고 이마가 검스레하며 방광이 부어나고 아래배가 그득하며 소변이 통하고 대변이 검고 저녁이면 손바닥과 발바닥은 뜨거워나나 도리여 오한이 나는감을 느끼는 증상이 나타난다. 《금궤요락》에서는 이 증상은 성생활이 과도하거나 술에 취하거나 배부른데 의하여 일어난다고 인정한다. 림상소견에 근거하면 이 증상은 황달병후기에 많이 나타나는것으로서 기혈량허, 락사어조의 증후와 같다. 흔히 옆구리밑에 적괴가 그득하면서 아프고 피부색이 검스레하고 이마에 색소가 침착되며 설질이 암적색이고 맥이 현하고 세한 등을 동반하는데 심하면 고창이 발생한다.

황한(黄汗) 이 말은 《금궤요락》에 씌여있다. 땀이 나서 몸이 황백피나무껍질 즙의 색갈과 같기때문에 황한이라고한다. 열이 나고 구갈이 생기며 가슴이 그득하고 답답하며 사지, 머리와 얼굴이 부어나고 소변이 불리하며 맥이 침하고 지한 등 증상이 나타난다. 병인은 풍, 수, 습, 열이 서로 훈증하는데서 생긴다. 습열이 혈분을 상하였을 때에는 또 창양이 합병할수 있다.

홍역(麻疹) 보통 《사자(痧子)》라고 한다. 소아들에게서 흔히 보는 전염병으로서 시사역독을 감수하여 생긴다. 병독은 주로 폐위를 침범한다. 초기에는 먼저 폐위풍열증상이 나타남으로써 기침이 나고 안결막이 뻘겋고 붉으며 빛을 싫어하고 눈물이 많이 나는것을 특징으로 한다. 피진이 돋을 때에는 발진이 귀뒤로부터 발제 및 목에 나타나면서 점차 얼굴과 전신에 돋고 발진과 발진사이에서는

정상적인 피부를 볼수 있는것이 그의 특점이다.

백후(白喉) 소아에게서 잘 발생하는 급성전염병의 하나이다. 이 병은 역려의 기가 입과 코로부터 들어가 폐경과 위경을 침범하여 조화(燥火)를 화하여 우로 인후를 훈증하는데서 생긴다. 림상표현은 인후부점막에 회백색이고 잘 떨어지지 않는 가막이 생기는것이다. 전신성중독증상을 특징으로 하는것이 나타난다. 발병계절은 겨울과 봄 두 계절이다. 기후가 건조한 환경에서는 더욱 쉽게 류행되여 전파되기 때문에 《역후(疫喉)》라고도 한다. 《역후》에는 란후사(烂喉痧)와 백후가 포괄되여 있고 백후는 단지 그중의 하나인것이다》.

란후사(烂喉痧) 일종 급성전염병으로서 겨울과 봄 두계절에 많이 발생한다. 입, 코로부터 흡입한 역독의 기가 폐위(肺胃)에 맺혀있는 열과 서로 훈증하는데서 발생한다. 인후가 아프면서 부란되고 기부에 붉은 발진(단사)이 돋는것을 주증으로 한다. 때문에 《란후단사(烂喉丹痧)》라고도 한다. 전염성이 있어 류행을 일으키기때문에 《역후(疫喉)》의 하나이다. 또 역후사(疫喉痧)라고 한다. 이 병은 성홍열이다.

음양독(阴阳毒) 이 말은 《금궤요락》에 쓰여있다. 역독이 감수되여 인후에 맺혀 혈분을 침범하는 병증이다. 양독과 음독으로 나누는데 양독은 열이 우에 막혀 있어 얼굴에 마치 비단무늬와 같은 붉은 반점이 돋고 인후가 아프며 피고름을 토하는것이 주요한 증상이고 음독은 사기가 경맥에 막혀있어 얼굴과 눈이 퍼렇고 몸이 마치 매에 맞은것과 같이 아프고 인후가 아픈 등의 주요한 증상이다. 병세는 모두 위급한데 속한다. 《제병원후론, 상한음양독후(诸病源候论 · 伤寒阴阳毒候)》에서는 《의사가 음양독환자를 감별하려면 병에 방금 걸렸을 때 손가락과 발가락을 본다. 손가락과 발가락이 찬것은 음이고 차지 않은것은 양이다》라고 하였다. 이것은 음독, 양독의 전형적증상이 나타나기 전의 감별방법이다.

대두온(大头瘟) 온독의 일종이다. 대두풍(大头风) 혹은 《대두상한(大头伤寒)》이라고도 한다. 이는 풍온시독을 감수한것이 폐위(肺胃)에 침입하여 발병하는것이다. 머리와 얼굴이 붉게 붓거나 인후가 부어나고 아픈것을 특징으로 한다. 심한것은 이롱(耳聋), 구금(口噤), 혼미, 섬어 등 위험한 증후가 나타난다. 다른 일종은 목이 크게 부어나는것이 주증인데 머리와 얼굴이 부은것이 마치 두꺼비모양과 같으므로 《하마온(虾蟆瘟)》이라고 한다.

자시(痄腮) 시종(腮肿) 혹은 함시창(含腮疮)이라고 한다. 또 《하마온》이라고 한다. 온독병사를 감수한후 장위에 쌓인 열과 간담의 울화(郁火)가 소양경락에 막혀 발생하며 겨울과 봄철에 혼히 류행되며 학령전의 어린이들의 발병이 비교적 많다. 주요증상은 한쪽 혹은 선후로 량쪽 이하선부위가 부어나고 변두리가 명확하지 않으며 누르면 유연하고 견실한 감이 나며 두통과 압통(压痛) 등이 있다. 이 병은 류행성이하선염이다.

발이(한독)(发颐、汗毒) 턱부위에 발생하는 화농성감염을 가리킨다. 이 병은 자시와 비슷하지만 상한, 온병, 홍역의 후기에 많이 계발한다. 땀이 잘 배설되지 않아 여사의 열독이 빠져나가지 못하고 소양, 양명의 락에 울결되여 기혈이 응체되는데서 발생한다. 또 《한독(汗毒)》이라고 한다. 초기에 신열이 나고 오한이 나며 부은것이 복숭아씨만큼하고 열이 좀 나면서 아프며 후에는 농양이 점차 커지고 열이 나면서 아픈것이 더 심해진다. 만일 제때에 절개하지 않으면 농양이 턱부위 혹은 구강점막 혹은 외이 등 곳에 옮겨가 곪아터질수 있다. 화농성이하선

열과 비슷하다.

백일해(百日咳) 아동들이 시사에 감수되거나 담락이 기도에 울체되거나 폐기가 잘 통하지 않는데서 일어나는 질병을 가리킨다. 림상표현은 뚜렷한 진발성, 경련성 기침이 나면서 병적과정이 오랜것이 특징이다. 전염성이 있어 쉽게 류행을 일으키기때문에 《역해(疫咳)》라고도 한다. 그 기침상태와 기침련속성을 형용하여 《로자해(鷺鷀咳)》, 《둔해(頓咳)》, 《시행창둔(時行嗆頓)》이라고도 한다. 기침이 날 때에는 암탉이 우는 소리와 비슷한 특수한 소리가 나기때문에 《계해(鷄咳)》라고도 한다.

백수소(百晬嗽) 갓난아이가 100일내에 기침이 나면서 가래가 많고 잠을 잘 자지 않는 병증을 가리킨다. 《유소(乳嗽)》라고도 한다.

두창(痘疮) 옛날의 병이름이다. 발진형태에 따라 이름을 단것이다. 즉 지금 말하는 천연두이다.

사기(痧气), 사창(痧胀) 여름과 가을 사이에 풍, 한, 서, 습의 기를 감수하였거나 혹은 역기, 예탁의 사기를 접촉한것이 속을 막는데서 배가 아프고 답답한것이 나타나는 병증이다. 사기(痧气)가 위장에 가득 막혀 경락을 막기때문에 사창(痧胀)이라고 한다. 사기가 피부기분에 있으면 피부에 붉은 점이 은은히 나타나는것이 마치 홍역과 같은데 이것을 《홍사(红痧)》라고 하며 만일 사독(痧毒)이 근육혈분에 맺혀있으면 전신이 뿌듯하고 아프며 검은 반점이 돋아나는데 이것을 《오사(乌痧)》라고 한다. 만일 증세가 심하면 한열이 나타나고 머리, 가슴, 배가 뿌듯하거나 아프거나 혹은 허리를 졸라맨 것과 같거나 혹은 손톱이 검푸르거나 혹은 손발이 저려나는 등이 나타난다.

풍사(风痧) 풍진(风疹)이라고도 한다. 소아들에게서 흔히 보는 병이다. 풍열시사에 감염되어 페위(肺卫)에 울결되는데서 기부의 병증이 발생된다. 림상표현은 발진이 돋기전에는 뚜렷한 증상이 없지만 발진이 돋을 때에는 일반적으로 경한 기침이 동반하고 발진이 거개 24시간내에 온몸에 다 돋아나고 가려운감이 나며 2~3일이면 다 사라진다. 발진이 사라진 후에는 피부에서 비듬이 떨어지지 않고 허물도 남기지 않는다.

백배(白痦), 정배(晶痦) 습온병과정중에서의 목, 목덜미, 가슴, 배 등 부위의 피부에 나타나는 작은 흰 물집은 모양이 수정과 같고 터지면 담황색의 장액이 흘러나온다. 그 색갈이 희고 광채가 나기때문에 정배(晶痦)라고도 한다. 이것은 습열이 기분에 울결조체되는데서 발생한다. 배색(痦色)이 광채나는것은 습열의 사기가 밖으로 나가는 기제를 표시한다. 만일 배색이 말라 회면 《고배(枯痦)》라 한다. 이는 기액이 고갈 된 증후이다.

반진(斑疹) 점이 크고 넓게 이루어져 있고 붉은색이거나 자색이고 만져도 거칠음이 없는것을 《반(斑)》이라 한다. 거개 열이 양명에 울결되어 영혈(营血)을 펍박하는데서 기부에 발생한다. 그 모양이 마치 좁쌀알과 같고 붉은색이거나 자색이고 피부보다 높게 도드라져 만지면 거칠음이 있는것을 《진(疹)》이라고 한다(그러나 어떤것은 피부가 도드라졌지만 만져도 거칠음감이 없다). 이는 거개 풍열이 울체되어 속으로 영분이 막히는데서 혈락(血络)으로부터 피부에 돋아난것이다.

백진(白疹) 백배의 별명이다.

은진(瘾疹) 또 《배뢰(痦瘤)》 《풍진괴(风疹块)》 혹은 은사(瘾痧)라고 한다. 심마진인데 흔히 과민성질병에서 나타난다. 피부에는 크기가 같지 않은 발진이 돋아나는데 작은것은 홍역발진만큼하고 큰것은 콩짜개만큼한것이 가득 돋아난다. 풍열에 속하는것은 구진이 선홍색이고 몹시 가려우며 뜨겁고 설질이 붉으며 맥이 부하고 삭하다. 풍한에 속하는것은 구진이 희고 몹시 가려우며 바람을 싫어하고 설태가 엷고 희며 맥이 부하고 현하다. 풍습에 속하는것은 발진이 좀 붉으스레하고 가슴이 답답하며 사지가 쏘고 무거우며 설태가 두텁고 기름기나는것이 겸하여 나타난다. 만일 반복적으로 발작하고 오래도록 낫지 않는다면 이는 거개 기혈이 허한데 속한다.

신혼(神昏) 정신이 혼미하여 똑똑하지 않는것이다. 사열이 심포에 내함(內陷)되였거나 혹은 습열, 담탁이 청규(淸竅)에 가리워 나타나는 증상이다.

무계(瞀瘛) 무(瞀)란 물건이 잘 보이지 않는것이고 계(瘛)란 손발근맥이 구부러들고 경련을 일으키는것을 말한다. 이는 거개 화열이 심신(心神)을 혼란시키고 간풍을 동하게 하는데서 일어난다.

민무(悶瞀) 눈이 아찔해나고 물건이 잘 보이지 않으며 동시에 속이 답답하여 불안한감을 느끼는 증후이다. 이는 거개 담열습탁이 속에 서로 엉키거나 열독이 극성한데서 일어난다.

섬망(譫妄) 리열이 지나치게 성하거나 담화가 속을 혼란시키는 등 원인에 의하여 의식이 모호하고 순서없는 말을 하며 착사환사이 생기고 성서가 이상하거나 흥분, 격동되는 등 증상이 일어난다.

신불수사(神不守舍) 정신이 문란한것이다. 심은 정신을 저장하는 곳이다. 《령추·시객편》에서는 《심은……정신이 모여있는 곳이다……》라고 하였다. 병사가 심을 침범하거나 정신자극이 지나쳐 나타나는 신지(神志)이상은 모두 신불수사라고 한다.

신지가 없는것과 같다(如喪神守) 《소문·지진요대론》에서는 《보통 입을 꽉 다물고 턱이 떨리면서 이발이 쪼이고 신지가 이상한 등은 거개 화증에 속한다》라고 하였다. 《신지가 없는것과 같다》고 하는것은 즉 신지가 문란하고 불안한것을 형용하는것인바 이는 거개 속에 열이 성하여 나타나는 증후에 속한다.

조광(躁狂) 《조(躁)》란 손발을 날치는것을 가리키고 《광(狂)》이란 미쳐날뛰는것을 가리킨다. 미쳐날뛰고 손발을 날치는것은 신지가 이상한 일종 증후이다. 거개 간경에 열이 성하거나 혹은 담화(痰火)가 우를 혼란시키거나 양명에 열이 성하여 열이 심신을 혼란시키거나 혹은 예탁이 우로 올라가거나 혈이 하초에 축적되여 어열(瘀熱)이 우로 치미는데서 일어난다.

번조(煩躁) 가슴속이 열하여 불안한것을 《번(煩)》이라고 하고 손발을 날치는것을 《조(躁)》라고 한다. 번과 조는 흔히 합쳐 부르지만 허, 실, 한, 열이 부동하다. 온열병의 사기가 리(里)에 들어가 열이 몹시 나고 갈증이 나며 가슴속이 안타깝고 답답하며 손발을 날치는것은 양명실열이다. 양명은 사지를 주관하므로 열이 성하면 사지를 날친다. 대다수는 번으로부터 조에 이르는것을 《번조》라고 한다. 번열과 갈증만 나고 손발을 날치지 않는것은 《번갈(煩渴)》이라 한다. 이것은 열이 성하여 진액을 상한 현상인데 모두 실열증에 속한다. 열성병후기 혹은 외감병에서 발한법, 토법, 사하법을 거친후에 나머지 열이 없어지지 않는데서 가슴이 번열하고 잠이 불안하다. 이것은 허화가 속을 혼란시킨것인데 《허번(虛煩)》이라고 하며 허열증에 속한다. 안타까우면서 몸이 차고 손발을 무의식적으로 움직이고 권태감이 나며 입이 마르나 물을 마시지 않고 맥이 세하고 약한것은 《조번(躁煩)》이라 한다. 이것은 허양요동(虛陽扰动)인데 허한증에 속한다.

오농(懊憹) 이 말은 《상한론》에 씌여

있다. 왕필창의 《의계변증》에서는 《오농의 증상은 심하의 열이 마치 불과 같이 뜨거워 불안케하는데 토하게 하면 멎는다》라고 하였다. 이것은 횡격막사이가 뜨겁고 조잡감이 나는것을 자각적으로 느끼는 증상이다. 병부위가 횡격막의 명치끝에 있기때문에 이것을 《심중오농(心中懊憹)》이라고도 한다. 병인은 거개 표중에서 타당하게 발한하지 않았거나 사하약을 잘못 써서 외사가 리에 들어가 횡격막에 있으면서 위부에 미치는데서 발생한다. 급성 열병 혹은 위장염의 병적과정에서 나타난다.

심번(心烦) 마음이 초조하고 답답한것이다. 거개 속이 열한데서 일어난다. 《내번》조항을 참고하라.

심궤궤(心愦愦) 궤(愦)란 마음이 어지럽다는 뜻이다. 마음이 어지럽다고 형용한것은 자체로 바로잡지 못하는 증상이다. 만일 마음이 어지러우면서 비기로 하여 답답한감이 나면 이것은 《심문(心悗)》이라 한다(문이란 번민의 뜻이다).

내번(内烦) 내열(실열 혹은 허열)에 의하여 마음이 안타깝고 답답한 증상이 일어나는것을 가리킨다. 마음이 안타까와 의식문란이 일어나는것을 《번란(烦乱)》이라 한다. 번란과 동시에 마음이 답답하고 상쾌하지 않는것을 《번원(烦冤)》이라고 한다.

음조(阴躁) 즉 음한이 극성하여 일어나는 조요(躁扰), 신지불안의 증후인데 이는 거개 위험한 증상에 속한다. 림상표현은 사지가 서늘하고 식은땀이 절로 나며 맥이 미약하여 끊어지려하고 조요불안해하는 등이다. 이러한 번조는 음성격양에 의하여 생기기때문에 음조라고 한다. 이는 쇼크의 전기(前期)와 심장쇠약, 뇨독증 등에서 나타난다.

순의막상(循衣摸床) 정신이 혼미된 환자가 손으로 옷, 이불을 만지거나 침대 변두리를 만지는 증상을 형용한것이다. 이것은 열이 심신을 상하게 하여 사기가 성하고 정기가 허한 일종 위급증후이다.

촬공(撮空) 환자가 의식이 똑똑하지 않고 두손을 공간에 내들고 물건을 쥐려고 하는 모양과 같은 증상을 가리킨다. 만일 두 손을 우로 올리쳐들고 엄지손가락과 식지를 지속적으로 비비면 《촬공리선(撮空理线)》이라고 한다. 이것은 병이 심하고 원기가 리탈되는 표현이다.

수족조요(手足躁扰) 손발을 날치면서 불안해하는것을 가리킨다. 실증과 허증의 구별이 있다. 실증은 내열이 극성하여 마음속이 번조하고 불안하기때문에 손발을 날치면서 편안히 누워있지 않는것이다. 실증에서는 늘 몸이 달고 구갈이 나거나 배가 뿌듯하면서 아프고 대변이 굳어지는 등 실열증상이 동반하여 나타난다. 허증은 위험한 병에 의하여 원기가 리탈하려 하고 정신을 차리지 못하기때문에 《순의막상》, 사지조요 등 무의식적인 동작이 나타난다. 허증에서는 거개 정신이 피로하고 침울하며 사지가 서늘하고 맥이 미한 등 허한 증상이 동반하여 나타난다.

축혈증(蓄血证) 상한태양부중의 다른 일종의 증후이다. 주요표현은 몸이 달고 정신이 발광된것과 같고 아래배가 창만하며 사지가 구부러들어 불편하고 소변이 실금되는 등이다. 이는 표열이 경맥을 따라 리에 들어가 혈과 항쟁하고 어열(瘀热)이 아래배에 조체되어 우로 심신(心神)을 혼란시키는데서 일어난다. 심한 환자는 아래배가 단단하고 그득하며 소변이 실금되고 발광하거나 몸이 누렇고 색갈이 어두우며 맥이 침하고 결하다.

경병(痉病) 열성병과정에서 나타나는 각궁반장, 아관긴페의 병증을 말한다. 주요표현은 몸이 달고 발이 차며(오한이 날 때에는 머리가 뜨거운감이 나고 얼굴과 눈이 붉다) 목이 뻣뻣해나고 잔등이 반장되며 입을 악물고 머리만 흔들며 맥이 침하고 세하거나 긴하고 급한 등이다. 이 병은 6음이 침습하거나 조(燥)로 화생되였거나 풍으로 화생되는데서 일어난다. 례를 들면 양명에 열이 성하는데서 간풍이 동하거나 심영(心营)에 열이 성하여 간풍이 동하는것 등이다. 무릇 열이 성하여 음을 상하거나 토법, 한법, 사하법을 잘못 쓴 중증 등에서도 경병이 일어날수 있다. 《금궤요락》에서는 열이 나고 땀이 나지 않으며 도리여 오한이 나는것은 《강경(刚痉)》이라 하고 열이 나고 땀이 나며 오한이 나지 않는것은 유경(柔痉)이라고 하였다.

이외 소아 《제풍(脐风)》, 《산후발경(产后发痉)》, 《파상풍》 및 《서경(暑痉)》 등은 모두 경병범위에 속한다. 각 조항을 자세히 보라.

3음경(三阴痉) 경병이 3음경에 나타나는 증상을 가리킨다. 때문에 3음경이라고 한다. 림상에서는 손발이 서늘하고 근맥이 구급되며 땀이 계속 나고 목이 뻣뻣해나며 맥이 침한 등 증상이 나타나는외 머리가 흔들리고 입을 악물며(궐음에 속함) 사지를 오그릴수 없고 열이 나며 배가 아픈(태음에 속함) 등 3음경증상이 나타난다.

항강(项强) 목덜미의 근육, 근맥늘이 견인되여 불편한 증상들이 나타나는것을 가리킨다. 일반적으로 외감풍한에 의하여 한사가 태양경락에 침입하여 경기가 잘 통하지 못하는데서 일어난다. 목이 뻣뻣한것은 늘 두통과 동시에 나타나는데 이는 태양병의 주증의 하나이다. 어떤것은 습사가 근육에 조체되였거나 열사가 근맥을 작상하는데서 일어나는것도 있다.

목과 잔등이 뻣뻣해지는것(项背强几几) 이 말은 《상한론》에 씌여있다. 목과 잔등 부위의 근육경맥이 모두 견인되여

불편한감이 나는것이다. 이것은 항강병세가 더욱더 발전된것으로서 목이 뻣뻣하고 좀 뒤로 젖혀있는것이 마치 어린 새가 나는것을 배우는 모양과 같다. 외감증상이 동반하여 나타나는것은 사기가 태양경락을 침범한 증후이다.

각궁반장(角弓反张) 환자의 머리와 목이 뻣뻣하고 허리와 잔등이 반장된것이 마치 활모양과 같다. 이것은 풍열 혹은 열극동풍(热极动风)의 일종 증상이다. 경풍(惊风), 파상풍 및 각종 병인에 의하여 일어나는 뇌염, 뇌막염 등에서 나타난다.

전근(转筋) 보통 《근육경련이다(抽筋)》라고 한다. 이는 거개 배장근경련에서 많이 나타나는데 진액이 손상된 일종 증상이다.

구급(拘急) 사지가 경련을 일으켜 오그렸다폈다하기 곤난한 증상을 가리킨다. 이는 거개 풍사에 의하여 초래된다. 역시 신경계통의 질병에서 흔히 나타나는 증상의 하나이다.

수인(收引) 수(收)란 오그라드는것이고 인(引)이란 구급을 가리킨다. 수인이란 근맥이 경련을 일으켜 관절을 구부렸다폈다하기 곤난한것이다. 이는 거개한사에 의하여 일어난다.

순(眴) 눈까풀이 움직이는것을 가리킨다. 근육이 뛰는것을 형용한것이다.

신순동(身眴动) 신체의 근육이 움직이는것이다. 그의 원인은 땀을 지나치게 내여 양기와 음액이 손상되였거나 양허에 의하여 진액산생의 정상적기능이 상실되고 기액(气液)이 부족되여 근육을 온양하지 못하는데서 일어난다.

근척육순(筋惕肉眴) 근육이 움직이고 뛰는것이다. 그의 병리는 《신윤동》과 기본상 같다. 그러나 진액이 손상된 정도가 비교적 심하다.

단욕매(但欲寐) 소음경의 주요증상의

하나이다. 정신이 흐리터분하고 잠을 자는것 같지만 자지 않고 잠에서 깨여난것 같지만 자는것 같은 상태이다. 이는 소음병의 심신량쇠, 기혈허약 등에서 나타난다.

목중불로로(目中不了了) 이 말은 《상한론》에 씌여있다. 로로(了了)란 똑똑하고 분명하다는 뜻이다. 목중불로로란 물건을 볼 때 똑똑히 보이지 않는것을 형용한것으로서 양명부열이 지나치게 성하여 진액이 손상을 받아 사열이 우로 훈증되는데서 일어나는 증후이다.

현목(眴目) 눈알을 계속 움직이는것을 가리킨다. 눈앞이 아찔해나면서 캄캄해나는 증상이다.

불능현(不能眴) 현이란 눈알을 계속 움직이는것을 가리킨다. 불능현이란 눈을 똑바로 뜨고 움직이지 않는다는 뜻이다. 평시에 혈이 허한 사람들이 땀을 지나치게 내면 정혈(精血)이 손상을 받아 근맥이 영양을 잃게 되는데서 이런 증상이 나타날수 있다.

명목(目瞑) 명이란 눈을 감거나 잠을 잔다는 뜻이다. 명목이란 눈을 감고 뜨려 하지 않는것을 가리킨다. 거개 열이 나면서 심번, 현훈이 생겨 환자들이 눈을 감고 잠시 안정상태에 있을 때에 나타난다.

시기(視歧) 물건을 볼 때 한개 물건이 둘로 되여 보이는것이다. 이는 간신음정결손의 병변에 속한다.

대안(戴眼) 눈을 우로 뜨고 눈알이 돌아가지 않는것을 가리킨다. 태양경의 경기가 쇠약한것은 병이 위험한 단계에 나타나는 일종 뇌신경증상이다.

동자고(瞳子高) 동자란 눈동자를 가리킨다. 눈을 우로 뜨는것은 태양경의 경기가 부족한것인바 《대안》이 더욱더 나타난다. 이는 일종 뇌신경증상이다.

결흉(结胸) 이 말은 《상한론》에 씌여있다. 사기가 가슴속에 맺혀있는 병증을 가리킨다. 주요증상은 다음과 같은 두가지가 있다. 하나는 가슴과 옆구리부위에 촉통(触痛)이 있고 목이 뻣뻣하며 열이 나고 땀이 나며 촌맥이 부하고 관맥이 침한 등이다. 다른 하나는 심와부로부터 아래배까지 튼튼하고 가득하며 아프고 누르는것을 싫어하며 대변이 굳고 입과 혀가 말라 갈증이 나며 오후이면 조열이 좀 나고 맥이 침하고 결한 등이다. 발병원인은 다음과 같다. 태양병에서 너무 일찍 공하하여 표열이 내함되여 가슴속의 본래 수음과 엉키거나 혹은 사하약을 잘못 쓰지 않았는데 태양병이 속으로 양명에로 전변되여 양병의 실열이 배속의 본래 수음과 서로 엉키는데서 생긴다. 가슴과 옆구리를 다치면 아프고 목이 뻣뻣하며 땀이 좀 나거나 머리에서만 땀이 나는것은 열과 물이 서로 엉킨것인데 이를 《수결흉(水结胸)》이라고 한다. 또는 《수기결흉(水气结胸)》 혹은 《수열결흉(水热结胸)》이라고도 한다. 심와부로부터 소복까지 튼튼하고 아프며 누르는것을 싫어하고 대변이 굳고 오후이면 조열이 좀 나는것을 《실열결흉(实热结胸)》이라 한다. 이외 《소결흉(小结胸)》, 《대결흉(大结胸)》 《혈결흉(血结胸)》, 《한실결흉(寒实结胸)》등의 명칭이 있다. 각 조항에 자세히 씌여있다.

소결흉(小结胸) 결흉증류형의 하나이다. 거개 담과 열이 서로 엉키는데서 생기는데 이것을 《담열결흉(痰热结胸)》이라고도 한다. 림상표현은 위완부가 튼튼하고 그득하며 압통이 있고 설태가 누렇고 좀 기름기나며 맥이 부하고 활한 등이다.

대결흉(大结胸) 즉 《상한론》중의 대함흉탕증(大陷胸汤证)이다. 이는 태양표증이 해제되지 않았는데 사하법을 잘못 써서 심와부로부터 소복까지 튼튼하고 그득하면서 아파서 손을 가까이 대지 못하는 증후가 나타나는것이다.

혈결흉(血结胸) 결흉증류형의 하나이

다. 사열과 혈이 가슴에 엉키는데서 일어난다. 주요증상은 가슴속이 그득하고 좀 튼튼하며 아파서 누르지 못하는것인데 이런 환자들은 기억력이 없어지고 소변이 도리여 잘 나가고 갈증이 나지 않는다.

한실결흉(寒实结胸) 결흉증류형의 하나이다. 태양병에서 랭수로 잘못 목욕을 시켜 사열이 한기에 막히게 되고 수한(水寒)이 폐를 상하여 한기가 가슴속에 맺히는데서 일어난다. 주요증상은 가슴이 아프고 마음이 초조하며 갈증이 나지 않고 열이 나지 않는 등이다.

흉하결경(胸下结硬) 《흉하(胸下)》란 횡격막사이를 가리킨다. 횡격막사이에 비기가 가득하고 딴딴하며 아픈 증상이 있다. 담습과 사열이 서로 맺히거나 비위허한시에 사하약을 잘못써서 비위가 손상되는데서 일어난다.

흉협고만(胸胁苦满) 가슴과 옆구리부위가 그득하고 답답하며 불편한것이다. 이것은 족소양담경의 기기(气机)가 실조되여 나타나는 증상의 하나이다. 족소양경락은 량옆구리에 분포되여있는바 기기가 울결되고 동시에 담화(胆火)가 횡격막에 울결되면 이런 증상이 나타난다.

소복경만(少腹硬满) 배꼽아래부위가 딴딴하고 창만된 증상을 가리킨다. 만일 누르면 딴딴하지 않고 창만된감만 나고 구급되며 불편하면 《소복급결(少腹急结)》이라고 한다. 모두 어혈과 사열이 서로 맺혀 소복부에 조체되여있거나 방광기화가 실조되여 수습이 하초에 멈추어있는데서 생긴다. 전자는 축혈증(蓄血证)에 속하고 후자는 축수증(蓄水证)에 속한다. 변증요점은 소변이 잘 통하는가 통하지 않는가 하는데 있다. 소변이 잘 통하는것은 축혈증이고 소변이 잘 통하지 않는것은 축수증이다.

흉민(胸闷) 습열 혹은 담습의 사기가 중초에 조체되여 사기가 가슴속을 혼란시켜 번민이 생기고 답답하며 불편한 일종 증상이 나타나는것을 가리킨다.

비(痞) 가슴과 배사이에 기기(气机)가 막히여 불편한 일종 자각증상이다. 여기에는 사열에 막힌것과 기허에 기체된것이 있다. 만일 창만된감이 겸하여 있으면 이것을 《비만(痞满)》이라고 한다. 사열이 상초에 조체되여 흉부에 비기가 막힌것을 《흉비(胸痞)》라고 한다. 만일 담습이 섞여있고 흉부의 비기가 비교적 심하여 마치 물건이 막혀있는것과 같으면 이것을 《흉중비경(胸中痞硬)》이라 한다. 사열이 위완부에 조체되여 누르면 유연하고 아프지 않으면 이것을 《심하비(心下痞)》라고 한다. 만일 누르면 저항감이 있으면 사열이 위내에 머물려있는물과 서로 막히여있는데 이것을 《심하비경(心下痞硬)》이라고 한다. 급성과 만성 위장염, 소화불량에서 흔히 이런 증상이 나타난다.

심하만(心下满) 위완사이에 비기가 창만되여 답답한것을 가리킨다. 만일 기가 상역하는 감각이 겸하여있으면 이것을 《심하역만(心下逆满)》이라 한다. 이것은 중양이 손상되고 운화가 실조되여 수음이 중초에 정체되여있는데서 나타나는 자각증상이다.

심하급(心下急) 위완부위가 급격히 아프고 창만되여 불편한감을 느끼는것을 가리킨다. 이것은 사열이 위에 맺혀있는데서 심한 구토를 일으킨후 나타나는 자각증상이다. 흔히 마음이 초조하고 대변불통이 생기는 등 증상이 동반하여 나타난다. 급성위염, 위장염, 감기 등에서 나타난다.

지격(支膈) 자각적으로 횡격막밑에 기체가 막혀있는것과 같은 불편한감을 느끼는것을 가리킨다.

심하지결(心下支结) 위완사이에 마치 어떤 물건이 막혀있는것과 같은 감이 절로 나고 번민이 생기며 딴딴하지도 않고

267

그득하지도 않은 일종 증상이 나타난다. 이것은 소양에서 가슴과 옆구리가 가득한 경증이다.

제하계(脐下悸) 하복부가 박동하여 불편한감을 느끼는 증상을 가리킨다. 거개 하초에 평시에 물이 정체되여있다가 외감병에서 땀을 잘못 내여 신기(肾气)가 손상되여 수기(水气)가 되돌아올 때에 나타난다.

장결(脏结) 이 말은 《상한론》에 쓰여있다. ①증상은 결흉증과 비슷하지만 발열, 번조가 나타나지 않는다. 환자는 음식물을 평시와 같이 먹지만 때로는 설사하고 맥상에서 촌맥이 부하고 관맥이 세하고 소하며 침하고도 지하며 설태가 희고 윤기나며 기름기 난다. 사기가 장(脏)에 맺혀있는데서 양이 허하여 음탁이 응결된것이다. ②환자의 옆구리밑에 평시에 비괴가 적취되여있고 그것이 배꼽옆에까지 파급되고 동통이 아래배에 이른 병증을 가리킨다.

2. 잡 병

잡병(杂病) 《잡증(杂症)》이라고도 한다. 일반적으로 외감병외의 내과질병을 가리킨다.

숙질(宿疾) 오랜 질병을 가리키는데 《구병(久病)》이라고도 한다. 새로난 병과 상대적으로 말하는것이다.

고질(痼疾) 오래 치료하여도 낫지 않는 비교적 완고한 만성질병을 가리킨다.

해소(咳嗽) 해소는 한개 증상이다. 6음이 외감하여 장부가 손상되면 모두 페에 영향주는데서 기침이 나게 된다. 전인들은 기침을 짖고 가래가 없는것을 《해(咳)》라고 하고 가래가 있어 뱉는것을 《소(嗽)》라고 하였다. 림상에서는 흔히 가래가 없이 기침이 나는것을 《해창(咳呛)》 혹은 《건해(干咳)》라고 하고 가래가 있고 기침소리가 낮은것을 총칭하여 《해소》라고 한다. 해소의 원인은 비록 많으나 외감과 내상의 두가지를 벗어나지 못한다. 일반적으로 풍한, 풍열, 조화, 담음, 로상 등에 따라 병증론치를 진행한다.

건해(干咳) 가래가 없는 해창을 가리킨다. 경한것은 계속 10여번 기침을 짖은 다음에야 적은 량의 건 가래를 뱉는다. 심한것은 비록 기침은 몹시 나지만 가래가 없고 기침소리가 높으며 목안이 가려워나고 마르며 가슴과 옆구리가 아프고 혀변두리와 혀끝이 붉으며 설태가 누렇고 마르며 맥이 세하고 삽하거나 혹은 현하고 삭하다. 이는 거개 조화(燥火)가 페를 상하여 페진액이 뜨거워나는데서 생긴다.

조해(燥咳) 조기(燥气)가 페진액을 손상하는데서 일어나는 기침을 가리킨다. 림상표현은 마른 기침이 나고 가래가 적으며 인후가 마르고 아프며 입, 코 및 피부가 건조하고 숨쉬는것이 불리하며 뼈마디가 아프고 대변이 건조하며 설질이 붉고 설태가 누르며 맥이 현하고 삭한 등이다.

담해(痰咳) 《담습해소(痰湿咳嗽)》라고도 한다. 기침소리가 중탁하고 가래가 많으나 쉽게 뱉을수 있으며 가래가 나오면 기침이 멎는것이 특징이다. 가슴이 답답하고 식욕이 떨어지며 설태가 희고 기름기나며 맥이 부하고 활한 등 증상을 동반한다. 거개 담습이 속에 뭉쳐 우로 페를 마르게 하는데서 생긴다. 만성기관지염, 페기종, 기관지확장 등 병에서 나타난다.

서해(暑咳) 서사를 감수하여 서기(暑气)가 페를 상하는데서 기침이 난다. 주요증상은 기침이 나고 가래가 적거나 가래가 없고 몸이 달며 구갈이 나고 마음이 초조하거나 가슴이 답답하며 옆구리가 아프고 오줌이 붉으며 맥이 유하고 활하며 삭한 등이다.

5장6부해(五臟六腑咳) 이 말은 《소문·해론(素问·咳论)》에 씌여있다. 기침은 폐장에 병이 있는 증상이다. 5장6부에 병이 있을 때에는 병기(病气)가 폐에도 영향주기때문에 기침이 날수 있다. 다른 한 면으로는 기침이 비교적 오래면 기타 장부기능에 영향줄수 있다. 때문에 전인들은 기침의 겸증은 거개 장부기능 및 장부의 경맥순환로선과 관련되여있다는것을 발견하고 기침으로써 5장6부를 분류하고 변증하는 방법을 총화하였다. 그러나 폐를 제외한 기타 장부(심, 간, 비, 신 등) 자체에서 기침이 난다고 오해하여서는 안된다.

심해(心咳) 기침이 날 때 심흉부가 아프고 무엇이 후두를 막는것 같고 지어는 인후가 부어나고 아픈 증후가 나타나는것을 가리킨다.

간해(肝咳) 기침이 날 때 량옆구리가 견인되면서 아프고 지어는 몸을 돌릴수 없으며 옆으로 돌린쪽의 량옆구리가 창만해나는 증후를 가리킨다.

비해(脾咳) 기침이 날 때 오른쪽옆구리가 아파나면서 어깨와 잔등에까지 뻗치며 지어는 움직일수 없고 움직이면 기침이 더 심해지는 증후를 가리킨다.

폐해(肺咳) 기침이 날 때 숨이 차고 소리가 나며 지어는 피를 뱉는 증후를 가리킨다.

신해(腎咳) 기침이 날 때 허리와 잔등이 서로 당기우면서 아프고 지어는 침을 흘리는 증후를 가리킨다.

담해(胆咳) 기침이 날 때 담즙 혹은 새파란 쓴 물을 토하는 증후를 가리킨다.

위해(胃咳) 기침이 날 때 심하게 메스꺼워나면서 회충을 토하는 증후를 가리킨다.

소장해(小肠咳) 기침이 날 때 방귀를 뀌는데 기침과 방귀가 동시에 나타나는 증후를 가리킨다.

대장해(大肠咳) 기침이 날 때 대변실금이 나타나는 현상을 가리킨다.

방광해(膀胱咳) 기침이 날 때 소변실금이 나타나는 현상을 가리킨다.

3초해(三焦咳) 기침이 날 때 배가 창만하고 식욕이 없는 증후를 가리킨다.

한담(寒痰) 가래가 맑고 묽으며 흰것이 특징이다. 외감풍한에 의하여 나타나는것은 오한, 발열, 두통이 있고 후두가 가려우면서 기침이 나는 등 증상이 동반한다. 비신허한에 의하여 일어나는것은 오한이 나고 사지가 서늘하며 권태하고 소화가 되지 않으며 맥이 침하고 완한 등 증상이 나타난다.

조담(燥痰) 가래가 걸고 량이 적거나 피가 섞여나오는것이 특징이다. 거개 입안이 마르고 코가 마르며 가래를 뱉기 어렵고 인두가 아프며 맥이 세하고 삭한 등 증상이 동반한다.

담화(痰火) ①무형지화(无形之火)와 유형지담이 걸어져 엉키여 폐에 적체된 병증을 《과낭지담(窠囊之痰)》이라고 한다. 평시에는 뚜렷한 증상이 없지만 외사 혹은 음식내상 등 요소가 작용하면 발작하는데 그 증상은 효천과 매우 비슷하며 번열이 나고 가슴이 아프며 입안이 마르고 입술이 조하며 가래를 뱉기 힘든 등이다. ②목 및 귀뒤에 구술을 꿴 모양과 같은 담핵(痰核)이거나 겨드랑이에 핵이 맺힌 병증이다. 핵은 누르면 딴딴하고 밀어도 움직이지 않는다. 그리고 설질이 붉고 설태가 누르며 맥이 현하고 활하며 삭한 등이 겸한다. 이는 간화, 담울에 의하여 생긴다.

복담(伏痰) 《숙담(宿痰)》이라고도 한다. 수음이 내열에 의하여 걸어져 담으로 되여 횡격막사이에 비교적 오래동안 체류되여있기때문에 복담이라고 한다. 복담과 복음의 뜻은 기본상 같지만 음(饮)은 거개 가슴, 배사이에 잠복하여있는데 이는 수종 및 흉복강내액체축적과 비슷하다. 담(痰)은 전신의 각 곳에 모두 잠복될수 있다. 일반적으로 각담증상이 있는 질병외에 전간, 일부 관절병 및 림파결종대 등 병증은 변증론치방면에서 왕왕 복담과 관련된다.

담적(痰积) 주요증상은 횡격막에 비기가 그득하여 은은히 아프고 가래가 잘 뱉어지지 않으며 침이 걸고 삼키면 막히우며 머리가 어지럽고 눈이 어지러우며 배안에 단단한 덩이가 있는것 등이다. 담이 막히고 기가 정체되여 습탁이 횡격막사이에 응체되는데서 생긴다.

수음(水饮) 수음은 장부의 병리적변화과정에서 나타나는 삼출액이다. 수와 음의 구별을 보면 묽고 맑은것은 수이고 묽고 건것은 음이다. 이와 같이 이름이 같지 않지만 실질이 같기때문에 흔히 수음이라고 부른다.

음증(饮证) 각종 《수음》에 의하여 일어나는 병증의 총체로서 그 의의는 넓은 의미에서 말하면 담음과 같다. 《담음》, 《4음》 등 조항을 참고하라.

4음(四饮) 담음, 현음(悬饮), 일음(溢饮), 지음(支饮) 등 4가지 음증을 가리킨다(《금궤요락》).

담음(痰饮) 병인과 증상에 근거하여 명명한것인데 넓은 의미와 좁은 의미로 말하면 다음과 같은 두가지가 있다. 1)넓은 의미에서 말하는 담음은 여러가지 수음병을 총칭한것으로서 일반적으로 체내의 수액운화가 불리하여 체강, 사지 등에 정체된 질병을 말한다. 그 병인은 거개 비, 폐, 신 3장기능의 실조와 관련되며 또한 호상 영향준다. 특히 비양의 운화가 실조되여 3초의 기화가 장애되여 수음이 체류되는것이 주요한 원인이다. 2)좁은

의미에서 말하는 담음, 수음병의 일종으로서 허증과 실증으로 나눈다. 허증은 주로 가슴과 옆구리가 그득하고 완부(脘部)에서 진수음이 들리고 맑은 침을 토하며 머리가 어지럽고 심계가 항진되며 숨이 차고 여위는데 이것은 비신양허에 의하여 수곡운화가 되지 못하여 수음이 위장에 흩어지는데서 생긴다. 이는 유문경색에 의하여 일어나는 위저류와 비슷하다. 실증은 주로 위완부가 딴딴하고 그득하며 설사하고 살사한후이면 좀 편안한감이 나지만 위완부가 또 인차 딴딴해지면서 그득하고 수액이 창자사이에서 류동하고 꾸르룩하는 소리가 나는 증상이 나타나는데 이것은 수음이 위장에 머물려있는데서 생긴다.

현음(悬饮) 수음이 옆구리부위에 체류되여있는것을 가리킨다. 이것은 우로 가슴속에 있지 않고 아래로 배속에 있지 않기때문에 현음(悬饮)이라고 한다. 주요 표현은 옆구리밑이 그득하여 불편하거나 좀 붓기고 기침이 나거나 침을 뱉을 때 량옆구리가 켕기우고 맥이 침하고 현한것이다. 심할 때에는 기침이 더욱 심해지고 가슴과 옆구리에 비기가 그득하여 아프면서 쇄골상와까지 켕기우며 헛구역이 나고 숨이 차며 머리가 아픈 등 증상이 동반한다. 이것은 삼출성륵막염 등 질병과 비슷하다.

일음(溢饮) 수음이 체표 및 피하조직에 체류되여있는것을 가리키는데 일반적인 수기병(水气病)과 같다. 주요증상은 몸이 아프고 사지가 부어나며 무겁거나 천해(喘咳) 등이 나타난다. 이는 심장병수종, 신장염수종 등과 비슷하다.

지음(支饮) 담음, 수기가 횡격막의 위완부에 체류되여있는 병증을 말한다. 우로 페기의 핍박에 의하여 폐의 숙강기능이 상실되여 승강이 저애를 받기때문에 횡격막이 장애받게 된다. 주요증상은 천

270

해가 상역하고 가슴이 그득하며 숨이 차고 숨이 막혀 반듯하게 누울수 없으며 지어는 부종이 생기는것이다. 이는 만성폐기종 및 그에 의하여 일어나는 폐원성심장병 등 질병과 비슷하다.

류음(留飮) 장기적으로 체류되여있고 순행되지 않는 수음을 가리킨다. 중초의 비위허에 의하여 운화가 실조되여 진액이 응체되는데서 생긴다. 주요림상표현은 구갈이 나고 사지관절이 시큰하면서 아프고 잔등이 찬감이 나며 숨이 차고 맥이 침한 등이다. 만일 중양(中阳)이 회복되지 않으면 구음(旧饮)이 배설된다고 하지만 신음(新饮)이 또 다시 체류되기때문에 천연되면서 잘 낫지 않는다.

복음(伏饮) 담음이 체내에 잠복되여 있어 경상적으로 발작하는것을 가리킨다. 그 증상은 허리와 잔등이 쏘고 오한이 나고 열이 나며 가슴과 옆구리가 그득하고 기침이 나며 구토하고 심하면 눈물이 저절로 나오고 온몸이 떨리는것이다.

효천(哮喘) 효(哮)란 후두사이에서 소리가 나는것을 말하는데 입을 벌리거나 입을 다물거나를 물론하고 가래소리가 나는것을 가리키고 천(喘)이란 호흡을 가리켜 말하는데 숨이 촉박하고 숨을 내쉬는 것이 많고 들이쉬는것이 적다. 효는 발작기간에 번마다 천과 서로 겸하여나타난다. 그러나 천은 효를 꼭 겸하지 않을수 있다. 일반적으로 효와 천을 합하여 말하는데 실제상에서는 구별이 있다.

효증(哮证) 숨이 찰 때 후두사이에서 그르렁그르렁하는 소리(물닭이 우는 소리와 같음)가 나는것이 특징이다. 흔히 천(喘)과 같이 나타난다. 효는 소리가 나는것을 말하고 천은 숨이 찬것을 말한다. 이 병은 가래소리와 해천의 증상이 나타나기때문에 보통 《합아(呷呀)》 혹은 《합소(呷嗽)》라고 한다. 어떤 사람은 어릴때부터 이병에 걸리는데 이를 《천효(天哮)》라고

한다. 그 병인은 주로 담음이 속에 잠복되여있는데다가 외감, 음식, 정지 혹은 과로 등 요소에 의하여 유발되고 특히 기후변화와 더 밀접한 관계가 있다. 병이 오래되면 폐, 비, 신 3개 장기가 모두 허하게 되여 본이 허하고 표가 실한 증후가 나타난다. 림상에서는 랭효와 열효 두가지 류형으로 나눈다. 1)《랭효(冷哮)》는 뱉은 가래가 맑고 묽으며 가래가 희고 점조하면서 거품이 있고 갈증이 나지 않으며 가슴이 답답한 등의 주증이 나거나 혹은 풍한표증을 겸한다. 2)《열효(热哮)》는 가래가 탁하고 걸며 누런 교질점액이고 뱉기 어려우며 얼굴이 붉어지고 땀이 저절로 나며 번민이 생기고 숨이 촉박한 등의 주증이 나거나 혹은 풍열표증을 겸한다.

천증(喘证) 호흡이 촉박하고 지어는 코날개가 팔락거리거나 혹은 입을 벌리고 어깨를 쳐울리며 반듯하게 누워있지 못하는것이 특징이다. 외감 혹은 내상 등 질병에서 나타난다. 림상에서는 실천(实喘)과 허천(虚喘) 두가지류로 나눈다. 1) 실천은 거개 풍한 혹은 담탁(痰浊), 담열 등에 의하여 초래된다. 풍한에 의하여 일어나는것은 초기에 오한, 발열 등 표증이 나타나고 담탁에 의하여 일어나는것은 가슴이 그득하고 답답하며 지어는 기침에 의하여 가슴이 아파난다. 량자는 급성기관지염, 기관지천식 등 질병에서 많이 나타난다. 담열에 의하여 일어나는것은 열이 나고 기침이 나면서 가래가 성하고 가슴이 아프며 번조한 등 증상이 나타난다. 2) 허천은 거개 폐가 약하고 신이 허한데 속한다. 폐가 약한것은 숨이 촉박하고 숨이 차며 기침소리가 낮고 약하며 땀이 저절로 나고 바람을 싫어하는 등이 주증이다. 신이 허하여 일어나는것은 내쉬는 숨이 길고 들이쉬는 숨이 짧으며 움직이면 숨이 더 차고 정신이 피로하며 사지가 서

눌한 등이 주중이다.

천급(喘急) 《천촉(喘促)》이라고도 한다. 숨이 찰 때 호흡이 촉박한 상태를 형용한것이다.

천명(喘鸣) 숨을 쉴 때 후두사이에서 가래소리가 나는것을 가리킨다. 만일 가래가 성하면서 숨이 가쁘면 담천(痰喘)이라 한다. 담천에 기침이 겸하여 나면 천해(喘咳)라고 한다. 이는 만성지관지염, 폐원성심장병(肺原性心脏病), 기관지천식 등 질병에서 흔히 나타난다.

폐페천해(肺闭喘咳) 외사가 페에 옹체되어 페기가 울페되는데서 열이 나고 숨이 촉박하며 기침이 나고 지어는 코날개가 팔락거리고 얼굴이 회끄무레하며 입술이 새파래나는 등 병증이 나타난다. 이는 소아에게서 흔히 나타난다. 지관지페염, 병독성페염 등 질병과 비슷하다. 이병의 발생은 풍한이 밖을 속박하거나 풍온이 폐에 침입하거나 또는 화열이 폐를 펍박하는데 있다. 풍한이 밖을 속박하면 오한이 나고 열이 나고 머리가 아프며 땀이 나지 않고 기침이 나며 숨이 차고 풍온이 폐를 침범하면 한(寒)이 경하고 열이 중하거나 오한이 나지 않고 땀이 나며 천해가 나고 옆구리가 아프며 설질이 붉고 설태가 좀 누렇고 화열이 폐를 속박하면 고열이 나고 땀이 저절로 나며 번갈이 나고 숨이 촉박하며 맥이 홍하고 대하다.

소기(少气) 즉 기허부족이다. 주요표현은 호흡이 옅고 약하며 말할 때 기운이 부족한감이 나고 말하기 싫어하며 권태하고 맥이 약한것이다. 거개 중기부족, 폐와 신허에 의하여 일어난다.

단기(短气) 호흡이 촉박하여 서로 이어지지 못한다는 뜻인데 많은 질병과정중에서 나타난다. 여기에는 허증과 실증이 있다. 실증은 거개 갑자기 발병하고 가슴과 옆구리가 창만하며 숨소리가 거친 등이 동반하는데 이는 거개 가래, 음식물이

속에 막히여 기기승강에 영향주는데서 초래된다. 허증은 거개 오랜 병에 속하는데 말소리가 낮고 숨이 약하며 몸이 여위고 피로해난다. 이는 거개 원기가 몹시 허한데서 초래된다.

상기(上气) ①숨을 내쉬는것이 길고 들이쉬는것이 짧아 숨쉬기 가쁜것으로서 페경이 사기의 침입을 받거나 기도(气道)가 불리한 증후를 가리킨다. ②상부의 기(심, 페의 기)를 가리킨다. 심, 페는 인체의 상부에 있기때문에 상기라고 한다.

해역상기(咳逆上气) 기침이 나고 숨이 찬 병을 가리킨다. 《상기》란 폐기가 상역한다는 뜻이다. 이 증은 림상에서 실증과 허증으로 나눈다. 실증의 주요증상은 천해가 생기고 가슴이 그득하며 호흡이 촉박하고 반듯하게 누울수 없으며 가래가 많고 점조하며 맥이 부하고 활한것인데 이는 폐실기페(肺实气闭)에 의하여 초래된다. 허증의 주요증상은 천해가 없고 얼굴이 부으며 맥이 부하고 대하며 무력한것인데 이는 《신불납기(肾不纳气)에 의하여 생긴다.

분완(膹菀) 완(菀)은 한자에서 울(郁)의 발음과 의미가 같다. 때문에 《분울(膹郁)》이라고도 한다. 호흡이 촉박하고 비기에 의하여 답답한 일종 증상이다. 《소문·지진요대론》에서는 《여러가지의 분울은 모두 페에 속한다》라고 하였다. 《병기19조》를 참고하라.

하기(下气) ①기가 장관에서 배설되여나가는것인데 보통 방귀라고 한다. ②인체하부의 기를 가리킨다. ③강기(降气)의 치료법을 가리킨다(강기조항을 참고하라).

식고(息高) 내쉬는 숨이 길고 들이쉬는 숨이 짧은 천급(喘急)현상을 가리킨다. 이것은 페기가 끊어지려는 진양환산(真阳涣散)의 허탈증후로서 조식호흡(潮式呼吸)과 비슷하다. 례를 들면 《상한론》

에서는 《소음병이 6, 7일이 되여 식고된 환자는 죽는다》라고 하였다.

견식(肩息) 호흡이 곤난하여 어깨를 쳐들고 호흡을 도와주는 상태를 가리킨다. 효천환자 혹은 기타 원인에 의하여 산소가 결핍할 때 이런 정황이 나타난다.

비흔흉정(鼻掀胸挺) 코날개가 팔락거리는것을 흔(掀)이라 하고 숨이 차서 가슴이 높아지는것을 정(挺)이라고 한다. 소아천해, 호흡곤난 등의 상태를 형용한것이다.

페창(肺胀) 즉 페기가 창만한것으로서 일반적으로 천해가 생기고 가슴이 그득한 병증을 가리킨다. 이는 페의 숙강이 실종되는데서 초래된다. 페창은 실증과 허증으로 나눈다. 실증은 거개 사기가 페에 옹체되여 페기가 내려가지 못하는것이고 허증은 거개 페와 신의 양허에 의하여 신이 납기하지 못하여 페기가 상역하는것이다. 이는 페염, 급성기관지염, 기관지천식, 페기종합병감염 등 질병에서 나타난다.

페위(肺痿) 음이 허하고 페가 상한 만성쇠약성질병이다. 주요증상은 기침이 나고 걸고 흰 거품이 있는 가래를 뱉거나 한열이 동반하며 여위고 정신이 위미하며 심계가 항진되고 숨이 차며 입과 입술이 마르고 맥이 허하고 삭한 등이 나타난다. 이 병은 기게 기타 질병에서 많이 세발되거나 혹은 잘못 치료한후에 진액이 더욱더 소모되고 음이 허하고 속이 열하여 페가 훈증되는데서 초래된다. 만일 병이 오래되여 기를 상하거나 페가 허한하여 일어나면 양허증으로 표현되는바 환자는 거개 침을 많이 흘리고 침을 뱉으나 기침을 짖지 않는다. 이는 현훈, 유뇨 등 증상이 동반된다.

페옹(肺痈) 페부에 발생하는 옹양, 농혈해담의 병증으로서 페농양, 페피저 등 질병과 비슷하다. 거개 풍열병에서 사기가 페에 울체돼여 맺히는데서 생기거나 혹은 술을 즐겨마시거나 볶은것, 뒤운것, 매운것, 뜨거운것, 기름진 음식물을 많이 먹어 조열이 페를 상하는데서 초래된다. 병세의 변화는 일반적으로 다음과 같이 3기로 나눈다. 1)표증기(表证期): 주요표현은 오한이 나고 열이 나고 땀이 나며 기침이 나고 가슴이 아프며 맥이 부하고 삭한등이다. 2)량농기(酿脓期): 주요표현은 기침이 나고 기가 상역하며 가슴이 그득하고 아프며 때로는 추워 몸이 떨리고 맥이 활하고 삭한 등이다. 3)궤농기(溃脓期): 주요표현은 비린 냄새가 나는 농혈을 뱉는것이다. 또한 기타 질병에서 속발할수 있다.

허로(虚劳) 《허손로상(虚损劳伤)》의 략칭인데 《로겁(劳怯)》이라고도 한다. 5장이 허하고 부족한데서 생기는 각종 질병의 개괄이다. 무릇 선천성부족, 후천성실조, 구병실양, 정기손상, 구허불복(久虚不复)에 의하여 각종 허약의 증후가 나타나는데 이는 모두 허로범위에 속한다. 그의 병변은 대부분 점차적으로 진행된다. 병이 오래되여 체질이 약하면 《허》가 되고 오랜 허가 회복되지 못하면 《손》이 되며 허손이 오래되면 《로(劳)》가 된다. 허, 손, 로는 병세의 발전으로서 서로 관련되여있다. 허로증의 범위는 아주 넓나. 그리하여 선인들이 이 **방면**에 대한 분류에는 《5로(五劳)》, 《6극(六极)》, 《7상(七伤)》 등이 있다. 그러나 총체적인 병리적변화에서는 음허, 양허, 음양량허 등 병명을 벗어나지 못한다. 각 조항에 관한것을 참고하라.

로채(痨瘵) 전염성이 있는 만성소모성질병을 가리킨다. 혹은 《페로(肺痨)》라고도 한다. 페결핵병과 류사하다. 그 발병원인은 어떤 요소에 의하여 유기체의 저항력이 약하게 되여 호흡도로부터 로충(결핵간균)이 감염되여 생기는것인데 이

273

것을 《전시로(传尸痨)》라고도 한다. 전시로는 서로 전염되는 병이라는것을 형용한것이다. 주요한 림상표현은 해소, 각혈, 조열, 도한이 있고 몸이 점차 여위는 등인데 이는 음허에서 많이 나타난다. 전체 질병의 연변과정에서는 처음부터 음정(阴精)이 소모되고 잇달아 음허화왕(阴虚火旺)이 나타나고 후기에 음손급양, 음양량휴가 나타난다.

로주(痨疰) 로채의 별명이다. 주(疰)란 주입(注入)하거나 오래 거쳐야 한다는 뜻이다. 로채환자의 병적과정이 길고 또 다른 사람에게 전염시킬수 있다는것을 형용한것이다. 때문에 로주라고 한다.

심로(心劳) 5로의 하나이다. 심혈의 소모에 의하여 초래된다. 주요증상은 마음이 초조하고 잠을 잘수 없으며 심계가 항진되고 잘 놀라는것이다.

간로(肝劳) 5로의 하나이다. 음식부절이거나 지나치게 근심하거나 생각하여 비를 손상시키는데서 초래된다. 주요증상은 여위고 사지가 권태하며 식욕이 감퇴되고 먹으면 배가 창만하고 설사하는 등이다.

폐로(肺劳) ①5로의 하나이다. 폐기가 손상되는데서 생긴다. 주요증상은 기침이 나고 가슴이 그득하며 잔등이 아프고 추위를 타며 얼굴이 여위고 빛이 없으며 피모가 마르는 등이다. ②즉 폐로(肺痨)이다.

신로(肾劳) 5로의 하나이다. 성욕이 과도하여 신기를 손상시키는데서 초래된다. 주요증상은 유정, 도한, 골증조열(骨蒸潮热)이 나타나며 지어는 허리가 끊어지는것 같이 아프고 하지가 연약하며 오래 설수 없는 등이다.

건혈로(干血劳) 허로증후의 하나이다. 부녀들에게서 많이 나타난다. 주요증상은 얼굴이 검고 피부가 마르며 거칠고 여위며 골증조열이 나고 도한이 나며 입이 마르고 뺨이 붉고 잘 놀라며 머리가 어지러우면서 아프고 월경이 삽하고 적거나 폐경되는것 등이다. 이는 혈고(血枯), 혈열이 오래 모여있으면서 낫지 않아 간신이 결손되고 새로운 혈이 잘 생기지 못하는데서 초래된다.

골증(骨蒸) 《골(骨)》이란 깊은 층을 표시하는 뜻이고 《증(蒸)》이란 훈증이라는 뜻이다. 골증이란 음허조열의 열기가 속으로부터 빠져나오는것을 형용한것이다. 이런 열형은 번마다 도한을 겸하는데 이는 폐로병의 주증이다. 《골증로열(骨蒸痨热)》이라고도 한다.

랭로(冷劳) 녀성들의 허로병으로서 음한증에 속한다. 거개 기혈의 부족에 의하여 장부가 허한데서 초래된다. 주요증상은 배꼽아래가 차고 아프며 손발이 때로는 차며 월경부조가 생기고 음식물이 소화되지 않으며 때로는 토하고 추웠다 더웠다 하며 뼈마디가 쏘고 몸이 여위는 등이다.

6극(六极) 6가지 로상허손의 병증을 가리킨다. 《혈극(血极)》이면 권태하고 기억력이 감퇴되며 《근극(筋极)》이면 구급이 근에 전입되고 《육극(肉极)》이면 근육이 여위고 누르며 《기극(气极)》이면 숨이 차고 가쁘며 《골극(骨极)》이면 이발이 돋아나고 발이 위축되며 《정극(精极)》이면 눈이 어둡고 귀가 먼다.

풍소(风消) 옛날의 병 이름이다(《소문·음양별론》을 보라). 정지가 울결되여 몸이 여위는 일종 증후를 가리킨다. 부녀들에게는 폐경이 생기는데 폐경이 발전되면 혈이 허하고 기가 울결되여 속에 열이 생기고 음액이 부단히 소모되기때문에 몸이 나날이 수척해진다. 《장씨의통》에서는 《풍소자는 열이 나고 여윈다》라고 하였다.

심계(心悸) 자각적으로 심장이 뛰고 두근거리면서 불안을 느끼는 병증이다.

일반적으로 진발성을 띠는데 정서에 파동이 생기거나 지나치게 피로하는데서 발작한다. 이 병의 발생은 정신적요소의에 심혈부족, 심양허약, 신음휴손 혹은 수음정체, 어혈, 담화 등에 의하여 초래된다. 심계가 놀라거나 성을 내는데서 발작하면 이것을 《경계(惊悸)》라고 한다. 그러나 대부분 먼저 심기내허의 내적요소가 나타난다. 심혈부족에 의하여 일어나면 얼굴이 누렇고 머리와 눈이 어지러우며 심양쇠약에 의하여 일어나면 얼굴이 희그무레하고 머리가 어지러우며 권태감이 나고 사지와 몸이 차며 심신휴손에 의하여 일어나면 심번이 나고 잠이 적으며 머리와 눈이 어지럽고 귀에서 소리가 나며 허리가 쏘고 수음정체에 의하여 일어나면 심하가 창만하고 소변이 불리하며 머리가 어지럽고 지어는 부종이 생기며 숨이 차고 몸과 사지가 차며 담열상항에 의하여 일어나면 가래가 많고 가슴이 답답하며 잘 놀라고 무서운 꿈을 꾸며 어혈내저에 의하여 일어나면 가슴이 답답하고 불편하며 지어는 심통이 계속 발작하고 숨이 차며 설질이 적자색이고 맥이 삭하거나 결하고 대한 등이 나타난다.

정충(怔忡) 심장박동의 극심한 증상이다. 류완소의 《소문현기원병식(刘完素·素问玄机原病式)》에서는 《심흉이 두근거리는것은 정충이다》라고 하였다. 박동은 왕왕 우로 심흉에 이르고 아래로 배꼽까지 이른다. 이는 심혈, 심음허손, 심양부족에 의하여 생긴다. 심계와 대체로 같으나 병세가 비교적 중하다. 심계는 진발성이고 정충은 거개 지속성이다. 심계에는 허증과 실증이 있고 정충은 거개 편허이다. 일반적으로 심계는 거개 기능성에 속하고 정충은 거개 기질성에 속한다. 이것은 량자를 림상에서 구별하는 요점이다. 그러나 일부 정충은 심계가 더욱더 발전한것으로서 갈라놓을수 없다. 때문에 림

상에서는 늘 심계와 정충을 같이 부른다.

출척(怵惕) 두려운 자극을 받아 가슴이 뛰고 불안해하는것을 가리킨다.

심동계(心动悸) 심장이 비교적 심하게 박동되는것을 가리킨다. 환자는 심계의 항진을 느낄뿐만아니라 외관상에서도 박동되는것을 관찰할수 있다. 때문에 《기동응의(其动应衣)》라고 한다. 《심계》, 《정충》조항을 참고하라.

심중이 담담히 대동하다(心中憺憺大动) 담(憺)이란 공허로 진동한다는 뜻이다. 심중이 담담히 대동한다는것은 심장이 심하게 박동하고 공허감이 있는것을 형용한것이다. 온열병후기에 많이 나타나는데 음허에 의하여 수음이 부족하고 허풍이 내동하며 심신을 바로잡을수 없는데서 초래된다. 흔히 손발이 떨리고 권태하며 맥이 현한 등 심신음휴, 간풍내동의 증상이 동반하여 나타난다.

진심통(真心痛) 협심통과 비슷하다. 주요증상은 심장부위가 발작성적으로 극심하게 아프고 흔히 가슴이 막히고 답답한감이 겸하여 나타나며 지어는 땀이 몹시 나고 사지가 서늘하며 지아노즈가 나타나는것 등이다. 심와부동통(위완통을 옛서적에서는 심통, 심하통이라 하였다)과 구별해야 하기때문에 진심통이라 하였다.

자한(自汗) 낮에 일하지 않거나 옷을 많이 입지 않았거나 열이 나지 않는데 땀이 저절로 나는 증상을 가리킨다. 거개 폐기허약, 위양불고(卫阳不固)에 의하여 생긴다.

도한(盗汗) 밤에 잠든 뒤에 자기도 모르게 땀이 나고 잠을 깬후에 인차 멎는 증상을 가리킨다. 거개 음허내열에 의하여 핍박으로 땀이 밖으로 배설되게 하는데서 생긴다.

대한(大汗) 땀이 몹시 나는 현상을 가리킨다. 열이 성하여 땀이 나거나 발표(发表)가 지나치거나 병후에 기가 허하거

나 원기가 리탈하려는 등 원인에 의하여 나타난다. 땀은 진액이 화생된것이다. 땀이 많으면 진액을 상하거나 지어는 《망음(亡阴)》이 나타난다. 땀은 심액이므로 땀이 많아도 《망양(亡阳)》이 나타날수 있다. 《망음》, 《망양》, 《루한(漏汗)》, 《열한(热汗)》, 《랭한(冷汗)》 등 조항을 참고하라.

액한(额汗) 땀이 이마에만 나고 몸에 땀이 나지 않는 증상을 가리킨다. 양명증에다가 어혈과 습열증을 겸한데서 많이 나타난다. 열이 속에 울결되여 배설되지 못하기때문에 경맥을 따라 우로 올라가는데서 생긴다. 열이 내리면 땀이 저절로 멋는다. 만일 병후거나 로년의 기천에서 기가 상역하면 늘 이마에서 땀이 많이 나는데 이것은 허증에 속한다. 만일 중병말기에 정신이 권태하고 사지가 차며 설사를 하고 맥이 미하고 세하면 갑자기 이마에서 땀이 몹시 난다. 이것은 허양이 우로 올라가거나 음허가 양에 의지할수 없거나 음액이 기를 따라 탈리되는 위험한 현상인것이다.

루한(漏汗) 표증의 발한을 지나치게 하여 양기가 손상되고 위기가 허하고 고수하지 못하는데서 땀이 나는것이 멋지 않는 현상을 가리킨다. 땀이 지나치게 많이 나서 양기가 부족할뿐만아니라 진액이 소모되기때문에 늘 소변이 잦고 적으며 배뇨곤난이 생기고 사지에 구급이 좀 생기며 관절을 폈다구부렸다하기 곤난한 증상이 동반하여 나타난다.

땀이 물처럼 흐른다(汗出濈濈然) 즙(濈)이란 물이 밖으로 흐른다는 뜻이다. 땀이 멋지 않고 계속 나오는것을 형용한 것인데 이는 위장의 열이 성하거나 사열이 땀을 증발시켜 밖으로 배설하게 하는데서 생긴다.

전한(战汗) 몸이 떨린 뒤에 땀이 나는 증상이다. 이것은 열병과정에서 정기와 사기가 서로 항쟁하는 일종 표현이다. 례를 들면 저항력이 강하고 정기가 사기를 타승할수 있으면 병이 발한과 같이 해제되는데 이는 좋은 현상이다. 그러나 만일 정기가 부족하고 몸이 떨리면서 땀이 나지 않으면 사기가 내함하는 추세이다. 혹은 땀이 나지만 정기가 수시로 의탈하면 이는 위험한 증후이다. 때문에 전한이 있을 때에는 주의하여 엄밀히 관찰하여야 한다. 만일 환자가 땀이 나고 열이 내리며 맥박이 완만하면 사기가 없어지고 정기가 안정되는것이다. 이때에는 환자를 충족히 휴식시켜 그 원기를 점차 회복시켜야 한다. 만일 땀이 나고 사지가 차며 맥박이 급하게 뛰고 번조불안해하면 정기가 사기를 타승하지 못하여 허탈경향이 생기는것이므로 제때에 구급치료를 하여야 한다.

탈한(脱汗) 《절한(绝汗)》이라고도 한다. 병세가 위험하고 양기가 끊어지려할 때 구슬이나 기름방울과 같은 땀이 멋지 않고 흐르는 증상을 가리킨다. 거개 호흡이 촉박하고 사지가 서늘하며 맥이 약하여 끊어지려는 위험한 증후가 동반하여 나타나는데 이는 양기가 없어지려는 증상이기때문에 탈한이라고 한다. 이는 쇼크, 심장쇠약 등에서 나타난다.

땀이 나는것이 기름과 같다(汗出如油) 질병이 위험할 때 땀이 나는것이 멋지 않고 땀의 성상이 마치 기름과 같이 점조하고 기름기 나는것을 가리킨다. 례를 들면 중풍탈증 등 망양허탈에서 나타난다. 탈항조항을 참고하라.

열한(热汗) 열이 날 때에 땀이 나는것을 가리킨다. 땀이 나지만 열이 내리지 않거나 내린 뒤에 다시 열이 날 때에 나타나는데 이는 흔히 구갈이 생기고 번조하며 얼굴과 눈이 벌개나고 대변이 굳으며 소변이 잦고 누르며 설질이 붉고 설태가 누렇고 마르며 맥이 삭한 등 열성증후가 동반하여 나타난다. 거개 풍사화열 혹은 내열훈증에 의하여 초래된다.

랭한(冷汗) 추워나고 사지가 서늘하면서 땀이 나는것을 가리킨다. 땀이 나기전에 열이 나지 않고 구갈이 나지 않으며 늘 정신이 위미하고 얼굴이 창백하며 대변이 묽고 소변이 맑고 많으며 맥이 침하고 지하며 설질이 열고 설태가 희고 윤기나는 등 한성증후가 동반하여 나타난다. 평시에 양이 허하거나 위기가 부족하거나 주리가 소송한데서 생기고 놀라는데서도 생긴다.

심한(心汗) 심전부(앞가슴의 정중부위가 포괄된다)에만 땀이 많이 나는 증상을 가리킨다. 방우의 《의림승묵》(方隅)《医林绳墨》에서는 《사려를 많이 하면 심비를 상한다》는데서 일어난다고 인정하였다.

음한(阴汗) 외생식기, 음낭 및 그 주위(넙적다리안쪽 복고구부근이 포괄된다)에 경상적으로 땀이 비교적 많이 나는 증상을 가리키는데 땀은 비린 냄새가 난다. 이는 흔히 하초습열에 의하여 일어난다.

현훈(眩晕) 현(眩)이란 눈이 아찔해나는것이고 훈(晕)이란 머리가 빙빙돌아가는것을 말한다. 이 증상에 대하여서는 여러가지 명명법이 있다. 례를 들면 머리가 어지러우면서 눈이 아찔해나는것을 《전현(巅眩)》이라 하고 눈이 아찔해나면서 머리가 어지러운것을 《목현(目眩)》이라 하고 머리가 어지럽고 무거우며 눈앞이 캄캄해나는것을 《현모(眩冒)》라고 한다. 거개체질허약, 간풍, 담기와 정신자극 등 요소와 관련된다. 림상표현에는 허증과 실증이 있는데 허증이 많다. 허증은 거개 간신음휴 혹은 신비기혈부족에 의하여 생기는데 속한다. 간신음허에 속하는것은 머리와 눈이 어지럽고 정신이 나지 않으며 허리와 무릎이 쏘고 연약하며 유정이 생기고 귀에서 소리가 나는 등 증상이 나

타난다. 심비량허에 속하는것은 심계가 항진되고 불면증이 생기며 몸이 권태하고 식욕이 떨어지며 얼굴이 희고 입술이 희고 무레한 등 증상이 나타난다. 실증은 거개 간풍이 우로 올라가거나 담탁이 폐쇄되는데서 생긴다. 풍양이 우로 올라가는데 속하는것은 성질이 급하고 성을 잘 내며 불면증이 생기고 꿈이 많으며 입안이 쓴 등 증상이 나타나고 담탁이 폐쇄된데 속하는것은 머리가 무겁고 가래가 많으며 가슴이 답답하고 메스꺼운 등 증상이 나타난다.

명현(瞑眩) 본래는 머리가 어지럽고 눈이 아찔해나며 눈을 뜰수 없는 증상을 가리킨다. 그러나 고서에서는 명현을 약물반응과 련계시켰다(《상서·설명편상》)에서는 《약이 명현하지 않으면 궐질이 나지 않는다》라고 하였다. 즉 약을 먹은후 메스껍고 머리가 어지러우며 가슴이 답답한 반응이 나타나는데 이것을 명현이라고 한다.

순몽초우(徇蒙招尤) 이 말은 《소문·5장생성론(素问·五脏生成论)》에 씌여있다. 머리가 어지럽고 눈이 아찔해나는 증상을 가리킨다. 《순몽(徇蒙)》이란 눈이 아물거리면서 잘 보이지 않는것이고 《조우(招尤)》란 머리가 흔들리는 감각이 있는것이다.

울모(郁冒) 마음이 우울하고 답답하며 현훈이 나고 지어는 잠간 혼미하였다가 얼마되지 않아 정신이 맑아지는것을 말한다. 혈허에 의하여 진액이 없어지거나 간기가 울결되거나 외사가 조알되는데서 생긴다. 《금궤요락》에서는 《신산부가…… 망혈에 의하여 땀이 다시 나고 한이 많은것을 울모라고 한다》고 하였다.

전질(巅疾) 전(巅)이란 머리꼭대기를 가리킨다. 전질이란 일반적으로 머리부위의 질병을 말하지만 거개 여러가지 두통을 가리킨다. 머리는 모든 양이 모인 곳

으로서 장부혈기가 모두 우로 올라가 머리에서 모인다. 때문에 6음의 외감, 장부의 내상은 모두 전질을 일으킬수 있다.

두통(头痛) 흔히 보는 증상이다. 병인은 주로 풍, 열, 습, 담, 기허, 혈허 등 몇가지이다. 풍에 속하면 머리와 눈이 어지럽고 바람을 싫어한다. 열에 속하면 장열이 나고 얼굴이 벌개나며 번갈이 나고 땀이 많이 난다. 습에 속하면 머리가 무거운것이 마치 무엇을 쓴것 같고 신열이 높지 않으며 사지가 쏘고 날선해난다. 담에 속하면 머리와 눈이 어지럽고 메스꺼우며 토하려 한다. 기허에 속하면 계속 아파나고, 피로하면 더욱더 심하고 권태하며 숨이 찬다. 혈허에 속하면 이마가 아픈데 오후이면 더 심하고 혼히 심계, 정충, 현훈이 같이 나타난다. 두통은 《대체로 풍이 있으면 경련이 일어나고 한이 있으면 구급이 생기고(경련, 구급은 두통의 성질을 형용한것이다) 열하면 마음이 초조하고 습하면 머리가 무겁고 담이 있으면 토하려 한다》(추전산인 《의학설약》). 이것은 일반적으로 혼히 보는 두통의 병인병증이다. 이외 《간궐두통》, 《어혈두통》, 《편두통》, 《뢰두통(雷头痛)》 등이 있다. 각 조항을 상세히 보라.

어혈두통(瘀血头痛) 두통중의 하나이다. 머리가 어지러우면서 멍하고 머리가 찌르는듯 아프며 아픈 곳이 일정하고 수시로 발작하였다가 수시로 멎고 오래도록 낫지 않으며 혀에 반점이거나 암자색이 나타나고 맥이 삽한 등 증상이 나타난다. 거개 오랜 병, 기체, 어혈 혹은 외상 후유증에 의하여 생긴다.

간궐두통(肝厥头痛) 략칭하여 《궐두통(厥头痛)》이라고도 한다. 간기실조에 의하여 일어나는 일종 내상성두통증이다. 그중에서 성을 내여 간을 상하고 간기가 상역하여 우로 뇌에 치미는데서 발작하는 두통을 《간역두통(肝逆头痛)》이라고 한

다. 두통은 늘 왼쪽이 더 심하고 또 옆구리가 아픈것이 동반한다. 만일 평시에 위기가 허하여 간위가 조화되지 않아 간기가 위속의 한탁(寒浊)의 기에 섞여 궐음경맥을 상충하면 머리꼭대기가 아프고 사지가 서늘하며 침을 토하는 등의 증상이 나타나는데 이를 《궐음두통(厥阴头痛)》이라고 한다.

두요(头摇) 머리가 흔들거리거나 떨리는 일종 증상이다. 병인은 각기 다르다. 담화내울에 의하여 간풍을 일으키는것은 갑자기 머리가 흔들리고 눈이 어지러우며 귀가 먹고 목이 뻣뻣해나면서 아픈것이 나타난다. 양명실열(阳明实热)에 의하여 간풍을 일으키는것은 고열이 나고 얼굴이 붉으며 배가 아프고 대변이 굳으며 가슴이 답답하고 번조해나는 등이 나타난다. 로년에 간신이 부족하고 병후에 기혈이 허약하여 허풍내동이 생기는것은 머리가 늘 흔들리는데 이는 거개 다른 허약증상이 동반한것이다. 이외 소아경풍이 발작하기전에도 머리가 흔들리는것이 나타나는데 이것은 간풍내동의 징조이다.

두풍(头风) 두통이 오래도록 낫지 않고 수시로 발작하고 수시로 멎거나 지어는 일측즉발하는 병증을 가리킨다. 풍한이 머리경락에 침입하였거나 담연풍화가 경락에 울체되여 기혈이 막히는데서 생긴다. 증상으로는 머리가 심하게 아프고 아픈것이 눈섭끝, 눈알에까지 이르고 지어는 눈이 어지러워 뜰수 없으며 머리를 들수 없고 머리피부가 마비되며 어떤 환자는 눈병증상이 겸하여 나타나는것이다.

진두통(真头痛) 두통중의 하나이다. 주요증상은 머리가 참을수 없게 몹시 아파나면서 속골이 몹시 아파나며 손발이 서늘한것이 팔꿈치와 무릎관절우에까지 이르는것이다. 전인들은 이것을 사기가 속골에 들어간데서 생긴다고 하였다. 뇌

는 수해(髓海)로서 진기가 모여드는 곳이다. 만약 사기를 감수하면 머리가 참을수 없게 아파나는데 이는 두통중에서의 위험한 병증이다. 그중에서 어떤것은 두개내질병(례를 들면 뇌실내의 종양 등이다)과 관련된다.

편두통(偏头痛) 일종 발작성의 두통증이다. 림상에서는 머리가 심하게 아픈것이 주증으로 나타난다. 그러나 아픈곳은 상대적으로 왼쪽 혹은 오른쪽에 고정되여있다. 일반적으로 피로하거나 정서가 격동된 정황하에서 쉽게 발작한다. 거개 간허, 간양편항, 담열 등에 의하여 생긴다. 전인들은 왼쪽에 치우친것은 풍과 혈허에 속하고 오른쪽에 치우친것은 습담과 열에 속한다고 하였는데 이를 고정불변하게 보아서는 안된다.

뢰두풍(雷头风) 머리가 아플 때 자각적으로 머리에서 우뢰소리가 나는것과 같이 느끼고 머리와 얼굴에 멍울이 돋아나거나 혹은 부어나고 아프며 얼굴이 벌개난다. 이것은 습독울결에 의하여 생긴다.

뇌풍(脑风) 풍사가 우로 뇌에 침입하여 초래되는 병증이다. 두풍류의 질병에 속한다. 주요증상은 목과 잔등이 추워나고 뇌호혈(풍부혈의 웃쪽 독맥과 족태양이 모이는 곳이다)의 국부가 찬감이 나며 바람을 싫어하고 머리가 몹시 아프면서 이발과 뺨까지 뻗치는 능이다.

두중(头重) 머리가 무거워 숙여지는 자각증상이 있고 머리를 천으로 싸놓은것과 같은 감이 난다. 거개 외감습사 혹은 습담내조에 의하여 생긴다. 례를 들면 《소문·생기통천론》에서는 《습에 의하여 머리가 싸여있는것 같다……》고 하였다. 외습에 감수되면 표증이 있고 머리가 무거우며 목이 쏘고 아프며 습담내조하면 표증이 없고 머리가 무거우며 현훈이 나고 메스꺼우며 가슴이 그득하고 답답하며 소화가 되지 않고 사지가 날쏜해난다. 이

의 기혈허약이거나 양명경의 실열증도 머리가 무거워난다. 그러나 전자는 허약증상이 주되고 후자는 화열증상이 주된다.

신사간병(神思间病) 일반적으로 정신, 신경활동(특히 사유의식활동)이 이상한 류형의 병증을 가리킨다.

전광(癲狂) 전(癲)과 광(狂)은 모두 정신이 문란한 질병이다. 전은 정신이 우울한 상태에 있고 정감이 박약하며 침울하고 멍청하며 순서없는 말을 하고 배가 고픈줄을 모르며 지어는 갑자기 넘어져 눈을 곧게 뜨고 있는 등 증상이 나타나는데 이는 허증에 속한다. 병은 담기울결 혹은 심비량허에 의하여 일어난다. 광은 흥분상태에 있고 미쳐날뛰면서 불안해하며 옷을 벗어던지며 함부로 사람을 때리거나 욕설을 하고 노래를 부르거나 쉴새없이 울며 성을 잘 내고 지어는 지붕우에 올라가는 등 증상이 나타나는것인데 이는 실증에 속한다. 병은 양기가 지나치게 항성하거나 심신이 밖에 떠있을 때에 일어난다. 때문에 《난경·20난》에서는 《중양자는 광증이고 중음자는 전증이다》라고 하였다. 그러나 전과 광은 병리적변화에서 여전히 관련이 있다. 전증은 오래되여 담울화화(痰郁化火)로 되면 광증이 나타날수 있고 광증이 오래되여 울화(郁火)가 점차 배설되고 담기가 체류되면 전증이 나타날수 있다. 때문에 흔히 전광이라고 한다.

간증(癎証) 전간(癲癎)이라고도 하며 보통 《양간풍(羊癎风)》이라고 한다. 발작성정신이상의 질병이다. 그 특징은 발작할 때 갑자기 졸도하고 흰 거품을 토하며 눈을 우로 뜨고 사지가 경련을 일으키거나 혹은 돼지나 양의 소리와 같은 소리를 치며 정신을 차린후 피로한감을 느끼는외 정상적인 사람과 다름이 없고 늘 일정한 시간이 없이 반복적으로 발작하는것이

다. 병인은 몹시 놀라거나 몹시 두려워서 간신을 상하여 신이 허하고 간기가 왕성하거나 혹은 기타 질병이 계발되여 담이 경락에 모여있어 간기가 조화를 잃어 기가 상역하고 담이 넘쳐나서 청규(清窍)를 막기때문에 갑자기 발작이 일어나는것이다. 선천적요소에 의하여 걸린 환자는 거개 아동시기에 발생한다. 림상에서는 간증을 《음간(阴痫)》과 《양간(阳痫)》 두가지로 나눈다. 병인에 따라 또 《경간(惊痫)》, 《풍간(风痫)》, 《식간(食痫)》과 《폐간(肺痫)》 등으로 나눈다. 각 조항에 상세히 쓰여있다.

양간(阳痫) ①간증에서 실열에 치우친 일종 류형이다. 일반적으로 환자의 체질이 비교적 튼튼하고 발작이 급하며 갑자기 넘어지면서 소리를 치고 경련이 일어나며 거품을 토하고 아관긴폐가 생기며 두눈을 우로 뜨고 몸이 달며 맥이 현하고 삭하다. ②소아급경풍의 별명이다.

음간(阴痫) ①간증에서 허한에 치우친 일종 류형이다. 일반적으로 환자의 체질이 비교적 약하거나 간증이 반복적으로 발작하여 정기가 점차 쇠약해져 담이 맺히고 없어지지 않는다. 발작할 때 나타나는 증상은 얼굴이 창백하고 멍해있으면서 아무것도 모르며 움직이지도 않고 말하지도 않으며 몸이 차고 맥이 침하고 현한 등이다. ②소아 《만경풍》의 별명이다.

풍간(风痫) ①간증이 발작할 때 목이 뻣뻣해나고 눈을 곧추 뜨며 인사불성이고 지어는 아관긴폐가 생긴다. 거개 간경에 열이 쌓이는데서 일어난다. ②외감풍사에 의하여 발생하는 간병인데 그 실질은 소아급경풍이다.

경간(惊痫) ①몹시 놀라는데서 일어나는 간증을 가리킨다. ②당, 송 대의 의학서적에 쓰여있는 경간은 소아경풍을 가리킨다.

폐간(肺痫) 간증의 일종이다. 발작할 때 얼굴이 회백색이고 눈을 우로 뜨며 놀라서 뛰고 목이 뻣뻣해나면서 뒤로 젖히고 手을 느른히 하며 입을 벌리고 혀를 내밀며 양이 우는것과 같은 소리를 치는 것 등이다. 폐가 허한데다가 사기가 감수되여 간신이 상한데서 일어난다.

식간(食痫) 간증의 일종이다. 소아들이 젖을 먹고 상하는데서 유발된다.

주패(酒悖) 술에 취한후 헛소리를 치거나 함부로 행동하는 상태이다.

잠조(脏躁) 일종 발작성정신병으로서 녀성들에게 많이 걸린다. 발작하기전에는 늘 정신이 우울하고 환각이 있으며 감정이 잘 격동되고 지각이 과민하거나 혹은 지둔한 등 전구증상이 나타난다. 발작할 때에는 자각적으로 번민을 느끼고 조급해 하며 아무일도 없이 한숨을 쉬거나 혹은 비감하여 울려거나 지어는 경련이 일어나지만 얼굴이 창백하지 않고 의식도 완전히 없어지지 않는다. 때문에 전간과 다르다. 이 병은 히스테리와 비슷한데 심간혈허에 정지억울이 겸하여 혈이 조하고 간이 급해지는데서 생긴다.

백합병(百合病) 옛날의 병이름이다. 《금궤요락》에 쓰여있다. 일종 심폐음허의 병증이다. 림상표현에는 침울하고 말이 적으며 잠을 자려하지만 잠이 오지 않고 걸으려 하지만 걸을수 없으며 먹으려 하지만 먹을수 없고 한열이 있는것 같기도 하고 없는것 같기도 하며 정신이 때로는 안정하지 않거나 혼자 중얼거리고 또 입안이 쓰고 오줌이 붉으며 맥이 삭한 등 내열증상이 동반하여 나타난다. 신경쇠약, 히스테리 혹은 일부 열병후기의 허약증과 류사하다. 어떤 사람들은 《금궤요락》에서 백합, 지황 등 자음약으로 이 병을 치료하면 효과가 있기때문에 백합병이라고 한다고 한다.

후개(喉阶) 《령추·사기장부병형편》에 쓰여있다. 《개(阶)》란 백개자의 꼭지인데 목안에 백개자곽지와 같은 물건이 막혀있는 증상을 말한다.

계치(龀齿) 잠을 잘 때 이발을 가는 소리가 나는 증상이다. 흔히 위열 혹은 충적(虫积)에 의하여 일어난다.

수면장애(不得眠) 《불매(不寐)》라고도 한다. 잠을 이루기 어렵거나 깊은 잠을 이루지 못하는것을 가리킨다. 거개 육체로동과 뇌력로동을 지나치게 하였거나 음허내열이 있거나 혈허로 하여 심을 자양하지 못하거나 근심, 생각이 울결되거나 로년에 양기가 쇠약하게 되거나 위가 불화되거나 혹은 화가 성하고 담이 울체되거나 온병에서 리열이 성한 등 원인에 의하여 일어난다.

울증(郁证) 정지가 상쾌하지 않거나 기기가 울결되는데서 일어나는 일종 병증이다. 실증과 허증으로 나눈다. 실증에는 결, 기울화화, 담기울결 등 3가지가 있다. 간기울결은 간기가 조달을 잃는데서 정신이 우울하고 가슴이 답답하며 옆구리가 아픈 증상이 나타난다. 만일 간기가 가로 비를 침범하면 배가 뿌듯하고 트림이 나며 식욕이 떨어지는 등 증상이 나타난다. 기울화화는 간화가 우로 상역하는데서 입이 마르고 쓰며 머리가 아프고 조급해나며 가슴이 답답하고 옆구리가 뿌듯한 등 증상이 나타난다. 담기울결은 인두에 물선이 막혀있는것 같고 뱉아낼수 없으며 삼킬수도 없는 증상이 나타난다. 허증은 구울상신(久郁伤神)과 음허화왕(阴虚火旺) 두가지로 나눈다. 구울상신은 영혈이 소모되여 심신을 자양하지 못하는데서 정신이 황홀하고 비감하여 울기를 잘하며 피로한 등 증상이 나타난다. 음허화왕은 허화가 우로 상역하는데서 어지럽고 가슴이 뛰며 심번이 생기고 성을 잘 내며 잠이 오지 않는 등 증상이 나타난다.

중풍(中风) ①《풍》은 《내풍》을 가리키고 중풍은 뇌혈관장애 등 질병을 가리킨다. 《졸중(卒中)》이라고도 하는데 이는 《급한 풍증》이라는 뜻이다. 이 병은 음정(阴精)이 결손되거나 갑자기 성을 내여 간을 상하여 간양이 편항(肝阳偏亢)되고 간풍이 속에서 동하거나 혹은 기름지고 단 음식물을 많이 먹어 담열이 속에 막혀 풍으로 되였거나 혹은 기혈이 결손되여 허풍이 생겼거나 혹은 본래 속이 허한데다가 갑자기 오랜 풍사를 감수하는 등에서 일어난다. 고서에서는 그 증상에 따라 류중풍과 진중풍 두가지로 나누었다. 《류중풍(类中风)》은 졸도, 혼미, 반신불수 혹은 구안와사, 언어장애 등이 나타나며 병세의 경중에 따라 중락(中络), 중경(中经), 중부(中腑), 중장(中脏)으로 나눈다. 중락은 제일 경하고 중장은 제일 심하다. 뇌출혈, 뇌전색, 뇌혈전형성 등 병이 포괄되는외 뇌실질 및 뇌신경의 일부 병증도 포괄된다. 《진중풍》은 류중풍의 증상이 있는외에 초기에는 열이 나고 바람과 찬것을 싫어하는 증상 등이 나타난다. 실제에서는 발열도 흔히 뇌혈관질병자체의 증상의 하나이기때문에 이렇게 감별하는것은 의의가 크지 않다. 또 다른 한가지는 류중풍은 잠시 지각을 잃었다가 정신을 깬후 반신불수 혹은 구안와사 등 증상이 없는데 이는 《기궐(气厥)》, 《식궐(食厥)》, 《혈궐(血厥)》 등 질병이라고 인정한다. 이상 두가지는 고대의학서적을 료해하는데 참고로 삼을뿐이다. ②풍은 《외풍》을 가리킨다. 즉 외감풍사의 병증으로서 열이 나고 머리가 아프며 땀이 나고 맥이 부하고 완한 등 증상이 나타난다 (《상한론》).

중장(中脏) 중풍증후류의 하나이다. 림상에서는 졸도, 혼미를 특징으로 한다. 폐증(闭证)과 탈증(脱证) 두가지로 나눈다. 1)폐증은 또 양폐(阳闭)와 음폐(阴闭)로 나눈다. 양폐는 혼미하고 아관긴급이 생기며 주먹을 꽉 쥐고 얼굴이 붉으며 숨이 차거나 가래소리가 그렁그렁 나고 대소변이 나가지 않으며 설태가 누렇고 기름기나며 지어는 혀가 말려들고 맥이 현하고 활하면서 삭한 등 증상이 나타난다. 음폐는 혼미하고 아관긴급이 생기며 주먹을 꽉 쥐고 얼굴이 희며 입술이 새파랗고 가래와 침이 성하며 사지가 차고 설태가 희고 기름기나며 맥이 침하고 활한 등 증상이 나타난다. 2)탈증은 혼미가 심하고 눈을 감으며 입을 벌리고 코를 골며 호흡이 미약하고 사지가 한랭하거나 두손을 늘어뜨리고 소변이 나가지 않으며 땀이 많이 나거나 나오는 땀이 기름과 같고 설질이 옅고 설태가 희고 윤기나며 맥이 세하고 약한 등 증상이 나타난다.

중부(中腑) 중풍증후류의 하나이다. 갑자기 졸도하고 정신을 깬 뒤에는 반신불수, 구안와사, 언어장애 등이 나타나거나 혹은 가래와 침이 성하고 말하지 못하며 대소변이 실금되거나 혹은 불통되는 등 증상이 나타난다.

중경(中经) 중풍증후류의 하나이다. 병이 경맥에 있어 졸도되지 않아도 반신불수가 생기고 수족이 마비되며 입안에 가래와 침이 많고 말이 순통하지 않으며 맥이 거개 현하고 활한 등 증상이 나타난다.

중락(中洛) 중풍증후류의 하나이다. 병이 락맥에 있어 구안와사, 기부마목 등 증상이 나타나거나 혹은 머리가 어지럽고 아픈 등이 동반하여 나타난다.

와벽불수(喎僻不遂) 구안와사가 생기고 사지와 몸을 마음대로 놀리지 못하는 증상이다. 입이 비뚤고 눈을 감지 못하는 것을 《구안와사(口眼喎斜)》라고 한다. 만일 입만 비뚤어지면 이를 《구벽(口僻)》 혹은 《구와(口喎)》라고 한다. 이는 흔히 풍담이 경락에 막히는데서 생긴다. 사기를 감수한 한쪽은 락맥의 기가 막히는데

서 이완상태가 나타나고 건전한쪽은 기혈운행이 평시와 같고 근육장력이 비교적 높다. 이완된것은 건전한쪽으로 당기우기때문에 건전한쪽으로 비뚤어진다. 안면신경마비, 중풍후유증 등의 질병과 비슷하다. 《불수(不遂)》는 주로 《반신불수》를 가리킨다. 이는 거개 뇌혈관장애에 의하여 발생하는데 흔히 와벽증상과 동시에 일어나기때문에 와벽불수라고 한다.

반신불수(半身不遂) 《편탄(偏瘫)》 혹은 《편풍(偏风)》이라고도 한다. 한쪽 손발과 몸이 불수되거나 혹은 마음대로 놀리지 못하는것을 가리킨다. 오랜 병에 의하여 병이 있는 손발이 건전한 손발보다 마르고 여위며 마비된것을 《편고(偏枯)》 혹은 《편폐불인(偏废不仁)》이라고 한다. 이는 거개 중풍후유증에 속하는 질병이다.

풍의(风懿) 《풍의(风癔)》라고도 하는데 중풍증후의 하나이다. 갑자기 졸도하고 혀가 뻣뻣하여 말할수 없으며 목구멍이 막히는감이 나고 가래소리가 난다. 이는 담화폐색(痰火闭塞)에 의하여 일어난다.

풍비(风痱) 《비(痱)》는 《폐(废)》자 의미가 같다. 중풍에 걸린 뒤에 나타나는 편탄을 가리킨다.

암비(瘖痱) 중풍증후의 하나이다. 《암(瘖)》이란 말을 잘 할수 없거나 혹은 말을 하지 못하는것이고 《비(痱)》란 사지가 위폐되어 움직일수 없는것이다. 림상에서는 허증과 실증으로 나눈다. 실증은 풍담조색에 의하여 일어나고 허증은 신이 허하여 정기가 상승하지 못하는데서 일어난다.

사지불용(四肢不用) 사지가 위축되고 연약하여 활동능력을 잃은 증상이다.

신불인(身不仁) 신체의 근육이 마비되여 각종 피부감각을 잃은 증상이다. 이것은 사기가 경락에 집중되여 영기(营气)

가 기표(肌表)에 운행되지 못하는데서 일어난다.

폭부(暴仆) 갑자기 정신을 잃고 넘어지는 증상이다. 거개 간풍내동, 담연공심(痰涎攻心) 혹은 기화상충(气火上冲)에 의하여 생긴다. 흔히 중풍, 전간, 궐증(厥证) 등 병에서 나타난다.

강부(僵仆) 갑자기 정신을 잃고 땅에 쓰러지는 증상이다.

현부(眴仆) 현훈에 의하여 갑자기 쓰러지는 증상이다.

직시(直视) 환자가 정신이 똑똑하지 못한 정황하에서 두눈으로 앞만 의심하게 보고 눈에 정기가 없는 증상을 가리킨다. 늘 기타 뇌신경증상과 동시에 발생한다. 거개 간풍내동에 의하여 초래된다. 중풍, 경풍, 전간 등 병에서 나타난다.

혼궤(昏愦) 정신이 문란하거나 모든 사물의 리치를 모르는 증상이다.

구금(口噤) 아관긴급이 생기거나 입을 벌릴수 없는 증상이다.

설풍(泄风) ①주리(腠理)가 이완되여 풍사를 외감하는데서 땀이 나는것이 멎지 않고 입안이 마르며 몸이 아픈 병증이 나타나는것을 가리킨다(《소문·풍론》). ②피부에 작은 알맹이가 생기고 가려워나는 병증이다.

편저(偏沮) 《저》란 습윤하다는 뜻이다. 《편저》는 반신에만 땀이 나는 증상이다. 병에 걸린쪽에는 땀이 나지 않고 건전한쪽에 땀이 나기때문에 반신만 습윤하다. 기혈이 온몸을 순통하게 할수 없는데서 생긴다. 중풍 혹은 일부 식물성신경계통기능문란 등 질병에서 나타난다. 《소문·생기통천론》에서는 《땀이 반신에 나면 편고(偏枯)가 생긴다》라고 하였다.

한성(鼾声) 보통 《코고는 소리》를 가리킨다. 즉 잠이 든후에 숨소리가 거친것을 말한다. 이것은 정상적인 사람의 생리적현상에 속한다. 병리적인 한성은 거개 혼미환자들에게서 나타난다. 이는 담이 심규를 막는 페중에 속하고 또는 온병의 열이 성하여 음을 상하거나 혹은 페기가 불리한 등에서 나타난다.

건(蹇) 돌리기 어렵다는 뜻이다. 례를 들면 혀를 돌리기 어려워 말을 잘 할 수 없거나 무릎을 잘 놀리지 못하여 걸을 수 없는것을 가리킨다.

궐(厥) ①기가 아래로부터 우로 치미는것인데 보통 복부에서부터 심협부에 이르는것을 가리킨다. 거개 한사에 속하는 병이다. ②갑자기 혼미되여 인사불성이 되는데 이는 여러가지 원인에 의하여 초래된다. ③사지와 몸 혹은 손발이 서늘하고 동시에 혼궐(昏厥)을 겸하여 나타나는 정황을 가리킨다.

혼궐(昏厥) 갑자기 정신을 잃고 넘어지고 사지가 서늘하며 혼미되여 인사불성이 된 증후이다. 나타나는 병인이 부동함에 따라 환자는 짧은 시간을 거쳐 저절로 정신을 차릴수 있고 또한 오래도록 혼미에 처하여 정신을 차리지 못하는것도 있다. 여기에는 지금 부르는 《일시적혼미》와 《혼미》의 두개 증상이 포괄되여있다. 전자는 《울모(郁冒)》, 각종 《궐증(厥证)》과 중서 등에서 나타나고 후자는 중풍, 《시궐(尸厥)》 등에서 나타난다.

수족궐랭(手足厥冷) 사지가 찬것이 팔꿈치와 무릎이상에 이르는 증상인데 《수족궐랭(手足厥冷)》이라고도 한다. 혹은 략칭하여 《4역(四逆)》이라고도 한다. 한증과 열중으로 나눈다. 한증은 음한이 속에 성하여 양기가 쇠약하고 사지가 양기의 따뜻함을 받지 못하는데서 흔히 추위를 타고 삭지 않은 설사를 하며 맥이 침하고 미하며 설질이 열은 등이 동반하여 나타난다. 열중은 열이 성하여 진액이 상하고 열사가 조알(热邪阻遏)되는데서 양기가 밖으로 사지에 이를수 없지만 흔히 가슴과 배가 뜨겁고 구갈이 나며 심번이 생기거나 혼미에 빠지고 헛소리를 치며 설질이 선홍색이고 맥이 촉박하거나 침하고 지하면서 유력한 등이 나타난다.

궐기(厥气) 일반적으로 일부 계발성병인을 가리킨다. 례를 들면 기능실조, 기혈역란(气血逆乱), 담탁폐조(痰浊闭阻), 식적정체(食积停滞) 혹은 폭통(暴痛) 등이다. 이런 병리적변화는 병변과정에서 병을 일으키는 작용도 논다. 《소문·음양응상대론》에서 《厥气上行, 满脉去形》이라고 한것은 바로 혈이 기를 따라 상역하고 맥관이 막히는데서 갑자기 정신을 잃고 쓰러지는 병리가 일어난다는것을 가리킨것이다.

궐증(厥证) 일반적으로 갑자기 졸도하고 인사불성이며 사지가 서늘하지만 오래지 않아 점차 정신을 차리는 병증을 가리킨다. 병인에는 대체로 다음과 같은 두가지가 있다. 하나는 평시에 간양이 편왕(肝阳偏旺)하고 음식물을 조절하지 않으며 정신이 지나치게 자극을 받거나 극심하게 아픈 등에 의하여 기기(气机)가 문란하여 혈이 기를 따라 상역하거나 혹은 담이 기를 따라 올라가서 심신(心神)을 흐리게 하는데서 발생된다. 다른 하나는 원기가 평시에 약하거나 병후에 기와 진액이 손상되였거나 실혈이 생긴 등에 의하여 기혈이 우로 올라가지 못하는데서 생긴다. 《내경》의 궐증에서는 《폭궐(暴厥)》, 《한궐》, 《열궐》, 《전궐(前厥)》, 《박궐(薄厥)》과 《시궐(尸厥)》 등이라고 하였다. 후세에 와서 또 《담궐(痰厥)》, 《식궐(食厥)》, 《기궐(气厥)》, 《혈궐(血厥)》, 《회궐(蛔厥)》과 《서궐(暑厥)》 등으로 나누었다. 각 조항에 자세히 씌여있다.

폭궐(暴厥) 옛적의 병이름이다. 기가 사납게 우로 치미는데서 갑자기 정신을 잃고 넘어지며 인사불성이고 맥이 뛰는것이 천식과 같은 병증이다. 《소문·대기론(素问·大奇论)》에서는 《맥이 뛰는것이 천식과 같은데 이를 폭궐이라 한다. 폭궐환자는 사람을 알아보지 못한다》라고 하였다.

전궐(煎厥) 옛적의 병이름이다. 내열이 음액을 없애는데서 나타나는 혼궐의 병증을 가리킨다. 거개 평시에 음정결손, 양기항성(阳气亢盛)에다가 재감수한 서열병사의 훈증에 의하여 생긴다. 림상표현은 귀에서 소리가 나고 귀가 먹으며 눈이 어두워지고 지어는 갑자기 혼궐되는 등 증상이 나타나는데 병세는 아주 급하게 발전한다(《소문·생기통천론》).

박궐(薄厥) 《소문·생기통천론》에서는 《양기가 있는 사람은 몹시 노여워하면 기가 끊어지며 혈이 우로 왕성하게 올라가면 사람은 박궐된다》라고 하였다. 즉 정신자극에 의하여 양기가 갑자기 항진되여 혈이 기를 따라 상역되므로 혈액이 머리에 울체되는데서 갑자기 정신을 잃고 넘어지는 병증이 발생한다는것을 가리킨다

기궐(气厥) 기병(气病)에 의하여 일어나는 궐증이다. 기허, 기실의 두가지가 있다. 기허에 의하여 생긴 궐증은 현훈이 나고 졸도하며 얼굴이 희고 땀이 나며 사지가 차고 호흡이 미약하며 맥이 침하고 미한 등이 나타나는데 이는 저혈압 혹은 저혈당의 혼궐과 비슷하다. 기실에 의하여 생긴 궐증은 갑자기 성을 내여 기가 상역하는데서 생긴다. 《박궐》과 같다.

혈궐(血厥) 혈병에 의하여 생기는 궐증이다. 혈허와 혈실의 두가지가 있다. 혈허에 의하여 생긴 궐증은 거개 실혈이 지나치게 많거나 오랜 빈혈 등에서 나타난다. 뇌부에 혈액이 잠시 결핍하여 갑자기 혼궐이 생기는것은 얼굴이 창백하고 사지가 서늘하며 입을 벌리고 땀이 절로 나며 호흡이 완만하다. 혈실에 의하여 생긴 궐증은 거개 속에 어혈이 있거나 청규(清窍)가 폐색되는데서 갑자기 졸도하

고 아관긴급이 생기며 얼굴이 붉고 입술이 새파래난다.

식궐(食厥) 음식물을 조절하지 않는데서 일어나는 궐중인데 《식중（食中）》이라고도 한다. 폭음폭식후에 간혹 풍한을 감수하였거나 정서가 격동되여 중완에 식체가 생겨 기가 역행하여 우에 막혀 청규를 페쇄시키는데서 생긴다. 중상은 배가 창만하고 썩은 냄새가 나는 트림을 하며 설태가 두텁고 기름기나며 맥이 활하고 삭한 등이 나타난다. 그러나 음식물을 토한후에는 인차 정신을 차릴수 있다.

한궐(寒厥) 양기가 허하고 미약한데서 일어나는 궐중이다. 《소문·궐론》에서는 《양기가 아래에서 쇠약해지면 한궐이다……》라고 하였다. 례를 들면 내장이 허한한것은 정신이 권태하고 오한이 나며 삭지 않은 설사를 하고 사지가 차며 구갈이 나지 않는 중상이 나타나거나 혹은 몸이 차고 몸을 꾸부리고 누워있으며 배가 아프고 얼굴이 붉으며 손톱이 검푸르고 지어는 졸도하는 등 중상이 나타난다. 한이 혈맥에 응결된것은 사지가 서늘하고 관절이 아프고 맥이 미하고 세한 등 중상이 나타난다.

열궐(热厥) 사열이 지나치게 성하기 때문에 진액이 손상되고 양기의 정상적류동에 영향주어 사지에 이르지 못하는데서 손발이 서늘한 병중이 나타난다. 열궐과 한궐의 구별은 다음과 같다. 한궐은 복부가 차고 거개 한사(寒泻)의 중상이 동반한다. 열궐은 흉부와 복부에 작열감이 있고 또 눈이 벌개나고 번조하며 구갈이 나고 변기가 생기며 소변이 붉고 설태가 누렇고 거칠은 등 실열중이 나타난다.

회궐(蛔厥) 회충(蛔虫)에 감염되여 일어나는 급성복통과 사지궐랭의 병중이다. 배가 극심하게 아프고 사지가 차며 아픈것이 심하면 땀이 나거나 혹은 랭침을 토하거나 회충을 토하며 수시로 발작하였다가 수시로 멎거나 혹은 한열이 있고 위장기능이 문란한 등 중후가 동반하여 나타난다. 담도회충증 혹은 회충성장불통증과 비슷하다.

간궐(肝厥) 간기가 궐역하여 우로 치미는 병중이다. 주요중상은 손발이 서늘하고 토하며 어지럽고 전간상태와 같으며 인사불성이 생기는 등이다. 환자는 평시에 음허간왕이 있는데다가 늘 정신적자극을 받는데서 유발된다.

시궐(尸厥) 갑자기 졸도하여 인사불성이 되여 마치 죽은 사람과 같고 환자의 호흡이 미약하며 맥이 극히 세하거나 짚으면 손가락에 닿지 않는다. 때문에 얼핏 볼 때에는 죽은 사람과 같으므로 반드시 참답게 진찰하고 제때에 구급하여야 한다. 어떤 기체, 례를 들면 일산화탄소의 중독에 의하여 생긴 질식 혹은 뇌진탕 등 병에서 나타날수 있다.

대궐(大厥) 《중풍》에 속하는 병중이다. 중풍에 의하여 졸도하고 혼미하여 정신을 차리지 못하는 중후를 가리킨다. 이는 《궐중》에 의하여 졸도한후 인차 정신을 차리는 중상과 구별이 있다. 《중풍》조항을 참고하라.

기상충심(气上冲心) 환자는 자각적으로 기가 하복부로부터 심흉부에 치밀어 올라오는감을 느끼는 중상이다. 거개 한사가 하초 및 위장애 침입하였거나 혹은 간위의 기가 상역하는데서 일어난다.

위증(痿证) 《위벽(痿躄)》이라고도 한다. 이 말은 《소문·위론》에 씌여있다. 사지와 몸이 위축되여 기능을 상실한 병중이다. 초기에는 거개 하지가 무력하고 점차 손발이 연약해지며 근육이 마비되고 피부가 마르고 빛갈이 없는 등이 나타난다. 어떤 환자는 고열이 난후 사지가 위축되여 들수 없거나 혹은 산후에 두발이 위축되여 움직일수 없는 등이 나타난다. 그 병인은 《폐열엽초(肺热叶焦)에 의하

여 사실이 혈액을 작상하거나 혹은 양명
습열에 의하여 힘줄이 손상되어 힘줄이
늘어나서 수축되지 못하거나 혹은 간신결
손, 정혈부족에 의하여 힘줄을 자양하지
못하는 등이다. 병리적변화에서는 이완성
마비와 비교적 비슷하다. 례를 들면 소아
마비후유증 및 어떤 근육질병 등이다. 병
인과 증상에 따라 또 《근위(筋痿)》, 《맥위
(脉痿)》, 《골위(骨痿)》, 《육위(肉痿)》 등
으로 나눈다. 각 조항을 자세히 보라.

맥위(脉痿) 이 말은 《소문·위론》에
씌여있다. 위증에 속한다. 증상은 하지
근육이 위축되고 무력하며 발목이 연약하
여 설수 없고 슬관절과 과관절을 폈다 구
부렸다 할수 없는 등이 나타난다. 심기
(心气)가 열하여 기혈이 우로 올라가서
하부의 혈맥이 텅 비였거나 심혈이 지나
치게 많아서 경맥이 텅 비여 근육이 마비
되면 나중에 가서 이 병이 발생한다.

근위(筋痿) 이 말은 《소문·위론》에
씌여있다. 위증에 속한다. 입안이 쓰고
힘줄이 당기우면서 경련이 일어나며 음경
어 이완되여 수축되지 않고 활정이 생기
는 등 증상이 나타난다. 이 병은 간기가
열하여 간음이 결손되거나 혹은 신정(肾
精)이 지나치게 소모되여 근과 근막(筋
膜)이 자양을 잃은데서 생긴다.

육위(肉痿) 이 말은 《소문·위론》에
씌여있다. 위증에 속한다. 근육이 마비되
고 **위축되며** 무력하다. 이 병은 비기가
열하고 위음이 부족하여 근육이 영향을
받지 못하거나 혹은 습지에 오래 누워있
어 근육이 습사에 손상되는데서 생긴다.

피모위(皮毛痿) 피모에 위증이 나타
나 피모가 말라서 광택을 잃은 증상을 가
리킨다. 《소문·위론》에서는 《폐는 온몸
의 **피모**를 주관한다……때문에 폐열엽초
가 생기면 피모는 허약하게 되고 몹시 엷
어지며 심하면 위벽(痿躄)이 생긴다》라고
하였다.

골위(骨痿) 이 말은 《소문·위론》에
씌여있다. 위증에 속한다. 허리와 잔등이
쏘고 연약하여 끝게 서기 어려우며 하지
가 위축되고 힘이 없으며 얼굴이 검스레
하고 이발이 마르는 등 증상이 나타난다.
심한 열이 음액을 작상하거나 혹은 장기
적으로 지나치게 피로하여 신정이 결손되
거나 신화가 항성한 등에 의하여 뼈가 마
르고 골수가 감소되는데서 일어난다.

위궐(痿厥) ①《위증》증상의 하나이
다. 즉 손발이 위축되고 힘이 없으며 덥지
않은것이다. ②위증과 궐증의 총칭이다.

비증(痹证) 《비》란 막히여 통하지 못
한다는 뜻이다. 일반적으로 사기가 몸이거
나 내장의 경락에 막히여 일어나는 병증
을 말한다. 그러나 거개 풍, 한, 습 세가
지 사기가 기표의 경락과 골절에 침입하
여 관절 혹은 근육이 아프거나 부어나거
나 무거운 등 병이 발생하는것을 가리킨
다. 례를 들면 《소문·비론》에서는 《풍,
한, 습 세가지가 섞여있는것을 총칭하여
비라 한다》라고 하였다. 림상에서는 주로
《풍비(风痹)》, 《한비(寒痹)》, 《습비(湿
痹)》와 《열비(热痹)》 4가지로 나눈다.
이는 풍습성관절염, 류풍습성관절염 등
병과 비슷하다. 《내경》등 고서에서는 병
변부위에 따라 또 《근비(筋痹)》, 《골비
(骨痹)》, 《맥비(脉痹)》, 《기비(肌痹)》와
《피비(皮痹)》 등으로 나누었다. 이런 비
증의 발전은 또 《5장비(五脏痹)》를 일으
킬수 있다. 각 조항을 참고하라.

풍비(风痹) 《행비(行痹)》 혹은 《주
비(周痹)》라고도 하는데 보통 《주주(走
注)》라고 한다. 비증류의 하나이다. 림상
표현은 사지와 몸이 쏘고 아픈것이 일정
한 곳이 없이 이동하는것이다. 병인은
풍, 한, 습 3가지 사기중에서 풍사가 편
승하여 풍사가 잘 이동하는데서 생긴다.
때문에 《소문·비론》에서는 《그 풍기가
승하면 행비이다》라고 하였다.

한비(寒痹) 《통비(痛痹)》라고도 한다. 비증류의 하나이다. 림상표현은 사지와 몸이 쏘고 아픈 정도가 비교적 심하며 차면 아픈것이 더 심하고 더우면 아픈것이 덜해지는것 등이다. 병인은 풍, 한, 습중에서 한사가 편승하여 기혈이 응체되여 통하지 못하는데서 생긴다. 때문에 《소문·비론》에서는 《한기가 승하면 통비이다》라고 하였다.

습비(湿痹) 《착비(着痹)》라고도 한다. 비증류의 하나이다. 림상표현은 기부가 저려나고 관절이 무겁고 부어나며 아픈곳이 일정한것 등이다. 병인은 풍, 한, 습 3가지 사기중에서 습사가 편승하여 습하고 점조하며 기름기가 머물러있는데서 생긴다. 때문에 《소문·비론》에서는 《습기가 승하면 착비이다》라고 하였다.

열비(热痹) 비증류의 하나이다. 림상표현은 관절이 붉그스레하게 붓고 열이 나며 아프고 흔히 열이 나며 바람을 싫어하고 구갈이 나며 가슴이 답답한 등 전신중상이 동반하는것이다. 병인은 평시에 열이 잠복하여있는데다가 다시 풍한을 감수하여 열이 한울(寒郁)로 되여 기기(气机)가 통하지 못하며 이것이 오래 지속되면 한이 열로 화하거나 혹은 풍, 한, 습의 사기가 경락에 체류되여 오래되면 열이 화하여 생기는것이다.

맥비(脉痹) 이 말은 《소문·비론》에 씌여있다. 혈맥증상을 주로 하는 비증을 가리킨다. 림상표현은 일정한 시간이 없이 열이 나고 기부가 뜨거운감이 나며 아프고 피부에서 홍반이 나타나는것 등이다. 거개 혈이 허하고 풍, 한, 습의 사기가 혈맥에 체류되는데서 생긴다.

근비(筋痹) 이 말은 《소문·비론》에 씌여있다. 근(筋)의 증상을 주로 하는 비증을 가리킨다. 림상표현은 근맥이 구급되고 관절이 아파서 굴신하기 어려운것이다. 근은 관절에 모여있다. 풍, 한, 습의 사기가 근을 침습한데서 생긴다.

육비(肉痹) 이 말은 《소문·비론》에 씌여있다. 근육증상을 주로 하는 비증을 가리키는데 《기비》라고도 한다. 림상표현은 근육이 저리거나 쏘고 힘이 없으며 피로하고 땀이 나는 등이다. 풍, 한, 습의 사기가 근육을 침습하는데서 생긴다.

피비(皮痹) 이 말은 《소문·비론》에 씌여있다. 피부증상을 주로 하는 비증을 가리킨다. 림상표현은 피부가 서늘하고 저려나는 등이다. 풍, 한, 습의 사기가 기표를 침습하여 위양(卫阳)의 기가 온양되지 못하는데서 생긴다.

골비(骨痹) 이 말은 《소문·비론》에 씌여있다. 기혈부족에 의하여 한습의 사기가 골수를 손상한 병증을 가리킨다. 주요 증상은 뼈가 아프고 몸이 무거우며 마비감이 나타나고 사지가 무거워 들기 어려운 등이다.

5장비(五脏痹) 비증이 오래도록 낮지 않는데다가 풍, 한, 습의 사기를 재감수하여 비증이 근(筋), 맥, 뼈, 근육, 피부 등으로부터 발전하여 그와 해당되는 내장에 이르러 내장을 손상시켜 상응적으로 《간비(肝痹)》, 《심비(心痹)》, 《신비(肾痹)》, 《피비(皮痹)》, 《폐비(肺痹)》 등을 나타나게 한다. 또한 기혈내허, 음정결손이거나 혹은 양기가 운행되지 못하여 사기가 허한 틈을 타서 침습하여 가슴과 배에 적취되는데서 생기기도 한다. (《소문·비론》) 등 편을 참고하라.

심비(心痹) 5장비중의 하나이다. 주요증상은 심계가 항진되고 기천이 생기며 목안이 마르고 흔히 한숨을 쉬며 번조하고 성을 잘내거나 잘 놀라는 등이다. 《맥비》가 오래도록 낮지 않은데다가 외사를 재감수하여 질병이 더 깊이 발전하는데서 생긴다. 《소문·비론》에서는 《맥비가 낮지 않는데다가 사기를 재감수하여 섬에 모였다》라고 하였다. 또한 생각을 지나

287

치계 하여 심혈이 허손되고 또 외사를 재감수하여 사기가 가슴속에 적체되는데서 생긴다고 하였다.

간비(肝痹) 5장비중의 하나이다. 주요증상은 머리가 아프고 밤에 잘 때 무서운 꿈을 많이 꾸며 갈증이 나서 물을 마시며 소변이 많고 배가 뿌듯하며 허리와 옆구리가 아프고 발이 찬 등이다. 옛사람들은 장상학설(脏象学说)의 관점으로부터 이 병은 《근비》가 오래도록 낫지 않는데다가 사기를 재감수하여 사기가 속에 쌓이는데서 생긴다고 하였다. 례를 들면 《소문·비론》에서는 《근비가 낫지 않으데다가 사기를 재감수하여 간에 모였다》라고 하였다.

비비(脾痹) 5장비중의 하나이다. 주요증상은 사지가 권태하고 가슴이 답답하며 기침이 나고 맑은 침을 토하는것이다. 옛사람들은 장상학설의 관점으로부터 이 병은 《육비》가 오래도록 낫지 않은데다가 외사에 재감수하여 질병이 깊이 들어가 발전하는데서 생긴다라고 하였다. 례를 들면 《소문·비론》에서는 《육비가 낫지않는데다가 사기에 재감수하여 비에 모였다》라고 하였다. 또한 사지의 운동이 지나치고 땀이 날 때 바람을 맞아 사기가 배속에 쌓이는데서 생긴다고 하였다(《소문·5장생성편》).

폐비(肺痹) 5장비중의 하나이다. 주요증상은 오한, 발열, 해소, 천식, 흉만, 번민불안 등이다. 외사가 폐기에 막히거나 혹은 《피비(皮痹)》가 오래도록 낫지 않고 병세가 발전되는데서 생긴다. (소문·비론》에서는 《피비가 오래도록 낫지 않는데다가 사기를 재감수하여 폐에 모였다라고 하였다. 또한 생활에서 영양조절을 하지 못하여 정기(精气)가 속을 손상시키는데서 외사를 감수하여 사기가 가슴속에 쌓이는데서 생긴다라고 한다(《소문·5장생성편》).

신비(肾痹) 5장비중의 하나이다. 주요증상은 뼈가 연약하여 걸을수 없고 허리와 잔등이 구부려져 곧게 펼수 없거나 혹은 관절이 붓고 뻣뻣하여 구부렸다가 펼수 없는 등이다. 《골비》가 오래도록 낫지 않은데다가 외사에 재감수하여 질병이 깊이 발전하는데서 생긴다. 《소문·비론》에서는 《골비가 오래도록 낫지 않는데다가 사기를 재감수하여 신에 모였다》라고 하였다. 또한 사기가 아래배와 외음부에 쌓여 신기를 손상시키는데서 생긴다라고 한다(《소문·5장생성편》).

경비(挛痹) 이 말은 《소문·이법방의론(素问·弃法方宜论)》에 씌여있다. 근맥이 구급되는것을 《경(挛)》이라 하고 기부가 아프고 저려나는것을 《비(痹)》라고 한다. 일반적으로 비중의 근맥구급, 기부마목, 동통과 관절활동불령활 등 류형의 증상을 가리킨다.

음비(阴痹) ①음사에 의하여 생기는 비중을 가리킨다. 례를 들면 한, 습은 음사에 속하기때문에 통비, 착비 등을 음비라 한다. ②비중이 음분(阴分)에 발생된것을 가리킨다. 례를 들면 《5장비》 등이다.

비기(痹气) 양기가 허하고 속에 한이 성하여 영위의 기가 실조되여 혈의 운행이 순통하지 않는데서 기혈이 막혀 통하지 않는 병리를 가리킨다. 《소문·역조론(素问·逆调论)》에서는 《사람들이 비기에 흔히 걸리는바 양기가 적고 음기가 많기때문에 몸이 마치 물속에서 나온것과 같이 차다》라고 하였다.

원비(远痹) 이 말은 《령추·9침12원편》에 씌여있다. 오래도록 낫지 않는 비중을 가리킨다.

혈비(血痹) 이 말은 《금궤요략·혈비혈로병맥과 치료》에 씌여있다. 신체의 국부가 마비되고 아픈 내상병중이다. 주요증상은 신체가 마비되고 류주성의 비통이

288

생기며 맥이 미하고 삽하며 긴한 둥이다. 이 병은 기혈내허에 의하여 맥이 없어 땀이 나거나 혹은 누워 잘 때 바람을 맞아 사기가 허한 틈을 타서 침입하여 혈기가 막혀 통하지 않는데서 생긴다.

흉비(胸痹) 이 말은 《금궤요략·흉비 심통단기병맥증과 치료》에 씌여있다. 양기가 정상적으로 운행되지 못하는데서 수음 혹은 담탁이 가슴속에 막힌 병증이다. 주요증상은 가슴과 잔등이 아프고 가슴속에 배기가 막혀 있으며 호흡이 촉박하고 기침이 나며 가래가 많은 둥이다.

장비(肠痹) 옛적의 병이름이다. 이 말은 《소문·비론》에 씌여있다. 내장비증의 하나이다. 즉 비증이 대소장에 영향주어 나타나는 일종 증후이다. 주요증상은 구갈이 나서 물을 마시지만 소변이 불리하고 배가 그득하며 설사하는것이다. 대소장의 기가 비에 막혀 순행되지 못하여 수도(水道)가 통하지 않고 찌끼가 화하지 못하여 청탁(淸浊)이 나누어지지 못하는데서 생긴다.

포비(胞痹) 이 말은 《소문·비론》에 씌여있다. 《포(胞)》란 방광을 가리키고 《비》란 기기가 막혀 통하지 못하는것을 가리킨다. 주요증상은 아래배가 창만하고 소변이 삽하여 잘 배출되지 않으며 아래배에 압통이 있는것이다. 이는 풍, 한, 습의 사기가 방광에 침입하여 방광의 기화에 영향주는데서 생긴다.

학슬풍(鹤膝风) 슬관절이 부어나고 아프며 넙적다리와 아래다리의 근육이 여위는것을 특징으로 한다. 그 모양이 마치 학의 무릎과 같다고 하여 학슬풍이라고 한다. 이 병은 신음결손에 의하여 한습이 하지에 침입하여 관절에 들어가는데서 생긴다. 거개 《력절풍(历节风)》이 발전하여 생긴다.

력절풍(历节风) 《금궤요략·중풍력절 병맥증병치(金贵要略·中风历节病脉证并

治)》에 씌여있다. 략칭하여 《력절》이라고도 한다. 관절이 붉게 부어나고 심하게 아프며 굴신하지 못하는것이 특징이다. 흔히 간신의 부족에 의하여 풍, 한, 습의 사기를 감수한것이 관절에 침입하여 오래 머물러있다가 열로 화하여 기혈을 울체시키는데서 생긴다. 그 주요증상은 관절이 심하게 아프고 발전이 아주 빠른것인데 이것을 《백호력절(白虎历节)》이라고도 한다. 만일 한습이 편승하면 관절이 심하게 아파서 굴신할수 없는것이 주증으로 된다. 이는 급성풍습성관절염, 류풍습성관절염, 통풍 등 질병과 비슷하다.

근골해타(筋骨懈堕) 근골이 이완되고 무력하여 몸을 지탱하기 어려운 증상이다.

신체번동(身体烦疼) 근육, 관절이 아프고 번열이 나면서 불안하고 온몸이 불편한 증상을 가리킨다.

지절번동(支节烦疼) 사지관절에 번열이 나면서 아픈 증상이다.

천연(腨痦) 이 말은 《소문·음양병론》에 씌여있다. 《천(腨)》이란 배장근을 가리키고 《연(痦)》이란 쏘는 증상을 가리킨다.

절비(折髀) 《비(髀)》란 넙적다리를 말한다. 넙적다리가 끊어지는듯 아픈 증상을 가리킨다. 례를 들면 좌골신경통 등이다.

루부(偻附) 《루(偻)》란 잔등을 구부린다는 뜻이다. 《부(附)》는 부(俯)와 같다. 부루란 길을 걸을 때 잔등과 허리가 구부러지고 머리를 아래로 수그리는 증상을 가리킨다. 이는 신기가 쇠약하여 근맥이 허하고 피로한 표현이다.

천주도(天柱倒) 목이 연약하고 무력하여 머리를 아래로 수그리는 증상을 가리킨다. 흔히 소아들이 발육이 좋지 못하거나 혹은 로년에 체질이 약한 사람에게서 나타난다. 만약 병이 오래면 신기가 몹시 허하고 정신과 기혈이 모두 쇠약한 증후가 나타난다.

위통(胃痛) 《위완통(胃脘痛)》이라고도 한다. 위완부에 가까운 명치끝밑이 아파나기때문에 《심하통(心下痛)》이라고도 한다. 거개 장기적으로 음식물을 조절하지 않거나 정신상에서 자극을 받는데서 생긴다. 초기에는 간위불화에 의하여 위기울체(胃气郁滞)가 생기며 오래면 기체혈어(气滞血瘀)에 의하여 위락(胃络)이 손상되여 기와 혈이 합치는데서 위통이 생긴다. 림상에서는 주로 간위불화, 비위허한으로 나눈다. 간위불화에 속하는것은 위완이 그득하고 아픈것이 옆구리까지 뻗치며 동시에 마음이 초조하고 성을 잘 내며 신물을 토하고 조잡이 생기며 입안이 쓴 등 화울증이 겸하여 나타난다. 만일 아픈 곳이 일정하고 누르는것을 싫어하며 대변이 검고 맥이 삽하면 혈허증이다. 비위허한(脾胃虚寒)에 속하는것은 은은히 아프고 만져주는것을 좋아하며 맑은 물을 토하고 권태하며 사지가 차고 대변이 굳지 않는 등 증상이 나타난다.

9종심통(九种心痛) 이 이름은 《금궤요락·흥비심통단기병맥증병치》에 씌여있다. 《9종심통》은 일반적으로 상복부와 전흉부의 동통을 가리킨다. 주로 다음과 같은 두가지 분류법이 있다. 1) 충심통(虫心痛), 주심통(注心痛), 풍심통(风心痛)、계심통(悸心痛), 식심통(食心痛), 음심통(饮心痛), 랭심통(冷心痛), 열심통(热心痛), 거래심통(去来心痛)(《천금요방》권13)이다. 2) 음식통, 식심통, 기심통(气心痛), 혈심통(血心痛), 랭심통, 열심통, 계심통, 충심통, 주심통(疰心痛)이다. 《전심통》은 협심통(心绞痛)과 비슷하다. 상세한것은 《전심통》 조항을 보라.

식비(食痹) 이 말은 《소문·맥요정미론(素问·脉要精微论)》에 씌여있다. 위병의 일종이다. 주요증상은 음식물이 위에 들어간후 상복부가 답답하고 아프며 토하면 편안한감이 나는것이다. 거개 간기가 위에 들어가 위완에 기가 울체되는데서 생긴다.

복만(腹满) 즉 《복창만(腹胀满)》이다. 배가 창만되는 증상을 가리킨다. 허증과 실증으로 나눈다. 허증은 비양의 운행이 실조되는데서 생기는데 번마다 삭지 않은 설사를 하며 배가 그득하고 아프며 따뜻하게 굴거나 만져주는것을 좋아하고 설태가 희며 맥이 완하고 약한것을 겸한 등 증상이 나타난다. 실증은 열이 위장에 맺혀있는데서 생기는데 번마다 대변이 굳고 배가 아파 누르는것을 싫어하며 설태가 누르고 조하며 맥이 침하고 실하며 유력한 등 증상이 나타난다.

진창(䐜胀) 《진(䐜)》이란 불어난다는 뜻이다. 즉 상복부가 창만되는 증상이다. 거개 비의 운화가 실조되여 소화불량이 생긴데 속한다. 《소문·음양응상대론》에서는 《탁기가 우에 있으면 진창이 생긴다》라고 하였다.

구토(呕吐) 사기가 위에 있거나 위기가 하강되지 않거나 기가 상역하여 나타나는 증상인데 옛사람들은 소리가 나나 내용물이 나오지 않는것을 구(呕)라 하고 소리가 나지 않으나 위내용물이 나오는것을 토(吐)라 하였다. 그러나 실제상에 있어서 명확히 나누어놓기 어렵기때문에 일반적으로 총칭하여 《구토》라고 한다. 림상에서 흔히 보는것은 위한, 위열, 상식(伤食), 담탁(痰浊) 등 4가지가 있다. 위한증은 맑은 물을 토하고 입안에 침이 많으며 따뜻하게 하는것을 좋아하고 차게 하는것을 싫어하며 소변이 맑고 잘 통하며 설태가 희고 기름기를 띤 등 증상이 나타난다. 위열증은 먹자 인차 토하고 신물에 쓴 물이 섞인것을 토하며 입안에서 냄새가 나고 찬것을 좋아하며 더운것을 싫어하고 트림이 나며 신물을 삼키고 구토골이 거개 삭지 않은 음식물이며 토한 후이면 좀 편안한감이 나고 설태가 두텁고 기름기가 나는 등 증상이 나타난다. 담탁증은 평시에 머리가 어지럽고 가슴이 답답하며 마음이 두군거리고 점액성이 있는 가래 혹은 맑은 침을 토하며 설태가 미끄럽고 기름기가 나는 등 증상이 나타난다.

건구(干呕) 토할 때 소리만 나고 내용물이 없는것을 가리킨다. 거개 위가 허하고 사기가 상역하는데서 생긴다.

완(哯) 헛구역을 말한다. 토하나 내용물이 없다는 뜻이다.

심하가 온온하여 토하려 하다(心下溫溫欲吐) 이 말은 《상한론》에 씌여있다. 《심하》란 위완부를 말하고 《온온》이란 속이 메스껍다는 뜻이다. 그의 완전한 의미는 메스꺼운감이 나서 토하려 하나 토하지 않는것을 형용한것이다. 이는 위내의 한음이 상역하거나 혹은 가슴속에 담기가 체류되는데서 발생한다.

범하(泛恶) 《오심(恶心)》이라고도 한다. 위완내에 담탁, 습사, 식체 등이 있어 토하려고 하나 토하기 어렵고 맑은 침이 올라오거나 신물이 올라오는 증상이 나타난다.

홰(哕) ①위기상역에 의하여 발생하는 딸꾹질소리인데 《애역》이라고도 한다. 해당조항을 참고하라. ②완(哯)과 같은 의미이다. 왕미(王履)의 《의경소회집(医经溯洄集)》에서는 《완(哯)과 홰(哕)는 글자가 다르지만 한어음과 의미가 모두 같다》라고 하였다.

애역(呃逆) 기역이 상충하여 목구멍에서 깔딱깔딱하는 소리가 멎지 않고 련속 나는 증상이다. 어떤것은 생것, 찬것을 과식하거나 쓰고 찬 약물을 너무 먹는데서 생기고 어떤것은 맵고 더운 음식물을 과식하거나 따뜻하고 조한 약물을 과식하는데서 생기며 어떤것은 정신자극, 정지(精志)실조, 위기울역(胃气郁逆)에 의

하여 생기며 또 오랜 병, 중병에서 **비가** 허한한데서 생긴다. 이런 요소들은 모두 위기(胃气)를 상역하는데서 딸꾹질이 나는데 병증에서는 한, 열, 허, 실로 나눈다. 《위한애역(胃寒呃逆)》은 딸꾹질소리가 침하고 완한데 덥게 굴면 딸꾹질이 감소되고 차게 굴면 딸꾹질이 심해지며 손발이 따뜻하지 않고 식사가 적으며 설사하고 소변이 맑고 많으며 설태가 희고 윤기나는 등 증상이 나타난다. 《위열애역(胃热呃逆)》은 딸꾹질소리가 우렁차고 련속적으로 힘있게 나며 번갈이 나고 입안에서 더러운 냄새가 나며 얼굴이 붉고 대변이 굳으며 설태가 거칠고 누른 등 증상이 나타난다. 《위허애역(胃虚呃逆)》은 딸꾹질소리가 미약하고 완만하며 오래 있다가 한번씩 나며 음식물을 먹기 싫어하고 먹으면 인차 배가 그득하고 권태하며 설질이 열은 붉으며 설태가 벗겨져 번들번들한 증상이 나타난다. 오랜 병, 중병에서는 허애(虚呃)가 나타나는데 딸꾹질소리가 짧고 빈번하며 무력하다. 이는 거개 위급한 증후에 속한다. 《위실애역(胃实呃逆)》은 흔히 음식물을 과식하여 위를 손상시켜 위완에 식체가 생기거나 담탁이 울체되여 일어나는데 딸꾹질소리가 비교적 빈번하고 유력하며 썩고 시큼한 냄새가 나는 트림을 하고 흔히 배가 아프고 가슴이 답답하며 혹은 침을 토하는 등이 겸하여 나타난다.

희기(嘻气) 《애기(嗳气)》라고도 한다. 《경악전수·잡증막(景岳全书·杂证谟)》에서는 《희(嘻)란 배부르다는 소식인데 이는 애기이다……》라고 하였다. 간위불화 혹은 폭식, 위기울체에 의하여 생긴다. 그 증상은 위내에서 기가 우로 올라오는것 같고 소리가 좀 나나 빈번하게 딸꾹질이 나는것과 다른 등이다.

열격(噎膈) 삼키면 막히는감을 느끼는것을 열(噎)》이라 하고 횡격막이 막

하거나 음식물이 아래로 내려가지 못하는 것을 《격(膈)》이라고 한다. 열은 흔히 격의 전구증상이지만 거개 합하여 《열격》이라고 한다. 《열격》은 위암, 식도암, 식도협착과 식도경련 등 질병에서 나타날수 있다. 거개 장기적으로 우려하고 우울하거나 성을 내거나 술, 매운것, 기름진것, 딴딴한것을 편식하여 비를 손상시켜 기가 맺혀 진액이 수송되지 못하고 몰겨 담으로 되며 간이 손상되고 기혈이 울체되여 쌓여서 어혈로 되며 담과 어혈이 서로 뭉쳐 식도에 막혀 위기가 내려가지 못하는데서 생긴다. 오래면 진액과 혈이 고갈되여 위가 허약해지고 비양이 활발하지 못하여 쇠갈증후가 나타난다. 림상에서는 다음과 같이 세가지 류형으로 나눈다. 1)담기교조(痰气交阻): 삼킨것이 막히고 횡격막에 비기가 그득하며 은은히 아프고 대변이 잘 통하지 않으며 입안이 마르고 목안이 조한 등 증상이 나타난다. 2) 어혈내결(瘀血内结): 횡격막이 송곳으로 찌르는듯 아프고 먹으면 토하며 지어는 물도 잘 내려가지 않고 대변이 양똥과 같이 굳거나 가래침에 푸르스름한 피가 섞인것을 토다며 대변이 마르고 검은 등 증상이 나타난다. 3) 기허양미 (气虚阳微): 음식물이 내려가지 않고 얼굴이 희끄무레하며 몸이 차고 숨이 차며 맑은 침을 토하고 얼굴과 발이 부어나며 배가 그득한 등 증상이 나타난다.

반위(反胃) 식후에 배가 창만되고 아침에 먹은것을 저녁에 토하거나 혹은 저녁에 먹은것을 아침에 토하며 삭지 않은 음식물을 토하고 권태감이 나며 설질이 열고 맥이 세하고 힘이 없는데 먹은것이 반대로 나오기때문에 반위라고 한다. 《금궤요략》에서는 《위반(胃反)》이라고 하였고 송대 주서장(朱端章)의 《위생가보산과비요(卫生家宝产科备要)》에서는 《번위(翻胃)》라고도 하였다. 주로 비위허한에 의

하여 생긴다.

삼격하격(上膈下膈) 상격이란 먹은것을 인차 토하는것을 말하고 하격이란 아침에 먹은것을 저녁에 토하는것을 말한다.

조잡(嘈杂) 위완, 심와부의 증상이다. 유박(虞搏)의 《의학정전》에서는 《조잡은 증으로서 배고픈것 같으나 배가 고프지 않고 아픈것 같으나 아프지 않으며 또 오농(懊憹)이 있어 편안하지 않은 상태인것이다. 그 증상은 트림이 겸하여 나타나거나 혹은 비기가 창만되는것이 겸하여 나타나거나 혹은 메스꺼운것이 겸하여 나타나면서 점차 위완이 아파난다……》라고 하였다. 아픈것은 음식물을 먹으면 멎는다. 이는 거개 담화, 간위불화, 위열, 혈허 등에 의하여 생기는데 궤양병과 위염 등 병에서 비교적 많이 나타나는 증상이다.

탄산(吞酸) 방우(方隅)의 《의림승묵(医林绳墨)》에서는 《탄산이란 위속에 있는 신물이 우로 치밀어 목구멍사이에 이르렀다가 토하지 않고 삼켜 시름한 맛이 속을 자극하는것인데 신것을 삼키는것과 같다》라고 하였다. 다시말하면 위내에서 산이 넘쳐나는것 같다. 거개 간기가 위를 침법하는데서 생긴다. 편열과 편한으로 나눈다. 편열은 마음이 초조하고 목안이 마르며 입안이 쓰고 설태가 누런것이 겸하여 나타나고 편한은 가슴이 은은히 아프고 맑은 침을 토하며 설태가 희끄무레한 등이 겸하여 나타난다

애부(噯腐) 위속에 있는 음식물의 썩은 냄새가 입으로부터 배출되는것을 《애부》라고 한다. 《상한론》에서는 《간희식취(干噫食臭)》라고 하였다. 거개 소화불량에서 나타난다. 만일 위내에서 배출하는 기체가 냄새가 없으면 이를 《애기(噯气)》라고 한다. 《상한론》에서는 《희기(噫气)》라고 하였는데 보통 이런 희기를 《위풍

(胃风)》이라고 한다. 거개 중초에 기가 울체되여 가슴이 창만하기때문에 트림을 하면 시원한감이 난다. 거개 위병 및 비위허약, 간위불화의 환자에게서 나타난다.

숙식(宿食) 《숙체(宿滞)》, 《식적(食积)》 혹은 상식(伤食)》이라고도 한다. 비위운화가 실조되거나 혹은 비위에 한이 있어 음식물이 머물러있으면서 소화되지 않고 위장에 쌓여있기때문에 숙식이라고 한다. 초기에는 거개 가슴이 답답하고 먹기를 싫어하며 썩은 냄새가 나는 트림을 하고 신물을 토하며 설태가 두껍고 기름기가 나는 등 증상이 나타난다.

납매(纳呆) 위의 수납기능이 정체되기때문에 납매라고 한다. 또한 《위매(胃呆)》라고도 한다. 즉 소화불량, 식욕감퇴 등 증상이다. 만일 위가 좋지 못하면 늘 배부른감을 느끼는데 이것을 《위납매체(胃纳呆滞)》라고 한다.

음결(阴结) 비신이 허한한데서 생기는 변비를 가리킨다. 림상표현은 환자가 거개 체질이 허약하고 대변을 며칠되여도 보지 못하며 대변을 보려나 배출되지 않으며 배가 일반적으로 창만된감이 없고 사지가 따뜻하지 않으며 소변이 맑고 많으며 설질이 열고 설태가 얇고 희며 맥이 거개 침하고 지한 등 증상이 나타난다.

관격(关格) ①병이름이다. 《격》이란 《격거(格拒)》이고 《관》이란 관폐이다. 즉 우로 토하는것을 《격》이라 하고 아래로 대소변이 통하지 않는것을 《관》이라고 한다. 우로 3초의 기가 류통되지 못하여 한이 가슴속에 막혀 음식물이 내려가지 못하기때문에 격거라 하고 아래로 하초에 열이 맺혀 진액이 말라 기화가 장애되기때문에 관폐라고 한다. ②《관격이란 대소변이 통하지 못하는것을 말한다. 대변이 통하지 못하는것을 《내관(内关)》이라 하고 소변이 통하지 못하는것을 《외격(外

格)》이라 하며 대소변이 통하지 못하는 것을 《관격》이라 한다》.《제병원후론(诸病原候论)권14》. ③맥진의 술어이다.《소문·6절장상론》에서 《인영과 촌구가 모두 4배이상 성한것은 관격이다》라고 하였다. 그 뜻은 음양의 기가 모두 극성하여 음양리결의 현상을 이루는것을 가리킨다. 때문에 관격이라고 한다.

주포(走哺) 우로는 구역이 나고 아래로는 대소변이 통하지 않는 병중을 말한다. 왕필창(王必昌)의 《의계변증(医阶辨证)》에서는 《아래가 통하지 않아 탁기가 우로 치밀어 음식물을 먹지 못하는》데서 생긴다고 하였다.

토시(吐矢) 구토물중에 대소변이 섞여있는것이다. 이는 위장조체(胃肠阻滞)에 의하여 음양이 문란하고 청탁이 뒤섞이는데서 나타난다. 장불통증 등 질병에서 나타난다.

제중(除中) 옛적의 병이름이다. 이 말은 《상한론》에 씌여있다. 《제》란 제거한다는 뜻이고 《중》이란 중초의 비위의 기를 가리킨다. 질병이 심한 단계에 이르렀을 때 본래 음식물을 먹지 못하던것이 갑자기 많이 먹는데 이것은 중초의 비위의 기가 끊어지려는 이상한 현상이다. 때문에 《제중》이라고 한다.

열중(热中) ①열사가 장위에 체류되어 있나는 뜻이나. ②《소단(消瘅)의 별명이다. ③풍병의 일종이다. 풍사가 양명위경에 침입하여 열로 화생되는데서 눈이 누렇게 되는것이 주중으로 된다(《소문·풍론》).

비약(脾约) 이 말은 《상한론》에 씌여있다. 진액의 부족에 의하여 대변이 굳어지는 일종 병증이다. 거개 비의 운화기능이 실조되고 기가 허하여 진액을 화생시키지 못하여 창자속의 진액이 부족되기 때문에 대변이 굳어 배설이 곤난하다.

교장(绞肠) 대소변이 동시에 배설되

는것이다. 즉 대변을 볼 때 소변이 나가거나 소변을 볼 때 똥물이 나가기때문에 교장이라 한다. 거개 방광, 질의 손상후거나 직장방광루 등 질병에서 나타난다.

고창(臌脹, 鼓胀) 이는 배가 불어나서 마치 북과 같고 피부색이 누르며 맥락이 나타나는 등을 특징으로 하는 병증이다. 병을 일으키는 원인은 다음과 같다. 정지(情志)가 울결되고 기의 운행이 실조되며 간비(肝脾)가 손상되였거나 음식물을 조절하지 않았거나 지나치게 술을 마셔 비위(脾胃)가 손상되여 운화가 실조되였거나 충적(虫积) 혹은 기타 전염병에 의하여 간비가 손상되고, 기혈이 장애되였을 때 나타난다. 병변은 거개 간, 비, 신 3장에 있고 또 서로 영향주어 기혈, 수탁(水浊)이 배속에 쌓이게 되기때문에 배가 점차 몹시 불어나는데서 고창이 생긴다. 만일 환자의 머리와 얼굴, 사지 등이 수척하고 배만 불어나서 크면 《단복고(单腹臌)》라 하고 그 모양이 거미와 비슷하기때문에 《지주고(蜘蛛臌)》라고도 한다.

기고(气臌) 고창류의 하나이다. 1) 비가 허하고 기가 정체된 환자에게서는 배가 창만하여 불편하고 누르면 여전히 연한감을 느끼고 기역, 애기 등 증상이 겸하여 나타난다. 2) 7정이 울결되고(七情郁结) 기기가 막힌 환자에게서는 배가 크고 퍼런 살이 나타나며 피부가 누르스름하고 사지가 여윈 등 증상이 나타난다.

혈고(血臌) 고창류의 하나이다. 《축혈고(蓄血臌)》라고도 한다. 주요증상은 토혈, 뉵혈, 변혈 등이 생기거나 대변이 검고 소변이 붉으며 몸에 어혈반점이 나타나는 등이며 배속에서 종괴(肿块)를 만질수 있고 또 점차 커진다. 병인은 주로 어혈의 덩어리가 조체되여 수습운행에 영향주는것이다. 이 증은 간경변증에서 나타나고 또는 자궁 혹은 란소종양 등 병에

서도 나타난다.

충고(虫臌) 즉 흡혈충 등 기생충에 의하여 생기는 고창을 《충고》라고하는데 《고창(蛊膨)》혹은 략칭하여 《고(蛊)》라고도 한다. 림상표현은 초기에 배가 창만하고 옆구리밑에 비괴(痞块)가 있으며 후에 복수가 점차 많아질 때 얼굴이 희꾸무레해지거나 누르스름해지거나 검스레해지며 여위고 식욕이 떨어지며 권태하고 무력한 등이 나타난다. 병인은 충독이 속에 맺혀 간비가 손상되고 맥락이 어혈에 막혀 승강이 실조되여 청탁이 서로 섞이는데서 생긴다.

수고(水臌) 고창류의 하나이다. 주요 증상은 배가 불어나 크고 배가죽이 얇고 팽팽하고 색이 푸르며 소변이 어렵고 량 옆구리가 아픈 등이다. 대부분 환자는 얼굴이 누르스름하거나 황달을 겸하고 몸에서 때로는 붉은 반점(지주지)이 나타난다. 이것은 간기가 울체되고 비가 손상되며 간의 소설이 실조되고 비가 운화하지 못하여 수독이 맺히는데서 초래된다.

종창(肿胀) 전신수종을 《종(肿)》이라 하고 복부가 창만되는것을 《창(胀)》이라 한다. 전인들은 머리, 얼굴, 사지가 먼저 붓고 후에 배가 불어나는것을 수(水)에 귀속시키고 먼저 배가 불어나고 후에 사지가 붓는것을 창(胀)에 귀속시켰다. 그러나 수도 창이 겸하여 나타나고 창도 수를 겸하여 나타나게 하므로 일반적으로 수종복창의 증상을 총칭하여 《종창》이라고 한다.

부창(肤胀) 이 말은 《령추·수창편(灵枢·水胀篇)》에 씌여있다. 한기(寒气)가 피부내에 체류되여 나타나는 종창의 병증이다. 그 림상특점은 배가 팽대되여 고타하면 속이 비고 몸이 부으며 손가락으로 배를 누르면 오목하게 들어가고 그것이 손을 떼도 올라오지 않으며 배가죽이 두껍고 색갈이 이상하게 변하지 않

는 등이다.

기창(气胀) 복부창만의 증상인데 《창(胀)》이라고 한다. 기체에 의하여 복부가 창만되기때문에 《기창》이라고 한다. 병인은 거개 간의 소설기능이 상실되고 비의 운화가 실조되여 기기가 조체되는것과 관련된다. 《기고》조항의 ②를 참고하라.

주창(酒胀) 창은 주적(酒积)에 의하여 손상되여 생기는 병이기때문에 주창이라고 한다. 주요증상은 배가 말(斗)과 같이 부어나고 혈변과 혈뇨가 생기며 맥이 삭하거나 삽한 등이다. 병은 술독에 상하여 습열이 간비에 맺혀있어 기혈이 막혀 간이 혈을 저장하지 못하며 비가 혈을 통섭하지 못하는데서 생긴다.

중만(中满) 배가 창만한 증상을 가리킨다. 기허, 식체, 한탁(寒浊)상응, 습열곤조 등 원인에 의하여 비위의 운화가 실조되여 기기가 비기에 막히는데서 일어난다.

5적(五积) 적(积)이란 흉복강내에 덩어리가 있는 병증을 말한다. 《내경·56난》에서는 그의 발병병기, 부위, 형태 등을 5장으로 구분하였다. 례를 들면 심의 적을 《복량(伏梁)》이라 하고 간의 적을 《비기(肥气)》라 하며 비의 적을 《비기(痞气)》라 하고 폐의 적을 《식분(息贲)》이라 하며 신의 적을 《분돈(奔豚)》이라 하였는데 이것을 통털이 《5적(五积)》이라고 한다. 원문에서 5적에 대하여 서술한 각종 증상에는 간과 비의 종대 및 흉복강의 종괴, 적액(积液), 농양 등 병변이 포괄되여있다. 그러나 구체적이고 실용적인 치료법이 적으므로 5적에 대한 명칭은 지금 적게 쓰이고 있다. 각 조항을 참고하라.

복량(伏梁) 옛적의 병이름이다. 주로 심하(心下)에서부터 배꼽주위까지에 덩어리 혹은 《기괴(气块)》가 형성된 병증을 가리킨다. 대다수는 기혈이 맺히는데서 생긴다. 고대문헌에서 서술한 이 병의 증상은 주로 다음과 같은 세가지 내용이 있다. 1) 5적병의 하나로서 심의 적(积)에 속한다. 배꼽우로부터 심하부위까지에 덩어리가 있는데 크기가 팔뚝만하고 오래도록 낫지 않으며 심번이 생기고 잠자기 불편해한다(《난경·56난》). 2) 하복부가 딴딴하고 그득하며 덩어리가 복강, 장위의 외면에 있고 밀어도 움직이지 않으며 그 속에 피고름과 어혈이 모여있어 배꼽주위가 아프고 몸이 부으며 하지에 부종이 생기고 만지거나 누르는것을 싫어한다(《소문·복중론(素问·腹中论)》). 3) 심흉아래의 부위에 있는데 올라가고 내려갈수 있으며 때로는 피를 뱉는다(《령추·사기장부병형편(灵枢·邪气脏腑病形篇)》).

비기(肥气) 옛적의 병이름이다. 5적병의 하나이고 간의 적(积)에 속한다(《난경·56난》). 왼쪽 옆구리아래에 마치 잔을 엎어놓은 모양과 같은 종괴가 도드라져있고 오래면 기침이 나고 구역이 나며 맥이 현하고 세하다. 이 병은 거개 간기울결, 어혈정취(瘀血停聚)에 의하여 생긴다. 비장종대 등 질병과 비슷하다.

비기(痞气) 5적병의 하나이고 비의 적(积)에 속한다(《난경·56난》). 오른쪽 위완부위에 쟁반을 엎어놓은 모양과 같은 종물이 도드라져있고 오래도록 낫지 않으면 황달이 발생하고 영양을 흡수하지 못하여 살이 빠지고 사지가 무력한 등이 생긴다. 거개 비가 허하고 기가 울체되며 비기가 막혀 통하지 못하여 적기가 남아있으면서 맺히는데서 생긴다.

식분(息贲) 옛적의 병이름이다. (《령추·경근편》 《난경·56난》 등을 보라. 5적병의 하나이고 폐의 적(积)에 속한다. 오른쪽 옆구리아래에 잔을 엎어놓은것과 같은 덩어리가 있고 내리누르는감이 나며 가슴과 잔등이 아프고 피를 토하면서 추워나고 열이 나며 기침이 나고 구역이 나며 호흡이 촉박한 등 증상이 겸하여 나타난다. 이것은 페기가 울결되여 담열이 막히는데서 생긴다.

식적(息积) 옛적의 병이름이다. 이 말은 《소문·기병론(素问·奇病论)》에 쓰여있다. 병인은 페의 숙강(肃降)이 실조되여 페기가 장기적으로 울적(郁积)되는데서 생긴다. 가슴과 옆구리가 창만하고 기가 상역하지만 음식물을 먹는데는 장애가 없다. 페기종(肺气肿) 등 병과 비슷하다.

분돈(奔豚) 옛적의 병이름이다. 《령추》, 《난경》, 《금궤요략》 등에 쓰여있다. 5적의 하나이고 신의 적에 속한다. 《금궤요략》에서는 《분돈기(奔豚气)》라고 하였다. 돈(豚)이란 즉 돼지새끼이다. 분돈이란 하나는 신장의 한기가 우로 치미는것이고 다른 하나는 간장의 기화가 상역하는것이다. 림상표현은 발작적으로 하복부의 기가 가슴에 치밀어서 인후까지 이르고 복부가 끊어지는듯 아프며 가슴이 답답하고 숨이 차며 머리가 어지럽고 눈이 어지러우며 심계가 항진되고 잘 놀라며 번조하고 불안하며 발작이 지나간후이면 평상시와 같고 때로는 한열이 뒤섞여 왕래하거나 혹은 고름같은것을 토하는 증상이 나타나는것이다. 발작할 때에는 가슴과 배에서 돼지새끼가 뛰여다니는것과 같기때문에 분돈이라고 한다. 증후표현으로부터 보면 위장신경장애에 의하여 장관에 기가 쌓여있고 연동이 항진되거나 혹은 경련상태가 나타나는것과 비슷하다.

간착(肝着) 옛적의 병이름이다. 《금궤요략》에 쓰여있다. 착(着)이란 사기가 체류되여있다는 뜻이다. 간장의 기혈이 울체되여 가슴과 옆구리에 비기가 있어 답답하고 불편하며 지어는 뿌듯하면서 아프고 만져주면 편안한감이 나고 또 더운것을 마시기 좋아하는 병증이 나타난다.

충적(虫积) 복강장부(위장관이 주된

다)에 기생하고있는 기생충을 가리키는데 아동들에게 많이 걸린다. 주요증상은 《조잡(嘈杂)》이 생기고 배가 아프며 수시로 발작하였다 수시로 멎고 오래되면 얼굴이 누르스름하고 여위거나 혹은 배가 불어나는 등이다.

징가적취(癥瘕积聚) 징가와 적취는 모두 배속에 덩어리가 있거나 혹은 창만하거나 아픈 병증이다. 징(癥)과 적(积)은 형체가 있고 고정되여있어 이동하지 않으며 일정한 곳이 아픈것인데 병이 장(脏)에 있고 혈분(血分)에 속한다. 가(瘕)와 취(聚)는 형체가 없고 몰켜졌다가 흩어졌다 하는 변화가 많으며 아픈 곳이 일정하지 않은것인데 병이 부(腑)에 있고 기분(气分)에 속한다. 적취는 중초의 병변이 많고 징가는 하초의 병변 및 부인과 질병이 많은바 부동한 명칭들이 있다. 징가, 적취는 거개 정신이 우울하거나 음식물에 속이 손상되는 등에 의하여 간비가 손상을 받아 장부가 조화되지 않고 기기가 조체되여 어혈이 속에 머물러있는데 이것이 오래 지속되면 점차 모이는데서 생긴다. 정기가 부족되는것은 이 병이 발생하는 주요한 원인이다.

가취(瘕聚) 부녀들의 임맥에 병이 있는 증후이다. 주요증상은 배꼽밑에 딴딴한 덩어리가 있고 밀면 움직이고 아픈 곳이 일정하지 않은것 등이다.

혈가(血瘕) ① 부녀들의 징가(癥瘕)에 속하는 질병이다. 거개 월경기에 사기와 혈이 몽쳐 경락을 막는데서 생긴다. 주요증상은 아래배에 적기덩어리가 있고 몹시 아프며 질내가 찬감이 나고 혹은 잔등과 척주가 아프며 허리가 아파서 반듯이 눕지 못하는 등이다. ② 《혈가는 아래배 및 왼쪽 옆구리밑에서 가짜 종물을 이루었는데 고정되여있지 않다》(왕필창《의계변증》).

석가(石瘕) 이 말은 《령추·수창편

에 씌여있다. 이 병은 흔히 월경기간에 한기가 침입하거나 오혈(恶血)이 정체되는데서 생긴다. 주요중상은 자궁내에 덩어리모양과 같은 유형물이 있고 날이 갈수록 커져 마침 임신한것과 같으며 또 폐경 등이 나타난다. 자궁내의 덩어리가 돌과 같이 딴딴하기때문에 석가라고 한다. 자궁종양(子宫肿瘤)과 비슷하다.

혈징(血癥) 혈어의 적체가 점차 형성된것인데 주요중상은 가슴과 배, 옆구리가 아프고 누르면 딴딴한감이 나며 밀면 움직이지 않고 몸이 매일 여위며 권태하고 무력이며 식욕이 감퇴되고 부녀환자는 폐경이 생기는것 등이다.

비괴(痞块) 복강내의 적괴를 가리킨다.

복가(伏瘕) (虑瘕) 옛적의 병이름이다. 이 말은 《소문·기궐론(素问·气厥论)》에 씌여있다. 《虑》과 《伏》은 발음과 의미가 서로 통한다. 사기가 대장에 잠복되여있는 가증(瘕证)을 말한다. 하복부가 때로는 덩어리모양으로 불어나지만 때로는 흩어져 없어지고 배가 아프고 변비가 생기는 등 증상이 동반하여 나타난다. 거개 대장에 열기가 울체되는데서 생긴다.

고가(固瘕) 이 말은 《상한론·양명병맥증병치법》에 씌여있다. 이는 위장병의 일종이다. 주요중상은 대변이 먼저 굳은것이 나오다가 후에 묽은것이 나오거나 혹은 굳은 대변과 묽은 대변이 섞이여 나오는것 등인데 이는 창자사이에 한기가 몰켜있는데서 생긴다.

현벽(痃癖) 옛적의 병이름이다. 《현(痃)》과 《벽(癖)》은 두가지 증후이지만 습관상에서 총칭하여 《현벽》이라고 한다. 《현》이란 배꼽의 량옆에 막대기모양의 힘줄이 마치 활줄처럼 도드라져 올라오고 크기가 같지 않으며 아프거나 아프지 않은것을 형용한것이다. 《벽》이란 량쪽 옆구리사이에 적괴가 숨어있어 평시에

만져서는 만질수 없으나 아플 때 만지면 물건이 있는감을 느끼는것을 가리킨다. 전인들은 식벽(食癖), 음벽(饮癖), 한벽(寒癖), 담벽(痰癖), 혈벽(血癖) 등 여러가지로 나누었다. 그 병인은 거개 음식부절, 비위손상, 한담결취(寒痰结聚), 기혈박결(气血搏结)에 의하여 생긴다.

장담(肠覃) 옛적의 병이름이다. 이 말은 《령추·수창편》에 씌여있다. 주요표현은 초기에 배속에 있는 덩어리가 마치 닭알만큼 크고 후에 점차 커지면서 배가 불어나 마치 임신한것과 같으며 덩어리는 딴딴하고 밀면 움직이며 월경이 제대로 오는 등이다. 기가 막히고 혈어가 생겨 벽적(癖积)이 체류되는데서 생긴다. 부녀들의 란소종양과 비슷하다.

수기(水气) 즉 수종이다. 수기는 병리로부터 말하는것이고 수종은 증상으로부터 말하는것이다. 체내의 수분운행은 주로 폐기의 숙강과 조절, 신기의 개합조절 비기의 운화수송에 의거하는데 그중에서 한개 장(脏)의 기능이 실조되면 모두 수가 기화되지 못하거나 수분이 머물러있는데서 수종이 발생한다. 《금궤요략》에서는 《풍수(风水)》, 《피수(皮水)》, 《정수(正水)》, 《석수(石水)》, 《황한(黄汗)》 등 류형으로 나누었고 또 5장증후에 따라 《5수(五水)》로 나누었다. 그러나 림상에서는 일반적으로 《음수(阴水)》, 《양수(阳水)》 등 두가지로 나눈다. 각 조항을 참고하자.

수창(水胀) 이 말은 《령추·5륭진액별편(灵枢·五癃津液别篇)》에 씌여있다. ① 수종의 별명이다. 물이 기부에로 넘쳐나오는데서 종창되기때문에 수창이라고 한다. 거개 비신양허에 의하여 수습이 운화되지 못하는데서 생긴다. ② 수창은 수종과 구별이 있다고 한다. 왕필창의 《의계변증》에서는 《수종은 먼저 발등이 부어나면서 점차 우로 붓거나 혹은 얼

저 눈까풀이 부어나면서 아래로 내려가거나 혹은 눈, 얼굴, 발등이 동시에 부어나면서 가슴, 배가 부어나고 심하면 밖이 부어나면서 속도 부어난다》, 《수창은 먼저 배속이 부어나고 후에 밖이 부어나면서 점차 사지도 부어난다》라고 하였다.

허종(虛肿) 수종의 허증을 가리키는데 거개 음수(阴水)에 속한다. 여기에는 비양허와 신양허가 있다. 주요표현은 부어나는것이 완만하고 기가 약하며 소리가 낮고 얼굴이 검스레하며 권태하고 설사하며 추위를 타고 사지가 차며 맥이 침하고 세하며 무력한 등이 나타난다.

부종(腑肿) 《부(腑)》란 《부(肤)》자와 같다. 전신기부의 부종을 《부종(腑肿)》이라고 한다. 《음수》, 《양수》조항을 참고하라.

부종(跗肿) 부(跗)란 발등이다. 부종(跗肿)이란 발등부종을 가리킨다.

5수(五水) 이 말은 《금궤요략·수기병맥증병치》에 씌여있다. 수종병은 5장이 수기(水气)의 영향을 받아 부동한 증후가 나타나는것인데 심수(心水), 간수(肝水), 비수(脾水), 폐수(肺水), 신수(肾水)로 나눈다. 그 주요증상은 다음과 같다. 《심수》는 몸이 무겁고 기가 적으며 번조하여 누워있을수 없고 하음(下阴)이 붓는다. 《간수》는 옆구리밑의 배가 창만하고 아파서 몸을 돌릴수 없고 소변량이 많기도 하고 적기도 하다. 《비수》는 배가 크고 소변이 불리하며 기가 적고 사지가 무겁다. 《폐수》는 호흡이 순통하지 않고 몸이 부으며 소변이 곤난하고 대변이 오리똥과 같이 묽다. 《신수》는 허리가 아프고 소변이 곤난하며 배가 크고 배꼽이 부어나며 하음에서 늘 수습이 삼출되고 발이 차며 여윈다.

음수(阴水) 수종병의 하나이다. 비신어 허약하여 수액을 화하지 못하고 조절하지 못하는데서 생기는 수종을 《음수》라고 한다. 림상표현은 거개 하지가 먼저 붓고 피부색이 희끄무레하거나 검스레하며 입이 슴슴하고 대변이 묽으며 맥이 침하고 지한 등이다. 일반적으로 거개 만성병과 허증에 속한다.

양수(阳水) 수종병의 하나이다. 폐기의 숙강이 실조되여 수액이 아래로 내려가지 못하여 일어나는 열상을 띠는 수종을 《양수》라고 한다. 림상표현은 거개 상반신이 먼저 붓고 피부가 누렇고 붉으며 대변이 군고 구갈이 나며 맥이 침하고 삭한 등이다. 일반적으로 거개 급성병과 실증에 속한다.

정수(正水) 수종증후의 하나이다. 주요표현은 전신이 붓고 배가 창만하면서 숨이 차며 맥이 침하고 지한것 등이다. 거개 비신양허에 의하여 수기가 운화화생되지 못하여 가슴과 배에 정체되여있고 폐장을 핍박하는데서 생긴다. 그 표(标)는 폐에 있고 본(本)은 여전히 비신액 있다.

풍수(风水) 수종증후의 하나이다. 주요표현은 발병이 급속하고 맥이 부하며 뼈마디가 아프고 열이 나며 오한이 나고 머리와 얼굴에 부종이 비교적 심하게 나타나는 등이다. 이는 거개 풍사가 침습하고 비신의 기가허하며 폐기가 숙강되지 못하고 수도를 조절하는 기능이 장애되여 수기가 순행되지 못하는데서 생긴다.

피수(皮水) 수종증후의 하나이다. 주요표현은 발병이 완만하고 전신이 부종되며 사지와 몸이 아프고 무거우며 땀이 나지 않고 피부가 차며 사지에 함요성수종이 비교적 심하고 맥이 부한것 등이다. 이는 거개 비가 허하고 습이 성하며 수액이 피부에 넘쳐나는데서 생긴다.

석수(石水) 수종증후의 하나이다. 주요표현은 배가 그득하고 숨이 차지 않거나 혹은 옆구리밑이 당기우면서 아프고 수종이 복부에 더 심하며 맥이 침한것 등이다. 이는 거개 신양허약에 의하여 수액이 화하지 못하는데서 생기지만 페, 비와도 일정한 관계가 있다.

축수증(蓄水证) 즉 태양방광부중이다. 주요증상은 소변이 불리하고 아래배가 그득하며 잠이 불안하고 마음이 초조하며 물을 마셔도 연전히 구갈이 나고 오열이 좀 나며 머리가 아프고 맥이 부한것 등이다. 땀을 낸후에 표사(表邪)가 완전히 없어지지 않아 방광의 기화기능이 실조되여 수액이 하초에 머물러 있는데서 생긴다.

혈증(血证) 혈액이 경맥을 따라 순환하지 않고 넘쳐나는 병증을 가리킨다. 례를 들면 해혈(咳血), 각혈(咯血), 토혈(吐血), 구혈(呕血), 뉵혈(衄血), 혈변, 혈뇨, 피하출혈 등이다. 발병원인은 매우 많으나 대체로 외상, 음식, 정지(情志), 내상, 허손 등에 의하여 생긴다. 허증과 실증으로 나눈다. 허증은 음이 상하여 허화가 망동하거나 혹은 기가 허하여 통섭하지 못하는것이고 실증은 화가 성하고 기가 역행하며 혈이 열하여 망동하는것이다. 각 조항을 참고하라.

비뉵(鼻衄) 보통 《비출혈》이라고 한다. 거개 페열이 우에 막히거나 혹은 위열이 훈증되는데서 생긴다. 또한 간화편성 혹은 페신음허에 의하여 생긴다. 페열에 의하여 생기는 비출혈은 코가 마르고 마른기침이 나며 가래가 적은 등 증상이 나타난다. 위열에 의하여 생기는 비출혈은 코가 마르고 번갈이 나서 물을 마시며 입안에서 더러운 냄새가 나는 등 증상이 나타난다. 간화에 의하여 생기는 비출혈은 머리가 아프고 현훈이 나며 눈이 붉고 성을 잘 내는 등 증상이 나타난다. 페신이 음허하면 허화가 상승하고 혈이 화(火)를 따라 올라가는데서 비출혈이 생기는데 흔히 기침이 나고 도한이 나며 저열

이 나고 머리가 어지러우며 귀에서 소리가 나는 등이 겸하여 나타난다.

각혈(咯血) 기침이 없이 목안으로부터 피덩어리거나 피방울을 뱉거나 혹은 가래에 피가 섞인것을 뱉는것을 말한다. 뱉으면 인차 나오기때문에 각혈이라고 한다. 례를 들면 갑자기 각혈하거나 좀 기침이 있으면서 각혈하는것은 페에 조열이 있는것이다. 만일 각혈이 비교적 빈번하고 얼굴이 붉으며 마음이 초조하고 목안이 마르며 설질이 붉고 맥이 세하고 삭한것은 음허화항(阴虚火亢)으로서 거개 페신음휴, 심간화왕에 의하여 일어나는데 속한다. 각혈은 흔히 페결핵, 기관지확장, 기관지암 등 병에서 나타난다.

토혈(吐血) 혈액이 입으로부터 나오는것인데 구혈(呕血)과 대량으로 각혈하는것이 포괄되여있다. 《구혈》, 《각혈》 조항을 보라.

구혈(呕血) 피가 구토를 따라 나오는것을 가리키는데 피색이 암적색이고 량이 비교적 많으며 또 음식물찌끼가 섞이여있다. 거개 위속에 열이 쌓이거나 혹은 간기가 울체되고 화(火)가 화하여 위에 상역하여 맥락이 조체되고 양락(阳络)이 손상되는데서 생긴다. 문정맥성간경병증, 위와 12지장 궤양, 위암 등 병에서 비교적 흔히 나타난다.

일혈(溢血) ① 출현이다. 일반적으로 혈액이 밖으로 흘러나오는것을 가리킨다. ② 해혈, 각혈, 토혈, 뉵혈 등이 입과 코 등 웃구멍으로부터 출혈하는것을 가리킨다. 《장씨의통》에서는 《웃구멍으로부터 피가 넘쳐나오는것은 페위의 출혈이고 아래로부터 빠져나가는것은 2장(二肠) 및 방광의 출혈이다》라고 하였다.

탈혈(脱血) ① 혈액상실을 가리킨다. ② 탈(脱)이란 뺏긴운다는 뜻이다. 피와 땀은 모두 수곡의 정기에서 온다. 혈허환자는 본래 진액이 부족한데 만일 억지로

담을 내면 영분이 상하여 피가 흐르는데 이것을 《랄혈》이라고 한다.

해혈(咳血) 기침이 나면서 가래에 피가 섞여나오는것을 가리킨다. 혈액은 폐와 기관에서 나오는데 왕왕 선홍색이고 가래와 피가 섞이여있거나 혹은 가래에 혈사가 섞이여있기때문에 《담혈(痰血)》이라고 한다. 침을 뱉을때 나오는 피를 《타혈(唾血)》이라고 한다. 거개 기침에 의하여 폐락이 손상되는데서 생긴다. 풍열조사에 의하여 일어나는것은 후두가 가려우면서 기침이 나고 입안이 마르며 코가 마르는것 등이다. 간화(肝火)가 폐를 침범하여 일어나는것은 가슴과 옆구리가 켕기고 번조하며 성을 잘 낸다. 음허내열에 의하여 일어나는것은 뼈가 쏘고 조열이 나며 기침이 나고 숨이 차는 등이 나타난다.

망혈(亡血) 토혈, 뉵혈, 혈변, 혈뇨 등 출혈증의 총칭이다.

혈고(血枯) ①옛적의 병이름이다. 이 말은 《소문·복중론(素问·腹中论)》에 씌여있다. 주요증상은 가슴과 옆구리가 창만하고 지어는 음식물을 먹지 못하고 발병할때에는 먼저 비린 냄새가 나면서 맑은 코물이 흐르고 침에 피가 섞이며 손발이 차고 눈이 어지려우며 늘 대소변에서 피가 나오는것인데 이것을 《혈고》라고 한다. 병인에는 주로 두개가 있다. 하나는 소년시기에 대출혈증에 걸린적이 있는것이고 다른 하나는 술을 지나치게 마시거나 성생활이 지나쳐 간신의 정혈(精血)이 상하거나 녀성들이 월경이 적거나 혹은 폐경되는것이다. ② 대실혈후 혈액부족에 의하여 생기는 질병을 가리킨다.

혈변(便血) 일반적으로 혈액이 항문으로부터 나오는것을 가리키는데 여기에는 대변에 피가 섞여있거나 혹은 단순한 하혈의 증후가 포괄되여있다. 이 병은 비허에 의하여 통섭하지 못하거나 습열이 대장에 내려가 음락을 손상시키는데서 생긴다. 피가 암적색인것은 거개 기허 혹은 습독에 속하고 피가 선홍색인것은 거개 열증에 속한다.

장풍혈변(肠风便血) 풍열이 장위에 머물러있거나 혹은 습열이 장위에 쌓여있는것이 오래되여 음락이 손상되여 대변을 볼때 출혈이 일어나기때문에 장풍혈변이라고 한다. 림상표현은 대변이 나오기전에 피가 물같이 흘러나오고 피가 선홍색이며 항문이 붓거나 아프지 않으며 설질이 붉고 맥이 삭한 등이다.

장독혈변(脏毒便血) 장위에 열이 쌓이거나 혹은 습열이 울체되여 생긴다. 림상표현은 하혈이 거개 덩어리가 지고 더러우며 검스레하고 대변이 붉으나 잘 나가지 않으며 위의 용납이 좋지 못하고 몸이 피로하고 설질이 붉으며 설태가 누렇고 기름기나며 맥이 유하고 삭한 등이다.

청혈(圊血) 《청혈(清血)》이라고도 한다. 《청(清)》은 옛적에 청《圊》자와 통하여 있었는데 이는 변소라는 뜻이다. 변소에 가 대변을 볼때 출혈하기때문에 청혈이라고 한다. 《혈변》조목을 참고하라.

원혈(远血) 먼저 대변이 나가고 후에 피가 나가며 피가 암적색의 병증을 가리킨다. 직장, 항문으로부터 멀리 떨어져있는 부위에서 출혈하기때문에 원혈이라고 한다. 거개 소화관출혈에서 많이 나타난다.

근혈(近血) 출혈이 생기는 부위가 직장 혹은 항문에서 가까운데 있는것을 가리킨다. 피가 선홍색이고 대변을 볼때 먼저 피가 나온 다음 대변이 나온다. 이는 대장열독에 의하여 생긴다. 거개 치창(痔疮) 혹은 직장병변에 의하여 일어나는 출혈에서 나타난다.

수혈(溲血) 즉 《혈뇨》인데 《뇨혈(溺血)》이라고도 한다. 소변에 피 혹은 피덩어리가 섞이여있고 소변볼때 뚜렷한 동

300

롱이 없이 좀 불어나거나 뜨거워나는 감이 나지만 혈림과 같이 소변이 몹시 삽하거나 아파서 참기 어렵지 않다. 때문에 일반적으로 동통이 있는것을 《혈림(血淋)》이라 하고 동통이 없는것을 《수혈(溲血)》이라 한다. 림상에서는 허증과 실증으로 나눈다. 실증은 거개 잡자기 발작하고 피가 선홍색이며 소변시에 뇨도가 뜨겁고 삽한감이 난다. 만약 신열이 나고 얼굴이 붉으며 심번이 생기고 구갈이 나는 등이 겸하여 나타나면 열이 혈분을 소란시키거나 혹은 하초에 습열이 있는것이다. 정신이 피로하고 눈이 어지러우며 귀에서 소리가 나고 허리와 다리가 쏘면서 몸이 나른한것이 겸하여 나타나면 이것은 음허화동(阴虚火动)이다. 허증은 거개 오랜 병에 속하는데 거개 혈뇨가 벌그스레하고 소변시에 거개 아픈감이 없으며 식욕이 떨어지고 정신이 피로하며 얼굴이 누렇고 허리와 척주가 쏘고 아프며 머리가 어지럽고 귀에서 소리가 나는 등이 나타나는데 이는 거개 비신량허(脾肾两虚)에 의하여 생긴다.

대뉵(大衄) 입과 코에서 동시에 피가 나오거나 지어는 눈, 귀, 입, 코, 2음에서 동시에 피가 나오는 병증이다. 혈열망행에 의하여 생기거나 또는 기허에 의하여 통섭되지 않는데서 생긴다.

설뉵(舌衄) 혈액이 설체로부터 삼출되는것이다. 거개 심화극성(心火炽盛)에 의하여 생기거나 비와 신 경의 허화가 우로 올라가는데서 생기기도 한다.

아뉵(牙衄) 《치뉵(齿衄)》이라고도 한다. 거개 위화(胃火)가 상승하여 혈이 화(火)를 따라 움직이거나 간신음허하여 허화(虚火)가 우에 떠있는데서 생긴다. 이몸이 불그스레하게 붓고 아프며 입안에서 더러운 냄새가 나고 대변이 굳은것은 위화가 상승하는것이고 이몸이 붓고 이발이 흔들리면서 좀 아픈것은 음허화염(阴虚火

炎)인것이다.

혈설(血泄) 즉 혈변이다. 피가 대변과 같이 나오기때문에 혈설이라고 한다. 혈변조항을 참고하라.

혈탈(血脱) ①대출혈에 의하여 생기는 허탈을 가리킨다. ②만성출혈환자가 얼굴이 희끄무레하고 영화가 없으며 몸이 여위고 약하며 맥이 허한 증후가 나타나는것을 가리킨다.

음반(阴斑) ①반(斑)은 허한성에 속하므로 《음증발반(阴证发斑)》이라고도 한다. 주요표현은 흉복부에 반점이 좀 나타나고 담적색이며 어슴푸레하고 두렷하지 않으며 따라서 사지가 서늘하고 삭지 않은 음식물을 설사하며 맥이 허하고 대하며 무력하거나 혹은 침하고 미한 등이 동반하여 나타나는것이다. ②피하만성출혈이 암자색을 띠는것이다.

기부갑착(肌肤甲错) 《기약어린(肌若鱼鳞)》이라고도 한다. 피부가 거칠고 마르며 각화가 지나치기때문에 겉으로 볼때 피부가 갈색이고 마치 물고기비늘모양과 같다. 이는 일반적으로 체내에 어혈이 있는 의후이다. 림상에서는 흔히 몸이 여위고 공막이 검푸른색을 띠는 병상을 겸하여 나타난다. 또는 니코틴산결핍증의 피부염에서 나타난다.

소갈병(消渴病) ①갈증이 나서 물을 많이 마시고 음식물을 많이 먹어도 도리여 여위며 소변이 많고 소변에 당분이 나가는 병증을 가리키는데 이는 당뇨병과 비슷하다. 이 병은 거개 술을 좋아하거나 단것, 기름진것을 많이 먹어 중초에 열이 쌓이거나 5지(五志)가 너무 심하여 울결되어 화(火)로 화하였거나 혹은 성욕이 지나쳐 허화가 망동하여 신정이 소모되는데서 생긴다. 음허와 조열의 량자는 서로 원인과 결과로 되여 폐위의 진액과 신의 음정을 소모시킨다. 음허의 중점은 신에 있기때문에 음이 상하면 양기에도

301

영향이 미치며 병이 오래되면 왕왕 신양도 허하게 된다. ②일반적으로 물을 많이 마시고 소변을 많이 누는것이 주중인 질병을 가리킨다. 병기(病机), 증상과 병세의 발전단계가 부동함에 따라 상소(上消), 중소(中消), 하소(下消)로 나눈다. 흔히 당뇨병, 뇨붕증, 신상체피질기능감퇴 등 질병에서 나타난다.

3소(三消) 《상소》, 《중소》, 《하소》 3가지 증형의 총칭이다. 병기, 증상과 병세의 발전단계가 부동함에 따라 소갈병에 대하여 3가지 형으로 나눈것을 가리킨다.

상소(上消) 《폐소(肺消)》 혹은 《격소(膈消)》라고 한다. 구갈이 있어 물을 많이 마시는것이 주중이고 편열과 편한의 부동한것이 있다. 만일 입안이 마르고 혀가 조하며 소변이 많고 설질이 붉으며 설태가 누르면 편열증인데 이는 위화 혹은 심화가 폐를 훈작하여 폐음을 소모시키는데서 생긴다. 만일 물을 한번 마시면 소변을 두번 보고 빨리 여위며 권태하고 무력하며 숨이 차고 맥이 침하고 지하면 편한증인데 이는 기와 진액이 모두 상하는데서 생긴다.

중소(中消) 《소중(消中)》, 《위소(胃消)》혹은 《비소(脾消)》라고 한다. 음식물을 많이 먹어도 인차 배고프고 몸이 도리여 여위는것이 주중인데 대변이 굳어지고 소변이 누렇고 붉으며 잦고 설태가 누렇고 조한 등이 겸하여 나타난다. 거개 위화가 극성하고 수곡정미가 소모되여 정혈(精血)이 손상되는데서 생긴다.

하소(下消) 《신소(肾消)》라고도 한다. 소변이 많고 소변이 기름과 같은것이 주중인데 이는 늘 번조하고 입안이 말라 물을 마시며 설질이 붉고 맥이 침하고 세하며 삭한것이 겸하여 나타난다. 이 병은 신음이 결손되고 허하여 고섭(固摄)하지 못하는데서 생긴다. 또한 비의 운화와도 관련된다. 만일 소변이 빈번하고 많으며

얼굴이 암흑색이고 양위(阳痿)가 생기며 맥이 침하고 세하며 약하면 양음량허의 현상이다.

소단(消瘅) 이 말은 《내경》에 씌여있다. 《열단(热瘅)》이라고도 한다. 즉 《소갈병》이다. 《소》란 진액을 소모하여 여위게 하는것이고 《단(瘅)》이란 내열을 가리킨다. 소단은 사열이 속에 극성하여 진액이 소모되고 음식물을 많이 먹어도 여위는 증후가 나타나는것이다.

소중(消中) 이 말은 《소문·맥요정미론》 등 편에 씌여있다. 소식선기(消食善饥)의 병증을 가리킨다. 즉 소갈병의 《중소》증이다. 유관 조항을 참고하라.

식역(食亦) 옛적의 병이름이다. 이 말은 《소문·기궐론》에 씌여있다. 즉 중소증이다. 《역(亦)》이란 역(侅)자의 해설인데 게으르다는 뜻이다. 음식물을 많이 먹어도 인차 배고프고 몸이 도리여 여위며 권태하고 무력하기때문에 식역이라고 한다. 이는 중초조열에 의하여 생긴다.

선식이수(善食而瘦) 《중소》중의 주뇌는 림상표현이다. 내열에 의하여 음진이 소모되는데서 생긴다. 《식역》, 《중소》의 조항을 참고하라.

소곡선기(消谷善饥) 소갈병이 주뇌는 증상의 하나이다. 《소곡(消谷)》이란 음식물을 소화시키는것을 말하고 《선기(善饥)》란 인차 배고픈것을 말한다. 식욕이 지나치게 왕성한것을 형용한것인데 식후 얼마되지 않아 인차 배고픈감이 나고 왕왕 몸이 도리여 여윈다. 이는 위화(胃火)가 극성하여 위음이 소모되는데서 생긴다.

해역(解亦) 이 말은 《소문·평인기상론(素问·平人气象论)》에 씌여있다. 《해(解)》란 나른한것이다. 《역(亦)》이란 피로하다는것이다. 이는 몸이 피로한감을 느끼고 사지, 몸의 뼈마디가 나른한 증상이 나타나는것을 가리킨다. 허손(虚损), 소갈 혹은 열성병후에 나타나는데 이는 간신이

허약하고 정혈이 부족한데서 생긴다.

림증(淋証) 소변이 빈번하거나 소변이 급하고 배뇨장애가 생기거나 혹은 삽통이 생기며 소변이 한방울씩 부단히 떨어지는 증후를 총칭하여 《림증》이라고 한다. 림증은 《석림(石淋)》, 《기림(气淋)》, 《고림(膏淋)》, 《로림(劳淋)》, 《혈림(血淋)》 등 5가지 류형으로 나눈다. 여기에는 배뇨기계통의 감염, 결석, 결핵, 유미뇨(乳糜尿), 전위선염 등 여러가지 질병이 포괄되여있다. 거개 습열이 하초에 쌓이고 방광에 스며들어가거나 혹은 신이 허하여 습탁이 아래로 내려가 기화가 불리한데서 생긴다. 5림의 병인은 각각 다른바 조항을 자세히 보라.

5림(五淋) 즉 석림, 기림, 고림, 로림, 혈림의 총칭이다. 각 조항을 자세히 보라.

석림(石淋) 《사림(砂淋)》이라고도 한다. 주요증상은 배와 배꼽이 구급되고 허리의 한 측면이 아프며 혹은 진발성산통이 생기며 아픈것이 아래배와 음부까지 뻗치고 소변이 잘 나가지 않거나 중단되거나 빈삭하고 아프며 때로는 소변에 모래돌이 섞여있고 소변이 누렇고 흐리며 혹은 혈뇨가 나오는것 등이다. 이는 거개 습열이 하초에 맺혀있어 소변의 잡질이 응결되는데서 생긴다. 비뇨기계통결석에 속한다.

기림(气淋) 주요증상은 아래배에서부터 음낭까지 팽팽해지면서 아프고 소변이 삽체(涩滞)되거나 혹은 소변을 본 뒤에 아픈 등이다. 거개 방광에 기가 정체되는데서 생긴다. 오랜 병이 낫지 않고 도리여 아래배가 처지면서 부어나고 몹시 아프며 배뇨곤난이 생기고 소변을 본 뒤에 소변방울이 떨어지는것은 비신의 기가 허한데서 생긴다.

고림(膏淋) 주요증상은 소변이 쌀뜨물과 같이 혼탁되거나 기름과 같으며 소

변이 잘 나가지 않는것이다. 뇨도가 뜨겁고 삽하며 아픈것은 실증에 속하고 뜨겁지 않고 아프지도 않는것은 거개 허증에 속한다. 실증은 거개 습열이 아래로 내려가 방광에 맺혀 기화가 운행되지 못하여 지액(脂液)이 제약되지 않는데서 생긴다. 허증은 거개 신이 허하여 지액을 증화(蒸化)하고 제약하지 못하는데서 생긴다.

로림(劳淋) 림증이 오래도록 낫지 않는데다가 피로하면 인차 발작하기때문에 로림이라고 한다. 주요증상은 소변이 방울처럼 떨어지고 소변후에 음부가 은은히 아프며 사지가 나른하고 허리가 쏘며 오래도록 낫지 않는 등이다. 이는 거개 림증을 오래도록 치료하지 않았거나 혹은 치료와 조리가 타당하지 못하여 비신이 허한데서 생긴다. 얼굴이 희끄무레하고 숨이 차며 말하기 싫어하는것은 비기허이고 추워나고 사지가 차며 맥이 허약한것은 신허이며 손과 발바닥이 뜨겁고 설질이 붉으며 맥이 세하고 삭한것은 신음허이다.

혈림(血淋) 혈뇨가 생기고 뇨도가 뜨겁고 찌르는듯 몹시 아프며 아래배가 아프고 몹시 뿌듯한것이 동반하여 나타나는 병증을 가리킨다. 거개 하초에 습열이 막히거나 혈을 핍박하여 망동하게 하는데서 생긴다. 열이 나지 않고 좀 아픈것은 음허화동(阴虚火动)에 속하는데 이는 혈을 통섭하지 못하는데서 생긴다.

열림(热淋) 림증의 하나이다. 림상표현은 아래배가 구급되면서 아프고 소변이 붉은것이 피와 같으며 소변시에 뜨거운듯 아프거나 혹은 한열이 나고 몸이 쏘는 등 증상을 동반하여 나타난다. 하초에 열이 맺히는데서 생긴다. 급성비뇨기계통감염과 비슷하다.

룡페(癃闭) 소변이 나가지 않거나 배뇨곤난이 생기고 아래배가 창만되는 증후

이다. 《륭(癃)》이란 아래배가 천천히 창만되는것이고 《폐(闭)》란 소변이 나가지 않고 한방울도 떨어지지 않으며 병세가 비교적 급한것인데 일반적으로 이것을 총칭하여 《륭폐》라고 한다. 이 병에는 방광, 뇨도의 기질성질병 혹은 기능성질병에 의한 배뇨곤난과 뇨저류 혹은 각종 원인에 의하여 일어나는 신기능감퇴 혹은 쇠약에서 일어나는 소변량의 심한 감소등이 포괄되여있다. 륭폐를 초래시키는 원인은 많지만 림상에서 보는것은 허증과 실증의 두가지를 벗어나지 못한다. 례를 들면 습열하주(湿热下注) 혹은 어혈, 결석저색 등인데 이는 거개 실증에 속한다. 또 례를 들면 신양이 부족하고 기화가 되지 못하거나 혹은 신음휴손, 진액내허 등인데 이는 거개 허증에 속한다.

유뇨(遺溺) 즉 《유뇨(遺尿)》이다. ①경상적으로 밤에 잘 때 저도 모르게 오줌을 누는것인데 민간에서는 보통 《자리에 오줌을 싼다》라고 한다. 흔히 아동에게서 많이 나타난다. 대부분은 신기가 부족하고 방광의 기가 견고하지 못하여 생기는데 이는 허증에 속한다. 편한(偏寒)한것은 오줌이 맑고 희며 편열한것은 오줌이 누렇고 냄새가 난다. ②소변실금을 말한다.

경수불리(经溲不利) 즉 소변불리인데 대소변이 통하지 못하는것을 형용하는데도 쓴다.

불득전후(不得前后) 전이란 소변을 가리키고 후란 대변을 가리킨다. 즉 대소변불통이다.

실수(失溲) 즉 《소변실금(小便失禁)》이다. 비폐의 기가 허하고 신기가 부족하여 방광을 통제할수 없는 사람들은 거개 로인, 병후체질의 허약 등 환자들이다. 로년, 병후체질이 허약한 환자들은 아래배가 내리눌리우는감이 나고 늘 소변감이 있으며 량이 적고 소변방울이 떨어지는

등 증상이 나타난다. 정신이 혼미하고 방광의 통제능력이 없는 사람은 중풍, 열성병에서의 사기가 심포에 내함되는 환자에게서 나타나는데 이는 병세가 위험한데 속한다.

수삭(溲数) 즉 소변이 빈삭하고 소변회수가 많은것을 가리킨다.

소변림력(小便淋沥) 소변회수가 많고 소변이 적고 삽하며 한방울씩 떨어지는것을 가리킨다. 이 증은 허증과 실증으로 나눈다. 허증은 거개 신기가 견고하지 못하거나 비신이 허한데서 생긴다. 실증은 거개 하초습열 혹은 뇨도결석에 의하여 생긴다.

유정(遺精) 《유설(遺泄)》 혹은 《실정(失精)》이라고도 한다. 꿈을 꾸면서 유정이 생기는것은 《몽설(梦遗)》이라고 하고 낮에 정액이 저절로 흘러나오는것은 《활정(滑精)》이라 한다. 주로 《심신불교(心肾不交)》, 《상화치성(相火炽盛)》, 《신기불고(肾气不固)》 등에 의하여 일어나고 또 일부는 습열이 아래로 내려가는데서 발생한다. 심신불교는 꿈속에서 유정이 생기고 머리가 어지러우며 심계가 항진되고 권태가 나며 소변이 누렇고 적으면서 드거운감이 나며 상화치성은 음경이 쉽게 발기되고 입안이 마르며 설질이 붉고 머리와 눈이 어지러우며 귀에서 소리가 나고 허리가 쏘며 신기불고는 정액이 쉽게 나오고 얼굴이 희끄무레하며 정신이 위미하고 머리가 어지러우며 허리가 쏘고 맥이 침하고 약하다. 만약 습열에 의하여 일어난것이면 거개 입안이 쓰고 소변이 붉으며 설태가 누렇고 기름기나는 등 증상이 겸하여 나타난다.

조설(早泄) 성생활시에 너무 일찍 사정되는 현상을 가리킨다. 거개 신이 허하거나 상화가 너무 성한데서 초래된다.

정랭(精冷) 남성들이 진양(真阳)부족에 의하여 정기(精气)가 맑고 찬것을 가

리키는데 산아능력이 없다. 성신경쇠약, 정자결핍 등 병증과 비슷하다.

음랭(阴冷) ①즉 음한(阴寒)이다. 부녀들의 음부가 찬감이 나거나 지어는 배속까지도 찬감이 나서 왕왕 산아에 영향 주는것을 가리키는데 이는 거개 하원허한(下元虚寒)에 의하여 초래된다(《금궤요략》). ②음경 혹은 음낭이 차고 마뜻하지 않은것을 가리키는데 이는 거개 명문지화가 쇠약하거나 혹은 한기가 신에 울결되는데서 생긴다.

음축(阴缩) 《양축(阳缩)》이라고도 한다. 즉 음경이 연하고 위축된 증상이다. 이는 거개 신양휴허에 의하여 생긴다.

양위(阳痿) ①《양사불거(阳事不举)》라고도 한다. 음경이 발기되지 않는 병증을 가리킨다. 《내경》에서는 《음위(阴痿)》라고 하였다. 이는 거개 성욕이 지나치거나 혹은 수음(手淫)하여 정기(精气)가 손상되여 명문지화가 쇠약하거나 혹은 생각, 격정, 근심, 우울 등에 의하여 심비가 손상되였거나 혹은 두려움이 심하여 신기가 손상된데서 생긴다. 명문지화가 쇠약한것은 거개 머리가 어지럽고 정신이 피로하며 허리와 발이 쓰고 연약하다. 사려에 의하여 심비가 손상되였거나 혹은 두려움에 의하여 신이 손상된것은 겁을 잘 타고 의심이 많으며 잠이 불안하다.

탈정(夺精) ①탈(夺)이란 소모의 뜻이다. 즉 정기(精气)가 심하게 소모된것이다. 주요표현은 정신이 위미하고 귀가 먹으며 물건이 잘 보이지 않는 등이다. ②한번 숨을 쉴 때 맥이 뛰는것이 1차 혹은 4차로 되는것을 가리킨다(《난경》).

강중(强中) 아무런 사유도 없이 음경이 딴딴하게 발기되고 오래도록 느른해지지 않으며 정액이 저절로 배설되는 증후를 가리킨다. 흔히 소변이 많고 입술, 입안이 건조한 등이 동반하여 나타나는데 이는 음이 허하고 양이 항진되며 명문지

화가 망동하는 현상이다. 이는 거개 성욕이 과도하여 신기가 손상을 받은데서 생긴다.

불육(不育) 보통 남자들이 산아기능이 없는것을 가리킨다. 선천성생식기관발육부전이거나 후천성병변에 의하여 신기가 결손되고 정기가 허랭한데서 생긴다.

5불남(五不男) 남성의 천(天), 루(漏), 건(犍), 겁(怯), 변(变) 5가지 불육증을 가리킨다. 《천》이란 천환(天宦)인데 보통 남성이 선천성의생식기결함 혹은 고환결함 및 2차성징발육부전을 가리킨다. 《루》란 정액이 견고하지 못하여 늘 저절로 배설되는것을 가리킨다. 《건》이란 음경 혹은 고환을 적출한것을 가리킨다. 《겁》이란 양위이다. 《변》이란 《인아(人痾)》라고도 하는데 이는 량성기형과 비슷하다. 민간에서는 이것을 《음양인》이라고 한다.

산(疝) ①일반적으로 체강내용물이 밖으로 돌출되여 나오는 병증을 가리킨다. 거개 기통의 증상이 동반하기때문에 《산기(疝气)》, 《소장기(小肠气)》, 《소장기통(小肠气痛)》 혹은 《반장기(盘肠气)》라고 한다. 례를 들면 복벽, 복고부에서 돌출되여 나오거나 복강으로부터 아래로 음낭에 들어간 장산(肠疝) 등이다. ②생식기, 고환, 음낭의 부분병증을 가리킨다. 례를 들면 남녀의생식기가 곪아 고름이 흐르고 노도로 더러운 정액혼탁물이 흘러나오며 고환 혹은 음낭이 종대되고 아픈 등 병증인데 어떤것은 복부증상을 겸하여 나타난다. ③복부의 심한 동통을 가리키는데 대소변이 통하지 않는 증후가 겸하여 나타난다. 례를 들면 《병이 아래배에 있고 배가 아파 대소변을 보지 못하는데 이를 산(헤루니아, 疝)이라 한다》(《소문·장자절론(素问·长刺节论)》). 《독맥에 병이 있어……아래배에서 우로 심에로 치밀려 아프고 전후가 막힌(대소변이 굳은것을 가리

킨다)것을 충산(冲疝)이라고 한다》《소문·골공론(素问·骨空论)》).

7산(七疝) 고서에서 산기(疝气)를 7가지로 나눈 총칭이다. ①궐산(厥疝), 징산(癥疝), 한산(寒疝), 기산(气疝), 반산(盘疝), 부산(胕疝), 랑산(狼疝)을 가리킨다 (《제병원후론(诸病原候论)》). ②한산(寒疝), 수산(水疝), 근산(筋疝), 혈산(血疝), 기산(气疝), 호산(狐疝), 퇴산(㿗疝)을 가리킨다(《유문사친(儒门事亲)》). ③충산(冲疝), 호산, 퇴산, 궐산, 가산(瘕疝), 궤산(㿗疝), 궤륭산(㿗癃疝)을 가리킨다(《의종필독(医宗必读)》).

호산(狐疝) 옛적의 병이름이다. 《호산풍(狐疝风)》이라고도 한다. 소장이 음낭에 들어가 때로는 올라왔다 내려갔다 하고 반듯이 눕거나 혹은 손으로 밀어넣으면 종물이 배속으로 들어가나 일어서면 또 음낭으로 들어간다. 이는 마치 여우가 수시로 출입하는것과 같기때문에 호산이라고 한다. 복고구헤루니아(腹股沟疝)와 비슷하다.

한산(寒疝) ①일종 급성복통의 병증이다. 《금궤요락》을 보라. 비위가 허한하거나 산후혈허에 풍한의사를 재감수한것이 배속에 몰켜있는데서 생긴다. 배꼽주위가 극심하게 아프고 식은땀이 나며 사지가 서늘하고 맥이 침하고 긴하며 지어는 온몸이 추워나고 손발이 저려나는 증상이 나타난다. 혈허환자는 배가 아픈것이 량옆구리에까지 뻗치고 아래배가 몹시 아파난다. ②한사가 궐음경에 침입한 통증을 가리킨다. 음낭이 차고 아프며 부어나고 딴딴하며 아픈것이 고환에까지 뻗치고 음경이 발기되지 않으며 따뜻한것을 좋아하고 추운것을 싫어하며 몸이 차고 사지가 서늘한 등 증상이 나타난다.

수산(水疝) 음낭이 부어나고 아프며 음낭에서 수시로 땀이 나거나 혹은 음낭이 부어서 마치 수정(고환초막수종 등 증

과 비슷하다)과 같거나 혹은 음낭이 조하고 가려우면서 누런 물이 흐르거나 혹은 아래배를 만지면 물소리가 나는데(《유문사친》)이는 거개 신이 허하고 풍한을 재감수하여 습이 음낭속에 흘러들어가는데서 초래된다.

제산(脐疝) 《제돌(脐突)》이라고도 한다. 이는 거개 유아에게서 나타난다. 주요증상은 배꼽내에 덩어리가 도드라져 나온것이 있고 피부가 광택이 난다.

퇴산(㿗疝) 옛적의 병이름이다. ①고환이 종대되고 딴딴하며 아래로 처지고 아프거나 혹은 저리고 아프며 가려운것을 모른다. ②부녀들의 아래배가 부은 병증을 가리킨다 (《소문·맥해편(素问·脉解篇)》).

궤산(㿗疝) ①음낭이 부어나면서 아프거나 혹은 딴딴하고 저려난다. ②남녀 외생식기가 부어나고 터져 고름이 나오는 병증이다. ③《궤산은 족양명근병(足阳明筋病)으로서 그속에 농혈이 있다. 즉 초씨(초원방《제병원후론》)의 부산(胕疝), 자화(子和)(장자화《유문사친》의 혈산을 가리킨다》(《의종필독》).

기산(气疝) 옛적의 병이름이다. 주요증상은 발작할 때 음낭이 한쪽으로 치우치고 부어나면서 아픈것이 우로 허리부(신유)에 뻗치며 성을 몹시 내거나 혹은 과로할 때마다 발작하고 기가 온정되면 점차 완화되는 등이다.

혈산(血疝) ①음낭부위에 어혈이 생기고 부어나며 아프고 송곳으로 찌르는듯 아프며 아픈 곳이 고정되여있지 않는것을 가리킨다. 《어혈산(瘀血疝)》이라고도 한다. 이는 거개 평시에 어혈이 있는데다가 지나치게 피로하거나 혹은 한을 감수하는데서 유발된다. ②아래배로부터 외생식기에 가까운 부위의 옹종을 가리킨다. 《유문사친》에서는 《그 모양이 오이와 같은것이 아래배의 량옆, 횡골의 량쪽 복관에

있는데 이것을 변옹(便痈)이라 한다. … 기혈이 넘쳐나 음낭에 스며들어가 머물러 있으면서 없어지지 않고 옹종으로 맺혀있으면 고름이 적고 피가 많다》라고 하였다.

근산(筋疝) 옛적의 병이름이다. 음경이 아프고 급속히 줄어들거나 혹은 가렵거나 부어나거나 혹은 곪아터져 고름이 흐르거나 혹은 양위(阳痿)가 겸하여있고 또 백색점액이 소변과 같이 배출되는 병증을 말한다. 이는 거개 간경이 습열하거나 성생활이 과도한데서 생긴다.

부산(胕疝) 옛적의 병이름이다. 배꼽 아래에 딴딴한 종괴가 있는 병증이다.

반산(盘疝) 옛적의 병이름이다. 배꼽 주위가 몹시 아픈 병증을 가리킨다.

짐산(癥疝) 옛적의 병이름이다. 주요 증상은 배속에 기가 갑자기 창만하고 위장이 팽창되여 마치 팔뚝처럼 릉기되고 위완부가 아픈 등이다.

궐산(厥疝) ①궐기가 상역하는 산증을 가리킨다. 배꼽주위가 몹시 아프고 옆구리가 아프며 메스껍고 맹침을 토하며 손발이 서늘하고 맥이 대하고 허한 등인데 이는 거개 한기가 배속에 쌓인것이 우로 치미는데서 생긴다. ②《제생방(济生方)》에서는 《궐산은 심통(위완부가 아픈것을 가리킨다)인데 발이 차고 먹은후이면 토한다》라고 하였다.

산가(疝瘕) 《소문·옥기진장론》 등 편에 쓰여있다. 《가산(瘕疝)》이라고도 한다. 아래배가 열이 나면서 아프고 뇨도에서 백색점액이 흘러나오는 병증을 가리킨다.

궤롱산(瘭癃疝) 복강내의 화농성염증(남자)의 종괴를 가리킨다. 이른바 《배속에 큰 농혈포가 있는데 이는 장위밖에 있다》라고 한다(왕궁당 《증치준승》). 흔히 소변불통의 증후를 겸하여 나타난다.

심산(心疝) 옛적의 병이름이다. 《소문·맥요정미론》 등을 보라. 이는 한사가 심경(心经)을 침범하여 생기는 급성통증이다. 아래배에 덩어리모양의 종괴가 도드라나오고 기가 우로 가슴에 치밀기때문에 심이 갑자기 아프고 맥이 현하고 급한 증상이 나타난다.

페산(肺疝) 옛적의 병이름이다. 사기가 폐경을 침범하여 폐기가 화(化)하지 못하고 수도가 순통하지 못하여 방광에 열이 울체되는데서 생기는 산병(疝病)이다. 아래배와 고환이 부어나면서 아프고 소변이 통하지 않는 등 증상이 나타난다.

호혹(狐惑) 옛적의 병이름이다. 《금궤요락·백합호혹음양독병증치(金匮要略·百合狐惑阴阳毒病证治》에 쓰여있다. 주요증상은 인후부 및 전후음(前后阴)이 궤양되고 정신이 혼란하고 안정하지 못하며 잠이 불안한 등이 나타난다. 병인은 상한병을 발한하지 않아 습독이 배설되지 못하는데서 생긴다.

량협구급(两胁拘急) 량옆구리가 끌어당기는듯한 불편한감을 느낀다. 이는 거개 수음(水饮)이 량옆구리에 몰켜있거나 혹은 간기울결에 의하여 생긴다.

대양(戴阳) 양기가 하초의 허한에 의하여 우에 떠있어 아래에 진한(真寒)이 나타나고 우가 가열의 증후가 나타나는데 이를 《대양》이라고 한다. 환자는 숨이 차고 호흡이 축박하며 권태하고 말하기를 싫어하며 겨우 억지로 말하나 숨이 찬감이 나고 머리가 어지러우며 심계가 항진되고 발이 차며 소변이 맑고 대변이 묽으며 설체가 부어나고 연하며 설태가 검고 윤기나는 등 증상이 나타난다. 이것은 모두 진한의 표현이다. 그러나 얼굴이 부어나면서 붉어지고 입과 코에서 피가 나며 입안이 조하고 이발이 뜨며 맥이 부하고 대하나 누르면 텅 비여 힘이 없는 등 증상이 나타나는것은 가열의 증상이다. 《대양》과 《격양》은 모두 진한가열의 병리적변화에 속한다. 격양증은 속에 진한이 있고 밖에 가열이 있으며 대양증은 아래가 허한이고 우가 가열이다. 실질상에서 병세의 발전이 이러한 심한 단계에 이르면 량자가 흔히 서로 나타나므로 명확히 갈라놓을수 없다. 《음성격양(阴盛格阳)》 조항을 참고하라.

양단(阳旦) 《양단》이란 양단탕으로 치료하는 병증을 가리킨다. 양단탕은 계지탕(《금궤요락·부인산후병맥증병치》를 보라)이다. 후세의 의가 손사막의 《천금방》 및 왕도(王涛) 《외대비요(外台秘要)》 등에도 양단탕이 씌여있었는데 이는 계지탕에 황금 한종을 가한것으로서 오한, 발열, 자한, 심번, 소변빈삭, 발의 경련 등 태양표허에 음허내열이 섞인것을 치료한다. 비록 이름은 양단탕이라 하지만 《금궤요락》의 양단탕과 좀 다르다.

3. 소아잡병(小儿杂病)

경풍(惊风) 소아과에서 흔히 보는 병증의 하나이다. 경(惊) 이란 경궐이고 풍이란 추풍이다. 소아질병중에서 무릇 풍에 의하여 경궐, 경축증상이 나타나는것을 총칭하여 경풍이라고 한다. 급경풍(急惊风)과 만경풍(慢惊风) 두가지로 나눈다. 각 조항을 자세히 보라.

급경풍(急惊风) 발병이 신속하고 고열이 나며 눈이 벌겋고 혼미에 빠지며 경축이 일어나고 각궁반장이 생기며 두눈을 우로 곧추 뜨고 아관긴급이 생기며 흰거품을 토하고 가래소리가 그렁그렁 나는 등이 주증으로 되기때문에 급경풍이라고 한다. 발병원인은 륙음(六淫)에 외감되거나 혹은 갑자기 놀라 두려움을 타거나 혹은 담적과 식체에 의하여 생긴다. 륙음이 외감되여 생기는것은 초기에 발열 등이 동반하여 나타나고 놀라 두려움을 타서 생기는것은 거개 열이 나지 않거나 열이 높지 않고 잠속에서 놀라 우는 등 증상이 나타나고 담적과 식체에 의하여 생기는것은 배가 부어나고 아프며 변비가 생기거나 대변에서 비린 냄새가 나고 토하며 시큼한 트림을 하는 등 증상이 나타난다. 무릇 급성열병에서 상술한 주증이 있으면 모두 급경풍에 속하는데 그중에는 류행성뇌막염 및 뇌염 등 중추신경의 급성감염도 포괄되여있다.

만경풍(慢惊风) 만성으로 발작하고 얼굴이 희고무레하거나 푸르며 권태하고 잠자기를 좋아하며 천천히 경축이 일어나고 수시로 발작하고 멎으며 배가 오목하게 들어가고 호흡이 완만한것 등이 주증이기때문에 만경풍이라고 한다. 발병원인은 구토, 설사후에 일어나거나 혹은 급경풍이 전변되여 생긴다. 구토, 설사에 의하여 생기는것은 거개 숫구멍과 눈가마가 꺼져 들어가고 근육이 이완되며 대변이 묽고 소변이 적으며 입과 코에서 찬김이 나고 지어는 잠속에서 눈을 뜨고있으며 사지가 차고 맥이 세하고 무력한 등 증상이 나타난다. 급경풍이 전변되여 생기는 것은 변비가 생기고 소변이 실금되거나 소변이 통하지 않고 구슬땀이 나며 설질이 붉고 설태가 적으며 사기가 성하면 빛을 싫어하고 강직되며 경련이 일어나고 지어는 순서없는 말을 하며 설질이 붉고 설태가 탁하고 기름기나는 등 증상이 나타난다. 만경풍에는 결핵성뇌막염 등 각종 심한 병의 만기에 나타나는 경궐도 포괄되여있다.

경풍8후(惊风八候) 경풍의 8가지 증상표현을 가리킨다. ①축(搐)은 팔을 폈다 구부렸다하는것이다. ②체(搦)는 두어깨를 처들었다내렸다하는것이다. ③전(颤)은 손발이 떨리는것이다. ④닉(搦)은 두손을 꽉 틀어쥐거나 혹은 열손가락을 폈다쥐였다하는것이다. ⑤반(反)은 각궁반장이다. ⑥인(引)은 팔을 벌린 모양이 마치 활을 쏘려는것과 같다는것이다. ⑦찬(竄)은 눈을 우로 올리드는것이다. ⑧시(視)는 눈이 사팔뜨기로 되고 눈동자가 움직이지 않는것이다.

내조(内钓) 소아가 태한(胎寒) 혹은 비위허한에 의하여 일어나는 병증이다. 주요증상은 허리와 잔등이 구부러들고 배가 아프며 몹시 울고 입술이 검스레하며 음낭이 붓는것이다(진치《유유근편》陈治·《幼幼近编》).

천조(天钓) 소아경풍의 일종이다. 진치《유유근편》에서는 《천조는 심폐에 열이 쌓여 일어나는데 속하고 그 증상은 침이 많고(입에 맑은 침이 많은것을 형용한것이다) 경련이 일어나며 목이 뻣뻣하고 가래소리가 나며 두눈을 우로 치뜨며(즉 눈알을 말함) 손과 발톱이 푸른 등인데 이는 모두 담열이 상초에 옹체되는데서 생긴다》라고 하였다.

경궐(惊厥) ①갑자기 심한 정신자극을 받아 기혈이 혼란하고 졸도되여 인사불성이 되는 현상을 가리킨다. ②소아경풍증후를 가리킨다.

계종(瘛疭) 보통 추풍(抽风)이라고 하는데 소아경풍의 한개 증상이다. 계(瘛)는 힘줄이 당기우면서 줄어드는것이고 종(疭)은 힘줄이 이완되여 늘어난것이다. 계종은 손발이 수시로 신축되는 상태를 형용하는것인데 이는 열극생풍, 간풍내동의 증후이다.

제풍(脐风) 《촬구(撮口)》, 《금풍(噤风)》이라고도 한다. 잣난아이의 파상풍이다. 아관긴폐, 강직, 경련, 각궁반장, 쓴 웃음 등을 특징으로 한다. 심한것은 얼굴이 푸르고 호흡이 촉박한 등 증상이 겸하여 나타난다. 주로 배꼽을 끊는것이 깨끗하지 않거나 배꼽이 너무 일찍 떨어지거나 국부가 손상을 받았을 때 감염되여 일어난다. 해방후 새로운 조산법을 보급한

데서 이 병은 이미 극히 적게 나타난다.

태풍(胎风) 어린이가 출생한후 신열이 나고 피부가 마치 화상을 입은것 같이 벌건 증후가 나타나는것을 가리킨다. 대다수는 임신시에 맵거나 뜨거운것을 너무 많이 먹어 비위에 열이 쌓여 태아에게 영향주는데서 생긴다.

태경(胎惊) 잣난아이가 제풍에 걸리지 않고 나타나는 경풍증후를 《태경》이라고 한다. 전인들은 임신부가 음식영양조리를 잘하지 못하였거나 혹은 정신적요소에 의하여 태아에게 영향주는데서 생긴다고 하였다. 주요표현은 경궐이 일어나고 지각이 완전히 상실되며 손발이 떨리고 얼굴의 살이 경련을 일으키는것이다. 진발성발작이 나타나고 발작하지 않을 때는 이상한 현상이 없다.

태간(胎痫) 잣난아이가 출생해서 100일내에 발생하는 간증(痫证)을 가리킨다.

감(감적)(疳)、(疳积) 《감적》이라고도 한다. 연약한 어린이에게 잘 발생한다. 얼굴이 누렇고 여위며 배가 창만하고 영양장애가 있으며 만성소화불량이 동반하여 나타나는것을 특징으로 한다. 일반적인 림상표현은 머리카락이 누렇고 드물며 성을 잘 내고 손가락을 빨며 기호증이 생기고 시큼한 냄새가 나는 설사를 하는것 등이다. 발병원인은 거개 젖을 너무 일찍 떼였거나 음식물을 조절하지 않거나 병후에 조리를 잘하지 못하였거나 충적 등 요소와 관련되며 비위가 손상을 받아 영양흡수장애가 생기는데서 병에 걸리며 병이 오래 지속되면 기타 장부를 손상시킬수 있다.

5감(五疳) 감증을 주로 장부병변에 따라 5가지 류형으로 나누었다. 즉 《심감(心疳)》, 《간감(肝疳)》, 《비감(脾疳)》, 폐감(肺疳)》, 《신감(肾疳)》이다. 각 조항을 자세히 보라.

심감(心疳) 5감의 하나이다. 젖과 음

식물을 잘 조리하지 못하여 심경에 열이 울체되는데서 생긴다. 주요증상은 신열이 나고 뺨이 붉으며 얼굴이 누렇고 입과 혀에 창이 생기며 가슴이 번민하고 구갈이 나서 찬물을 마시며 농혈이 섞이여있는 설사를 하고 식은땀이 나며 잠잘때 이발을 갈고 잘 놀라는 등이다.

간감(肝疳) 5감의 하나이다. 젖과 음식물을 잘 조리하지 못하여 간경이 열을 받는데서 생긴다. 주요증상은 여위고 배가 그득하며 얼굴이 청황색이고 땀이 많이 나며 설사회수가 많고 대변에 피거나 점액이 섞이여나오며 머리가 흔들리고 눈을 비비며 야맹증이 생기고 지어는 눈을 뜨려하지 않는 등이다.

비감(脾疳) 5감의 하나이다. 젖과 음식물을 잘 조리하지 못하여 비위가 손상되는데서 생긴다. 주요증상은 얼굴이 누렇고 배가 북과 같이 크며 배가죽에 푸른 힘줄이 나타나고 구역이 나며 식욕이 떨어지고 흙을 먹기 좋아하며 번갈이 나서 물을 마시고 수곡이 소화되지 않으며 시큼한 냄새가 나는 설사를 하고 기침이 나며 숨이 차고 가슴이 그득하며 입과 코가 마르고 눈에 백막이 생기며 어두운것을 좋아하고 밝은것을 싫어하며 입술이 검붉게 타고 사지가 무력한 등이다.

폐감(肺疳) 5감의 하나이다. 젖과 음식물을 잘 조리하지 못하여 열이 울체되여 폐를 상하는데서 생긴다. 주요증상은 기침이 나고 기가 상역하며 인후가 잘 통하지 않고 코물을 많이 흘리며 잘 울고 추워하며 배가 부어나고 쌀뜨물과 같은 설사를 하며 젖을 적게 먹고 입에서 냄새가 나며 피모가 거칠고 사지가 여위는 등이다.

신감(腎疳) 5감의 하나이다. 젖과 음식물을 잘 조리하지 못하여 열이 속에 잠복되여 막히는데서 생긴다. 주요증상은 사지가 여위고 얼굴이 검으며 치은에 창이 생기거나 혹은 곪아터져 피가 나오고 상부는 열하고 하부는 차며 한열이 수시로 발작하고 구역이 나며 젖과 음식물을 적게 먹고 물과 같은 설사를 하며 지어는 탈항이 생기고 항문이 궤란되며 습에 의하여 가렵고 창이 생기는것 등이다. 혼히 《해로(解顱)》, 이발이 더디 나는것, 행동이 늦은것 등 신기가 부족한 등 증상에서 나타난다.

열감(热疳) 어린이의 젖을 여름철에 떼서 비위가 허약하고 음식물을 조절하지 못하는데서 생긴다. 주요증상은 여위고 배가 창만하며 손과 발바닥이 열하고 번갈이 나며 음식물을 많이 먹고 설사하며 대변색갈이 열거나 삭지 않은 음식물찌끼를 배설하는 등이다.

구감(口疳) 어린이의 감적(疳积), 설사가 낫지 않았거나 혹은 방금 나온 초기에 입안이 곪아터지는것을 《구감》이라고 한다. 이는 습열이 진액을 뜨겁게 하는데서 생긴다.

척감(脊疳) 감적환자가 몹시 여위여 등골뼈가 뚜렷하게 나타나는것을 형용한 것이기때문에 척감이라고 한다.

정해감(丁奚疳) 이 병은 젖을 지나치게 먹어 비위가 손상되고 영양을 흡수하지 못하는데서 생긴다. 증상은 배가 크고 목이 가늘며 얼굴이 누렇고 근육이 여위는것이 특점이다.

포로감(哺露疳) 병인은 정해감과 같다. 혼히 정해감이 더욱더 발전한것인데 소아환자는 극도로 여위고 때로는 한열이 나며 배가 크고 목이 가늘며 많이 먹고 토하며 설사가 심하다. 늘 장기생충질병이 겸하여 나타난다.

태적(胎赤) ①갓난아이의 피부가 마치 연지를 바른것과 같이 붉은데 이는 태아가 열독을 감수한데서 생긴다. ②소아의 안검이 붉으면서 허는것이다. ③《태풍(胎风)》의 별명이다.

태황(胎黄) 갓난아이가 출생후 며칠 간 얼굴, 눈, 피부에 황달이 발생하는것을 《태황》 혹은 《태달(胎疸)》이라고 한다. 지금은 신생아황달이라고 한다. 거개 임신시기에 모체의 습열이 태아를 훈증하는데서 생긴다. 경중은 일반적으로 치료하지 않아도 황달이 저절로 없어진다.

태비(胎肥) 갓난아이가 살이 많고 눈알이 불그스레하다가 달이 찬후 점차 여위며 5심이 번열하고 대변을 누기 곤난해하며 침을 흘리는것을 가리킨다. 이것은 태아가 모체의 위열(胃热)을 감수하는데서 생긴다.

태산(胎疝) 소아가 방금 나서 음낭이 부어나는 병증이 나타나는것을 가리킨다.

태열(胎热) ①갓난아이가 장열(壮热)이 나고 놀라며 가래가 많고 호흡이 촉박하며 눈이 붉고 음낭이 부으며 대변이 굳고 소변이 붉은 등 증후가 나타나는것을 가리킨다. 임신부가 임신기에 열독음식물을 지나치게 먹었거나 혹은 온약을 지나치게 먹어 열이 속에 쌓여 태기를 훈증하는데서 생긴다. ②임신부가 늘 눈이 붉고 눈꼽이 많거나 혹은 눈앞이 아쩔해나는것도 《태열》이라고 한다.

장한(脏寒) ①영아가 백일내에 손발이 서늘하고 입술과 얼굴이 푸르며 이마에 땀이 나고 젖을 빅으려 하지 않으며 배가 아프고 배에서 소리가 나며 물과 같은 설사를 하고 밤에 우는 등 증상이 나타나는것을 가리킨다. 이는 해산시에 랭기가 침입하였거나 혹은 배꼽을 딴딴히 매지 않아 한기가 속에 들어가는데서 생긴다. ②비위허한을 가리킨다.

체이(滞颐) 소아가 늘 침을 흘려 침이 아래턱을 적시기때문에 체이라고 한다. 흔히 비기가 허하고 랭하거나 실열이 있어 진액을 제약하지 못하는데서 생긴다.

5지(五迟) 어린이가 서는것이 늦고 행동이 늦으며 이발이 더디 나고 말하는것이 늦은것을 《5지》라고 한다. 병인은 《5연》과 기본상 같다. 유관 조항을 참고하라.

5연(五软) 머리가 연하고 목이 연하며 손발이 연하고 근육이 연하며 입이 연한것을 《5연》이라 한다. 《태약(胎弱)》, 《태겁(胎怯)》 혹은 《백치(白痴)》라고도 한다. 발육이 더디고 지능발달이 좋지 못한것을 특징으로 한다. 선천적으로 부족하거나 조산 혹은 후천적으로 영양이 부족한데서 생긴다. 대뇌발육부전에 의하여 일어나는 연백치(软白痴) 즉 신설양우둔증이다.

계흉(鸡胸) 소아가 생장발육의 장애에 의하여 기형으로 변화된 질병이다. 거개 선천적으로 부족하거나 후천적으로 영양조리를 잘하지 못하였거나 비, 신이 손상되였거나 흉골이 유연한데서 생긴다. 그 증상은 흉곽이 앞으로 도드라져나와 마치 닭가슴과 같기때문에 계흉이라고 한다. 이는 구루병증상의 하나이다.

구배(龟背) 소아가 생장발육의 장애에 의하여 기형으로 변화된 질병이다. 거개 선천적부족, 후천적영양실조에 의하여 신기가 허하고 골수, 동맥을 충족히 영양하지 못하여 뼈가 위축되고 약해지는데서 점차 기형으로 변화된다. 등골뼈가 구부러져 불룩하게 나와서 마치 거부기의 등과 같기때문에 구배라고 한다. 이는 구루병증상의 하나이다.

해로(解颅) 두개골의 골봉이 분렬되고 앞숫구멍이 커져 맞붙지 못하는 증상을 말한다. 정상적인 어린이의 두개골골봉은 대부분 출생후 6개월이면 골화되고 앞숫구멍은 1세 내지 1세 반이면 맞붙고 뒤숫구멍은 2~4개월이면 맞붙는다. 이 기간을 연장하여 맞붙는것을 《해로》라고 한다. 이는 거개 선천적부족, 신기휴손에 의하여 생긴다. 그 증상은 골봉이 벌어지고 머리피부가 번들번들하며 퍼런 힘줄이 나타나고 얼굴이 희끄무레하며 눈알이 늘 아래로 향하여 흰자위가 특히 로출되고 지능발달이 불량한 등이다. 해로는 비교적 심한 구루병증상의 하나이고 뇌수증에서도 나타난다.

신전(囟塡) 즉 숫구멍이 뿔록하게 도드라져나온것이다. 한기가 응체된데 속하는것은 숫구멍이 붓고 딴딴하며 열이 나지 않고 사지가 온하지 않다. 화기상충에 의하여 일어나는것은 숫구멍이 부어나고 연하며 얼굴과 입술이 벌겋고 지문이 퍼렇다. 신전은 뇌수종과 비슷하다.

신함(囟陷) 숫구멍이 오목하게 들어간것이 마치 구멍이모양과 같다. 거개 선천적부전이거나 장기적으로 설사거나 만경풍후에 기혈이 허약하고 장(脏)이 허하여 영양이 우로 올라가지 못하는데서 생긴다. 6개월이내의 유아가 숫구멍이 좀 들어가고 다른 증상이 없으면 병적상태로 삼지 않는다.

객오(客忤) 소아가 갑자기 외계의 이상한 물건의 자극을 받았거나 큰소리의 자극을 받았거나 혹은 낯선 사람의 놀래움을 받았을 때 얼굴이 새파래나고 입에서 거품을 토하며 천식이 생기고 배가 아프며 사지와 몸에 《계종》이 생기고 모양이 경간(惊间)과 비슷한것을 《객오》라고 한다.

불유(不乳) 어린애가 나서 12시간후에 구강질병이 없이 젖을 빨지 못하는것을 《불유》라고 한다. 불유는 실증, 한증, 허증으로 나눈다. 실증은 배가 그득하고 대변이 굳으며 토하고 번조하며 불안하고 우는 소리가 거친데 이것은 태분이 배출되지 않아 예열이 위장에 울결되는데서 생긴다. 한증은 얼굴이 창백하고 입술과 혀의 빛이 연하고 흰 거품을 토하며 자주 울고 지어는 대변이 묽으며 사지가 찬데

이것은 장위가 허하고 찬데 속하는바 해산할 때 한을 감수한것과 관련된다. 허증은 정신이 허겁하고 얼굴이 희며 호흡이 미약하고 울음소리가 무력하며 사지가 차고 입술이 연한데 이것은 원기가 허겁하여 생기는것으로서 거개 난산 혹은 조산에서 나타난다.

야제(夜啼) 소아가 밤에 울음을 멎지 않는 병증이다. 주로 비가 한한것과 심이 열한데 있다. 비한에 의하여 일어나는것은 얼굴이 푸르면서 희고 손과 배가 모두 차며 젖을 먹기 싫어하고 배가 아프며 허리를 굽히고 운다. 심열에 의하여 일어나는것은 얼굴이 붉고 손과 배가 모두 뜨거우며 입김이 열하고 번조하며 등불을 싫어하고 흔히 반듯이 누워서 운다.

마아(马牙) 거개 태아가 태내에서 열독을 감수하여 생긴다. 갓난아이가 이몸에 삭뼈와 같은 작은 흰알맹이가 생겨나서 젖을 빠는데 장애되는 증상이다.

당랑자(螳螂子) 갓난아이가 출생한 며칠이거나 1개월후에 량쪽 뺨의 안쪽이 부어나고 딴딴한 덩어리가 있어 젖을 빠는데 불편하고 지어는 울음소리를 내지 못하는데 이를 당랑자라고 한다. 보통 《토포자(土脯子)》라고도 하는데 지금은 《협지점(颊脂垫)》이라고 한다.

변증(变蒸) 소아변증의 리론은 서진(西晋)·왕숙화(王叔和)가 창시하였다. 이른바 변증이란 소아가 출생한 32일후에 한번 변하고 64일후에 한번 증(蒸)하는데 거기에 세개 증을 가하여 도합 576일이면 변증이 끝나는것을 말한다. 서춘포(徐春甫)《고금의통(古今医通)》에서는 《변(变)하면 성격이 잘 변화하고 증(蒸)하면 몸이 증열(蒸热)된다》라고 하였다. 변증의 림상표현은 몸이 좀 달고 귀와 엉뎅이가 찬외 다른 증상은 없다. 력대의 의학가들은 모두 이런 발열증후는 영아의 발육과정에 있어서의 정상적생리현상이라고

인정하였다. 례를 들면 《소아위생초미론방(小儿卫生总微论方)》에서는 《한번 경과한 후이면 소아의 골, 맥, 기, 혈(骨脉气血)은 좀 더 강해지고 정신과 성질이 크게 변화된다》라고 하였다. 명대에 이르러 장경악(张景岳)은 변증은 영아 발열의 별명이고 발육의 정상적과정이 아니다라고 하였다. 청대 진복정(陈复正)은 그의 견해를 지지하였던것이다.

제 9 류 부인과 병증

1. 월경과 대하

천계(天癸) ①남녀의 신정(腎精)을 가리킨다. 례를 들면 《소문·상고천진론》에서는 《녀자는……14세이면 천계가 이루어져 임맥이 통하고 태충맥이 성하며 월경이 매달 오며……남자는 16세이면 신기가 성하여 천계가 이루어지고 정기가 넘쳐나며……》라고 하였다. 이에 근거하면 천계는 성선호르몬(性腺激素)과 비슷한 작용을 한다. ②부인과방면에서는 때로는 천계를 《월경》의 대칭으로 삼는다.

월경(월사)(月经、月事) 녀자들이 주기적으로 자궁에서 출혈하는 생리적현상인데 보통 한달에 한번씩 오고 매번 약 3~5일이면 깨끗이 끝난다. 달마다 제때에 오기때문에 《월경》, 《월사》 또는 《경수》, 《월신(月信)》(달마다 온다는 뜻이다)이라고 한다. 일반적으로 14세좌우에 월경이 오기 시작하여 49세좌우에 이르면 월경이 폐지된다. 월경이 정상적인가 하는것은 월경날자, 월경량의 대소, 색갈의 심천, 월경혈이 걸고 묽은 등 몇가지 방면으로부터 판단한다. 정상적부녀의 월경은 암적색이고 시작할때에는 비교적 옅고 중간에는 점차 진해지며 마지막에는 연한 붉은색이고 응고되지 않으며 피덩어리가 없고 맑지도 않고 걸지도 않으며 특수한 냄새도 없고 월경량이 적당하며 달마다 오는데 이것은 정상적인 현상이다. 만일 월경날자, 량, 색, 질 등 방면에 변화가 있으면 병적상태에 속한다.

경수(经水) ①《월경》을 가리킨다. ②경맥을 가리킨다. 《령추·경수편》의 《5장6부12경수》에 기재되여있다.

월경병(月经病) 부인과병중에서 월경방면에 속하는 각종 병증을 가리킨다. 즉 월경날자, 월경량, 월경색갈, 월경질 등이 이상하고 각종 증상을 겸하여 나타난다. 여기에는 《월경부조》, 《통경》, 《경폐》, 《역경》, 《붕루》, 《경전혈변》, 《경행설사》 등등이 포괄되여있다. 각 조항을 상세히 보라.

월경부조(月经不调) 월경병의 총칭인데 여기에는 림상에서 흔히 보는 경행선기, 경행후기, 경행문란 및 월경과다, 월경과소, 통경, 폐경 등이 포괄되여있다. 각 조항을 자세히 보라.

경행선기(월경선기)(经行先期、月经先期) 월경이 오는것이 정상적주기보다 1주일이상 앞당겨 오며 지어는 한달에 두번 오는것을 가리킨다. 일반적으로 이 병은 열에 속하는것이 비교적 많은바 월경량이 많고 월경이 심적색이며 점조하고 또 번조하며 입안이 마르고 맥이 삭한데 이는 혈열에 속한다. 만일 월경량이 많지 않고 선홍색이며 묽고 손바닥과 발바닥이 뜨거우면 이는 허열에 속한다. 거개 허하면 월경량이 많고 묽으며 색갈이 옅고 얼굴이 희며 권태하고 숨이 차며 말하기를 싫어하고 머리가 무겁고 현훈증이 나며 설질이 옅고 맥이 지한 등 증상이 나타난다. 이밖에 간울 혹은 혈어에 속하는것도 비교적 많이 나타난다.

경행후기(경지)(经行后期、经迟) 월경이 평시의 주기보다 일주일이상 늦어오는 것이다. 혈허, 혈한, 담조(痰阻), 기울혈어 등 여러가지가 있지만 허증과 한증이 많다. 허증은 거개 배가 아픈것이 멎지 않고 만지는것을 좋아한다. 만일 월경혈이 열고 량이 적으며 회박하고 몸이 여위고 약하며 얼굴이 창백하면 이는 혈허중에 속한다. 월경이 붉지 않거나 혹은 검스레하면서 량이 적고 오한이 나며 권태하고 사지가 차면 이는 혈한중에 속한다. 월경이 열고 점조하며 대하가 멎지 않고 심계가 항진되며 머리가 어지러우면 이는 담조중에 속한다. 월경이 잘 통하지 않고 아래배가 은은히 아프면서 허리에 뻗치거나 혹은 젖통이 불어나고 아프면 이는 기울중에 속한다. 월경이 암적색이고 피덩어리가 많고 아래배가 아파서 누르는것을 싫어하며 덩어리같은것이 만지우면 이는 혈어중에 속한다.

월경문란(경란)(经行先后无定期、经乱) 《월경천기(月经愆期)》라고도 한다. 월경이 정상적인 주기에 따라 오지 않거나 혹은 앞당겨오거나 늦어오거나 혹은 월경기가 일정하지 않은것을 가리킨다. 이 병이 생기는것은 원인이 많다. 신허(肾虚), 간기울결, 비허에 의하여 일어나는것도 있고 또 어혈적체에 의하여 일어나는것도 있다. 림상변중에서 신허에 속하는것은 월경이 검스레하고 붉으며 눈가마가 검스레하고 허리와 등골이 쏘고 맥이 없는 등 중상이 나타난다. 간기울체에 속하는것은 월경이 암적색이고 배와 옆구리가 뿌듯하고 아프며 성을 잘 내는 등 증상이 나타난다. 비허에 속하는것은 사지가 권태하고 배가 그득하며 대변이 묽고 월경색이 열고 점액이 섞이여있는 증상이 나타난다. 혈허적체에 속하는것은 월경이 흔히 피덩어리가 섞이여있고 아래배가 아파 누르는것을 싫어하는 증상이 나타난다.

경행혈변(经行便血) 매달 월경주기에 혈변이 나타나고 월경량이 감소되는 병증을 가리킨다. 《착경(错经)》이라고도 한다. 거개 장내에 열이 쌓여 혈을 핍박하여 망동시키는데서 일어난다. 자궁내막이위 병

중과 비슷하다.

월경과다(月经过多) 월경이 올 때 정상적인 월경량을 초과하거나 혹은 월경이 오는 날자가 늦어져 7일이상 초과하여 월경이 지나치게 많아지지만 여전히 한달에 한번씩 주기적으로 오는것을 가리킨다. 이는 거개 혈이 열하거나 충맥과 임맥이 손상을 받았거나 혹은 기허에 의하여 혈을 통섭하지 못하는데서 생긴다. 혈이 열한것은 월경혈이 심적색이고 걸며 점조하거나 더러운 냄새가 나고 충맥과 임맥이 손상된것은 월경이 계속 오고 얼굴이 누르스름하며 권태하고 피로하며 월경이 검스레하면서 좀 묽으며 기허에 의하여 혈을 통섭하지 못하는것은 얼굴이 희고 숨이 약하며 말하기 싫어하고 월경색이 열다.

월경과소(月经过少) 월경기에 월경이 한방울씩 오고 량이 적으며 순통하지 않고 하루이틀이면 없어지는것을 가리킨다. 《월경삽소(月经涩少)》. 혹은 《경행불상(经行不爽)》이라고도 한다. 림상에서는 혈허, 혈한, 혈어 및 담습 등 증으로 나눈다. 갱년기의 부녀들이 이런 증후가 나타나는것은 폐경의 징조이다. 만일 번마다 월경량이 극히 적고 몇방울씩 오고는 없어지고 오래도록 낮지 않으면 생식기계통 결핵의 가능성이 있으므로 일찍 치료하여야 한다.

경폐(불월)(经闭、不月) 발육이 정상적인 녀성은 평균 14세좌우에 월경이 온다. 만일 이 년령을 초과하여 오래동안(일반적으로 18세를 초과하여) 월경이 오지 않거나 혹은 월경이 이미 오다가 임신, 포유 등에 의하여 월경이 3개월이상 중단되는 동시에 병적중상이 나타나면 이를 《경폐(经闭)》 혹은 《불월(不月)》이라고 한다. 그러나 일부 녀성들이 몸에 병이 없지만 월경이 달마다 한번씩 오지 않는것도 있다. 만일 월경이 두달에 한번씩 오면 이를 《병월(并月)》이라 하고 3개월에 한번씩

오면 이를 《거경(居经)》 또는 《계경(季经)》이라 하며 1년에 한번씩 오면 이를 《피년(避年)》이라 하고 지어는 일생동안 월경이 오지 않거나 혹은 달마다 주기적으로 허리가 쏘는감을 느끼면서 임신하면 이를 《암경(暗经)》이라고 한다. 이런 정황은 극히 적다. 이상은 모두 병적상태에 속하지 않는데 경폐의 실질과 다르다. 경폐는 일반적으로 다음과 같이 혈허와 혈체 두가지로 나눈다. 1)혈허: 비허에 의하여 일어나는것은 흔히 얼굴이 누르스름하고 피로하며 머리와 눈이 어지럽고 소화가 잘되지 않으며 배가 뿌듯하고 불편한 등 증상이 나타난다. 심신휴손에 의하여 일어나는것은 얼굴이 창백하고 허리와 무릎이 쏘면서 나른하고 심제가 항진되고 호흡이 촉박하며 눈앞이 아찔해나고 귀에서 소리나며 손과 발바닥이 뜨거운 등 증상이 나타난다. 2)혈체: 기체혈어에 의하여 일어나는것은 얼굴이 암적색이고 아래배가 아파 누르는것을 싫어하거나 혹은 아픈것이 옆구리에까지 뻗친다. 한습응체에 의하여 일어나는것은 얼굴이 희고 무레하고 아래배가 차면서 아프고 추위를 타며 배가 답답하면서 토하고 백태가 겸하여 있는것 등이다.

경폐는 즉 《폐경(闭经)》이다. 중의고서에서는 습관적으로 폐경을 경폐라고 한다.

경통(痛经) 《경행복통(经行腹痛)》이라고도 하는데 월경전과 후 혹은 월경기에 아래배와 허리가 아픈것을 주증으로 하는 부인과에서 흔히 보는 병이다. 이 병의 발생은 거개 기체, 혈어, 한응(寒凝), 혹은 혈허에 의하여 초래된다. 기체에 의하여 일어나는것은 흔히 월경이 오기전에 아래배가 아프면서 옆구리까지 뻗치고 혹은 젖통이 부어나는 등 증상이 나타난다. 혈어에 의하여 일어나는것은 흔히 월경이 오기전 혹은 월경이 방금 올 때 아

래배가 쩌르는듯 아프면서 누르는것을 싫어하고 월경이 암적색이고 덩어리가 섞이여있다. 한응(寒凝)에 의하여 일어나는 것은 흔히 아래배가 차면서 아프거나 혹은 극심하게 아프고 따뜻하게 해주면 아픈것이 멸하고 월경이 잘 통하지 않고 검스레한 등 증상이 나타난다. 기허에 의하여 일어나는것은 월경후에 배와 허리가 계속 아프고 만져주면 좋고 월경량이 적고 색이 열고 묽은 등이 나타난다.

도경(역경)(倒经、逆经) 《경행토뉵(经行吐衄)》이라고도 한다. 월경주기중(혹은 행경전후)에 나타나는 주기성토혈 혹은 비출혈의 병증을 가리킨다. 발병원인은 월경주기와 관련되며 도늘 월경량이 적거나 혹은 폐경을 일으키기때문에 《드경(倒经)》 혹은 《역경(逆经)》이라 한다. 이 병은거개 간기상역, 간경울화(肝经郁火) 혹은 음허폐조(阴虚肺燥)에 의하여 일어난다.

경단(경절)(经断、经绝) 부녀들이 49세전후에 월경이 끝나는것을 가리킨다. 〈어떤 사람은 병리적월경폐지를 《경폐(经闭)》라 하고 생리적월경폐지를 《폐경(闭经)》이라고도 한다〉. 월경이 폐지되기전에 월경기가 일정하지 않고 월경량이 너무 많거나 혹은 너무 적고 기타 림상증상이 없으면 이것은 정상적생리적현상에 속한다. 만일 머리가 어지럽고 귀에서 소리가 나며 심계가 항진되고 마음이 초조하며 성을 잘 내고 정지가 이상하고 손바닥이 뜨거우며 월경량이 많거나 혹은 질출혈이 멎지 않으면 이것은 신기쇠약, 충맥과 임맥의 허손에 의하여 생긴다. 조열이 나고 땀이 나며 뺨이 붉고 입안이 마르며 맥이 현하고 세하며 삭한것이 동반하면 이것은 음허양항(阴虚阳亢)에 속하고 허리가 아프고 음부가 처지는것이 동반하면 이것은 신양편허(肾阳偏虚), 충맥과 임맥의 허쇠인것이다.

경행설사(经行泄泻) 월경이 오기전

혹은 월경이 올 때 설사하는것을 가리킨다. 이는 월경이 오면 발작하고 월경이 멎으면 멎는다. 비허 혹은 신양허에 의하여 호상 영향주어 수습을 운화하지 못하는데서 일어나는바 거개 얼굴이 누렇고 사지가 무력하며 입이 슴슴하고 식욕이 떨어지며 지어는 부종이 오고 배가 부어나는 등 증상이 동반하여 나타난다.

붕루(경붕)(崩漏、经崩) 월경기가 아닐 때 질에서 대량으로 출혈하거나 출혈이 지속되거나 혹은 조금씩 출혈하는 병증을 가리킨다. 만일 출혈량이 많고 급격하면 《혈붕(血崩)》 혹은 《붕중(崩中)》이라 하고 출혈량이 적으나 계속 출혈이 멎지 않으면 《루하(漏下)》라고 한다(《금궤요락·부인임신병맥증병치》)(또는 월경이 방금 멎은후에 또 계속 피가 조금씩 흘러나오면서 멎지 않는것을 가리킨다). 붕과 루는 호상 전화될수 있는데 그 원인은 주로 충맥과 임맥이 견고하지 못한데 있다. 림상에서는 기허, 혈열, 혈어 등 형으로 나눈다. 산부인과의 많은 질병(례를 들면 기능성자궁출혈과 골반강, 내생식기관의 염증, 종양 등이다)은 붕루의 증후를 일으킬수 있는데 일찍 진단하고 치료하여야 한다.

혈열붕루(血热崩漏) 열이 성하여 혈이 핍박으로 망동하는데서 질에서 대량으로 출혈하는것을 가리킨다. 평시에 체질이 양기항성이거나 감염에 의하여 나타나는 내생식기의 급성염증에서 생긴다. 증상은 출혈량이 많고 색이 심적색이거나 자색이고 혹은 피덩어리가 좀 섞이여있고 얼굴이 붉으며 번조하고 성을 잘 내는 등이 나타난다. 어떤것은 음허에 의하여 충맥과 임맥이 열을 받고 국부에 염증이 있어 출혈이 생기는데 피가 한방울씩 떨어지는것이 멎지 않고 색이 선홍색이며 마음이 초조하고 잠을 자지 못하거나 혹은 오후에 조열이 나는 등 증상이 나타난다.

기허붕루(气虚崩漏) 기허불섭(气虚不摄)에 의하여 질에서 대량으로 출혈하거나 조금씩 출혈이 있는것이 멎지 않는것을 가리킨다. 병변은 비신이 허한것과 관련된다. 출혈량이 많거나 혹은 지속되여 멎지 않으며 피색이 붉그스레하고 얼굴이 창백하며 정신이 피로하고 사지가 권태하며 머리가 어지럽고 숨이 차며 심계가 항진되는 등 증상이 나타난다.

혈어붕루(血瘀崩漏) 어혈적체에 의하여 자궁출혈이 멎지 않는것을 가리킨다. 어혈이 없어지지 않고 새로운 피가 해당 경에 돌아가지 못하는데서 생긴다. 주요 증상은 피가 한방울씩 떨어지는것이 멎지 않다가 갑자기 대량으로 출혈하고 피가 검스레하며 덩어리가 있고 아래배가 아파 누르는것을 싫어하며 아픈것이 옆구리 혹은 허리에 뻗치고 피덩어리가 나올 때 아픈것이 덜해지는 등이다.

대하(带下) ①넓은 의미에서의 대하는 모든 부인과질병을 포괄하여 말한다. 대맥(带脉)은 인체의 허리를 한바퀴 돌아갔으므로 대맥이하의 부위를 《대하(带下)》라고 한다. 때문에 고대에 부인과병을 《대하병》이라고 하였다. ②좁은 의미에서의 대하는 부인들의 질에서 점조한 물질이 떠모양으로 계속 흘러나오는것을 가리킨다. 부녀들의 각종 생식기염증, 례를 들면 질염, 자궁경미란, 자궁경염, 골반염 등이 포괄되여있다. 이의 자궁경암, 자궁체암합병감염때에도 대하가 많고 더러운 냄새가 난다. 력대의 의가들은 대하의 색갈이 부동함에 따라 《백대》, 《적대》, 《적백대》, 《황대》, 《청대(青带)》, 《흑대》, 《5색대》 등으로 나누었다. 각 조항을 참고하라.

백대(白带) 질에서 닭알흰자위와 같은 점액이 계속 떠모양으로 흘러나오는것을 《백대》라고 한다. 정상적정황에서 성년 부녀들은 질에서 소량의 점액을 분비하는데 이는 무색이고 냄새가 없다(혹은 좀 비린 냄새가 난다). 백대가 많아지는것은 병적상태에 속한다. 비가 허하면 백대가 많아지고 또 정신이 피로하고 얼굴이 누르며 사지가 차고 설사하는 등 증상이 겸하여 나타나고 간울이면 백대가 때로는 많고 때로는 적게 흘러나오며 또 정신이 우울하고 머리가 어지러우며 가슴이 답답하고 젖통이 부어나는 등 증상이 겸하여 나타나고 습열하주(湿热下注)라면 대하에서 비린 냄새가 나고 또 질이 가려우며(념주균성질염, 트리코모나스질염 등에서 비교적 많이 나타난다)머리가 어지러우며 권태한 증상이 겸하여 나타난다. 이외 허한, 허열, 담습 등도 모두 백대가 증가될수 있다.

적대(赤带) 부녀들의 질에서 색이 붉고 점조하며 피와 같은 분비물이 조금씩 계속 흘러나오는것을 가리킨다. 만일 흘러나오는것이 붉은 분비물이면 《경루(经漏)》에 속하고 백색이 섞이여있으면 이를 《적백대(赤白带)》라고 한다. 일반적으로 적대는 심간화성(心肝火成)에 의하여 생기고 열이 많은데 속한다. 경루는 음식로권(饮食劳倦), 비의 운화기능실조, 습열이 아래를 핍박하는데서 생기고 허가 많은데 속한다. 적백대는 습열이 남아 있고 질에 어혈이 섞이여있거나 또는 정지울결(情志郁结)이 생기는데서 생기고 습열이 많이 섞이여있는데 속한다. 이 병은 거개 자궁경미란, 자궁식육(폴리프) 등에서 나타난다. 만일 시간이 오래되여도 낮지 않으면 암으로 변화될수 있으므로 제때에 진단하고 치료하여야 한다.

청대(青带) 부녀들이 질에서 청록색이고 점조하며 더러운 냄새가 나는 액체가 흘러나오는것을 가리킨다. 거개 간경습열이 아래로 내려가는데서 생긴다.

황대(黄带) 부녀들의 질에서 담황색이고 점조하며 더러운 냄새가 나는 액체가 흘러나오는것을 가리킨다. 지어는 색이 진한 차물과도 같다. 거개 습사가 성하고 습이 울결되여 열로 화하여 임맥을 손상시키는데서 생긴다. 만일 회황색을 띠고 거품과 같은 멀건 액체이면 이는 거개 트리코모나스질염이고 만일 황백색을 띠고 점조하거나 고름과 같으면 이는 거개 만성자궁경염이다.

흑대(黑带) 부녀들이 질에서 색이 검은 콩물과 같거나 혹은 걸거나 묽거나 혹은 더러운 냄새가 나거나 비린 냄새가 나는 분비물이 흘러나오는것을 가리킨다. 어떤것은 적백대중에 흑색이 섞이여있는데 이것은 열성훈증, 신수휴허에 의하여 생긴다.

5색대(五色带) 부녀들의 질에서 여러가지 색갈이 섞이고 더러운 냄새가 나는 분비물이 흘러나오는것을 가리킨다. 거개 습열이 하초를 훈증하였기에 어혈이 모아 독으로 되고 이것이 오래되면 썩는데서 생긴다. 5색대를 발견하면 자궁경암 혹은 자궁체암을 고려하여야 하며 일찍 진단하여야 한다.

백음(白淫) ①질에서 지나치게 많은 백색점액이 흘러나오는것을 가리킨다. 성생활이 과도하거나 하초의 습열에 의하여 일어난다. ②남성이 성생활이 과도하여 욕화가 망동하는데서 정액이 저절로 흘러나오는 현상을 가리킨다(《소문·위론》). ③남성의 활정(滑精), 녀성의 백대를 가리킨다(마시《황제내경소문주증발미》)(馬時《黄帝内经素问注证发微》).

3. 태 아 와 해 산

임신(妊娠) 즉 녀성이 아이를 배는것인데 《중신(重身)》, 《태갑(胎甲)》 등 명

칭도 있다.

태원(胎元) ① 임신할 때 자궁내의

배태(胚胎)를 가리킨다. ②모체내의 태아에게 공급하는 원기(元气)를 가리킨다. ③ 즉 태반이다. 《증치준승》의 태원산방에서 《태원 하나를 쓴다…》는것은 바로 태반을 가리킨다.

오조(임신오조)(恶阻、妊娠恶阻) 임신한 2개월좌우에 부동한 정도의 반응이 나타나는것을 가리킨다. 례를 들면 가슴이 답답하고 불편하며 메스껍고 토하며 음식 물냄새를 맡기 싫어하고 먹으면 토하고 머리가 무거우며 눈이 어지러운 등이다. 고대에는 《자병(子病)》, 《병아(病儿)》, 《조병(阻病)》이라고도 하였다. 임신기에 흔히 보는 병증으로서 경한것은 정상적인 반응에 속하고 심한것은 임신부가 재빨리 여위거나 혹은 기타 질병이 유발된다. 거개 임신후에 충맥의 기가 우로 치밀고 위의 하강이 실조되는데서 생긴다. 림상에서는 비위허약, 간위불화(肝胃不和), 위열상충(胃热上冲), 담습조체(痰湿阻滞)등 4가지로 나눈다. 비위허약은 완부가 답답하고 배개 뿌듯하며 토하고 음식물을 먹을수 없으며 입이 슴슴하고 맛이 없으며 권태하고 시고 매운 음식물을 먹기 좋아하며 때로는 멀침을 게우는 등이 나타난다. 간위불화의 증상은 구토가 빈번하고 또 시큼한 물을 토하며 기가 상역하여 먹으면 토하고 가슴과 배, 옆구리가 뿌듯하며 머리가 무겁고 현훈이 나며 정신이 우울하고 성을 잘 내는 등이 겸하여 나타난다. 위열상충은 흔히 얼굴이 붉고 번갈이 나며 조잡이 있고 설질이 벌건 등이 나타난다. 담습조체는 가래침을 토하고 가슴과 배가 뿌듯하면서 답답하고 식욕이 없으며 심계가 항진되고 숨이 차며 입이 슴슴하고 설태가 윤활하면서 기름기를 띠는 등이 나타난다.

자현(子悬) 부녀 임신한 4~5개월후에 태동이 불안하고 가슴이 창만하며 답답하고 불편한 병증이 나타나는것을 가리킨다. 거개 간기울결, 담기옹알(痰气壅遏)에 의하여 태기가 상역하는데서 생긴다.

자번(子烦) 즉 《임신심번(妊娠心烦)》이다. 임신기중에서 번민불안, 심계담겁(心悸胆怯)이 나타나는 병증이다. 병인은 음허, 담화와 간울 등이다. 음허에 속하는것은 오후에 조열이 나고 손바닥이 열하며 설질이 붉고 설태가 없으며 맥이 세하고 삭한 등이 나타난다. 담화에 속하는것은 머리가 어지럽고 명치끝이 답답하며 메스껍고 토하는 등이 나타난다. 간울에 속하는것은 량옆구리가 뿌듯하면서 아프고 맥이 현하고 삭한 등이 나타난다.

자소(子嗽) 즉 《임신해소(妊娠咳嗽)》이다. 임신기에 마른기침이 오래도록 멎지 않고 지어는 5심번열, 태동불안이 나타나는 병증을 가리킨다. 거개 평시에 음이 허하여 임신후 혈기가 하부에 많이 모여 태아를 자양하기때문에 음정이 우로 올라갈수 없어 폐음이 결손되는데서 생긴다. 만일 기침이 오래도록 낫지 않으면 로소(痨嗽)로 될수 있는데 이것을 《포아로(抱儿痨)》라고 한다.

자음(子瘖) 즉 임신실음(妊娠失音)혹은 《임신음아(妊娠音哑)》라고 한다. 임신기에 목이 쉬거나 혹은 목이 쉬여 말할수 없는 병증이다. 거개 신음부족에 의하여 생긴다. 림상표현은 왕왕 머리가 어지럽고 귀에서 소리가 나며 손바닥이 뜨겁고 두뺨이 붉으며 심계가 항진되고 마음이 초조하며 인후가 마르는 등 음허증상이 동반하여 나타난다. 만일 해산시에 갑자기 목이 쉬고 다른 증상이 없으면 포맥(胞脉)이 장애를 받아 신맥(肾脉)이 통하지 못하여 신음(肾阴)이 올라가지 못하는것인데 이는 일반적으로 치료할 필요가 없고 해산후에 저절로 낫는다.

태동불안(胎动不安) 략칭하여 《태동 (胎动)》이라 한다. 태아가 자주 움직여 배가 아프고 아래로 처지는감이 나며 지어는 질에서 피가 흐르는 병증을 가리킨다. 흔히 타박손상, 음허혈열(阴虚血热) 혹은 충맥과 임맥이 텅 비여 태아를 고섭(固攝)하지 못하는데서 생긴다.

태기상핍(胎气上逼) 임신기에 태동의 태기가 상역하는 증상이 나타나는것을 가리킨다. 다수는 모체가 허하거나 병후에 체질이 약하고 영양을 조리하지 못하였거나 기혈이 불화한데서 생긴다. 때문에 태기상핍이라 한다.

포조(胞阻) 부녀가 임신한후 경상적으로 배가 아프고 지어는 질에서 피가 나오는 병증이 나타나는것을 가리킨다. 이 것은 기혈이 불화하여 포태에 영향주는데서 생긴다.

전포(转胞) 임신에 의하여 소변이 통하지 않는것을 가리킨다. 즉 태아가 모체의 방광을 내리누르는데서 모체는 아래배가 뿌듯하면서 좀 아프고 소변이 통하지 않는 병증이 나타난다. 거개 중기부족과 관련된다.

자종(子肿) 임신 7～8개월후에 하지가 경하게 부어나고 다른 증상이 나타나지 않는것인데 이는 임신후기에 흔히 나타나는 현상이다. 만일 수종이 점차 더 심해지면서 넙적다리부위, 외음부 혹은 아래배부위 지어는 얼굴 혹은 팔과 목의 웃부위까지 모두 부어나는 동시에 소변량이 감소되고 체중이 신속히 증가되면 이 것을 《자종(子肿)》이라 한다. 즉 《임신종창 (妊娠肿胀)》 혹은 《임신수종(妊娠水肿)》이다. 이것은 임신후기의 임신중독증의 림상표현으로서 환자는 피부가 창백하고 정신이 피로하며 사지가 차고 권태하며 입이 슴슴하고 음식물을 먹기 싫어하는것이 겸하여 나타난다. 병인은 주로 비신양허 혹은 기체에 의하여

생긴다. 이외 임신 6～7개월에 복부가 창만하고 숨이 차는것이 나타나면 이것을 《자만(子满)》이라 하며 또는 《태수(胎水)》라고도 한다. 무릎아래가 붓고 소변이 맑고 많으면 이것을 《추각(皱脚)》이라 하고 두발이 붓고 피부가 얇으면 이것을 《취각(脆脚)》이라고 한다. 그의 병리는 우에서 서술한것과 대체로 같다. 근대에는 이런 명칭이 비교적 적게 쓰인다.

자림(子淋) 《임신소변림통(妊娠小便淋痛)》이다. 임신부가 소변이 빈삭하고 소변이 한방울씩 떨어지면서 아픈 병증을 가리킨다. 이는 거개 하초허열 혹은 습열에 의하여 생긴다.

자간(子痫) 《임신간증(妊娠痫证)》이다. 《자모(子冒)》라고도 한다. 임신6～7개월후 혹은 해산시에 갑자기 현훈이 나면서 땅에 넘어지고 인사불성이며 사지에 경련이 일어나고 아관긴급이 생기며 눈을 곧추 뜨고 입으로 흰 거품을 토하며 지어는 각궁반장이 생기고 얼마후에 정신을 점차 차리며 수시로 발작하고 수시로 멎는것을 가리킨다. 무릇 임신 6～7개월이상 되는 임신부에게 머리가 어지럽고 눈이 어지러우며 혈압이 높고 하지가 부어나며 단백뇨가 나타나면 인차 검사하고 제때에 예방하고 치료하는것이 좋다. 이 병의 원인은 주로 신음이 평시에 허하고 간양이 상항하는데서 생긴다. 이 병은 산후에도 발생할수 있다.

아래배가 부채질하는것과 같다(少腹如扇) 이 말은 《금궤요략·부인임신병맥증병치》에 씌여있다. 임신 6～7개월에 아래배가 찬감이 나는것이 마치 부채질하는것과 같은것을 가리킨다. 이것은 하초허한에 의하여 양기가 포태(胞胎)를 온양하지 못하는데서 생긴다.

타태(堕胎) 임신하여 한달이 되지 않아 류산하는것을 가리킨다. 일반적으로 임신 3개월이내에 태아가 형성되지 않았

을 때 떨어지는것을 가리킨다. 임신 3개월이상 되여 이미 형성된 태아가 떨어지는것을 《소산(小产)》 혹은 《(반산半产)》이라고 한다. 만일 련속 타태하거나 혹은 소산이 3번이상 발생하면 이것을 《활태(滑胎)》라고 한다. 타태, 소산이 발생하기전에는 일반적으로 먼저 태동불안이 생기고 출혈이 좀 있으면서 복부가 은은히 아픈 등 증상이 나타나는데 이때에는 제때에 예방하고 치료하여야 한다. 타태, 소산후 뚜렷한 증상이 나타나지 않으면 일반적으로 산후의 조리와 같이 조리하여야 한다. 만일 타태, 소산후 출혈이 멎지 않고 지어는 현훈이 나고 얼굴이 희꼬무레하면 이는 거개 충맥과 임맥이 손상되여 기혈이 통섭되지 못하는것이다. 만일 질에서 출혈이 조금씩 나오는것이 멎지 않으면 이는 거개 어혈이 남아있는것이고 《오로》가 아주 적고 아래배가 딴딴하면서 아파 누르는것을 싫어하면 이는 거개 혈이 응결되여 통하지 못하는것이다. 《오로불화》조항을 참고하라.

격경(激经) 《성태(盛胎)》 혹은 《태구(胎垢)》라고도 한다. 임신후 월경이 여전히 달마다 오지만 임신부와 태아에 대하여 피해가 없는것을 가리키는데 이는 생리적현상에 속하는바 태아가 크면 월경도 멎는다.

태루(胎漏) 《포루(胞漏)》라고도 한다. 임신후 질에서 피와 같은 액체가 배출되나 배가 아프지 않는 병증이다. 기허, 혈열, 태원불고(胎元不固), 성교 등 원인에 의하여 생긴다.

림욕(临蓐) 임신 9개월후부터 해산하기전까지의 한 단계의 시간을 가리킨다. 《산전(产前)》이라고도 한다.

난산(难产) 임신달수가 다 되여 태아가 이미 아래로 이동하였지만 태아가 만출되기 어려운것을 가리킨다. 증상은 복부가 이따금씩 아프고 허리와 배가 쏘고 뿌듯하며 아래배가 무겁고 처지며 양수와 혈액이 흐르지만 태아가 만출되지 않는 등이다. 산부의 생리적이상이거나 산도의 협착이거나 태위가 바르지 못하거나 혹은 태아가 너무 크거나 혹은 양수가 일찍 터지거나 혹은 산부의 기혈운행이 순통하지 못한 등 원인에 의하여 생긴다. 그중에서 해산할 때 태아의 손이 먼저 나오는것을 《횡산(横产)》이라 하고 발이 먼저 나오는것을 《도산(倒产)》 혹은 《역산(逆产)》이라 한다. 해산할 때 힘을 너무 일찍 주어 태아의 머리가 한쪽으로 치우쳐 어깨가 먼저 나오는것을 《편산(偏产)》이라 하고 산부가 힘을 너무 일찍 주어 맥이 없어 자리에 오래 앉아있어도 태아가 만출되지 않는것을 《좌산(坐产)》이라 하며 산부가 갑자기 힘을 주어 태아를 억질로 만출시키다가 손상을 입는것을 《상산(伤产)》이라 한다. 이외 임신달수가 채 차지 않았으나 배가 아프면서 해산이 진행되지만 만출되지 않는것을 《시월(试月)》이라고 한다.

사태(死胎) 《복중태사(胎死腹中)》라고 한다. 즉 태아가 림상전에 자궁내에서 죽었거나 임신기간에 죽은것이다. 그의 원인은 많은바 어떤것은 타박으로 태아와 모체가 상하였거나 어떤것은 임신부가 열병에 걸려 열독이 태아를 상하였거나 어떤것은 모체가 평시에 약한데다가 병후에 태아의 자양을 잃었거나 또 어떤것은 태줄이 태아의 목에 감기워 질식되는 등에서 생긴다. 오래도록 만출되지 않아 태아가 질식되여 죽은것을 《태사불하(胎死不下)》라고 한다.

식포(息胞) 《포의불하(胞衣不下)》라고도 한다. 《포》, 《포의(胞衣)》란 즉 태반이다. 식포란 태아가 만출된후 비교적 오랜 시간 태반이 저절로 나오지 않는것을 가리킨다. 환자는 대부분 출혈증상이 동반되는데 제때에 태반을 제거해야 한다. 그러지 않으면 출혈이 심하여 허탈이 생길수 있다. 이 병은 거개 해산후 원기가 몹시 허하여 태반을 계속 배출시킬 힘이 없거나 혹은 해산시에 의사에 감수되여 기혈이 응체되는데서 생긴다.

산후혈훈(产后血晕) 산후 급증의 하나이다. 주요증상은 해산후 갑자기 머리가 어지럽고 눈앞이 아찔해나면서 일어났다 앉을수 없거나 혹은 가슴속이 그득하면서 답답하고 메스꺼우며 토하거나 혹은 가래가 우로 치밀려 숨쉬기 가쁘고 지어는 이발을 악물고 혼미되여 인사불성이 되는 등이다. 폐증(闭证)과 탈증(脱证)으로 나눈다. 폐증은 오로가 나오지 않거나 혹은 나오는 량이 적고 아래배가 딴딴하면서 아프며 정신이 혼미하고 이발을 악물며 두손을 꽉 틀어쥐고 얼굴이 누렇거나 혹은 검푸르며 설질이 자색이고 맥이 현하고 유력한데 이는 실증에 속하며 거개 혈어가 상역하는데서 생긴다. 탈증은 얼굴이 창백하고 오로가 많으며 정신이 흐릴 때에는 입을 벌리고 팔을 벌리며 사지가 차고 설질이 열으며 설태가 없고 맥이 대하고 허하거나 혹은 미세하여 끊어지려 하고 지어는 식은땀이 몹시 나며 정신이 흐리고 입술과 손발끝이 새파래나는 등(쇼크) 증후가 나타난다.

산후발열(产后发热) 산부가 해산후 여러가지 원인에 의하여 열이 나는것을 가리킨다. 흔히 보는것은 외감, 혈허, 혈어, 식체 등 4가지가 있다. 외감에 속하는것은 오한이 나고 열이 나며 머리와 몸이 아프고 허리와 잔등이 쏘며 땀이 나지 않고 설태가 얇고 희며 맥이 부한 증상이 나타나는데 이는 풍한의 사기가 허한 틈을 타서 침입한데서 생긴다. 혈어에 속하는것은 열이 좀 나고 땀이 절로 나며 얼굴이 붉고 구갈이 나며 머리와 눈이 어지럽고 사지가 저리며 설질이 열고 맥이 부하고 텅 비며 혹은 조열이 나고 오한이 나

며 뺨이 붉고 맥이 세하고 삭한 증상이 나타나는데 이는 실혈이 너무 많아 음이 허하고 양이 뜨는데서 생긴다. 혈어에 속하는것은 오로량이 적고 피덩어리가 섞이여있으며 아래배가 뿌듯하면서 아파 누르는것을 싫어하고 입안이 마르며 물을 마시려 하지 않고 열이 계속 내리지 않으며 맥이 현하고 삽한 증상이 나타나는데 이는 어혈이 속에 막혀 영위가 조화되지 않는데서 생긴다. 식체에 속하는것은 가슴이 그득하고 답답하며 시큼한 트림을 하고 신물이 올라오며 소화되지 않거나 혹은 배가 뿌듯하면서 아프고 설태가 두텁고 기름기나며 맥이 활한 증상이 나타나는데 이는 거개 기름기있는것과 단음식물을 너무 많이 먹어 위내에 적체되는데서 생긴다.

산후풍경(产后风痉) 즉 《산후발경(产后发痉)》으로서 산후 급증의 하나이다. 주요증상은 갑자기 목이 뻣뻣해나고 사지에 경련이 일어나며 지어는 이발을 꼭 다물고 벌리지 않으며 각궁반장이 생기는 등이다. 이는 거개 해산후 풍사를 감수한데다가 실혈이 과다하여 진액이 결손되는데서 생긴다. 허증과 실증 두가지로 나눈다. 허증은 목이 뻣뻣해나고 아관긴급이 생기며 얼굴이 창백하거나 혹은 누르스름하고 사지에 경련이 일어나며 맥이 허하고 삭하다. 만일 기혈이 갑자기 약하게 되면 사지와 몸이 꼿꼿하게 되고 사지가 서늘하며 두팔을 좀 늘어뜨리고 숨이 차며 땀이 저절로 나고 눈을 뜨며 입을 벌리고 맥이 부하고 대하며 허하다. 실증은 거개 먼저 외감증상이 나타나면서 잇달아 사지가 강직되고 아관긴급이 생기며 맥이 부하고 현하다. 만일 내열이 극성하면 신열이 나고 갈증이 나며 얼굴이 벌개나고 어지럽고 답답하며 두손을 꼭 틀어쥐고 대변이 막히고 소변이 붉으며 맥이 현하고 삭하다. 이 병은 거개 산

후파상풍감염에 속하는데 해방후 힘써 새로운 조산법을 실시한데서 지금은 이미 적게 나타나고 있다.

산후천촉（产后喘促）산후에 숨이 차는 증후이다. 주요원인은 다음과 같은 두가지이다. 하나는 음허가 심하고 실혈이 과다하여 기가 우로 올라가 탈리되려는 탈증증이다. 다른 하나는 한사가 폐를 침범하여 폐기가 잘 통하지 않는데서 숨이 차는것인데 이는 거개 숨이 거칠고 가슴이 뿌듯하며 기침이 난다. 이는 풍한의감증에 속한다（《경악전서（景岳全书)》）.

산후음아（产后音哑）부녀들이 해산후 목이 쉬는（지어는 소리를 낼수 없다）증후이다. 평시에 신이 허하고 산후에 음정이 우로 올라가지 못하는데서 생긴다.

욕로（蓐劳）부녀들이 해산후에 기혈이 결손되고 영양조절을 잘못하였거나 혹은 지나치게 피로하였거나 풍랭（风冷)에 손상된데서 나타나는 병증이다. 주요증상은 머리가 어지럽고 사지관절이 아프며 번민이 생기고 구갈이 나며 식은땀이 나고 기침이 나며 한열이 나타나는것이 마치 학질과 같고 음식물이 소화되지 않으며 몸이 날마다 여위는 등이다.

오로（恶露）해산후 질에서 어탁（瘀浊), 패혈（败血)물이 나오는것을 가리킨다. 이런 혈성적액체에는 혈액, 점액과 피사된 자궁내막조직 등이 포괄되여있다. 처음에는 피덩어리가 섞이여있고 자적색이며 후에 암적색액체만 삼출되는데 일반적으로 두주일좌우면 깨끗이 없어진다.

오로불하（恶露不下）태아가 만출된후 자궁내에 남아있는 탁액과 패혈이 배제되지 않았거나 혹은 적게 배제되는것을 가리킨다. 주로 기체 혹은 혈어에 의하여 생긴다. 기체에 속하는것은 아래배가 부어나면서 아프고 가슴과 옆구리가 창만되며 맥이 현한것이 겸하여 나타난다. 혈어에 속하는것은 아래배가 아파 누르는것을 싫어하며 아픈 곳에서 딴딴한 덩어리를 만질수 있고 맥이 거개 침하고 삽한것이 겸하여 나타난다.

오로불절（恶露不绝）산후 2~3주일을 초과하여도 오로가 여전히 없어지지 않는것을 가리킨다. 《오로불지（恶露不止)》라고도 한다. 원인은 주로 3가지가 있다. 첫째는 평시에 체질이 허한데다가 산후에 기혈이 허손되고 기가 허하여 혈을 통섭하지 못하는것이고 둘째는 어혈내조에 의하여 새로운 혈이 경을 따라 순환하지 못하는것이고 셋째는 혈열이 속에 울체되여 혈을 핍박하여 망동하게 하는것이다. 기허에 의하여 일어나는것은 얼굴이 창백하거나 혹은 누르스름하고 권태하며 허리가 쏘고 배가 뿌듯하면서도 아래로 처지는감이 나며 오로가 맑고 붉으며 냄새가 없는 증상이 나타난다. 혈어에 의하여 일어나는것은 얼굴이 암자색이고 아래배가 아프며 오로가 자색이거나 혹은 피덩어리가 섞이여있는 증상이 나타나며 혈열에 의하여 일어나는것은 얼굴이 벌개나고 혀가 마르며 오로가 선홍색이거나 심홍색이고 더러운 냄새가 나는 증상이 나타난다.

산후복통（产后腹痛）복통과 소복통이 포괄하여있는데 소복통을 흔히 불수 있다. 대부분 혈어, 기혈허 혹은 풍한을 감수한데서 생긴다. 산후에 어혈응체（瘀血凝滞)（혹은 풍랭에 어혈이 섞이여 있는것)가 주되는것을 《아침통（儿枕痛)》이라고 한다. 이는 아래배에서 딴딴한 덩어리를 만질수 있고 현저한 압통이 있으며 늘 오로가 잘 배출되지 않거나 배출되지않고 가슴과 배가 창만하며 맥이 거개 현하고 삽하며 유력하고 편한（偏寒), 편열（偏热)의 부동한 증상이 겸하여 나타난다. 기혈허에 의하여 일어나는것은 풍한을 쉽게 의감하는데 거개 배가 아파서 뜨겁게 만저주는것을 좋아하고 늘 딴딴한 멍어리를 만질수 없으며 머리와 눈이 어지럽고 권태하며 추위를 타고 지어는 심계가 항진되고 숨이 차며 설질이 열고 맥이 허하고 세하거나 현하고 삽한것이 나타난다. 만일 어혈이 섞이여있으면 아래배가 딴딴하면서 아프고 설질이 거개 암자색이며 기체를 겸하면 가슴이 답답하고 배가 불어나며 설사하는 등 증상이 나타난다.

산후3급(产后三急) 부녀들이 산후에 구토가 멎지 않고 식은땀이 나며 설사가 빈번한 등이 나타나 신속히 진액이 손상되고 기가 소모되는 3가지 급증을 가리킨다. 특히 3가지가 함께 나타나면 위급하다(《장씨의통》《张氏医通》).

산후3충(产后三冲) 산후에 감염되여 오로가 배출되지 않는 등 원인에 의하여 생기는 3가지 위급한 증후를 가리킨다. 즉 《패혈충심(败血冲心)》, 《패혈충위(败血冲胃)》, 《패혈충폐(败血冲肺)》인데 이 것을 총칭하여 《3충(三冲)》이라고 한다 여기에서의 《패혈》은 주로 배출되여야할 것이 배출되지 않는 오로를 가리킨다. 각 조항을 자세히 보라.

패혈충심(败血冲心) 산후에 오로가 배출되지 않아 열이 나고 헛소리를 치고 지어는 발광하면서 돌아치는 등 신지증상이 나타나는것을 가리킨다. 《산후3충》조항을 참고하라.

패혈충폐(败血冲肺) 산후에 오로가 배출되지 않아 가슴이 답답하고 번조하며 얼굴이 붉고 숨이 차는 등 증상이 나타나는것을 가리킨다. 《산후3충》조항을 참고하라.

패혈충위(败血冲胃) 산후에 오로가 배출되지 않아 배가 그득하고 답답하며 메스껍고 배가 창만하면서 아픈 등 소화기능장애증상이 나타나는것을 가리킨다. 《산후3충》조항을 참고하라.

3. 부 인 잡 병

결유(缺乳) 산후에 젖이 적은것인데 이를 《유즙불행(乳汁不行)》이라고도 한다. 허증과 실증 두가지가 있다. 허증은 거개 체질이 허약하고 기혈이 부족하거나 혹은 해산시에 실혈이 너무 많아 기혈이 모두 허한데서 생긴다. 주요표현은 젖통이 부어나지 않고 아프지도 않고 간혹 젖이 좀 나오고 얼굴이 희끄무레하며 머리가 어지럽고 귀에서 소리가 나며 심계가 항진되고 숨이 차며 오로가 적은 등이다. 실증은 거개 간기울체, 경맥옹색, 기혈불통에 의하여 생긴다. 주요표현은 젖통이 부어나고 아프며 가슴과 옆구리가 창만하고 완부가 답답하고 불편하며 대변이 굳고 지어는 열이 나는 등이다.

유읍(乳泣) 임신기에 젖이 저절로 흘려나오는것을 가리킨다(해산후에 어린이에게 젖을 빨리지 않아도 젖이 저절로 흘려나오고 지어는 온종일 끊임없이 흘러나오는것을 《유즙자출(乳汁自出)》이라고 한다). 기허와 간열 두가지가 있다. 기허에 의하여 일어나는것은 젖통이 불어나지 않고 얼굴이 희끄무레하며 숨이 차고 정신이 피로하며 심계가 항진되고 머리가 어지러우며 손발이 차고 맥이 거개 완하고 약한 등이다. 간열에 의하여 일어나는 것은 젖통이 불어나고 아프며 얼굴이 벌개나고 머리가 어지러우며 옆구리가 뿌듯하고 번조하며 대변이 굳고 맥이 거개 현하고 삭한 등이다.

불임(不孕) 녀성이 결혼한후 부부생활을 3년이상 같이 하고 피임을 하지 않았는데 임신하지 못하는것을 가리킨다. 그 원인은 많은바(남성의 결함도 포괄되여 있다) 부인과방면에서는 선천성과 후천성으로 나눈다. 선천성은 선천성성기관 혹은 기능결함을 가리키고 후천성은 월경부조, 기울, 혈어, 신허 및 담습 등과 관련된다. 《불육》조항을 참고하라.

음정(陰挺) 녀성의 음부에 어떤 물건이 아래로 처져있거나 혹은 질밖으로 나와있는 병증을 가리킨다. 《음탈(陰脫)》, 《음퇴(陰癩)》, 《음균(陰菌)》, 《음치(陰痔)》라고도 한다. 어떤것은 탈출물이 가지모양과 같으므로 《음가(陰茄)》 혹은 《가자질(茄子疾)》이라고도 하며 또한 《자장불수(子肠不收)》라고도 한다. 이 병의 병이름은 매우 많은데 지금은 총칭하여 《자궁탈수》라고 한다. 이 병의 원인은 주로 기가 하함되여 통섭하지 못하거나 림산시에 너무 힘을 주어 포락(胞络)이 손상되는데서 생기거나 습열하주(湿热下注)에 의하여 생기기도 한다. 기허, 포락손상에 속하는것은 주로 아래배가 처져 무거운감이 나고 허리가 쏘면서 뿌듯하고 심계가 항진되며 숨이 차고 정신이 피로하며 백대가 비교적 많고 맥이 부하고 허한 등이다. 습열에 속하는것은 외음부가 부어나 아프고 누런 물이 조금씩 떨어지며 소변을 볼 때 뜨겁고 아프며 가슴이 초조하고 땀이 저절로 나며 입안이 쓰고 마르며 맥이 활하고 삭한 등이 나타난다.

음양(陰痒) 부녀의 외음부 혹은 질내가 가려우니 지어는 아프고 늘 수액이 흘러나오며 가려워서 참기 어려운것(질트리코모나스와 비슷하다)을 가리킨다. 만일 가려운것을 긁어 질에 창이 생기고 곪아터지면 음양(陰痒)의 중증인데 이를 《음식(陰蚀)》이라고 한다. 병인은 거개 습열하주 혹은 간경울열 등이다. 습열하주에 속하는것은 질에 늘 수액이 삼출되여나오고 대하가 몹시 많으며 담황색을 띠고 소변이 누렇고 붉그스레하며 조금씩 떨어지고 마음이 초조하고 잠이 적으며 가슴이 답답하고 불편하며 맥이 활하고

삭한것이 나타난다. 간경울열에 속하는것은 정신이 우울하고 성질이 급하며 성을 잘내거나 옆구리가 아프고 조열이 나며 입안이 쓰고 마르며 변비가 생기고 소변이 누렇고 적으면서 삽하고 맥이 현하고 삭한것이 나타난다.

음취(陰吹) 이 말은 《금궤요략·부인잡병액증병치》에 씌여있다. 부녀의 질에서 기체를 배출하고 따라서 소리가 나는 일종 병증을 가리킨다.

음종(陰肿) 부녀의 음부가 부어나고 아픈 병증을 가리킨다. 흔히 질구가 터져 독기가 감염되거나 혹은 간비의 두 경에 습열이 하주되는데서 생긴다. 환자는 음부가 갑자기 부어나고 아프며 며칠후에 화농되여 터진후엔 낫지만 어떤것은 반복적으로 곪기면서 루관을 형성하는데 심할 때에는 한열이 나타나고 대변이 굳으며 소변이 잘 나가지 않는 증상이 나타난다. 루관이 오래도록 낫지 않으면 기와 혈이 허한 증상이 나타난다.

5불녀(五不女) 《5불녀》란 녀성의 선천성생리적결함을 가리킨다. 즉 《라(螺)》, 《문(纹)》, 《고(鼓)》, 《각(角)》, 《맥(脉)》 등 5가지를 말한다. 전인들은 이런 정황이 있으면 산아능력이 없다고 인정하였기때문에 5불녀라고 한다. 《라》는 질구에 라선무늬가 있어 성교하는데 장애가 생기는것을 가리키고(다른 하나의 의미는 《螺》자를 《骡》자로 잘못 쓴것인데 이는 산아능력이 없는것을 가리킨다). 《문》은 《문음(纹阴)》으로서 선천성질협착 혹은 결함과 비슷하고 《고》는 《고화(鼓花)》로서 질구가 긴장하여 마치 구멍이 없는것과 같은것인데 이는 처녀막페쇄와 비슷하며 《각》은 《각화(角化)》로서 음핵이 너무 긴것을 가리키는바 음양인(陰阳人)과 비슷하고 《맥》은 녀성의 일생에 월경이 전혀 없어(혹은 월경부조) 임신할

수 없는 증상이다〔이상의 내용은 만전 (万全)《광사기요·택배편 (广嗣纪要·择配篇)》에 씌여있다〕.

석녀(石女) 또는 《실녀(实女)》라고 도 한다. 질구가 작고 좁은 녀성을 가리 킨다.

실녀(室女) 아직 결혼하지 않은 녀 성을 말하는데 즉 처녀이다.

제10류 외상과 병증

1. 외과병증

외증(外证) ①보통 체표에 유형증이 보이는 외과병증을 가리킨다. 례를 들면 옹(痈), 저(疽), 정(疔), 창(疮), 선(癣), 절(疖), 영(瘿), 류(瘤), 치(痔), 개(疥), 단독(丹毒), 류주(流注), 라력(瘰疬), 자시(痄腮), 작상 등이다. ②일반적으로 외과병증을 가리킨다.

창양(疮疡) 외과림상에서 흔히 보는 많이 발생하는 병이다. 의과·절병은 일반적으로 창양과 잡증 두개 류로 나누는데 창양에는 모든 종양과 궤양이 포괄되여있다. 례를 들면 옹저, 절창, 절종, 류담, 류주, 라력 등이다.

절(疖) 피부가 붉고 부으며 열이 나고 아프며 뿌리가 얕은 작은 결절이 나타나는것을 가리키는데 이는 속에 열독이 맺혔거나 혹은 서열(暑热)의 사기가 외감하는데서 발생한다. 흔히 여름과 가을철에 발생한다. 결절은 초기에 비교적 딴딴하고 둥글며 국부에 국한되여있고 쉽게 삭고 쉽게 터지며 며칠 지나면 곪아 뿌리가 터져 고름이 나오면 낫는다. 절은 급성화농성모낭염과 모낭주위염증이다.

서절(暑疖) 여름철에 발생하는 작은 절종을 가리킨다. 거개 땀띠를 긁은 뒤에 감염되는데서 생긴다. 때문에 《비독(痱毒)》 혹은 《열독(热毒)》이라고 한다. 서절은 소아와 신산부에게서 많이 발생하며 머리와 얼굴에 잘 발생한다.

루고절(蝼蛄疖) 절병의 일종이다. 거개 어린이의 머리부위에 잘 발생한다. 환병부위는 초기에 작은 절종이고 그 뿌리가 딴딴하고 외형이 마치 지렁이가 대가리를 내민것과 같기때문에 보통 선공두(蟮拱头)라고 한다. 이런 절종은 흔히 다발성으로서 머리피하의 농강이 련결되여 터진후에 루고가 드나드는 굴과 같다. 때문에 루고절이라고 한다. 흔히 심화열독 혹은 태독내발에 의하여 생긴다.

천포창(天疱疮) 천행시기(天行时气)와 관련된 창양이다. 거개 속에 습열이 울결되고 밖으로 풍열서습의 기를 감수하는데서 발생한다. 천포창은 물집과 같고 계선이 뚜렷하며 물집이 집결하여 발생하고 심하면 아프고 곪으며 또 열이 나고 추워나는 등 전신성증상이 나타난다.

농와창(脓窝疮) 《농과창(脓窠疮)》이라고도 한다. 접촉으로 쉽게 전염되는 화농성피부병이다. 이 병은 폐열과 비습이 울결되여 생기며 또 습진, 비자 등을 긁어 피부가 터진데로부터 독이 감염되는데서 생긴다. 흔히 아동들에게 생긴다. 머리와 얼굴, 손, 팔, 아래다리 등 곳에 많이 발생한다. 그 표현은 농포가 콩알만큼 하고 주위가 벌겋고 열이 나면서 아프고 농포의 벽은 두꺼워 잘 터지지 않으며 터진후에는 오목하게 들어가 홈이 생기고 그우에 고름이 있으며 마른후에 누른 더뎅이가 앉는것이다. 일반적으로 전신성증상이 없다.

발제창(发际疮) 두피에서 머리카락이 난 변두리피부가까이에 난 작은 부스럼을 가리킨다. 거개 목뒤에 있는 발제에 잘 발생한다. 평시에 속에 습열이 울결된데다가 풍사의 침습을 재감수하는데서 생긴다. 초기에는 한두개가 생기는데 만일 제때에 치료하지 않으면 부스럼이 터져 고름이 흐르는데서 주위에 쉽게 만연될수

327

있다.

함시창(含腮疮) ①갓난아이의 협부가까이의턱에 생긴 종창을 가리킨다. 초기에는 콩알만큼하고 점차 커지며 중증은 턱과 협부가 곪아터지는데 이는 거개 열독에 의하여 생긴다. ②이하선염을 말한다.

렴창(臁疮) 경골부위에 난 궤양을 말한다. 외측면에 생긴것을 《외렴창(外臁疮)》이라고 하고 내측면에 생긴것을 《내렴창(内臁疮)》이라고 한다. 외렴창은 족양경에 습열이 맺혀 생기고 내렴창은 3음경에 습이 맺혀있는데 속하고 혈분허열이 겹하는데서 생기는바 국부에 늘 피부가 터진 자리가 있거나 습진 등 병력이 있다. 환부는 초기에 가렵고 아프며 벌겋고 부어나며 곪아터뜨리면 진물이 흐르면서 곪기고 지어는 궤란되며 심하면 뼈에 미치고 오래도록 낫지 않는다. 《외과대성(外科大成)》에서는 외렴창은 《쉽게 치료할수》 있으나 내렴창은 《치료하기 어렵다》고 하였다. 지금은 총칭하여 하지궤양(下肢溃疡)이라고 한다.

옹(痈) 무릇 종양으로 나타나는것이 벌겋고 부으며 높게 도드라지고 열이 나며 주위의 계선이 뚜렷하고 곪기전에 부리가 없고 쉽게 삭으며 곪아 쉽게 터지고 곪은 뒤에 고름이 걸고 창구가 잘 아무는것을 모두 《옹》이라고 한다. 옹은 기혈이 사독을 감수하여 막히고 통하지 못한다는 뜻인데 이는 양증에 속하는바 초기에는 몸이 달고 구갈이 나며 대변이 굳고 소변이 붉으며 설질이 붉고 설태가 누르며 맥이 홍삭하고 유력한 등 실열증후를 동반한다. 《외옹》과 《내옹》 두개 류로 나눈다. 각 조항을 자세히 보라.

외옹(外痈) 옹이 구간, 사지 등 체표부위에 생긴것이다. 례하면 《경옹》, 《배옹》, 《유옹》 등이다. 외옹은 거개 여러개 모낭과 피지선의 화농성염증이고 유옹(즉 유선염)은 유선조직의 화농성감염이다.

내옹(内痈) 옹이 장부에 생겨 눈으로 볼수 없다. 례하면 《장옹》, 《폐옹》, 《간옹》 등이다.

3함증(三陷证) 창양의 사독이 속에 들어가 나타나는 《화함(火陷)》, 《건함(干陷)》, 《허함(虚陷)》 등 3가지 역증을 가리킨다. ①화함: 창양의 형성기 혹은 화농기에는 부리가 높지 않고 뿌리가 흩어져있으며 창이 암적색이고 창구가 마르며 고름은 없지만 작열이 나면서 아프다. 따라서 장열이 나고 구갈이 나며 변비가 생기고 소변이 잦으며 번조불안하고 혼미가 생기며 헛소리를 치고 설질이 붉으며 맥이 삭한 등이 나타난다. 이는 거개 음액이 결손되거나 화독이 극성한데서 생긴다. ②건함: 거개 곪아서부터 터지는 시기에 나타난다. 기혈이 부족하여 곪길수 없기때문에 독이 밖으로 나가지 못하여 국부의 고름이 빠져나가지 못하고 창구복판이 미란되며 고름이 적고 열으며 검스레하고 부리가 평란하다. 그리고 발열, 오한, 권태, 자한과 맥이 허하고 삭한 등이 동반하여 나타난다. 심하면 사지의 궐맥이 미약한 탈증으로 전변된다. ③허함: 거개 융합기에 나타난다. 기혈이 손상되거나 혹은 비신이 최약하기때문에 썩은 살이 떨어지지만 고름이 희박하고 새살이 나오지 않아 창구가 오래도록 아물지 않고 창면이 아프지 않다. 그리고 한열이 없어지지 않고 권태하며 소화가 되지 않거나 혹은 배가 아프고 설사하며 땀이 나고 사지가 찬 등이 동반하며 또한 탈증으로 전변될수도 있다.

발배(发背) 옹저가 잔등부위에 생기는것을 총칭하여 《발배》라고 한다. 발배는 독맥(督脉) 및 족태양방광경에 속하고 화독이 속에 맺히는데서 생긴다. 음증과 양증 두가지로 나눈다. 양증은 《발배옹(发背痈)》 혹은 《배옹(背痈)》이라고도 하고 음증은 《발배저(发背疽)》라고도 한다. 양증은 거개 6음을 감수하여 생기는데 처음에는 한두개의 부리가 생기고 며칠 지난 뒤 재빨리 높게 부어나서 큰것은 손바닥만큼하고 지어는 사발아가리만큼하며 벌겋고 부으며 극심하게 아프고 또 고열이 나고 번갈이 나며 맥이 홍하고 삭한 등이 동반하여 나타난다. 음증은 거개 7정이 대상되고 기름진것을 많이 먹었거나 술, 듬 등에 의하여 화독이 울적되는데서 생긴다. 초기에는 부리가 좁쌀알만큼하고 뿌리가 흩어져있으며 그리고 높게 부어나지 않고 불그스레하며 좀 경하게 아프고 또 번민이 생기며 구갈이 나고 변비가 생기며 소변이 붉고 맥이 세하고 무력한 등이 동반하여 나타난다. 며칠 지나면 부리가 많이 앉고 우에 고름점이 있어 마치 련꽃씨모양과 같기때문에 《련봉발(蓮蓬发)》 혹은 《봉와저(蜂窝疽)》라고도 한다. 부리가 곪고 고름이 걸며 잘 터지지 않고 누르면 피가 흘러나오며 8~9일이 되면 부리가 흩어지고 고름이 점차 나오며 오래되여야 창구가 융합된다. 이 병은 발병부위가 부동함에 따라 여러가지 명칭이 있다. 례하면 상부에 발병한것은 《상발배(上发背)》 또는 《비토발(脾土发)》이라 하고 중부에 발병한것은 《중발배(中发背)》 또는 《대심발(对心发)》이라 하고 하부에 발병한것은 《하발배(下发背)》 또는 《데제발(对脐发)》이다고 한다.

경옹(颈痈) 턱밑, 귀밑, 뺨밑 등 목의 량쪽에 생긴 옹증을 말한다. 거개 풍열, 온독 혹은 풍습에 담이 섞인것 등이 소양경락, 양명경락에 막히거나 혹은 유아(乳蛾), 구감, 우아, 두면(头面), 창절에 의하여 유발되고 흔히 소아에게 걸린다. 그 증상은 초기에 열이 나고 오한이 나며 목이 뻣뻣해나면서 몹시 아프고 점차 벌겋게 부어 도드라지며 4~5일 지나면 피부색이 점점 붉어지면서 부어나고 아픈것이 더 심하며 고름이 생겨 터진후이면 고름이 다 나오고 낫는다.

액옹(腋痈) 겨드랑이에 생기는 옹을 가리킨다. 《협지옹(夹肢痈)》이라고도 하고 양증에 속한다. 거개 간비가 혈열하거나 혹은 심경과 심포경의 풍열에 의하여 생긴다. 그 증상은 초기에 갑자기 붉고 부어나며 아프고 만만하여 잘 삭지 않으며 또 한열이 동반하여 나타난다. 이미 연하게 되였으면 곪긴것이다. 만일 초기에 피부색이 변하지 않고 천천히 부어나며 만만하고 심하지 않으며 아픈것이 비교적 경하고 열이 좀 나면 오래되여야 화농되여 터지는데 이것을 《액저(腋疽)》 또 《미저(米疽)》라 하고 음증에 속한다. 거개 간경과 비경의 기체혈울에 의하여 생긴다.

유옹(乳痈) 젖통부위에 발생하는 옹을 총칭하여 《유옹》이라 한다. 즉 급성유선염이다. 부녀들이 산후에 걸리는데 그 병인은 간기울결, 위열옹체 혹은 유즙적체(乳汁积滞) 혹은 어린애가 젖을 빨 때 젖꼭지를 손상시켜 열독이 감염되였거나 혹은 산후에 혈이 허한데다가 외사를 감수하여 습열이 맺히고 기혈이 응체되는데서 생긴다. 거개 젖통의 외상방에 발생한다. 이 병은 초기에 만만하고 부어나며 아프고 뜨거우며 또 오한, 장열이 동반하여 나타나는데 일주일이면 유옹이 형성되고 10일좌우이면 곪는다. 만일 절개하지 않으면 밖으로 향해 터져 고름이 다 나온 후 낫는다. 일부분은 화농성무관을 형성하는데 이를 《유무(乳漏)》라고 한다. 고대 의가들은 포유기에 유옹에 걸리는것을 《외취유옹(外吹乳痈)》이라 하였다. 임신기에 유옹에 걸리는것을 《내취유옹》이라고 한다. 내취유옹은 외취유옹보다 삭기 어렵고 천천히 곪으며 터진후 해산하여야 낫는다.

유발(乳发) 젖통 혹은 흉근내가 쉽게 썩고 괴사되는 화농성감염을 말한다. 남성과 녀성이 모두 발병할수 있는데 위부(胃腑)에 습화(湿火)가 서로 응체되는데서 생긴다. 그 증상은 초기에 젖통(혹은 흉부)이 뜨거워나면서 천천히 부어나고 비교적 심하게 아프며 또 오한, 발열이 동반하고 병세가 심하며 발전이 빠르고 피부와 근육이 거멓게 썩는 등이다. 젖통이 곪아터지면 낭격(囊隔)이 손상된다(다낭성). 만일 오래도록 창구가 융합되지 않으면 《유루》로 변하기 쉽다.

유저(乳疽) 유선심부의 화농성감염을 말하는데 음증에 속한다. 간기, 위열이 맺히는데서 발생한다. 주요증상은 젖통에 멍울이 생기고 단단하며 좀 아프고 피부색이 변하지 않으며 종괴가 점점 커지나 곪기는것이 늦고 곪길 때 오한, 발열이 나며 터진후 누런 고름이 흘러나오고 창구가 비교적 깊은 등이다.

유취(乳吹) 유옹의 별명이다. 내취와 외취 두가지로 나눈다. 옛사람들은 내취는 임신기에 태기가 왕성하거나 열사가 울결되여 훈증되는데서 생긴다고 하였으며 외취는 어린애가 젖을 빨 때 젖꼭지가 물리여 상하였거나 혹은 젖을 물리고 자거나 입김, 코김이 젖꼭지에 쏘이는데서 생긴다고 하였다. 이런 명칭은 의의가 그리 크지 않다. 실질은 내취나 외취나 모두 세균의 간염에 속한다. 그러나 고대 의가들은 이것으로 유옹의 발생을 산전, 산후로 구별하기때문에 여기에서는 여전히 이렇게 서술하였다. 《유옹》 조항을 참고하라.

유루(乳漏) 《유위(乳瘘)》라고도 한다. 젖통 혹은 유훈부에 생기는 루관(漏管)이다. 유옹, 유발 등 질병의 치료가 부당하여 창구가 오래되여도 낫지 않는데서 생긴다. 환부에서는 수시로 맑은 물 혹은 솜 같은것이 섞여흐르고 창구가 혼히 오목하게 들어가며 주위의 피부색이 검스레하다. 만일 창구가 유훈부에 있으면 젖꼭지가 함몰되고 고름에서 더러운 냄새가 나며 또 두부쩌기와 같은것이 배출되면서 잘 아물지 않고 아문후에 잘 재발된다.

유두파렬(乳头破碎) 《유두풍(乳头风)》이라고도 한다. 젖꼭지, 유두경 및 유훈부의 피부에 음(淫)이 침입되여 습하고 헐어지는 병증을 가리킨다. 거개 간화가 소실되지 못하거나 간위에 습열이 맺히는데서 생긴다. 그 증상은 젖꼭지가 터지고 갈라지며 극심하게 아프고 문지르면 피가 나오거나 점액이 흐르고 누런 더뎅이가 앉으며 쉽게 외취유옹을 계발하는것 등이다. 포유기에는 잘 낫지 않고 늘 젖을 멘후에야 나을수 있다.

복피옹(腹皮痈) 옹이 복벽의 상하좌우에 난것을 총칭하여 《복피옹》이라고 한다. 그러나 배꼽에 생기면 옹(脐痈)이라 한다. 거개 습열화독이 기혈에 맺혀 응체되는데서 생긴다. 또는 배꼽구멍이 습진에 걸렸을 때 그것을 긁어 터뜨린후 감염이 계발되는데서 생기기도 한다. 만일 터져 긴 고름이 나오고 냄새가 없으면 쉽게 아물수 있다. 고름이 더러운 냄새가 나고 가무와 같은것이 섞이어있으면 《제루(脐漏)》를 형성하는데 이는 낫지 않는다.

간옹(肝痈) 옹이 간장에 생기는것을 《간옹》이라고 한다. 이 병은 거개 간울화화(肝郁化火), 간담불화(肝胆不和)거나 혹은 기름진것을 많이 먹거나 습열, 충적(虫积)이 간에 맺히거나 또한 타박 등 외상에 의하여 혈락이 막혀 울결되는데서 생긴다. 초기에는 오른쪽 옆구리가 은은히 아파나면서 점차 심해지고 지어는 오른쪽으로 눕지 못하며 호흡에 영향준다. 발병의 완급은 일정하지 않으며 혼히 오한, 발열 등 전신적증상이 나타난다. 만일 담화(痰火)에 의하여 생긴것이라면 발병이 비교적 늦고 대부분 전신성중상이 없으며 맥이 현하고 활하며 어혈에 의하여 생긴것이라면 동통이 비교적 심하고 한열이 없으며 맥이 거개 현하고 삽하다. 후에는 간장이 점차 종대되고 배가 그득하면서 켕기고 몹시 여위며 나중에는 간장국부가 화농되여 연하게 된다. 만일 제때에 치료하지 않으면 농양이 터지고 커피색과 같고 더러운 냄새가 나는 피고름을 토하거나 혹은 기침이 나면서 피고름을 토하거나 혹은 배가 심하게 아프고 농혈변을 설사하며 허탈이 생기는 등 증상이 합병되는데 이는 모두 병이 심한 표현이다. 이 병은 현대의학의 간농양과 비슷하다.

장옹(肠痈) 전인은 《대장옹(大肠痈)》과 《소장옹(大肠痈)》을 총칭하여 장옹이라 하였다. 거개 습열, 기체, 혈어 등이 장내에 머물러있어 기혈이 울체되는데서 생긴다. 대장옹은 급성충수염에 해당한바 오른쪽 아래배가 급하게 아프고 뚜렷한 압통 혹은 반조통(反跳痛)이 있으며 또 한열, 자한, 오심 등 증상이 나타난다. 어떤 환자는 오른쪽 아래배가 극심하게 아파 오른쪽 다리를 구부리고 끝게 펴지 못하기때문에 《축각장옹(缩脚肠痈)》이라고도 한다. 어떤 환자는 국부가 곪아터지고 멍어리가 형성되면 배가 더욱 심하게 아프고 배가죽이 당기우며 어떤 환자는 흔히 고열이 나고 맥이 홍하고 대하며 삭하고 오른쪽 하복에서 멍어리를 만질수 있는데 이것은 충양돌기농양이다. 만일 밖으로 터지게 되면 복막염을 일으킬수 있다. 소장옹은 아래배가 당기우고 배꼽아래의 관원혈부근이 뿌듯하고 아파서 누르는것을 싫어하며 소변이 잘 나가지 않거나 혹은 빈삭하면서 적고 붉으며 어떤 환자는 왼쪽다리를 구부렸다가 끝게 펼 때 아래배가 더욱 심하게 아프고 또 한열, 자한 등 증상이 나타난다. 림상에서는 대장옹을 비교적 적게 본다. 이외

장옹이 만일 복벽의 배꼽을 터뜨렸다면 이를 《반장옹(盘肠痈)》이라고 한다.

현옹(悬痈) ①회음부위에 생긴 옹을 말하는데 《해저옹(海底痈)》이라고도 한다. 거개 정지울결(情志郁结), 3음휴손(三阴亏损), 습열옹체에 의하여 발생된다. 이곳은 조직이 소송하고 또 쉽게 오염되기때문에 잘 아물지 않는데서 창루(疮漏)를 이룬다. ②상악부위에 생긴 옹을 말한다. 이는 자색포도와 같고 혀를 내밀었다 들여보냈다 하기 곤난하며 입을 벌렸다 다물었다 하기 곤난하고 코에서 피가 나오며 때로는 한열이 난다. 이는 거개 풍열내결, 위화상승(胃火上升)에 의하여 생긴다.

자옹(子痈) 고환부위에 생기는 옹을 말하는데 급성과 만성으로 나눈다. 급성은 거개 습열하주, 기혈응체에 의하여 생긴다. 발병이 급하고 한쪽 음낭이 종대되며 작열이 나고 피부가 긴장하여 번들번들하며 극심하게 아프고 고환이 부어나고 딴딴하며 터진후에는 누렇고 건 고름이 흘러나오며 비교적 빨리 아문다. 만성은 간신음휴(肝肾阴亏), 담습의 사기가 옹취되는데서 발생한다. 고환이 점점 부어나고 딴딴한 멍어리가 형성되며 아픈것이 비교적 경하고 음낭이 붉지도 않고 열도 나지 않으며 흔히 몇달 지어는 1~2년을 거쳐야 농양이 형성되고 터진후에는 멀건 고름이 흐르며 때로는 루관이 형성되여 오래도록 잘 낫지 않는다.

낭옹(囊痈) 음낭에 생기는 옹을 가리키는데 《신낭옹(肾囊痈)》이라고도 한다. 거개 간과 신 경의 습열이 하주되거나 외습이 속에 침입하여 독으로 변하는데서 생긴다. 그 증상은 오한, 발열이 생기고 입이 말라 찬것을 마시기 좋아하며 소변이 붉고 삽하며 음낭의 한쪽 혹은 량쪽이 벌겋게 붓고 뜨거워나면서 아픈 등이다. 그러나 고환은 종대되지 않는다. 이것은

《자웅》과 구별할수 있는 점이다. 만일 열이 내리고 아픔이 멎으면 삭을수 있다. 만일 삭지 않으면 화농된다.

위증옹(委中痈) 오금의 위증혈(委中 穴)부위에 생긴 옹을 가리키는데 《위중 독(委中毒)》이라고도 한다. 거개 간, 담 에 쌓인 열이 방광경에 맺히는데서 생긴 다. 혹은 하지가 터지고 습진, 미란 등에 독이 감수되는데서 유발된다. 초기에 딴 딴하고 부어나며 아프고 피부가 좀 붉 거나 뜨겁고 종괴가 형성되었을 때에는 종아리를 굴신하기 곤난하기때문에 《곡 추(曲鳅)》라고도 한다. 이때에는 한열이 있다. 만일 붓고 아픈것이 점차 더 심해 지며 한열이 내리지 않으면 이미 화농 된것이고 터진후에 고름이 없어지면서 아 문다.

려옹(疬痈) 발등 량옆에 생긴 옹을 가 리킨다. 려옹은 대추씨만하게 작지만 병 세가 비교적 심하다. 때문에 《려옹》이라고 한다. 거개 족3음경의 결손에 의하여 생 긴다. 례를 들면 붉고 부어나며 아프고 곪아터져 고름이 흘러나오며 썩은 살이 떨 어져도 검어지지 않는것은 습열편성(湿热 偏盛)에 속하는데 이는 순증이다. 만일 좀 벌겋고 좀 부어나며 곪아터져 고름이 멀건것이 나오는것은 음한응체에 속하는데 잘 낫지 않는다. 만일 검은색이 나고 부 어나며 부리가 없고 아프나 화농되지 않 으며 또 오한, 발열, 섬변, 구갈, 소변림 력 등이 동반하면 병세가 위험한것이다.

저(疽) 창양이 부어나고 평탄하며 피 부색이 변하지 않고 열이 없으며 좀 아프 고 곪기지 않고서는 삭기 어렵고 곪아서 는 잘 터지지 않으며 고름이 벌겋고 터진 후 잘 아물지 않는것은 모두 저(疽)라 고 한다. 기혈이 응체되는데서 생기거나 혹은 정지내상에 의하여 기혈이 실조되거 나 혹은 기름진것을 많이 먹어 담습이 응 체되는 등 요소에 의하여 생긴다.

대구(对口) 저(疽)가 뒤통수의 정중 에 생긴것을 가리키며 독맥경(督脉经) 에 속하고 그 부위가 입과 상대되여있기 때문에 대구라고 한다. 《뇌저(脑疽)》라 고도 한다. 만일 왼쪽 혹은 오른쪽에 기 울렸다면 족태양방광경에 속하므로 이것 을 《편구(偏口)》 또는 《편구저(偏口疽)》, 《편뇌저(偏脑疽)》라고도 한다. 거개 습 열이 중발된 기를 감수하였거나 혹은 적 열, 습독이 우에 막히는데서 발생된다. 순증은 창의 꾸리가 뾰족하고 뿌리가 붉 고 부어나며 열이 나고 아프다. 역증은 흔히 정지울결, 간신휴손, 음허화염과 관 련되는바 창이 평탄하고 흩어져있으며 뿌리가 없어지지 않고서는 터지기 어려우 며 잘 아물지 않는다.

요저(예독)(夭疽、锐毒) 옹저가 목 뒤, 귀뒤, 유양돌기후의 부위에 생기는것 을 말하는데 왼쪽에것을 《요저》라 하고 오른쪽에것을 《예독》이라고 한다. 모두 족소양담경의 병에 속하는 병으로서 담경 의 울화가 응결되는데서 생긴다. 이곳은 근육이 비교적 적고 또 머리와 가까우며 화독이 쉽게 확산될수 있다. 만일 치료를 늦추면 여러가지 위험한 증상이 발생할수 있다. 초기에는 기장쌀만큼하고 점점 부 어서 참외만하고 딴딴하며 평탄하고 피부 가 암적색이며 심하게 아파난다. 치료를 거쳐 만일 붉고 부은것이 곪아터지면 순 증으로서 예후가 비교적 좋다. 만일 오래 도록 딴딴하고 피부가 검으며 오목하게 들어가면 역증으로서 거개 위험한 증상에 속한다.

답수(搭手) 저(疽)가 허리, 잔등의 량 쪽부위에 생기는것을 가리키는데 환자 가 자기의 손으로 닫질수 있기때문에 답 수라고 한다. 견갑부위에 가까운것을 《상 답수(上搭手)》라 하고 잔등중부의것을 《중답수》라 하며 잔등하방 및 허리부위 의것을 《하답수(下搭手)》라고 한다. 거개 5지화화 (五志化火), 기체담응, 영위불화, 역조근육 (逆阻肌肉)에 의하여 생긴다. 이 병은 도드라지고 부으며 색이 붉고 아픈데 곪아터진후에 고름이 나오는것은 순중이고 오목하게 좀 들어가고 색갈이 붉지 않으며 초기에 가려우면서 아프거나 혹은 오심, 현훈, 섬어, 궤란되여 고름이 많은것을 겸한것은 중증, 험증이다.

석저(石疽) 저가 돌처럼 딴딴하고 모양이 복숭아 혹은 닭알과 같으며 색갈이 평시와 같고 작은것이 점차 커지는데 잘 삭지 않고 곪기지 않으며 터지면 잘 아물지 않는것을 《석저》라고 한다. 거개 한이 응결되고 기가 울체되는데서 생긴다. 만일 안으로 곪으면 거개 역증으로 되고 또한 화농되여 양증으로 넘어가면 비교적 쉽게 낫는다. 그 발병부위가 부동함에 따라 상석저, 중석저, 하석저 3가지로 나눈다. 1) 《상석저(上石疽)》: 이는 목의 량쪽(혹은 왼쪽 혹은 오른쪽에 흔히 하나가 생긴다)에 생기는데 비교적 큰 림파결종대로서 딴딴하고 아프다. 이는 거개 간기가 울결되고 기혈이 경락에 응체되는데서 생긴다. 2)중석저(中石疽): 이는 허리와 넙적다리사이에 생기는것으로서 때로는 아프고 저려난다. 이는 한기와 어혈이 응결되는데서 생긴다. 3) 하석저(下石疽): 이는 무릎좌우에 생기는것으로서 아파서 무릎을 움직이는데 영향준다. 이는 중석저의 병인과 같다.

감저(甘疽) 저가 흉부의 량측에 근육이 비교적 발달한 곳(부녀들은 젖통의 도드라진 곳)에 생기는데 이는 중부혈아래부위에 해당하다. 거개 걱정과 지나친 생각으로 기가 울결되거나 독기를 외감한데서 발생된다. 초기에는 모양이 좁쌀알만큼하고 푸른색이며 점차 커지면서 자색으로 변하고 딴딴하며 아프고 오한과 장열이 난다. 잘 터지고 고름이 진것은 순중이고 병적과정이 오래고 한열이 없어지지 않으며 잘 곪기지 않고 맥이 부하고 삭한것은 역증이다.

협륵저(胁肋疽) 저가 협륵부위에 생기는것을 《협륵저》라 하고 옆구리와 겨드랑이에 생기는것을 《연저(渊疽)》라 하는데 이것을 총칭하여 《협륵저》라고 한다. 정기가 허약하여 간기가 울체되고 담화가 간담의 두 경에 막히는데서 생긴다. 거개 결핵병력이 있는 청년환자에게서 볼 수 있는데 남성들에게 비교적 많다. 초기에는 근육의 깊은 곳에 생기고 협륵사이가 부어나며 은은히 아프고 피부색이 변하지 않으며 벌겋지 않고 열도 나지 않으며 3~4개월 거쳐야 화농되면서 점차 심해지고 아파서 참기 어려우며 곪아터진후에는 멀건 고름이 나오고 솜과 같은 고름덩어리가 섞이여나온다. 이 병은 거개 중증에 속하는데 흔히 결핵병활동기의 병증을 겸한다. 흉벽결핵과 비슷하다.

환도저(环跳疽) 저가 환도혈(관관절부위)부위에 생긴것을 가리킨다. 그 병인과 병리는 《부골저》에서와 같다. 초기에는 한열이 나고 관관절부위가 점차 부어나며 은은히 아프고 피부색이 변하지 않으며 잇달아 더 극심하게 아파나고 허리를 구부렸다폈다하기 어려우며 엉뎅이가 점점 밖으로 돌아나오고 넙적다리가 밖으로 번져지며 약 1~3개월좌우되면 피부색이 좀 붉어지고 장열이 계속 나는데 이는 속에 고름이 생긴 증상으로서 터진후에는 멀건 고름이 나오고 창구가 잘 아물지 않으며 치료가 타당하지 않거나 혹은 계속 발전되면 해당 다리가 잔폐로 될 수 있다. 관관절결핵병과 비슷하다.

고경저(股胫疽) 저가 고부(넙적다리) 혹은 경부(종아리)에 생기는것을 총칭하여 가리킨다. 《령추·옹저편》에서는 《넙적다리와 종아리에 생기는것을 고경저라고 하는데 그 모양은 변화가 심하지 않고 고름이 뼈까지 이른다》라고 하였다. 이 병은 흔히 풍, 한, 습이 응결되여 생기거나 혹은 정지가 울결되거나 간비가 결손되거나 기가 울체되고 담이 응체되는데서 생긴다. 초기에는 딴딴한 종괴가 생기고 크기가 손가락만큼하며 피부색이 변하지 않고 천천히 부으며 화농되고 고름이 깊게 뼈까지 이르며 잘 터지지 않으며 잘 아물지 않는다. 발병부위가 부동함에 따라 여러가지 명칭이 있다. 례를 들면 넙적다리부위에 생긴것을 《고저(股疽)》 혹은 《대퇴저(大腿疽)》라 하고 넙적다리외측에 생긴것을 《고양저(股阳疽)》, 넙적다리내측 음부부위에 생긴것을 《고음저(股阴疽)》라고 하며 아래다리에 생긴것을 《경저(胫疽)》 혹은 소퇴저 《(小腿疽)》라고 한다.

부골저(附骨疽) 저가 근골부위에 생기는것을 《부골저》라고 한다. 거개 풍, 한, 습이 근골에 막혀 기혈이 응체되는데서 생긴다. 그 증상은 초기에 한열이 왕래하고 잇달아 근골이 아프며 표면이 붉지도 않고 달지도 않으나 송곳으로 찌르는듯이 아프고 굽혔다폈다하거나 돌릴수 없으며 오래되면 한울(寒郁)이 화열(化热)되여 살이 썩으면서 고름이 생기거나 부어나고 부리가 없으며 피부색이 변하지 않는것 등이다. 터진후에는 멀건 고름이 흐르는것이 멎지 않고 창구가 잘 아물지 않으며 루관(漏管)과 사골(死骨)이 형성되기 쉽고 사골이 빠져나온후에야 융합된다. 화농성골수염과 비슷하다.

탁저(托疽) 저가 무릎옆의 양관혈과 양릉천혈에 생기는것을 《탁저》라고 한다. 이는 족소양담경에 속하는 병이다. 환부가 부어나고 아프며 서서 있을 때 더 심하게 아픈데 흔히 두손으로 환부를 받들면 아픈것이 감소되기때문에 탁저라고 한다. 약 반달이면 곪아터진후 고름이 다 나오고 아문다. 만일 아프지 않고 붉은

피가 흘러나오거나 검푸른 고름이 나오거나 부리가 앉으면 역증이다.

족과저(足踝疽) 저가 과관절(踝关节)에 생기기때문에 족과저라 한다. 거개 3음휴손에 의하여 비경의 한습이 아래로 내려가 혈이 삽하고 기가 막히거나 혹은 발목에 먼저 창독이 생기거나 외상에 의하여 여독이 관절에 머물러 국부의 경락에 기혈이 응체되는데서 발생한다. 먼저 내과에 발생하는것이 많은데 흔히 병초기에 한열왕래가 있고 발목이 벌겋게 부어나며 열이 나고 아프며 아픈것이 점차 심해지고 관절주위에 뚜렷한 압통이 나타나고(만일 음증이라면 국부의 피부색이 변하지 않고 만일 곪아터지면 멀건 고름이 나온다) 흔히 내측과관절로부터 외측과관절에 향해 곪아터지거나 혹은 외측과관절로부터 내측과관절에 향해 곪아터지기때문에 《천과저(穿踝疽)》라고도 한다. 약 한달좌우이면 화농되고 터진후이면 창구가 잘 낫지 않으며 나은후에도 왕왕 관절조직의 파괴에 의하여 과관절기능에 심한 영향을 준다. 이 병의 음증은 과관절결핵과 비슷하다.

건저(干疽) 경저가 어깨의 전렴(前廉)부위에 생긴것을 《건저》라고 한다. 정저(疗疽)라고도 한다.

정저(疗疽) ①정창이 량쪽 턱밑 및 코밑에 생기는것을 가리킨다. 거개 기름진 음식물을 과식하였거나 볶은것, 지진것 등 마르고 뜨거운 음식물을 먹거나 죽은 집짐승이나 썩은 냄새나는 채소를 먹어 열독이 몰키고 쌓이는데서 생긴다. 증상은 국부가 심하게 부어나고 극심하게 아프며 누르면 딴딴한것이 마치 뼈에 박혀있는것과 같고 곪아터진후이면 악혈이 계속 나오는것이다. 만일 치료가 타당하지 않으면 아관긴급, 각궁반장이 쉽게 나타나거나 혹은 구토, 번조, 혼미, 섬어 등 병증이 쉽게 나타난다. ②《건저》의 별

명이다.

갑저(甲疽) 저가 손(발)톱부위에 생긴것을 《갑저》라고 한다. 거개 손(발)톱을 깎을 때 손(발)톱옆의 살을 상하거나 혹은 좁거나 작은 신발에 오래 압박을 받는데서 생긴다. 엄지발가락내측에 많이 생긴다. 초기에는 손(발)톱부근이 부어나고 좀 아프며 누런 진물이 흐르고 점차 붉어지고 부어나며 곪기고 손(발)톱이 내감되며 터진후이면 살이 높게 도드라져나오고 아프며 고름이 흐르고 고름이 온 손(발)톱에 퍼지며 손(발)톱이 떨어진후에야 아문다.

표저(瘭疽) ①체표의 화농성감염을 가리키는데 어디에나 다 생기지만 특히 손가락끝복면에 많이 생긴다. 이는 지금 부르는 표저와 좀 구별이 있다. 거개 외상감독에 의하여 장부의 화독이 응결되는데서 생긴다. 그 증상은 살이 갑자기 붉으면서 딴딴하고 부으며 작은것은 좁쌀알만큼하고 큰것은 살구만큼하며 점차 거멓게 변하고 극심하게 아프며 터진후이면 콩물과 같은 고름이 흐르고 오래되면 근골이 썩는다. 일명 《사장(蛇瘴)》이라고도 한다. ②《장심독(掌心毒)》의 별명이다.

탈저(脱疽) 즉 《령추·옹저편》에 씌여있는 《탈옹(脱癰)》이다. 손, 발에 모두 발생할수 있지만 대부분 발가락에 생긴다. 거개 기름신것을 지나치게 먹거나 혹은 생활의 조리를 잘하지 못하였거나 혹은 장양보신의 열약을 많이 먹여 울화의 사독이 장부에 맺혀있어 음액이 없어지거나 혹은 한습독기를 외감하여 속에 열이 쌓여 국부에 기혈이 응체되는데서 발생한다. 발병은 비교적 완만하게 진행되는데 초기에는 좁쌀알만큼한 누런 물집이 생기고 피부가 마치 삶은 대추와 같이 암적색이고 검은색으로 변하면서 그 주위와 심부에로 만연되고 또 우로 발등에까지 만연되거나 혹은 옆의 발가락에까지 옮겨가

는데 국부가 데는것처럼 아프고 흔히 간헐성이거나 혹은 걸을 때거나 밤에 갑자기 발생한다. 탈저는 살과 힘줄이 썩고 뼈가 부식되며 창면의 고름과 분비물에서는 더러운 냄새가 나며 잘 아물지 않는데 될수록 일찍 치료하여야 한다. 이 병은 혈전폐색성맥관염과 비슷하다.

정(疔) 《정창(疔瘡)》이라고도 한다. 외과에서 흔히 보는 병이다. 딴딴하고 뿌리가 깊으며 모양이 못과 같기때문에 정이라고 한다. 거개 화열의 독이 맺히는데서 생긴다. 정의 이름은 매우 많은데 흔히 발병부위와 증상에 따라 이름을 정한다. 례를 들면 《면정(面疔)》, 《지정(指疔)》, 《족정(足疔)》, 《란정(烂疔)》, 《홍사정(红丝疔)》, 《역정(疫疔)》 등이다. 림상표현은 초기에 좁쌀알만큼한 흰 부리가 앉고 작지만 뿌리가 깊으며 부은것이 딴딴하고 마치 뼈에 박혀있는 못과 같으며 극심하게 아프고 병세가 심하며 쉽게 확산되여 주황(走黄)을 일으킨다.

정창주황(疔瘡走黄) 정독(疔毒)이 재빨리 흩어져 내함(内陷)되여 혈분에 들어가 정신이 흐리는 증상이 나타나고 국부의 종기가 점차 확대되는것을 《정창주황》이라고 한다. 거개 열독이 극성하거나 혹은 조기에 치료가 타당하지 못하거나 혹은 짜고 부딪치거나 혹은 너무 일찍 절개하여 사독이 확산되는데서 생긴다. 주요 표현은 부리가 거멓고 오목하게 들어가며 고름이 없고 재빨리 주위에로 확산되는 등이다. 따라서 몸이 떨리고 고열이 나며 머리가 어지러우면서 아프고 번조하며 가슴과 배가 뿌듯하고 답답하며 사지가 무력하고 설질이 붉으며 설태가 누렇고 거칠며 맥이 홍하고 삭하거나 현하고 활하며 삭한것을 겸하거나 혹은 메스껍고 토하며 설질이 딴딴하고 입안이 마르며 변비거나 설사하는 등이 겸하여 나타난다. 중증은 흔히 섬어, 경궐 등 증상이 나타

난다. 피부는 흔히 어혈점이거나 어혈반점이 나타나거나 혹은 전신이 누렇게 되고 또 농독이 흘러들어가는데서 《부골저》, 《폐옹》 등 합병증이 생길수 있다. 패혈증과 비슷하다.

면정(面疔) 정창(疔疮)질병의 하나이다. 이것은 얼굴에 생기기때문에 면정이라 한다. 흔히 뺨, 이마, 볼 등 곳에 많이 발생하는데 이는 열독이 맺히는데서 생긴다. 손가락으로 힘주어 짜지 말아야 한다. 그러지 않으면 쉽게 험증으로 변할수 있다. 《정창》조항을 참고하라.

아정(천아정)(牙疔、穿牙疔) 정창질병의 하나이다. 정(疔)이 치은에 생기기때문에 아정이라고 한다. 이는 위경과 신경의 울화가 독으로 되는데서 생긴다. 병변이 협부에 파급되면 심한것은 한열 등 전신증상이 동반한다. 《정창》조항을 참고하라.

인중정(人中疔) 정창이 인중혈에 생기기때문에 인중정이라 한다. 또는 《룡천정(龙泉疔)》이라고도 한다. 만일 정창이 《승장혈(承浆穴)》에 생기면 《승장정(承浆疔)》이라 하고 입귀밖에 생기면 《호수정(虎须疔)》 또 《호수독(虎须毒)》이라고 한다. 이는 모두 신맥과 독맥의 화독이 우로 치밀어올라가는데서 생긴다. 초기에는 콩알만큼한 작은 알맹이가 돋고 만딴하며 부어나고 아프며 또 한열 등 전신성증상이 겸하여 나타난다. 손가락으로 짜지 말아야 한다. 그러지 않으면 《정창주황》이 쉽게 발생한다.

쇄구정(锁口疔) 정창질병의 하나이다. 정(疔)이 입귀에 생겨 입을 벌리는데 영향주기때문에 쇄구정이라고 한다. 이는 심경과 비경의 화독이 울결되는데서 생긴다. 《정창》조항을 참고하라.

반순정(反唇疔) 정창질병의 하나이다. 정이 입술에 생겨 입술이 부어나고 밖으로 번져지기때문에 반순정이라고 한

다. 비경의 열독이 울결되거나 위화가 극성해지는데서 생긴다. 《정창》조항을 참고하라.

설정(舌疔) 정창질병의 하나이다. 정이 혀에 생기기때문에 설정이라고 한다. 이는 심경의 울화(郁火)가 독으로 되는데서 생긴다. 그 증상은 혀바닥에 콩알만큼한 자색의 멍울이 돋아나고 만딴하며 심하게 아프고 심하면 한열 등 전신성증상이 나타난다.

지정(指疔) 정창질병의 하나이다. 손가락에 생긴 정창을 총칭하여 말한다. 그 부위가 부동함에 따라 이름도 다르다. 례를 들면 손가락끝에 생긴것을 《사두정(蛇头疔)》이라고 하고 손톱 량옆에 생긴것이 뱀의 눈과 같은것을 《사안정(蛇眼疔)》이라 하며 손톱뿌리의 뒤면에 생긴것을 《사배정(蛇背疔)》이라 하고 손가락 중간마디에 생긴것을 《주절정(蛀节疔)》이라 하며 손가락 중간마디의 장연에 생기고 물고기배처럼 부어나며 색이 벌겋고 아프면 이것을 《사복정(蛇腹疔)》 혹은 《어두정(鱼肚疔)》이라고 한다. 손가락이 모두 붓고 자색이며 미꾸라지모양과 같고 몹시 열하며 아픈것이 손등과 팔뚝에까지 뻗치고 또한, 발열이 동반되는것을 니추정(泥鳅疔)이라고 한다. 이는 모두 파상감염이거나 장부에 화독이 울결되는데서 생긴다. 각종 지정(指疔)은 일반적으로 비교적 심하게 아프고 증세가 손등까지 만연되는데 만일 제때에 처리하지 않으면 손가락근골이 손상되거나 정창주황 등 합병증이 생긴다.

족정(足疔) 정창질병의 하나이다. 발에 생긴 정창을 총칭하여 말한다. 그 부위가 부동함에 따라 이름도 다르다. 례하면 발가락우에 생긴것을 《지정(趾疔)》이라 하고 발가락사이에 생긴것을 《족아정(足Y疔)》이라 하며 발바닥의 용천혈에 생기는것을 《용천정(涌泉疔)》이라 하고 발꿈

치에 생긴것을 《근정(跟疗)》 또는 《족저정(足底疗)》이라고 한다. 이는 모두 습화가 아래로 내려가거나 손상된 부위가 감염되는데서 생긴다. 정창의 뿌리는 만만하고 저리면서 가렵고 부으며 아프고 늘 발등까지 붓기거나 혹은 살과 뼈가 썩는다. 또는 오한, 발열 등 증상이 동반하여 나타난다.

홍사정(紅丝疗) 정창의 일종이다. 병이 걸린 곳에 붉은 줄이 하나가 사지로부터 몸뚱이에로 뻗쳐(향심성)나가기때문에 홍사정이라고 한다. 이것은 속에 심화가 극성하고 밖으로 파상감염에 의하여 생긴다. 거개 팔뚝앞측 및 아래다리내측에 발생한다. 증상은 붉은 줄이 아래로 내려가거나 혹은 팔뚝에서부터 우로 올라가고 일반적으로 전신성증상이 없으나 심한것은 한열이 나고 머리가 아프며 소화가 잘되지 않고 맥이 없는 등이다. 붉은 줄이 비교적 가는것은 치료하면 속히 나을수 있다. 만일 붉은 줄이 비교적 굵고 또 몸뚱이에 만연되면 심하고 만일 고열, 혼미, 흉통, 각혈 등 증상이 동반하면 정창주황에 속한다.

탁반정(托盘疗) 정창질병의 하나이다. 손바닥에 정이 생겨 환자가 손을 놀리는데 영향이 있고 모양이 쟁반그릇과 같기때문에 탁반정이라 한다. 또는 《장심독(掌心毒)》이라고도 한다. 심경과 심포락경에 화독이 극성하는데서 생긴다. 정은 작고 뿌리가 깊으며 붓고 심하게 아프며 지어는 손바닥의 살과 뼈가 썩고 또 한열이 서로 뒤섞여 래왕하고 식욕이 떨어지는 등 증상이 나타난다.

란정(烂疗) 정창질병의 하나이다. 거개 손, 발, 팔, 다리 등 부위에 많이 생기는데 살이 쉽게 썩고 병세가 급하기때문에 란정이라고 한다. 발병전에 늘 국부의 상처가 흙물 등 오물에 접촉감염되는데다가 습열화독이 속에 맺히여 독이 기부에 뭉키는데서 생긴다. 초기에는 **환병**부위가 아프고 주위의 피부가 암적색이며 신속히 만연되여 커지고 따라서 큰 물집이 생기며 더러운 냄새가 나는 고름이거나 삼출액이 흘러나오고 정독주위가 흑자색으로 변하며 몸이 떨리고 고열이 나며 혼미하고 헛소리를 치는 등 증상이 늘 나타난다. 만일 열이 내리고 건 고름이 흐르며 정독의 계선이 뚜렷하고 새살이 나오는것이 보이면 창구가 점차 아물수 있다. 만일 열이 내리지 않고 종세가 흩어지면서 정신이 혼미하면 《정창주황》에 속한다.

역정(疫疗) 정창질병의 하나이다. 역려에 감염되여 죽은 짐승독이 기부에 박혀 혈이 응결되고 독이 정체되는데서 생긴다. 거개 목축업, 도살장 혹은 피모제혁업 및 기타 접촉하는 사람들에게 많이 나타난다. 전염성이 있어 접촉한 약 1~3일후에 발병하는데 머리, 목, 팔 등 밖에 내놓인 부위에 잘 발생한다. 국부의 변화는 우두(牛痘)와 같다. 먼저 포진이 돋으면서 출혈하고 괴사되며 검은 더뎅이가 앉고 아프지도 않고 곪기지도 않으며 주위가 부어나는 등이 나타난다. 만일 계속 만연되면 추워서 떨고 고열이 나며 정신이 혼미한 변증이 나타난다. 피부탄저와 비슷하다.

류주(流注) 《류담결과(流痰结瓜)》라고도 한다. 이는 독사(毒邪)가 아무데나 류주하면서 비교적 깊은 조직에 변화를 일으키는 화농성병증이다. 거개 기혈이 허약한 사람에게 생긴다. 근육의 깊은 곳에 많이 발생하고 멍울이 하나 혹은 여러 개가 생기며 오래되면 곪긴다. 이 병의 이름은 매우 많다. 례하면 병인에 따라 이름을 지은것은 《습담류주》, 《서습류주》와 《어혈류주》 등이고 부위에 따라 이름을 지은것은 《격와류주》 등이며 증상에 따라 이름을 지은것은 《축각류주(缩脚流

注)》 등이다.

습담류주(湿痰流注) 사독류주의 일종 화농성병증이다. 비허기약(脾虚气弱), 습담내조(湿痰内阻)에다가 사독을 재감수한 것이 영위(营卫)의 근육사이에더 넘쳐나는 데서 생긴다. 초기에는 환병부위의 기육이 아프고 부리가 없으며피부색이 변하지 않고 또 한열이 나고 전신관절이 아픈 등 증상이 겸하여 나타난다. 곪기면 붓고 아픈것이 더 심해지며 장열이 나고 땀이 난다. 터지면 고름이 나오면서 점차 아문다. 혹은 정기(正气)가 허하여 사기가 머물러있으면 나아졌다 심해졌다 하면서 잘 낫지 않는다. 만일 여름과 가을철에 발생하여 서습증상이 섞이면 이를 《서습류주(署湿流注)》라고 한다.

어혈류주(瘀血流注) 《류주》병증의 하나이다. 타박손상이거나 혹은 산후에 어혈이 정체되여 습독이 서로 항쟁하는데서 생긴다. 사지내측에 잘 발생한다. 환병부위의 주위가 부어나고 누르면 딴딴하고 아프며 만연범위가 매우 넓고 오금, 복고구, 겨드랑이에 흔히 멍울이 생긴다. 전신에서는 오한이 나고 열이 나며 전신의 뼈가 쏘는 증상이 나타난다. 약 일주일후이면 곪고 고름이 다 나오면 창구가 아문다. 또한 기혈부족에 의하여 오래되여도 화농되지 않으면 만성으로 전변된다.

축각류주(缩脚流注) 병인은 《서습류주》에서와 같다. 장골와부의 근육심처에 발생한다. 초기에는 환병부의 넙적다리가 당기워 불편하고 점점 줄어들어 곧게 펼 수 없고 억절로 펴면 심하게 아프다. 장골와부에서 원형종괴를 만질수 있다. 화농된후에 누르면 연한감이 나지만 피부색은 변하지 않고 장열이 나며 땀이 절로 나고 여위며 얼굴이 희고무레하고 설질이 붉으며 맥이 세하고 삭한 증상이 나타난다. 장골와농양과 비슷하다.

무명종독(无名肿毒) 갑자기 체표의 국부가 벌개나고 부어나는 일종 증후이다. 적당한 이름이 없기때문에 무명종독이라고 한다. 증상은 아프거나 혹은 가렵고 심한것은 몹시 벌개나고 부으며 딴딴하고 환병부근의 림파결이 종대되는것 등이다. 속에 울열이 있거나 혹은 외사풍독을 감수한데서 생긴다.

단독(丹毒) ①일종 급성피부열독병증이다. 환병부가 마치 연지를 바른것 같이 벌개나기때문에 단독이라고 한다. 《류화(流火)》 혹은 《화단(火丹)》이라고도 한다. 종아리 혹은 얼굴에 많이 생기는데 환병부의 피부가 크게 벌겋고 부어나서 피부면보다 좀 도드라지고 변연의 계선이 뚜렷하며 표면이 윤택하고 만지면 딴딴하고 환병부근의 림파결이 종대된다. 그리고 한전, 고열, 두통, 관절통 등 전신증상이 동반하여 나타난다. 거개 혈분(血分)에 열이 있어 기부에 발생하거나 피부점막이 파손되여 역독(疫毒)이 밖으로부터 침입하는데서 생긴다. ②보통 체표의 피부가 크게 벌겋게 변하는 일부 병증을 가리킨다. 례를 들면 《적유단(赤游丹)》, 《전요화단(缠腰火丹)》 등이다.

류화(流火) ①종아리부위에 발생하는 《단독》을 가리키는데 이는 습화하류(湿火下流)에 의하여 생긴다. ②《풍비(风痹)》의 별명이다. 아픈 곳이 일정하지 않기때문에 류화라고 한다.

유풍(游风) 《적유풍(赤游风)》 혹은 《적유단(赤游丹)》이라고 한다. 이는 급성피부표현을 주로하는 풍증이다. 소아에게서 많이 발생하는바 입술, 안검, 이수 혹은 가슴과 배, 잔등, 손등 등 곳에 많이 생긴다. 늘 갑자기 발작하고 삭아없어지는 것도 빠르며 고정된 곳이 없다. 환병피부에 홍훈이 나타나고 부종이 생긴 모양이 구름쪼각과 같고 뜨거우면서 가렵다. 모양은 심마진과 같지만 더 크게 부어난다. 따라서 열이 나거나 배가 아프고 구토, 설사, 변비 등 증상이 동반한다. 일반적으로 잔등, 배에서부터 시작하여 사지로 흩어지는것은 순증이고 사지로부터 시작하여 가슴, 배에로 들어가는것은 역증이다. 병인은 비페가 조열하거나 표기가 견고하지 못하여 풍사가 주리를 침습하고 풍열이 정체되여 영위가 조절되지 못하는데서 생긴다. 또 식물과민에 의하여 발생하기도 한다.

적유단은 단독의 일종으로서 그의 색갈이 마치 단(丹)과 같이 붉고 아무곳에나 류주하기때문에 적유단이라고 한다.

전요사단(纏腰蛇丹) 이 병은 《전요화단(纏腰火丹)》《사찬창(蛇串疮)》 및 《화대창(火带疮)》이라고도 한다. 허리와 옆구리사이에 생긴 포진이 붉은색이고 모양이 뱀이 가는것과 같기때문에 전요사단이라고 한다. 봄과 가을철에 많이 발생하는데 갑자기 발병하고 환병부위가 먼저 찌르는듯 아프거나 혹은 경한 열이 나고 맥이 없는 등이 동반한다. 거개 신체의 한쪽에 많이 생기는데 늘 요부와 륵골부에 생기고 다음은 가슴에 생기고 머리에는 비교적 적게 발생한다. 발병할 때 환병부에 크기가 작은 녹두 혹은 콩알만큼한 물집이 생기는데 구슬을 꿴것과 같고 줄지어 떠모양을 이루었다. 물집내의 진물은 초기에는 투명하나 후에는 혼탁된다. 거개 심경과 간경의 풍화거나 비경과 폐경의 습열에 의하여 생긴다. 대상성포진과 비슷하다.

호손감(猢狲疳) 《감(疳)》이라고도 한다. 갓난아이의 엉덩이주위의 피부가 궤란되여 떨어지고 한가운데 붉은색이 나타나 마치 원숭이의 엉뎅이와 같고 점차 전신에 만연되기때문에 호손감이라 한다. 이는 태내에서 열독에 감수되는데서 생긴다. 이 병은 탈피성홍피병과 비슷하다.

열창(热疮) 고열이 난 때 피부점막 사이에 나타나는 물집의 증후이다. 흔히 옷입술에 많이 발생하는데 물집은 마치 참깨알이거나 녹두알만큼한것이 무리를 지어있고 그 주위에 홍훈이 있으며 좀 가렵고 약 일주일좌우 되면 삭아없어지지만 쉽게 재발한다. 풍열이 밖으로부터 기표를 침습하거나 혹은 폐위에 열이 성하고 그것이 훈증되는데서 생긴다. 단순성포진과 비슷하다.

백설풍(白屑风) 병이 머리에 많이 발생하는데 흰 비듬이 떨어지기때문에 백설풍이라고 한다. 기부가 열한데다가 바람을 맞아 풍사가 땀구멍으로 침입하고 울체가 오래되여 혈이 조하여 기표의 자양이 실조되는데서 생긴다. 흔히 청춘기 후에 나타나는데 남성이 녀성보다 많고 온 머리에 잘 발생하며 또 얼굴, 비익, 귀밑 등에도 만연된다. 두피에는 마르고 가루모양의 흰 비듬이 비교적 많고 머리를 빗거나 긁을 때 잘 떨어지며 떨어진후에는 또 생긴다. 어떤것은 어느 정도 누른색의 기름기가 나는 비듬이거나 더뎅이거나 혹은 작은 구진이 동반하고 심하게 가렵고 긁어 터뜨리면 점액 혹은 피물이 흐르고 머리카락이 쉽게 빠지는데 특히 머리꼭대기와 옆이 심하다. 지일성피부염과 비슷하다.

유풍(油风) 《반독(斑秃)》이라고도 한다. 머리카락이 짧은 기간내에 뭉청뭉청 빠져 두피가 번들번들하게 광택이 나는 병증이다. 증상이 심하면 여러곳이 반점모양으로 머리카락이 빠지고 지어는 머리카락이 신속히 다 빠져버린다. 흔히 혈허생풍(血虚生风) 혹은 풍성혈조(风盛血燥)에 의하여 머리카락이 자양을 잃는데서 생긴다. 일반적으로 머리카락이 빠지는외 다른 자각증상은 없지만 어떤 환자는 머리카락이 빠진 부위의 피부가 붉고 가려워난다. 회복기에는 머리카락이 가늘고 모드라우며 누르무레하거나 희고 무레해지면서 점차 정상적으로 전변된다.

자백전풍(紫白癜风) 이는 보통 《한반(汗斑)》이라고 한다. 거개 장부에 열이 쌓이고 풍습을 재감수한것이 땀구멍으로 들어가 기혈이 응체되고 땀구멍이 막히는데서 생긴다. 흔히 가슴, 잔등, 얼굴, 목 등 부위에 생기는데 자색 혹은 백색 반점이고 반점은 재빨리 확산되고 지어는 만연되여 온몸에 퍼진다. 병초기에는 아프지도 않고 가렵지도 않으며 병적과정이 좀 길어지면 반점부위가 가려운감이 난다.

백박풍(白驳风) 피부에 흰 반점이 넓게 나타나기때문에 백박풍이라고 한다. 또는 《백전풍(白癜风)》이라고도 한다. 풍사가 표에 침습되여 주리가 견고하지 못하여 기혈이 실조되는데서 생긴다. 흔히 청년과 장년들에게 발생하며 아동과 로년에게도 발생한다. 어떤 부위에나 발생할수 있고 크기가 같지 않은 유백색반점이 나타나고 정상적피부색과의 계선이 뚜렷하며 주위의 피부색이 비교적 진하고 반점내의 머리카락이 희게 변하며 부분적 백반의 한가운데 갈색반진이 있거나 혹은 담적색구진이 있고 가렵거나 아픈감이 없으며 경과가 더디고 오래도록 없어지지 않는다.

독창(秃疮) 《백독창(白秃疮)》이라고도 하고 보통 《백리리(白痢痢)》라고한다. 머리에 생기는데 초기에는 흰더뎅이가 앉고 가려워 참기 어려우며 만연되여 넓어지고 오래면 머리카락이 마르면서 빠져 번대머리(秃斑)로 된다. 그러나 나은후이면 머리카락이 다시 자라난다. 거개 깨끗하지 못한 리발도구나 빗, 모자 등에서 전염되여 생긴다. 이 병은 백선(白癣)과 비슷하다.

비창(肥疮) 보통 퇴사리리(堆沙痢痢)》라고 한다. 병인은 《백독창》과 같다. 초기에는 머리가락뿌리부위에 작은 구진이거나 혹은 작은 농포가 생기고 모양이 좁쌀알과 같으며 가려워 참기 어렵고 긁어터뜨리면 진물이 흐르고 마르면 누런 더뎅이가 앉아 접시모양과 같고 한가운데가 오목하게 들어가며 중간에 머리카락이 자라나 있고 누런 더뎅이가 떨어진후이면 미란면이 나타나고 특수한 더러운 냄새가 난다. 모낭이 파괴되여 나은후에 허물이 생기는데서 국부가 번대머리로 된다. 이 병은 황선(黄癣)과 비슷하다.

개창(疥疮) 개창은 거개 손가락에 생기는데 특히 손가락사이에 많이 생기며 찌르는듯 가려워 참기 어렵다. 발병은 개선충이 피부에 숨어들어가 빙빙 에돌아치면서 행동하기때문에 환병부위가 뚫어지는듯 가려워나고 지어는 전신에 만연된다. 긁어 피부가 터져 속발성화농이 생기면 거개 《농와개(脓窝疥)》를 형성한다. 《농아창》조항을 참고하라.

송피선(松皮癣) 피부가 손상된것이 마치 소나무껍질과 같기때문에 송피선이라고 한다. 윤기나고 두꺼우며 그우에 흰 비듬이 있기때문에 백창(白疮)이라고도 한다. 거개 풍한이 밖으로부터 침습하여 영위가 실조되거나 혹은 풍열이 땀구멍에 침입하여 울결이 오래되고 조(燥)로 화하여 피부가 자양되지 못하는데서 생긴다. 흔히 사지의 신측에 발생하고 다음에 동체 및 두피에 생긴다. 버짐은 크기가 같지 않고 국부가 가려우며 얇은 참대편으로 표면의 비듬을 긁으면 점차 담적색의 반투명한 얇은 막이 나타나고 계속 가려워 긁으면 작은 출혈점이 나타난다. 버짐의 형태는 거개 점모양이거나 돈잎모양이거나 혹은 쟁반모양이거나 지도모양이다. 늘 오래도록 낫지 않고 또 쉽게 반복적으로 재발한다. 은설병(银屑病)과 비슷하다.

취화선(吹花癣) 즉 풍선(风癣)이

다. 《도화선(桃花癬)》이라고도 한다. 흔히 봄철에 많이 생기기때문에 취화선이라고 한다. 비위가 평시에 허하고 속에 풍열이 맺혀있으며 밖으로 풍사를 재감수하는데서 생긴다. 흔히 얼굴에 많이 생기는데 초기에는 피진 혹은 작은 뾰두라지와 같고 잇달아 구름쪼각과 같은것이 일어나며 긁으면 흰비듬이 떨어진다. 흔히 부녀들에게 많이 생긴다.

원선(圓癬) 《금전선((金钱癬)》이라고도 한다. 그 모양이 돈잎처럼 둥글기때문에 원선이라고 한다. 거개 습열이 기부에 침습하거나 혹은 접촉전염에 의하여 생긴다. 거개 동체, 복부 혹은 대퇴내측에 많이 생기며 또 목과 얼굴 등 부위에도 생긴다. 병으로 손상된것이 마치 돈잎과 같은(그 모양이 작은것을 《필관선(笔管癬)》이라고 한다) 홍반이고 그의 한가운데는 늘 저절로 나아져 없어지고 주위의 변연이 뚜렷하고 구진, 물집, 농포, 더뎅이, 비듬 등의 변화가 나타난다. 거개 여름철에 발작하고 겨울철에 이르면 멸해지거나 없어진다.

사피선(蛇皮癬) 《어린선(鱼鳞癬)》이라고도 한다. 환부의 피부가 마치·뱀껍질과 같거나 혹은 물고기비늘모양과 같기때문에 사피선이라고 한다. 거개 혈허생풍에 의하여 풍사가 기부에서 항쟁하는데서 생긴다. 이 병은 사지의 신측면에 많이 나타나고 심한것은 온몸에 퍼진다. 이 병에 걸리면 피부가 점차 회색으로 변하고 마르며 거칠고 피부가 각화되어 비듬이 생기며 만지면 손을 찌르는감이 난다. 가을철에 쉽게 발작하고 완고하여 잘 낫지 않는다.

우피선(牛皮癬) 환부의 피부가 마치 소의목 가죽과 같이 두텁고 딴딴하기때문에 우피선이라고 한다. 거개 풍, 습, 열이 기분에 맺히거나 혈허생풍화조에 의하여 발병하는데 이는 정신적요소와도 일정한 관계가 있다. 흔히 목부위, 팔꿈치, 오금에 많이 발생하고 웃눈까풀, 회음, 넙적다리내측에 발생할수도 있다. 피부의 손상이 평평한 구진이고 융합되여 크게 되며 마르고 두꺼우며 태선(苔癬)과 같은 변화가 있고 긁으면 비듬이 좀 일어나고 진발성으로 가려워나는데 밤이면 더욱 심하게 가려워난다. 이 병의 발작은 때로는 정신적자극을 받는것과 관계된다. 이 병은 만성피부병으로서 경상적으로 발작한다. 신경성피부염, 만성습진 등과 비슷하다.

아장풍(鹅掌风) 즉 손버짐이다. 손바닥에 발생하는 피부병으로서 풍독 혹은 습사가 피부에 침입하는데서 생긴다. 초기에는 피하에 작은 물집이 생기고 가려우며 후에 겹치여쌓인 백피로 되여 떨어진다. 오래되면 피부가 거칠어지면서 두꺼워지고 겨울철에 이르면 살이 터 갈라지고 아프다. 만일 손바닥에만 국한되면 이것을 장심풍(掌心风)이라 하고 만일 손톱에 만연되면 손톱이 광택을 잃고 모양이 변하고 두꺼워지는데 이것을 아조풍(鹅爪风)이라 한다.

수구풍 (绣球风) 음낭피부가 가렵고 궤양되는 병증이다. 거개 간경의 습열이 내려가는데서 생긴다. 음낭피부에 구진, 물집, 미란, 더뎅이 및 피부가 두꺼워지거나 비듬이 떨어지는것 능이 발생하며 흔히 가렵거나 혹은 찌지는듯 아픈 등이 동반하여 나타난다. 중증에서는 음낭에서 비듬이 대부분 박리되는데 이를 탈낭(脱囊)이라고 한다. 습진, 피부염 혹은 비타민B_2결핍증 등 병과 비슷하다.

각습기(脚湿气) 발가락에 생기는데 습열이 아래로 내려가거나 습독사기를 접촉하는데서 발생한다. 초기에는 발가락사이에 작은 물집이 생기고 심하게 가려우며 마찰되여 터지면 진물이 흐르고 껍질이 벗겨지거나 혹은 더뎅이가 앉는다. 반복적으로 발작하여 발가락사이가 헐기때문에 《수궤창(水潰疮)》이라고도 한다. 각습기는 계발성감염으로서 중증은 삼출액이 증가되고 또 특수한 냄새가 나며 국부피부(발가락굴측의 발가락뿌리부근에 많이 생긴다)가 마찰되여 벗겨지면 미란된 붉은 살이 나오고 국부가 점차 부어나며 지어는 발바닥에까지 파급되는데 이를 《취전라(臭田螺)》라고 한다. 또 향항각(香港脚)이라고도 한다. 다른 한가지 각습기는 발가락사이가 마르고 가려우며 국부피부가 거칠고 비듬이 떨어지며 기후가 찰 때에는 쉽게 터갈라진다.

유선(奶癣) 《태검창(胎剑疮)》이라고도한다. 거개 체질이 과민하고 풍습이 침습하여 기혈과 서로 엉키는데서 생긴다. 흔히 영아의 얼굴에 생기는데 건선(干癣)과 습선(湿癣) 두가지로 나눈다. 초기에는 좀쌀알만큼한것이 흩어져있거나 밀집되여있고 색이 붉으며 긁으면 흰 비듬이 떨어지고 그 모양이 옴과 같으나 진물이 흐르지 않는데 이를 건검창(干剑疮)이라 한다. 건선은 풍열편성에 속한다. 만일 피부에 좀쌀알만큼한것이 돋고 가려워 참기 어려우며 터지면 진물이 나와 넓게 퍼지거나 지어는 신체의 기타 각 부위에 만연되는데 이를 《습검창》이라 한다. 습선은 습열편중에 속한다. 이는 흔히 어린이들을 번조하고 잠을 잘 자지 못하게 하며 병이 오래되면 피부가 태선모양으로 변한다. 만일 피부가 손상된데로부터 삼출액이 적게 흐르고 피부의 붉은색이 감퇴되면 이는 호전되는 상징이다. 이 병은 《영아습진(嬰儿湿疹)》이다.

칠창(漆疮) 칠과 접촉하는데서 생기는 피부병중이다. 거개 기표의 주리가 엄밀하게 닫기지 않고 체질이 칠에 대하여 과민이 생기며 칠독(漆毒)을 감수하는데서 생긴다. 병의 손상은 흔히 밖에 내놓인 부위로서 접촉한 피부가 갑자기 벌겋게 부어나고 뜨거워나며 가렵고 구진 및 물집이 생기고 긁으면 온몸과 사지에 퍼지며 긁어터드리면 미란되고 진물이 많이 흐른다. 계발성감염이 있으면 머리가 아프고 한열이 교체적으로 나는 등 전신적 증상이 나타날수 있다.

영(瘿) 《영기(瘿气)》라고도 한다. 보통 목이 커지는 병이라고 하는데 갑상선종대에 속하는 질병이다. 거개 우울하거나 성을 내거나 지나친 근심, 걱정, 생각 등에 의하여 간기가 잘 통하지 않아 담기(痰气)가 목에 응결되거나 혹은 생활하는 지구와 음수 등과 관련된다. 그 형상과 성질이 부동함에 따라 《육영(肉瘿)》, 《근영(筋瘿)》, 《혈영(血瘿)》, 《기영(气瘿)》, 《석영(石瘿)》 등 5가지로 나눈다. 각 조항을 참고하라.

육영(肉瘿) 영의 일종이다. 후두롱기의 량옆에 한개 혹은 몇개의 반구형의 종물이 있는데 피부색이 변하지 않고 평평하지도 않고 넓지도 않으며 표면이 광활하고 삼키는 동작에 따라 아래우로 움직이며 눌러도 아프지 않고 좀 흔들리는감이 나며 동시에 성질이 조급해나고 땀이 많이 나며 가슴이 답답하고 심계가 항진되며 월경불조가 생기는 증상이 나타난다. 거개 간기울결이거나 비의 운화가 실조되여 기체 및 습담응결에 의하여 생긴다. 이 병은 안구돌출성갑상선종과 비슷하다.

석영(石瘿) 영이 비교적 심한 일종이다. 육영 등이 발전하여 생긴다. 종물은 비교적 만만하고 표면이 울퉁불퉁하며 어떤것은 돌과 같이 만만하고 밀어도 움직이지 않으며 지어는 아프다. 흔히 번조하고 심계가 항진되며 호흡이 촉박하고 땀이 많이 나며 많이 먹어도 인차 배가 고프고 여위며 머리카락이 빠지거나 혹은 눈알이 돌출되고 손이 떨리며 월경불조가 생기는 등 증상이 동반하여 나타난다. 또 목이 쉬고 숨을 쉬거나 삼키는데 곤난한 증상이 나타나기도 한다. 거개 오랜 병에 정지울결(精志郁结), 간비기역(肝脾气逆), 담습어혈응체(痰湿瘀血凝滞)에 의하여 생긴다. 결절성갑상선종(结节性甲状腺肿), 갑상선암(甲状腺癌) 등 병과 비슷하다.

혈영(血瘿) 영의 일종이다. 이는 후두릉기부의 종물에 혈맥이 서로 엉켜 로출된것이다. 심화혈열(心火血热)에 의하여 생긴다.

근영(筋瘿) 영의 일종이다. 후두릉기부의 종물에 근맥이 구불구불하게 로출된것이 마치 지렁이와 같다. 거개 성을 내여 기가 간을 상하고 간화가 항성되여 음혈이 뜨거워나는데서 생긴다.

기영(气瘿) 영의 일종이다. 목의 한쪽 혹은 량쪽에 미만성종대가 나타나고 변연이 뚜렷하지 않으며 연하고 딴딴하지 않으며 피부색이 변하지 않고 일반적으로 아프지 않으며 때로는 기쁘거나 성을 내는 등에 의하여 없어지거나 커진다. 발병은 청년부녀에게 비교적 많다. 산람수기(山岚水气) 혹은 기체울결에 의하여 생긴다. 이 병은 단순성갑상선종(单纯性甲状腺肿)과 비슷하다.

라력(瘰疬) 이 말은 《령추·한열편》에 씌여있다. 주로 경부림파결결핵을 가리킨다. 《력자경(疬于颈)》, 《경력(颈疬)》 혹은 《서창(鼠疮)》이라고 한다. 작은것은 《라(瘰)》라 하고 큰것은 《력(疬)》이라고 한다. 거개 목과 귀의 앞뒤에 생기고 병변이 한쪽에만 국한되거나 또는 량쪽에 동시에 생길수도 있고 또 턱아래, 흉쇄유양돌기근의 전후, 겨드랑이 등에도 만연될수 있다. 그 형상이 구슬을 실에 꿰여 놓은것과 같고 하나하나 헤아릴수 있기 때문에 라력이라고 한다. 병인은 폐신의 음허에 의하여 허화가 담(痰)을 뜨겁게 하므로 담화(痰火)가 목에 맺히는데서

생기는것이다. 거개 체질이 약한 아동들에게 발생한다. 림상표현은 초기에는 하나거나 몇개의 크고 작은 콩알만큼한 종물이 생기고 후에는 점차 커지는것이다. 그 수목은 많은바 3～5개 지어는 10몇개가 련접되여있다. 피부색은 변하지 않고 누르면 딴딴하며 밀면 움직이고 한열이 없으며 아픈감도 없고 오래면 좀 아픈감이 나며 멍이 한데 붙어 크게 되고 누르면 움직이지 않으며 곪길 때에는 피부색이 점차 붉고 비교적 연하며 곪아터진후에는 마치 가래와 같은 멀건 고름이거나 콩물과 같은 고름이 흐르고 오래되여도 창구가 낫지 않으며 동도(窦道) 혹은 루관(瘘管)을 형성할수 있기때문에 서루(鼠瘘)라고도 한다. 병인, 부위가 부동함에 따라 《담라(痰瘰)》, 《습라(湿瘰)》, 《기력(气疬)》, 《근력(筋疬)》 등 이름이 있다.

마도협영(马刀侠瘿) 이 말은 《령추경맥편》 등 편에 씌여있다. 이 증은 《라력》이다. 겨드랑이밑에 생긴 모양이 마치 마도(马刀)와 같기때문에 《마도》 또는 《마도창(马刀疮)》이라고도 한다. 목옆에 생긴것이 마치 구슬을 꿴것과 같은것을 《협영(侠瘿)》이라고 한다. 이는 두곳의 병변이 늘 서로 관련되여있는데 경부와 액와부 림파결결핵이다.

로창(瘰疮) 로(瘰)란 결핵병의총칭이다. 로창은 바로 결핵성창양을 가리키는데 그중에서 《라력》을 제일 많이 볼수 있다.

담라(痰瘰) 목앞에서 족양명위경이 경과하는 부위에 생긴 라력을 가리킨다.

습라(湿瘰) 목뒤에서 족태양방광경이 경과하는 부위에 생긴 라력을 가리킨다.

기라(气瘰) 라력의 일종이다. 목좌우의 량쪽에 생긴다. 간기가 울결되고 성을 내는데서 부어나게 된다.

근력(筋疬) 라력의 일종이다. 목옆의

힘줄사이에 생기고 크기가 같지 않으며 딴딴하고 또는 오한, 발열, 몸이 여위는 등 증상이 동반하여 나타난다.

류담(流痰) 즉 골관절결핵이다. 《골로(骨癆)》 혹은 《창로(瘡癆)》라고도 한다. 거개 학령아동들에게 발생하는데 환자는 흔히 기타 결핵병력이 있다. 병변부위는 척추에 제일 많고 다음은 관관절, 슬관절이며 그다음은 견관절, 주관절, 완관절 등이다. 이 병은 거개 선천성부족이거나 혹은 오랜 병에 신음이 결손되여 골수가 충실하지 못하고 골질이 소송한데다가 의사가 허한 틈을 타서 침습하여 담탁을 응결시키거나 혹은 타박손상 등에 의하여 유발된다. 이 병은 경과가 길고 거개 드겁지도 않고 벌겋지도 않으며 부어나지도 않고 몇주일 혹은 몇개월후에 쏘고 천천히 부어나기 시작하면서 좀 도드라지지만 딴딴하지 않고 오래 되여야 곪고 곪아터지면 진물이 나오거나 혹은 두부찌기와 같은것이 나오며 잘 아물지 않고 계속되면 루관이 형성된다. 항상 여위고 맥이 없으며 조열이 나고 식은땀이 나는 등이 나타난다.

학슬품담(鶴膝风痰) 류담의 일종이다. 슬관절부위에 생긴다. 초기에는 슬관절주위가 천천히 부어나고 아프지 않거나 은은히 아프고 쏘며 피부색이 변하지 않고 열이 나지 않으며 점차 부어나면서 더 아프고 병에 걸린 다리를 점차 굴신하지 못하며 근육이 나날이 위축되고 돌처럼 딴딴해지며 오래되면 곪아터져 멀건 진물이 흘러나오거나 혹은 썩은 살이 섞이여 나오며 오래되면 관절이 반탈위되거나 혹은 무릎이 내번되거나 외번되여 기형으로 되여 다리가 짧아진다. 슬관절결핵과 비슷하다. 《류담》조항을 참고하라.

구배담(龜背痰) 척추관절에 생긴 《류담》을 가리키는데 잔등이 높게 도드라지기때문에 구배담이라고 한다.

유핵(乳核) 부녀유방의 만성염증으로서 거기에는 일부 결핵병변이 포괄된다. 《유담(乳痰)》, 《유률(乳栗)》, 《유력(乳疬)》이라고도 한다. 이는 거개 체질이 허약한 산아나이의 부녀에게 발생하는데 간울비허, 담탁응결에 의하여 생긴다. 결핵 초기에는 한쪽 젖통의 좀 웃쪽에 하나 혹은 몇개가 생기는데 작은것은 매화만큼하고 큰것은 살구만큼하며 딴딴하고 밀면 움직이며 피부색이 변하지 않고 다쳐도 아프지 않으며 몇개월 지나면 종물이 커지고 피부색이 좀 붉으며 점차 곪아서 연하게 된다. 곪아터지면 늘 루관이 형성되고 고름이 묽으며 또 솜과 같은 잡질이 섞이여있고 썩은 살이 떨어지지 않으며 환측의 겨드랑이에 늘 종대된 종물이 나타난다.

유로(乳疬) 《유핵(乳核)》이 확산되여 생긴 질병이다. 기혈이 허하거나 치료와 조리가 타당하지 못하여 유핵이 사발만큼하게 되고 딴딴하며 아프고 가슴, 옆구리와 겨드랑이에까지 뻗치고 색이 자색이거나 혹은 흑색이며 곪아터진후에는 경한것은 흰 즙이 흐르고 심한것은 더러운 냄새가 나는 물이 흐른다. 오래면 오후에 조열이 나고 기침이 나며 뺨이 붉고 여위는 등 음허내열의 증상이 나타난다.

담핵(痰核) ①피하에 살구씨만큼한 종물이 생긴것을 가리킨다. 이는 거개 **습**담이 몰켜 된것인데 종물의 수목이 같지 않고 붉지도 않으며 붓지도 않고 딴딴하지도 않으며 아프지도 않고 손으로 만지면 과실씨와 비슷하고 연하고도 광활하며 움직이고 일반적으로 화농되지 않고 터지지 않는다. 담핵은 대부분 목, 목뒤, 하악에 생기고 또 사지, 어깨, 잔등에도 생긴다. 신체상부에 생긴것은 거개 풍열을 겸하고 신체하부에 생긴것은 거개 **습열**을 겸한다. ②즉 《흥핵(脊核)》이다.

흥핵(脊核) 인후부에 발생한 옹양이

다. 례를 들면 후비, 후옹, 후감(喉疳), 후정(喉疔) 등이다. 혹은 사지와 몸의 피부가 손상되여 감염이 합병되였을 때 하악, 액와, 복고구(서혜부) 등 부위에 크기가 같지 않은 딴딴한 종물이 나타나는데 누르면 아프다. 이것은 일부 종대된 림파결이다.

류(瘤) 체표에 생긴 연생물이다. 리연(李梴)의 《의학입문》에서는 《류는 초기에 살구만큼하고 피부가 연하여 광활하고 점차 석류씨의 모양과 같게 되는데 이는 7정, 로상 등에다가 외사를 재감수하여 생긴 담(痰)이 몰키고 기가 머물러있기때문에 류췌라고도 한다. 총적으로 말하면 모두 기혈이 응체되는데서 생긴다》라고 하였다. 그 형상과 병인이 부동함에 따라 《기류》, 《육류》, 《근류》, 《혈류》, 《골류》와 《지류》 등으로 나눈다. 각 조항에 상세히 씌여있다.

골류(骨瘤) 류의 일종이다. 신기가 결손되거나 한사와 어혈이 뼈에 몰키는데서 생긴다. 색갈이 흑자색이고 돌과 같이 딴딴하며 알맹이가 도드라지고 밀어도 움직이지 않으며 뼈에 긴밀히 붙어있다.

육류(肉瘤) 류의 일종이다. 속에 습담이 있어 기혈과 응결되는데서 생긴다. 수목이 같지 않고 크기도 일정하지 않으며 연하고 밀면 움직이며 때로는 부어나고 좀 딴딴하며 피부색이 변하지 않으며 아프지도 않고 발전이 비교적 더디다.

근류(筋瘤) 사기가 힘줄에 맺힌데서 생긴 류상물(瘤状物)이다. 《령추·자절진사편(灵枢·刺节真邪篇)》에서는 《근류》라고 하였다. 그 모양이 뾰족하고 자색을 띠며 푸른 힘줄이 많이 나타나고 만곡되고 집결된것이 마치 지렁이와 같다. 흔히 량쪽 종아리, 팔목관절 등 부위에 생기는데 이는 정맥노장에 속하는 병중이다.

혈류(血瘤) 류의 일종이다. 반구형 혹은 편평형으로 룽기되였다. 이는 변연이 뚜렷하고 솜처럼 연하거나 혹은 연한것과 딴딴한것이 섞이여있고 표면이 붉거나 적자색이며 피부색이 변하지 않고 누르면 잠시 축소되거나 색갈이 없어지며 마찰되여 터지면 피가 흐르고 멎지 않는다. 《외과정종(外科正崇)》에서는 《심은 혈을 주관하는바 갑자기 너무 급해하면 화(火)가 왕성하여 피가 들끓는데다가 외사(外邪)에 속박을 받아 붓기기때문에 혈류라 한다》라고 하였고 또 《혈류는 좀 자적색이고 연한것과 딴딴한것이 섞이여있으며 피부에 붉은 실오리와 같은것이 엉키고 마찰되면 터져 피가 흐르고 멎지 않는다》라고 하였다. 혈관종(血管瘤)과 비슷하다.

기류(气瘤) 피부에 룽기된 종물이다. 크기가 같지 않고 연하며 피부색이 변하지 않고 좀 경하게 부어나며 아픈 감이 나고 전신에 한열증상이 나타나지 않는다. 례를 들면 설립재(薛立斋)는 《만일 로상에 의하여 폐기가 상하고 주리가 견고하지 못하여 외사가 속박되여 막힌 종물은 그 피부가 부어나고 누르면 부드러운감이 나는데 이를 기류라고 한다》라고 하였다.

지류(脂瘤) 류의 일종이다. 《사류(渣瘤)》 혹은 분류(粉瘤)》라고도 한다. 거개 담이 응체되고 기가 울결되는데서 생긴다. 늘 머리와 얼굴, 목과 잔등, 엉덩이 등 곳에 발생하는데 작은것은 콩알만큼하고 큰것은 닭알만큼하다. 생장이 더디고 연하고 딴딴하지 않으며 피부색이 벌그스레하고 밀면 움직이고 꼭대기에는 늘 흑색을 좀 띤 작은 구멍이 있으며 짜면 더러운 냄새가 나는 두부찌기와 같은 물질이 나온다. 지금은 분류라고 한다.

유벽(乳癖) ①거개 우울하거나 성을 내거나 지나친 생각 등에 의하여 간기를 상하고 기가 정체되며 담이 울결되는데서 생긴다. 거개 중년, 로년 부녀들에게 많이 생긴다. 초기에는 젖통에 종물이 한개 생기는데 닭알만큼하고 표면이 광활하며 움직이고 대다수는 아프지 않고 소수는 좀 아파나는감이 있다. 후기에는 종물이 피부와 유착되지 않고 피부색이 평시와 같으며 열이 나지 않고 오랜 시간을 거쳐도 곪지 않는다. 유선섬유종과 비슷한데 부분적 환자는 임신기에 신속히 증대되여 악화된다. ②기가 정체되고 담이 울결되거나 혹은 충맥과 임맥의 기능실조가 겸한다. 이런 병증은 대부분 중년부녀들의 량쪽 젖통에 생기는데 월경이 오기전에 젖통이 부어나고 아프며 종물이 있는감을 느끼고 누르면 크고 작은 종물이 있으며 좀 딴딴하나 굳지 않고 변연이 뚜렷하지 않으며 월경후에는 증상이 멸해지는데 종물의 소장(消长)은 늘 정신적 자극과 관련된다.

암(岩) 《岩》자는 《癌》자와 같다. 외증 초기에 모양이 파일씨와 같고 후에는 딴딴하여 돌과 같지만 아프지 않으며 일반적으로 몇년후에야 썩어 피물이 흘러나오고 고름이 없으며 가슴을 찌르는듯 아파나고 환부가 번져져 꽃과 같으며 오래되면 적은 량의 고름이 창면에 만연되여 더러운 냄새를 풍긴다. 창면의 고저가 바위와 같이 평탄하지 않기때문에 암이라고 한다.

실영(失荣) 암중의 하나이다. 《실영(失营)》이라고도 한다. 흔히 경부 혹은 귀의 앞뒤에 생기는데 초기에는 좀쌀알만큼하고 꼭대기가 돌출되였으며 뿌리가 깊고 누르면 돌과 같이 딴딴하고 밀면 움직이지 않으며 벌겋지 않고 뜨겁지도 않으며 아프지도 않고 반년 내지 일년좌우 지나면 종물이 점차 커지고 은은히 아픈감을 느끼며 점차 곪아 터진후에는 더러운 피물이 스며나오면서 더 딴딴하게 되고 창구의 고저가 고르지 않아 바위구멍과 같으며 가슴을 어이는듯 아프다. 늘 혈관이 썩어 끊어지는데서 대량으로 출혈이 생긴다. 거개 근심, 생각, 노여움 등에 의하여 기가 울결되고 혈이 상역하며 담화가 소양, 양명의 락맥에 응결되는데서 생긴다.

신암(肾岩) 일명 《신암번화(肾岩翻花)》라고 하는데 보통 《번화하감(翻花下疳)》이라고 한다. 거개 간신이 평시에 허하거나 혹은 근심, 걱정, 생각이 지나치게 많아서 상화가 속을 드겁게 하여 음정이 마르고 화사가 울결되는데서 생긴다. 초기에는 관상구에 살가시가 한개 생기는데 딴딴하고 가려우며 국부에 삼출액이 있다. 1~2년후이면 음경이 점차 부어나고 살가시가 커져 석류씨와 같이 번져지고 구두가 파렬되여 울퉁불퉁하며 맡기어려운 냄새가 나고 지어는 선홍색의 피가 멸어지고 식욕이 감퇴되며 정신이 나지 않고 맥이 없다. 이 병은 음경암에 속한다.

설암(舌岩) 혀 량쪽 변 두리거나 혹은 혀끝밑에 생긴다. 초기에는 종물이 콩알만큼하고 딴딴하며 점차 커져 버섯과 같기때문에 《설균(舌菌)》이라고도 한다. 종물이 크고 꼭지가 작으며 적자색이고 아프며 인차 곪아터져 심부 및 사방으로 만연되고 변두리가 닭벗처럼 룹기되며 다치면 출혈되고 더러운 냄새가 나며 국부에 삼출액이 있다. 후기에는 혀가 짧아지고 아파서 참을수 없다. 만일 성을 몹시 내고 자극을 받게 되면 터져 피가 나오고 멎지 않는다. 심비의 화독이 극성하여 혀에 맺히는데서 생긴다. 설암 등 병증과 비슷하다.

유암(乳岩) 부녀들에게 많이 발생한다. 근심하거나 성을 내는 등에 의하여 간울 상하고 지나친 생각에 의하여 비를 상하여 기가 정체되고 담이 응결되는데서 생기거나 혹은 충경과 임경의 기능이 실조되여 기가 정체되고 혈이 응결되는데서 생긴다. 초기에는 젖통에 크기가 콩알만큼한 종물이 생기고 점차 커져 장기쪽만큼하며 아프지도 않고 가볍지도 않으며 붉지도 않고 열도 나지 않으되 오래면 점차 커지면서 아픈감이 나는데 아프기 시작하면 멎지 않고 곪아터지기전에는 부은것이 좁쌀알을 쌓아놓은것 같거나 혹은 사발을 엎어놓은것 같으며 피부색이 자색이고 딴딴하다. 점차 곪아터지면 더러운 진물이 흘러나오고 때로는 더러운 냄새가 나는 피가 흘러나오며 곪아터져 깊은것은 마치 바위구멍과 같고 창구의 변연이 일치하지 않거나 울퉁불퉁하여 련꽃씨와 같고 가슴을 찌르는듯 아파난다. 어떤것은 초기에 젖통에 종물이 생기고 종물복판을 누르면 탄성이 있으며 거개 곪아터지기전에 젖구멍에서 피가 나오고 후기에 곪아터지면 고름이 없는 피가 나오고 창구의 중심이 오목하게 들어가며 변연이 딴딴하다. 또 어떤것은 초기에 유훈부위가 붉고 구진이 돋으며 표면이 썩어 피물이 삼출되고 후에는 젖꼭지가 점차 오목하게 들어가고 주위가 딴딴하며 피부가 적갈색이고 후기에는 젖꼭지가 곪아터지고 젖통내엔 딴딴한 종물이 있다. 이상의 3가지는 병적과정에서 환측경부와 겨드랑이밑에서 종대된 딴딴한 종물이 있고 또 부위의 조직과 서로 유착된다. 유선암 등 병증과 비슷하다.

치질(痔) 항문내외에 생긴다. 흔히 평시에 습열이 속에 쌓여있거나 맵고 조열한 음식물을 많이 먹거나 혹은 오래 앉아 혈맥이 통하지 않거나 혹은 경상적으로 대변이 굳거나 혹은 부녀가 해산시에 힘을 지나치게 썼거나 혹은 오랜 리질 등 원인에 의하여 탁기, 어혈이 항문에 류주되는데서 생긴다. 주요증상은 종물이 돌출되고 아프며 피가 나오는 등이다. 종물의 위치에 따라 내치, 외치, 내외치 등으로 나눈다. 각 조항을 자세히 보라.

내치(內痔) 항문치선(肛门齿线) 이상에 생기는데 적자색종물이 돌출되여있다. 초기에는 치핵(痔核)이 비교적 작고

대변시에 선홍색의 피가 떨어지며 아픈감이 없고 치핵이 항문밖으로 탈출되여오지 않는다. 중기에는 치핵이 비교적 크고 대변후에 치핵이 항문밖으로 탈출되여나오고 또 항문내로 들어갈수 있으며 일반적으로 혈변이 비교적 적다. 후기에는 대변후에 치핵이 탈출되여나오고 지어는 기침이 나거나 먼길을 걷거나 오래 서있는 등 정황하에서 탈출되여나오고 저절로 들어가지 않아 손으로 밀어넣거나 혹은 누워있어야 들어간다. 나중에는 경상적으로 탈출되여나오는데서 잘 들어가지 않는다. 만일 치핵이 소실되지 않으면 부어나면서 아프고 지어는 극심하게 부어나면서 아프고 곪기며 나아가서 피사되거나 혹은 화농되는데서 속발성항문루를 일으킨다.

외치(外痔) 항문치선의 밖에 생기는데 육수가 점차 커지고 비교적 굳으며 외표면이 광활하고 대부분 아프지 않으며 피도 나지 않고 단지 이물감을 느끼며 혹은 감염에 의하여 부어나면 아픈감이 나고 부은것이 삭으면 이전과 같게 된다. 육수가 항문전후의 정중부에 생기면 늘 항문이 터지는것이 동반되고 육수가 항문의 왼쪽 중간, 오른쪽 앞, 오른쪽 뒤에 생기면 늘 내치가 동반되며 육수가 고리모양이거나 꽃판모양인것은 경산부에게 많이 생긴다.

내외치(內外痔) 내치와 외치를 겸하여있는 혼잡치질이다. 내치가 생긴 부위가 외치와 련접되여있는바 항문의 왼쪽 중간, 오른쪽 앞, 오른쪽 뒤에 많이 발생하지만 오른쪽 앞에 생기는것을 흔히 볼수 있다.

식육치(瘜肉痔) 직장하단에 군살이 탈출되여나온것을 가리킨다. 거개 아동들에게 많이 생긴다. 색이 빌겋고 연하며 꼭지가 작고 크기가 같지 않은바 제일 큰것은 호두알만큼하다. 일반적으로 한개가

생기거나 간혹 련결되여 생겨 마치 모양이 포도와 비슷하고 아프지 않으며 대변시에 늘 항문밖으로 탈출되여나오고 또 피와 점액이 섞이여있다. 비교적 큰 군살은 손으로 밀어넣어야 들어갈수 있다.

번화치(翻花痔) 내치의 일종이다. 오래동안 항문밖에 번져져있고 표면이 광활하지 않으며 모양이 마치 꽃을 뒤집어놓은것과 같기때문에 번화치라고 한다. 대변시에 피가 나오고 아파서 참기 어렵다.

연항치(沿肛痔) 항문외의 피부에 작은 군살이 돋아나온것인데 이는 매독균의 전염에 습열하주를 겸한데서 생긴다. 항문주위의 피부에 편평한 살이 룽기되고 유백색 혹은 회백색을 띠며 더러운 점액이 흘러나오고 때로는 가렵거나 혹은 찌르는듯이 아프고 심하면 회음에까지 만연되거나 혹은 같은 증상이 구강과 인후 등 곳에서도 나타난다.

쇄항치(锁肛痔) 항문암종(岩肿)에 의하여 항문이 좁아지는 병증을 가리킨다. 초기에는 항문이 처지는감이 나고 변비가 생기거나 대변회수가 많아지며 혹은 대변에 피와 점액이 섞인다. 증상이 점차 며 심해지면서 리급후중이 생기고 대변에 농혈이 섞이며 냄새가 이상한 등이 동반하여 나타난다. 후기에는 대변이 가늘고 진발성복통이 나며 무명골과 복부사이에 종물이 나타나는데 면면하고 밀어도 움직이지 않으며 흔히 《항문옹(肛痈)》 혹은 《항루(肛漏)》가 동반하고 신체가 쇠약해진다.

탈항(脱肛) 직장 혹은 직장점막이 항문밖으로 탈출하는 병증이다. 흔히 체질이 허한 소아와 로인들에게서 나타난다. 거개 중기부족에 의하여 기가 하함되고 항문이 이완되는데서 생기거나 혹은 대장습열이 하주되는것을 겸하는데서 생긴다. 초기에는 대변시에 항문이 탈출되고 저절로 들어갈수 있으나 병이 오래되면 탈출이 비교적 오래고 손으로 받들어넣어야 들어가며 걷거나 피로하거나 기침을 짖거나 힘든 일을 할 때 탈항이 생긴다. 탈출되였을 때에는 아래로 처지는감이 나서 불편한감이 난다. 만일 탈출이 오래되여도 들어가지 않으면 국부가 자적색으로 되고 부어나며 아픈것이 더 심해지고 지어는 궤란된다.

항문루(肛漏) 항문 및 그 주위에 생긴 루관에서 고름이 계속 흘러나오는 병증이다. 《항문루(肛瘘)》라고도 한다. 항문주위의 옹저가 곪은후 창구가 낫지 않는데서 루관이 형성되고 또 내치, 항문파렬 등도 이 병을 일으킬수 있다. 한개의 외구(外口)와 내구만 있고 분지구멍이 없는것을 단순성항문루(单纯性肛漏)라고 한다. 외구가 여러개이고 분지구멍이 있거나 혹은 항문관이 항문주위에 생긴것이 말발굽과 같이 반원형인것은 복잡성항문루이다. 이는 장기적으로 루관에서 고름이 흐르면서 잘 낫지 않는다. 만일 루관의 외구가 막혀 고름이 잘 흘러나오지 않으면 아프고 부어나며 처지는감 등 증상이 나타난다.

파상풍(破伤风) 《금창경(金枪痉)》이라고도 한다. 피부의 상처가 사기(파상풍간균)를 감수하여 경련이 일어나는것을 가리킨다. 병인은 혈허에 의하여 힘줄을 자양하지 못하고 병사가 상처에 침입하여 풍기가 속에서 동하는데서 생기는것이다. 림상표현은 얼굴과 입술이 새파랗고 쓴웃음의 용모를 띠며 근육에 진발성경련이 생기고 각궁반장, 아관긴급, 호흡곤난 등이 생기며 가래소리가 나고 맥이 현하고 삭하거나 현하고 긴한 등이다.

욕창(褥疮) 《석창(席疮)》이라고도 한다. 장기적으로 압박을 받아 국부가 괴사되고 미란되는 창양을 가리킨다. 이 병은 심한 병에서 장기적으로 누워있는 환자에게서 많이 생긴다. 거개 엉뎅이, 어깨죽지, 뒤통수, 팔꿈치와 발뒤축 등에 많이 발생한다. 이는 기혈이 심하게 부족하고 기가 혈을 운행하지 못하는데다가 국부가 압박을 받는데서 생긴다. 환부는 일반적으로 아프지 않고 초기에는 자색반점이 나타나면서 점차 괴사되고 미란되여 썩은 살이 떨어지고 궤양이 형성되는데 비교적 아물기 어렵다.

돔창(冻疮) 얼어서 국부의 혈맥이 응체되는데서 생기는 피부손상이다. 거개 손과 발, 귀바퀴 등 밖에 내놓인 부위에 많이 생긴다. 환부는 먼저 창백하였다가 점차 적자색반점이 생기고 작통이 생기며 가렵거나 저려나는데 경한것은 10여일이면 낮고 심한것은 궤란되여 창으로 되여 아물기 비교적 어렵다.

혈지(血痣) 피부표면이거나 점막국부의 모세혈관이 지속적으로 확장되는데서 생기는 피부병변이다. 홍색 혹은 종색, 청색을 떠고 눌러도 퇴색하지 않으며 크기가 같지 않다. 다수는 피부면보다 도드라지고 표면이 광활하며 다쳐 터지면 피가 흐른다. 이 병은 거개 선천성이고 또한 어떠한 년령에서도 발생할수 있다. 일반적으로 변화하지 않고 또 좀 커지며 불편한감이 없다.

우(疣) 체표에 생기는 연생물이다. 췌우(赘疣)라고도 하고 보통 《천일창(千日疮)》, 《후자(瘊子)》, 《반예(饭蕋)》라고도 한다. 이 병은 거개 손등, 손가락 혹은 머리, 얼굴 등 부위에 많이 생긴다. 환부의 연생물은 초기에 작은것은 기장쌀알만큼하고 큰것은 콩알만큼하며 표면에 도드라져나왔고 그 표면이 거칠며 모양이 화예와 같고 색갈이 회백색이거나 검스레한 누른색이다. 사마귀의 수량은 일정하지 않고 일반적으로 자각증상이 없으며 힘을 주어 누를 때 좀 아픈감이 나고 다쳐서 상하거나 혹은 마찰되면 피가 쉽게 난

다. 치료할 때에는 먼저 처음 생긴 사마귀(보통 모우라고 한다)를 치료하여야 한다. 원발성의 사마귀가 치료되면 계발성의 사마귀는 늘 저절로 없어진다.

변지(胼胝) 손바닥 혹은 발바닥 피부에 많이 생긴다. 장기적으로 눌리우거나 혹은 마찰을 받아 국부의 기혈운행이 정체되여 피부각질이 증생되고 두꺼워지는데서 생기는데 발바닥, 손바닥의 돌출된 부위에 흔히 생긴다. 피부가 두꺼워지는 것은 한가운데가 제일 심하고 만지면 딴딴하고 변연이 뚜렷하지 않으며 표면이 광활하고 황백색 혹은 담황갈색을 떠며 대부분 자각증상이 없다. 그러나 발꿈치 혹은 발바닥에 난 변지는 심하게 눌리우거나 혹은 계발성감염이 생겨 몹시 딴딴하고 부어나서 아프고 걸을수 없는데 이를 《우정전(牛程蹇)》이라고 한다.

계안(鸡眼) 《육자(肉刺)》라고도 한다. 흔히 발가락 및 발바닥앞쪽에 생긴다. 이병은 거개 작은 신을 신었거나 혹은 발뼈가 원래 기형일 때 발부위의 피부가 장기적으로 자극을 받는데서 생긴다. 계안은 원추형각질이 증생되고 딴딴해진것인데 수량이 일정하지 않으며 뿌리가 깊게 들어갔고 피부가 두꺼워지며 꼭대기가 돌출되였고 흔히 아파서 건는데 영향준다.

영순(茧唇) 입술에 발생하는 병증이다. 돌출된 흰 살의 주름이 누에고치와 같기때문에 영순이라고 한다. 초기에는 붉은 입술변연의 외측에 콩알만큼한 군은 종물이 생기고 점차 커지며 딴딴하고 아프며 쉽게 터져 피가 흐르거나 혹은 마치 버섯모양과 같은것이 많으며 궤양된 표면에 늘 더뎅이가 앉고 표면이 평탄하지 않다. 때로는 목, 뺨에 종물이 나타난다. 후기에는 입안이 마르고 목안이 조하며 여윈다. 이 병은 사려를 많이 하여 비를 상하고 심화가 속에 극성하여 비위에 열이 쌓이거나 혹은 신화가 왕성하고 신음

이 부족하며 화독이 입술에 맺히는데서 생긴다.

비두(飞痘) 우두접종부위외에 생기는 두창을 가리킨다. 거개 우두를 놓은후 긁어서 우두독이 전파되거나 혹은 우두독이 체내의 경로를 거처 전파되는데서 생긴다. 우두와 같으나 발열 등 정신성중상이 겸하여 나타난다.

충반(虫斑) 충적(虫积)에 의하여 머리, 얼굴 혹은 목에 겨와 같은 비듬이 계속 생기는 피부병이다. 피부에 변연이 두렷한 원형 혹은 타원형의 회백색 혹은 담백색의 반점이 생기고 그우에 소량의 회백색의 겨와 같은 비듬이 덮이여있고 거개 자각증상이 없다. 단순성강진 혹은 백색강비진과 비슷하다.

체기(体气) 보통 《호취(狐臭)》라고 한다. 습열이 주리의 땀구멍에 울결되는데서 생긴다. 어떤것은 유전에 의하여 생긴다. 몸에서 나오는 땀이 특수한 노린내가 나는것이다. 호취는 겨드랑이부위에서 많이 발생하고 심한것은 유훈, 배꼽, 복고구, 음부 등 곳에서 모두 노린내가 난다.

려풍(疠风) 즉 마풍(문둥이병)이다. 《뢰대풍(癞大风)》이라고도 하고 보통 대마풍(大麻风)이라 한다. 려풍독(疠风毒)에 갑자기 감수되여 사기가 기부에 울체되여 오래되는데서 발생한다. 초기에는 먼저 환부가 마비되여 감각이 없고 후에 는 붉은 반이 나타나고 잇달아 부어나면서 궤양되고 고름은 없으며 오래되면 전신기부에 만연되여 눈섭이 빠지고 눈이 손상되며 코가 내려앉고 입술이 번져지며 발꿈치가 천공되는 등 심한 증후가 나타난다.

횡현(横痃) 《변독(便毒)》이라고 한다. 이는 각종 성병에서 복고구림파결이 종대되는것을 가리킨다. 초기에는 살구씨만큼한것이 나타나고 커져서 거위알만큼하고 딴딴하며 뻣뻣하고 벌겋게 부으며 작열이 나고 혹은 열이 좀 나고 벌겋지 않다. 곪아터진후 고름이 흐르면 창구가 잘 낫지 않는데 이를 《어구(鱼口)》라고 한다. 또 왼쪽에 생긴것을 어구라 하고 오른쪽에 생긴것을 변독(便毒)이라 한다.

양매창(杨梅疮) 즉 매독(梅毒)이다. 창(疮)의 외형이 양매와 같기때문에 양매창이라고 한다. 이 병은 매독을 포괄한 각종 피부병변이다. 만일 피부에 먼저 홍훈이 생기고 후에 반점이 생기면 이를 《양매반(杨梅斑)》이라 한다. 풍진과 같으면 이를 《양매진(杨梅疹)》이라 한다. 붉은 팥과 같은것이 살속에 박혀있고 콩알같이 딴딴하면 이를 《양매두(杨梅豆)》라 한다. 발진이 터지고 살이 밖으로 뒤집혀나오면 이를 《번화양매(翻花杨梅)》라고 한다. 매독이 골수, 관절에 침입하거나 혹은 장부에 만연되면 이를 총칭하여 《양매결독(杨梅结毒)》이라고 한다.

2. 상 과 병 증

정골(正骨) 손상된것을 진단하고 치료하는 전문적학과이다. 또한 고대의학 《13과(十三科)》의 하나이다. 상과 혹은 골상과라고도 한다. 주로 외력작용에 의하여 골(骨), 관절과 연부조직이 상한것을 대상으로 한다. 그러나 같은 류형의 원인에 의하여 일어난 체내의 장기손상도 포괄되여있다.

골절(骨折) 즉 뼈가 부러진것이다. 거개 외래의 폭력이거나 근육의 강력한 견인에 의하여 뼈가 완정성 혹은 련속성이 파괴되는데서 생긴다. 폐합성과 개방성 두가지가 있다. 전자는 피부와 근육이 터지지 않고 골절된곳이 체외와 서로 통하지 않는것이며 후자는 상구가 골절된곳까지 통하고 감염될 가능성이 있으므로 병세가 비교적 심하다. 림상표현은 국부가 붓고 아프며 기형이 생기고 압통이 있으며 뼈마찰음이 나고 고타통이 있는것 등이다. 환자는 갑자기 손상을 받고 아프며 출혈이 생기는데서 쇼크가 발생한다. 이외 골질에 있는 원래의 종양, 결핵 혹은 골수염 등 병변에 의하여 경하게 다치여도 부려지는것을 병리성골절이라고 한다.

탈개(脫骱) 개(骱)란 관절을 말한다. 탈개란 관절탈위인데 《탈구(脫臼)》라고도 한다. 관절을 구성한 골단이 정상적인 런접에 손상을 받아 원래의 해부위치를 벗어난것을 가리킨다. 일반적으로 의상에 의하여 생기는데 거개 견관절과 과관절에 많이 생긴다. 폐합성과 개방성 두가지가 있다. 전자는 피부와 근육이 손상되지 않고 후자는 상구가 탈구된 관절에까지 이르고 감염될 가능성이 있기때문에 병세가 비교적 복잡하고 심하다. 그 주요증상은 국부가 부어나고 아프며 관절기능장애가 생기는것이다. 이외 탈구는 또 기혈이 허약하고 근골이 이완되며 반복적으로 한개 관절에 발생하는것을 중복탈개(즉 습관성탈구)라고 한다. 또 일종 탈개는 선천적부족, 태아발육부전에 의하여 생긴다.

뉴상(扭伤) 근막, 인대, 근건 등 관절부근의 연부조직이 외력의 맹렬한 견인에 의하여 생기는 손상을 가리킨다. 주요증상은 국부가 부어나고 아프며 관절운동이 장애되는것이다.

섬좌(闪挫) 섬상(闪伤)과 좌상(挫伤)의 총칭이다. 몸을 갑자기 돌리거나 굴신할 때 근막, 인대 혹은 근건 등이 갑자기 견인을 받는데서 손상되는것을 《섬상》이라 하는데 이는 뉴상의 범위에 속하며 흔히 허리에 생긴다. 체표가 어떤 물건에 직접 타박되여 근육 등 연부조직이 손상되는것을 좌상이라 한다.

금양(金疡) 즉 《금창(金创)》이다. 날이 예리한 금속기구에 상하고 상처가 곪아터지는 창양을 가리킨다.

도훈(刀晕) 상처에서 출혈이 생기고 아프거나 정신긴장에 의하여 생기는 훈궐(晕厥)을 가리킨다.

안마(추나)(按摩、推拿) 고대에 《안교(按跷)》라고 하였다. 의사가 자기 손이거나 상지로 환자를 협조하여 피동적으로 운동하게 하는 일종 의료방법이다. 기혈을 조화시키고 경락을 소통시켜 신진대사를 촉진하고 항병능력을 제고시켜 국부의 혈액순환과 영양상태 등을 개선하는 작용을 한다. 흔히 쓰는 방법은 안(按)법, 마(摩)법, 추(推)법, 나(拿)법, 유(揉)법, 겹(掐)법, 차(搓)법, 요(摇)법, 곤(滚)법, 두(抖)법 등이 있다. 관절염, 신경통, 연부조직손상과 기타 각종 질병에 응용한다.

추법(推法) 안마와 상과리근(理筋)수법의 일종이다. 즉 손 혹은 손바닥(주로 엄지손가락과 새끼손가락의 복부, 장근부 등이다)으로 환자의 근육을 밖으로 힘있게 밀어주거나 혹은 힘있게 직선식으로 안마하는 법이다.

나법(拿法) 안마와 상과리근수법의 일종이다. 즉 한손 혹은 두손으로 환부의 근육을 쥐고 들면서 주무르거나 혹은 근육을 쥐여들었다가 인차 놓는 방법인데 후자를 《탄근(弹筋)》이라고도 한다.

안법(按法) 안마와 상과리근수법의 일종이다. 즉 손가락 혹은 손바닥을 혈위 혹은 체표의 어느 부위에 대고 일정한 압력을 가하여 아래로 누르거나 혹은 내외의 압력을 가하여 누르는 방법이다.

마법(摩法) 안마와 상과리근수법의 일종이다. 즉 엄지손가락 혹은 손바닥을 손상부위(흔히 연부조직에 댄다) 혹은 혈위에 대고 반복적으로 비빈다.

유법(揉法) 안마와 상과리근수법의

일종이다. 엄지손가락의 복부 혹은 손바닥근부를 일정한 부위에 대고 누르면서 손목관절 혹은 손가락관절을 주로 하여 빙빙 돌리면서 비빈다.

겹법(掐法) 안마와 상과리근수법의 일종이다. 즉 엄지손톱을 주치혈위에 대고 일정한 정도로 누르는 방법이다.

차법(搓法) 안마와 상과리근수법의 일종이다. 두손의 손바닥을 사지 혹은 허리, 잔등에 긴밀히 대고 피부와 근육을 재빨리 쓰다듬으면서 아래우로 반복적으로 돌리는 동작을 한다.

요법(搖法) 안마와 상과리근수법의 일종이다. 두손으로 어느한 관절부위의 량쪽(주로 목, 어깨, 손목, 엉뎅이, 무릎, 발꿈치 등 비교적 큰 관절)을 고정하고 량쪽 관절부위를 흔들어 빙빙 돌리는 운동을 함으로써 관절의 활동기능을 강화한다.

곤법(滾法) 안마와 상과리근수법의 일종이다. 손등의 새끼손가락쪽에 가까운 부분으로 일정한 체표부위를 누르면서 손목부위를 전후좌우로 련속적으로 부단히 돌리는 방법이다.

두법(抖法) 안마와 상과리근수법의 일종이다. 손(두손 혹은 한손)으로 손상된 관절에서 먼 부위를 쥐고 밖으로 잡아당길 때 갑자기 상하전후로 흔들어놓는 방법이다. 그 활동폭도는 생리적으로 허락하는 범위내에서 진행한다. 흔히 허리부위 혹은 어깨부위에 쓴다.

리상속단(理伤续断) 각종 외상, 골상 질병을 처리하는것을 략칭하여 말한다.

정골수법(正骨手法) 골절, 탈구, 뉴상을 치료할 때 사용하는 수법이다. 례를 들면 모(摸)법, 접(接)법, 제(提)법, 안(按)법, 마(摩)법, 추(推)법, 나(拿)법 등이다.

모법(摸法) 상과의 촉진방법의 하나이다. 손상된 질병을 진단하는 주요한 수법이다. 즉 손으로 사지와 몸에 손상된 부위 및 그 주위의 정황을 자세히 만지고 검사하며 따라서 환자의 골절이거나 탈구의 유무 및 골절류형을 판단하여 치료하는 의거로 삼는다.

접법(接法) 상과의 정골수법이다. 골절단 혹은 부서진 골편을 다시 제자리에 넣거나 이어놓는 법이다. 또한 각종 정골수법의 총칭이다.

단법(端法) 상과의 정골수법이다. 바로잡거나 혹은 제자리에 맞추어놓는 의미가 포함되였다. 주로 골상과 골절의 위치가 변화되였거나 탈구된데 사용한다. 의사가 한손이거나 두손으로 상처의 아래쪽의 뼈를 잡고 정확히 제자리에 맞추어넣는 법이다.

제법(提法) 상과의 정골수법이다. 절단되여 처진 골단을 손이거나 노끈으로 우로, 밖으로 잡아당겨 직접 혹은 간접적으로 원래의 위치대로 넣는 일종 견인수법이다.

정골도구(正骨工具) 각종 외상과 골절을 치료하는데 사용하는 도구를 가리킨다. 례를 들면 요주(腰柱), 피견(披肩), 죽렴(竹帘), 삼리(杉篱), 각종 재료로 만든 대소부목, 붕대 등이다. 주로 골절을 고정시키는데 사용한다.

롱목(通木) 고대의 정골도구이다. 즉 너비가 3치, 두께가 2치되는 긴 삼목(杉木)판인데 길이는 환자의 목으로부터 허리까지의 거리에 따라 결정한다. 널판지의 한면은 상하로 오목하게 홈을 파고 그안에 솜을 넣어 환자의 척골에 닿게 한다. 량쪽에는 구멍이 있어 거기로 넓은 띠를 넣어 척주골절을 고정할수 있다. 이 법은 지금 쓰지 않고 모래주머니방식을 대체하여 쓴다.

요주(腰柱) 정골도구이다. 멜대모양이고 넙적하며 길죽한 삼목 4개를 쓰는데

너비가 1치, 두께가 5푼이고 길이가 1자 좌우이며 두끝에는 구멍이 있어 끈으로 련결하여 허리부위의 척골을 동여맬수 있다. 요추골절을 고정하는데 쓴다.

피견(披肩) 고대의 정골도구이다. 이긴 소가죽으로 만든것인데 쇄골골절시에 견부를 고정하는 도구이다. 지금은 굳은 종이판 및 《8》자형붕대로 대체하여 고정한다.

죽렴(竹帘) 고대의 정골도구이다. 외형과 구조가 여름에 문에 치는 참대발과 비슷하다. 그러나 그의 크기는 환부의 구체적정황에 따라 결정한다. 사지가 상한 외면을 싸는데 사지골절을 고정하는데 쓴다. 지금은 《작은 부목》을 대체하여쓴다.

삼리(杉篱) 고대의 정골도구이다. 사지가 상한 현상, 환부의 진단에 근거하여 삼나무가지로 대발(매개 삼나무가지의 량쪽에는 각각 구멍 하나를 내고 노끈으로 꿰여 련결시킨 모양이 마치 대발과 같기 때문에 삼리라고 한다)을 만들어 골절된 사지를 고정하는데 쓴다. 지금은 《작은 부목》을 대체하여 많이 쓴다.

소협판(小夾板) 정골도구이다. 사지가 골절되였을 때 그것을 고정하는데 쓴다. 버드나무, 삼나무 혹은 교질판 등의 재료로 사지의 길이에 따라 만든 장방형의 얇은 판이다.

포슬(抱膝) 정골도구이다. 거개 등나무가지 혹은 참나무가지로 외형은 둥근데 모양으로 만든것인데 슬개골보다 좀 크고 주위에 노끈이 달려있다. 그것을 슬개골우에 놓고 끈으로 동여맨후 무릎을 고정한다. 슬개골골절의 치료에 쓴다.

진정(振挺) 정골에서 사용하는 고타도구이다. 직경이 2~3cm되는 작은 나무막대기인데 다음과 같은데 쓴다. 1)뼈가 상한 국부에 어혈이 생겨 부어났을 때 환부주위를 가볍게 두드리는데 쓴다. 2)머리, 가슴이 상하였을 때 먼저 천으로 머리를 싸고 발바닥을 가볍게 두드리는데 쓴다. 이는 기혈이 잘 통하게 하고 어혈종창이 제거되게 하는 작용을 한다.

리렴(裏帘) 즉 고대의 상과에서 정골할 때 상처를 싸매는데 쓰는 천쪼각을 전문적으로 부르는 명칭이다. 이것은 지금 사용하고있는 붕대와 같다.

반삭첩전(攀索叠砖) 고대정골의 일종 방법이다. 허리부위의 뉴상, 좌상 및 추간판 탈출을 치료하는데 쓴다. 환자로 하여금 두발을 각각 벽돌 석장을 쌓은 우에 서게 하고(즉《첩전(叠砖)》) 동시에 두손을 우로 높이 쳐들고 높이 걸려있는 노끈을 잡아쥐게 한다(즉 《반삭(攀索)》). 이때 의사는 손으로 환자의 허리부위를 붙잡고 다른 한 손으로 세번 상, 중, 하 3층의 벽돌을 뽑아낸다. 이는 척골을 견인시켜 제자리로 들어가게 하는 작용을 한다.

제 11 류 5 관 과 병 증

1. 이 비 후 과 증 병

이롱(耳聾) 귀는 신의 외규이고 담과 3초 등의 경맥이 귀속에서 모이기때문에 일반적인 귀병은 이 세개와 가장 밀접한 관계를 가지고있다. 이롱은 허증과 실증으로 나눈다. 허증이롱은 발병이 비교적 완만하고 초기에는 거개 먼저 청각이 감퇴되는데 이것을 《중청(重听)》이라고 한다. 그 병인은 《하원휴손(下元亏损)》에 의하여 신정(肾精)이 부족되는것이다. 실증이롱은 발병이 급한데 이를 《폭롱(暴聋)》이라 한다. 거개 외상, 풍화에 외감되였거나 혹은 속의 화가 상염하는데서 생긴다.

이명(耳鸣) 귀속에서 자각적으로 매미가 우는 소리가 나거나 혹은 기타 여러가지 소리가 나는감을 느끼는것을 《이명》이라고 한다. 허증과 실증 두가지로 나눈다. 허증은 신음휴손에 의하여 《허화가 상염》하기때문에 혼히 머리가 어지럽고 눈이 어지러우며 허리가 아픈 등 증상이 동반하며 맥이 거개 세하고 약하다. 몹시 노여워 간이 상하여 간과 담의 화가 상역하면 귀속에서 종소리 북소리가 나는것과 같은 소리가 나는데 이는 실증에 속한다.

정녕(耵聍) 《이구(耳垢)》라고도 한다. 즉 외청도의 황갈색분비물이다. 위에 소량의 귀에지가 있는것은 정상적현상이다. 만일 풍열이 서로 항쟁하여 분비물이 대량으로 증가되면 외청도가 막혀 청각에 영향주는데 이를 《정이(耵耳)》라고 한다. 즉 귀에지전색이다.

이정(耳疔) 외청도에 생긴 정창을 가리킨다. 거개 신경화독에 의하여 생기는데 속하는데 정창색이 검고 뿌리가 깊은것을 《암정(暗疔)》이라고 한다. 발작시에 송곳으로 찌르는듯 아프고 또 한열이 나고 머리가 아픈 등이 동반하여 나타난다.

이감(耳疳) 귀속에 생기는 일종 종물인데 검고 냄새가 나는 고름이 흐르는 귀병이다. 거개 습열이 속에 몰켜있거나 간화가 우로 치미는데서 생긴다. 이 병은 만성화농성중이염과 비슷하다.

이옹(耳痈) 귀구멍이 막히고 부어나며 귀뿌리가 뜨겁고 아프며 곪아터져 고름이 흐르는 귀병이다. 외청도절저와 비슷하다.

이치(耳痔) 무릇 외청도내에 작은 종물이 생긴것을 총칭하여 《이치》라고 한다. 혼히 간, 신, 위 3경에 화가 쌓이는데서 생긴다. 병에 걸린 귀는 막히는감이 있고 청각이 감퇴되며 귀에서 소리가 나고 가려운감 등을 느낀다. 이 병은 외청도유두상종과 비슷하다. 종물의 현상이 부동함에 따라 명칭도 다르다. 그중에서 앵두 혹은 오디와 같은것을 《이치》라 하고 대추씨와 같은것을 《이정(耳挺)》이라 하며 크고 꼭지가 작아 마치 버섯과 같은것을 《이심(耳蕈)》이라고 한다.

이후저(耳后疽) 이 병은 3초경 및 담경의 화독에 의하여 생기는데 그 증상은 귀뒤가 부어나고 아프며 곪아터지면 고름이 흐르고 또 혼히 두통, 오한, 발열 등 전신적증상이 동반하여 나타난다. 급성유양돌기염(急性乳突炎)과 비슷하다.

농이(脓耳) 무릇 귀안이 벌겋게 부어나고 뜨거워나며 고막이 터지고 귀구멍에서 고름이 나오는것을 《농이》라 한다. 고

음이 누런것을 《정이(聤耳)》라 하며 흰것을 《전이(纏耳)》라 한다. 간경의 화열에 의하여 생긴다. 환자는 귀구멍이 갑자기 아프고 청각이 감퇴되며 또 한열이 있고 맥상이 현하고 활하며 삭한 등 증상이 동반하여 나타난다. 이 병은 소아들에게 많이 발생하는데 급성중이염과 비슷하다.

비연(鼻淵) 보통 《뇌루(脑漏)》라고 한다. 이 병은 흔히 풍한외감에 의하여 담경열이 뇌에 영향주는데서 생긴다. 그 주요 증상은 코가 막히고 늘 더러운 냄새나는 농탁한 코물이 흐르며 어떤 환자는 코등이 저린감(《소문·기궐론》에서는 《신안(辛頞)》이라고 하였다)이 나고 또 머리가 어지럽고 눈이 어지러운 등 증상이 나타난다. 이 병은 부비강염과 상당하다.

비치(鼻痔) 비강내에 연생종물이 생긴것을 총칭하여 비치 또는 《비식육(鼻瘜肉)》이라고 한다. 이 병은 폐경에 풍, 습, 열 등 여러 사기가 울체되는데서 생긴다. 경한것은 코가 메고 기가 막히며 심한것은 코가 커지고 기형으로 되며 지어는 코구멍밖으로 드리운다.

비절(鼻疖) 코안이거나 코밖에 폐경에 열이 옹체되여 작은 절종이 생겨 국부가 열이 나고 벌겋게 부어나며 아프고 절종이 곪으면 부리가 앉는다. 동시에 입술과 뺨이 벌겋게 부어나고 전신이 불편한 등 증상이 나타난다.

비구(鼻軌) 폐기의 허휴에 의하여 위기(卫气)가 견고하지 못하여 한사를 감수하는데서 생기는 병중이다. 그 표현은 늘 멀건 코물이 흐르고 재채기를 하는것 등이다. 과민성비염과 비슷하다.

비뉵(鼻衄) 코구멍에서 피가 나오는 것이다. 코피가 나는 원인은 매우 많으나 실열증에 의하여 일어나는것을 많이 볼수 있다. 례를 들면 풍온을 외감하여 폐에 열이 있거나 혹은 위경에 열이 쌓여있거나 혹은 간화가 우로 타올라가는 등에 의하여 코피가 난다. 이외 또 음허화왕에 의하여 생긴다.

비감(鼻疳) 이 병은 거개 소아에게 발생하는데 흔히 젖이 소화되지 않아 상초에 열이 쌓이는데서 생긴다. 어떤것은 풍열외사가 폐를 침입하는데서 비감에 걸리는데 그 증상은 코구멍이 벌겋고 가려우며 곪아터져 부스럼으로 되고 아픈것 등이다.

주사비(酒齄鼻) 비적(鼻赤) 혹은 《비사(鼻齄)》라고도 한다. 비위의 습열이 폐를 훈증시키고 혈어가 응결되는데서 일어나는 병중이다. 주요증상은 비두혈관이 확장되고 국부의 피부가 붉으며 병이 오래되면 적자색을 띠고 피부가 두꺼워지며 코끝이 커지고 표면이 울퉁불퉁하게 륭기되며 모양이 연생종과 같다.

후비(喉痹) 비란 막혀서 통하지 않는다는 뜻이다. 인후국부의 기혈이 정체된 병리변화이다. 무릇 인후가 부어나고 아픈 여러가지 병은 막혀서 잘 통하지 못하는감을 느끼고 음식물이 잘 넘어가지 않거나 지어는 넘기기 곤난한데 이는 모두 후비범위에 속한다.

풍열후비(风热喉痹) 거개 풍열사독이 인후부를 침습하는데서 생긴다. 주요증상은 인두부가 붉고 부어나며 작열이 나고 음식물을 넘기기 곤난하며 아픈 등이 나타나는 동시에 머리가 아프고 한열이 나는 등 전신증상이 동반하여 나타난다. 이 병은 급성인두염과 비슷하다.

음허후비(阴虚喉痹) 이 병은 음이 부족하고 화가 왕성하며 허화가 우로 타올라가는데서 생긴다. 주요증상은 환부가 조홍하고 만성출혈을 띠며 인두부가 불편하고 늘 가래가 있는것 같으나 잘 뱉어지지 않으며 음식물을 넘기기 곤난한 등이다. 어떤것은 기타 음허증상이 동반한다. 이 병은 만성인두염류의 병중과 비슷하다.

후옹(喉痈) 후두사이와 그 부근에 발생한 옹양의 총칭이다. 초기에는 늘 추워 나고 열이 나며 넘기기와 언어장애가 나타나고 환부가 붉고 부어나며 열이 나고 아프며 때로는 아픈것이 귀에까지 뻗치고 목에 딴딴한 멍울이 있으며 지어는 인후가 막히여 질식될수 있다. 이 병은 인두부농양에 상당하다. 만일 턱밑의 천돌혈 부위에 생기면 이를 《합하옹(颌下痈)》이라고 한다.

후관옹(喉关痈) 이 병은 흔히 풍열의 독이 인후를 침습하여 국부에 기혈이 응체되고 열독이 맺혀 성하여 곪기는것이다. 국부의 주요증상은 편도선의 한쪽 혹은 량쪽주위가 부어나고 도드라지며 붉고 열이 나며 삼키기 곤난하고 현옹수도 부어나고 변형된다. 이 병은 소아에게 많이 걸리고 흔히 발열 등 전신증상이 나타난다. 이 병은 편도선주위농양과 비슷하다.

상악옹(上腭痈) 후옹(喉痈)의 일종이다. 《현옹(悬痈)》이라고도 한다. 상악부에 생긴 옹양이다. 병인은 거개 심, 신과 3초에 열이 쌓이는데서 생긴다. 주요증상은 상악에 농양이 생겨 도드라지고 혀를 놀리기 곤난하며 음식물을 삼키기 불편하고 또 발열 등 전신증상이 나타난다. 이 병은 상악농양이다.

인후옹(咽后痈) 후옹의 일종이다. 《리후옹(里喉痈)》이라고도 한다. 즉 인후벽에 생긴 농양이다. 거개 풍열이 엉키여 독이 되고 심하게 막혀 곪기는데서 생긴다. 그 증상은 인후벽에 농양이 생겨 도드라지고 붉으며 열이 나면서 아프고 삼키기 곤난한 등이다. 그리고 발열, 두통 등 전신증상이 동반한다.

현기풍(현기옹)(悬旗风、悬旗痈) 이 병은 대부분 위화가 극성하거나 비위에 쌓인 열이 우로 후관을 침습하거나 외상에 의하여 생긴다. 그 주요 증상은 구강내의 현옹수하단의 첨두부에 자색의 혈포가 생기는데 이를 《현기풍(悬旗风)》(일명《현기풍(悬旗风)》이라고도 한다)이라고 한다. 만일 혈포가 상악에 생기고 터지면 미란되고 아프며 음식물을 먹는데 방해가 생기는데 이를 《비양후(飞杨喉)》라고 한다.

후정(喉疔) 이 병은 사열이 속으로 폐, 위에 침습하거나 화독이 우로 후두에 맺히는데서 생긴다. 그 창이 후관의 량옆에 생기고 뿌리가 깊으며 모양이 신못과 같기때문에 후정이라고 한다. 초기에는 오한, 발열, 두통 등 전신증상이 나타나고 국부가 가렵고 저린감이 난다. 만일 정창이 벌겋고 부어나며 꼭대기가 터져 고름이 나오면 순증으로서 치료하기 쉽다. 만일 연하고 함몰되고 부란되면 역증중에 속한다.

후류(喉瘤) 이 병은 거개 간기울결에 의하여 기혈, 담연이 후두부에 응체되는데서 생긴다. 인후부의 한쪽 혹은 량쪽에 붉은 근류가 생기고 그 표면이 광활하고 딴딴하며 다치면 아프다. 중증은 호흡곤난, 연하곤난 등이 나타난다.

후암(후균)(喉岩、喉菌) 이 병은 급성중증에 속하는데 거개 우울하거나 성을 내여 간이 상하거나 지나친 생각에 의하여 비를 상하거나 비신이 평시에 허한데다가 담배를 너무 피우거나 술을 너무 많이 마시는데서 생긴다. 인후부에 종물이 마치 버섯과 같고 좀 도드라지고 두꺼우며 궤란된후 냄새나는 액체가 흐르고 호흡이 장애를 받는다. 만일 병이 후관내에 있으면 목이 쉬고 점차 여위며 오후이면 조열이 난다. 이 병은 후두암류의 질병이다.

음허후선(阴虚喉癣) 이 병은 거개 신음휴손에 의하여 허화가 우로 타올라가 폐음을 상하는데서 생긴다. 그 증상은 인두부의 점막이 궤란되고 돌출되며 색이 검스레하고 오래면 점차 궤란되고 아프며 음식을 먹는데 장애가 생기는것이다. 환자는 늘 오후에 조열이 나고 도한이 나며 녀위는 등 음허내열의 증상이 나타난다. 이 병은 인두점막결핵 혹은 후두결핵과 비슷하고 흔히 페결핵환자에게서 나타난다.

유아(후아)(乳蛾、喉蛾) 이 병은 편도선을 주로 한 인두부병증이다. 《잠아(蚕蛾)》라고도 한다. 이 병은 풍열외사가 서로 항쟁하여 인후에 맺히거나 혹은 허화상염하거나 혹은 기혈응체에 의하여 생긴다. 주요표현은 발병이 급하고 후핵에 충혈이 뚜렷하며 벌겋고 부어나면서 작열이 나고 인두부가 심하게 아프며 편도선 표면에 황백색의 고름과 같은 분비물이 있고 모양이 누에나비와 같은것이다. 즉 급성편도선염이다.

석아(石蛾) 즉 유아의 일종이다. 증상은 유아에서와 비슷하다. 거개 소아에게서 많이 나타난다. 병세의 발전은 완만하고 그리 빨리 낫지 않는다. 후핵이 딴딴하고 종대되기때문에 《석아》라고 한다. 이 병은 만성편도선염과 비슷하다.

후품(喉風) 이 병은 거개 풍열외사를 감수하고 평시에 페위에 열이 쌓여있어 풍화상선(风火相煽)이 나타나 엉키는데서 생긴다. 그 증상은 인후부가 갑자기 부어나고 아프며 호흡이 곤난하고 삼키기 불편하며 또 담연이 심하게 막히고 아관긴급이 생기며 정신이 흐리는 등이 동반한다. 만일 이관긴급이 생겨 입을 다문것이 자물쇠와 같으면 이를 《쇄후풍(锁喉风)》이라 한다. 만일 담열이 막혀 성하여 인후의 안팎이 모두 부어나고 아프며 신속히 만여되여 경부, 악부, 협부, 치은 등 곳에까지 뻗치고 지이는 앞가슴에 만연되여 호흡이 촉박하면 이를 《전후풍(缠喉风)》이라고 한다.

후감(喉疳) 이 병은 거개 후두부에 독이 맺히거나(인후부의 매독이다) 혹은 풍열을 외감하여 인후를 뜨겁게 하거나 또는 위의 열에 의하여 생긴다. 그 증상은 인후 혹은 상악에 크기가 같지 않은 황백색점상궤양이 생기고 때로는 두통, 한열 등 전신증상이 나타나는것이다.

백후(白喉) 이 병은 시행역독(时行疫毒)이 입, 코로부터 들어가 인후에 맺히는데서 생긴다. 환자의 인후부에 백막이 나타나고 점차 확대되여 후관내외에 만연되며 호흡장애가 생긴다. 국부의 백막은 견고하여 벗기면 피가 나온다. 치료가 타당하지 않으면 백막이 후두사이를 막는데서 질식이 생긴다. 이 병은 흔히 가을과 봄철에 많이 생기고 아동들에게 많이 걸린다.

매핵기(梅核气) 이 병은 정지울결(情志郁结)에 의하여 간기에 담(痰)이 섞이는데서 생긴다. 그 증상은 인후가 벌겋지도 않고 붓지도 않지만 인두속에 매화씨만큼한 이물이 막혀있는감이 나서 토해낼 수 없고 삼킬수도 없는것이다. 이 병은 억구(癔球)에 상당하다.

수옹(垂痈) 《자설창(紫舌胀)》이라고도 한다. 심경에 화가 성하고 혈이 막히는데서 생긴다. 갓난아이들이 많이 걸리는데 혀바닥에 죽순껍질과 같은 종물이 생기고 그 속에 피물이 있으며 혀바닥에서 도드라지고 딴딴하며 아프다.

쇄후옹(锁喉痈) 이 병은 거개 페경과 위경이 시사(时邪)풍열을 감수하였거나 혹은 심경의 화독에 풍사가 끼우는데서 발생한다. 만일 옹양이 후두룡기의 밖에 생기면 벌겋고 부어나며 쉽게 후두에 파급된다. 일반적으로 곪아터지고 고름이 나오는것은 치료하기 쉽다.

쇄후독(锁喉毒) 이 병은 심과 소장에 열이 쌓이는데다가 풍한을 외감한것이 응결되는데서 생긴다. 그 증상은 먼저 귀앞에 종물이 생기고 부어나며 아프고 점차 인후에 영향이 미쳐 인후가 부어나고 목안이 막히며 아픈데서 음식물을 넘기는데 방해가 생기는것이다.

순진(唇胗) 《胗》자와 《疹》자는 같은 의미이다. 입술에 생기는 전성창진을 말한다.

구아창(口Y疮) 이 병은 거개 비위에 열이 쌓이는데서 생긴다. 흔히 아동에게 많이 나타나는데 한쪽 혹은 량쪽 입귀가 트고 미란되여 말하거나 입을 벌리고 음식물을 먹을 때 아픈감을 느낀다.

구창(口疮) 이 병은 거개 비위에 열이 쌓이거나 또 체질이 평시에 허하여 허화가 우로 타올라가는데서 생긴다. 그 증상은 구강내의 점막에 콩알만큼하고 황백색의 궤란점이 생긴다. 소아구창은 감적에 의하여 생기기때문에 《구감(口疳)》이라 한다.

구미(口糜) 이 병은 거개 비경에 열이 쌓여 우로 입안을 훈증하여 입안에 태선과 같은 흰 궤란점이 나타나고 아프며 지어는 음식물을 먹는데 방애되는것이다.

순풍(唇风) 이 병은 거개 위경에 평시에 습열이 있고 풍사를 외감하여 풍열이 서로 항쟁하는데서 생긴다. 보통 《로취풍(驴嘴风)》이라고 한다. 아래입술에 많이 생기는데 주요증상은 입술이 벌겋게 부어나고 아프며 오래되면 터져 진물이 흐르는것이다.

아구창(설구)(鹅口疮、雪口) 이 병은 심경과 비경에 열이 쌓이는데서 생긴다. 갓난아이에게 생기는것은 태열이 우로 치미는데 속한다. 그 증상은 입안이 미란되고 혀바닥에 흰 비듬이 가득하며 입과 혀가 아프고 지어는 몸이 열하고 번조한 등 증상이 나타난다.

후사(란후단사)(喉痧、烂喉丹痧) 흔히 겨울과 봄 두계절에 발생하는데 역독의 사기가 코, 입을 거쳐 들어가 폐위에 맺혀 열과 서로 결합하여 열독이 우로 인후에 치미는데서 목구멍이 아프고 벌겋게 부으며 미란되는 등이 나타난다. 열독이 밖으로 기표(肌表)에 나오면 전신피부에 사진(痧疹)이 나타난다. 이외 또 발열, 오한, 두통 등 전신증상이 나타난다. 이 병은 《역후사(疫喉痧)》라고도 하는데 즉 성홍열(猩红热)이다.

2. 안 과 병 증

5륜(五轮) 5륜은 안과의 일종 학설이다. 눈을 바깥주위로부터 중심에 이르기까지 《육륜(肉轮)》, 《혈륜(血轮)》, 《기륜(气轮)》, 《풍륜(风轮)》, 《수륜(水轮)》 등 5개 부위로 나누어 국부가 내장과 서로 관련되여있다는 생리와 병리를 설명하고 또 눈병진단과 치료하는 의거로 삼는다. 육륜은 웃눈까풀과 아래눈까풀에 위치하고 눈까풀은 장에서 비에 속하며 비는 근육을 주관하므로 그의 질병은 흔히 비위와 관련된다. 혈륜은 두 눈귀의 혈락에 위치하고 장에서는 심에 속하며 심은 혈을 주관하므로 그의 질병은 흔히 심, 소장과 관련된다. 기륜은 즉 흰자위로서 장에서는 폐에 속하고 폐는 기를 주관하므로 그의 질병은 흔히 폐, 대장과 관련된다. 풍륜은 즉 검은자위로서 장에서는 간에 속하고 간은 풍목(风木)에 속하므로 그의 질병은 흔히 간, 담과 관련된다. 수륜은 즉 눈동자로서 장에서는 신에 속하고 신은 수(水)를 주관하므로 그의 질병은 흔히 신, 방광과 관련된다. 이 견해는 안과의 일부 림상경험을 총화한것이다. 그러나 5행학설로부터 5륜을 따내여 억지로 끌어맞춘것이므로 응용할 때에는 기계적으로 모방하여서는 안된다.

8곽(八廓) 안과중에서 5륜과 서로 대응되는 일종 학설이다. 부위로부터 말하면 눈의 외부를 장부표리의 관계에 따라 《수곽(水廓)》, 《풍곽(风廓)》, 《천곽(天廓)》, 《지곽(地廓)》, 《화곽(火廓)》, 《뢰곽(雷廓)》, 《택곽(泽廓)》, 《산곽(山廓)》으로 나눈다.

수곽은 눈동자의 수륜에 상당하고 풍곽은 겸은자위부분의 풍륜에 상당하고 천곽은 기륜에 상당하며 지곽은 육륜에 상당하고 화곽, 뢰곽, 택곽, 산곽은 모두 혈륜(내자, 외자의 상방, 하방)에 상당하다. 8곽을 고대 안과에서 변증으로 사용하였지만 여러 학자들의 견해가 갈지 않고 또 봉건미신의 색채가 섞이여있기때문에 후세에 와서는 적게 응용하였다.

침안(토감)(针眼、土疳)《토양(土疡)》이라고도 한다. 안검변연에 나는 작은 절저를 말한다. 거개 풍열 혹은 비위의 열독에 의하여 생긴다. 초기에는 보리알만큼하고 좀 가렵고 부어나며 잇달아 벌겅게 되고 아파서 누르는것을 싫어한다. 맥립종에 상당하다.

안단(眼丹) 이 병은 병인, 부위 등이 침안과 같으나 병세가 비교적 심하고 안검이 천천히 부어나고 붉으면서 아프고 종물이 딴딴하며 누르는것을 싫어하고 지어는 두통, 한열 등 전신증상이 동반한다.

루정(자루)(漏睛、眦漏) 일종 안자부의 질병이다. 간경풍열 혹은 심화치성에 의하여 생긴다. 그 증상은 안내자가 벌겅고 부어나며 계속 발전되면 곪아터져 고름이 흐르고 오래되여도 창구가 나지 않는 등이다. 시간이 오래면 고름이 내자의 루관으로부터 흘러나온다. 이 병은 루낭염(泪囊炎)과 비슷하나.

안포담핵(포검종핵)(眼胞痰核、胞睑肿核) 이 병은 흔히 위장에 열이 맺혀있고 습담과 서로 결합하여 경락을 막는데서 안검사이에 생긴다. 그 증상은 눈까풀속에 딴딴한 종몰이 생기고(흔히 웃안검에 많이 생긴다) 눌러도 아프지 않으며 밀면 이동하고 오래되면 벌겅게 룽기되고 눈까풀이 처져 깔깔해나는것이다. 이 증상은 목우(目疣)라고도 하는데 즉 검판선낭종이다.

안포균독(眼胞菌毒) 이 병은 비경에 습열이 맺히는데서 생긴다. 환자는 눈까풀변연에 작은 물집이 생기고 점차 버섯모양과 같은 연생물이 자라나며 작은 꼭지가 있고 아프지도 않고 가렵지도 않으며 지어는 눈까풀이 번져지고 눈물이 나오며 물건이 잘 보이지 않고 때로는 오래도록 낫지 않는다. 이 병은 안검포진(眼睑疱疹) 혹은 속립진(粟粒疹)과 비슷하다.

풍적창이(风赤疮痍) 이 병은 주로 비경의 풍열독사가 심화와 섞이여 우로 눈에 치미는데서 생긴다. 그 증상은 눈까풀에 붉은 물집이 생기고 궤란되는데 모양이 창이(疮痍)와 비슷하다. 안검염과 비슷하다.

안현적란(眼弦赤烂) 《풍현적란(风弦赤烂)》이라고도 한다. 거개 비위에 습열이 있는데다가 풍사를 외감하는데서 생긴다. 그 특점은 눈까풀변연이 벌겅게 궤란되고 가려우며 아픈것이 때때로 발작하는것인데 중증은 속눈섭이 빠지고 안검변연의 형태가 변한다. 이 병은 안검연염이다.

자유적란(眦帷赤烂) 이 병은 안검연염과 비슷하고 그의 병인은 검현적란(睑弦赤烂)에서와 같다. 주요증상은 량쪽안자가 미란되여 더뎅이가 앉고 또 가렵고 아픈감이 동반하여 나타나며 중증은 지어 안자에서 피가 나오고 속눈섭이 빠진다.

권모도첩(拳毛倒睫) 《첩모도입(睫毛倒入)》이라고도 한다. 안현적락(검연염) 혹은 《초창(도라홈)》의 치료가 타당하지 못하고 오래되여도 낫지 않아 속눈섭이 안쪽으로 말려드는 병증이다. 말려든 속눈섭이 눈알을 찌르기때문에 눈이 깔깔하고 아프며 눈물이 나고 빛을 싫어하는 등 증상이 나타나며 지어는 열은 층의 각막이 궤양될수 있으며 나중에는 운예가 형성된다.

상포하수(검페)(上胞下垂、睑废) 선천성과 후천성 두가지가 있다. 선천성은 거개 발육부전의 후과에 의하여 일어나는데 량쪽 눈에 발생한다. 후천성은 거개 비기가 허약하고 맥락이 실화되여 풍사가 눈까풀을 침습하는데서 생긴다. 흔히 한쪽 눈에 발생한다. 그 증상은 웃눈까풀근육이 무력하여 눈을 크게 뜰수 없기때문에 늘 머리를 쳐들고 이마를 찡그려서 물건을 보는것을 돕는다.

비번점검(睥翻粘瞼) 《피번증(皮翻证)》, 《풍견출검(风牵出瞼)》이라고도 한다. 거개 위경에 열이 쌓이고 간풍이 속에 성하여 풍담습열이 생긴것이 우로 치밀고 기혈이 정체되는데서 생긴다. 눈까풀이 뒤집어져 눈을 감을수 없고 흔히 눈이 마르고 깔깔하면서 아프고 지어는 각막염이 발생한다. 거개 아래 안검에 생긴다.

풍화안통(风火眼痛) 《풍열안(风热眼)》이라고도 하며 보통 《화안(火眼)》이라고도 한다. 급성결막염인데 풍열을 감수하는데서 생긴다. 그 주요 증상은 두눈이 찌르는듯이 아프고 이물이 있는감을 느끼며 분비물이 많아지고 아침에 일어날 때 아래웃눈까풀이 맞붙어져 눈을 잘 뜰수 없으며 결막이 충혈되고 심하면 병세가 급하고 열이 나며 머리가 아픈 등 전신증상이 나타난다.

천행적목(天行赤目) 4계절의 풍열독 려지기를 감수하는데서 생긴다. 그 주요 증상은 눈까풀이 붓고 눈까풀과 흰자위가 벌겋고 가려우며 아프면서 눈물이 나오고 눈곱이 찐득찐득하고 늘 두눈에 선후로 전염되거나 혹은 동시에 병이 생긴다. 이 병은 전염성결막염이다.

화감(火疳) 일종 급성눈병이다. 화감은 화사열독이 몰킨것이 눈흰자위를 침습한 병중이다. 주요증상은 눈흰자위의 깊은 부위에 밖으로 향하여 도드라진 암적색의 과립이 있고 점차 커지며 벌겋고 아프며 빛을 싫어하고 눈물이 나며 물건이 잘 보이지 않고 심하면 品아터져 진물이 흐르면서 루관을 형성한다.

금감(金疳) 이 병은 폐화가 항성하는데서 생긴다. 그 주요 증상은 눈흰자위에 좁쌀알만큼한 과립이 나타나고 주위에 혈관이 둘러싼 작은 물집이 생기는 동시에 눈알이 깔깔하고 빛을 싫어하며 눈물이 흐른다.

백막침정(白膜侵睛) 주로 폐경풍열 혹은 간화가 우로 치미는데서 생기는 병중이다. 그 증상은 검은자위변연에 회백색의 작은 물집이 나타나고 점차 한가운데로 발전되며 심하면 회백색의 작은 물집이 융합되여 커지고 검은자위를 가로막는다. 병이 있는 눈은 빛을 대단히 싫어하고 찌르는듯이 아프며 눈물이 나고 나았다가도 늘 반복하여 발작한다.

초창(椒疮) 이 병은 외계의 독사를 감수한데다가 평시에 비위에 열이 쌓여있어 풍사가 밖을 구속하여 안검맥락을 막아 기혈이 실조되게 하는데서 생긴다. 그 주요증상은 눈까풀의 안쪽점막에 작은 과립모양의 병변이 생기는바 후초와 갈기때문에 《초창》이라고 한다. 이 병은 도라홈과 같다. 환자는 눈안이 깔깔하고 가려우며 빛을 싫어하고 눈물이 나온다. 만일 제때에 치료하지 않으면 흔히 눈까풀 및 각막이 손상되여 운예가 남는데서 시력에 영향을 준다.

속창(粟疮) 이 병은 초창과 비슷하다. 그 주요증상은 눈까풀내에 누렇고 연한 좁쌀알만큼한 과립의 병변이 생기는것이다. 이 병은 초창(도라홈)과 동시에 발생하며 깔깔하고 가려워난다. 중증은 과립이 눈알을 마찰하여 예막을 유발시키는데서 시력에 영향을 준다.

노육반정(胬肉攀睛) 익상노육(翼状胬肉)이다. 이 병은 심폐의 두경에 풍열이 막히는데다가 비위에 열이 쌓이는데서 생긴다. 그 주요 증상은 노육(胬肉)이 눈굽에 돋아나고 회백색을 띠며 점차 검은자

360

위의 각막을 침습하는데서 시력에 영향을 준다.

예(翳) 검은자위부위가 질병에 의하여 투명하고 밝은 빛이 나는 특성이 없어지고 허물로 대체되여있고 경중이 부동하게 시력에 장애가 생기는 이런 병증을 《예(翳)》라고 한다.

운예(云翳) 《응지예(凝脂翳)》 등류의 질병에 걸려 검은자위에 엷고 불투명한 조직을 남겨놓은것이 구름이나 안개와 같기때문에 《운예》라고 한다. 일반적으로 시력에 대하여 영향이 크지 않거나 혹은 경하게 영향준다.

응지예(凝脂翳) 이 병은 독사가 검은자위에 침범한데다가 간, 담에 화가 극성하고 풍열이 막히는데서 생긴다. 그 증상은 머리와 이마가 심하게 아프고 눈이 아프며 잘 보이지 않고 눈물이 물처럼 흐르며 황록색을 띠고 기름이 응결된것과 같기때문에 응지예라고 한다. 만일 제때에 치료하지 않으면 검은자위가 곪아터져 눈동자에 파급되는데서 실명된다. 이 병은 화농성각막염과 비슷하다.

빙하장(冰瑕障) 응지예(화농성각막염)를 만일 일찍 제때에 적당히 치료하면 검은자위에 있는 혼탁이 흡수되고 점모양 혹은 편상박예(片狀薄翳)만 남는데 그것이 얼음과 같거나 옥돌과 같이 밝고 번들번들하다. 일반적으로 시력에 영향이 없거나 혹은 경한 시력장애가 있다.

혼점장(混睛障) 이 병은 거개 간경풍열에 의하여 진액이 뜨겁게 되고 어혈이 응체되는데서 생긴다. 그 증상은 검은자위에 넓은 회백색예장이 가리운것이 마치 부연유리와 같고 시력에 심한 장애가 생긴다. 각막반예(角膜斑翳)와 비슷하다.

취성장(聚星障) 이 병은 간화가 속에 성하고 풍사를 겸한것이 섞이여있어 풍열이 서로 항쟁하는데서 생긴다. 그 증상은 검은자위표면에 작은 별 같은 점이 늘 3~5

색 무리를 지어 나타나고 회백색 혹은 미황색을 띠며 혹은 흩어져있거나 혹은 모여있고 반복적으로 발작한다. 만일 치료를 제때에 하면 예후가 좋고 그러지 않으면 검은자위운예 혹은 곪아터지는 등 중증이 쉽게 생긴다.

선라돌기(旋螺突起) 이 병은 간열이 극심하여 풍륜부분이 라사모양과 같이 도드라져나오고 눈알이 희여지거나 혹은 파래지며 오래되면 검은색으로 변한다. 중하면 실명된다. 이 병은 각막포도종과 비슷하며 각막궤양이 천공되면 홍채가 탈출되여 허물이 생기는데서 이루어진다.

해정(蟹睛) 이 병은 거개 화열이 우로 치밀어 생기는데 치료가 타당하지 않으면 진정고(眞睛膏)가 손상된다. 증상은 《선라돌기》와 비슷한바 검은자위의 변연에 게눈과 같은 신고(神膏)가 가리우고 볼록하게 나온 범위가 일반적으로 비교적 작다. 만일 전부 볼록하게 나오면 나중에는 실명된다.

풍륜적두(风轮赤豆) 이 병은 간경에 열이 쌓이고 기혈이 실조되는데서 생긴다. 그 주요 증상은 풍륜(검은자위)부위에 과립이 돌출되고 흰자위(구결막)에 붉은 피줄이 흩어져있으며 색이 붉은것이 팥알과 같기때문에 풍륜적두라고 한다.

감적상목(疳积上目) 소아감적이 계발하는 일종 눈병이다. 비위가 손상을 받고 간열이 우로 눈에 치미는데서 생긴다. 주요증상은 각막이 혼탁되고 물건이 잘 보이지 않으며 마르고 깔깔하며 빛을 싫어한다. 만일 제때에 치료하지 않으면 심한것은 검은자위가 파손되여 실명된다. 이 병은 비타민A부족증에 의하여 생기는 각막궤양병이다.

야맹(夜盲) 보통 《계맹(鸡盲)》 혹은 《작목(雀目)》이라고 한다. 이 병은 비위가 허약하여 간혈이 결손되고 허하거나 혹은 신음이 부족하여 비타민A가 부족되는데서 생긴다. 그 주요 증상은 밤이거나 어두운 곳에서 물건을 잘 보지 못한다.

고풍작목(高风雀目) 《야맹(夜盲)》중의 일종이다. 선천성부족의 유전성질병이다. 환자가 낮에는 시각이 정상적이지만 밤이거나 어두운 곳에서는 두눈의 시야(视野)가 좁은 관상(管状)으로 되여 곧추로만 볼수 있다. 이 병은 시망막색소변성(网膜色素变性)과 상당하다.

원예내장(여은내장)(圆翳内障、如银内障) 이 병은 간신이 모두 결손되거나 비위가 허쇠하여 운화가 실조되는데서 생긴다. 그 증상은 수정체의 원래 투명도가 없어지고 혼탁되여 시력이 감퇴되거나 혹은 상실된다. 백내장과 비슷하다.

폭맹(暴盲) 폭맹은 거개 간기상역(肝气上逆), 기혈울폐(气血郁闭)에 의하여 생긴다. 환자가 원래 눈에 다른 증상이 없다가 갑자기 한쪽눈 혹은 두쪽눈이 실명된다. 이 병은 시망막중심동맥전색과 상당하다.

청맹(青盲) 이 병은 간신의 부족에 의하여 정혈이 결손된데다가 비위가 허약하고 정기가 눈으로 을라가지 못하는것이 겸하여있는데서 생긴다. 처음에는 시력이 감퇴되고 점차 발전하여 실명되는바 병적과정이 비교적 긴 만성눈병인데 이는 시신경위축과 비슷하다. 청맹의 초기단계에 환자는 자각적으로 물건이 희미하게 보이는것을 느끼는데 이것을 《시첨혼사(视瞻昏渺)》라 한다. 만일 눈앞에서 음영이 겸하여 나타나며 지어는 청록색과 남색이 나타나거나 혹은 적황색이 나타나면 이를 《시첨유색(视瞻有色)》이라고 한다. 시력이 더욱더 감퇴됨에 따라 실명이 생기지만 두눈이 겉으로 볼 때 정상적인 눈과 같으면 이를 《청맹(青盲)》이라고 한다.

황액상충(黄液上冲) 《응지에》의 병세가 만일 계속 발전하여 악화되면 황액상

충이 나타난다. 그 병인은 비위에 열이 쌓인것이 우로 타올라 독사와 같이 치미는데서 생긴다. 주요증상은 풍륜내, 황륜의 앞(즉 해부학상의 전안방)에 황록색의 농성분비물이 나타나며 또 점차 많아져 상계와 수평선을 이룬다. 심하면 풍륜이 천공되는데서 《해정(蟹睛)》이거나 《선라돌기》가 생겨 시력에 영향준다. 이 병은 전안방액체축적과 비슷하다.

혈관동신(血灌瞳神) 병인은 거개 외상에 의하여 혈관이 파손되여 혈액이 밖으로 흐르거나 내열이 지나치게 성하여 눈안의 혈락이 손상되는데서 생긴다. 혈액이 풍륜 및 동신(瞳神)부위에 들어가므로 겉으로 볼 때 동신이 붉은색을 띤다. 만일 제때에 치료하지 않으면 엄중한 후과가 초래된다.

록풍내장(绿风内障) 이 병은 록내장이다. 거개 진음(真阴)이 소모되고 음이 허하고 양이 왕성하며 기혈이 불화한데서 생긴다. 주요증상은 동공이 산대되고 연한 록색을 띠며 물건이 잘 보이지않고 늘 등불주위가 적록색의 원형으로 되여 보인다. 급성으로 발작할 때에는 번마다 극심하게 아프고 오심, 구토가 동반되며 눈까풀이 부어나고 눈알이 충혈된다. 급성기가 완화되면 시력이 심하게 감퇴된다. 이 병은 쉽게 재발되고 점차 더 심해지는데 만일 제때에 치료하지 않으면 실명되기 쉽다.

5풍내장(五风内障) 《청풍(青风)》, 《록풍(绿风)》, 《흑풍(黑风)》, 오풍《(乌风)》《황풍(黄风)》 등 5가지 내장(内障)으로 나눈다. 그 병인은 록풍내장과 같다. 각 색풍을 눈동자가 보는 색이 같지 않음에 따라 이름을 지었다. 《풍(风)》자는 병세의 변화가 빠르다는 의미를 표시한다. 5풍중에서 청풍, 록풍은 병이 비교적 경한것을 표시하고 비교적 흔히 나타난다. 흑풍과 오풍은 적게 나타나며 황풍은 병이 제일 중한것을 표시하는데 실명되기 쉽다.

진정파손(真睛破損) 눈알에 이물이 들어갔거나 혹은 타박에 의하여 천공된것으로서 심한 눈병이다. 만일 처리가 타당하지 않으면 실명된다.

태환내장(胎患內障) 임신부가 병에 걸리거나 혹은 소화흡수가 불량하여 태아발육에 영향주거나 매운 등 자극성음식물을 먹어 어린애가 선천성내장이 생기는것을 가리킨다. 겉으로 볼 때 두눈이 정상적인것 같지만 시력이 부동한 정도로 상실된다.

화예백함(花翳白陷) 풍열의 독사가 검은자위를 침범하여 그 표면에 꽃잎모양과 같은 예막이 생기고 한가운데가 오목하게 들어간것을 가리킨다. 이 병은 거개 열독이 속에 침입하고 간폐에 화가 극성하여 서로 항쟁하는데서 생긴다. 만일 치료가 타당하지 않으면 쉽게 악화되여 해정(蟹睛)으로 변하고 지어는 시력에 심하게 영향준다.

적사규맥(赤絲虬脈) 기륜의 흰자위에 붉은 실처럼 혈맥이 뚜렷이 나타나는 병증을 가리킨다. 거개 혈락이 울체되여 생긴다. 초창, 속창(粟瘡)류의 병증도 늘 적사규맥이 나타난다. 눈이 피로하거나 술을 지나치게 마시는 등 원인도 모두 흰자위의 혈관을 확장시켜 적사규맥을 일으킬수 있다.

적맥전정(赤脈傳睛) 기륜의 흰자위에 량쪽 눈굽으로부터 시작하여 붉은 피줄이 나타나면서 점차 안으로 확장되는것을 가리킨다. 거개 기름기가 많은것을 지나치게 먹어 심화가 항성되여 우로 눈에 치미는데서 생긴다. 이 병은 《적사규맥》과 감별하여야 한다. 후자는 병변이 량쪽 눈굽으로부터 시작하지 않고 흰자위의 어느 부위에서나 시작하고 맥관이 구불구불하게 충혈된다.

적맥관포(赤脈貫布) 일반적으로 기륜에 혈관이 많아져 온 흰자위에 퍼지는것을 가리킨다. 이는 여러가지 눈병의 공동한 증상(례를 들면 초창, 속창, 화감 등이다)이다. 《적맥여류(赤脈如縷)》라고도 한다.

적막하수(赤膜下垂) 《수렴장(垂帘障)》이라고도 한다. 도라홈성각막혈관예와 비슷하다. 이 병은 거개 초창(도라홈)을 치료하지 않았거나 혹은 치료가 타당하지 않은데다가 심, 폐, 간 등 여러 경의 풍열, 내화가 어혈을 응체시키는데서 생긴다. 주요증상은 배렬된 가늘고 작은 혈관이 흰자위의 웃쪽으로부터 아래의 검은자위에로 침입하므로 늘 눈이 가렵고 눈물이 나며 잘 보이지 않고 빛을 싫어한다. 중증은 동공에까지 침입되여 엷은 예막이 생긴다.

혈예포정(血翳包睛) 《적막하수(赤膜下垂)》《수렴장》증이 가일층 악화된것이다. 그 증상은 혈맥이 온 눈에 퍼져 검은자위를 가리워(각막과 홍채부분) 물건이 보이지 않는다. 늘 두통, 변비, 목통(目痛)등 증상이 동반하며 때로는 실명된다.

풍견편시(風牽偏視) 《풍견와사(風牽喎斜), 구안와사(口眼喎斜)》라고도 한다. 주로 비경과 위경의 기가 허하고 락맥이 비여 풍사가 허한 틈을 타서 침입하는데서 생긴다. 그 특점은 눈과 입술이 한쪽으로 비뚤어지고 늘 눈물이 심하게 흐르며 눈을 감지 못하는 등 증상이 나타나는것이다. 이것은 얼굴과 눈을 지배하는 신경이 병에 걸려 입과 눈의 근육장력에 영향주는데서 생긴다.

동신축소(瞳神縮小) 동공이 확대되는 능력을 잃어 축소되는것을 가리킨다. 거개 간신로손에 의하여 허화가 상염하거나 간경풍열이 우로 치미는데서 생긴다. 중한것은 《동신건결(瞳神干缺)》이 생겨 실명된다.

동신건결(瞳神干缺) 동공의 원형상태가 없어지고 변연이 톱날과 같거나 혹은

363

매화꽃과 같은것을 가리킨다. 《응지예》 등 증증이 남겨놓은 후과로서 나중에는 실명될수 있다.

통정(通睛) 보통 《사팔눈》이라고 한다. 즉 한쪽 눈 혹은 량쪽 눈의 검은자위가 상대적으로 눈굽쪽으로 기울어진것인데 어떤 환자는 복시중상이 있어 눈을 가로 뜨고 우로 보아야 물건이 똑똑히 보인다. 거개 중병에 걸렸다난후 눈의 근육손상에 의하여 눈운동의 협조상태가 실조된것이다. 어떤 때는 외상에 의하여 생기기도 한다.

백정일혈(인지장)(白睛溢血、胭脂障) 이 병은 거개 폐경의 열사에 의하여 혈을 핍박하여 망동하게 하거나 또는 술을 지나치게 마시거나 혹은 외상에 의하여 생긴다. 그 주요 중상은 흰자위표면에 부분적으로 출혈이 나타나는데 선홍색이고 그 계선이 똑똑하며 심한것은 충혈현상이 있다. 며칠후이면 저절로 없어지고 예후가 좋다.

흑정파손(黑睛破损) 검은자위(각막, 홍채 등 부분이 포괄함)가 눈병 혹은 외상에 의하여 궤양손상되는것을 가리키는데 이는 심한 병증이다. 만일 처리가 타당하지 않으면 실명될수 있다.

규반권곡(虬蟠卷曲) 흰자위(구결막)의 혈관이 충혈되여 백락이 드물게 만곡된것을 가리킨다.

규맥종횡(虬脉纵横) 흰자위(구결막)의 혈관이 충혈되여 맥락이 가늘고 거칠게 가로세로 지나간것을 가리킨다.

시적여백(视赤如白) 즉 색맹이다. 거개 선천적으로 발육이 불량하여 음정이 우로 눈에 이르지 못하는데서 생긴다. 환자는 일부 색갈이거나 혹은 모든 색갈에 대하여 감별할수 없다.

외장(外障) 눈까풀(안검피부, 근육, 검판과 검결막 등이 포괄함), 눈굽(무기가 포괄함), 흰자위(구결막과 앞부위의 공막 등 부분이 포괄함), 검은자위(각막과 홍채 등 부분이 포괄함)에 발생하는 눈병을 가리킨다. 국부중상에서 눈이 벌겋게 부어나고 눈에서 많은 눈꼽이 나타나는 현상이거나 혹은 성점(星点)운예, 적막(赤膜), 노육(嫋肉) 등이 나타나는것을 총칭하여 외장이라고 한다. 원대·위역림(危亦林) 《세의득효방》에는 외장이 50여종이 쎀여있다.

내장(内障) 무릇 눈알의 내부(동공 및 수정체, 안저 등 부위와 안내조직이 포괄함)의 질병을 총칭하여 내장이라 한다. 원대·위역림 《세의득효방》에는 내장이 23종이 쎀여있다.

제 12 류 의 학 사

4대가(四大家) ①명대의 의학자들은 흔히 장중경(张仲景), 류완소(刘完素), 리동원(李东垣)과 주단계(朱丹溪) 등 네 의학자를 4대가라고 하였다. ②청대의 의학자들은 흔히 류완소, 장자화(张子和), 리동원과 주단계 등 네 의학자를 4대가라고 하였다. 후자를 또 《금, 원(金元) 4대가》라고 하였다. 일반적으로 4대가는 금, 원 4대가를 가리켜 말한다.

금, 원 4대가(金元四大家) 금, 원시대(기원1 115~1368년)의 의학상에서의 4대학파를 가리킨다. 중국의 의학발전은 금, 원시대에 이르러 의학에서 쟁명기풍이 일어났다. 그의 대표로는 류완소(수진)로서 그는 기원 1110~1200년의 사람이다. 그는 질병은 거개 화열(火热)에 의하여 생긴다고 주장하였는바 《6기는 모두 화(火)로부터 변화한다》는 학설을 창도하였으며 치료에서는 한량약을 많이 썼으므로 《한량파》라고 하였다. 장종정(张从正)(자화)는 기원 1156~1228년의 사람으로서 그는 《병치료에서는 사기를 제거하는데 중점을 두고 사기를 제거하면 정기가 안정하게 되므로 공하(攻下)하지 않고서는 병을 치료할수 없다》라고 하였다. 때문에 병치료에서는 한법(汗法), 토법(吐法), 하법(下法)의 세가지를 응용하였으므로 《공하파(攻下派)》라고 하였다. 리고(李杲)(동원)는 기원 1180~1251년의 사람으로서 그는 《사람에게는 위기(胃气)가 근본이다》라고 하면서 비위를 돕는(温补脾胃)법을 잘 썼으므로 《보토파(补土派)》라 하였고 주진형(朱震亨)(단계)은 기원 1281~1358년의 사람으로서 그는 인체에는 《양이 항상 여유하고 음이 항상 부족하다》라고 인정하면서 병치료에서는 《음

을 자양하고 화를 내리우는(滋阴降火)》 방법을 많이 썼으므로 《양음파(养阴派)》라고 하였다. 그들의 학술주장은 그 당시와 후에 모두 일정한 영향을 주었다. 청대 《사고전서총목·의가류(四库全书总目·医家类)》에서는 《유가의 문호는 송대에서 갈라지고 의가의 문호는 금대와 원대에서 갈라졌다》라고 하였다.

경방파(经方派) ①《한서예문지·방기략(汉书艺文志·方技略)》에서는 경방 11개가 썩여있었는데 그 내용에는 비(痹), 산(疝), 단(瘅), 풍한열(风寒热), 광전(狂癲), 금창(金疮), 식금(食禁) 등 내과, 외과, 부인과, 소아과 질병의 치료방법이 포괄되여있는바 이는 일부 한대이전의 림상의학저작이다. ②후세의 의학자들은 《상한론》, 《금궤요략》 등 고전저작중의 방제를 경방이라고 하였는데 처방을 내고 약쓰는 법도가 비교적 엄밀하였다. 의학자들이 이것을 주체로 하여 학술관점에서 하나의 학파를 이룬것을 경방파라고 한다.

시방파(时方派) 한대 장중경이후의 의학자들이 만든 처방을 시방이라고 한다. 후세의 의학자들은 고전의학의 처방을 쓰되 그의 약물구성의 속박을 받을 필요가 없다고 주장하면서 림상치료에서의 처방을 흔히 송대이후의 시방을 많이 썼거나 혹은 병증의 실제정황에 따라 자체로 처방을 지어 약을 썼는데 이것을 시방이라고 한다.

상한파(伤寒派) 한대 장중경이 《상한론》을 쓴후로부터 후세의 의학자들이 자기의 경험과 체험을 결부하여 이 책에 대하여 주해를 달았거나 발전시킨것이 몇백개가 되는바 장중경학설을 발양시키는데

서 일정한 작용을 하였다. 그들의 사이에는 각종 부동한 견해의 쟁론이 있었지만 중경학설을 계승발양하는데는 일치하였다. 이 시기에 이르러 온학학설이 형성되었는바 상한, 온병 사이에 있어서 학술상에서 쟁명이 더욱 발전되었다. 외감열병의 진단과 치료에 대하여 장중경의 상한학설을 존경하는 한 학파들이 이루어졌는데 후세의 사람들은 이를 상한파라고 하였다.

온병파(溫病派) 명대, 청대이래 고대의 상한병을 치료하는 기초에서 장기적인 림상실천을 거쳐 온열병에 대하여 비교적 심각한 인식이 있었는바 온열병의 병인, 병리와 치료원칙방면에서 점차 비교적 완전한 학설이 형성되었다. 온병학설의 형성은 전염병의 예방과 치료에 대하여 더욱더 발전시켰다. 이 학설을 제창하고 찬동하는 의학자들이 한 학파를 형성하였는데 후세의 사람들은 이를 온병파라고 하였다.

질의(疾医) 《주례·천관(周礼·天官)》에 씌여있다. 주대의 의학을 4과로 나누었다. 즉 《식의(食医)》, 《질의(疾医)》, 《양의(疡医)》와 《수의(兽医)》 등이다. 질의는 지금의 내과의사와 상당하다.

양의(疡医) 종양, 궤양, 금창, 절상(折伤) 등 외과질병을 치료하는 의사이다. 《질의》조항을 참고하라.

식의(食医) 봉건제왕 등을 위하여 음식위생을 관리하는 의사이다. 즉 현대의 영양의사와 상당하다. 《질의》조항을 참고하라.

대하의(带下医) 제일 일적 《사기·편작렬전(史记·扁鹊列传)》에 씌여있었다. 대하란 허리띠아래 혹은 대맥(带脉)이하의 부위를 말한다. 부녀들이 《대하병》이 많기때문에 고대에 전문적으로 산부인과질병을 치료하는 의사를 대하의라고 하였다.

13과(十三科) 우리 나라 고대 의학의 분과를 말한다. 원대, 명대의 태의원은 의학을 모두 13과로 나누었다. 원대의 13과는 대방맥과(大方脉科), 잡의과(杂医科), 소방맥과(小方脉科), 풍과(风科), 산과(产科), 안과(眼科), 구치과(口齿科), 인후과(咽喉科), 정골과(正骨科), 금창종과(金疮肿科), 침구과(针灸科), 축유과(祝由科), 금과(禁科)로 나누었다. 명대 태의원의 13과는 대방맥, 소방맥, 한부인, 창양, 침구, 안, 구치, 인후, 상, 접골, 금족(金镞), 안마, 축유 등 과로 나누었다.

당대 4과(唐代四科) 당대 《태의서》에서는 의학을 4과로 나누었다. 즉 의과, 침과, 안마과와 저금과(咒禁科)이다. 의과에서는 또 체료(体疗)(내과), 소소(少小)(소아과), 창종(疮肿)(외과), 이목구치(耳目口齿)(5관), 각법(角法)(부항료법) 등 4개 부분으로 나누었다.

송대 9과(宋九科) 송대의 태의국에서는 의학을 9과로 나누었다. 즉 대방맥, 풍과(风科), 소방맥(小方脉), 창종 겸 절상, 안과, 산과, 구치 겸 인후과, 침 겸 구과, 금족 겸 서금과(金镞兼书禁科)이다. 이것을 송대 9과라고 한다.

청대 9과(清代九科) 청대 태의원내의 의학분과는 같지 않았는바 5과로 나눈것과 11과로 나눈것이 있다. 청대의 9과는 18세기때의 의학을 나눈것이다. 즉 대방맥, 상한, 부인, 소방맥, 창양, 안과, 구치인후, 침구, 정골 등을 가리켜 말한다.

대방맥(大方脉) 우리 나라 고대 의학분과의 일종이다. 전문적으로 성인의 질병을 치료하는것으로서 오늘의 내과와 상당하다.

소방맥(소소)(小方脉、少小) 《유과(幼科)》의 별명이다. 우리 나라 고대 의학분과의 일종이다. 전문적으로 소아질병을 치료하는것으로서 오늘의 소아과와 상당하다. 소아과를 《소소》라고도 한다.

풍과(风科) 고대 의학분과의 일종이다. 송대에 풍과를 설치한것이 대방맥 다음으로 되였는데 학생은 80명이 있었다. 풍과범위에는 각종 《풍》사에 의하여 일어나는 질병이 포괄되여있다.

금족(金镞) 고대 의학분과의 일종이다. 전문적으로 칼, 창, 화살 등에 상한것을 치료하는 하나의 과학이다.

부인(妇人) 의학술어중에서의 부인은 고대에 부인병을 치료하는 전문과를 가리킨다. 《녀과(女科)》라고도 하는데 오늘의 산부인과와 상당하다.

축유(祝由) 고대에 귀신에게 축하하는 미신의 방법으로 질병을 치료하는것을 축유라고 한다. 축설이란 귀신과 관계하는 모양으로 하고 귀신에게 빌어서 재난을 없애고 환자의 고통을 해제시키는것이다. 고대에 통치계급의 위생기구중에는 축유과 혹은 저금과(咒禁科)를 많이 설치하였다.

인두접종법(人痘接种法) 환자의 두창액을 다른 사람에게 접종하여 면역력을 산생시켜 천연두를 예방하는 방법이다. 우리 나라 고대의 의학자들이 발명한 이런 방법은 이미 오랜 력사를 가지고있다. 기원 16~17세기에 이르러 인두접종으로 천연두를 예방하는것은 국내에서 이미 전업화되였다. 그 방법에는 4가지가 있다. 즉 두장법(痘浆法), 한묘법(旱苗法), 수묘법(水苗法)과 두의법(痘衣法)이다. 앞의 세가지는 모두 코구멍에 접종하므로 그 두묘를 《비묘(鼻苗)》라 하고 그의 방법을 《비묘법》이라고 한다. 두의법은 천연두에 걸린 환자가 입었던 옷을 입는것이다. 인두접종법의 창조는 면역학의 선구라고도 볼수 있다. 이 기술은 기원 17세기에 선후 로씨야, 조선, 일본, 아라비아와 구라파, 아프리카 등 각 나라에

전하여갔다. 기원 1717년에 영국에 전하였고 기원 1796년에 영국사람이 우두접종법을 발명하였다.

침구동인(针灸铜人) 구리로 주조하고 침구혈위가 새겨져있는 인체모양이다. 송대에 우리 나라 의학은 상당히 발전되였는바 침구방면에서도 커다란 발전을 가져왔다. 그중에서 대표적인것은 바로 왕유일(王唯一)이 선배의 성과에 대하여 계통적으로 정리한것으로서 그는 침구전문서적 《동인침구도경》을 총화하였을뿐만아니라 동인모형을 주조하는것을 주관하였다. 이런 동인은 교학의 모형으로 삼을수 있을뿐만아니라 또 시험에도 사용할수 있는데 그 방법은 동인모형속에 물을 넣고 밖은 밀랍을 발라 학생들로 하여금 침으로 어떤 혈위를 찌르게 하였다. 만일 취혈이 정확하면 혈에서 물이 흘러나오고 그렇지 않으면 침을 찌를수 없다.

동의(东医) 조선, 웰남 등 나라들에서의 중의에 대한 명칭이다. 일찍 1000여년전에 우리 나라 의학은 조선과 웰남 등 나라의 의학과 서로 교류하였는데 기원 17세기초기에 조선에서 《동의보감》이란 거대한 의학서적을 출판하였다. 조선민주주의인민공화국이 창건된후 전문적인 연구기구——동의연구소를 설치하였다. 웰남민주공화국이 창건된후 동의연구소를 설치하고 《동의잡지》를 출판하였다.

한의(汉医) 일본사람들은 중의를 한의라 하며 혹은 《한방의학(汉方医学)》이라고도 한다. 우리 나라 의학은 일본에 들어간지 이미 1000여년의 력사를 가지고 있다. 이 기간에 두 나라 의학은 교류가 부단히 진행되면서 발전되였는바 일본에는 한의를 연구하는 저작이 비교적 풍부하다. 지금 일본에는 한의를 연구하는 학술단체가 적지 않다. 례를 들면 전 일본한의의사동맹 등이다. 그리고 적지 않은 한방의학서적을 출판하였다. 례를 들면

《한방의 림상》, 《한방의학》 등이다.

련단술(炼丹术) 고대 단약을 만드는 기술로서 근대 화학의 선구자이다. 우리 나라 주대, 진대이래 약물에다 온도를 가하여 승화하는 제약방법을 창조하고 응용하였는데 이는 세계 각국에서 제일 일찍 하였던것이다. 기원 9~10세기에 우리 나라 련단술은 아라비아로 전하여갔고 12세기에 구라파로 전하여갔다. 련단법으로 만든 약물은 외용과 내복 두가지가 있다. 외용하는것은 지금까지도 가치가 있지만 내복하는것은 독성이 비교적 크기때문에 점차 도태되였다. 일부 봉건통치자들이 망상적으로 이른바 《신단묘약(神丹妙药)》을 제련하여 《장생불사》를 도모하려 한것은 황당한것이다.

5금희(五禽戏) 고대의 일종 의료체육이다. 화타(华佗)는 《흐르는 물은 썩지 않고 문지도리는 좀먹지 않는다》는 사상지도하에서 범, 사슴, 곰, 원숭이, 새 등 동작자태를 본받아 단련을 진행하게 함으로써 근골을 활동시키고 기혈이 잘 통하게 하며 체질을 강화시켰다. 5가지 집승의 동작을 본받았기때문에 《5금희》라고 한다.

의경(医经) 중의학술어의 고전저작을 가리킨다. ① 《한서예문지·방기략(汉书艺文志·方技略)》에는 한대이전의 의학서적은 7부로 도합 216권이 기재되여있는데 이것을 의경이라고 한다. 즉 《황제내경》, 《외경》, 《편작내경》, 《외경》, 《백씨내경》, 《외경》과 《방편(旁篇)》 등 7종인데 이는 해부, 생리, 병리와 치료원칙에 관한기초의 학저작이다. ②후세에 와서 《소문》, 《령추》, 《난경》을 의경이라 하였고 또 《난경》, 《상한론》, 《금궤요략》, 《신농본초경》을 의경이라고 하기도 하였으며 또 이상의것을 총칭하여 의경이라고도 하였다.

의안(医案) 즉 병안(病案)이다. 의사가 질병을 치료할 때 변증, 립법(立法), 처방에서 쓰는 약을 련속적으로 기록한것이다. 한대 명의 순우의(淳于意)는 창조적으로 자기가 치료한 25개 의안을 기록하였는데 당시에 이것을 《진적(诊籍)》이라 하였다. 이 책에는 환자의 성명, 주소, 직업, 병리, 변증, 치료, 예후 등이 포함되여있다. 후세의 의학자들은 자기가 치료한 병안기록을 정리하는것을 개인의안으로 하였다. 또 전문적으로 고대와 당시에 유명한 의학자들의 의안을 편집하여 책을 만든것도 있다. 례를 들면 《명의류안(名医类案)》, 《속명의류안(续名医类案)》, 《고금의안 편접자 접필(古今医案按)》 등이다.

의화(医话) 의사의 필기이다. 이것은 일정한 체계가 없이 거개 개인이 림상치료의 연구체험, 독서의 체험, 병치료의 험안(验案), 들은 경험과 의학문제에 관한 고증토론 등을 기록한것이다.

의론(医论) 의사가 개인의 학술견해를 전문적으로 론술한 일종 전문저작이다. 지금의 의학론문집과 상당하다.

태의(太医) 봉건사회시기의 의사에 대한 칭호이다. 즉 태의원의 의사인데 전문적으로 제왕과 궁전관원 등 봉건통치계급을 위하여 봉사한다.

어의(御医) 봉건사회시기의 의사에 관한 칭호이다. 전문적으로 황제 및 궁전가족의 병을 치료한다.

세의(世医) 우리 나라에서 력대의 적지 않은 자식들이 아버지의 사업을 이어 대대로 전하여왔는데 이런 의사들을 《세의》라고 한다. 고대사람들은 세의를 많이 신임하였다.

대의(大医) 봉건사회에서 도덕품질과 의료기술이 모두 좋은 의사를 존경하여 부르는 말이다.

령의(주방의)(铃医、走方医) 낡은 사회에서 하나의 장끼를 가지고 광대한 농촌을 돌아다니는 의사들이 적지 않게 있었다. 그들은 방울을 흔들면서 환자를 부르기때문에 《령의》라고 한다. 이런 사람들의 의술은 대부분 선생이 말로 전해준것이고 제각기 독특한 점이 있다. 늘 일부 초약과 간편한 의료방법으로써 치료효과를 얻었다. 그러나 의사란 구실을 가지고 사람을 기편하는것도 쉬이어 있었다.

무의(巫医) 귀신을 숭배하면서그림을 붙이거나 넘불을 외우는 등 미신방법(일부 약물도 겸하여 쓴다)으로 병을 치료하는것을 수단으로 삼는 직업을 말한다. 무당의 산생은 비교적 오랜바 지금으로부터 약 3,000여년전에 우리 나라 상대와 주대 시기에 생산이 발전함에 따라 기술과 지식을 장악한 사람들의 하나인 무당이 나타났다. 무당은 질병을 치료할줄 알고 또 노래도 부르고 춤을 출줄도 알며 귀신을 대신하여 말하기도 하는데 당시에 통치계급만 무당법으로 병을 치료할수 있었다. 갑골문중에는 이에 관련된 기재가 있었는데 이는 당시 의료활동의 정황을 설명해주고있다. 전국(战国)시기에 이르러 민간의사가 비교적 많았고 편작(진웰의 사람이다)은 《무당을 믿고 의사를 믿지 않는것은 병을 치료할수 없다》라고 일찍 주장을 제기하였지만 의학발전이 제한피 퍼데의 반동계급의 통치하에서 사람을 기편하는 무의들이 여전히 장기적으로 존재하고 있었다. 해방후에 이르러 당과 모주석께서 광범한 근로인민의 건강을 세심히 보살펴주는데서 비로소 무의를 철저히 소멸해버렸다.

람중(郎中) 봉건시대의 벼슬이름이다. 고대에 남방에서 습관적으로 의사를 람중이라고 불렀는데(송대·홍매 《이견지》를 보라) 이런 칭호는 남방의 일부 지구에서는 근대까지도 쓰이고있다.

대부(大夫) 봉건시대의 벼슬이름이다. 청대이전에 태의원의 관원의 직위는 대부와 상당하였다. 때문에 태의원의 5품(五品)이상의 의관(医官)을 모두 대부라고 한다. 북방사람들이 습관적으로 의사를 대부라고 부르는데 이는 지금까지도 계속 쓰이고있다. 홍매의 《용재3필》을 보라.

의공(医工) 고대에 일반적인 의사에 대한 칭호이다. 의공이란 이 명사는 일찍 《내경》에 씌여있었다. 한대에서는 의공장(医工长)을 설치하였는데 이는 궁전의 의학을 주관하는 관원이었다. 당대에는 의공, 침공(针工)과 안마공, 저금공(咒禁工)이 있었는데 이는 직위가 의사, 침사(针师)와 안마사의 아래이고 의생(医生), 침생과 안마생의 우이다.

상공(上工) 고대 기술이 좋은 의사의 칭호이다. 상공으로 칭호할수 있는데 대한 구체적요구는 이러하다. 즉 질병이 아직 발작하지 않았거나 혹은 발작하였지만 발전하기전에 일찍 진단하고 예방치료를 할수 있고 치료률이 95%에 달하여야 한다.

중공(中工) 고대 중등의료기술을 가진 의사의 칭호이다. 그 기술은 상공보다 못하나 《하공》보다는 좋다. 질병치료에서 치료률이 70%에 달하여야 한다.

하공(下工) 고대 의료기술이 높지 못한 의사에 대한 칭호이다. 의료지식의 수준이 낮아 질병이 발작하기전에 치료하는 기술을 장악하지 못하였고 왕왕 질병이 매우 뚜렷하게 나타났을 때 진단하고 치료를 할수 있는데 치료률이 60%밖에 되지 않는다.

량공(良工) 고대 의료기술이 훌륭한 의학자에 대한 칭호이다.

태의서(太医署) 당대 봉건통치계급을 위하여 봉사하는 의료보건기구이다. 이 기구내에는 의학의 각 과를 나누어 설치하였고 의료보건사업을 하는외에 또 의

학교육도 겸하여 관리한다. 송대에 이 기구를 고쳐서 《태의국》이라고 하였으며 명대와 청대에서는 《태의원》이라고 고쳤다.

의림(医林) 즉 의학계를 가리킨다. 고대 혹은 근대의 일부 문장에서는 의림을 의사의 직업으로 대표하여 행업하게 하였다.

교정의서국(校正医书局) 송대 1057년에 교정하고 정리하며 의학서적을 인쇄하여 발행하는 기구가 창설되였다. 송대이전에 우리 나라 의학서적은 매우 풍부하였지만 활자인쇄기술이 발명되지 못하였고 광범히 응용되지 못하였으므로 의학서적은 거개 손으로 베끼거나 판에 글을새겨 찍는데 의지하였기때문에 적 지 않은 오유가 나타났다. 교정의서국에서는 《소문》, 《상한론》, 《금궤요략》, 《금궤옥함경》, 《맥경》, 《침구갑을경》, 《천금요방》, 《천금익방》, 《외대비요》 등 고대의학서적에 대하여 시정하고 인쇄하여 발행하였는데 이것은 의학발전에 대하여 일정한 작용을 하였다.

태평혜민화제국(太平惠民和剂局) 송대 통치계급이 꾸린 일종 약재를 팔고사는 기구이다. 송대에 많은 관리들이 약재를 팔았으며 11세기후기에는 경성에다가 태의국매약소를 설치하고 완제, 산제, 고제, 단제와 주제를 만들어 팔았다. 그후 몇번 이름을 고쳤으며 또 적지 않은 성, 주, 현에서도 잇달아 창설하였다. 당시 약을 만드는 부분을 《수합약소(修合药所)》 혹은 《화제국(和剂局)》이라 하였고 약물을 파는 부분을 매약소 혹은 《혜민국(惠民局)》 혹은 《태평혜민국》이라 하였다.

태의령(太医令) 고대 《태의서》 혹은 태의원의 행정장관이다. 진대와 한대 시기에 이런 관직이 있었다. 태의서 혹은 태의원에서는 행정과 업무를 책임지고 관리하였으며 그 아래에는 《태의승(太医

燕)》을 설치하였으며 태의령의 조수로 되였다.

기황(岐黄) 기백(岐伯)과 황제(黄帝) 두 사람의 합칭이다. 고대에 전해온 말에 의하면 황제가 기백에게 명령하여 의학을 연구하게 하고 경방을 창설하게 하였다. 우리 나라에서 지금 보존하고있는 제일 오랜 의학서적인 《내경》 등은 거개 황제가 묻고 기백이 대답하는 형식으로 쓴것이다. 때문에 력대의 의학자들은 거개 기백과 황제를 의학의 창시자라고 하였다.

화완(和缓) 즉 의화(医和)와 의완(医缓) 두 사람을 가리키는데 모두 춘추시기에 진나라의 의관(医官)이다. 의학상에서 그들의 성과를 후세사람들은 《화완》이라고 불러 훌륭한 의사를 부르는 대명사로 삼았다.

총서(丛书) 각종 단독적인 저작을 한데 모아 판에 새겨서 찍은 서적이다. 의학서적중에서 오랜 회집으로 판에 새겨 찍은 총서는 원대·두사경의 《제생발취(济生拔萃)》(기원 1315년)인데 금대, 원대의 의학자의 저작 19종이 포괄되여있다. 무릇 한집 혹은 선생과 학도 등의 의학저작을 합쳐 찍은것을 《일가총서(一家丛书)》라고 한다. 례를 들면 《장씨의통(张氏医通)》(기원 1695년)은 청대·장로(张璐), 장등(张登), 장탁(张倬) 등 세 사람의 저작이 포괄되여있다. 송대·동급(董汲)의 동급의학론저의 세가지에는 《각기치법총요(脚气治法总要)》, 《소아반진비급방론(小儿斑疹备急方论)》, 《려사비요방(旅舍备要方)》(기원 1093년) 등이 포괄되여있는데 이는 모두 개인의 의학총서이다. 명대, 청대후에는 총서가 점차 많아졌는데 그중에서 력대의 많은 진귀한 의학서적들이 보존되여있었다.

류서(类书) 분문(分门)별로 편집한 서적을 가리킨다. 의학류서적에는 기초의학과 림상의학 등이 포괄되여있다.

그중에서 청대·진봉뢰 등이 편집한 《고금도서집성의부전록(古今图书集成医部全录)》은 대표적인 저작이다.

법의(法医) 《례기·월령（礼记·月令)》중에는 《첨상(瞻伤)》, 《시절《视折》》, 《심단(审断)》 등이 있었는데 이는 고대 법정에서 상하거나 죽은 안건을 검사한 간단한 기록이다. 5대시대의 《의옥집(疑狱集)》(기원 951년)은 화의부자(和疑父子) 지간에 지은것인데 지금까지 보존되고있는데서 제일 오랜 법의저작이다. 송대에는 《내서록》(작자의 이름은 없다), 《절옥구감》(정극이 기원 1213년에 지었다) 등이 있었다. 남송시기에 채용한 《검험격목(检验格目)》과 《검험정배인형도(检验正背人形图)》는 법의학의 내용을 풍부히 하였다. 후에 송자(宋慈)가 《의옥집》, 《내서록》 등서적의 정화를 뽑아 당시 법의학의 새로운 경험을 결부시켜 《세원록(洗冤录)》(기원1247년)을 편찬하였는데 여기에는 인체해부, 시체검사, 현장검사, 기계에 상하고 사망된 원인의 감별, 당시의 각종 독물 및 구급해독의 방법 등이 포괄되여있었다. 이 책은 고대 법의의 명저이며 국외에 대해서도 비교적 큰 영향을 주었다.

수의(兽医) 전문적으로 가축의 질병을 치료하는 의사이다. 《주례(周礼)·천관(天官)》을 보라. 지금 보존되고있는 수의서적으로는 작자의 이름이 류실된 《안기집(安骥集)》(기원 906년이전에 당대의 가성(贾诚)이 다시 정리하였다), 명대 유인(喻仁), 유걸(喻杰)의 《원형료마집부우경·타경(元亨疗马集附牛经·驼经)》 등이다.

서목(书目) 도서목록을 기재한 서적이다. 우리 나라 의학서적의 도서목록을 례를 들면 명대·은중춘(殷仲春)의 《의장도서목록》(기원 144년), 청대·릉환(凌奂)의《의학신전(医学薪传)》(기원 1892년) 등이다. 또 례를 들면 《4고전서총목제요·의

가류》(기원 1782년), 청대·조화(曹禾)의 《의학독서지》(기원 1892년) 등은 도서목록을 기재한외에 또 매개 서적에 대하여 간단명료한 평가와 소개를 하였고 또 작자의 평생, 성적의 류행 및 수개 등이 고증되여있었는데 이는 의학서적의 도서목록 요점이다.

전서(全书) ①개인저작의 총서를 가리킨다. 례를 들면 명대·장개빈(张介宾)의 《경악전서(景岳全书)》(기원 1624년)는 장개빈의 각종 의학서적이 포괄되여있었다. ②회집하여 판에 새겨 적은 총서를 가리킨다. 례를 들면 청대·숭문재(崇文斋)의 《중경전서》(기원 1894년)는 명대·장경자의 《집주상한론(集注伤寒论)》, 한대·장중경의 《금궤요략방론》, 금대·송운공(宋云公)의 《상한론중》, 청대·조동재(曹东斋)의 《운기장결록(运气掌诀录)》, 금대·성무기(成无己)의 《상한명리론(伤寒明理论)》이 포괄되여있다. ③분문으로 론술한 의학서적을 가리킨다. 례를 들면 명대·공정현(龚廷贤)의 《제세전서(济世全书)》(기원 1620년)이다. ④전문적제목을 연구한 의학서적을 가리킨다. 례를 들면 명대·장학등(张鹤腾)의 《상서전서(伤暑全书)》(기원 1623년), 청대·사옥경(谢玉琼)의 《마과활인전서(麻科活人全书)》(기원 1748년) 등이다.

방서(方书) ①전문적으로 방제(方剂)를 기재하였거나 혹은 론술한 저작을 가리킨다. 례를 들면 청대·왕앙(汪昂)의 《의방집해(医方集解)》(기원 1964년), 청대·포상모의 《험방신편(验方新编)》(기원 1864년) 등이다. ②일반적으로 처방이 씌여있는 의학서적을 가리킨다. 례를 들면 류서(刘恕)의 《통감외기(通鉴外记)》에는 《처방을 쓴것은 백성의 질병을 치료하기 위한것이다》라고 하였는바 이것은 일반적인 의학서적을 가리키는것이다. 왜냐 하면 의학서적에는 방제가 많이 씌여있기

매문이다. 또 례를 들면 《천금요방》(기원 652년), 《천금익방》(기원 682년)은 비록 《방(方)》이라고 책의 이름을 지었지만 실제상에서는 기초의학과 림상분과가 포괄되여있다.

학, 선, 집(学、撰、辑) 의학서적작자의 아래에다 매로는 《학(学)》자를 가하는바 실제에서는 편찬이다. 《학》이란 학습, 겸손하다는 뜻을 가리킨다. 선(撰)도 역시 편찬의 뜻이다. 집(辑)이란 편집, 회집이다. 례를 들면 《신농본초경(神农本草经)》 원서적은 흩어져 없어지고 청대·손성연(孙星衍) 등이 《증류본초(证类本草)》 중의 요점을 꼴라 책을 만든것을(기원 1769년) 집본(辑本)이라고 한다.

명, 자, 포(名、字、甫) 명(名)이란 정명을 가리킨다. 례를 들면 장기(张机)의 기(机)는 정명이다. 중경(仲景)은 자(字)이다. 후세에서 쓰는 포(甫)자는 실제상에서 《자(字)》이다. 례를 들면 《주학해·징지포(周学海·澂之甫)》는 《주학해》이고 자는 《징지》라는 뜻이다.

휘강(汇讲) 개인의 단편저작을 모아서 판을 새겨 적은 서적을 가리킨다. 례를 들면 청대·당대렬(唐大烈)의 《오의휘강(吴医汇讲)》은 당시에 의사의 단편저작을 수집한것이고 수시로 얻는것을 수시로 적은것이 모두 11권이 되는데 이는 실제상 우리 나라에서 제일 일찍한 의학잡지이다.

부 록(附 录)

1. 중의상용단자(中医常用单字)

从

1. 《淙》자로 읽는다.

①정상하다. 《소문·음양응상대론》에는 《此阴阳反作, 病之逆从也》라고 씌여있다. 《病之逆从》의 뜻은 병의 이상과 정상적 변화이다.

②순종하다. 《소문·지진요대론》에는 《甚者从之》라고 씌여있다. 즉 심한 병에는 그의 병기(病气)에 순종한다는 뜻이다.

③맞다. 《소문·골공론(素问·骨空论)》에는 《从风憎风》이라고 씌여있다. 여기의 《从风》이란 즉 풍사를 맞이한데서 감수되였다는 뜻이다.

④일종 치료방법이다. 례를 들면 《从治》〈즉 반치(反治)를 말함〉이다.

2. 《蓯》자로 읽는다.

침착하다. 《소문·시종용론(素问·示从容论)》중의 《从容》 두 글자는 본래 행동에 제한이 있다는 뜻이다. 여기서는 주로 병치료의 법도를 준수하여야 한다는 뜻을 가리킨다.

切

①안마와 절맥의 략칭이다. 《절진(切诊)》은 4진의 하나이다. 《령추·종시편》에는 《必切而验之》라고 씌여있고 《소문·3부9후론》에는 《切而从之》라고 씌여있다. 《절진》조항을 참고하라.

②극심하다. 례를 들면 《절통(切痛)》이란 극심하게 아프다는 뜻이다. 《령추·사기장부병형편》에는 《肠中切痛而鸣濯濯》라고 씌여있다.

③급속하다. 《소문·조경론》에는 《必切而出, 大气乃屈》라고 씌여있다. 즉 침을 급속히 빼야만이 항성된 사기가 해제될수 있다는 뜻이다.

内

《纳》의 의미와 같다.

①용납하다. 《령추·영기편》에는 《营气之道, 内谷为宝》라고 씌여있다.

②찌르다, 넣다. 《소문·8정신명론(素问·八正神明论)》에는 《以息方吸而内针》라고 씌여있다. 환자가 방금 숨을 들이쉴 때 침을 찌른다는 뜻이다. 《금궤요략·경습갈병맥증병치》에는 《内药鼻中》이라고 씌여있다. 즉 약을 코구멍에 넣는다는 뜻이다.

③성교하다. 《소문·5장생성편》에는 《醉而使内》라고 씌여있다. 《使内》란 즉 성교를 말한다.

欠

①하품하다. 《령추·9침론》에는 《肾主欠》이라고 씌여있고 《금궤요략·복만한산숙식병맥증치(金匮要略·腹满寒疝宿食病脉证治)》에는 《夫中寒家善欠》이라고 씌여있다. 즉 한사가 침범한 환자는 정상적으로 하품을 한다는 뜻이다. 또는 《欠㰦》이라한다. 즉 입을 벌리고 숨을 쉬는 모양을 말한다.

②부족 혹은 결핍하다. 《령추·경맥론》에는 《小便数而欠》라고 씌여있다. 즉 소변회수가 많고 량이 적다는 뜻이다.

引

①당긴다, 견인하다. 《소문·거통론에는 《或心与背相引而痛者, 或胁肋与少腹相引而痛者, 或腹痛引阴股者。》라고 씌여있다. 즉 한곳에서 아파나는것이 기타 부위까지 켕긴다는 뜻이다.

②경련. 《소문·지진요대론》에는 《诸寒收引》라고 씌여있다. 무릇 한중에 의하여 구급경련이 일어나고 굴신이 불리한것이 나타난다는 뜻이다.

③빼다. 례를 들면 《引针》이다. 즉 침을 찌른후 침을 빼는것이다(《소문·8정신명론》).

主

①주관하다, 관련되다. 《소문·선명5기편》에는 《五藏所主, 心主脉》이라고 씌여있다. 즉 5장은 신체 각 부위에 대하여 각기 주관하고 또 그것들과 관련되여 있다는 뜻이다. 례를 들면 심은 혈맥과 관련되여있다.

②제약을 받다. 《소문·5장생선편》에는 《心…, 具主肾也》라고 씌여있다. 즉 심은 신의 제약을 받는다는 뜻이다.

③주되다. 《소문·지진요대론》에는 《则治主病》이라고 씌여있다. 즉 주되는 병증을 치료한다는 뜻이다. 또 《有毒无毒, 所治为主》이라고 씌여있다. 즉 약물에 독이 있거나 없거나를 막론하고 질병을 치료하는것이 주된다는 뜻이다.

④객(客)기와 반대되는 뜻이다. 《소문·6원정기대론》에는 《必安其主客》이라고 씌여있고 또 《所谓主气不足, 客气胜也》라고 씌여있는데 이는 맥상을 가리켜 말한다. 례를 들면 《소문·음양류론》에는 《先至为主, 后至为客》이라고 씌여있다.

⑤주치이다. 《상한론·변태양병맥증병치상》에는 《桂枝汤主之》라고 씌여있다. 즉 계지탕으로 주치한다는 뜻이다.

写

①《泻》의 뜻과 같다. 《泄》를 해설하는데 쓴다. 《소문·지진요대론》에는 《以苦写之》라고 씌여있다. 즉 쓴맛이 있는 약물로 그 기를 배설시키거나 그 열을 제거한다는 뜻이다. 또 례를 들면 《濡写》이다. 즉 수사(水泻)이다.

②일종 침자수법을 가리킨다. 《령추·9

침12원편》에는 《补写之时, 以针为之》라고 씌여있고 《령추·자절진사편》에는 《泻其有余, 补其不足, 阴阳平复, 用针若此……。》라고 씌여있다.

平

1. 《瓶》자로 읽는다.

①정상이다, 조화되다, 균형되다. 《소문·평인기상론》, 《령추·평인절곡편》의 《平人》이란 정상적이고 무병한 사람을 가리킨다. 《령추·종시편》에는 《所谓平人者, 不病》이라고 씌여있고 《소문·탕액료례론》에는 《巨气乃平》이라고 씌여있다. 즉 정기(正气)가 여전히 정상적이고 조화된다는 뜻이다. 《소문·지진요대론》에는 《以平为期》라고 씌여있다. 즉 조화와 균형적인 목적에 이른다는 뜻이다. 《소문·지진요대론》에는 《调其气, 使其平也》라고 씌여있다. 기혈을 조화시켜 음양이 균형되게 한다는 뜻이다. 또 례를 들면 《平脉》이라고 씌여있다. 즉 정상적인 맥을 가리킨다.

②《平旦》이란 날이 밝을무렵을 가리킨다.

③균형되게 조절하다, 억제시켜 치료하다. 《령추·근결편》에는 《上工平气》라고 씌여있다. 즉 고명한 의사는 환자의 음양의 기를 균형되게 조절한다는 뜻이다. 《소문·지진요대론》에는 《是故平气之道…》라고 씌여있다. 즉 기를 조절하는 법칙을 가리킨다. 또한 의사가 자체의 호흡을 조절한 다음 환자의 맥을 집는것을 가리키는데 이를 《平息》이라고 한다(《소문·평인기상론》). 《惊者平之》란 즉 경계증에 걸렸을 때 진정시키는 치료법을 써서 안정시킨다는 뜻이다.

2. 《使》자로 읽는다. 고대에 《辨》자와 같은 의미로 씌었다. 《辨》은 본래 《釆》로 씌었고 간략하여 《平》로 썼는데 이는 착오적으로 《平》으로 쓴것이다. 즉 감별이나 치료한다는 뜻이다. 례를 들면 《平脉(法)》은 맥을 감별하는 방법을 말하고 《平

虚实》은 허와 실을 감별한다는 뜻이다.

厉

①맹렬하다, 질병이 재빠르다. 《癞》의 뜻과 같다. 《厉风》란 문둥병이다. 《소문·풍론》에는 《厉者, 有荣气热胕, 其气不清, 故使其鼻柱坏而色败, 皮肤疡溃》라고 씌여있는바 여기에서 서술한 병증은 문둥병과 비슷하다.

②질역(疾疫)이다. 《소문·6원정기대론》에는 《民乃厉》라고 씌여있다. 즉 사람들에게 류행성질병이 발생된다는 뜻이다.

矢

①《屎》의 뜻과 같다. 《소문·해론》에는 《咳而遗矢(《失》로 써야 할것을 당시에 《矢》로 잘못 썼다)》라고 씌여있다. 즉 기침을 짖는데서 대변이 제약되지 못한다는 뜻이다.

②《矢气》는 《失气》와 같다. 즉 방귀를 뀐다는 뜻이다. 《소문·해론》에는 《咳而矢气》라고 씌여있다.

白

①음탁(淫浊)하다. 《소문·옥기진장론》에는 《出白》이라고 씌여있다. 즉 소변에 흰 혼탁액이 나가는것을 가리킨다. 《백음(白淫)》이라고도 한다.

②가을철의 금기(金气)의 대명사이다. 《소문·기교변대론(素问·气交变大论)》에는 《白乃不复》라고 씌여있다. 《백(白)》이란 가을철의 금기(金气)의 대명사이다.

③페의 대명사이다. 례를 들면 송 대전을(钱乙) 《소아약증직결(小儿药证直诀)》중의 《泻白散》은 폐열을 주로 사하는 방제이다.

并

①모이다. 《소문·음양응상대론》에는 《阴者其精并于上》이라고 씌여있다. 즉 정기(精气)가 우에 모여있다는 뜻이다.

②더욱 심하다. 《소문·생기통천론》에는 《阴不胜其阳……并乃狂》이라고 씌여있다. 즉 음기가 양기를 타승하지 못하면 양기가 더욱 심해져 발광한다는 뜻이다.

③련결되여있다, 서로 통하여있다. 《소문·생기통천론》에는 《上下不并》이라고 씌여있다. 상하가 련결되지 못하고 통하지 않는다는 뜻이다.

齐

①완화하다, 같다. 가지런하다로부터 정상적이다라는 뜻을 이끌어낼수 있다. 《소문·5상정대론》에는 《其收齐》라고 씌여있다. 그의 원문은 《收》기와 《长》, 《化》의 기가 완화하다는것을 가리킨다. 즉 《걷어들이는 (收)》기가 정상적이라는 뜻이다. 또 《其生齐》라고 하는데 이는 기가 생기는것이 정상적이라는 뜻이다.

②《剂》와 같다. 《령추·종시편》에는 《其时为齐》라고 씌여있다. 여기에서의 《齐》는 침을 찌르는 회수와 깊은 정도가 내복하는 약의 첩수와 비슷하다는것을 가리킨다. 또 례를 들면 《소문·옥판론요편(素问·玉版论要篇》에는 《必齐主治》라고 씌여있다. 즉 반드시 약제를 써서 치료하여야 한다는 뜻이다.

③《배꼽을 가리킨다》. 《소문·복중론(素问·腹中论)》에는 《居齐上为逆, 居齐下为从》라고 씌여있다.

过

①심하다, 병변, 부정상하다. 《소문·시종용론》에는 《五藏之过》라고 씌여있다. 즉 5장의 병변을 가리킨다. 《有过之脉》이란 비정상적인 맥상을 말한다. 《소문·6원정기대론》에는 《观气寒温、以调其过。》라고 씌여있고 《령추·한열병편》에는 《视有过者取之》라고 씌여있다.

②이르다, 도달하다. 《금궤요략·페위페옹해소상기병맥증치》에는 《热过于营》이라고 씌여있다. 즉 열사가 이미 영분에 이르렀다는 뜻이다.

夺

①상하다, 손실되다. 《소문·경맥별론》에는 《惊而夺精》이라고 씌여있다. 즉

놀라 정기가 손상된다는 뜻이다. 《소문·맥요정미론》에는 《脉与五色俱夺》라고 씌여있다. 즉 맥과 색이 모두 어느정도 손상되어 상실되였다는 뜻이다. 또 례를 들면 《夺血》인데 이는 실혈(失血)을 말한다. 《夺汗》은 땀을 지나치게 많이 흘리는 것을 가리키고 《夺气》는 기를 지나치게 많이 소모하는것 등을 가리킨다.

②감별하다, 결정하다. 《소문·옥판론요편》에는 《治在权衡相夺》이라고 씌여있다. 즉 치료할 때 반드시 경중과 허실을 감별하여 치료법을 결정하여야 한다는 뜻이다.

③치료법을 가리킨다. 례를 들면 《土郁夺之》이다. 유관 조항을 참고하라.

华

1. 《滑》이라고 읽는다.

①광택, 광채, 영화 등을 가리킨다. 《소문·해정미론》에는 《华色者其荣也》라고 씌여있다. 즉 광채는 그의(심장을 말함) 밖에 영화가 나타난다는 뜻이다. 또 례를 들면 《面色不华》라고 하는데 이는 얼굴에 있어야 할 광택이 없어져 얼굴빛이 좋지 못한것을 말한다.

②좋다. 례를 들면 《华食》이다. 즉 좋은 음식물이다. 《소문·이법방의론》에는 《西方之民, 华食而脂肥》라고 씌여있다.

2. 《花》로 읽는다. 《花》의 뜻과 같다. 례를 들면 《华脉》은 맥상이 경하고 부하여 마치 초목의 꽃과 같다고 비유한 것이다. 《소문·대기론(素问·大奇论)》에는 《脉至如华者, 令人善恐》이라고 씌여있다.

伐

공벌이다. 또 해친다는 뜻도 포함되여있다. 《소문·위론》에는 《阳气内伐》라고 씌여있다.

后

①대변을 가리킨다. 《소문·맥해편(素问·脉解篇)》에는 《得后与气》라고 씌여있

고 《소문·궐론》에는 《后不利》라고 씌여있는데 여기의 《后》는 모두 대변을 가리킨다. 《后血》이란 혈변을 가리킨다(《령추·백병시생편(灵枢·百病始生篇)》).

②맥상이 손가락에 닿이는것이 상하 좌우로 갈지 않은것을 형용한것이다. 《소문·3부9후론》에는 《一候后则病, 二候后则病甚, 三候后则病危, 所谓后者, 应不俱也》라고 씌여있다.

合

①배합하다. 《소문·5장생성편》에는 《心合脉、肺合皮、肝合筋》 등등이라고 씌여있다.

②서로 적응되다. 《소문·5장생성편》에는 《心欲苦…, 此五味之所合也。》라고 씌여있다. 즉 5미는 5장과 서로 적응된다는 뜻이다.

③닫히다, 막히다. 《소문·진요경종론(素问·诊要经终论)》에는 《地气合。》이라고 씌여있다. 즉 땅과 대기는 닫혔다는 뜻이다.

④합혈을 가리킨다. 유관 조항을 참고하라.

约

①통제하다, 약속하다. 《소문·선명5기론》에는 《膀胱……不约为遗溺。》이라고 씌여있다. 《不约》란 방광이 소변을 제약하고 통제하는 기능이 상실된것을 가리킨다. 또 《상한론·변양명병맥병치》에는 《其脾为约》라고 씌여있다. 즉 비가 허하여 위의 진액이 운행되지 못하여 비의 운행 기능이 위열에 약속되는데서 변비증후가 나타나는것을 가리킨다.

②요약, 규칙, 법칙이다. 《소문·5상정대론》에는 《有毒无毒, 服有约乎?》라고 씌여있다. 즉 독이 있는것과 독이 없는 약은 그 용법에 규칙이 있는가? 하는 뜻이다. 《령추·음양25인편》에는 《刺之有约乎?》라고 씌여있고 또 《针约》이라고 씌여있는데 이는 모두 침을 찌르는 법칙을

겨리킨다.

否

《痞》의 뜻과 같다. 《痞塞》란 막혀서 통하지 않는다는 뜻이다. 《소문·5상정대론》에는 《病否》라고 씌여있다. 비색(痞塞), 비민(痞悶)의 병에 걸린것을 말한다. 또 례를 들어 《心下否痛》이라고 하는데 이는 심하에 비기가 막혀 아프다는 뜻이다. 《소문·지진요대론》에는 《皮肤否肿》라고 씌여있다. 즉 피부에 비기가 막혀 부어나는것을 말한다. 《소문·6월정기대론》에는 《太阴所至, 为积饮否隔》라고 씌여있다.

伛

구루, 꼭배, 타배이다. 《소문·자금론》에는 《中髓为伛》라고 씌여있다. 즉 침을 깊게 찔러 척수를 상하면 구루가 생길수 있다는 뜻이다. 구루를 《구루(痀偻)》라고도 한다.

泣

여기에서는 《色》이라고 읽는다. 《濇》와자 같다. 《소문·경락론》에는 《寒多则凝泣》라고 씌여있다. 즉 한기가 많으면 혈맥이 응체되여 잘 통하지 않는다는 뜻이다.

饮

①국물, 음식물, 음료를 가리킨다. 《소문·경맥별론》에는 《饮入于胃, 游溢精气》라고 씌여있다. 또는 탕약을 식혀서 머는것을 《饮》이라고 한다.

②병증의 이름이다. 《소문·지진요대론》에는 《民病饮积》이라고 씌여있고 《소문·기교변대론(素问·气交变大论》에는 《甚则……饮发中满》이라고 씌여있다. 또 례를 들면 《담음(痰饮)》, 《음가(饮家)》, 《음롱(饮痛)》, 《음벽(饮癖)》 등등이다.

舍

머물러있다, 기숙하여있다. 사기가 침입되여 장에 머물러있는것을 가리킨다. 《소문·비론》에는 《内舍五脏六腑》라고 씌여있고 《령추·본신편》에는 《脉舍

神》이라고 씌여있다. 즉 사기가 혈맥중에 기숙하여있다는 뜻이다.

泄

①루설되다, 나타난나는 뜻이다. 《령추·음양25인편》에는 《得而泄之》라고 씌여있다. 원문의 뜻은 전문적인 학술지식을 얻은것을 다른 사람에게 알린다는 말이다.

②배제하다. 일반적으로 페기(肺气)가 배설되는것을 가리킨다. 《소문·6원정기대론》에는 《金郁泄之》라고 씌여있는데 례하면 설울탕(《심씨의 존생서》방)이다. 즉 페기울체를 전문적으로 치료하는것을 말한다. 《금울설지》조항을 참고하라.

③《泻》의 뜻과 같다. 여러가지 설사의 총칭이다. 《난경·57난》에는 《泄凡有五》라고 씌여있고 《령추·론질진척편(灵枢·论疾诊尺篇)에는 《尺肤寒, 其脉小者, 泄……。》라고 씌여있다. 즉 척부가 차고 맥상이 작으면 설사한다는 뜻이다. 《설사》하므로 《설리(泄利)》라고도 한다. 또 사제(泻剂) 혹은 사법(泻法)을 쓰는것을 가리킨다. 《소문·열론》에는 《其满三日者, 可泄而已》라고 씌여있다.

④힘줄이 이완된 증상을 가리킨다. 《금궤요략·중풍력절병맥중병치》에는 《筋伤则缓, 名曰泄。》라고 씌여있다.

治

①관리하다, 조절하다, 주관하다. 《소문·자금론》에는 《肾治于里》라고 씌여있고 《소문·태음양명론》에는 《脾者, 土也, 治中央。》이라고 씌여있다.

②보통이다, 정상이다. 《소문·맥요정미론》에는 《长则气治。》라고 씌여있다. 《长》이 란장맥(长脉)을 가리키고 기치(气治)란 기평(气平)인데 이는 정상적인 상태를 대표한다.

③《문란》하다와 상대적이다. 안정되다, 집중되다, 전문적이다라는 뜻이 포합되여있다. 《소문·보명전형론(素问·宝命

全形论)》에는 《凡刺之真，必先治神。》이라고 씌여있고 또 《一曰治神》이라고 씌여있다. 즉 침을 찌르는 요령과 관건은 먼저 정신을 집중시켜 문란하지 않게 한다는 뜻이다. 《소문·탕액료례론》에는 《志意不治》라고 씌여있다. 즉 정지가 문란하다는 뜻이다.

宛

①《碗》자로 읽는다.

굽히다, 구불어졌다. 례를 들면 《宛伏》(《령추·자절진사편》)인데 이는 몸이 굴곡되고 부복(俯伏)되였다는 것을 말한다.

②《玉》로 읽는다. 《郁》자의 뜻과 같다. 《사기·편작창공렬전(史记·扁鹊仓公列传)》에는 《寒湿气宛》이라고 씌여있고 《령추·음양25인편》에는 《宛陈》이라고 씌여있다. 즉 기분의 울결이 오래다는 뜻이다.

卒

1. 될수 있는대로, 끝맺다, 온갖. 《소문·장기법시론(素问·脏气法时论)》에는 《愿卒闻之》라고 씌여있다. 즉 될수 있는대로 자세히 알린다는 뜻이다. 사람이 죽었거나 생애를 끝마친것을 《卒》라 한다.

2. 《猝》자와 뜻이 같다.

①급하다, 심하다, 갑자기. 《卒中》이란 《중풍》을 말한다. 《卒瘖》이란 폭음(暴瘖)(《령추·경맥편》)이다. 즉 갑자기 목이 쉬는것이다. 또 례를 들면 《卒疝》(《령추·경맥편》), 《卒痛》(《소문·기통론》)이라고 하는데 이는 모두 갑자기아픈 병에 걸린 탈을 말한다.

②다급하다에서 경솔하다는 뜻을 이끌어낼수 있다. 소문·미4실론(素问·微四失论)》에는 《卒持寸口》라고 씌여있다. 즉 경솔하게 맥상을 짚는다는 뜻이다.

3. 《焠》의 뜻과 같다. 뜨겁다. 《령추·4시기편》에는 《皆卒刺之》라고 씌여있다. 즉 침을 달구어 찌른다는 뜻이다. 또 례를 들면 《卒取其三里》인데 이는 침을 달구어 삼리혈에 찌른다는 뜻이다. 《쉐침》조항을 보라.

拘

전신의 근육이 수축된다는 뜻을 가리킨다. 례를 들면 《소문·생기동천론》에는 《绠短为拘》라고 씌여있다. 즉 근육이 수축되여 손발이 구급되므로 잘 펼수 없다는 뜻이다.

《소문·지진요대론》에는 《内为痉强拘瘛》이라고 씌여있다. 《拘瘛》이란 구급되여 경풍을 일으킨다는것을 말한다. 《소문·륙원정기대론》에는 《筋络拘强》이라고 씌여있다. 《拘强》이란 구급되여 뻣뻣하다는것을 말한다.

奇

1. 《其》자로 읽는다. 이상하다는 뜻이다. 례를 들면 《奇病》, 《奇邪》 등이다. 《소문·기병론편(素问·奇病论篇)》에서는 이상한 질병을 서술하였다.

2. 《基》로 읽는다. 《우(偶)》와 상대적인것으로서 기수를 가리킨다. 례를 들면 《奇方》, 《奇制》 등이다.

味

①기미이다. 《소문·음양응상대론》에는 《气味, 辛甘。》, 《味厚者为阴》이라고 씌여있다.

②일반적으로 모든 음식물을 가리킨다. 《소문·음양응상대론》에는 《味伤形》이라고 씌여있는데 이는 음식물을 지나치게 먹으면 몸이 손상된다는것을 가리킨다.

侠

《挟》, 《夹》의 뜻과 같다. 《소문·기부론(素问·气府论)》에는 《风府两傍各一, 侠背以下至尻尾二十一节》라고 씌여있다. 《侠背》란 협배(挟背)를 가리킨다.

客

①《先》자와 상대적인것으로서 《후(后)》의 뜻을 이끌어낼수 있다. 《소문·음양류론》에는 《先至为主, 后至为客》이러고 씌여있다(맥상을 형용함).

②인체에 침입한 병사를 가리킨다. 《소문·지진요대론》에는 《客者除之》라고 씌여있다. 밖에서 온 병사에 대해서는 그를 배제하여야 한다는 뜻이다. 《소문·옥기진장론》에는 《寒客于人》이라고 씌여있다. 즉 한사가 인체에 침입하여 체내에 머물러있다는 뜻이다.

③머물러있다, 멎다. 《소문·수열혈론》에는 《水之所客》이라고 씌여있다. 즉 수액이 머물러있다는 뜻이다.

悝

쇠약하다, 쇠패되다. 《령추·9침12원편》에는 《取三脉者悝》이라고 씌여있다. 원문의 뜻은 6부양경의 기를 잘못 사하시키면 환자의 몸이 쇠약하게 될수 있다는것이다. 또 례를 들면 《령추·한열병편》에는 《精泄则病甚而悝》이라고 씌여있다. 즉 정기(精气)가 지나치게 소모되면 병세가 심하게 되고 몸이 더욱 쇠약하게 된다.

剉

줄로 쓸다, 끊다. 《령추·옹저편》에는 《剉薐薾草根各一升。》이라고 씌여있다. 《금궤요략·치습갈병맥증(金匮要略·痉湿暍病脉证)》에는 《右剉麻豆大》라고 씌여있다.

荣

①영화(荣华) 또는 광택이다. 즉 5장의 정화(精华)가 밖으로 나타나는 색갈을 말한다. 《소문·5장생성편》에는 《心之合, 脉也, 其荣色也。》라고 씌여있다.

②《营》의 뜻과 같다. 《영위(荣卫)》는 《영위(营卫)》이다. 《소문·비론》에는 《荣者, 水谷之精气也》라고 씌여있다.

苦

①걸리다, 곤난하다. 즉 참기 어렵다는 뜻이다. 《소문·장기법시론》에는 《肝苦急》라고 씌여있다. 즉 성을 내여 간을 상하거나 간기가 지나치면 병이 생긴다는 뜻이다.

②질병을 가리킨다. 《소문·혈기형지편(素问·血气形志篇)》에는 《去其所苦》라고 씌여있다. 즉 질병을 제거한다는 뜻이다.

③고롱스럽다. 《령추·사전편(灵枢·师传篇)》에는 《开之以其所苦》라고 씌여있다. 즉 아픈 곳을 알린다는 뜻이다.

④《5미(五味)》의 하나이다. 유관 조항을 자세히 보라.

殆

위험하다, 질병이 위험하다, 불안하다. 《소문·령란비전론》에는 《以此养生则寿, 殁世不殆。》라고 씌여있다. 즉 이 방법으로 자양하면 평생에 위험이 생기지 않는다는 뜻이다. 《殁》자는 《末》로 읽는다. 즉 평생이라는 뜻이다.

食

1. 《蚀》의 뜻과 같다. 침식되다, 소모되다. 《소문·음양응상대론》에는 《壮火食。》이라고 씌여있다. 즉 지나치게 항성(亢盛)된 양기는 원기를 소모할수 있다는 뜻이다.

2. 《寺》자로 읽는다. 《饲》의 뜻과 같다. 여기에서는 의지한다, 양분을 공급한다는 뜻을 이끌어 낼수있다. 《소문·음양응상대론》에는 《精食气》라고 씌여있다. 즉 정(精)은 기화에 의하여 생긴다는것이다. 《形食味》란 신체는 음식물의 영양에 의지한다는 뜻이다.

胕

1. 《夫》자로 읽는데 《肤》의 뜻과 같다. 즉 피부를 가리킨다.

2. 《扶》자로 읽는데 부종을 말한다. 《소문·5상정대론》에는 《甚则胕肿》이라고 씌여있다.

3. 《府》자로 읽는데 《腐》의 뜻과 같다. 《소문·이법방의론》에는 《其民嗜酸而食胕》라고 씌여있다. 즉 사람들은 신것과 절인 음식물을 먹기 좋아한다는 뜻이다.

能

1. 《耐》자로 읽는데 《耐》, 《耐受》의 뜻과 같다. 《소문·음양응상대론》에는 《能復不能冬》이라고 씌여있다. 즉 여름철에는 견디여 내지만 겨울철에는 견디여 내지 못한다는 뜻이다.

2. 《太》자로 읽는데 《态》의 뜻과 같다. 즉 상태, 형태이다. 《소문·음양응상대론》에는 《病之形能》이라고 씌여있다. 즉 병의 형태상황이다. 《소문·궐론》에는 《愿闻云经脉之厥状态能也》라고 씌여있는데 이는 6경궐병의 병상이다. 《소문·병능론(素问·病能论)》이란 병의 형태를 토론한 것을 서술한 책이다.

涌

물이 아래로부터 우로 올라오는것이 마치 샘물이 솟는것과 같다는것을 형용한것이다.

①물이 솟다. 《소문·기궐론편》에는 《肺移寒于肾, 为涌水。》이라고 씌여있다. 즉 신(肾)의 수기가 우로 올라오는데서 생기는 병을 형용한것이다. 또 《소문·대기론》에는 《脉至如涌泉》이라고 씌여있다. 이는 맥상이 마치 샘물과 같이 솟아나 훑려들어가지 못하는것을 형용한것인데 사맥(死脉)에 속한다.

②구토하다. 즉 토하여 음식물을 받아들이지 못한다는 뜻이다. 《소문·6원정기대론》에는 《少阳所至, 为喉痹, 耳鸣, 呕涌》이라고 씌여있고 《소문·지진요대론》에는 《酸苦涌泄为阴。》이라고 씌여있다. 《용설(涌泄)》이란 우로 토하고 아래르 설사한다는 뜻이다.

差

1. 《叉》자로 읽는다. 차별, 부동하다는 뜻이다. 《소문·6원정기대론》에는 《其差可见。》이라고 씌여있다.

2. 《雉》자로 읽는다. 쉬우다. 사귀다. 례를 들면 《差夏》란 여름철과 가을철이서로 교차되는 매물 가리킨다. 《소문·6원 정기대론》에는 《物成于差夏》라고 씌여있다.

3. 《钗》자로 읽는다. 발음과 뜻은《瘥》자와 같다. 《三国志》에는 《疾小差。》라고 씌여있다. 즉 병이 좀 경감되였다는 뜻이다. 《间》, 《慧》, 《瘳》의 뜻과 비슷하다.

慈

《楘》의 뜻과 같다. 즉 가득하다는 뜻이다. 《령추·궐병편》에는 《慈腹愊痛。》이라고 씌여있다. 즉 심과 복부에 가득차서 괴롭게 아프다는 뜻이다.

悗

《瞒》자로 읽는다. 답답하다, 안타깝다, 불안하다. 《령추·5란편(灵枢·五乱篇)》에는 《清浊相干, 乱于胸中, 是谓大悗。》이라고 씌여있다. 또 《령추·본신편》에는 《意伤则悗乱》이라고 씌여있고 《령추·5미편》에는 《甘走肉, 多食之, 会人悗心》이라고 씌여있는데 이는 모두 마음이 답답하다는것을 가리킨다.

冤

번민하다, 우울하다, 괴롭다. 《소문·옥기진장론》에는 《少腹冤热。》이라고 씌여있다. 즉 아래배가 괴롭게 열하고 열이 나면서 번민이 생긴다는 뜻이다. 《소문·학론(素问·疟论)》에는 《少气烦冤。》이라고 씌여있다. 즉 기가 부족하여 번민이 생긴다는 뜻이다.

索

①흩어지다, 소산되다. 《소문·조경론》에는 《邪气乃索。》라고 씌여있다. 즉 병사의 기가 소산되였다는 뜻이다.

②끝마치다, 다 썼다로부터 없다는 뜻을 이끌어낼수 있다. 《소문·음양별론》에는 《三阳为病, 发寒热, ……其传为索泽》라고 씌여있다. 여기에서의 《索泽》은 피부의 윤택이 전혀 없어졌다는 뜻이다. 《상한론·궐음병맥증병치》에는 《食以索饼。》이라고 씌여있다. 여기에서의 《索饼》은 비린냄새가 없이 구운 떡을 말한다. 또는 《素饼》이라고도 한다.

③가지다, 얻다의 뜻으로부터 치료, 침자의 뜻을 이끌어낼수 있다. 《령추·열병편》에는 《索皮于肺，不得索之火。》라고 씌여있다. 《索皮》란 바로 피부에 침을 찌른다는것이다. 페는 피모와 서로 배합되여 있기때문에 피부를 찌르는것은 페경을 찌른다는것이다. 때문에 《索皮于肺》라고 한다. 《부득(不得)》이란 즉 효과가 없다는 뜻이다. 《索之火》란 화에 속하는 경맥을 찌른다는것이다. 다시말하면 침으로 심경을 찌른다는 뜻이다.

格
장애되다, 막히다. 《령추·맥도편(灵枢·脉度篇)》에는 《阳气太盛，则阴气弗能荣也，故曰格。》이라고 씌여있다. 즉 양기가 너무 성하고 음기가 막히여 영기내외에로 운행되지 못하고 양기와 서로 사귀는것을 말한다.

息
①멎다, 머물러있다, 맺히다. 《령추·백병시생편》에는 《其痛之时息。》이라고 씌여있다. 다시말하면 아픔이 수시로 발작하였다가 멎는다는 뜻이다. 또 례를 들면 《息而成积》이라고 씌여있다. 즉 사기가 인체에 머물러있는데서 적증(积证)으로 된다는 뜻이다. 《소문·병능론》에는 《痈气之息者》라고 씌여있다. 즉 옹에 기가 맺혀있으면서 머물러있고 흩어지지 않는 것을 말한다. 또 례를 들면 《息利》인데 이는 코가 막히는것을 말한다. 《息胞》는 태반이 머물러있는것을 말한다.

②비식(鼻息)이란 숨을 한번 내쉬고 숨을 한번 들이쉬는것을 1식(一息)이라고 한다. 《소문·평인기상론》에는 《呼吸定息。》이라고 씌여있다. 《금궤요략·장부경락선후병맥증》에는 《息张口短气者。》라고 씌여있다. 《령추·해론》에는 《悗息面赤》이라고 씌여있다. 이것은 괴롭게 답답하고 숨이 차며 기가 상역하는데서 얼굴이 벌개난다는 뜻이다.

③《瘜》자와 뜻이 같다. 례를 들면 《비식육(鼻瘜肉)》이다. 《령추·사기장부병형편》에는 《鼻息肉不通》이라고 씌여있다.

俳
《痱》자와 뜻이 같다. 즉 반신불수를 말한다. 《소문·맥해편》에는 《内夺而厥，则为瘖痱》라고 씌여있다. 즉 신기가 속으로부터 손상되여 순조롭지 못하면 혀가 뻣뻣하고 다리를 움직이지 못하는것이 나타난다는것을 가리킨다.

候
①검사하다, 짐작하다, 진찰하다. 례를 들면 《候病所在》(령추·위기실상편)인데 이는 질병이 있는 곳을 진찰한다는 뜻이다.

②증후이다. 《소문·6원정기대론》에는 《不同其候》라고 씌여있다. 즉 증후가 각기 같지 않다는 뜻이다.

③기후이다. 옛사람들은 5일을 1후로 삼았다. 《소문·6절장상론》에는 《五日谓之候》라고 씌여있다.

④외감병의 전변시기에 상한온병에서 7일을 1후로 삼은것을 가리킨다.

淫
①침해하다. 《소문·생기통천론》에는 《风客淫气》라고 씌여있다. 즉 풍사가 체내에 침입되여 정기(正气)를 상한다는 뜻이다. 《소문·지진요대론》에는 《天地之气，内淫而病》이라고 씌여있다. 즉 자연계의 기가 인체에 침입하면 병이 생긴다는 뜻이다.

②흘러넘어나다, 넘어나다. 《소문·경맥별론》에는 《食气入胃，散精于肝，淫气于筋》이라고 씌여있다.

③편성한 병사를 《음사》라고 한다. 《령추·병전편》에는 《淫邪泮衍》이라고 씌여있다. 즉 편성한 병사가 온몸에 만연되였다는 뜻이다. 《소문·경맥별론》에는 《淫气伤心》이라고 씌여있고 《령추·5금편》에는 《淫而夺形》이라고 씌여있다.

④6기가 지나친것이거나 비정상적인 기후를 가리킨다. 《6기》(풍, 한, 서, 습, 조, 화)가 비정상적인것을 총칭하여 《6음》이라고 한다. 례를 들면 《풍음(风淫)》, 《한음(寒淫)》, 《서음(暑淫)》 등등 이다.

⑤《백음(白淫)》의 략칭이다. 《령추·5색편》에는 《其随而下至胝为淫, 有润如膏状……》이라고 씌여있다.

窳

1. 《窨》자의 뜻과 같다. 즉 움을 말한다. 《령추·음사발몽편(灵枢·淫邪发梦篇)》에는 《居深地窳苑中》이라고 씌여있다. 즉 깊은 지하움에 머물러있다는 뜻이다.

2. 《疗》자로 읽는데 《髎》자의 뜻과 같다. 례를 들면 《禾髎》(혈위이름이다)인데 또 《禾窳》라고도 한다.

痏

①즉 허물이다. 례를 들면 침자리, 침구멍 등으로부터 침자의 회수를 이끌어 말할수 있다. 《소문·료자론(素问·繆刺论)》에는 《刺手中指次指爪甲上、去端如韭叶, 各一痏。》라고 씌여있다. 즉 손의 가운데손가락과 식지에 침을 찌를 때 손톱으로부터 약 부추잎 너비만큼(즉 관충혈이다) 거리를 두고 각각 한번씩 침으로 찌른다는 뜻이다. 《소문·자요통편(素问·刺腰痛篇)》에는 《刺之三痏》라고 씌여있다. 즉 3번 찌른다는 뜻이다.

②창양을 가리킨다. 《려씨춘추·지충편(吕氏春秋·至忠篇)》에는 《齐王疾痏》라고 씌여있다.

菀

《郁》자의 뜻과 같다. 즉 울결, 적체(积滞)이다. 《소문·생기통천론》에는 《血菀于上》이라고 씌여있다. 즉 상부에 혈이 울결되였다는 뜻이다.

眅

눈이 밝지 않고 물건이 잘 보이지 않

는다는 뜻이다. 《소문·장기법시론》에는 《目眅眅无所见》이라고 씌여있다.

圊

변소. 옛날에 변소를 《圊》이라고 불렀는데 이는 《清》자와 같은 뜻이다. 즉 오물을 깨끗이 없애버린다는 뜻이다. 《난경·43난》에는 《故平人日再至圊》이라고 씌여있다.

湊

①모이다, 회합하다, 바로, 추세 또는 침범한다는 뜻이다. 《소문·평열병론》에는 《邪之所湊, 其气必虚, 阴虚者, 阳必湊之》라고 씌여있고 《령추·백병시생편》에는 《故往来移行于肠胃之间, 水湊渗注灌》이라고 씌여있다.

②《腠》자의 뜻과 같다. 례를 들면 《腠理》이다. 《문심조룡·양기편(文心雕龙·养气篇)》에는 《湊理无滞》라고 씌여있다. 주리(腠理)조항을 보라.

痟

①우울하다. 《럴자·양주편(列子·杨朱篇)》에는 《心痟体烦, 内热生病矣》라고 씌여있다.

②아프다. 《소문·경맥별론》에는 《真虚痟心》이라고 씌여있다. 즉 진기(真气)가 허약하면 심와부가 아파난다는 뜻이다.

愠

《蕴》자의 뜻과 같다.

①불편하다, 답답하다. 《소문·옥기진장론》에는 《背痛愠愠然》이라고 씌여있다. 즉 잔등이 아프고 답답하여 불편하다는 뜻이다.

②적취, 축적. 《소문·지진요대론》에는 《病已愠愠》이라고 씌여있다. 즉 병기가 잠복되여 축적되였다는 뜻이다.

隔

①막히다, 통하지 않다. 《소문·생기통천론》에는 《阳气当隔, 隔者当写》라고 씌여있다. 즉 양기가 막히면 사법으로 치

료하여야 한다는 뜻이다.

②음식물이 내리지 않고 대변이 통하지 않는 증상을 가리킨다. 《소문·지진요대론》에는 《隔肠不便》이라고 씌여있다. 즉 장관이 막히면 대변이 통하지 않는다는 뜻이다.

溏

대변이 묽다. 1)《便溏》,《溏泄》. (《소문·지진요대론》과 《령추·경맥편》에는 《溏泄》이라고 씌여있다. 2)《鹜溏》(《금궤요략·5장풍한적취병맥중병치》). 《鹜》은 오리인데 대변이 오리똥과 같다는 것을 가리킨다.

数

1. 《树》자로 읽는다.

①수자이다. 례를 들면 《禁数》(이 말은 《소문·자금론》에 씌여있다)인데 이는 침을 놓는것을 금지하는 곳의 수자를 가리킨다.

②우수이다. 여기에서 법칙, 상규, 정상적현상이라는 뜻을 이끌어낼수 있다. 《령추·론질진척편(灵枢·论疾诊尺篇)》에는 《取之有数乎?》라고 씌여있다. 즉 침자혈위는 일정한 상규가 있는가? 하는 뜻이다. 《령추·사객편》에는 《持针之数》라고 씌여있다. 즉 침을 놓는 조작법칙을 가리킨다. 또 《령추·음양25인편》에는 《太阴常多血少气, 此天之常数》라고 씌여있다.

2. 《属》자로 읽는다.

①세다, 계산하다. 《소문·음양리합론(素问·阴阳离合论)》에는 《阴阳者, 数之可十, 推之可百…》이라고 씌여있다.

②추측하다. 《소문·음양리합론》에는 《阴阳之变, 其在人者, 亦数之可数》라고 씌여있다. 즉 음양이 인체에서 변화하는 것도 추측하여 알아낼수 있다는 뜻이다.

3. 《朔》자로 읽는다.

①수차, 빈번하다. 《소문·위론(素问·痿论)》에는 《数溲血》이라고 씌여있고

《소문·4기조신대론(素问·四气调神大论)》에는 《贼风数至》라고 씌여있다.

②빠르다, 《지(迟)》자와 상대적으로 말한다. 례를 들면 《数脉》은 《迟脉》과 상대적인것이다. 《령추·종시편》에는 《脉口四盛, 且大且数者》라고 씌여있다. 즉 맥상이 크고 빠르다는 뜻이다.

4. 《醋》자로 읽는다. 세밀하다, 자세하다는 뜻이다.

雍

《壅》자의 뜻과 같다. 막혀 통하지 않는다. 《소문·생기통천론》에는 《失之则内闭九窍, 外雍肌肉》이라고 씌여있다. 원문의 뜻은 기후에 적응되지 못하면 속으로 9규(九窍)가 통하지 못하고 밖으로 근육에 막힌다는것을 가리킨다. 《소문·대기론》에는 《肝雍》, 《肾雍》 등등이 씌여있는데 이는 간, 신이 막히여 통하지 못한다는 뜻이다.

痱(痹)

1. 《肥》자로 읽는다. 즉 하나의 풍병인데 일반적으로 《풍비(风痱)》라고 한다. 편고(偏枯)와 비슷하고 반신불수에 속하는 일종 병이다. 《제병원후론(诸病源候论)》에는 《风痱之状, 身体无痛, 四肢不收, 神智不乱, 一臂不随……》라고 씌여있다. 《풍비》조항을 보라.

2. 《费》자로 읽는다. 즉 《痱子》이다. 여름철에 흔히 보는데 땀이 잘 나오지 못하는데서 일어나는 피부손상을 말한다.

瘅

1. 《疸》자로 읽기도 하고 또 《旦》이라고 읽기도 한다. 《疸》자의 뜻과 같다. 즉 황달병이다. 《황달》조항을 자세히 보라.

2. 《单》자로 읽는다. 열증을 말한다. 《소문·기병론》에는 《此五气之溢也, 名曰脾瘅.》이라고 씌여있고 《사기·편작창공렬전》에는 《风瘅客脬, 难于大小溲, 溺赤。》이라고 씌여있다.

禁

①대소변이 통하지 않는것을 가리킨다. 《소문·6원정기대론》에는 《太阳所至, 为流泄禁止》라고 씌여 있다. 《禁止》란 대소변이 통하지 않는것을 말한다.

②관절운동이 불편한것을 가리킨다. 《소문·6원정기대론》에는 《关节禁固》라고 씌여 있다.

搏

①항쟁하다. 《소문·선명5기편》에는 《搏阳则为巅疾, 搏阴则为瘖。》이라고 씌여있다. 즉 병사가 양에 침범하여 항쟁하면 전정(巅顶) 질병이 생기고 음에 침범하여 항쟁하면 목이 선다는 뜻이다.

②서로 엉켜있다. 《령추·결기편》에는 《两神相搏》이라고 씌여있다. 즉 음양이 서로 엉키여있다는 뜻이다.

膏

①인체내부부위의 명칭이다. 《령추·9침12원편》에는 《膏之原, 出于鸠尾。》라고 씌여있다. 또 례를 들면 《膏肓》이다. 《고황》조항을 보라.

②실하다, 기름지다. 혼탁하다. 《령추·위기실상편(灵枢·卫气失常篇)》을 자세히 보라. 또 례를 들면 《膏人》이란 살진 사람을 말한다. 《膏淋》이란 소변이 혼탁하여 색갈이 쌀수거나 뜨물과 같다는 것이다.

③유지, 윤택. 《령추·경근편(灵枢·经筋篇)》에는 《治以马膏, 膏其急者》라고 씌여있다. 이 문구에서 전자의 《膏》는 말고기기름을 가리키고 후자의 《膏》는 윤택의 뜻을 말한다. 전 문구의 뜻은 말고기기름으로 윤기나게 쩌져 구급된 부위를 해제시킨다는것이다.

潠

《潠》자의 뜻과 같다. 뿜다, 물로 뿜다. 고대의 일종 치료법이다. 《상한론·변태양병맥증병치하(伤寒论·辨太阳病脉证并治下)》에는 《以冷水潠之》라고 씌여있다.

瘨

《癫》자의 뜻과 같다. 《소문·복중론(素问·腹中论)》에는 《石药发瘨》이라고 씌여있다. 즉 금석약물은 사람으로 하여금 전질이 발생하게 한다는 뜻이다.

瞀

①눈이 어지럽다, 눈앞이 아찔해난다, 눈이 보이지 않는다. 《령추·경맥편》에는 《交两手而瞀》라고 씌여있다. 즉 두 손을 엇걸고 가슴을 누르는데서 눈이 어지러워난다는 뜻이다.

②문란하다, 답답하다. 《소문·지진요대론》에는 《食已而瞀》라고 씌여있다. 즉 식사후에 가슴과 배가 답답하다는 뜻이다. 례를 들면 《瞀热》인데 이는 몹시 무덥다는 뜻이다.

③雀瞀. 야맹중으로 전변된것을 말한다.

薄

①멀다, 적다. 례를 들면 《薄滋味》인데 이는 음식맛이 슴슴한것을 먹고 기름기나는 음식물을 적게 먹으라는 뜻이다.

②핍박하다. 《소문·지진요대론》에는 《薄之劫之》라고 씌여있다. 즉 병사가 밖으로 나가게 핍박한다는 뜻이다.

③싸우다, 충돌하다. 《소문·자진요대론》에는 《此胜复相薄》이라고 씌여있다. 즉 승기(胜气)와 부기(负气)가 서로 싸운다는 뜻이다.

④침입하다, 침범하다. 《소문·6절장상론》에는 《薄所不胜》이라고 씌여있다. 즉 침범된것을 자기자체가 타승하지 못한다는 뜻이다.

瘳

병세가 경하다, 병이 낫다. 《상서·설명편상(尚书·说命篇上)》에는 《若药弗瞑眩, 厥疾弗瘳》라고 씌여있다. 즉 약을 먹은 뒤에 현훈이 나는감이 없으면 병이 경하게 되지 않았다는 뜻이다. 《厥》자는 《其》자의 뜻과 같다. 《厥疾》이란 그 질병이라는 뜻이다. 《소문·비론》에는 《则病瘳也》라고 씌여있는데 이는 병이 나았다는 뜻이다.

瞚

《瞬》자와 뜻이 같다. 《目瞚》이란 눈을 깜박거리는 순간을 말한다. 《소문·보명전형편》에는 《至其当发, 间不容瞚》이라고 씌여있다. 여기에서는 발병이 매우 빠르다는것을 형용한것이다. 때문에 침을 놓을 때에는 시기(时机)를 장악하여 순식간에 찌르고 천천히 찌르지 말아야 한다는 뜻이다.

膲

①3초라고 전문적으로 쓰는 글자이다. 《3초》조항을 참고하라.

②근육이 풍만하지 못하다. 《령추·근결편》에는 《皮肉宛膲而弱》이라고 씌여 있다.

歠

《啜》자의 뜻과 같다. 즉 마신다는 뜻이다. 《상한론·변태양병맥증병치상》에는 《歠热稀粥》이라고 씌여있다. 즉 더운 죽을 마신다는 뜻이다.

蠲

①《捐》자의 뜻과 같다. 제거한다는 뜻이다. 《소문·자법론》에는 《泻盛蠲余。》라고 씌여있다. 즉 성한 기를 사하시키고 그의 여유를 제거한다는 뜻이다. 또 례를 들면 《蠲毒》인데 이는 독을 제거한다는것이다. 《蠲风》은 풍을 제거한다는것이며 《蠲痛》은 아픔을 제거한다는것이다.

②《涓》자의 뜻과 같다. 깨끗하다는 뜻이다.

2. 중의도서목록

내경, 난경류 (内经、难经类)

《황제내경(黄帝内经)》(《황제내경소문》, 《령추경(灵枢经)》의 두책이 포괄되여 있다) (기원전 722~전 221년?)

도합 18권인데 이는 지금 보존하고있는 제일 오랜 중의리론저작으로서 춘추전국전의 의료경험과 리론지식을 총화한것이다.

《황제내경태소(黄帝内经太素)》(기원 615~607년) 수대·양상선 (隋·杨上善)이 편집하고 주해를 단것이다.

원래 30권이였지만 완전하지 못하여 지금 국내에 23권이 보존되고있다. 이는 《황제내경》의 일종으로서 일찍 전해내려온 주해를 가한 책이다.

이 책의 출판년대에 관하여서는 어떤 사람은 책머리말에 쓴 양상선의 벼슬이름이 당대의 관직이고 또 책가운데 있는 당대의 개별적 글자에 대하여 피면한데 근거하여 양씨가 당대의 사람이라고 의심하면서 당대의 저작이라고 한다. 그러나 어떤 사람은 이런 의견을 동의하지 않는다.

《중광보주황제내경소문(重广补注黄帝内经素问)》(기원 762년) 당대·왕빙이 주해를 다시 달았다.

《황제내경소문》의 전본은 왕빙이 정리, 교정하고 주해를 단것이다. 낡은 책은 완전하지 못하였기때문에 또 《천원기대론(天元纪大论)》등 7편을 보충하여 다시 24권으로 편집하였다. 왕씨의 주해에는 적지 않은 탁월한 견해가 있었다. 지금 보존하고있는 본 경은 송대·림억 등이 교정한것이다.

《소문현기원병식(素问玄机原病式)》(기원 1188년) 금대·류완소(수진, 하간)

《황제내경소문》총에서의 5운6기, 병기방면의 원문과 왕빙이 주해를 가함으로써 발휘되여 된 책이다. 화중을 한량법(寒凉法)으로 치료하는것이 중점이다.

《황제내경소문, 령추주증발미 (黄帝内经素问、灵枢注证发微)》(기원 1586년) 명대·마시(충화, 현대)의 주해이다.

각 9권으로 되여있다. 《황제내경소문》, 《령추경》의 전문에 대하여 주해를 가하였다. 후에 빠진 부분을 부록으로 1권을 보충하였다.

《류경(类经)》(기원 1624년) 명대·장개빈(경악)의 주해이다.

39권이다. 《황제내경소문》, 《령추경》을 12

류, 390조로 분류하여 편집한것인데 매개 조리가 매우 분명하다. 부도익 (附图翼) 11권, 부익 (附翼) 4권이 있다. 매개 주해에는 독특한 견해가 있다.

《내경지요(内经知要)》(기원 1642년) 명대·리중자(사재, 념아)가 편집한것이다.

2권이다. 《황제내경소문》, 《령추경》 원문의 요점을 기록한것인데 도생(道生), 음양, 색진, 맥진, 장상, 경락, 치료원칙과 병능 등 8류로 나누었다. 주해는 간단명료하다.

《황제내경소문령추집주(黄帝内经素问灵枢集注)》(기원 1672년) 청대·장지총(은암)의 주해이다.

각 9권으로 되여있다. 주해중에는 일부분 비교적 좋은 견해가 있다.

《소문령추류찬약주(素问灵枢类纂约注)》(기원 1689년) 청대·왕앙(인암)의 주해이다.

2권이다. 장상, 경락, 병기, 맥요(脉要), 진후, 운기, 심치(审治), 생사와 잡론 등 9편으로 나누었다. 당대·왕빙, 명대·마시, 오곤과 청대·장지총의 주해를 채용하였으며 번잡한것을 삭제하고 오유를 시정하였다.

《난경(难经)》(기원전 5세기?) 원 제목은 전국시기 진월(秦越)사람이 쓴것이다.

모두 81개의 문답이 있다. 《내경》의 요점을 채용하여 문답형식으로 어려운것을 해설하였다.

《난경본의(难经本义)》(기원 1361년) 원대·활수(백인)의 저작이다.

2권이다. 《난경》주해의 11의가의것을 채집한것이다. 빠진 글자와 오자를 교정하고 각 의가의 견해를 융합하여 주해를 가한것이다.

《난경집주(难经集注)》(기원 1505년?) 명대·왕구사 등이 집체로 주해를 가한것이다.

5권으로 되였다. 13편으로 나뉘여졌다. 려광, 양현조, 정덕용, 우서, 양강후 등 의가의 주해를 채용하여 쓴것이다. 주요내용은 맥진, 경락, 장부, 혈위, 침법 등이다.

상한, 금궤류

《상한잡병론(伤寒杂病论)》(기원 219년) 한대·장기(충경)의 저작이다.

16권이다. 3세기이전의 림상경험을 총화한것인데 상한과 잡병치료의 두 부분으로 나뉘여졌다. 변증시치방면에 특수한 성과가 있다. 원본은 서진(西晋)전에 이미 잃어졌다.

《상한론(伤寒论)》(기원 219년) 한대·장기(충경)의 저작이다.

10권이다. 앞부분의 상한부분은 서진·왕숙화의 정리와 편찬을 거쳐 제목을 《상한론》이라고 하였다. 6경변증으로 급성열증을 치료한다.

《상한총병론(伤寒总病论)》(기원 1100년) 송대·방안시(안상)의 저작이다.

6권이다. 부록으로 음훈 1권, 치료, 제약법이 1권으로 되여있다. 《상한론》에 대하여 다소 천명하였다. 례를 들면 서병(暑病), 천행온병, 소아상한, 임신상한, 반진 등등에서 발휘되였다.

《상한류증활인서(伤寒类证活人书)》(기원 1107년) 송대·주굉(익중)의 저작이다.

18권이다. 101개의 문답으로 《상한론》의 내용을 천명하였으며 각 처방의 뜻을 설명하고 《천금요방》, 《외대비요》, 《태평성혜방》 등을 채집하여 126개의 처방을 보충하였다.

《주해상한론(注解伤寒论)》(기원 1144년) 금대·성무기의 편집이다.

10권이다. 왕숙화가 편찬한 《상한론》에 주해를 가한것이다. 《내경》, 《난경》 등에서 해설한 각 조항에 의거하였지만 자기의 견해도 있다. 이것은 지금 보존하고있는 제일 오랜 《상한론》에 전문 주해를 가한 한부의 서적이다.

《상한명리론(伤寒明理论)》(기원 1156년) 금대·성무기의 저작이다.

3권이다. 《상한론》의 50개 증에 대하여 분석하고 비교를 한것이다. 부록으로 처방론이 1권으로 되여있고 충경의 20개 처방을 평론하였다.

《상한론조변(伤寒论条辨)》(기원 1589년) 명대·방유집(중행)의 저작이다.

8권이다. 부록으로 《본초초(本草钞)》 1권, 《혹문(或问)》 1권, 《경서(痉书)》 1권으로 되여

있다. 《상한론》을 다시 편찬한것으로서 태양편의 변경이 제일 많고 풍이 위분을 상하고 한이 영분을 상하고 풍한이 영, 위분을 상한다는것을 중심고리로 삼았다.

《상론편(尚论篇)》(기원 1648년) 명대·유창(가언)의 저작이다.

8권이다. 방씨의 《상한론조변》의 기초에서 더욱더 발휘시킨것이다.

《상한래소집(伤寒来苏集)》(기원1669년) 청대·가금(운백)의 저작이다.

8권이다. 《상한론주(伤寒论注)》 4권, 《론익(论翼)》 2권, 《부익(附翼)》 2권으로 나뉘여졌다. 《상한론주해》는 6경방증(六经方证)에 의거하여 다시 편찬한것이고 《론익》은 종합하여 론술한것이고 《부익》은 처방을 론한것이다. 가씨는 6경을 잡병의 령법으로 삼을것을 주장하였다.

《상한관주집(伤寒贯珠集)》(기원1729년) 청대·우이(재경)의 저작이다.

8권이다. 부동한 병증치료법에 근거하여 《상한론》조례를 다시 정치법(正治法), 권변법(权变法), 알선법(斡旋法), 구역법(救逆法), 류병법(类病法), 명변법(明辨法), 잡치법(杂治法) 등 류로 다시 편집되였다.

《상한론류방(伤寒论类方)》(기원1759년) 청대·서대춘(령태, 회계)의 저작이다.

1권이다. 《상한론》의 약처방을 12류로 나누고 매개 류에 먼저 주되는 처방을 정하고 다시 같은 류에 여러가지 처방을 넣고 그뒤에 이 처방을 쓰는 조문을 렬거하여 증정(证情), 처방의 의를 쉽게 리해하게 하였다.

《금궤요략방론(金匮要略方论)》(기원219년) 한대·장기(충경)의 저작이다.

3권이다. 북송·왕수득전《금궤옥함요략방》은 3권인데 상권에 상한변증, 중권에 잡병론술, 하권에 처방이 기재되여있고 부인치료도 기재되여있다. 림억은 《금궤옥함요략방》의 잡병과 유관 처방을 채집하여 《금궤요략방론》을 편찬하였다. 내용으로는 내과잡병, 부인과, 구급, 음식금기 등 25편이 있고 도합 262개의 처방이 포괄되여있다.

《금궤요략방론본의(金匮要略方论本义)》(기원 1720년) 청대·위례동(념정)의 저작이다.

3권이다. 《금궤요략》본문에 대하여 일부 천명한것인데 요점이 있고 간단명료하다.

《금궤심전(金匮心典)》(기원 1726년) 청대·우이(재경)의 저작이다.

3권이다. 《금궤요략》본문의 뜻을 해설한것이다. 도리를 설명한것이 대체상 명료하고 또 발휘시킨것도 있다.

진단, 치료류(诊断、治疗类)

《맥경(脉经)》(기원 280년?) 진대·왕희(숙화)의 저작이다.

10권이다. 후한(后汉)이전의 의학서적을 수집한것인데 맥상 24종을 천술하였으며 장부, 경락, 병증, 치료원칙, 예후 등도 론술하였다.

《맥결(脉决)》(기원 1189년) 송대·최가언의 저작이다.

1권이다. 《난경》에서 서술한 부(浮), 침(沉), 지(迟), 삭(数) 등 4맥을 고리로 삼아가지고 여러가지 맥상을 거기에 예속시켰고 4언가결(四言歌决)로 되여있어 간단명료하다.

《찰병지침(察病指针)》(기원 1241년) 송대·시발(정경)의 저작이다.

3권이다. 먼저 맥법을 총괄적으로 론술하고 이어서 24종의 맥현상과 주병을 감별하는것을 서술하였으며 나중에 상한잡병 등 21개 병증의 생사맥법과 부인병맥, 태맥 및 소아병의 맥법 등을 서술하였다.

《오씨상한금경록(敖氏伤寒金镜录)》(기원 1341년) 원대·오씨의 저작이다.

1권이다. 각종 설태 36가지를 서술하였으며 부록으로 설태도가 있다. 각종 설태의 주되는 증후 및 치료법을 상세히 설명하였는데 이것은 한부의 설진전문서적이다. 오씨의 원저작은 후에 원대·두청벽의 보충을 거쳤는바 지금 통용되고 있는 저작은 거개 두씨증보본에 속한다.

《진가추요(诊家枢要)》(기원1359년) 원대·활수(백인)의 저작이다.

1권이다. 부, 침, 지, 삭, 활, 삽 등 6맥을 고리로 삼고 맥상 및 병맥법을 론술하였는바 체험이 매우 깊다.

《빈호맥학(瀕湖脉学)》(기원 1564년)
명대·리시진(동벽, 빈호)의 저작이다.

1권이다. 맥상 27종을 론술하고 맥에 대한 체상(体状), 상류(相类), 주병 등을 모두 7언의 노래로 개괄시켜 읽기와 배우기 편리하게 하였다. 또 고양생(高阳生)의 《맥결》을 비판하였다.

《상한설감(伤寒舌鉴)》(기원 1668년)
청대·장등(탄선)의 저작이다.

1권이다. 상한병에서 혀의 관찰법을 서술하였다. 부록으로 임신, 상한설태가 씌여있고 각종 설태도 120개를 넣었다.

《4진결미(四诊抉微)》(기원 1723년)
청대·림지한(신암)의 저작이다.

8권이다. 전인들의 4진에 관한 학설을 수집한것이다. 작자는 자기의 의견을 《관규부여(管窥附余)》로 1권을 편집하였다.

《형색외진간마(形色外诊简摩)》(기원 1894년) 청대·주학해(미지)의 저작이다.

2권이다. 형태와 색갈을 관찰하는 등 외진방법을 서술하였다.

《리약변문(理瀹骈文)》(기원 1864년)
청대·오사기(상선, 안업)의 저작이다.

1권이다. 외치법을 서술하였는데 고약을 외첨하는것을 주로 하였으며 내치, 외치 원리의 일치성을 천명하였다.

병원장상류(病源脏象类):

《제병원후론(诸病源候论)》(기원 610년) 수대·소원방의 저작이다.

50권이다. 모두 67문, 1720절로 나뉘여졌으며 각 과의 질병원인, 병상을 상세히 기재하였다.

《의림개착(医林改错)》(기원 1830년)
청대·왕청임(훈신)의 저작이다.

2권이다. 작자가 시체의 검험을 보고 장부해부에 대한 자기의 견해를 제출한것이다. 그리고 방제를 자기가 시정한것이 씌여있고 부록으로 처방을 론술하였다.

본초류(本草类):

《신농본초경(神农本草经)》 동한시대이전에 이루어진 책이다.

3권이다. 원 서적은 이미 잃어졌고 《경사증류비급본초(经史证类备急本草)중에 분산되여 씌

여있다. 지금의것은 청대·손성연 등이 편찬한 몇개 종류의 서적이 있다. 본 서적은 약물 365종을 수집하였으며 상, 중, 하 3권으로 나누는데 후한이전에 약물학의 총화이다.

《본초경집주(本草经集注)》(기원 536년?) 량대·도홍경(은거)의 주해이다.

7권이다. 원 서적은 이미 잃어졌고 그 내용은 《경사증류비급본초》중에 분산되여 있다. 집주는 《신농본초경》의 기초에서 정리된것이며 또 약물 365종을 증가하였다. 옥석, 초, 목, 과일, 남새, 이름이 있으나 쓰지 않는것 등 6개 류로 나뉘여졌다.

《신수본초(新修本草)》(기원 659년)
당대·리적의 편집이다.

54권이다. 원 서적은 이미 잃어졌고 내용은 여전히 《경사증류비급본초》에 분산되여있다. 약물도, 도경, 본초 등 3개 부분이 포괄되여있는바 844종의 약물이 수집기재되여있고 성미, 산지, 효과와 용법 등을 자세히 소개하였다. 이 책은 국가약전의 한부이다.

《경사증류비급본초(经史证类备急本草)》(기원 1108년) 송대·당신미(신원)의 편집이다.

30권이다(또는 31권이라고도 한다). 략칭하여 《증류본초》라고 한다. 1558종의 약물이 수집기재되여있고 약물의 주치, 귀경, 제약법 등을 천술하였다. 매개 처방에는 부록으므 단방(单方)이 씌여있는데 모두 3000여방이다. 또 약물도가 부록되여있다. 후에 좀 수정하여 이름을 《대관경사증류비급본초》라고 고쳤는바 략칭하여 《대관본초》(1108년)라고 하였다. 그후에 또 수정하여 《정화경사증류비용본초》(1116년) 및 《소흥교정경사증류비급본초(绍兴校定经史证类备急本草)》 등으로 고쳤다. 지금 통용되고있는것은 기원 1249년에 장존혜가 정리하여 출판한 《중수정화경사증류비용본초》 30권인데 1740여종의 약물이 씌여있다.

《본초연의(本草衍义)》(기원 1116년)
송대·구종석의 편집이다.

20권이다. 약물이 460종이 씌여있고 약성을 비교적 자세히 서술하였다. 또 약물을 쓸 때 년령, 로소, 체질강약, 절병의 신구 등과 결부할 것을 지적하였으며 약물의 진짜와 가짜, 좋은것

과 나쁜것을 감별하는데 대해서도 자세히 서술하였다.

《탕액본초(汤液本草)》(기원 1298년) 원대·왕호고(진지·해장)의 편집이다.

3권이다. 《내경》에서의 약물리론에 관한 론술 및 장결고의 《진주낭》과 리고의 《약류법상》, 《용약심법》 등에 의거하여 약물의 기미, 음양, 승강, 부침, 군신좌사 등에 대하여 비교적 깊게 분석하였다.

《본초강목(本草纲目)》(기원 1578년) 명대·리시진(동벽, 빈호)의 저작이다.

52권이다. 작자가 근 30년이란 시간을 리용하여 편찬한것인데 약물 1892종이 수집기재되여있고 부록으로 약물도 1000여폭이 있으며 약물의 성미, 주치, 용약법칙, 산지, 형태, 채집, 포제(炮制), 처방배합 등을 서술하였고 또 부록으로 처방 10000여종이 씌여있다. 이 서적은 조선어, 일본어, 영어, 불란서어, 독일어 등 여러가지 문자의 전집번역과 부분번역서적이 있다.

《본초비요(本草备要)》(기원 1694년) 청대·왕앙(인암)의 저작이다.

4권이다. 림상상용약을 선택한것이 460종이 있고 약성과 병세를 호상서술하였는데 론술이 간단명료하다.

《본초종신(本草从新)》(기원 1757년) 청대·오의락(준정)의 저작이다.

18권이다. 《본초비요》에 의거하여 일부분은 그대로 쓴것이고 일부분은 보충한것인데 비교적 완전하다.

《본초강목습유(本草纲目拾遗)》(기원 1765년) 청대·조학민(노헌)의 저작이다.

10권이다. 《본초강목》에서 수집되지 않은 약물 716종을 수집하여 기재하였다. 그중에는 일부 외래약물이 포괄되여있고 또 《본초강목》의 일부분 약물을 고증하여 시정하였다.

《뢰공포구론(雷公炮灸论)》(기원 588년) 류송대·뢰효의 저작이다.

3권이다. 약물의 가공제조를 론술한 전문서적이다. 원 서적은 이미 잃어졌다. 그 내용이 《증류본초 (证类本草)》중에 분산되여있는바 근대의 사람들이 편집한것이다.

《포구대법(炮灸大法)》(기원 1622년) 명대·무희옹(중형)의 저작이다.

1권이다. 《뢰공포자론》을 정리한 기초에서 또 민간의 일부 제약경험을 증가하였다.

방서류(方书类):

《주후비급방(肘后备急方)》(기원 341년?)진대·갈홍(아천)의 저작이다.

8권이다. 간단한 처방과 쉽게 얻을수 있는 약물을 쓴것인데 병이 급할 때 쓸수 있다. 량대·도홍경이 이 책을 보충하고 금대·양용도가 또 부방을 가하였다.

《천금요방(千金要方)》(기원 652년) 당대·손사막의 저작이다.

30권이다. 당대초기이전의 의약저작을 수집한것인데 주요내용은 총론, 림상 각 과, 식치(食治), 평맥, 침구 등이다. 여러 의가의 책을 수집한 거대한 저작이다.

《천금익방(千金翼方)》(기원 682년) 당대·손사막의 저작이다.

30권이다. 《천금요방》의 보충편인데 주요내용은 약물, 상한, 부인, 소아, 잡병, 색맥, 침구 등이다. 상한부분에서는 장충경의 《상한론》 별본을 증가하였는데 이는 아주 진귀하다.

《외대비요(外台秘要)》(기원 752년) 당대·왕도의 저작이다.

40권이다. 당대이전에 많은 의약저작을 수집하여 1104문으로 편찬하고 6000여개의 처방이 씌여있는데 이것은 중요한 중의저작의 하나이다.

《태평성혜방(太平圣惠方)》(기원 992년) 송대·왕회은 등의 저작이다.

100권이다. 1670문으로 나누고 16834개의 처방이 씌여있다. 송대이전의 처방책과 당시 민간경험방을 널리 수집하고 병증, 병리, 방제, 약물 등을 론술하였는데 이는 의리, 법칙, 처방, 약물 등을 다 겸한 처방책이다.

《태평혜민화제국방(太平惠民和剂局方)》(기원 1151년) 송대·진사문 등이 편집하였다.

10권이다. 당시 의가 및 민간에서 흔히 쓰는 효과가 있는 처방을 수집하였으며 제형(剂型)은 거개 환약, 산약이 많아 내복과 보존에 편리하였는데 이는 당시의 처방배합 편람이였다.

《보제본사방(普济本事方)》(기원 1132년?) 송대·허숙미(지가)의 저작이다.

10권이다. 처방을 수록하고 병증과 의리를 뚜렷이 분석하였으며 또 자기가 사용한 처방의 의안을 부록으로 편집하였기때문에 본사방(本事方)이라고 하였다.

《제생방(济生方)》(기원 1253년) 송대·엄용화(자례)의 저작이다.

10권이다. 처방 400개를 수집기재하였다. 먼저 론술이 씌여있고 다음에 처방이 씌여있다. 치료에는 처방의 평론이 있고 처방은 실제와 결부되여있다.

《세의득효방(世医得效方)》(기원 1337년) 원대·위역림(달재)의 저작이다.

20권이다. 작자가 자기 집에서 5대로 내려오면서 모은 의학처방과 자기의 경험, 체험을 편집하여 책을 만든것이다. 이 책에는 대소방맥, 풍과, 안과, 구치, 인후, 정골, 금족(金镞), 창종 등 과로 나누었다. 침구는 각 과에 분산되여있다.

《보제방(普济方)》(기원 1406년) 명대·주숙 등이 편집한것이다.

모두 168권이다. 리론론술이 1960편, 류형이 2175개, 치료방법이 778개, 처방이 61739개, 그림이 239폭이 있는데 그중에서 처방이 제일 많이 수집기재되여있다. 《본초강목》중에서의 적지 않은 부록에서의 처방은 모두 이 책에서 채택한것이다.

《의방집해(医方集解)》(기원 1682년) 청대·왕앙(인암)의 저작이다.

21권이다. 이 책은 처방을 21문으로 나누었고 정방상용처방이 320여개가 수집되여있고 부방이 더욱 많다. 주해는 간단명료하다.

《성방절용(成方切用)》(기원 1761년) 청대·오의락(준정)의 저작이다.

26권이다. 24개 문으로 나누고 1300여개의 처방이 수집되였다. 주해가 상세하다.

《탕두가결(汤头歌诀)》(기원 1694년?) 청대·왕앙(인암)의 저작이다.

1권이다. 《의방집해》부문에 따라 처방의 구성과 주치 등을 노래형식으로 편찬한것으로서

외우고 운용하기 편리하다.

《시방가괄(时方歌括)》(기원 1801년) 청대·진념조(수원)의 저작이다.

2권이다. 상용처방 108개를 선택하여 성질에 따라 12류로 나누어 서술하였는데 이는 간단명료하여 학습하기 편리하다.

《관아내외편(串雅内外篇)》(기원 1759년) 청대·조학민(노헌)의 편집이다.

4권이다. 조씨는 유명한 《령의(맨발의사)》 종백운의 학술경험을 기록정리한것이며 보충과 삭제를 거쳐 출판하였다. 서적중에 기재되여있는 여러가지 치료법 및 유효처방은 간단하고 효과가 있으며 편리하고도 싼 요구에 도달되여있다.

《험방신편(验方新编)》(기원 1846년) 청대·포상오(운소)의 저작이다.

16권이다. 각종 간단한 처방을 선택하여 기록한것인데 문으로 나누어 편집하여 구급에 쓰기에편리하다. 처방은 간단하고 실제에 적용되여 널리 류행되고있다.

내과류(内科类):

《온역론(温疫论)》(기원 1642년) 명대·오유성(우가)의 저작이다.

2권이다. 온역은 려기가 입, 코로부터 들어가 모원(募原)에 잠복되여 그 사기가 반포반리사이에 있고 그의 전변이 9개가 있으며 변증치료는 상한과 다르다는것을 천술하였다.

《온열론(温热论)》(기원 1746년?)청대·엽계(천사, 향암)의 저작이다.

1권이다. 온열병의 변증치료를 론술한것이다. 《温邪上受, 首先犯肺, 逆传心包》의 12개 글자를 고리로 삼았고 위, 기, 영, 혈 4개의 변증으로 풍온, 습열 등 병증에 대한 치료를 서술하였는바 급성열병치료에 새로운 발전이 있었다.

《온병조변(温病条辨)》(기원 1798년) 청대·오당(국통)의 저작이다.

6권이다. 엽계의 온열병학설에 의거하여 온병을 3초의 전변으로부터 뚜렷이 갈라놓고 풍온, 온독, 서온, 습온 등 병증의 치료를 서술하였는데 이는 조리가 분명하다.

《온열경위(温热经纬)》(기원 1852년) 청대·왕사웅(맹영)의 저작이다.

5권이다. 여러가지 온열병을 수집한 저작으로서 《내경》, 장추경 등의 학설을 경으로 삼았고 엽계(천사), 설생백, 진평백, 여사우 등의 학설을 위로 삼았다. 온병의 복기, 의감을 감별하는것으로서 내용이 풍부하다.

《시병론(时病论)》(기원 1882년) 청대·뢰풍(소일)의 저작이다.

8권이다. 4시의 《복기》, 《신감》 등 급성열병을 천술한것이고 법법이 뚜렷하며 온열병에 관한 중요한 저작의 하나이다.

《내외상변혹론(内外伤辨惑论)》(기원 1231년) 금대·리고(동원, 명지)의 저작이다.

2권이다. 의감과 내상의 구별을 감별하는 내용이다. 무릇 정신자극, 음식부조 등으로 생긴 질병은 내상병으로서 그의 치료중점은 비위를 조리하는것이고 6음외감병의 증후치료와는 구별이 있다라고 설명하였다.

《비위론(脾胃论)》(기원 1249년) 금대·리고(동원, 명지)의 저작이다.

3권이다. 림상실천에 의거하고 의학리론에 결합하였으며 비위는 인체생리활동중에서 가장 중요한것이라고 인정하였다. 《비위의 내상은 백병이 생긴다》라고 주장하였다.

《10약신서(十药神书)》(기원 1348년) 원대·갈건손(가구)의 저작이다.

1권이다. 주로 폐로(肺劳)를 치료하는 10개 처방을 소개하였다. 청대·진념조는 매개 처방의 뒤에다 편집자의 말을 가하여 처방의 의의를 설명하였다.

《의종필독(医宗必读)》(기원 1637년) 명대·리중자(사재, 념아)의 저작이다.

10권이다. 의학리론, 맥법, 색진, 본초, 각종 병증 및 방안 등을 론술하였는데 이는 간단하고 알기 쉽게 한 저작이다.

《증치휘보(证治汇补)》(기원 1687년) 청대·리용쉐(수지, 성암)의 저작이다.

8권이다. 옛사람들의 잡병치료에 관한것을 채집하고 자기의 견해를 가하여 편집한것이다.

《류증치재(类证治裁)》(기원 1839년) 청대·림패금(희동)의 저작이다.

청대중엽이전의 의가의 저작을 채택한것이

고 온병, 잡병, 부인과, 외과 등 각 증후에 대하여 그의 병인을 서술하였으며 그의 부동한 증후와 부동한 치료법을 분석하였다.

《의순성의(医醇賸义)》(기원 1863년) 청대·비백웅(진경)의 저작이다.

4권이다. 맥법, 의감, 잡병을 론술한것이다. 매개 증후를 론술한 다음 자체로 만든 처방을 부록으로 넣었다. 비써의 자체 처방이 비교적 좋다.

《혈증론(血证论)》(기원 1885년) 청대·당종해(용천)의 저작이다.

8권이다. 기와 혈의 관계, 혈증의 병기 및 그의 치료법을 천술하였으며 체득이 매우 짙다.

산부인과류(妇产科类):

《경효산보(经效产宝)》(기원 847년) 당대·잠은의 저작이다.

3권이다. 지금 보존하고 있는 제일 오랜 산과전문서적이다. 임신, 림산, 산후 3개 시기의 질병과 치료법의 처방을 론술하였다. 부록으로 속편 1권이 있는데 여기에는 주정으로부터 전해온 제급방, 리사성, 곽계중의 산론과 부방, 산후의 18론과 부방이 썩여있다.

《부인대전량방(妇人大全良方)》(기원 1237년) 송대·진자명(량포)의 저작이다.

24권이다. 조경, 중질(众疾), 구사(求嗣), 태교(胎教), 임신, 산육기, 난산, 산후 등으로 나누어 론술하였는데 도합 260여개 론술이 있다. 론술한후 부방과 의안이 서술되여있다. 그러나 그중에는 태교 등 봉건쩌끼가 적지 않은바 마땅히 비판하여야 한다.

《만씨녀과(万氏女科)》(기원 1549년) 명대·만전(밀재)의 저작이다.

3권이다. 월경조절에서는 리기와 심비를 보하는것을 주로 하고 임신전에는 열을 내리우고 비를 보하는것을 주로 하며 산후에는 기혈을 크게 보하는것과 울체된것을 행하게 하는것을 주로 하는것을 론술하였다.

《제음강목(济阴纲目)》(기원 1620년) 명대·무지망(숙경)의 저작이다.

14권이다. 명대·왕궁당의 《증치준승(证治准绳)》중의 부인과에 대하여 평론과 해설을 가하여 만든 책이다.

《부청주녀과(傅青主女科)》(기원 1826년) 청대·부산(청주)의 저작이다.

2권이다. 상권에는 대하, 혈붕, 조경 등 38개의 증상과 41개의 처방이 론술되었다. 하권에는 임신, 소산, 난산, 정산, 산후 등 40개의 증상과 42개의 처방이 론술되었다.

《녀과경론(女科经论)》(기원 1689년) 청대·소훈(경륙)의 저작이다.

8권이다. 월경, 임신, 산후, 붕림, 대하, 잡병 둥 문으로 나누고 허와 실, 한과 열을 감별하여 치료하는 방법을 자세히 설명하였다.

소아과류(儿科类):

《소아약증직결(小儿药证直诀)》(기원 1114년) 송대·천을(충양)의 저작이다.

3권이다. 상권에는 증상을 론하고 중권에는 의안을 서술하였으며 하권에는 약처방이 쓰여있다. 이 책에는 소아과방면에 적지 않은 독창적인 견해가 있다.

《유유신서(幼幼新书)》(기원 1150년) 송대·류방(방명)의 저작이다.

40권이다. 병원형색(病源形色), 초생병 및 소아 각 과의 질병을 론술한것인데 40문으로 나누었고 매개 문마다 각각 소제목이 있다.

《소아위생총미론방(小儿卫生总微论方)》(기원 1158년) 송대·편집한 작자의 이름은 알수 없다.

20권이다. 의공(医工)의 론술로부터 부족점을 론술하였으며 갓난아이로부터 아동에 이르기까지의 질병을 서술하였는데 무릇 100개의 론술이 있고 론술뒤에는 부방이 있다.

《유과발휘(幼科发挥)》(기원 1549년) 명대·만전(밀재)의 저작이다.

2권이다. 태질, 제풍(脐风)、변증(变蒸) 및 5장의 제병, 5장의 허와 실에 관한 보사(补泻)법을 론술하였다. 병에 근거하여 처방을 내고 의안이 부록되여있는데 이것은 소아과의 명작이다.

《두진심법(痘疹心法)》(기원 1549년) 명대·만전(일재)의 저작이다.

12권이다. 두진에서 각 증의 허와 실의 차이를 감별하여 약으로 보하고 사하는 변화를 론술하였다.

《유유집성(幼幼集成)》(기원 1750년) 청대·진복정(비하)의 저작이다.

6권이다. 경풍을 감별하는것과 비위를 상하지 않기 위하여서는 소아에게 한량약물을 될수 있는대로 쓰지 말아야 한다는 등 비교적 좋은 견해가 있다. 소아병의 병인, 치료에 대하여 비교적 자세히 설명하였다.

외과류(外科类):

《류연자귀유방(刘涓子鬼遗方)》(기원 495~499년) 남제대·공경선의 저작이다.

5권이다. 지금 보존하고 있는 제일 오랜 외과 전문서적이다. 주로 외상, 옹저, 습진, 개선 등이 쓰여있다. 정저(疗疽)로부터 생긴 농독혈증에 대한 조기치료, 외상으로 창자가 나온 의료간호, 질개인류부위 및 소독수술 등 방면에서 모두 독특한 점이 있다.

《외과정요(外科精要)》(기원 1263년) 송대·진자명(량포)의 저작이다.

3권이다. 외과라고 이름을 제일 먼저 지은 사람이다. 옹저, 창양 등 증에 대한 병인, 진단, 치료 등 특히 옹저에 대한 심천, 한열, 허실, 완급, 길흉생사 등을 분석하여 판단하였으며 의가의 견해들을 수집하여 자체로 중점을 잡아 만든 책이다.

《외과정의(外科精义)》(기원 1335년) 원대·제덕의 저작이다.

2권이다. 여러 의가의 처방론술에서 창종(疮肿)에 관한 학설을 참고하였는바 앞부분에는 진후를 쓰고 뒤부분에는 혈, 기, 색, 맥을 론술하였으며 마지막 부분에는 옹, 저, 창, 종의 치료 등을 서술하였다. 정체적관념을 강조하고 공보겸시를 제창하였다.

《외과리례(外科理例)》(기원 1531년) 명대·왕기(석산, 성지)의 저작이다.

7권이다. 부방이 1권이 있다. 154문으로 나누었고 부방이 165개가 있다. 외과치료에서는 먼저 인체내부의 정황에 따라 외부를 치료하여야 한다고 주장하였다.

《외과계현(外科启玄)》(기원 1604년) 명대·신두원(공신, 자극)의 저작이다.

12권이다. 외과의 각 병증에 대한 치료를

론술하였으며 그림도 있고 처방도 섞여있으며 내복, 외첩, 침구, 구락(灸烙), 훈점(熏点), 절개 등 법을 서술하였는데 모두 할수 있는것들 이다.

《외과정종(外科正宗)》(기원 1617년) 명대·진실공(약허, 육인)의 저작이다.

4권이다. 질병 100여종을 서술하였는데 매개 병의 병리, 증상, 치료법, 실패와 성공의 방안이 씌여있고 나중에 처방을 렬거하였다. 내치를 중시할뿐만아니라 외치도 강조하였으며 조기에 수술할것을 주장하였을뿐만아니라 함부로 침 혹은 칼을 쓰는것을 반대하였다. 사지절단수술, 하악정복술, 사물제거술, 비식육절제술, 치루(痔漏)수술 등에 대하여 다소 발전시켰다.

《외과대성(外科大成)》(기원 1665년) 청대·기곤(광생)의 저작이다.

4권이다. 먼저 옹저의 맥, 병인, 증상, 치료를 론술하고 다음에 인체의 부동한 부위에 따라 각종 외과질병의 병증과 처방을 서술하였다. 외과의 치료범위를 확대시키고 외과의 치료방법을 풍부히 하였다.

《외과증치전생집(外科証治全生集)》(기원 1740년) 청대·왕유덕(홍서)의 저작이다.

4권이다. 이 책은 작자가 선조로부터 전해온 의학기술과 자신의 40여년의 림상경험을 결부하여 정리한것이다. 주로 옹저, 창양의 진단과 치료를 론술하였으며 또 외과상용처방의 구성과 적응증, 상용약물의 용법, 포자(炮炙)와 약성을 소개하였다. 작자는 외과의 모든 병에서 《소(消)법이 좋고 탁(托)법이 좋지 않다》고 강조하였다. 이 책은 류행범위가 비교적 넓다. 후에 마배의 평론과 도개신의 편집말을 가하여 많이 인쇄하였다.

상과류(伤科类):

《리상속단비방(理伤续断秘方)》(기원 946년?) 당대·린도인의 저작이다.

상하권으로 나누지 않았다. 전 책은 《정골치료의 수법구결》과 《처방론술》로 구성되여있는바 지금 보존하고있는 제일 오랜 정골전문서적이다. 이 책의 특점은 골절, 탈구치료중의 마취, 견인(당기다), 복위(제자리에 넣는것, 주물고 누르면서 정복하는것), 고정(부목을 댐)과

활동 등 13개 대책을 매우 중시하였다. 내용은 간단명료하다.

《정체류요(正体类要)》(기원 1529년) 명대·설기(립재, 신보)의 저작이다.

2권이다. 상과의 병증치료를 천술하였는데 처방, 수법, 도구 등이 모두 자세히 설명되여 있다.

《상과보요(伤科补要)》(기원 1808년) 청대·전수창의 저작이다.

6권이다. 먼저 각종 체표(体表), 골도(骨度)와 상과도, 구도가 그려져있고 다음에 금창론치, 상과치료법론, 타박손상내치중 등의 부동한 상과병치료 36개를 설명하였으며 나중에 화상치료를 노래형식으로 쓴 글과 여러 의가들의 비방(秘方)이 부록되여있다.

《상과휘찬(伤科汇纂)》(기원 1818년) 청대·호정광의 저작이다.

12권이다. 청대이전의 여러 의가들의 학설에다가 자기 집의 선조로부터 전해온 법을 가하여 책을 만든것이다. 주요내용에는 상과리론, 해부, 수법, 내외 각 증, 의안, 약을 쓰는 처방 등이 있다.

안과류(眼科类):

《은해정미)银海精微)》(기원 682년) 원제목은 당대·손사막의 저작이다.

2권이다. 안과의 제 증을 똑똑하게 론술하였으며 치료상에서도 보와 사, 한과 온에 대하여 어디나 편중하지 않았다.

《원기계미(原机启微)》(기원 1370년) 원대·예유덕의 저작이다.

2권으로 되여있고 또 부록으로 1권이 있다. 눈병의 근원, 처방제작의 요점과 의의를 론술하였으며 부방이 씌여있다. 또 부록으로 눈병의 몇개 종류를 론술하였는바 역시 비교적 상세히 설명하였다.

《심시요함(审视瑶函)》(기원 1644년) 명대·부민우(윤과)의 저작이다.

6권으로서 머리말이 1권이 있다. 먼저 총론이 씌여있고 다음에 처방을 론술하였다. 108개의 증 및 그의 치료법과 처방을 론술한 동시에 안과수술법을 서술하였다. 부록에는 의안, 그림설명, 가결이 있다.

구치, 과류 (口齿、喉科类):

《구치류요(口齿类要)》(기원 1528년) 명대·설기(립재, 신포)의 저작이다.

1권이다. 먼저 구치, 인후와 설증(舌证)을 론술하였는데 6문으로 나누었고 다음에는 골경(骨髓), 제충(诸虫), 체기(体气)의 치료법을 론술하였는데 이것도 6문으로 나누었다. 나중에는 부방이 쎄여있다.

《후과지장(喉科指掌)》(기원 1757년) 청대·장종량(류선)의 저작이다.

6권이다. 후증 및 환자의 신기, 맥리, 음성을 천술하였으며 또 환처의 색갈을 감별하는것이 점차적으로 해설되여있으며 부록에는 기성처방이 쎄여있다.

《역사초(疫痧草)》(기원 1801년) 청대·진경도의 저작이다.

1권이다. 란후사의 치료법을 전문 론술하였다. 신온승산(辛温升散)의 상한치료법을 쓰지 않을뿐만아니라 감윤자음(甘润滋阴)의 내상후 통치료법을 쓰지 않는다. 후사에 대하여 소탈, 청산, 청화, 하탈(下夺), 구액 등 여러가지 법을 설치하여 시치의 원칙으로 삼았다.

《중루옥약(重楼玉钥)》(기원 1838년) 청대·정매간(추부)의 편집이다.

4권이다. 1, 2권에는 후병의 증, 치료와 처방을 론술하고 3, 4권에는 후병의 침법을 론술하였다.

《백후조변(白喉条辨)》(기원 1897년) 청대·진보선의 저작이다.

1권이다. 백후의 병원감별, 경락감별, 맥증감별과 구오(救误), 선후(善后), 외치, 금기(禁忌) 등이 포괄되여있다.

침구류(针条类):

《침구갑을경(针灸甲乙经)》(기원 282년) 진대·황포밀(사안)의 편집이다.

12권이다. 생리, 병리, 진단, 경락, 수혈과 침구 치료 등 방면을 론술하였는데 지금 보존하고 있는 제일 오랜 일부 침구전문서적이다.

《침구자생경(针灸资生经)》(기원1220년) 송대·왕집중(숙권)의 저작이다.

7권이다. 수혈부위와 주치, 침구법 및 각종 병증에 대한 취혈시치 등이 쎄여있다. 옛날에 광범히 응용하고있는 침구서적의 기초에서 자자의 림상경험을 결부하여 쓴것이다.

《침구취영(针灸聚英)》(기원 1529년) 명대·고무(매고)의 저작이다.

4권이다. 침구리론, 경락수혈, 침구방법과 초학입문의 가결 등을 론술한것으로서 한부의 종합성침구서적이다.

《침구대성(针灸大成)》(기원 1601년) 명대·양계주(제시)의 저작이다.

10권이다. 침구리론, 치료와 경락수혈 등이 쎄여있다. 명대이전의 침구학의 주요한 성과물 초보적으로 총화한것이다. 마지막 1권은 《진씨소아안마경(阵氏小儿按摩经)》이다.

《동인수혈침구도경(铜人俞穴针灸图经)》(기원 1026년) 송대·왕유일의 저작이다.

3권이다. 상권에는 14경맥순행, 주병 및 경혈이 쎄여있고 중, 하권에는 머리, 목, 동체, 사지의 순서별로 경혈을 상세히 론술하였다. 이것은 경맥학의 전문서적이다. 후에 또 5권으로 된 《신간보주동인수혈침구도경(新刊补注铜人腧穴针灸图经)》이 있었는데 그 내용은 대개 비슷하다.

《14경발휘(十四经发挥)》(기원 1341년) 원대·활수(백인)의 저작이다.

3권이다. 상권에는 경맥류주가 쎄여있고 중권에는 14경의 순행과 수혈이 쎄여있으며 하권에는 기경8맥이 쎄여있다. 이것은 경맥을 전문적으로 론술한 한부의 서적이다.

종합성의학서적류(综合性医书类):

《3인극1병증방론(三因极一病证方论)》(기원 1174년) 송대·진언(무택)의 저작이다.

18권이다. 《금궤요략》의 병인분류에 근거하여 병인의 3인학설(내인, 외인, 불내불외)을 더욱 명확하게 하였고 병증을 180문으로 나누었으며 론술과 치방이 쎄여있다.

《황제소문선명론방(黄帝素问宣明论方)》(기원 1186년)금대·류완소(수진, 하간)의 저작이다.

7권이다. 략칭하여 《선명론방(宣明论方)》

이라고 한다. 상한, 잡병, 부인, 소아, 치루(痔瘻), 안목(眼目) 등 제 증이 포괄되여있다. 흔히 량제(凉剂)를 많이 쓰지만 고정불변은 아니다.

《소문병기기의보명집(素问病机气宜保命集)》(기원1186년) 금대·류완소(수진, 하간)의 저작이다.

3권이다. 32문으로 나누어졌으며 처음에는 원도(原道), 원맥(原脉), 섭생(摄生), 음양 등 제 론술이 씌여있고 다음에는 증과 처방의 용약 등이 론술되여있다.

《유문사친(仏门事亲)》(기원 1228년?) 금대·장종정(자화, 대인)의 저작이다.

15권이다. 치료상에서 한(汗), 토(吐), 하(下) 등 3개 법을 쓰는것을 주장하였으며 약을 쓰는데는 한량이 편중하였지만 사기를 공하시키는 면에서 그의 우점이 있다.

《위생보감(卫生宝鉴)》(기원 1343년) 원대·라천익(겸포)의 저작이다.

24권으로서 빠진 부분을 보충한것이 1권이 있다. 내용에는 《약오영감(药误永鉴)》, 《명방류집(名方类集)》, 《약류법상(药类法象)》, 《의험기술(医验记述)》 등이 있다. 빠진 부분의 보충은 주로 의감, 상한 등 증을 론술하였다.

《단계심법(丹溪心法)》(기원 1347년) 원대·주진형(언수, 단계)의 저작이다.

5권이다. 100문으로 나누었는데 의감, 내상, 외증, 부인과, 소아과 등이 포괄되여있다. 앞부분에는 12경에서 나타나는 증 등 6편이 있고 뒤에는 《단계옹전(丹溪翁传)》이 부록되여있다.

《금궤구현(金匮钩玄)》(기원 1358년) 원대·주진형(언수, 단계)의 저작이다.

3권이다. 잡병을 치료하는 서적이다. 뒤에는 《화녕군상, 5지구유론(火宁君相, 五志俱有论)》 등 의학론술 6편이 부록되여있는데 이는 대원례를 위하여 쓴것이다.

《의학정전(医学正传)》(기원 1515년) 명대·우단(천인)의 저작이다.

8권이다. 문 별로 증을 론술하였는데 이는 주진형의 학설을 주로 하고 장충경, 손사막, 리

고의 학설을 참고로 하였고 또 자기의 견해도 결부하여 쓴것이다.

《명의잡저(明医杂著)》(기원 1549년) 명대·왕론(절재)의 저작이다.

6권이다. 의학론술, 제 증, 소아증의 치료 등을 내용으로 하였는데 이는 주진형학설의 영향을 받은 책이다.

《수세보원(寿世保元)》(기원 1615년) 명대·공정현(자재, 운림)의 저작이다.

10권이고 10집(集)으로 나뉘여졌다. 첫책에는 진단, 치료 등을 론술하고 다음에는 제병의 변증시치가 씌여있다.

《의문법률(医门法律)》(기원 1658년) 청대·유창(가언)의 저작이다.

6권이다. 풍, 한, 서, 습, 조, 화 6기 및 여러가지 잡증에 따라 문별로 류를 나누었다. 매개 문은 론(论), 법(法), 률(律) 등 3개 조목으로 나누었다. 론은 병증총론이고 법은 치료법칙이며 률은 치료상에서의 오유를 의사에게 지적하는것을 가리킨다.

《장씨의통(张氏医通)》(기원 1695년) 청대·장로(로목, 석완)의 저작이다.

16권이다. 력대 명의의 처방론을 채집하여 편집한 서적이다. 문류는 왕중당의 《증치준승》에 의거하였고 처방의 주치는 거개 《설기의안》, 장개빈의 《경악전서》에 의거하였으며 또 자기의 체험을 결부하여 수정하였다.

《의학심오(医学心悟)》(기원 1732년) 청대·정국팽(종령)의 저작이다.

5권이다. 변증시치의 8강, 8법을 총화한것인데 증에 따라 처방을 내왔고 조리있게 분석하며 림상체험의 설명이 많이 씌여있다. 뒤에는 《의과10법》이 부록되여있다.

의론, 의화류 (医论、医话类):

《격치여론(格致余论)》(기원 1347년) 원대·주진형(언수, 단계)의 저작이다.

1권이다. 사람의 몸은 항상 양이 성하고 음이 부족하다는것을 주장하였으며 보음묘법을 천명하였다.

《의관(医贯)》(기원 1687년) 명대·조헌가(양규)의 저작이다.

6권이다. 《설립재의안(薛立斋医案)》의 학

설을 내세우고 명문의 진화와 진수를 주로 삼고 6미환 (六味丸), 8미환 두 처방으로 여러가지 병을 모두 치료하였다. 리론상에서 한쪽으로 치우쳤는데 청대 · 서대춘이 《의관폄(医贯贬)》을 써서 그것을 비판하였다.

《의학원류론(医学源流论)》(기원 1764 년) 청대 · 서대춘(령태, 회계)의 저작 이다.

2권이다. 《장부경락》, 《맥》, 《병》, 《처방》, 《치료법》, 《서론(书论)》, 《고금(古今)》 등 7개 문으로 나누어 의학의 원류의 우점과 약점을 론술하였으며 평론이 거침없이 통하였다. 그러나 어떤데는 편향을 시정한다는것이 너무 지나쳐서 다른 편향을 범하였다.

《랭려의화(冷庐医话)》(기원 1897년) 청대 · 룩이넘(정포)의 저작이다.

5권이다. 제1권에는 《의범(医范)》, 《의감(医鉴)》, 《신질(慎疾)》, 《보생(保生)》, 구의(求医), 《진법(诊法)》, 《용약(用药)》 등을 론술하고 제2권에는 전세의 사람과 후세의 사람, 고대서적과 근대서적을 론술하였으며 제 3, 4, 5권에는 병을 론술하였는데 이는 매개 중의 허와 실의 사연을 추구하여 의가에게 리로운 것과 해로운것을 지적하였다. 근대의 사람들은 룩씨 《랭려잡식(冷庐杂识)》중에서 그의 의화(医话)를 채집하여 보충편으로 만들었다.

의안류 (医案类):

《우의초(寓意草)》(기원 1643년) 청대 · 유창(가언)의 저작이다.

1권이다. 앞부분에 두편(《먼저 병을 의론하고 후에 약을 씀》, 《환자와 로론하여 병증을 확정함》)의 론술이 씌여있고 다음에 의안 62개가 있는바 문진, 증상, 용약의 도리를 천명하였다.

《림중지남의안(临证指南 医 案)》(기원 1746년) 청대 · 엽계 (천사, 향암)의 저작이다.

10권이다. 엽씨의 학생 화수운 등이 엽씨의 일생의 의안을 채집하여 문으로 나누어 편집한 것이고 매개 문 뒤에 한편의 론술이 씌여있으며 의안중의 의의를 천명하였다. 엽씨는 력대의 의가들의 우점을 채집하였는바 온병, 잡병, 소아과 등에 대하여 모두 독창적인 견해가 있

다.

《명의류안(名医类案)》(기원 1549년) 명대 · 강관(민영)의 편집이다.

12권이다. 205문으로 나뉘여졌으며 명대이전의 력대 의가의 경험, 의안을 수집하였는데 거기에는 각 과도 포괄되여있다. 어떤 의안에는 편집자의 말이 씌여있다.

《속명의류안(续名医类案)》(기원 1770년) 청대 · 위지수(옥황)의 편집이다.

원래 60권이였지만 왕맹영의 보충과 새로 편찬을 거쳐 36권으로 되였다. 345문으로 나누어 청대이전의 력대 명의의 경험과 의안을 수록하였는데 거기에는 림상 각 과가 포괄되여있다. 특히 온열병의 변경이 비교적 돌출하다. 일부분 병안에는 왕맹영의 편집자말도 씌여있다.

《고금의안안(古今医案按)》(기원 1778년) 청대 · 유진(동부)의 저작이다.

10권이다. 력대의 의안에 편집자의 말을 가한것을 선택하였는바 의안의 의의와 도리를 발휘한것이 비교적 깊다.

총서, 전서류 (丛书、全书类):

《증치준승(证治准绳)》(기원 1602년) 명대 · 왕금당(우태, 손암)의 저작이다.

120권이다. 《증치》, 《상한》, 《창의》, 《소아과》, 《부인과》, 《처방분류》 등 6개부분으로 나누었다. 내용이 풍부하고 맥중을 절진하여 감별 분석하는것이 철저하고 용약에 대한 한과 온, 공하와 보에서도 편중이 없었다. 이 서적은 《6과준승(六科准绳)》이라고도 한다.

《의종금감(医宗金鉴)》(기원 1742년) 청대 · 오겸(룩길) 등이 편집한것이다.

90권이다. 《정정상한론주해(订正伤寒论注)》, 《정정금궤요략주해(订正金遗要略注)》, 《명의방론의 삭제와 보충(删补名医方论)》 및 《4기》, 《운기》, 《상한》, 《잡병》, 《부인과》, 《소아과》, 《두진》, 《종두(种痘)》, 《의과》, 《자구(刺灸), 《안과》, 《정골(正骨)》 등 심법요결 (心法要诀)이 포괄되여있다. 각 분류에는 그림 설명과 처방을 론술하였는데 비교적 간단명료하고 배우기 쉽다.

《성제총록(圣济总录)》(기원 1117년)

송대·태의원에서 편집한것이다.

200권이다. 66문으로 나누었고 매개 문에서는 또 몇개의 병증으로 나누어 병인, 병리를 천술하고 치료법과 처방을 상세히 설명하였다. 이것은 북송시기에 방약을 비교적 많이 수집한 의학전서이다.

《의학강목(医学纲目)》(기원 1565년) 명대·루영(전선)의 저작이다.

40권이다. 총론, 장부절병, 상한, 부인, 소아, 운기 등이 포괄되여있고 병증치료법, 방약이 씌여있는데 금대, 원대의 의가들의 학설을 비교적 많이 수록하였다.

《의학입문(医学入门)》(기원 1624년) 명대·리천의 저작이다.

8권이다. 장부도, 명대이전의 의가의 략전, 경락, 장부, 진단, 침구, 본초, 외감, 내상, 잡병, 부인, 소아, 외과, 용약법, 고대처방가결(古方歌括), 구급, 피병, 치료법, 의학학습규칙 등 내용이 있다.

《경악전서(景岳全书)》(기원 1624년) 명대·장개빈(경악)의 저작이다.

64권이다. 의학리론, 진단, 본초, 방제, 림상 각 과 등이 포괄되여있다. 사람의 생기는 양을 주로 한다고 주장하였는바 양은 잃기 쉬우나 얻기가 어렵고 잃게 되면 회복하기 어렵다고 하였다. 때문에 온보(温补)하는것을 주장하였다.

《고금도서집성의부전록(古今图书集成医部全录)》(기원 1722년?) 청대·진몽뢰 등의 편찬이다.

520권이다. 약 950만자로서 비교적 큰 우리 나라의 의학류서적이다. 이 책에는 주해, 진단, 각 과질병의 리론과 림상경험 및 의학에 관한 예술문학, 기사(记事)와 명의전 등이 포괄되여있다.

3. 체표부위 명칭도

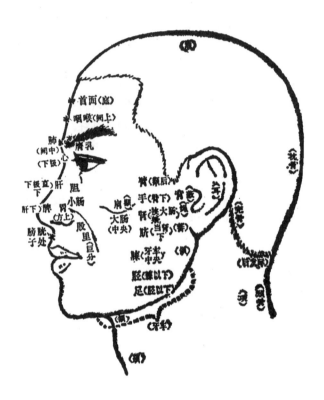

그림 1 면부의 망진부위 및 그와 상응되는
장부, 동체, 사지의 대조도

（《령추·5색편(灵枢·五色篇)》 및 유관 주
해문에 근거하여 그렸다）

부록: 《령추·5색편》의 원문: "庭者, 首面
也; 阙上者, 咽喉也; 阙中者, 肺也; 下极者, 心
也; 直下者, 肝也; 肝左者, 胆也; 下者, 脾
也; 方上者, 胃也, 中央者, 大肠也; 挟大肠者,
肾也; 当肾者, 脐也; 面王以上者, 小肠也; 面王
以下者, 膀胱、子处也; 颧者, 肩也; 颧后者,
臂也. 臂下者, 手也; 月内眦上者, 膺乳也; 挟绳
而上者, 背也; 循牙车以下者, 股也; （牙车）中
央者, 膝也; 膝以下者, 胫也; 当胫以下者,
足也; 巨分者, 股里也; ……"

（정은 얼굴의 질병을 주관하고 궐상은 인
후의 질병을 주관하며 궐중은 폐의 질병을 주관
하고 하극은 심장의 질병을 주관하며 하극직은
간장의 질병을 주관하고 간좌측은 담낭의 질병
을 주관하며 간하는 비장의 질병을 주관하고 방
상은 위의 질병을 주관하며 중앙은 대장의 질병
을 주관하고 협대장은 신장의 질병을 주관하며
당신은 제부의 질병을 주관하며 면왕이상은
소장의 질병을 주관하고 면왕이하는 방광, 자
궁의 질병을 주관하며 관은 어깨의 질병을 주
관하고 관후는 팔의 질병을 주관하며 비하는 손
의 질병을 주관하고 목내자상방은 가슴과 젖
부위의 질병을 주관하며 협승상방은 배부의
질병을 주관하고 아거이하는 대퇴부의 질병을
주관하며 아거중앙은 무릎의 질병을 주관하
고 슬이하는 경부의 질병을 주관하며 경이하
는 발의 질병을 주관하고 거분은 대퇴부의 안
쪽질병을 주관한다…）

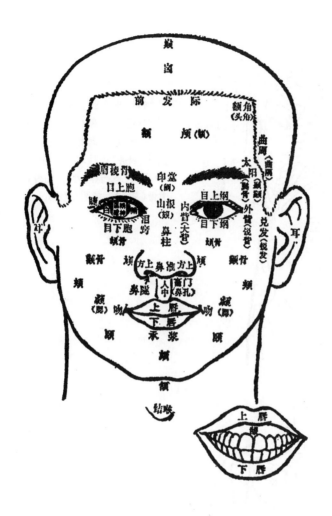

巅囟(전신)，前发际(전발제)，额角(액각)，
额颅(액로)，曲周(곡주)，眉棱骨(미릉골)，
印堂(인당)，太阳(태양)，目上胞(목상포)，
山根(산근)，目上纲(목상강)，内眥(내자)，
外眥(외자)，目下胞(목하포)，泪窍(루규)，
鼻柱(비주)，目下纲(목하강)，颊骨(절골).

兑发(태발)，颧骨(관골)，颊(협)，颔(함)，
颏(구)，鼻准(비준)，鼻隧(비수) 人中(인
중)，畜门(축문)，吻(문)，上唇(상순)，下
唇(하순)，颐(이)，承浆(승장)，颏(해)，
颔(함)，结喉(결후)，耳(이).

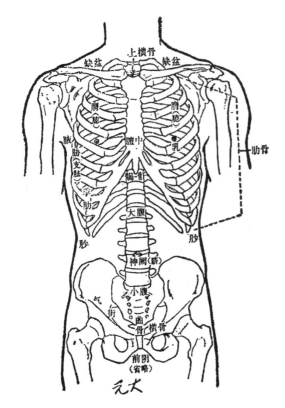

上橫骨(상횡골), 缺盆(결분), 膺(응),
膻中(단중), 腋(액), 肋(힙), 乳(유),
肋骨(륵골), 髃骭(갈한), 季肋(계륵),
大腹(대복) 胗(묘), 神闕(신궐), 小腹
(소복), 气街(기가), 曲骨(곡골),
橫骨(횡골), 前阴(전음).

그림 3 흉복부

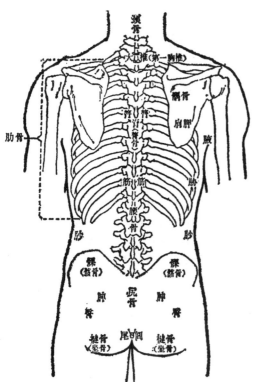

颈骨(경골), 大椎(대추), 髃骨(우골), 肩胛
(견갑), 肋骨(륵골), 膂筋(려근), 脊(척),

腰骨(요골), 腋(액), 胗(묘), 髁(과), 胂
(신), 尻骨(고골), 臀(둔), 楗骨(건골), 尾
闾(미려).

그림 4 배부

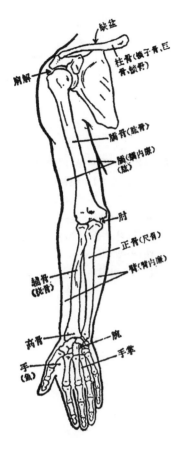

肩解(견해), 缺盆(결분), 柱骨(주골)
臑骨(노골), 臑(노), 肘(주), 正骨(정
골), 辅骨(보골), 臂(비), 高骨(고골)
腕(완), 手(수), 手掌(수장).
　　그림　5—1　상지부(내측)

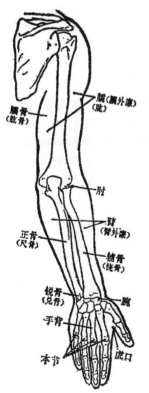

臑骨(노골), 臑(노), 肘(주), 臂(비),
正骨(정골), 辅骨(보골), 锐骨(예골),
腕(완), 手背(수배), 本节(본절), 虎口
(호구).
　　그림　5—2　상지부(외측)

401

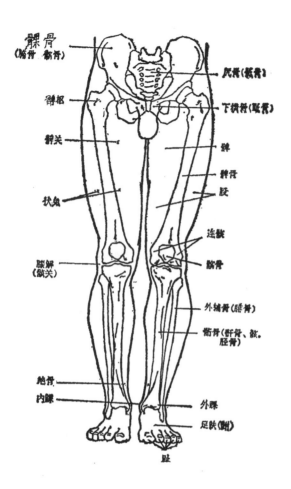

髁骨(과골), 髀枢(비구), 髀关(비관), 伏兔(복토), 膝解(슬해), 绝骨(절골), 内踝(내과), 尻骨(고골), 下横骨(하횡골), 髀(비), 髀骨(비골), 股(고), 连骸(련해), 髌骨(빈골), 外辅骨(외보골) 衔骨(행골), 外踝(외과), 足跗(족부).

그림 6 하지부

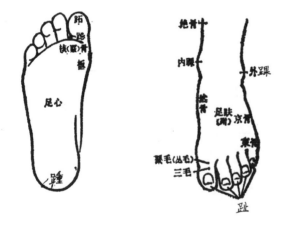

跖跙(척기), 核骨(핵골), 足心(족심), 板(판), 踵(종), 绝骨(절골), 内踝(내과), 外踝(외과), 然骨(연골), 足跗(족부), 京骨(경골), 束骨(속골), 聚毛(취모), 三毛(삼모), 趾(지).

그림 7 족부

4. 고금도량형비교표

림상치료과정에서 처방의 용약제량이 타당한가 하는것은 치료효과와 환자의 안전에 대하여 매우 중요하다. 력대의 의약학자들은 용약제량 및 약물배합을 매우 중시하였을뿐만아니라 엄격히 장악하였던것이다. 그러나 고대와 근대의 도량형표준의 변화가 매우 큰바 대체로 고대 도량형표준은 근대 도량형표준보다 작은데 특히 한대의 도량형표준과는 상차가 아주 크다. 고대와 근대의 분량차별은 많은 사람들의 고증을 거쳤지만 결론이 일치하지 않다. 또 력대의 의학자들은 처방에서 약을 쓸 때 어떤 것은 당대(唐代)의 도량형

변화에 따나 변화시켰지만 어떤것은 여전히 구제에 따라 썼다. 때문에 우리들은 고대의학서적중에 방제에 관한 구성과 용약제량을 비교적 전면적으로 료해하고 비교적 준확하게 응용하려면 반드시 력대의 도량형변화와 의학자들이 이런 변화에 따라 조치를 취한것을 료해하여야 한다. 아래에서 우리들은 오승락 《중국도량형사》 (수정본)중의 고대와 현대 도량형에 관한 변경표와 또 유관 문헌중에서 일부 재료를 채집하여 고대의학서적을 읽는데 참고로 제공한다.

1. 부록

력대의 길이비교표

년 대	조 대		지금의 자로 환산한것	지금의 센치메터로 환산한것
기원전 1066년~전 221년	주		0.5973	19.91
기원전 221년~전 206년	진		0.8295	27.65
기원전 206년~기원 23년	서 한		0.8295	27.65
기원 25년~220년	동 한		0.6912	23.04
기원 220년~316년	위 진		0.7236	24.12
기원 317년~420년	동 진		0.7335	24.45
기원 420년~589년	남 조	남 송 남 제 량 진	0.7353	24.51
기원 386년~581년	북 조	북 위 북 제 북 주	0.8853 0.8991 0.7353	29.51 29.97 24.51
기원 581년~618년	수 (개황) (대업)		0.8853 0.7065	29.51 23.55
기원 618년~907년	당		0.9330	31.10

기원 907년~960년	5 대	0.9330	31.10
기원 960년~1279년	송	0.9216	30.72
기원 1279년~1368년	원	0.9216	30.72
기원 1368년~1644년	명	0.9330	31.10
기원 1644년~1911년	청	0.9600	32.00

력대의 용량비교표

년 대	조 대		지금의 리터로 환산한것	지금의 밀리리터로 환산한것
기원전 1066년~전 221년	주		0.1937	193.7
기원전 221년~전 206년	진		0.3425	342.5
기원전 206년~기원 23년	서 한		0.3425	342.5
기원 25년~220년	동 한		0.1981	198.1
기원 220년~265년	위		0.2023	202.3
기원 265년~420년	진		0.2023	202.3
기원 420년~589년	남 조	남 송 남 제 량 진	0.2972 0.1981 0.1981	297.2 198.1 198.1
기원 386년~581년	북 조	북 위 북 제 북 주	0.3963 0.3963 0.2105	396.3 396.3 210.5
기원 581년~618년	수	(개황) (대업)	0.5944 0.1981	594.4 198.1
기원 618년~907년	당		0.5944	594.4
기원 907년~960년	5 대		0.5944	594.4
기원 960년~1279년	송		0.6641	664.1
기원 1279년~1368년	원		0.9488	948.8
기원 1368년~1644년	명		1.0737	1073.7
기원 1644년~1911년	청		1.0355	1035.5

력대의 무게비교표

년 대	조 대		*1근을 낭으로 환산한것	낭을 지금의 낭으로 환산한것	낭을 그람으로 환산한것
기원전 1066년~전221년	주		7.32	0.46	**14.18
기원전 221년~전206년	진		8.26	0.52	16.14
기원전 206년~기원23년	서 한		8.26	0.52	16.14
기원 25년~220년	동 한		7.13	0.45	13.92
기원 220년~265년	위		7.13	0.45	13.92
기원 265년~420년	진		7.13	0.45	13.92
기원 420년~589년	남 조	남 송 남 제 량 진	10.69 7.13 7.13	0.67 0.45 0.45	20.88 13.92 13.92
기원 386년~581	북 조	북 위 북 제 북 주	7.13 14.25 8.02	0.45 0.89 0.50	13.92 27.84 15.66
기원 581년~018	수(개황) (대업)		21.38 7.13	1.34 0.45	41.76 13.92
기원 618년~907년	당		19.1	1.19	37.30
기원 907년~960년	5 대		19.1	1.19	37.30
기원 960년~1279년	송		19.1	1.19	37.30
기원 1279년~1368년	원		19.1	1.19	37.30
기원 1368년~1644년	명		19.1	1.19	37.30
기원 1644년~1911년	청		19.1	1.19	37.30

*이 두 조항은 편집자가 원표를 참고하여 추산한것이므로 참고로 제공한다.

**원표에는 14.93g이지만 추산에 의하면 응당 14.18g이여야 한다.

약용형량환산표

구 천 평	메 터 제	시용제(10진법)	메 터 제
1 근	500g	1 근	500g
1 냥	31.25g	1 냥	50g
1 돈	3.125g	1 돈	5g
1 푼	0.3125g	1 푼	0.5g

광주시 약품검험소 《농촌중초약제제기술》(1971년 12월 제1판)을 보라.

2. 문헌적록

고대의학자들의 용약제량문제에 관하여서는 《고금도서집성》의 기재에 의하면 당대시기에 큰것과 작은 저울을 동시에 썼으며 태사, 태상, 태의는 옛것을 썼다고 하였다. 또 《당6전(唐六典)》의 론술에 의하면 진, 당대의 저울은 한대(汉代) 저울의 1/3에 해당하였지만 진, 당대의 학서적중의 용약량은 여전히 한대와 같았다. 이것은 당대저울에는 대, 소 두개가 있었는데 작은 저울은 한대의 저울과 같았기때문에 《합탕약(合汤药)》 등에서만 썼다. 《진서 ·률력지(晋书·律历志)》에서는 또 《의료처방은 사람의 생명에 중요한것이다. 때문에 뜨는 무게가 고대와 같지 않으면 위해가 특히 크다.》라고 지적하였다.

의료처방용약량의 진제법(进制法)에 관하여 송대·《정화경사증류비용본초》에서는 《명의별록》을 인용하여 《고대의 저울에는 수, 냥(铢两)만 있었고 푼은 없었다. 지금은 기장쌀 10알을 1수(一铢)로 하고 6수를 1푼으로 하며 4푼을 1냥으로 고 16냥을 1근으로 한다》라고 지적하였다. 또 문헌기재에 의하면 당대시기에는 구리돈 한잎의 무게를 1돈(一钱)으로 하여 저울눈수를 단위로 한 구제를 대체

하였다. 명대·《본초강목》에서는 《고대의 1되(升)는 오늘의 2홉(合) 반이다라고 하였다. 무게의 기준은 규(圭)인데 4규가 1촬(撮)로 되고 10촬이 1작(勺)이며 10작이 1홉이고 10홉이 1되이며 10되가 1두이고 5두가 1곡(斛)이며 2곡이 1석(石)으로 된다.》라고 지적하였다. 고대의학서적을 읽을 때 다른 일부 고대의 《단위수》를 흔히 볼수 있는것은 다음과 같다.

방촌비(方寸匕) 고대에 약가루를 되는 기구의 이름이다. 그 형상은 비수모양과 같고 크기가 1촌의 정방으로 되여있기 때문에 방촌비라고 한다. 1방촌비는 지금의 2.74ml에 해당하고 금속, 광석 약가루를 가득 담으면 약 2g이 되고 초목약가루를 가득 담으면 1g이 된다.

전비(钱匕) 고대에 약가루를 되는 기구이다. 한대(汉代)의 5수전(五铢钱)으로 약가루를 가득 떠서 흐르지 않을 정도를 1전비(一钱匕)라 하였으며 5수전으로 약가루를 절반 뜬것을 반전비(半钱匕)라 하였다. 전5비(钱五匕)란 5수전변두리의 《5》자를 가루로 다 덮은것이 흐르지 않을 정도를 말한다. 1전비는 오늘의 약 5푼 6리이고 환산하면 2g보다 좀 많다.

반전비는 오늘의 약 2푼 8리가 되고 환산하면 1g보다 좀 많다. 전5비는 1전비의 1/4로서 대개 오늘의 1푼 4리이고 환산하면 0.6g에 해당하다.

도규(刀圭) ①고대에 약가루를 되는 일종 기구를 가리킨다. 모양이 마치 도규(刀圭)의 규각과 같고 한쪽이 뾰족하나 가운데부위가 좀 오목하게 들어갔다. 1도규는 약 1방촌비의 1/10에 해당하다. ②고대 의술에 대한 일종 별명이다.

중화인민공화국이 창건된후 도량형의 통일사업을 매우 중시하였다. 국무원에서는 1959년 6월 25일에 《우리 나라 계량제도 통일에 관한 국무원의 명령》을 발표하였는바 《시제(市制)는 본래 16냥을 1근으로 정한것을……일물로 고쳐 10냥을 1근으로 정하였으며 중의처방용약에서는 계산적 오유를 방지하기 위하여 원래 쓰던 계산단위를 계속 사용하고 개혁을 하지 않는다.》

라고 지적하였다. 후에 와서는 일물로 g으로 환산하여 쓸것을 공포하였다.

이밖에 일부분 서적의 처방에서나 민간에서 약을 쓸 때 일부분 약성이 완화하고 독이 없는 약물수량에 대해서는 도량형단위를 응용하지 않고 추측하여 사용한다. 례를 들면 파 한줌, 생강 3편 등이다. 그러나 실제용량에서 차이가 비교적 크다. 지금 각기 례를 들면 다음과 같다.

매(枚) 과일수량을 계산하는 단위로서 과일의 품종이 다름에 따라 다르므로 각기 그의 표준이 있다. 례를 들면 대조 12매는 비교적 큰것을 선택하여 1알의 표준으로 삼는다.

속(束) 본초 및 만경식물의 표준으로서 약을 한줌 꼭 쥐고 량쪽에 나온 부분을 베여 버린것을 1속이라 한다.

편(片) 약을 얇게 썬다는 뜻이다. 례하면 생강 1편은 약 5g과 상당하다.

407

조 선 어 색 인

411

ㄹ

□

421

431

ㅎ

434

한 어 색 인

461

465

466

467

〔十画〕

472

476

동양학술총서 3

한의학 명사술어 사전

1991년 5월 20일 초판 1쇄 펴냄
2010년 4월 30일 2판 1쇄 펴냄
중의연구원·광동중의학원 편/한종률·소균 역

펴낸이 박강희/펴낸곳 도서출판 논장/등록 제10-172호·1987년 12월 18일
주소 121-886 서울시 마포구 합정동 413-16/전화 335-0506 팩스 332-2507
ISBN 978-89-8414-124-7 03510

中医名词术语選釋
中医研究院·广东中医学院 合編/人民衛生出版社 1982年 4月 第1版

中医名词术语词典(朝鮮文)
韓宗律·蘇均 翻譯/人民出版社 出版

· 잘못된 책은 바꿔 드립니다.
· 책값은 뒤표지에 있습니다.